"十二五"普通高等教育本科国家级规划教材

国家卫生健康委员会"十四五"规划教材

全 国 高 等 学 校 教 材

供八年制及"5+3"一体化临床医学等专业用

神经病学

Neurology

第4版

主　　编	王　伟　罗本燕
副 主 编	张杰文　肖　波　陈晓春　杨　薇

数 字 主 编	罗本燕　王　伟
数字副主编	张杰文　肖　波　陈晓春　杨　薇

人民卫生出版社
·北　京·

图书在版编目（CIP）数据

神经病学 / 王伟，罗本燕主编 . — 4 版 . —北京：
人民卫生出版社，2023.6（2024.11 重印）
全国高等学校八年制及"5+3"一体化临床医学专业
第四轮规划教材
ISBN 978–7–117–34842–3

I. ①神… Ⅱ. ①王… ②罗… Ⅲ. ①神经病学 – 高
等学校 – 教材 Ⅳ. ①R741

中国国家版本馆 CIP 数据核字（2023）第 097288 号

| 人卫智网 | www.ipmph.com | 医学教育、学术、考试、健康，购书智慧智能综合服务平台 |
| 人卫官网 | www.pmph.com | 人卫官方资讯发布平台 |

神 经 病 学
Shenjingbingxue
第 4 版

主　　编：王　伟　罗本燕
出版发行：人民卫生出版社（中继线 010-59780011）
地　　址：北京市朝阳区潘家园南里 19 号
邮　　编：100021
E - mail：pmph @ pmph.com
购书热线：010-59787592　010-59787584　010-65264830
印　　刷：人卫印务（北京）有限公司
经　　销：新华书店
开　　本：850×1168　1/16　印张：31
字　　数：917 千字
版　　次：2005 年 8 月第 1 版　　2023 年 6 月第 4 版
印　　次：2024 年 11 月第 3 次印刷
标准书号：ISBN 978-7-117-34842-3
定　　价：138.00 元

打击盗版举报电话：**010-59787491**　E-mail：**WQ @ pmph.com**
质量问题联系电话：**010-59787234**　E-mail：**zhiliang @ pmph.com**
数字融合服务电话：**4001118166**　E-mail：**zengzhi @ pmph.com**

编 委
（按姓氏笔画排序）

王　伟（华中科技大学同济医学院附属同济医院）

王延江（陆军军医大学陆军特色医学中心）

邓艳春（空军军医大学第一附属医院）

刘　军（上海交通大学医学院附属瑞金医院）

刘春风（苏州大学附属第二医院）

李国忠（哈尔滨医科大学附属第一医院）

杨　薇（吉林大学第二医院）

肖　飞（重庆医科大学附属第一医院）

肖　波（中南大学湘雅医院）

吴　波（四川大学华西医院）

何志义（中国医科大学附属第一医院）

汪　凯（安徽医科大学第一附属医院）

张为西（中山大学附属第一医院）

张杰文（郑州大学人民医院）

张桂莲（西安交通大学第二附属医院）

陈晓春（福建医科大学附属协和医院）

罗本燕（浙江大学医学院附属第一医院）

骆　翔（华中科技大学同济医学院附属同济医院）

贾龙飞（首都医科大学宣武医院）

徐　运（南京大学医学院附属鼓楼医院）

徐广润（山东大学齐鲁医院）

郭军红（山西医科大学第一医院）

章军建（武汉大学中南医院）

梁　辉（浙江大学医学院附属第一医院）

彭　斌（中国医学科学院北京协和医院）

董　强（复旦大学附属华山医院）

靳令经（同济大学附属养志康复医院）

樊东升（北京大学第三医院）

编写秘书

秦　川（华中科技大学同济医学院附属同济医院）

唐　敏（浙江大学医学院附属第一医院）

数字编委
（数字编委详见二维码）

数字编委名单

融合教材阅读使用说明

融合教材即通过二维码等现代化信息技术,将纸书内容与数字资源融为一体的新形态教材。本套教材以融合教材形式出版,每本教材均配有特色的数字内容,读者在阅读纸书的同时,通过扫描书中的二维码,即可免费获取线上数字资源和相应的平台服务。

本教材包含以下数字资源类型

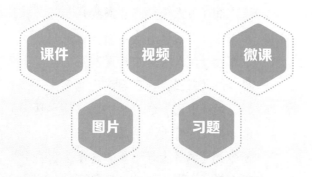

本教材特色资源展示

获取数字资源步骤

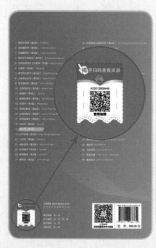

①扫描封底红标二维码,获取图书"使用说明"。

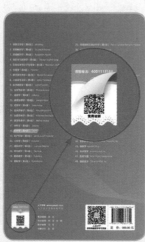

②揭开红标,扫描绿标激活码,注册/登录人卫账号获取数字资源。

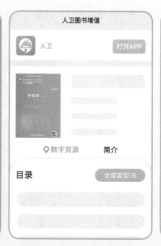

③扫描书内二维码或封底绿标激活码随时查看数字资源。

④登录 zengzhi.ipmph.com 或下载应用体验更多功能和服务。

APP 及平台使用客服热线　　400-111-8166

读者信息反馈方式

欢迎登录"人卫e教"平台官网"medu.pmph.com",在首页注册登录(也可使用已有人卫平台账号直接登录),即可通过输入书名、书号或主编姓名等关键字,查询我社已出版教材,并可对该教材进行读者反馈、图书纠错、撰写书评以及分享资源等。

全国高等学校八年制及"5+3"一体化临床医学专业第四轮规划教材 修订说明

为贯彻落实党的二十大精神,培养服务健康中国战略的复合型、创新型卓越拔尖医学人才,人卫社在传承 20 余年长学制临床医学专业规划教材基础上,启动新一轮规划教材的再版修订。

21 世纪伊始,人卫社在教育部、卫生部的领导和支持下,在吴阶平、裘法祖、吴孟超、陈灏珠、刘德培等院士和知名专家亲切关怀下,在全国高等医药教材建设研究会统筹规划与指导下,组织编写了全国首套适用于临床医学专业七年制的规划教材,探索长学制规划教材编写"新""深""精"的创新模式。

2004 年,为深入贯彻《教育部 国务院学位委员会关于增加八年制医学教育(医学博士学位)试办学校的通知》(教高函〔2004〕9 号)文件精神,人卫社率先启动编写八年制教材,并借鉴七年制教材编写经验,力争达到"更新""更深""更精"。第一轮教材共计 32 种,2005 年出版;第二轮教材增加到 37 种,2010 年出版;第三轮教材更新调整为 38 种,2015 年出版。第三轮教材有 28 种被评为"十二五"普通高等教育本科国家级规划教材,《眼科学》(第 3 版)荣获首届全国教材建设奖全国优秀教材二等奖。

2020 年 9 月,国务院办公厅印发《关于加快医学教育创新发展的指导意见》(国办发〔2020〕34 号),提出要继续深化医教协同,进一步推进新医科建设、推动新时代医学教育创新发展,人卫社启动了第四轮长学制规划教材的修订。为了适应新时代,仍以八年制临床医学专业学生为主体,同时兼顾"5+3"一体化教学改革与发展的需要。

第四轮长学制规划教材秉承"精品育精英"的编写目标,主要特点如下:

1. 教材建设工作始终坚持以习近平新时代中国特色社会主义思想为指导,落实立德树人根本任务,并将《习近平新时代中国特色社会主义思想进课程教材指南》落实到教材中,统筹设计,系统安排,促进课程教材思政,体现党和国家意志,进一步提升课程教材铸魂育人价值。

2. 在国家卫生健康委员会、教育部的领导和支持下,由全国高等医药教材建设研究学组规划,全国高等学校八年制及"5+3"一体化临床医学专业第四届教材评审委员会审定,院士专家把关,全国医学院校知名教授编写,人民卫生出版社高质量出版。

3. 根据教育部临床长学制培养目标、国家卫生健康委员会行业要求、社会用人需求,在全国进行科学调研的基础上,借鉴国内外医学人才培养模式和教材建设经验,充分研究论证本专业人才素质要求、学科体系构成、课程体系设计和教材体系规划后,科学进行的,坚持"精品战略,质量第一",在注重"三基""五性"的基础上,强调"三高""三严",为八年制培养目标,即培养高素质、高水平、富有临床实践和科学创新能力的医学博士服务。

4. 教材编写修订工作从九个方面对内容作了更新:国家对高等教育提出的新要求;科技发展的趋势;医学发展趋势和健康的需求;医学精英教育的需求;思维模式的转变;以人为本的精神;继承发展的要求;统筹兼顾的要求;标准规范的要求。

5. 教材编写修订工作适应教学改革需要,完善学科体系建设,本轮新增《法医学》《口腔医学》《中医学》《康复医学》《卫生法》《全科医学概论》《麻醉学》《急诊医学》《医患沟通》《重症医学》。

6. 教材编写修订工作继续加强"立体化""数字化"建设。编写各学科配套教材"学习指导及习题集""实验指导/实习指导"。通过二维码实现纸数融合,提供有教学课件、习题、课程思政、中英文微课,以及视频案例精析(临床案例、手术案例、科研案例)、操作视频/动画、AR模型、高清彩图、扩展阅读等资源。

全国高等学校八年制及"5+3"一体化临床医学专业第四轮规划教材,均为国家卫生健康委员会"十四五"规划教材,以全国高等学校临床医学专业八年制及"5+3"一体化师生为主要目标读者,并可作为研究生、住院医师等相关人员的参考用书。

全套教材共48种,将于2023年12月陆续出版发行,数字内容也将同步上线。希望得到读者批评反馈。

全国高等学校八年制及"5+3"一体化临床医学专业 第四轮规划教材 序言

"青出于蓝而胜于蓝",新一轮青绿色的八年制临床医学教材出版了。手捧佳作,爱不释手,欣喜之余,感慨千百位科学家兼教育家大量心血和智慧倾注于此,万千名医学生将汲取丰富营养而茁壮成长,亿万个家庭解除病痛而健康受益,这不仅是知识的传授,更是精神的传承、使命的延续。

经过二十余年使用,三次修订改版,八年制临床医学教材得到了师生们的普遍认可,在广大读者中有口皆碑。这套教材将医学科学向纵深发展且多学科交叉渗透融于一体,同时切合了"环境-社会-心理-工程-生物"新的医学模式,秉持"更新、更深、更精"的编写追求,开展立体化建设、数字化建设以及体现中国特色的思政建设,服务于新时代我国复合型高层次医学人才的培养。

在本轮修订期间,我们党团结带领全国各族人民,进行了一场惊心动魄的抗疫大战,创造了人类同疾病斗争史上又一个英勇壮举!让我不由得想起毛主席《送瘟神二首》序言:"读六月三十日人民日报,余江县消灭了血吸虫,浮想联翩,夜不能寐,微风拂煦,旭日临窗,遥望南天,欣然命笔。"人民利益高于一切,把人民群众生命安全和身体健康挂在心头。我们要把伟大抗疫精神、祖国优秀文化传统融会于我们的教材里。

第四轮修订,我们编写队伍努力做到以下九个方面:

1. 符合国家对高等教育的新要求。全面贯彻党的教育方针,落实立德树人根本任务,培养德智体美劳全面发展的社会主义建设者和接班人。加强教材建设,推进思想政治教育一体化建设。

2. 符合医学发展趋势和健康需求。依照《"健康中国2030"规划纲要》,把健康中国建设落实到医学教育中,促进深入开展健康中国行动和爱国卫生运动,倡导文明健康生活方式。

3. 符合思维模式转变。二十一世纪是宏观文明与微观文明并进的世纪,而且是生命科学的世纪。系统生物学为生命科学的发展提供原始驱动力,学科交叉渗透综合为发展趋势。

4. 符合医药科技发展趋势。生物医学呈现系统整合/转型态势,酝酿新突破。基础与临床结合,转化医学成为热点。环境与健康关系的研究不断深入。中医药学守正创新成为国际社会共同的关注。

5. 符合医学精英教育的需求。恪守"精英出精品,精品育精英"的编写理念,保证"三高""三基""五性"的修订原则。强调人文和自然科学素养、科研素养、临床医学实践能力、自我发展能力和发展潜力以及正确的职业价值观。

6. 符合与时俱进的需求。新增十门学科教材。编写团队保持权威性、代表性和广泛性。编写内容上落实国家政策、紧随学科发展,拥抱科技进步、发挥融合优势,体现我国临床长学制办学经验和成果。

7. 符合以人为本的精神。以八年制临床医学学生为中心，努力做到优化文字：逻辑清晰，详略有方，重点突出，文字正确；优化图片：图文吻合，直观生动；优化表格：知识归纳，易懂易记；优化数字内容：网络拓展，多媒体表现。

8. 符合统筹兼顾的需求。注意不同专业、不同层次教材的区别与联系，加强学科间交叉内容协调。加强人文科学和社会科学教育内容。处理好主干教材与配套教材、数字资源的关系。

9. 符合标准规范的要求。教材编写符合《普通高等学校教材管理办法》等相关文件要求，教材内容符合国家标准，尽最大限度减少知识性错误，减少语法、标点符号等错误。

最后，衷心感谢全国一大批优秀的教学、科研和临床一线的教授们，你们继承和发扬了老一辈医学教育家优秀传统，以严谨治学的科学态度和无私奉献的敬业精神，积极参与第四轮教材的修订和建设工作。希望全国广大医药院校师生在使用过程中能够多提宝贵意见，反馈使用信息，以便这套教材能够与时俱进，历久弥新。

愿读者由此书山拾级，会当智海扬帆！

是为序。

中国工程院院士
中国医学科学院原院长　　刘德培
北京协和医学院原院长

二〇二三年三月

主编简介

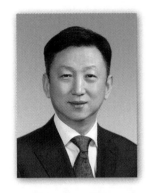

王 伟

男,1963年6月生于北京市。双博士学位,教授,主任医师,博士研究生导师。国家杰出青年科学基金获得者(2008年),教育部长江学者特聘教授(2009年),全国卫生系统青年岗位能手(1999年)。现任华中科技大学党委常委、常务副校长,华中科技大学同济医学院附属同济医院党委书记,国家重大公共卫生事件医学中心主任。担任中华医学会副会长、中国医师协会神经病学专业委员会副会长,《神经损伤与功能重建》杂志主编,神经损伤与功能重建湖北省重点实验室主任,教育部课程思政示范课程"医学导论"负责人、教学名师。

从事教学工作至今30余年。作为项目负责人主持国家973重大专项一项、国家杰出青年科学基金一项、国家自然科学基金重点研究项目两项、卫生部重点项目一项。围绕神经系统重大疾病发病机制以及治疗策略进行了系列研究,取得了创新性成果。作为通信作者在 Lancet、BMJ、Lancet Digital Health、Lancet Resp Med、Lancet Public Health、Ann Neurol 等杂志发表SCI论文124篇,他引8 153次,有关偏头痛的研究成果被评为2020年国际神经科学领域研究十大进展。作为项目负责人获得国家自然科学奖二等奖一项、教育部自然科学奖一等奖一项、湖北省自然科学奖一等奖一项。

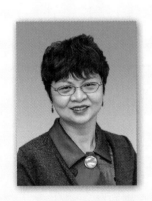

罗本燕

女,1962年11月生于安徽省安庆市。教授,浙江大学"求是特聘医师"。现任浙江大学医学院附属第一医院神经内科主任,浙江大学医学院第一临床医学院神经病学教研室主任。担任中华医学会神经病学分会委员,中华医学会神经病学分会神经心理与行为神经病学学组副组长,中国医师协会神经内科分会常委,中国卒中学会常务理事,中国卒中学会血管性认知障碍分会副主任委员,浙江省医师协会神经内科分会会长等,担任 Neuroscience Bulletin、Journal of Alzheimer's disease、Stroke Vascular Neurology、Chinese Medical Journal 以及《中华神经科杂志》等多家国际、国内期刊编委。

从事教学工作至今30年。在神经心理、卒中后认知障碍以及慢性意识障碍领域处于国内领军水平,作为项目负责人承担国家自然科学基金5项、浙江省科技计划项目重点研发计划等。发表SCI论文170余篇,主编专著2部,自2015年起连续担任五年制、八年制国家级规划教材《神经病学》副主编,并参编多部教材。作为第一完成人获得中华医学科技奖三等奖、浙江省科学技术进步奖二等奖等,获得"中国医师协会神经内科医师分会杰出神经内科医师""中国女医师协会五洲女子科技奖"等荣誉称号。

副主编简介

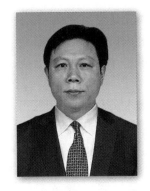

张杰文

男,1965 年 10 月生于河南省平舆县。医学博士,二级主任医师,教授,博士研究生导师。现任河南省脑血管病医院副院长,郑州大学人民医院神经内科主任。担任河南省神经病学分会主任委员、中华医学会神经病学分会常务委员、痴呆与认知障碍学组副组长。

从事教学工作至今 30 余年,擅长认知障碍、脑小血管病、中枢神经系统感染等多种疾病的诊疗。主持国家级和省部级课题 8 项,发表 SCI 论文 50 余篇,国内核心期刊论文 100 余篇,开展新技术新业务 20 余项,主编和参编国家级规划教材《神经病学》及相关专著多部。获河南省科技进步奖一、二等奖 4 项。

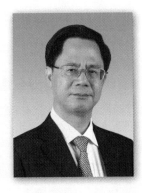

肖　波

男,1962 年 1 月生于湖南省洞口县。一级主任医师,教授,博士研究生导师。现任中南大学湘雅医院神经医学中心主任。担任中华医学会神经病学分会副主任委员,中国医师协会神经内科医师分会常委、癫痫疾病专业委员会主任委员,中国抗癫痫协会副会长。

从事教学工作至今 30 余年,擅长于癫痫的诊疗、研究。主持国家自然科学基金、国家科技重大专项、"973" 计划子课题、国家科技支撑计划等 30 余项课题。发表 SCI 论文 60 余篇;主编多本国家级规划教材《神经病学》及十余部相关专著,副主编或参编 17 部。获得国家科技进步奖二等奖和教育部科技成果奖一等奖。

副主编简介

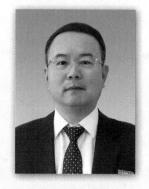

陈晓春

男，1963 年 5 月生于福建省福州市。教授，主任医师，博士研究生导师。现任福建医科大学党委书记。担任中国医师协会常务理事，神经内科医师分会候任会长，中华医学会神经病学分会痴呆与认知障碍学组组长，福建省科学技术协会副主席，福建省医师协会会长。

从事教学工作至今 30 余年，长期从事神经退行性疾病的临床诊疗与研究工作，重点聚焦阿尔茨海默病、帕金森病的发病机制及防治策略，先后主持国家级研究课题 10 多项，在 *Neuron*、*Mol Neurodegener* 等学术期刊上发表 SCI 论文 80 多篇，获省部级奖项 10 项。

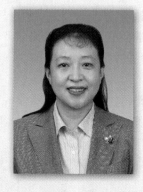

杨 薇

女，1970 年 12 月生于黑龙江省哈尔滨市。教授，主任医师，博士研究生导师。现任吉林大学第二医院副院长。担任中国医师协会神经内科医师分会委员，吉林省医师协会第三届理事会理事，吉林省医学会神经病学分会副主任委员等。

从事神经病学教学 30 余年，承担国家重点研发计划、国家自然科学基金等多项课题，近五年发表高水平学术论文 60 余篇。多次获得吉林省教育技术成果奖、吉林省科技进步奖等，被评为长白山领军人才、吉林省拔尖创新人才、吉林省突出贡献专家等，荣获吉林省五一劳动奖章，获得吉林省师德楷模、吉林省医德标兵和白求恩名医等称号。

前　言

教书育人，立德树人，而教材是教学之本。2002 年全国众多神经病学专家共同探讨、编写了第 1 版神经病学的七年制教材，并确定了长学制教材"新、精、深"的重要特征。在此基础上，2005 年、2010 年、2015 年分别修订、出版了三版八年制神经病学教材，均堪称经典之作。不仅专业内容与时俱进，发扬了传承和创新精神，更从总体上体现了我国八年制神经病学教学的经验和成果，体现了权威性、代表性和广泛性。内容的科学性和系统性良好，装订精美，得到了广大师生和医学界的好评。

本次教材编写秉承了前三版教材的优良传统，严格遵守"三高"原则，高标准、高起点、高要求；"三严"原则，严肃的态度、严谨的要求、严密的方法。注重"三基"，基础理论、基本知识、基本技能；"五性"，思想性、科学性、先进性、启发性、适用性；"三特定"，特定对象、特定目标、特定限制。同时，本教材在上一版的基础上进行了大幅的再版修订。

首先，本次教材修订之初，已明确八年制及"5+3"一体化临床医学专业学生的培养目标，即"临床医学高层次专门人才"。所以，本教材的编写紧跟八年制创新人才改革，深入推进八年制医学教育改革，注重夯实医学生全面发展的宽厚基础，提高学生的临床综合能力，培育学生临床科研潜质，拓展学生的国际视野等，着力培养少而精、高层次、高水平、国际化的医学未来领军人才。

其次，自第 3 版教材 2015 年出版至今，神经病学有了长足的发展和进步。本版教材不仅每个章节均增加了近年来神经病学发展的新理论、新动态、新技术和新疗法，充分体现神经病学发展的最新成果，还新增了两个章节：第九章脑血管病的血管内介入诊断和治疗，第十二章自身免疫性脑炎。同时，鉴于神经系统退行性疾病学科发展速度快，新增内容多，将此部分内容进一步分为认知障碍性疾病和运动神经元病两个章节进行撰写，旨在促进其诊断和治疗与国际接轨。总体编写中遵循科学和实用、理论和实践相统一的原则，注重了基础知识和临床实践的密切融合和相互渗透。

本版教材还非常注重纸数融合。在上一版中，数字化教材的主要形式是 PPT 和教学视频，内容相对比较薄弱。此版教材通过融入二维码的形式，读者可以直接扫码观看数字化教材的内容，支持手机、电脑等多个终端的使用。随着互联网技术的不断发展，本教材数字资源的类型也不断丰富和完善，除了传统的课件、习题、案例以外，也融入了更多的视频、动画等资源。整体上遵循数字内容与纸质版一体化的设计原则，确保数字内容和纸质版内容的关联和互动，整体规划，紧扣学科知识。

在配套教材方面，保留上一版教材已有的《学习指导与习题集》，更新了学科内容，帮助学生理解和应用知识内容，有效掌握方法和技巧，培养临床思维能力和实践能力。

本教材的顺利修订是 26 家国内一流医学院校 28 位编委认真负责、精心编撰、倾力合作与集体智慧的结晶；编写组秦川、唐敏、黄浩、唐颖馨和王晶在编排稿件、审修、校对等方面做了大量细致的工作。谨此一并致以最诚挚的感谢和敬意。

本书除供八年制及"5+3"一体化临床医学专业学生作为教材外，也可作为广大临床神经内科医生更新知识、提高临床工作能力，研究生入学考试、执业医师考试等的重要参考书籍。希望本教材对读者能有所帮助。由于更新内容较多,编写能力有限,书中错漏和不妥之处在所难免,恳请广大师生、同行在使用过程中多提宝贵意见,多多指导。

王　伟

2022 年 11 月

目　录

第一章
绪　论

扫码获取数字内容

- 神经科学的形成经历了漫长的岁月,神经病学是神经科学的一个重要子类,是一门研究神经系统及其靶器官(骨骼肌)疾病的临床学科。
- 神经系统疾病可以按照解剖结构分为中枢神经系统疾病、周围神经系统疾病和骨骼肌疾病等。
- 神经系统疾病的临床症状按照发病机制可分为 4 组:缺损症状、刺激症状、释放症状和断联休克。
- 神经病学是推理性极强的临床医学学科,其疾病的诊断思路可以概括为独特的定向、定位和定性"诊断三部曲"。

一、神经病学的起源

人类对神经系统及其相关疾病的探索和认知经历了漫长的岁月。约 2500 年前,古希腊哲学家、科学家、思想家亚里士多德主张思维和意识来源于心脏,我国最早的医学典籍《黄帝内经》也认为"心主神明",此时,人类对神经系统及其功能一无所知。1543 年,近代人体解剖学创始人安德烈·维萨里在他所著的人类第一部解剖学著作《人体的构造》中,第一次全面描述了大脑的结构,这是人类在脑科学,乃至神经病学发展进程中艰难迈出的第一步。从此,在医学先贤们孜孜不倦的努力下,人们开始从结构到功能、从生理到病理,发现和认识"思维与意识"的诞生地——"神经系统",并逐渐建立起一门宏大、全面、系统的学科——神经科学(neuroscience)。

神经科学以研究脑和神经系统功能、阐明其发病机制为主要任务,包含诸多子学科,如神经组织胚胎学、神经解剖学、神经生理学、神经病理学、神经免疫学、神经药理学、神经遗传学、神经流行病学、神经外科学、神经影像学、神经心理学、神经眼科学、神经耳科学、神经生物学、实验神经病学及神经分子生物学等,各类学科之间联系密切,并相互促进和渗透。在神经科学基础上应运而生的神经病学(neurology)是一门研究神经系统及其靶器官(骨骼肌)疾病的临床学科,主要涉及神经系统和骨骼肌疾病的病因、发病机制、临床表现、诊断和鉴别诊断、预防和治疗以及康复等方面。

二、神经系统的疾病范畴

神经系统按照解剖结构分类,可分为中枢神经系统(脑、脊髓)和周围神经系统(脑神经、脊神经),前者负责分析综合体内外环境传来的信息,并使机体做出适当的反应,后者负责传导神经冲动;按照功能分类,可分为躯体神经系统和自主神经系统,前者负责调整人体适应外界环境变化,后者负责稳定内环境。神经系统疾病可以相应地分为中枢神经系统疾病、周围神经系统疾病和骨骼肌疾病等。需要注意的是,不少神经系统疾病,尤其是遗传性疾病,可同时累及中枢神经系统、周围神经系统和骨骼肌系统。另外,神经系统疾病可以与全身其他系统疾病相关联,如结缔组织疾病的神经系统改变或并存的炎性脱髓鞘病变;机体重要脏器的功能障碍和代谢障碍也会伴发神经系统的损害,如 B 族维生素缺乏导致的亚急性联合变性和 Wernicke 脑病等;神经系统的疾病亦可导致其他系统和器官的功能障碍,如脑干病变可引起应激性消化道出血。

神经系统疾病的临床表现因起病速度、受累部位、病变范围、病变代偿情况等不同而有所差异,主要体现为运动、感觉、反射、自主神经以及高级神经活动等方面的功能障碍。临床症状按照发病机制可分为4组：①缺损症状：指神经组织受损时，正常神经功能减弱或缺失，如内囊病变导致对侧肢体偏瘫、偏身感觉障碍和偏盲的"三偏综合征"；②刺激症状：指神经组织受激惹后所产生的过度兴奋表现，如各种类型的癫痫和神经性疼痛等；③释放症状：指高级中枢受损后，受其制约的低级中枢出现功能亢进，如上运动神经元损伤可出现锥体束征，表现为肌张力增高、腱反射亢进、病理反射阳性；④断联休克：指中枢神经系统局部的急性严重病变，引起在功能上与受损部位有密切联系的远隔部位神经功能短暂缺失，如急性脊髓横贯性损伤时，病变水平以下表现为弛缓性瘫痪，即"脊髓休克"，休克期过后，逐渐出现神经缺损和释放症状。

三、神经病学的独特魅力

神经病学的独特魅力在于它是一门推理性极强的临床医学学科；因为，神经系统疾病的受累范围往往分布较广，临床症状多样，且容易与其他疾病混淆，在诊治过程中，医生面对疾病的一系列临床表现，需要抽丝剥茧、层层递进、不断推理、反复验证，才能最终做出正确诊断并找到解决问题的办法，甚至有时即便这样做了，仍然无法做出正确的诊断。由于神经病学的推理性特点，它的诊断可以概括为定向、定位和定性"诊断三部曲"。

（一）定向诊断

定向诊断，即明确诊断方向，判断是否属于神经系统疾病范畴。神经系统疾病的诊断往往需要扎实的临床基本功底和系统全面的疾病知识体系，尤其要具备全局和整体观念，结合患者全身情况进行综合分析。如"顽固性呃逆"，产生这一症状的疾病很多，常规考虑它可能是胃肠道疾病的同时，也需要排除中枢神经病变，如延髓极后区的脱髓鞘病变等。

（二）定位诊断

定位诊断，即依托神经解剖学和神经生理学知识，并结合患者的临床症状和体征，推理神经系统病变的部位，如脑、脊髓、周围神经或骨骼肌等，并初步判定病变为弥散性、局灶性、多灶性还是系统性。根据初步推理的定位诊断，选择合适的检验手段、神经影像和神经电生理检查手段，并综合分析判断，从而验证和明确最终病变部位。定位诊断是神经病学最具特色的诊断，当其他系统的疾病可能只需要局部症状就可快速定位为哪一脏器病变的时候，神经疾病的诊断却无法做到，因为大脑、脊髓、周围神经甚至骨骼肌的不同病变可能会引起极其相似的症状，即"同像异病"。例如，引起单侧眼睑下垂的疾病可能有脑干梗死、糖尿病、颅内动脉瘤、重症肌无力等；又比如，根据感觉障碍、运动障碍和大小便功能障碍，初步定位诊断为脊髓病变之后，还需要进一步确定脊髓受累的节段（颈、胸、腰、骶、尾）和区域（髓内或髓外、髓外硬膜下或髓外硬膜外等）。

（三）定性诊断

定性诊断，即根据病史特点、主要症状、体征及辅助检查，来确定疾病的病因及性质。在神经系统疾病定性诊断的分析过程中，除了遵循病史采集和体格检查提供的信息外，尤其需要注意的是尽量用一个病灶或一种原因去解释患者的临床表现，即"一元论原则"。临床上可以参考"VITAMIN D原则"对神经系统的常见病因进行逐一排查，避免遗漏。VITAMIN D是下列单词的缩写：V（vascular），血管性；I（infectious），感染性；T（trauma），外伤；A（autoimmune），自身免疫性；M（metabolic），代谢性；I（inherited），遗传性；N（neoplastic），肿瘤性；D（drug/toxin/demyelinating），药物性/毒性/脱髓鞘性。"VITAMIN D原则"有助于大家加深对于病因筛选的记忆。

四、神经病学的发展趋势

21世纪是脑科学的世纪，科学技术的巨大进步使得神经病学得到了空前的发展，人们对于神经系统疾病的方方面面也有了更为深刻的认识。在疾病的病因和发病机制方面，神经生物学和神经遗传以及基因组学等学科的发展，进一步拓展了神经系统的疾病谱系，让人们对许多疾病的病因和发病机制有了更为全面的了解。以前人们不太了解的一些疾病，也开始不断涌现出来，比如抗体介导的神经系统自身免疫性疾病等。在疾病诊断方面，近年来，多组学联合技术、微创或液体活检技术、神经影像学技术等，特别是人工智能技术的发展，既为神经系统疾病的早期诊断提供了可能，也大大提高了疾病诊断的准确率，从而为精准治疗打下坚实的基础。在疾病治疗方面，大量新药临床试验的开展和临床研究的涌现，不仅为人们提供了很多高质量的循证医学证据，而且进一步规范了各种神经系统疾病的诊治流程。特别是药物基因组学的发展，使药物临床决策实践更加精细化，使制定精准化和个性化的诊疗方案成为可能。嵌合抗原受体 T 细胞（CAR-T）疗法的快速崛起，以及其在自身免疫疾病治疗中的曙光初现，为部分难治性的神经免疫疾病提供了新的契机。脑调控、神经微创和神经吻合修复等手术的创新与进步，进一步拓展了神经系统疾病的治疗手段，提高了疗效。

由于人口的老龄化、环境因素的改变以及疾病谱系的不断更新等，神经病学的发展面临许多问题和挑战，对人们提出了更多、更高的要求。人们只有顺应科技发展潮流，掌握正确的学习方法和手段，才能推动神经科学的蓬勃发展。

（王 伟）

第二章
神经系统的解剖、生理及损害表现的定位诊断

- 面神经核下部及舌下神经只受对侧皮质脑干束支配，其余脑神经运动核均受双侧支配。视野缺损的形式对于视通路病变定位具有重要意义；动眼、滑车及展神经在皮质及脑干侧视中枢的协调下支配眼球运动；三叉神经传入头面部感觉，支配咀嚼肌；面神经传入舌前2/3味觉，支配面部表情肌；前庭蜗神经传导听觉并感知自身位置，损害表现主要为听力下降、耳鸣和眩晕；舌咽、迷走神经受损后出现以声音嘶哑、吞咽困难、饮水呛咳及咽反射消失为主要表现的真性延髓麻痹（球麻痹）。

- 上运动神经元、锥体外系和小脑共同协调下运动神经元的随意运动，上运动神经元性瘫痪伴有肌张力升高、腱反射亢进及病理征阳性等体征。

- 脊髓丘脑束及薄束/楔束是重要的感觉传导通路，二者分别传导痛温觉和振动、位置觉。

- 大脑半球病变可引起运动、感觉、认知、情感等高级功能异常；内囊病变可引起偏瘫、偏盲及偏身感觉障碍；丘脑为感觉中枢，损害主要引起对侧偏身感觉障碍；脑干为连接大脑与脊髓的"生命中枢"，对维持意识具有重要作用，交叉性瘫痪为其病损的特征性表现；小脑是协调随意运动的重要器官，病变可引起共济失调；脊髓横贯性损害可出现损害平面以下运动、感觉和括约肌功能障碍。

第一节 脑 神 经

脑神经（cranial nerves）是与脑相连的神经，共有12对，双侧对称排列，用罗马数字按次序命名。脑神经的排列序数是以它们出入脑的部位由上至下依顺序而定，其中第Ⅰ、Ⅱ对脑神经属于大脑和间脑的组成部分，第Ⅲ~Ⅻ对脑神经则与脑干相连（图2-1），脑干内有其相应的脑神经核（图2-2）。

12对脑神经中除面神经核下部及舌下神经核只受对侧皮质脑干束支配外，其余脑神经的运动核均受双侧支配。

一、嗅神经（Ⅰ）

【解剖及生理功能】 嗅神经（olfactory nerve）为特殊内脏感觉神经，起于鼻腔嗅黏膜内的嗅细胞（Ⅰ级神经元）；嗅细胞中枢突聚集成20余条嗅丝，穿鼻顶壁的筛板筛孔入颅前窝连于嗅球（Ⅱ级神经元），嗅球发出的纤维投射于嗅中枢（颞叶钩

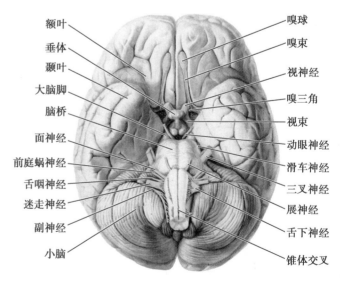

图2-1　12对脑神经进出脑的部位

额叶　垂体　颞叶　大脑脚　脑桥　面神经　前庭蜗神经　舌咽神经　迷走神经　副神经　小脑

嗅球　嗅束　视神经　嗅三角　视束　动眼神经　滑车神经　三叉神经　展神经　舌下神经　锥体交叉

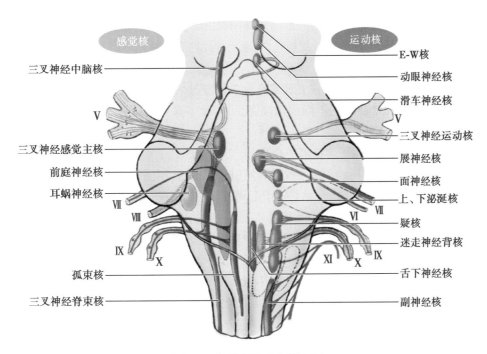

图 2-2　脑神经核分布模式图

回、海马回前部及杏仁核)。嗅觉系统是唯一不在丘脑换神经元,而将神经冲动直接传到皮质的感觉系统(图 2-3)。

【损害表现及定位】

1. 鼻腔局部病变　往往产生双侧嗅觉减退或缺失,与嗅觉传导通路无关。见于鼻炎、鼻部外伤或肿物等。

2. 颅前窝颅底骨折累及筛板,可撕脱嗅神经,导致嗅觉减退或缺失。

3. 额叶底部肿瘤压迫嗅球、嗅束均可导致一侧或两侧嗅觉丧失。

4. 嗅中枢病变　刺激性病变可表现为幻嗅发作。

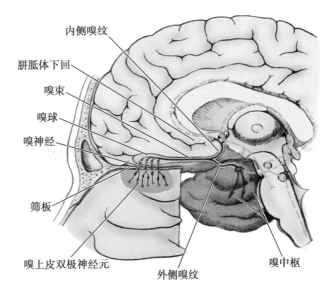

图 2-3　嗅觉传导径路图

二、视神经(Ⅱ)

【解剖及生理功能】　视神经(optic nerve)为特殊躯体感觉性脑神经,主要传导视觉冲动。视网膜内的神经细胞主要分三层,最外层的视觉感受器(视杆细胞和视锥细胞)通过双极细胞(Ⅰ级神经元)与神经节细胞(Ⅱ级神经元)联络,神经节细胞发出轴突在视神经乳头处形成视神经,经视神经孔进入颅中窝,在蝶鞍上方形成视交叉(optic chiasma),来自视网膜鼻侧的纤维交叉至对侧,来自颞侧的纤维不交叉,继续在同侧走行,并与来自对侧眼球的交叉纤维结合成视束(optic tract),终止于外侧膝状体(Ⅲ级神经元)。外侧膝状体换神经元后再发出纤维,经内囊后肢后部形成视辐射(optic radiation),终止于枕叶视皮质中枢(距状裂上方的楔回和下方的舌回),此区也称纹状区(图 2-4)。

在视觉径路中,尚有光反射纤维,在外侧膝状体的前方离开视束,经上丘臂进入中脑上丘和顶盖前区(对光反射中枢),前者与顶盖球束和顶盖脊髓束联系,完成视反射;后者与动眼神经 E-W 核联系,发出的纤维经动眼神经达睫状神经节,节后纤维分布于瞳孔括约肌和睫状肌,司瞳孔对光反射。

由于脑的三层被膜也延续包裹视神经,脑的蛛网膜下腔也随之延伸至视神经周围,因此,当颅内压升高时,压力可经蛛网膜下腔传递至视神经,引起视神经乳头水肿。

【损害表现及定位】

1. 视力障碍与视野缺损 由于视觉径路在脑内所经过的路线是从视网膜到枕叶视觉中枢,由前向后贯经全脑,所以视觉径路的不同部位损害,可产生不同程度的视力障碍及不同类型的视野缺损。

(1)视神经损害:产生同侧视力下降或全盲(图2-4a),瞳孔直接对光反射消失,间接对光反射存在。常由视神经本身病变、视神经受压迫或高颅压引起。视神经炎可引起视力障碍及中央部视野缺损(中心暗点);高颅压所致视神经乳头水肿多引起周边部视野缺损及生理盲点扩大;视神经压迫性病变,可引起不规则的视野缺损;癔症可引起重度周边部视野缺损称管状视野。

(2)视交叉损害:视交叉正中部病变,可出现双眼颞侧偏盲(图2-4b),常见于垂体瘤、颅咽管瘤或其他鞍内肿瘤的压迫等;整个视交叉损害,可引起全盲,如垂体瘤卒中;罕见的情况是视交叉外侧部病变引起同侧眼鼻侧视野缺损(图2-4c),见于颈内动脉严重硬化压迫视交叉外侧部。

(3)视束损害:一侧视束损害出现双眼对侧视野同向性偏盲,常见于颞叶肿瘤向内侧压迫(图2-4d)。

(4)视辐射损害:视辐射全部受损,出现双眼对侧视野的同向性偏盲(图2-4e),见于基底节区脑血管病。部分视辐射受损出现象限盲,如视辐射下部(颞叶)损害,出现双眼对侧视野的同向上象限盲(图2-4f),见于颞叶后部肿瘤、血管病等;视辐射上部(顶叶)受损,出现双眼对侧视野的同向下象限盲(图2-4g),见于顶叶肿瘤、血管病等。

(5)枕叶视中枢损害:枕叶视中枢刺激性损害,可使对侧视野出现闪光、火星或亮点等视幻觉;一侧枕叶视中枢局限性病变,可出现对侧象限盲;一侧枕叶视中枢完全损害,可引起对侧偏盲,但偏盲侧对光反射正常,存在黄斑回避现象(图2-4h)。多见于枕叶脑梗死或出血、肿瘤压迫等。

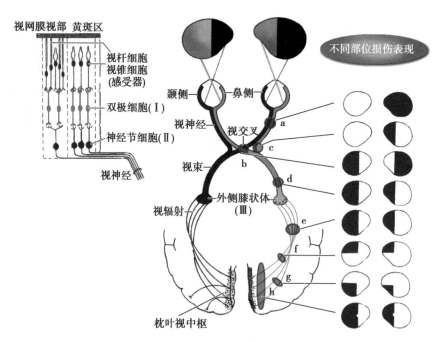

a. 视神经-左眼全盲
b. 视交叉-双眼颞侧偏盲
c. 视交叉外侧-左眼鼻侧偏盲
d. 视束-右侧同向性偏盲
e. 内囊后肢视辐射全部-右侧同向性偏盲
f. 视辐射下部(颞叶)-双眼右侧同向性上象限盲
g. 视辐射上部(顶叶)-双眼右侧同向性下象限盲
h. 枕叶皮质(视中枢)-右侧同向性偏盲,黄斑回避

图2-4 视觉传导径路图及各部位损伤表现

2. 视神经乳头异常

（1）视神经乳头水肿（papilledema）：视神经乳头水肿是颅内压增高的主要客观体征之一，眼底检查早期表现为视神经乳头充血、边缘模糊不清、生理凹陷消失、静脉淤血，其发生是由于颅内压增高影响视网膜中央静脉和淋巴回流。

（2）视神经萎缩（optic atrophy）：原发性视神经萎缩表现为视神经乳头苍白而界限清楚，常见于视神经直接受压、球后视神经炎、多发性硬化及变性疾病等；继发性视神经萎缩表现为视神经盘苍白，边界不清楚，常见于视神经乳头水肿及视神经乳头炎的晚期。

三、动眼、滑车和展神经（Ⅲ、Ⅳ、Ⅵ）

【解剖及生理功能】 动眼、滑车和展神经共同管理眼球运动，合称为眼球运动神经。

1. 动眼神经（oculomotor nerve） 动眼神经包括运动纤维和副交感纤维两种成分，为支配眼肌的主要运动神经。动眼神经发自中脑上丘水平的动眼神经核，此核较大，形状不规则，长5~6mm。动眼神经核可分为三部分：①外侧核：为运动核，左右各一。发出的运动纤维走向腹侧，穿过红核组成动眼神经，由中脑脚间窝出脑，在大脑后动脉与小脑上动脉之间穿过，向前与后交通动脉伴行，穿过海绵窦之侧壁经眶上裂入眶，支配提上睑肌（司眼睑上提）、上直肌（司眼球向上和稍向内转）、内直肌（司眼球内转）、下斜肌（司眼球向上和稍向外转）、下直肌（司眼球向下和稍向内转）。②正中核或称坡利亚（Perlia）核：位于中线上，两侧E-W核之间，不成对，发出的副交感纤维到达两眼内直肌，主管两眼的辐辏运动。③埃-魏（Edinger-Westphal，E-W）核：位于正中核的背外侧，中脑导水管周围的灰质中，发出的副交感神经节前纤维入动眼神经，至睫状神经节交换神经元，其节后纤维支配瞳孔括约肌和睫状肌，司瞳孔缩小及晶状体松弛、变圆，而利于视近物，参与缩瞳和调节反射。（图2-5）

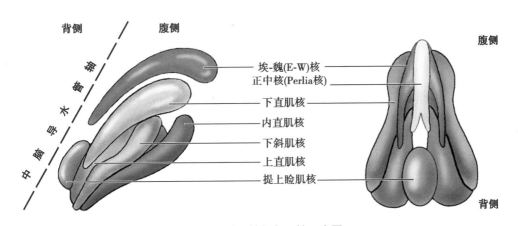

图2-5 动眼神经各亚核示意图

2. 滑车神经（trochlear nerve） 发自滑车神经核，其纤维经下丘下方出脑，再绕大脑脚外侧至腹侧脚底，穿过海绵窦外侧壁，与动眼神经伴行，经眶上裂入眶后，支配上斜肌，司眼球向下外方转动。

3. 展神经（abducent nerve） 发自脑桥中部被盖中线两侧的展神经核，其纤维从桥延沟内侧部出脑后，向前上方走行，最后在斜坡前通过硬脑膜下间隙进入海绵窦，在颅底经较长的行程后，由眶上裂入眶，支配外直肌，司眼球向外侧转动。

眼球活动是一种精细而协调的运动，在眼外肌中只有外直肌和内直肌呈单一水平运动，其他肌肉都有向几个方向运动的功能，既可互相抵消，又可互相协同，以完成眼球向某一方向的运动，保证影像投射在两侧视网膜的对称位置（图2-6）。

眼球向各方协同活动，需要各眼肌间非常精细的协调，这就要求与眼球运动有关的所有神经核团间的相互紧密联系，完成这一功能是通过内侧纵束来实现的。两侧的内侧纵束，上自中脑背盖，下至颈髓上端，紧靠近中线，沿脑干下行。它连接眼肌运动诸神经核，并与皮质下的视觉中枢及听觉中枢

(四叠体上丘及下丘)发生联系,以完成由于视觉或听觉刺激,头及眼向刺激侧发生的不随意的反射性转动。内侧纵束还接受来自颈髓、前庭神经核、网状结构以及来自皮质和基底节的神经冲动。

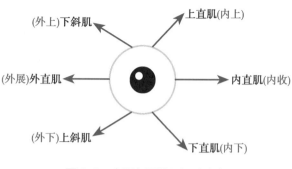

图 2-6 右眼各眼外肌运动方向

【损害表现及定位】

1. 眼球运动障碍 根据损害部位不同,眼肌麻痹可分为周围性、核性、核间性及核上性四种临床类型。

(1)周围性眼肌麻痹(peripheral ophthalmoplegia)

1)动眼神经麻痹:可致提上睑肌、上直肌、内直肌、下斜肌、下直肌及瞳孔括约肌瘫痪。动眼神经完全损害时表现为上睑下垂,眼球向外下斜视(由于外直肌及上斜肌的作用),不能向上、向内、向下转动,瞳孔散大,光反射及调节反射均消失,并有复视。常见于后交通动脉瘤、结核性脑膜炎、颅底肿瘤等。

2)滑车神经麻痹:可致上斜肌瘫痪。表现为眼球向外下方活动受限,下视或下楼梯时出现复视。滑车神经单独损害少见,判定较困难。

3)展神经麻痹:可致外直肌瘫痪。表现为患侧眼球内斜视,外展运动受限或不能,可伴有复视。常见于鼻咽癌颅内转移、桥小脑角肿瘤、糖尿病等。因为展神经在脑底行程较长,在高颅压时常受损,而出现两侧展神经轻度麻痹。

(2)核性眼肌麻痹(nuclear ophthalmoplegia):是指脑干病变(血管病、炎症、肿瘤)致眼球运动神经核(动眼、滑车、展神经核)损害所引起的眼球运动障碍。核性眼肌麻痹与周围性眼肌麻痹的临床表现类似,但具有以下 3 个特点:①可选择性地损害个别神经核团,仅引起某一眼肌受累,其他眼肌不受影响,呈分离性眼肌麻痹;②常伴有脑干内邻近结构的损害,如展神经核病变常损伤围绕展神经核的面神经纤维,而伴发同侧的周围性面神经麻痹;③常可累及双侧。

(3)核间性眼肌麻痹(internuclear ophthalmoplegia):病变主要损害脑干的内侧纵束,故又称内侧纵束综合征。内侧纵束是眼球水平性同向运动的重要联络通路,影响对侧的眼内直肌核,同时还与脑桥的侧视中枢相连,而实现眼球的同向水平运动。损伤时可出现下列临床表现。

1)前核间性眼肌麻痹:病变位于脑桥侧视中枢与动眼神经核之间的内侧纵束上行纤维(图 2-7)。表现为两眼向病变对侧注视时,患侧眼球不能内收,对侧眼球外展时伴有眼震;辐辏反射正常。由于双侧内侧纵束位置接近,同一病变也可使双侧内侧纵束受损,出现双眼均不能内收。

2)后核间性眼肌麻痹:病变位于脑桥侧视中枢与展神经核之间的内侧纵束下行纤维(图 2-7)。表现为两眼向病变同侧注视时,患侧眼球不能外展,对侧眼球内收正常;刺激前庭患侧可出现正常外展动作;辐辏反射正常。

(4)核上性眼肌麻痹(supranuclear ophthalmoplegia):人在观察物体时,双眼总是同时向各方向运动,并伴有头的运动。这种复杂的协同运动称为双眼同向注视,系Ⅲ、Ⅳ、Ⅵ对脑神经核受脑的同向运动中枢调节,使之相互联系、相互协调而完成的。核上性眼肌麻痹亦称中枢性眼肌麻痹,是指由于大脑皮质眼球同向运动中枢或其传导束损害,使双眼出现同向注视运动障碍。临床可表现为以下 2 种凝视麻痹。

1)侧方凝视麻痹:①当司眼球同向水平运动的皮质侧视中枢(额中回后部)病变时,可产生凝视麻痹:破坏性病变(如脑出血)双眼向病灶侧共同偏视;刺激性病变(如癫痫)双眼向病灶对侧共同偏视。②脑桥的皮质下侧视中枢,位于展神经核附近的脑桥旁中线网状结构(PPRF)发出的纤维到达同侧的展神经核和对侧的动眼神经内直肌核,支配双眼向同侧注视,并受对侧皮质侧视中枢控制。此处破坏性病变可造成双眼向病灶对侧共同偏视(图 2-8)。

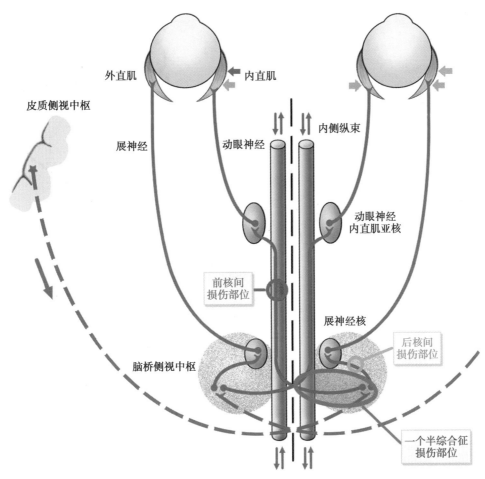

前核间性眼肌麻痹　脑桥侧视中枢与动眼神经核之间的内侧纵束上行纤维受累。致患侧眼球不能内收；对侧眼球外展时伴有眼震；
后核间性眼肌麻痹　脑桥侧视中枢与外展神经核之间的内侧纵束下行纤维受累，致患侧眼球不能外展；对侧眼球内收正常；
一个半综合征　　　一侧脑桥侧视中枢和对侧已交叉过来的内侧纵束同时受累，致患侧眼球既不能内收又不能外展，对侧眼球不能内收，外展时有水平眼震。

图 2-7　核间性眼肌麻痹

　　2）垂直凝视麻痹：上丘是眼球垂直同向运动的皮质下中枢，上丘的上半司眼球的向上运动，上丘的下半司眼球的向下运动。因此上丘病变时，可引起眼球垂直运动障碍。当上丘上半刺激性病变时，可出现发作性双眼转向上方，称动眼危象。见于脑炎后帕金森综合征或服用吩噻嗪类药物。当上丘下半损害时，可引起两眼向下同向注视障碍。

　　核上性眼肌麻痹临床上有 3 个特点：①双眼同时受累；②无复视；③反射性运动仍保存，即患者双眼不能随意向一侧运动，但该侧突然出现声响时，双眼可反射性转向该侧。

　　2. 复视（diplopia）　两眼注视同一物体产生两个影像称为复视。患者主诉视物成双。复视产生的主要原因是：当眼肌麻痹导致双眼共轭运动障碍时，注视物不能投射到双眼视网膜的对应点上，视网膜上不对称的刺激在视中枢引起两个影像的冲动，而出现真像和假像。内、外直肌麻痹出现水平性复视，上、下直肌和上、下斜肌麻痹则出现垂直性复视。

　　3. 瞳孔改变

　　（1）瞳孔的大小：动眼神经的副交感神经纤维（支配瞳孔括约肌）和颈上交感神经节发出的交感神经节后纤维（支配瞳孔散大肌）共同调节瞳孔的大小。当动眼神经的副交感神经纤维损伤时，出现瞳孔散大，而交感神经纤维损伤时出现瞳孔缩小。在普通光线下正常瞳孔的直径为 3~4mm，一般认为瞳孔直径<2mm 为瞳孔缩小，>5mm 为瞳孔散大。

　　1）瞳孔缩小：一侧瞳孔缩小多见于霍纳（Horner）综合征。表现为病变侧瞳孔缩小、眼球内陷、眼

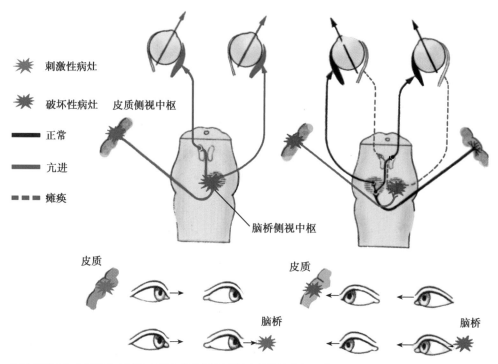

皮质侧视中枢破坏性病变可致双眼向病灶侧共同偏视；刺激性病变可致双眼向病灶对侧共同偏视；
脑桥的皮质下侧视中枢破坏性病变可致双眼向病灶对侧共同偏视；刺激性病变可致双眼向病灶侧共同偏视。

图 2-8　侧视麻痹示意图

裂变小、面部少汗。霍纳综合征是由于颈上交感神经径路损害所致(图 2-9)。如果损害双侧交感神经的中枢径路，则出现双侧瞳孔缩小，见于脑桥出血、脑室出血压迫脑干、镇静安眠药中毒等。

2）瞳孔散大：瞳孔散大见于动眼神经麻痹。由于动眼神经的副交感神经纤维在神经的表面，所以当出现小脑幕裂孔疝时，可首先出现瞳孔散大而无眼外肌麻痹，多为单侧。当双侧视神经病变导致失明或阿托品类药物中毒时，出现双侧瞳孔散大。

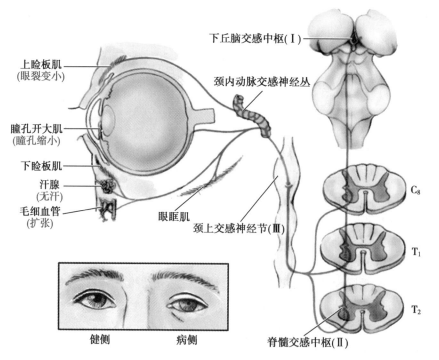

图 2-9　眼交感神经径路及霍纳综合征表现

（2）瞳孔光反射：是指受到光线照射后引起瞳孔缩小的反射。分为直接光反射和间接光反射，光照侧瞳孔缩小称直接光反射，光照对侧瞳孔缩小称间接光反射。其传导径路为：光线→视网膜→视神经→视交叉→视束→中脑顶盖前区→两侧E-W核→动眼神经→睫状神经节→节后纤维→瞳孔括约肌（图2-10）。

瞳孔光反射传导径路上任何一处损害均可引起瞳孔光反射消失（直接、间接或两者兼有）和瞳孔散大。一侧视神经损伤时，瞳孔光反射路径的传入部分中断，若光照患侧瞳孔时，两侧瞳孔均无反应，但光照健侧瞳孔时，两侧瞳孔都缩小，即患侧眼直接光反射消失，间接光反射存在，而健侧眼间接光反射消失，直接光反射存在。而当一侧动眼神经损伤时，瞳孔光反射路径的传出部分中断，无论光照哪一侧，患侧瞳孔都无反应，即患侧眼直接和间接光发射都消失。因司瞳孔光反射的纤维不进入外侧膝状体，所以外侧膝状体、视辐射及枕叶视觉中枢损害引起的中枢性失明时，光反射不消失。

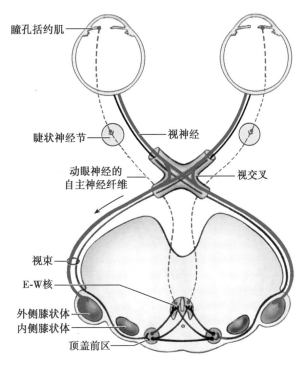

图2-10 对光反射通路

（3）阿-罗瞳孔（Argyll-Robertson pupil）：表现为两侧瞳孔较小，大小不等，边缘不整，光反射消失而调节反射存在。是由于光反射径路在顶盖前区受损，而调节反射径路未受影响。常见于神经梅毒，偶见于多发性硬化。

四、三叉神经（Ⅴ）

【解剖及生理功能】 三叉神经（trigeminal nerve）为混合性脑神经，含有躯体感觉和躯体运动两种神经纤维。感觉神经司面部、口腔及头顶部的感觉；运动神经支配咀嚼肌的运动。

1. 感觉纤维 第Ⅰ级神经元位于三叉神经节，三叉神经节位于颞骨岩尖三叉神经压迹处，此节相当于脊髓神经节，其周围突分为眼神经、上颌神经和下颌神经三个分支。其中枢突聚集成粗大的感觉根，由脑桥与脑桥臂交界处入脑，深感觉纤维终止于三叉神经中脑核；触觉纤维终止于脑桥的三叉神经感觉主核；痛温觉纤维沿三叉神经脊束下降，终止于三叉神经脊束核，此核是最长的脑神经核，从脑桥至第2颈髓后角，来自口周及面部中央区的痛温觉纤维止于三叉神经脊束核的上部，来自面部周围区及耳周的纤维止于此核的下部。由三叉神经中脑核、感觉主核及三叉神经脊束核的Ⅱ级神经元发出的纤维交叉至对侧，组成三叉丘系上升，止于丘脑腹后内侧核，从丘脑第Ⅲ级神经元发出的纤维经内囊后肢最后终止于中央后回感觉中枢的下1/3区（图2-11、图2-12）。

2. 运动纤维 三叉神经运动纤维仅占小部

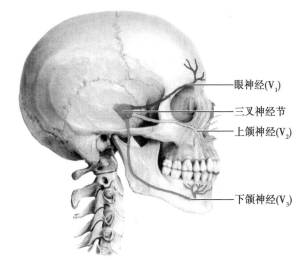

图2-11 三叉神经解剖示意图

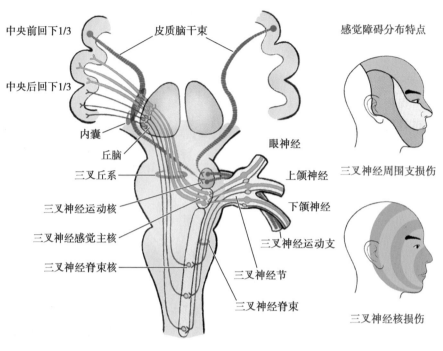

图 2-12　三叉神经传导径路

分,发自脑桥三叉神经运动核,发出的纤维在脑桥的外侧出脑,与三叉神经第 3 支(下颌神经)一起经卵圆孔出颅,支配颞肌、咬肌、翼状肌(翼内肌、翼外肌)和鼓膜张肌等。主要司咀嚼运动和张口运动。三叉神经运动核受双侧皮质脑干束支配。

3. 角膜反射通路　当一侧角膜受刺激时,引起双眼眼轮匝肌收缩而出现急速闭眼,这种现象叫角膜反射。角膜反射为防御性反射。角膜反射通路为:角膜→三叉神经眼支→三叉神经节→三叉神经感觉主核和脊束核→脑桥网状结构→双侧面神经核→面神经→眼轮匝肌。

角膜反射是由三叉神经的眼神经与面神经共同完成的。当三叉神经第 1 支(眼神经)或面神经损害时,均可出现角膜反射减弱或消失。

【损害表现及定位】

1. 三叉神经周围性损害　周围性损害包括三叉神经节、三叉神经根或三个分支的病变,分刺激性症状和破坏性症状。刺激性症状主要表现为三叉神经痛;破坏性症状主要表现为三叉神经分布区域感觉减弱或消失。多见于颅底部肿瘤、鼻咽癌颅底转移等。

(1)三叉神经节和三叉神经根的病变:表现为三叉神经分布区的感觉障碍,角膜溃疡,角膜反射减弱或消失,咀嚼肌瘫痪。三叉神经根的病变多见于桥小脑角肿瘤,且多数合并有第Ⅶ、Ⅷ对脑神经和同侧小脑损伤的症状和体征。

(2)三叉神经分支的病变:表现为三叉神经某分支分布范围内的痛、温、触觉均减弱或消失。若眼神经病变可合并角膜反射减弱或消失;若下颌神经病变可合并同侧咀嚼肌无力或瘫痪,张口时下颌向患侧偏斜。

2. 三叉神经核性损害

(1)三叉神经脊束核损害:延髓腹外侧部的病变可损害三叉神经脊束核,表现为同侧面部呈圆葱皮样分离性感觉障碍,即痛温觉缺失而触觉存在。当三叉神经脊束核上部损害时,出现口鼻周围痛温觉障碍,而下部损害时,则面部周边区痛温觉障碍,即病损部位越高,感觉减退的部位越接近口周。常见于延髓空洞症。

(2)三叉神经运动核损害:可产生同侧咀嚼肌无力或瘫痪,并可伴萎缩;张口时下颌向患侧偏斜(因翼状肌的功能是将下颌推向前、向下,故一侧神经麻痹,张口时下颌向患侧偏斜)。

五、面神经(Ⅶ)

【解剖及生理功能】　面神经(facial nerve)为混合性脑神经,其主要成分是运动纤维,司面部的表情运动;次要成分为中间神经,含有躯体和内脏传入纤维及内脏的传出纤维,接受来自鼓膜、内耳、外耳及外耳道皮肤的感觉冲动,司味觉和腺体(泪腺、唾液腺)的分泌(图2-13)。

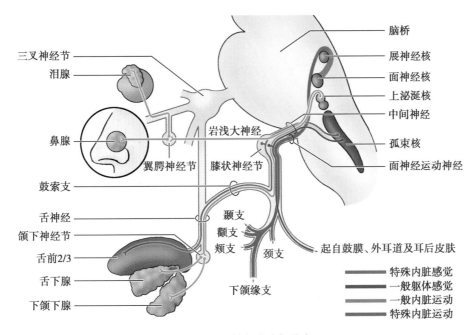

图2-13　面神经分支与分布

1. **运动纤维**　发自位于脑桥下部被盖腹外侧的面神经运动核,其纤维行于背内侧,绕过展神经核,再向前下行,于脑桥下缘邻近听神经处出脑。此后与听神经并行,共同经内耳孔进入内听道,在内听道底部,面神经与听神经分道,再经面神经管下行,在面神经管转弯处横过膝状神经节,沿途分出镫骨神经和鼓索神经,最后经茎乳孔出颅,穿过腮腺,支配除咀嚼肌和提上睑肌以外的所有面肌及颈阔肌、镫骨肌及耳部肌。脑桥内支配上部面肌(额肌、皱眉肌及眼轮匝肌)的神经元受双侧皮质脑干束控制,支配下部面肌(颧肌、颊肌、口轮匝肌、颈阔肌等)的神经元仅受对侧皮质脑干束控制。

2. **感觉纤维**

(1)味觉纤维:是最主要的感觉纤维,司舌前2/3味觉。起自舌前2/3的味蕾,经舌神经(三叉神经下颌支的分支)进入鼓索神经,再经面神经干至膝状神经节(第Ⅰ级神经元),其Ⅱ、Ⅲ级神经元分别位于孤束核及丘脑,由丘脑发出纤维终止于中央后回下部。

(2)一般感觉纤维:膝状神经节内有少量感觉神经元,接受来自鼓膜、内耳、外耳及外耳道皮肤的感觉冲动。这些纤维病变时则产生耳痛。

3. **副交感神经纤维**　主要司泪腺、舌下腺及下颌下腺的分泌。

【损害表现及定位】

1. **中枢性面神经麻痹**　为上运动神经元损伤所致,病变在一侧中央前回下部或皮质脑干束。临床仅表现为病灶对侧下部面肌瘫痪,即鼻唇沟变浅、口角轻度下垂,而上部面肌(额肌、眼轮匝肌)不受累。常见于脑血管病(图2-14)。

2. **周围性面神经麻痹**　为下运动神经元损伤所致,病变在面神经核或核以下周围神经。临床表现为同侧上、下部面肌瘫痪,即患侧额纹变浅或消失,不能皱眉,眼裂变大,眼睑闭合无力。当用力闭眼时眼球向上外方转动,暴露出白色巩膜,称为Bell现象。患侧鼻唇沟变浅,口角下垂,鼓腮漏气,不能吹口哨,吃饭时食物存于颊部与齿龈之间(图2-14)。周围性面神经麻痹时,病变在面神经管内和

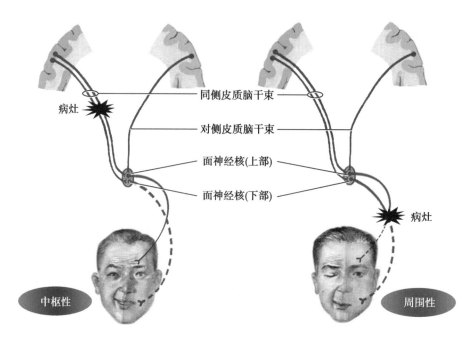

图 2-14   中枢性和周围性面神经麻痹

管外的临床表现不同,还可以进一步根据伴发的症状和体征确定病变的具体部位:如面神经核损害常伴有同侧展神经麻痹及对侧锥体束征,常见于脑干肿瘤及血管病;膝状神经节损害伴有耳后剧痛,鼓索支受累(舌前2/3味觉减退及泪腺、唾液腺分泌障碍)和镫骨肌支受累(听觉过敏),见于疱疹病毒感染;面神经管内损害除累及鼓索支外,如伴听觉过敏,则病变位于镫骨肌支以上,反之则位于该支以下部位(图 2-15)。

面神经麻痹的定位诊断,首先要区别是周围性面神经麻痹,还是中枢性面神经麻痹。若为周围性面神经麻痹,还要区分病变是脑干内还是脑干外。这种明确的定位对疾病的定性诊断有重要价值。

六、前庭蜗(位听)神经(Ⅷ)

【解剖及生理功能】   前庭蜗神经(vestibulocochlear nerve)又称位听神经,是特殊感觉性脑神经,由蜗神经和前庭神经组成。

1. 蜗神经(cochlear nerve)   起自内耳螺旋神经节的双极神经元(Ⅰ级神经元),其周围突感受内耳螺旋器(Corti 器)毛细胞的冲动,中枢突进入内听道组成蜗神经,终止于脑桥尾端的蜗神经前、后核(Ⅱ级神经元),发出纤维至下丘及内侧膝状体(Ⅲ级神经元),内侧膝状体发出

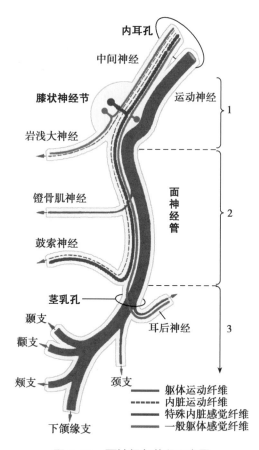

图 2-15   面神经各节段示意图

纤维经内囊后肢形成听辐射,终止于颞横回皮质听觉中枢(图 2-16)。蜗神经的功能主要是传导听觉。

2. 前庭神经(vestibular nerve)   起自内耳前庭神经节的双极细胞(Ⅰ级神经元),其周围突分布于三个半规管的壶腹、椭圆囊和球囊,感受身体和头部的空间移动。中枢突组成前庭神经,和蜗神经一起经内耳孔入颅腔,终止于脑桥和延髓的前庭神经核群(Ⅱ级神经元),其发出的纤维连接小脑,

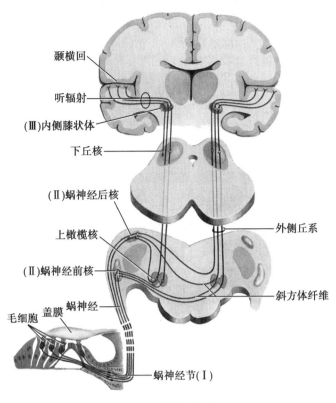

图 2-16 蜗神经传导径路

脊髓和内侧纵束（图 2-17）。前庭神经的功能是反射性调节机体的平衡，并调节机体对各种加速度的反应。

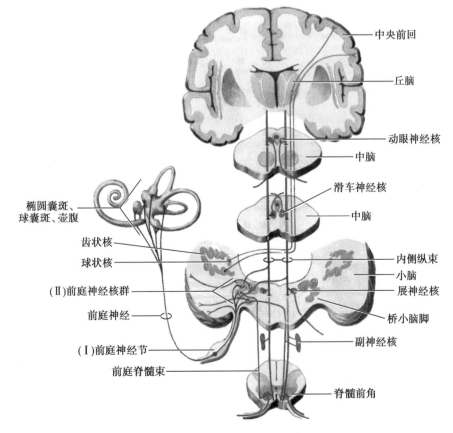

图 2-17 前庭神经传导径路

【损害表现及定位】

1. 蜗神经损害   主要表现为听力障碍和耳鸣。

2. 前庭神经损害   主要表现为眩晕、眼球震颤及平衡障碍。

（1）眩晕（vertigo）：眩晕是患者感觉周围物体或自身在旋转、升降和倾斜的运动错觉。常伴有站立和走路不稳、眼球震颤，由于前庭器官与脑干网状结构的自主神经中枢相连，因而也可产生恶心、呕吐、全身大汗和面色苍白等迷走神经刺激症状。

前庭性眩晕分为前庭周围性眩晕和前庭中枢性眩晕，两者鉴别见表2-1。

表2-1   前庭周围性眩晕及前庭中枢性眩晕的鉴别

鉴别点	前庭周围性眩晕	前庭中枢性眩晕
病变部位	内耳前庭感受器及前庭神经病变	前庭神经核及中枢径路病变
眩晕程度及时间	呈发作性，症状较重，持续时间较短	症状较轻、持续时间较长
眼震	眼震幅度细小、水平或水平加旋转	眼震幅度粗大、眼震形式多变
耳蜗症状	常伴耳鸣、听力减退等	不明显
自主神经症状	恶心、呕吐、出汗、面色苍白	少有，且不明显
前庭功能试验	无反应或反应减弱	常呈正常反应

（2）眼震（nystagmus）：为眼球自发性或诱发性的左右上下或旋转性的摆动和震荡，由此构成水平性、垂直性、旋转性和混合性眼震。

（3）平衡障碍：前庭系统损害时出现躯体平衡障碍，表现为步态摇晃不稳，站立和行走时向患侧偏斜。

七、舌咽、迷走神经（Ⅸ、Ⅹ）

舌咽神经（glossopharyngeal nerve）和迷走神经（vagus nerve）均为混合性脑神经，两者关系密切，常同时受损。

【解剖及生理功能】

1. 舌咽神经

（1）感觉纤维：①特殊内脏感觉纤维：其胞体位于下神经节（结状神经节），中枢突止于孤束核，周围突分布于舌后1/3的味蕾，传导味觉。②一般内脏感觉纤维：其胞体亦位于下神经节，中枢突止于孤束核，周围突分布于咽、扁桃体、舌后1/3、鼓室及咽鼓管等，传递黏膜的感觉；还有分布于颈动脉窦和颈动脉球的纤维（窦神经），参与呼吸、血压、心率的反射调节。③躯体感觉纤维：其胞体位于上神经节，其周围突分布于耳后皮肤，中枢突止于三叉神经脊束核（图2-18）。

（2）运动纤维：发自延髓疑核（上部），经颈静脉孔出颅，支配茎突咽肌和咽缩肌，功能是提高咽穹隆，上提软腭，与迷走神经共同完成吞咽动作（图2-18）。

（3）副交感纤维：起自下涎核，经鼓室神经、岩浅小神经，终止于耳神经节，其节后纤维分布于腮腺，司腮腺分泌（图2-18）。

2. 迷走神经   迷走神经是行程最长、分布范围最广的脑神经。

（1）感觉纤维：①躯体感觉纤维：其胞体位于上神经节内（颈静脉神经节），中枢突止于三叉神经脊束核，周围突分布于外耳道、耳郭凹面的一部分皮肤（耳支）及硬脑膜（脑膜支）；②一般内脏感觉纤维：其胞体位于下神经节内（结状神经节），中枢突止于孤束核，周围突分布于咽、喉、食管、气管及胸腹腔内诸脏器（图2-19）。

（2）运动纤维：发自疑核下部的纤维由橄榄体的背侧出延髓，经颈静脉孔出颅，支配软腭、咽及喉部的横纹肌，司吞咽、发声运动（图2-19）。

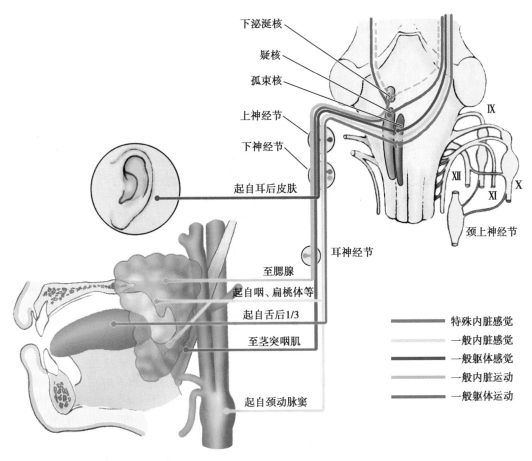

下泌涎核
疑核
孤束核
上神经节
下神经节
起自耳后皮肤
耳神经节
至腮腺
起自咽、扁桃体等
起自舌后1/3
至茎突咽肌
起自颈动脉窦
颈上神经节
IX
XII
XI X

特殊内脏感觉
一般内脏感觉
一般躯体感觉
一般内脏运动
一般躯体运动

图 2-18　舌咽神经的分支与分布

（3）副交感纤维：起自迷走神经背核，其纤维终止于迷走神经丛的副交感神经节，发出的节后纤维分布于胸腹腔诸脏器，控制平滑肌、心肌和腺体的活动（图 2-19）。

【损害表现及定位】　舌咽神经和迷走神经同时受损，主要表现为声音嘶哑、吞咽困难、饮水返呛、咽反射消失，临床上称延髓麻痹（真性延髓麻痹）。一侧损伤时症状较轻，张口时可见到瘫痪一侧的软腭弓较低，悬雍垂偏向健侧，患者发"啊"音时病侧软腭上抬受限，伴病侧咽部感觉缺失及咽反射消失。见于吉兰-巴雷综合征、Wallenberg 综合征、鼻咽癌等。舌咽、迷走神经的运动核受双侧皮质脑干束支配，当一侧损害时不出现延髓麻痹症状；当双侧皮质脑干束损伤时才出现构音障碍和吞咽困难，而咽反射存在，称核上性延髓麻痹或假性延髓麻痹，常见于两侧半球的血管病变。真性延髓麻痹与假性延髓麻痹的鉴别见表 2-2。

表 2-2　真性延髓麻痹与假性延髓麻痹的鉴别

鉴别点	真性延髓麻痹	假性延髓麻痹
病变部位	疑核，舌咽、迷走神经（一侧或两侧）	双侧皮质脑干束
下颌反射	正常	亢进
咽反射	消失	存在
强哭强笑	无	有
舌肌萎缩	常有	无
双侧锥体束征	无	常有

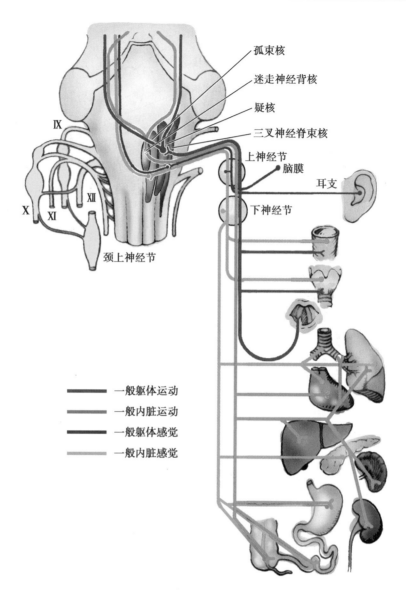

孤束核
迷走神经背核
疑核
三叉神经脊束核
上神经节
脑膜
耳支
下神经节

IX
X
XI
XII
颈上神经节

━━━ 一般躯体运动
━━━ 一般内脏运动
━━━ 一般躯体感觉
━━━ 一般内脏感觉

· 图 2-19　迷走神经的分支与分布

八、副神经(XI)

【解剖及生理功能】　副神经(accessory nerve)为躯体运动性脑神经,由延髓支和脊髓支两部分组成,源于延髓支的纤维,参与构成喉返神经,支配声带运动;源于脊髓支的纤维,支配胸锁乳突肌和斜方肌(图 2-20)。胸锁乳突肌的功能是使头转向对侧;斜方肌支配耸肩动作。双侧胸锁乳突肌同时收缩时颈部前屈;双侧斜方肌同时收缩时头向后仰。

【损害表现及定位】

1. 一侧副神经核或其神经损害　表现为胸锁乳突肌和斜方肌萎缩,患者向病变对侧转颈不能,患侧肩下垂并耸肩无力。颅后窝病变时,副神经常与舌咽神经和迷走神经同时受损,称颈静脉孔综合征。

2. 双侧副神经核或其神经损害　表现为双侧胸锁乳突肌力弱,患者头前屈无力,直立困难,多呈后仰位,仰卧位时不能抬头。

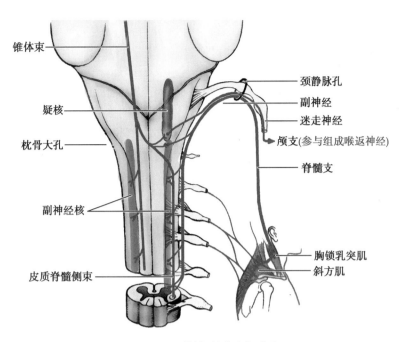

图 2-20　副神经的分支与分布

九、舌下神经（XII）

【解剖及生理功能】　舌下神经（hypoglossal nerve）为躯体运动性脑神经，支配舌肌运动。舌向外伸出主要是颏舌肌向前推的作用，舌向内缩回主要是舌骨舌肌的作用。舌下神经只受对侧皮质脑干束支配。

【损害表现及定位】

1. **舌下神经核上性病变**　当一侧病变时，伸舌偏向瘫痪侧（病灶对侧）。这是因为正常时两侧颏舌肌运动将舌推向前方；若一侧颏舌肌肌力减弱，则健侧肌运动将舌推向偏瘫侧。核上性病变无舌肌萎缩及肌束颤动，称为中枢性舌下神经麻痹（图 2-21）。

2. **舌下神经及核性病变**　一侧病变时，患侧舌肌瘫痪，伸舌时舌尖偏向患侧；两侧病变时，伸舌受限或不能。周围性舌下神经麻痹可伴有舌肌萎缩，核性病变时可伴有肌束颤动。见于肌萎缩侧索硬化、延髓空洞症等（图 2-21）。

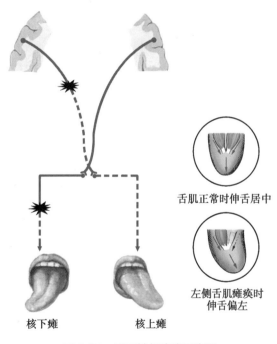

舌肌正常时伸舌居中

左侧舌肌瘫痪时伸舌偏左

核下瘫　　核上瘫

图 2-21　舌下神经麻痹示意图

第二节　运　动　系　统

本节"运动"一词是指骨骼肌的活动，包括随意运动、不随意运动和共济运动。运动系统（movement system）由上运动神经元（锥体系统）、下运动神经元、锥体外系统和小脑系统组成。人类要完成精细而协调的复杂运动，需要整个运动系统的互相配合、互相协调，其中任何部分的损害均可引起运动障碍。

【解剖及生理功能】

1. 上运动神经元（锥体系统） 上运动神经元包括额叶中央前回运动区的大锥体细胞（Betz 细胞）及其轴突组成的皮质脊髓束和皮质脑干束。

上运动神经元胞体主要是位于额叶中央前回运动区大锥体细胞（Betz 细胞），其轴突构成锥体束，即皮质脊髓束和皮质脑干束，这些下行纤维经放射冠分别通过内囊后肢和膝部下行。皮质脊髓束行经中脑大脑脚中 3/5、脑桥基底部，在延髓锥体交叉处，大部分纤维交叉至对侧，形成皮质脊髓侧束下行，终止于脊髓前角；小部分纤维不交叉形成皮质脊髓前束，在下行过程中陆续交叉，止于对侧脊髓前角；仅有少数纤维始终不交叉，直接下行，陆续止于同侧前角。皮质脑干束在脑干各个脑神经核的平面上交叉至对侧，分别终止于各个脑神经运动核。

另外，在大脑皮质运动区，身体各部分均有相应的代表位置，其排列犹如"倒人形"的投影，呈手足倒置关系（图 2-22）。代表区的大小与运动精细和复杂程度有关，而与躯体所占体积无关。上肢尤其是手和手指的区域特别大，躯干和下肢所占的区域最小。肛门及膀胱括约肌的代表区在旁中央小叶。

上运动神经元的功能是发放和传递随意运动冲动至下运动神经元，并控制和支配其活动。上运动神经元损伤后可产生中枢性（痉挛性）瘫痪。

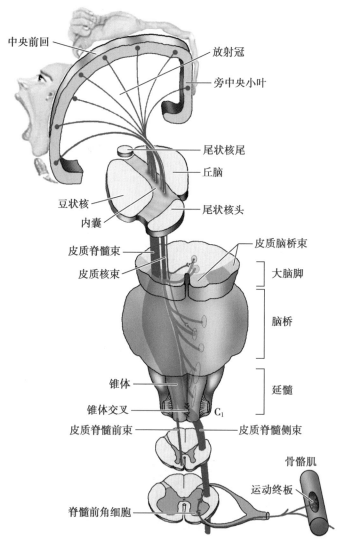

图 2-22 锥体束传导径路

2. **下运动神经元（周围神经系统）**　下运动神经元包括脊髓前角细胞、脑神经运动核及其发出的神经轴突。

下运动神经元是接受来自锥体系统、锥体外系统和小脑系统各方面冲动的最后通路，其功能是将这些冲动组合起来，通过前根、神经丛（颈丛 $C_{1\sim4}$、臂丛 $C_5\sim T_1$、腰丛 $L_{1\sim4}$、骶丛 $L_5\sim S_4$）和周围神经传递至运动终板，引起肌肉的收缩。每一个前角细胞支配 50~200 根肌纤维，每个运动神经元及其所支配的一组肌纤维称为一个运动单位，它是执行运动功能的基本单元。

下运动神经元损伤可产生周围性（弛缓性）瘫痪。

3. **锥体外系统**　广义的锥体外系统（extrapyramidal system）是指锥体系统以外的所有躯体运动系统。目前锥体外系统的解剖生理尚不完全明了，其结构复杂，纤维联系广泛，涉及脑内许多结构，包括大脑皮质、纹状体、丘脑、丘脑底核、中脑顶盖、红核、黑质、桥核、前庭核、小脑、脑干的某些网状核以及它们之间的联络纤维等，共同组成了多条复杂的神经环路，如：①皮质—新纹状体—苍白球—丘脑—皮质环路；②皮质—脑桥—小脑—皮质环路；③皮质—脑桥—小脑—丘脑—皮质环路；④新纹状体—黑质—新纹状体环路；⑤小脑齿状核—丘脑—皮质—脑桥—小脑齿状核环路等（图 2-23）。

狭义的锥体外系统主要指纹状体系统，包括纹状体、红核、黑质及丘脑底核，总称为基底节，其病损定位详见本章第五节"三、基底神经节"。

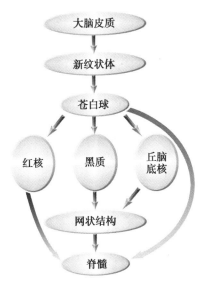

图 2-23　锥体外系统

4. **小脑系统**　小脑是协调随意运动的重要结构，其本身并不发出运动冲动，而是通过传入纤维和传出纤维与脊髓、前庭、脑干、基底节及大脑皮质等部位联系，达到对运动神经元的调节作用。小脑的主要功能是维持躯体平衡、调节肌张力及协调随意运动。小脑受损后主要出现共济失调与平衡障碍两大类症状。小脑的解剖生理功能及损伤定位详见本章第五节"六、小脑"。

【损害表现及定位】　运动系统病变时，临床上常产生瘫痪、肌萎缩、肌张力改变、不自主运动和共济失调等症状。

1. **瘫痪**　是指肌力（骨骼肌的随意收缩能力）的减弱或丧失。按瘫痪的程度可分为完全性瘫痪和不完全性瘫痪（轻瘫）。瘫痪是由运动神经元（上运动神经元和下运动神经元）损害所引起。

（1）上运动神经元瘫痪：亦称痉挛性瘫痪或中枢性瘫痪。其特点为肌张力增高，腱反射亢进，出现病理反射，无肌肉萎缩，但病程长者可出现失用性肌肉萎缩。在急性严重病变时，由于断联作用，瘫痪开始是弛缓的，但休克期过后逐渐转为痉挛性瘫痪。

上运动神经元各部位病变时瘫痪的特点：①皮质型：因皮质运动区呈一条长带，故局限性破坏性病变时可出现单瘫，表现为上肢、下肢或面部的中枢性瘫痪。若为刺激性病变，则可出现对侧肢体的部分性癫痫发作。②内囊型：内囊是感觉、运动、视觉传导束的集中地，损伤时出现的典型症候为"三偏"综合征，即偏瘫、偏身感觉障碍和偏盲。③脑干型：出现交叉性瘫痪，即病变侧脑神经麻痹及病变对侧肢体中枢性瘫痪。④脊髓型：脊髓横贯性损害时，因双侧锥体束受损而出现双侧肢体的瘫痪，如病变在上颈段时，可出现四肢痉挛性瘫痪；病变在胸段时，可出现双下肢痉挛性截瘫（图 2-24）。

（2）下运动神经元瘫痪：亦称弛缓性瘫痪或周围性瘫痪。其特点为肌张力降低，腱反射减弱或消失，肌肉萎缩，无病理反射。如脊髓前角刺激性病变可伴有肌束震颤，肌电图显示神经传导异常和失神经电位。

下运动神经元各部位病变时瘫痪的特点：①脊髓前角细胞：表现为节段性、弛缓性瘫痪而无感觉障碍，见于脊髓前角灰质炎等；若为缓慢进展性疾病，未死亡的前角细胞受到病变刺激还可出现肌束

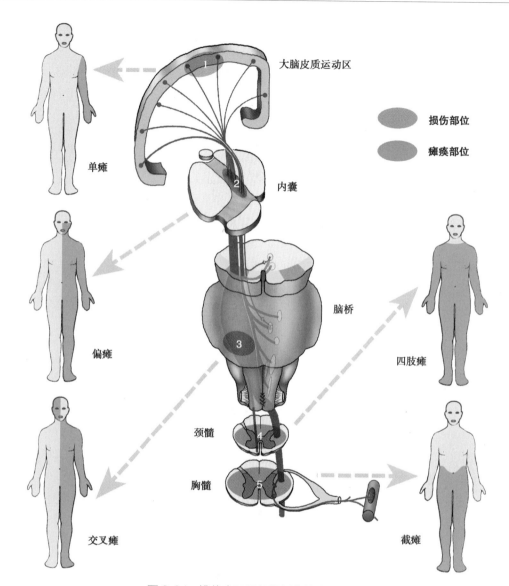

大脑皮质运动区

损伤部位

瘫痪部位

单瘫

内囊

偏瘫

脑桥

四肢瘫

颈髓

胸髓

交叉瘫

截瘫

图 2-24 锥体束不同部位损伤的瘫痪形式

颤动或肉眼不能识别只能在肌电图上显示的肌纤维颤动,如运动神经元病等。②前根:损伤节段呈弛缓性瘫痪,亦无感觉障碍,见于髓外肿瘤的压迫。③神经丛:含有运动纤维和感觉纤维,病变时常累及一个肢体的多数周围神经,引起弛缓性瘫痪、感觉及自主神经功能障碍,可伴有疼痛。④周围神经:该神经支配区的肌肉出现弛缓性瘫痪,同时伴有感觉及自主神经功能障碍或伴有疼痛。

上、下运动神经元瘫痪的鉴别见表 2-3。

表 2-3 上、下运动神经元瘫痪的鉴别

鉴别点	上运动神经元瘫痪	下运动神经元瘫痪
瘫痪分布	整个肢体为主(单瘫、偏瘫、截瘫)	肌群为主
肌张力	增高(折刀样),呈痉挛性瘫痪	降低,呈弛缓性瘫痪
腱反射	增强或亢进	减弱或消失
病理反射	有	无
肌萎缩	无或轻度失用性萎缩	明显
肌束性颤动	无	可有
肌电图	神经传导正常,无失神经电位	神经传导异常,有失神经电位

2. 肌萎缩 肌萎缩是指横纹肌体积较正常缩小,肌纤维变细甚至消失。常见于下运动神经元病变和肌肉病变。下运动神经元损害时可表现为明显而严重的肌萎缩,当脊髓前角出现慢性进行性病变时,除有肌萎缩外还可伴有肌束震颤,如运动神经元病和脊髓空洞症等。上运动神经元损害时,由于患肢长期不运动可发生程度相对较轻的失用性肌萎缩。

3. 肌张力改变 肌张力是指安静情况下肌肉的紧张度。正常肌肉均具有一定的张力,做肢体被动运动时,可感到这种张力的存在。肌张力改变有两种。

(1)肌张力减低:表现为肌肉松弛,被动运动阻力小,关节运动范围大。常见于下运动神经元病变,如多发性神经炎和脊髓灰质炎,亦可见于小脑病变及后索病变。

(2)肌张力增高:表现为肌肉变硬,肢体被动运动时阻力增高。肌张力增高有以下几种情况:①锥体束损害:呈折刀样肌张力增高。以上肢屈肌、下肢伸肌肌张力增高明显。拉开屈曲的肘部时,开始时抵抗力较强,到一定角度时突然降低。②锥体外系损害:呈铅管样或齿轮样肌张力增高。表现为屈肌、伸肌张力均增高,如被动屈伸肘部时,若不伴有震颤,则各方向阻力是一致的,故称为铅管样肌张力增高;若伴有震颤,则有类似扳动齿轮样的顿挫感,故称为齿轮样肌张力增高。最多见于帕金森病。

(3)局限性肌张力障碍:如痉挛性斜颈、眼睑痉挛和书写痉挛等。

4. 不自主运动 是不受主观意志支配的、无目的的异常运动,如震颤、舞蹈样运动、手足徐动、扭转痉挛、偏身投掷样运动等。主要见于锥体外系统病变。

第三节 感 觉 系 统

感觉(sense)是作用于各个感受器的各种形式刺激在人脑中的直接反应。感觉包括两大类:特殊感觉(视觉、听觉、味觉、嗅觉)和一般感觉(浅感觉、深感觉、复合感觉)。感觉障碍是神经系统疾病常见的症状和体征,对神经系统损伤的定位诊断有重要意义。特殊感觉在脑神经一节中已分别介绍,本节仅讨论一般感觉。

一般感觉可分为三种。

1. 浅感觉 是指来自皮肤和黏膜的痛觉、温度觉及触觉。

2. 深感觉 是指来自肌腱、肌肉、骨膜和关节的运动觉、位置觉和振动觉。

3. 复合感觉 又称皮质感觉,是指大脑顶叶皮质对深浅感觉分析、比较、整合而形成的实体觉、图形觉、两点辨别觉、定位觉和重量觉等。

【解剖及生理功能】

1. 各种感觉传导径路 各种一般感觉的神经末梢分别有其特异的感受器,接受刺激后经周围神经、脊髓、脑干、丘脑传至大脑皮质的感觉中枢。一般感觉的传导通路都是由三级神经元组成:感觉纤维末梢感受器接受刺激→后根神经节(Ⅰ级神经元)→脊髓后角或延髓背部的薄束核和楔束核(Ⅱ级神经元)→丘脑腹后外侧核(Ⅲ级神经元),由此发出的纤维终止于大脑皮质中央后回感觉中枢。由于第二级神经元发出的纤维相互交叉,因此感觉中枢与外周的关系是交叉性支配的(图2-25)。

临床上重要的一般感觉通路有以下几个:①痛觉、温度觉传导径路(图2-26);②触觉传导径路(图2-27);③深感觉传导径路(图2-28)。

2. 脊髓内感觉传导束的排列 脊髓内感觉传导束主要有传导浅感觉的脊髓丘脑束(脊髓丘脑侧束、脊髓丘脑前束)、传导深感觉的薄束和楔束、脊髓小脑束等。感觉传导束在髓内的排列不尽相同。脊髓丘脑侧束的排列由内向外依次为来自颈、胸、腰、骶的纤维;薄束和楔束位于后索,薄束在内,楔束在外,由内向外依次由来自骶、腰、胸、颈的纤维排列而成(图2-29)。髓内感觉传导束的这种层次排列特点对脊髓的髓内、髓外病变的诊断及鉴别诊断具有重要价值。如颈段的髓内肿瘤,浅感觉障碍是按颈、胸、腰、骶的顺序自上向下发展;而如为颈段的髓外肿瘤,感觉障碍的进展顺序则相反。

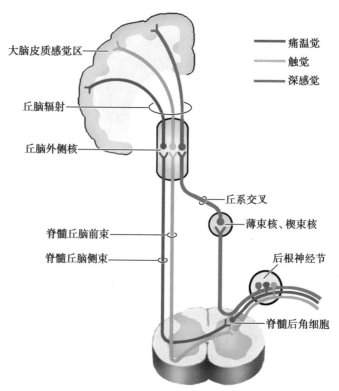

大脑皮质感觉区

痛温觉
触觉
深感觉

丘脑辐射

丘脑外侧核

丘系交叉

薄束核、楔束核

脊髓丘脑前束

后根神经节

脊髓丘脑侧束

脊髓后角细胞

注：各种感觉均弥散投射于大脑皮质感觉区

图 2-25   感觉传导径路示意图

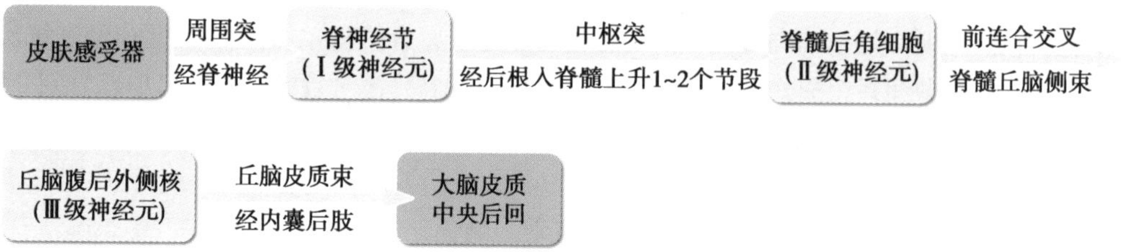

| 皮肤感受器 | 周围突
经脊神经 | 脊神经节
（Ⅰ级神经元） | 中枢突
经后根入脊髓上升1~2个节段 | 脊髓后角细胞
（Ⅱ级神经元） | 前连合交叉
脊髓丘脑侧束 |

| 丘脑腹后外侧核
（Ⅲ级神经元） | 丘脑皮质束
经内囊后肢 | 大脑皮质
中央后回 |

图 2-26   痛温觉传导径路示意图

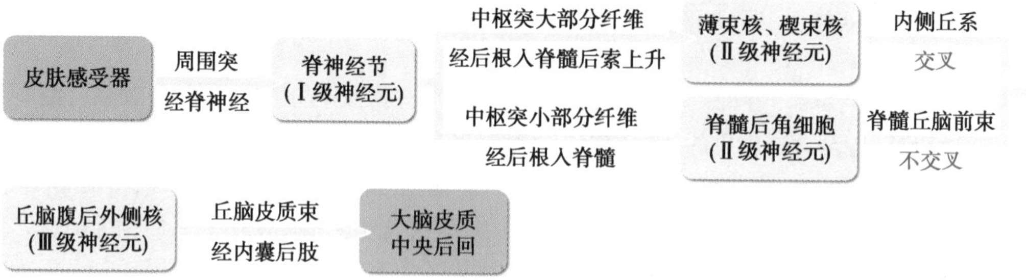

| 皮肤感受器 | 周围突
经脊神经 | 脊神经节
（Ⅰ级神经元） | 中枢突大部分纤维
经后根入脊髓后索上升 | 薄束核、楔束核
（Ⅱ级神经元） | 内侧丘系
交叉 |
| | | | 中枢突小部分纤维
经后根入脊髓 | 脊髓后角细胞
（Ⅱ级神经元） | 脊髓丘脑前束
不交叉 |

| 丘脑腹后外侧核
（Ⅲ级神经元） | 丘脑皮质束
经内囊后肢 | 大脑皮质
中央后回 |

图 2-27   触觉传导径路示意图

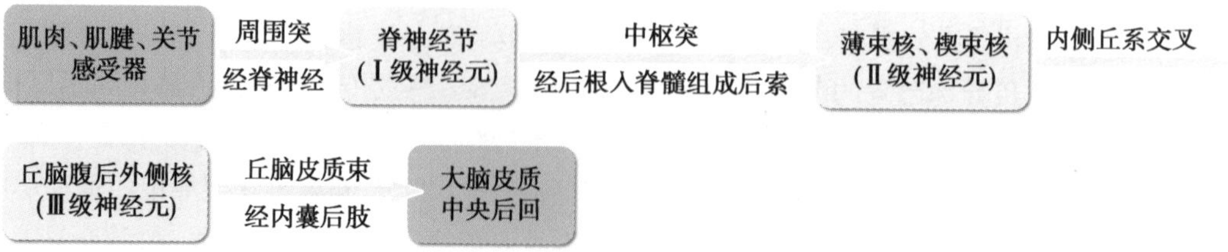

| 肌肉、肌腱、关节
感受器 | 周围突
经脊神经 | 脊神经节
（Ⅰ级神经元） | 中枢突
经后根入脊髓组成后索 | 薄束核、楔束核
（Ⅱ级神经元） | 内侧丘系交叉 |

| 丘脑腹后外侧核
（Ⅲ级神经元） | 丘脑皮质束
经内囊后肢 | 大脑皮质
中央后回 |

图 2-28   深感觉传导径路示意图

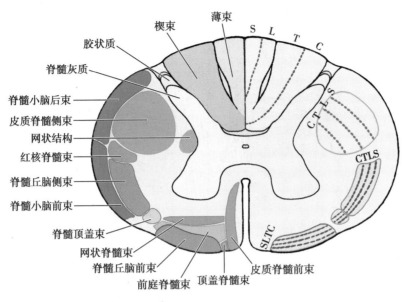

图 2-29　脊髓横断面感觉运动传导束的排列

3. 节段性感觉支配　每个脊神经后根支配一定的皮肤区域,该区域称为皮节。绝大多数的皮节是由 2~3 个神经后根重叠支配,因此单一神经后根损伤时感觉障碍不明显,只有两个以上后根损伤时才出现分布区的感觉障碍。因而脊髓损伤的上界应比查体的感觉障碍平面高出 1~2 个节段。这种节段性感觉分布现象在胸段最明显,如乳头平面为 T_4、脐平面为 T_{10}、腹股沟为 T_{12} 和 L_1 支配。上肢和下肢的节段性感觉分布比较复杂,但也仍有其节段性支配的规律,如上肢的桡侧为 $C_{5~7}$、前臂及手的尺侧为 C_8 及 T_1、上臂内侧为 T_2、股前为 $L_{1~3}$、小腿前面为 $L_{4~5}$、小腿后面及股后为 $S_{1~2}$、肛周鞍区为 $S_{3~5}$ 支配。脊髓的这种节段性感觉支配,对临床定位诊断有极重要的意义(图 2-30、图 2-31)。

4. 周围性感觉支配　若干相邻的脊神经前支在颈部和腰骶部组成神经丛,如颈丛、臂丛、腰丛和骶丛,再通过神经纤维的重新组合和分配,从神经丛发出多支周围神经,每支周围神经含多个节段的脊神经纤维,因此周围神经在体表的分布与脊髓的节段性分布不同。

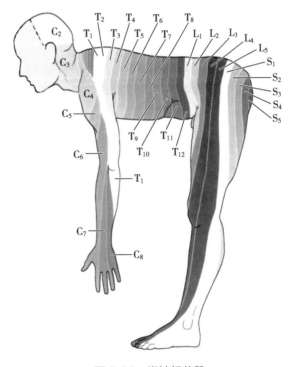

图 2-30　脊神经节段

【损害表现及定位】

1. 感觉障碍的分类　根据病变的性质,感觉障碍可分为刺激性症状和抑制性症状两大类。

(1)刺激性症状:是指由于感觉径路受到刺激或兴奋性增高而出现的感觉过敏、感觉倒错、感觉过度、感觉异常和各种疼痛等。

(2)抑制性症状:是指由于感觉径路受破坏而出现的感觉减退或缺失。

2. 感觉障碍的定位　由于感觉传导通路不同部位受损的临床症状不同,为定位诊断提供了重要的线索。临床常见的感觉障碍类型如下(图 2-32)。

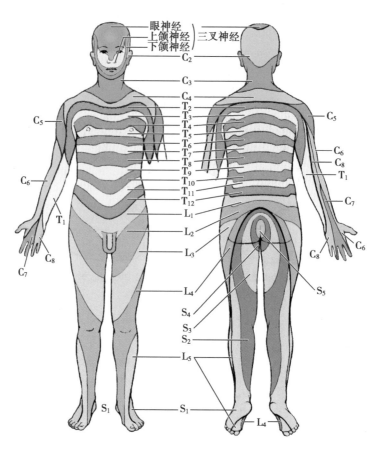

图 2-31　脊神经节段皮肤分布

（1）末梢型感觉障碍：表现为四肢对称性的末端各种感觉障碍（温、痛、触、深感觉），呈手套、袜套样分布，远端重于近端。常伴有自主神经功能障碍。见于多发性神经病等。

（2）单一周围神经型（神经干型）感觉障碍：受损害的某一神经干分布区内各种感觉均减退或消失。如桡神经麻痹、尺神经麻痹、股外侧皮神经炎等单神经病。

（3）后根型感觉障碍：感觉障碍范围与神经根的分布一致，为节段性的感觉障碍。常伴有剧烈的疼痛（根痛），在咳嗽和打喷嚏时加重，如腰椎间盘脱出、髓外肿瘤等。

（4）脊髓型感觉障碍

1）传导束型：①横贯性脊髓损害：病变平面以下所有感觉（温、痛、触、深）均缺失或减弱，平面上部可有过敏带，若病变在颈胸段可伴有锥体束损伤的体征。常见于脊髓炎和脊髓肿瘤等。②后索型：后索的薄束、楔束损害，则受损平面以下深感觉障碍，出现感觉性共济失调。见于糖尿病、脊髓痨、亚急性联合变性等。③侧索型：因影响了脊髓丘脑侧束，表现为病变对侧平面以下痛、温觉缺失而触觉和深感觉保存（分离性感觉障碍）。④脊髓半离断型（脊髓半切征）：病变侧损伤平面以下深感觉障碍及上运动神经元瘫痪，对侧损伤平面以下痛温觉缺失，亦称 Brown-Séquard 综合征。见于髓外占位性病变、脊髓外伤等。

2）前联合及后角型：出现分离性感觉障碍。前联合病变时，受损部位呈双侧对称性节段性感觉解离，表现为温、痛觉消失而触觉存在；后角损害表现为损伤侧节段性感觉解离，出现病变侧痛温觉障碍，而触觉和深感觉保存。见于脊髓空洞症、脊髓内肿瘤等。

3）马尾圆锥型：主要为肛门周围及会阴部呈鞍状感觉缺失，马尾病变出现后根型感觉障碍并伴剧烈疼痛。见于肿瘤、炎症等。

（5）脑干型感觉障碍：延髓外侧和脑桥下部一侧病变，损伤了三叉神经脊束核和来自对侧的脊髓丘脑束，出现同侧面部及对侧半身感觉障碍，即交叉性感觉障碍，如 Wallenberg 综合征等；若病变位于

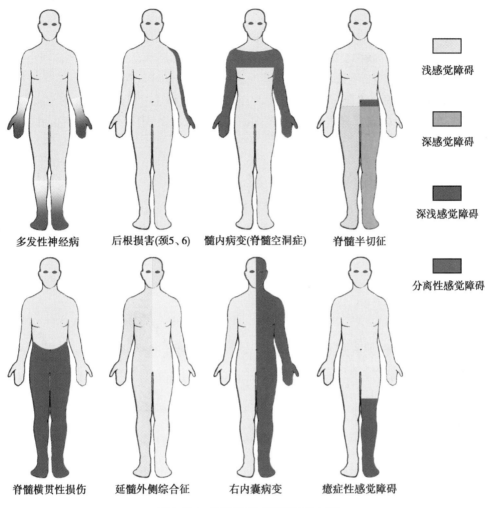

图 2-32　各种类型感觉障碍分布图

脑桥上部和中脑一侧,三叉丘系已与脊髓丘系并行,则出现对侧面部及半身感觉障碍。见于炎症、脑血管病、肿瘤等。

（6）丘脑型感觉障碍:丘脑损害出现对侧偏身(包括面部)完全性感觉缺失或减退。其特点是深感觉和触觉障碍重于痛温觉,远端重于近端。并常伴发患侧肢体的自发痛,即"丘脑痛"。多见于脑血管病。

（7）内囊型感觉障碍:对侧偏身(包括面部)感觉缺失或减退,常伴有偏瘫及偏盲,称"三偏综合征"。见于脑血管疾病。

（8）皮质型感觉障碍:顶叶皮质损害,可出现病灶对侧的复合觉(精细感觉)障碍,而痛温觉障碍轻;如部分区域损害,可出现对侧单肢的感觉障碍;如为刺激性病灶,则出现局限性感觉性癫痫(发作性感觉异常)。身体各部在大脑皮质感觉中枢呈头足倒置的支配关系。

（9）癔症性感觉障碍:特点是感觉障碍的分布与解剖支配规律不符合,易受暗示影响,其范围和程度易变化。患者常有引起癔症的精神因素和性格特点。

第四节　反　　射

反射(reflexes)是最简单也是最基本的神经活动,它是机体对刺激的非自主反应。

【解剖及生理功能】　反射的解剖学基础是反射弧。反射弧的组成为:感受器→传入神经元(感觉神经元)→中间神经元→传出神经元(脊髓前角细胞或脑干运动神经元)→周围神经(运动纤维)→效应器官（肌肉、分泌腺等）。

反射活动需依赖于完整的反射弧及高级中枢的调节而实现。反射弧中任何一处发生病变，均可引起反射的减弱或消失。同时，反射弧还接受高级神经中枢的抑制和易化。因此当高级中枢病变时，可出现原本受抑制的反射（如深反射）增强，原本受易化的反射（如浅反射）减弱。

每个反射弧都有其固定的脊髓节段及周围神经，故临床上可通过反射的改变判定病变部位。反射活动的强弱在正常个体间差异很大，一定范围内的增强或减弱，但两侧基本对称，并不代表病理情况。

反射可分两大类。

1. 生理反射　是正常人应具有的反射，包括深反射和浅反射。

（1）深反射（deep reflexes）：是刺激肌腱、骨膜的本体感受器所引起的肌肉收缩，亦称腱反射或肌肉牵张反射，其反射弧是由感觉神经元和运动神经元直接连接组成的单突触反射弧。临床上常用的腱反射有肱二头肌腱反射（$C_{5~6}$）、肱三头肌腱反射（$C_{6~7}$）、桡骨膜反射（$C_{5~8}$）、膝反射（$L_{2~4}$）、跟腱反射（$S_{1~2}$）等（图 2-33）。

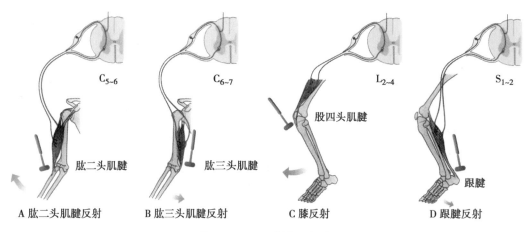

图 2-33　深反射传导径路

（2）浅反射（superficial reflexes）：是刺激皮肤、黏膜引起的肌肉快速收缩反应。浅反射的反射弧比较复杂，除了脊髓节段性的反射弧外，还有传入冲动到达大脑皮质（中央前、后回），而后传出冲动随锥体束下传至脊髓前角细胞（图 2-34）。因此，当中枢神经系统病变及周围神经系统病变时均可出现浅反射的减弱或消失。临床上常用的有腹壁反射（$T_{7~12}$）、提睾反射（$L_{1~2}$）、跖反射（$S_{1~2}$）、肛门反射（$S_{4~5}$）等。

2. 病理反射（pathologic reflexes）　是在正常情况下不出现，当锥体束损害时才出现的各种异常反射，是一种原始反射的释放。1 岁半以内的婴儿，由于锥体束发育不完全，可出现病理反射，为正常的原始保护反射。临床上常用的病理反射有巴宾斯基征（Babinski sign）、查多克征（Chaddock sign）、普谢普征（Pussep sign）、奥本海姆征（Oppenheim sign）、戈登征（Gordon sign）、舍费尔征（Schaeffer sign）、贡达征（Gonda sign）等。

【损害表现及定位】

1. 深反射减弱或消失　反射弧径路的任何部位损伤均可引起深反射的减弱或消失，是下运动神经元瘫痪的一个重要体征。周围神经、脊髓前根、后根、后根神经节、脊髓前角、后角、脊髓后索病变等均可引起。多见于周围神经病、脊髓灰质炎、脊髓痨等。

此外，在脑和脊髓损害的断联休克期可使深反射消失；肌肉本身或神经肌肉接头处发生病变也影响深反射，如周期性瘫痪等；在检查患者精神紧张或注意力集中时也可出现深反射受到抑制；镇静安眠药物、深睡、麻醉或昏迷等也可出现深反射减弱或消失。

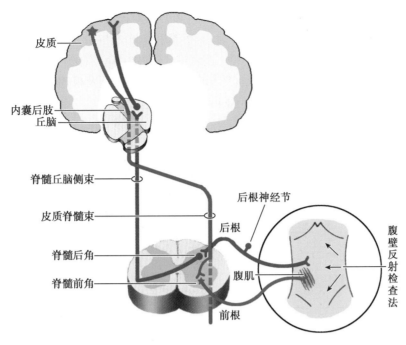

图2-34　浅反射传导径路

2. 深反射增强　正常情况下,锥体束对深反射的反射弧有抑制作用,当锥体束损害而反射弧完整的情况下,出现损伤平面以下的深反射增强和扩散。深反射亢进是上运动神经元损害的重要体征。神经系统兴奋性普遍增高的神经症、甲状腺功能亢进、手足搐搦症及破伤风等患者虽然也可出现腱反射增强,但反射域无扩大。

3. 浅反射减弱或消失　脊髓反射弧的中断或锥体束病变均可引起浅反射减弱或消失,故上运动神经元和下运动神经元瘫痪时均可出现浅反射减弱或消失。需注意昏迷、麻醉、深睡时浅反射也可消失,经产妇、肥胖者及老人腹壁反射往往不易引出。每种浅反射均有与节段相当的反射弧,因此浅反射减弱或消失在临床上有一定的节段定位意义。

4. 病理反射是锥体束损害的确切指征,常与下肢腱反射亢进、浅反射消失同时存在。霍夫曼征(Hoffmann sign)和罗索利莫征(Rossolimo sign)的本质应属牵张反射,亦称屈组病理反射,因此霍夫曼征和罗索利莫征阳性时,可认为是生理牵张反射亢进现象,只有在锥体束损伤或仅单侧出现时方有意义。

脊髓完全横贯性损害时可出现脊髓自动反射,它是巴宾斯基征的增强反应,又称防御反应或回缩反应。表现为刺激下肢任何部位均可出现双侧巴宾斯基征和双下肢回缩(髋膝屈曲、踝背曲)。若反应更加强烈时,还可合并大小便排空、举阳、射精、下肢出汗、竖毛及皮肤发红,称为总体反射。

第五节　中枢神经系统各部位损害的表现及定位

一、大脑半球

大脑半球(cerebral hemisphere)由大脑纵裂分隔,左右各一对称分布,两侧大脑半球由胼胝体相连接。大脑半球包括大脑皮质、白质、基底节及侧脑室。每侧大脑半球表面是大脑皮质形成的脑沟和脑回,依据主要的表面标志中央沟、大脑外侧裂和其延长线、顶枕裂和枕前切迹的连线分为额叶、顶叶、颞叶、枕叶。此外,还有位于大脑外侧裂深部的岛叶和位于内侧面的边缘叶(扣带回、海马回、钩回)。

　　大脑半球的功能极其复杂,除运动、感觉功能外,还与认知、情感、语言、行为等高级神经活动有关。两侧大脑半球的功能各有侧重,一般将在言语、逻辑思维、分析综合及计算功能等方面占优势的半球称为优势半球,大部分位于左侧,只有 30% 左利手者优势半球在右侧。右侧大脑半球为高级的认知中枢所在,主要在音乐、美术、空间、几何图形和人物面容的识别及视觉记忆功能等方面占优势(图 2-35、图 2-36)。不同部位的损害会产生不同的临床症状。

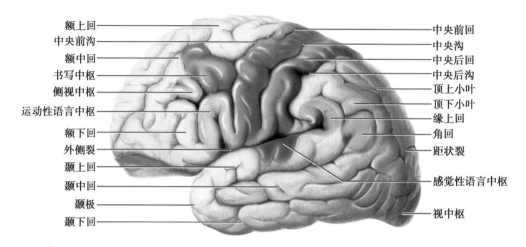

图 2-35　左侧大脑半球外侧面结构及功能区

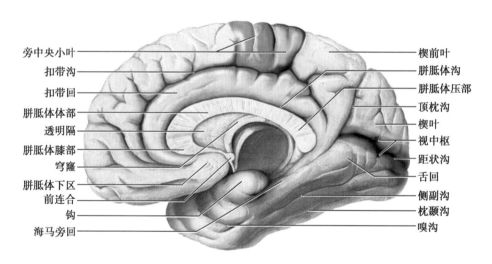

图 2-36　右侧大脑半球内侧面结构及功能区

　　各个脑叶有相对独立的功能,临床上可根据出现的不同症状进行定位诊断。

（一）额叶

【解剖及生理功能】　额叶(frontal lobe)位于大脑半球最前端,占大脑半球表面的前 1/3。前端为额极,外侧面以中央沟与顶叶分界,底面以外侧裂与颞叶分界,内侧面以扣带沟与扣带回分界。中央沟前有与之略平行的中央前沟,两沟之间为中央前回,是大脑皮质运动区。中央前回前方从上向下有额上沟及额下沟,将额叶的其余部分分为额上回、额中回和额下回。

　　额叶的主要功能与随意运动和高级精神活动有关。其主要功能区包括:①皮质运动区:位于中央前回,是锥体束的主要发源地,管理对侧半身的随意运动,身体各部位在此有各自对应的代表区,由上向下呈"倒人状"排列,头部在下,最接近外侧裂;足在上,位于矢状窦旁。②运动前区:位于皮质运动区前方,是锥体外系的皮质中枢,发出的纤维到基底神经节、丘脑和红核等处,与联合运动和姿势调节有关;额-桥-小脑束亦发于此区,该束与共济运动有关;此区也是自主神经皮质中枢的一部分;还包括使肌肉弛缓的抑制区。③皮质侧视中枢:位于额中回后部,司双眼同向侧视运动。④书写中枢:位于优势半球的额中回后部,与支配手部的皮质运动区相邻。⑤运动性语言中枢:位于优势半球的额下回后部,管理语言运动。⑥额叶联合区:位于额叶前部,与认知、情感和精神行为有密切关系。⑦排尿、排便中枢:位于旁中央小叶。

【损害表现及定位】

1. 精神症状 主要为认知功能障碍和人格改变。表现为注意力不集中,自知力、判断力及定向力下降等;人格改变表现为情感淡漠、反应迟钝、呈无欲状及行为幼稚等,也可出现易怒、欣快等症状。主要见于额叶损害。

2. 瘫痪 由于中央前回损害部位和程度的不同可出现对侧单瘫,中枢性面、舌瘫,严重而广泛的损害可出现偏瘫。如为刺激性病灶可出现部分性或全面性癫痫发作。旁中央小叶损害往往影响双侧下肢运动区和排尿、排便中枢,可出现双下肢运动障碍及尿失禁。

3. 言语障碍 主要表现为运动性失语(口语表达障碍),患者能理解语言的意义,但不能用言语表达或表达不完整,见于优势半球额下回后部(亦称 Broca 区)损害。

4. 书写障碍 优势半球额中回后部(书写中枢)损害时可致书写不能,即失写症。

5. 眼球同向运动障碍 额中回后部皮质侧视中枢病变所致。如为损害性病灶,则两眼向病灶侧凝视,见于脑出血等;如为刺激性病灶,则两眼向病灶对侧凝视,多见于癫痫。

6. 强握反射及摸索反射 强握反射(grasp reflex)是指物体触及患者病变对侧手掌时,引起手指和手掌屈曲反应,出现紧握该物不放的现象;摸索反射(groping reflex)是指当病变对侧手掌被物体触及时,该肢体向各方向摸索,直至抓住该物紧握不放的现象。是由于对随意运动失去控制能力所致。见于额上回后部近中央前回处的损害。

7. 额叶性共济失调 额-桥-小脑束损害可出现共济失调,主要表现病灶对侧下肢运动笨拙,步态蹒跚,但辨距不良及眼震少见。

8. 其他额叶病损 偶可出现木僵、贪食、性功能亢进、高热及多汗等症状。与额叶底部和下丘脑的联系纤维损害有关。

(二)顶叶

【解剖及生理功能】 顶叶(parietal lobe)位于大脑半球的中部,前面以中央沟与额叶分界,后面以顶枕裂和枕前切迹的连线与枕叶分界,下面以外侧裂与颞叶分界。中央沟后有与之略平行的中央后沟,两沟之间为中央后回,是大脑皮质感觉区。中央后回后面有横行的顶间沟,将其余的顶叶分为顶上小叶和顶下小叶。顶下小叶包括围绕外侧裂后端的缘上回和围绕颞上沟后端的角回。

顶叶的主要功能区包括:①皮质感觉区:主要位于中央后回和顶上小叶。中央后回为浅感觉和深感觉的皮质中枢,接受对侧身体的深、浅感觉信息,身体各部位代表区的排列与运动区的排列大致相对应,呈"倒人状";顶上小叶为分辨性触觉和实体感觉皮质中枢。②运用中枢:位于优势半球的缘上回,其功能与复杂动作和劳动技巧有关。③视觉语言中枢:位于角回,为理解看到的文字和符号的皮质中枢。

【损害表现及定位】

1. 皮质感觉障碍 中央后回及顶叶后部上方病变所致。若为破坏性病变,主要表现为病灶对侧肢体复合性感觉障碍,如实体觉、位置觉、两点辨别觉和皮肤定位觉的丧失,而一般感觉正常。若为刺激性病变,则出现病灶对侧肢体的部分性感觉性癫痫发作,可表现为发作性蚁走感、麻木感、电击感等异常感觉,并按一定方式扩散。如扩散到中央前回运动区,可引起部分性运动性发作。

2. 体象障碍 指对身体各部位的存在、空间位置及相互关系的认识发生障碍,包括自体认识不能(autotopagnosia)和病觉缺失(anosognosia)。当右侧顶叶邻近角回损害时可出现自体认识不能,患者否认对侧肢体的存在或认为对侧肢体不是自己的,穿衣、活动时只使用另一只手,修面、梳头时常常忽略对侧。当右侧顶叶邻近缘上回损害时出现病觉缺失,对瘫痪的肢体缺乏识别能力,表现为偏瘫无知症,即否认左侧偏瘫的存在。右侧顶叶病变还可以出现失肢体感(感觉自己的肢体缺如)或幻多肢。

3. 格斯特曼综合征(Gerstmann syndrome)　优势半球顶叶角回皮质损害所致。临床表现为四主症:①计算不能(失算症);②不能辨别手指(手指失认症);③不能辨别左右(左右失认症);④书写不能(失写症)。

4. 失用症　是指肢体动作的运用障碍。左侧缘上回是运用功能的皮质代表区,发出的纤维至同侧中央前回,并经胼胝体到达右侧中央前回。因此,左侧顶叶缘上回病变可产生双侧失用症。从左侧缘上回至同侧中央前回间的病变引起右侧肢体失用,胼胝体前部和右侧皮质下白质受损时引起左侧肢体失用。失用症包括结构性失用、观念性失用、运动性失用及观念运动性失用等。

5. 视野改变　顶叶深部的视辐射纤维损害,可出现两眼对侧视野的同向下象限盲。

（三）颞叶

【解剖及生理功能】　颞叶(temporal lobe)位于外侧裂的下方,以此裂与额、顶叶分界,其前端为颞极,后面与枕叶相邻。颞叶上有横行的沟回,外侧面有两条与外侧裂平行的颞上沟及颞中沟,底面有颞下沟。外侧裂和颞上沟间为颞上回,颞上、中沟间为颞中回,颞中、下沟间为颞下回。外侧裂较深,颞上回的一部分掩入沟中,后端为颞横回。

颞叶的主要功能与听觉、语言和记忆有关。其主要功能区包括:①听觉中枢:位于颞上回中部及颞横回;②感觉性语言中枢:位于优势半球颞上回后部;③嗅觉中枢:位于钩回和海马回前部,接受双侧嗅觉纤维;④颞叶前部与记忆、联想、比较等高级神经活动有关;⑤海马是边缘系统的一个重要结构,与精神活动关系密切。

【损害表现及定位】

1. 感觉性失语　是颞上回的后部(Wernicke区)语言中枢损害所致。患者能听见说话的声音,能自言自语,但不能理解他人和自己说话的含义。

2. 命名性失语　是颞中、下回后部损害所致。患者丧失对物品命名的能力,对于一个物品,只能说出它的用途,说不出它的名称。

3. 精神、认知症状　精神症状是颞叶病变较常见的表现,主要表现为人格改变、情绪异常、精神迟钝及表情淡漠。认知症状主要表现为言语和视觉(分别涉及左侧及右侧半球)相关的情景记忆受累。

4. 颞叶癫痫　颞叶病变可引起癫痫,多为复杂部分性发作,亦称精神运动性发作。患者可突然出现似曾相识感、精神异常、自动症、对环境的生疏感、梦幻状态及视物变大、变小等症状,见于海马损害。如颞叶钩回(嗅味觉中枢)损害,患者可出现幻嗅和幻味或努嘴、咀嚼动作,称为钩回发作。

5. 幻觉　包括幻听、幻视、幻嗅等。幻觉多为癫痫发作的先兆,也可单独出现。颞叶病变所致的幻视多为有形的,如看到奇形怪状的人和物,一般多在视野缺损侧出现,病变越偏颞前幻视越易出现;听觉的皮质代表区位于颞横回,幻听时患者可听到声音变大或变小,以及鼓声、喧哗声等;幻嗅一般为难闻的臭味。

6. 视野改变　颞叶深部的视辐射纤维和视束受损,可出现两眼对侧视野的同向上象限盲。

（四）枕叶

【解剖及生理功能】　枕叶(occipital lobe)位于大脑半球后部,在顶枕裂至枕前切迹连线的后方,其后端为枕极。枕叶内侧面由距状裂分成楔回和舌回。距状裂两侧的皮质为视觉中枢,亦称纹状区。

枕叶的功能主要与视觉有关。

【损害表现及定位】　除视野改变(神经缺损症状,详见本章第一节)及视幻觉(刺激症状)外,枕叶病变尚可出现如下症状。

1. 视觉失认　见于左侧纹状区周围及角回病变。患者并非失明,能绕过障碍物走路,但不认识看见的物体、图像或颜色等,有时需借助于触觉方可辨认。

2. 视物变形　见于视觉中枢及顶、颞、枕交界区病变。患者对所看见的物体变大、变小,形状歪斜不规则及颜色改变,此症状亦可能是癫痫的先兆。

（五）岛叶

岛叶（insular lobe）位于外侧裂深面,表面被额、顶、颞叶所掩盖。岛叶和外囊紧相邻。岛叶的功能与内脏感觉和运动有关。岛叶受刺激可引起内脏运动紊乱,出现恶心、呃逆、胃肠蠕动增加或饱胀感等。

（六）边缘叶

边缘叶（limbic lobe）是指大脑半球内侧面,与脑干连接部和胼胝体旁的环周结构,由扣带回、海马回、钩回组成。边缘叶与岛叶前部、颞极、额叶眶面以及皮质下的杏仁核、隔区、丘脑前核、乳头体核、下丘脑等结构组成边缘系统。边缘系统与网状结构和大脑皮质有广泛联系,参与高级神经、精神（情绪和记忆等）和内脏的活动,边缘系统损害时可出现情绪及记忆障碍、行为异常、幻觉、反应迟钝等精神障碍及饥饿、口渴、性行为异常、胃肠蠕动改变等内脏活动障碍。

二、内囊及皮质下白质

【解剖及生理功能】　内囊（internal capsule）是指位于尾状核、豆状核及丘脑之间的白质结构,是大脑皮质和皮质下各中枢上下行纤维的主要通路。其外侧为豆状核,内侧为丘脑,前内侧为尾状核,由纵行的纤维束组成,其纤维呈扇形放射至大脑皮质。在大脑水平切面上,内囊形成尖端向内的钝角型,分为前肢、后肢和膝部。内囊前肢:位于尾状核与豆状核之间,下行纤维是额叶脑桥束（额桥束）,上行纤维是丘脑内侧核至额叶皮质的纤维（丘脑前辐射）。内囊膝部:位于"V"字形的尖端部位,前、后肢相交处,皮质脑干束在此通过。内囊后肢:位于丘脑与豆状核之间,前2/3为皮质脊髓束通过（支配上肢者靠前,支配下肢者靠后）,后1/3为丘脑至中央后回的丘脑皮质束,在其后依次为传导听觉和视觉的听辐射和视辐射等（图2-37）。

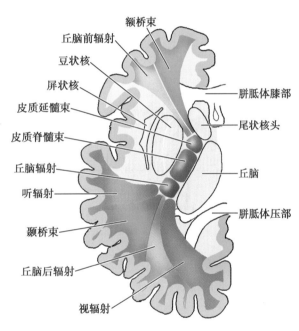

图2-37　内囊模式图

在内囊、基底核与大脑皮质之间有较多的白质,在横断面上呈半卵圆形,故称为半卵圆中心。此处大量纤维呈扇形自内囊上、下行分散投射,被称为放射冠。

【损害表现及定位】

1. 内囊完全损害　内囊的范围狭小,纤维集中,如完全损害,病灶对侧可出现"三偏综合征",即对侧偏瘫、偏身感觉障碍及偏盲。见于脑出血及脑梗死等。

2. 内囊部分损害　由于内囊的前肢、膝部、后肢通过的传导束不同,因此不同部位、不同程度的损害可单独或合并出现1~2个症状。如偏瘫,偏身感觉障碍,偏身共济失调,偏盲,一侧中枢性面、舌瘫或运动性失语等。

3. 半卵圆中心损害　表现与内囊相似,由于此处的纤维较分散,临床上多引起单纯的运动或感觉障碍,症状可以是偏侧的,也可以只累及对侧的上肢或下肢。

三、基底神经节

【解剖及生理功能】　基底神经节（basal ganglia）亦称基底节、基底核（basal nucleus）,是埋藏在大脑白质深部的灰质核团(图 2-38),包括纹状体(含尾状核和豆状核)、屏状核及杏仁核。豆状核又分为壳核和苍白球两部分。在种系发生上,尾状核及壳核出现较晚,称为新纹状体;苍白球出现较早,称为旧纹状体;杏仁核是基底神经节中发生最古老的部分,称为古纹状体(图 2-39)。广义的基底神经节,是将红核、黑质及丘脑底核也作为基底神经节的一部分。基底神经节是锥体外系统的中继站,除了各核之间有相互密切的联络纤维外,与大脑皮质、丘脑、小脑、脊髓都有广泛的纤维联系。它的功能是与大脑和小脑协同调节随意运动、肌张力、姿势及复杂的行为活动。

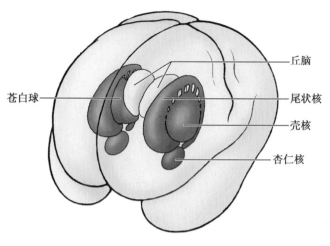

图 2-38　基底节模式图

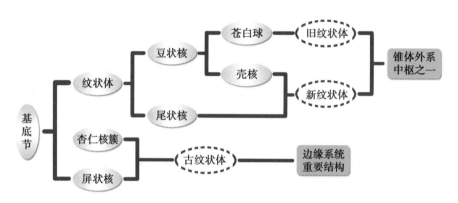

图 2-39　基底节主要结构及其关系

在纹状体前端的下方,有数个细胞团,被称为 Meynert 基底神经核,是胆碱能神经元的发源地,发出大量的纤维至大脑皮质,与学习、记忆等认知功能关系密切。

【损害表现及定位】　基底神经节病变的主要临床表现有两方面:一是不自主运动;二是肌张力改变。多见于变性疾病,亦见于脑血管病、炎症、中毒、肿瘤等。

1. 肌张力减低——运动过多综合征　由新纹状体病变引起。如舞蹈样动作,一种不重复、无规律、无目的急骤运动(壳核病变);手足徐动症,手指、足趾的缓慢如蚯蚓蠕动样动作(尾状核病变);偏侧投掷运动,一侧肢体的大幅度和有力的活动(丘脑底核病变)等。

2. 肌张力增高——运动减少综合征　由旧纹状体(苍白球)、黑质病变引起。黑质-纹状体多巴胺通路受损害时,临床表现肌张力增高、运动减少及静止性震颤,见于帕金森病(图 2-40)。

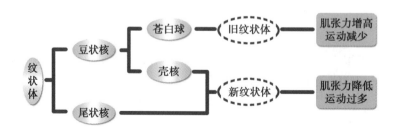

图 2-40　纹状体结构与功能

四、间脑

间脑（diencephalon）位于中脑和两侧大脑半球之间，左右间脑之间的矢状窄隙为第3脑室。间脑的体积不足中枢神经系统的2%，但结构及功能非常复杂，是仅次于端脑的中枢高级部位。间脑包括丘脑、下丘脑、上丘脑及底丘脑四部分（图2-41、图2-42）。

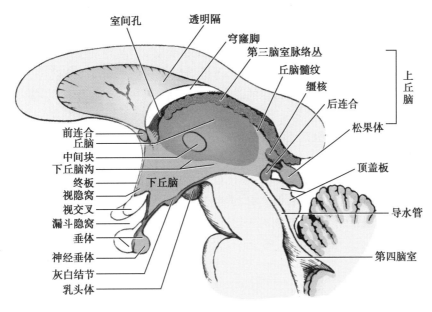

图 2-41　间脑

（一）丘脑

【解剖及生理功能】　丘脑（thalamus）是间脑中最大的卵圆形灰质团块，前后矢径约3cm，横径和纵径各约1.5cm，对称地分布于第三脑室两侧。丘脑内部被薄层"Y"形白质纤维（内髓板）分隔为若干核群（图2-42），其中腹后外侧核接受内侧丘系和脊髓丘脑束的纤维，由此发出纤维形成丘脑皮质束，终止于大脑中央后回皮质感觉中枢，传导躯体和四肢的感觉。腹后内侧核接受三叉丘系及味觉纤维，发出纤维组成丘脑中央辐射，终止于中央后回下部，传导面部的感觉和味觉。丘脑是感觉传导的皮质下中枢和中继站，但它对运动系统、边缘系统、上行网状系统和大脑皮质的活动均有影响。

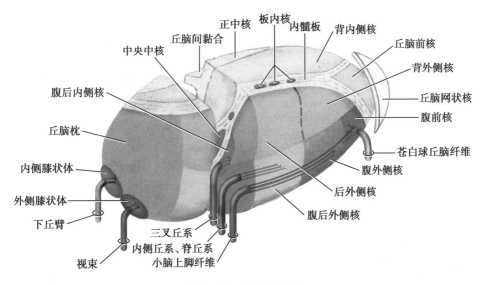

图 2-42　丘脑示意图

【损害表现及定位】 丘脑病变时,可产生丘脑综合征,主要为对侧的感觉缺失和/或刺激症状,对侧不自主运动,并可有情感与记忆障碍。

1. 丘脑外侧核群尤其是腹后外侧核和腹后内侧核受损 产生对侧偏身感觉障碍,具有如下特点:①各种感觉均发生障碍。②深感觉和精细触觉障碍重于浅感觉。③肢体及躯干的感觉障碍重于面部。④可有深感觉障碍所导致的共济失调。⑤感觉异常。⑥对侧偏身自发性疼痛(丘脑痛),疼痛部位弥散、不固定;疼痛的性质多难以描述;疼痛可因各种情绪刺激而加剧;常伴有自主神经功能障碍,如血压增高或血糖增高。

2. 丘脑至皮质下(锥体外系)诸神经核的纤维联系受损 产生面部表情分离性运动障碍,即当患者大哭大笑时,病灶对侧面部表情丧失,但令患者做随意动作时,面肌并无瘫痪。

3. 丘脑外侧核群与红核、小脑、苍白球的联系纤维受损 产生对侧偏身不自主运动,可出现舞蹈样动作或手足徐动样动作。

4. 丘脑前核与下丘脑及边缘系统的联系受损 产生情感与记忆障碍。

(二) 下丘脑

【解剖及生理功能】 下丘脑(hypothalamus)位于丘脑下沟的下方,包括第三脑室壁及室底上的一些结构,重量约为全脑重量的 0.3%,但含有 15 对以上的神经核团,数以万计的神经内分泌细胞,与脑干、基底节、丘脑、边缘系统及大脑皮质之间均有密切联系(图 2-43)。

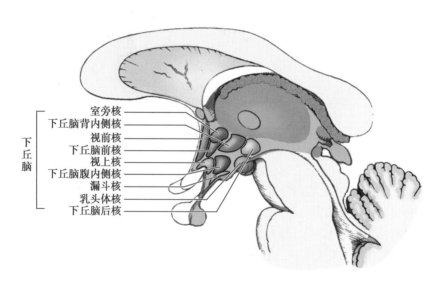

图 2-43　下丘脑

下丘脑是人体较高级的神经内分泌及自主神经系统的整合中枢,是维持机体内环境稳定和控制内分泌功能活动的重要结构。

【损害表现及定位】

1. 中枢性尿崩症 视上核、室旁核或视上垂体束、室旁垂体束损害时,可导致机体水代谢失调,出现尿崩症。

2. 体温调节障碍 下丘脑前内侧尤其是视前区为散热中枢,对体温升高敏感,如此区病变破坏了散热机制,则表现为中枢性高热和不能忍受温暖的环境。下丘脑后外侧区为产热中枢,此区病变则出现体温过低。

3. 摄食异常 如饱食中枢(下丘脑腹内侧核)损害,则表现为食欲亢进、食量大增,甚至不会主动停止进食,往往导致过度肥胖,称下丘脑性肥胖;如摄食中枢(灰结节的外侧区)损害,则表现为食欲缺乏、厌食,甚至拒食,导致消瘦甚至呈恶病质状态。

4. 睡眠、觉醒障碍 下丘脑视前区与睡眠有关,此区损害可出现失眠。下丘脑后区属于网状结构的一部分,此区损害可产生睡眠过度、嗜睡,还可出现"发作性睡病",患者表现为难以控制的睡眠,在走路、进食、工作中均可入睡,持续数分钟或数小时不等,并可发生猝倒症。如果损害累及中脑网状结构时可引起深睡或昏迷。

5. 生殖与性功能障碍　下丘脑腹内侧核(性抑制中枢)损害,可出现性早熟伴智力低下、行为异常等。下丘脑结节部(促性腺中枢)损害,可出现肥胖性生殖无能症。

6. 自主神经功能障碍　下丘脑为全身自主神经的高级中枢,交感神经与下丘脑的后区有关;而副交感神经与下丘脑的前区有关。下丘脑损害时可出现血压不稳、心率改变、多汗、腺体分泌障碍及胃肠功能失调等。严重者表现为上消化道出血,与交感缩血管神经麻痹所致的黏膜下血管扩张或迷走神经兴奋所致的局部缺血有关。

7. 间脑癫痫　系下丘脑刺激性病变所致,表现为发作性自主神经功能紊乱,如血压波动、心率加快、面部潮红、多汗、呼吸缓慢或急促、瞳孔散大等。

（三）上丘脑

上丘脑(epithalamus)位于第三脑室顶部周围,两侧丘脑的内侧。主要结构有松果体、缰连合和后连合。上丘脑的病变常见于松果体肿瘤,可出现由肿瘤压迫四叠体和中脑导水管而引起帕里诺综合征(Parinaud syndrome),表现为瞳孔对光反射消失及眼球垂直运动障碍,特别是向上的凝视麻痹(上丘受累)、神经性耳聋(下丘受累)、小脑共济失调(结合臂受累),可伴高颅压症状。

（四）底丘脑

底丘脑(subthalamus)是位于中脑被盖和丘脑的过渡区域,内含丘脑底核,接受苍白球和额叶运动前区的纤维,发出的纤维到苍白球、黑质、红核和中脑被盖,属于锥体外系的一部分。丘脑底核损害时可出现偏身投掷症(hemiballismus),表现为对侧肢体近端大而快速的连续不能控制的投掷运动,特点是以上肢为重,症状只在患者清醒时出现,入睡后消失。

五、脑干

【解剖及生理功能】　脑干(brain stem)由中脑、脑桥和延髓组成,中脑向上与间脑相连,脑桥居中,延髓向下与脊髓相接。脑干是中枢神经系统最重要的生理功能区域之一。嗅觉和视觉以外的各种感觉信息均经由脑干而传至中枢,脑的运动指令也均通过脑干而传至各相应的区域。脑干网状结构对维持意识清醒和机体正常呼吸、循环等基本生命活动起着极其重要的作用,被称为"生命中枢"。

1. 脑干的神经核　脑干的神经核是脑干的灰质核团,除 10 对脑神经核外尚有传导深感觉的薄束核、楔束核以及与锥体外系有关的红核、黑质等。

2. 脑干的传导束　在脑干白质中有传导束通过,其中包括深浅感觉传导束、锥体束、锥体外传导束及内侧纵束等,还有一些内部联络纤维。

3. 脑干的网状结构　脑干的网状结构分布在脑干中轴,由胞体和纤维交错排列形成"网状"区域。网状结构中细胞集中的地方称为网状核,与大脑皮质、间脑、脑干、小脑、边缘系统及脊髓均有密切而广泛的联系。在脑干网状结构中有许多神经调节中枢,如心血管运动中枢、血压反射中枢、呼吸中枢及呕吐中枢等,这些调节和反射对维持机体正常的呼吸、循环功能,控制感觉、运动功能,调节睡眠,调节内脏活动等起着重要的作用。此外网状结构的一些核团接受各种信息,又传至丘脑,再经丘脑非特异性核团中继后传至大脑皮质的广泛区域,以维持人的意识清醒状态,因而被称为上行网状激活系统。如网状结构受损,可出现意识障碍和呼吸、循环障碍等。

【损害表现及定位】　交叉性瘫痪,即病灶侧脑神经瘫痪和对侧肢体中枢性瘫痪及感觉障碍,是脑干病变的特征性临床症状。其病变水平的高低依受损害的脑神经而定,如第Ⅲ对脑神经麻痹则病灶在中脑;第Ⅴ、Ⅵ、Ⅶ、Ⅷ对脑神经麻痹则病灶在脑桥;第Ⅸ、Ⅹ、Ⅺ、Ⅻ对脑神经麻痹则病灶在延髓。脑干病变多见于脑血管病、肿瘤和多发性硬化等。临床上常见的几个综合征对定位诊断有帮助。

1. 延髓 (medulla oblongata)

（1）延髓背外侧综合征（Wallenberg syndrome）：病变位于延髓上段的背外侧区（图2-44）。常见的原因为小脑后下动脉或椎动脉血栓形成。表现为：①眩晕、恶心、呕吐及眼震（前庭神经核损害）；②病灶侧软腭、咽喉肌瘫痪，引起吞咽困难、构音障碍、同侧软腭低垂及咽反射消失（疑核及舌咽、迷走神经损害）；③病灶侧共济失调（绳状体损害）；④霍纳综合征（交感神经下行纤维损害）；⑤交叉性感觉障碍，即同侧面部痛、温觉缺失（三叉神经脊束核损害），对侧偏身痛、温觉减退或丧失（脊髓丘脑侧束损害）。

（2）延髓旁正中综合征（Dejerine syndrome）：病变位于延髓中腹侧（图2-44）。患者出现舌下神经交叉瘫，表现为：①病灶侧舌肌瘫痪及萎缩（舌下神经损害）；②对侧肢体中枢性瘫痪（锥体束损害）；③对侧肢体深感觉障碍（内侧丘系损害）。

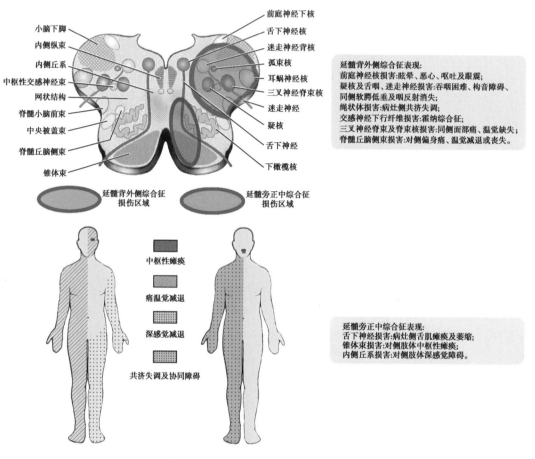

图 2-44　延髓综合征损伤部位及表现

（3）延髓广泛损害或枕大孔疝常累及生命中枢，造成中枢性呼吸、循环衰竭。

2. 脑桥 (pons)

（1）脑桥腹外侧综合征（Millard-Gubler syndrome）：病变位于脑桥腹外侧部，接近于延髓，损伤了展神经、面神经、锥体束、脊髓丘脑束和内侧丘系（图2-45）。表现为：①病灶侧展神经麻痹及周围性面神经麻痹；②对侧中枢性偏瘫；③亦可出现对侧偏身感觉障碍。如病变波及脑桥内侧，同时损伤了内侧纵束，则还可表现为两眼向病灶对侧共同偏视，称为Foville综合征。

（2）脑桥背盖下部综合征：病变位于脑桥背外侧部，损伤了展神经和面神经核、内侧纵束、小脑中脚、脊髓丘脑侧束和内侧丘系（图2-46）。表现为：①病灶侧展神经和面神经核性瘫痪；②眼球震颤、向病灶侧注视不能；③同侧偏身共济失调；④对侧痛温觉障碍；⑤触觉、位置觉及振动觉减退。

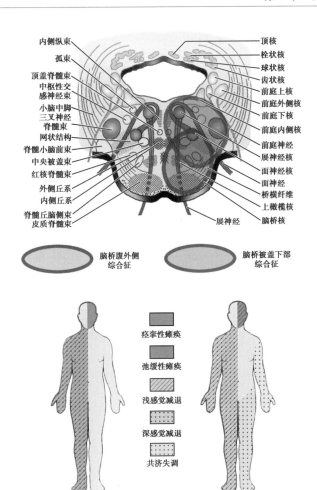

图 2-45　脑桥综合征损伤部位及表现

（3）闭锁综合征（locked-in syndrome）：又称去传出状态，系脑桥基底部病变所致。主要见于脑干的血管病变。患者大脑半球和脑干被盖部网状激活系统无损害，因此意识保持清醒，对语言的理解无障碍，由于其动眼神经与滑车神经的功能保留，故能以眼球上下运动示意与周围的环境建立联系。但因脑桥基底部损害，双侧皮质脑干束与皮质脊髓束均被阻断，展神经核以下运动性传出功能丧失，患者表现为不能讲话，眼球水平运动障碍，双侧面、舌瘫，构音、吞咽运动均障碍，不能转颈耸肩，四肢全瘫，可有双侧病理反射。

3. 中脑（mesencephalon）

（1）大脑脚综合征（Weber syndrome）：病变位于一侧中脑大脑脚脚底，侵犯了动眼神经和锥体束（图 2-46）。表现为：①病灶侧动眼神经麻痹；②病灶对侧偏瘫（包括中枢性面瘫和舌肌瘫痪）。

（2）红核综合征（Benedikt syndrome）：病变位于中脑，侵犯了动眼神经、黑质、红核，而锥体束未受影响（图 2-46）。表现为：①病灶侧动眼神经麻痹；②病灶对侧肢体震颤、强直（黑质损害）或舞蹈样动作、手足徐动及共济失调（红核损害）。

（3）中脑网状结构上行激活系统损害可引起意识障碍；中脑红核水平网状结构下行通路阻断可导致去大脑强直。

六、小脑

【解剖及生理功能】　小脑（cerebellum）位于颅后窝，在小脑幕下方，脑桥及延髓的背侧，是神经系统重要的运动调节中枢。小脑通过各种连接纤维，维持躯体平衡，调节肌张力和协调随意运动。

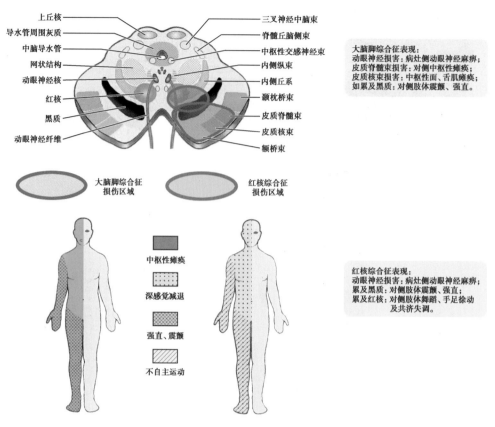

大脑脚综合征表现：
动眼神经损害：病灶侧动眼神经麻痹；
皮质脊髓束损害：对侧中枢性瘫痪；
皮质核束损害：中枢性面、舌肌瘫痪；
如累及黑质：对侧肢体震颤、强直。

红核综合征表现：
动眼神经损害：病灶侧动眼神经麻痹；
累及黑质：对侧肢体震颤、强直；
累及红核：对侧肢体舞蹈、手足徐动
及共济失调。

图 2-46　中脑综合征损伤部位及表现

小脑中央为小脑蚓部，两侧为半球。顶核、球状核、栓状核和齿状核由内而外分布于小脑半球深部的白质内。根据小脑表面的沟和裂，可将其分为绒球小结叶、前叶和后叶。通过小脑下脚（绳状体）、中脚（桥臂）、上脚（结合臂），小脑分别与延髓、脑桥及中脑相连（图 2-47）。来自大脑皮质、脑干（前庭核、网状结构及下橄榄核等）和脊髓的传入纤维主要通过小脑下脚及中脚进入小脑，而小脑的传出纤维经过小脑上脚离开小脑，再经过中间纤维神经元（前庭外侧核、红核、脑干的网状核和丘脑核团）而达到脑干的脑神经核及脊髓前角细胞。

小脑中最主要的至红核的传出纤维在传导过程中经过两次交叉，因此小脑对躯体活动发挥同侧协调作用，并有躯体各部位的代表区，如小脑半球为四肢的代表区，其上半部分代表上肢，下半部分代表下肢，蚓部则是躯干的代表区。

【损害表现及定位】　小脑损害的主要临床症状是小脑性共济失调（ataxia）、平衡障碍及构音障碍。共济失调是指运动时动作笨拙而不协调，患者主要表现为不能顺利完成复杂而精细的动作，如穿衣、系扣、书写等。正常的随意运动需要各组肌肉在力量、速度、幅度等方面的准确配合，这种配合是在大脑皮质、基底节、前庭系统、深感觉及小脑的共同参与下完成的，主要依靠小脑进行协调。

1. 小脑蚓部损害　小脑蚓部与脊髓和前庭神经核有密切联系，管理躯干平衡功能。当小脑蚓部病变时，出现躯干共济失调，即平衡障碍。表现为站立不稳、步幅加宽、左右摇摆、步态蹒跚，故称醉汉样步态，但肢体共济失调及眼震很轻或不明显。

2. 小脑半球损害　小脑半球病变以新小脑损害为主，新小脑的功能主要是确定运动的力量、方向和范围。当一侧小脑半球病变时表现为同侧肢体共济失调，即指鼻试验及跟膝胫试验不稳准、辨距不良、轮替动作差等，同时伴有肌张力减低、腱反射减弱或消失，有时出现钟摆样腱反射。小脑半球病变常出现水平性眼震及小脑性语言（构音不清或爆发性语言等）。

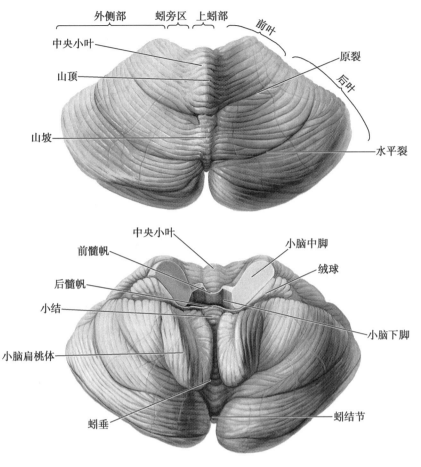

图 2-47 小脑上下面观

七、脊髓

【解剖与生理功能】 脊髓（spinal cord）是中枢神经系统的低级中枢，主要具有传导和反射功能，正常的脊髓活动是在大脑的控制下完成的。

1. **脊髓外部结构** 脊髓上端在枕骨大孔水平与延髓相连，下端形成脊髓圆锥，终止于第 1 腰椎下缘或第 2 腰椎上缘水平（图 2-48）。脊髓自上而下共发出 31 对脊神经分布到四肢和躯干，包括颈神经 8 对、胸神经 12 对、腰神经 5 对、骶神经 5 对、尾神经 1 对。每一条脊神经借前根和后根经分别经前外侧沟与后外侧沟与脊髓相连。形态学上每一对脊神经相应的脊髓为 1 个节段，因此，脊髓也相应分成了 31 个节段，但表面并无节段界限。

脊髓的粗细随其所含神经元和神经纤维数量的不同而异，全长粗细不等，有两个膨大部分，称为颈膨大和腰膨大。颈膨大由 C_5~T_2 脊髓组成，发出支配上肢的神经根；腰膨大由 L_1~S_2 脊髓组成，发出支配下肢的神经根。脊髓自腰膨大向下逐渐细削，形成脊髓圆锥，由第 3、4、5 骶节和尾节组成。由于脊髓和脊柱长度不等，神经根由相应椎间孔穿出椎管时，越下位脊髓节段的神经根越向下倾斜，腰段的神经根几乎垂直下降，形成马尾，由第 2 腰节至尾节 10 对腰骶神经根组成（图 2-49）。

2. **脊髓内部结构** 脊髓由含有神经细胞的灰质和上、下行传导束组成的白质构成。在脊髓的横断面上，中央区为灰质，呈 "H" 形，其中心有中央管，外周区为白质。

脊髓中央的灰质分为前角、后角及侧角（C_8~L_2 和 S_{2-4}），前角内含运动神经细胞，属下运动神经元，主要司躯干和四肢的运动支配；后角内含传递痛、温觉和部分触觉的第 II 级感觉神经细胞，为感觉信息的中转站；C_8~L_2 的侧角为脊髓的交感神经中枢，支配和调节血管、内脏及腺体的功能；S_{2-4} 的侧

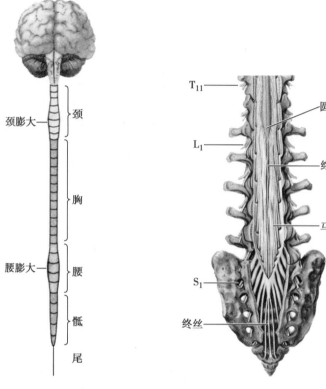

图 2-48　脊髓的外形　　　　图 2-49　脊髓圆锥、马尾的结构图

角为脊髓副交感神经中枢，发出纤维支配膀胱、直肠和性腺的活动。

脊髓白质分为前索、侧索和后索三部分，前索位于前角内侧，侧索位于前后角之间，后索位于正中裂与后角之间。此外灰质前连合前方有白质前连合。

上行纤维束：又称感觉传导束，将躯干和四肢的痛温觉、精细触觉和深感觉传至大脑皮质感觉中枢进行加工和整合。主要有：①薄束和楔束：走行在后索，传导肌肉、肌腱、关节的深感觉（位置觉、运动觉和振动觉）和皮肤的精细触觉；②脊髓小脑束：分前、后束，分别位于外侧索周边的前后部，将下肢和躯干下部的深感觉信息经小脑上、下脚传至小脑皮质，与运动和姿势的调节有关；③脊髓丘脑束：将后根的传入信息向上传至丘脑腹后外侧核，是感觉传导通路的重要部分。

下行纤维束：又称运动传导束，将大脑皮质运动区、红核、前庭核、脑干网状结构及上丘的冲动向下传至脊髓前角或侧角，继而支配躯干肌和四肢肌。其中皮质脊髓束分为侧束和前束，分别走行于脊髓侧索和前索，将大脑皮质运动区的冲动传至脊髓前角的运动神经元，支配躯干和肢体的运动；此外尚有红核脊髓束、前庭脊髓束、网状脊髓束和顶盖脊髓束等，与随意运动的协调、姿势和平衡有关。

【损害表现及定位】

1. 脊髓灰质损害

（1）前角损害：前角细胞对骨骼肌的支配有节段性特点，损害时出现所支配骨骼肌的下运动神经元瘫痪。见于脊髓灰质炎、运动神经元病等。

（2）后角损害：可出现同侧皮肤节段性分离性感觉障碍，即痛温觉减退或消失而精细触觉和深感觉存在。是由于传导精细触觉和深感觉的纤维不经后角而直接进入后索，见于脊髓空洞症。后角刺激性病变可出现自发性疼痛伴有感觉性过敏。

（3）侧角损害：$C_8 \sim L_2$ 和 $S_{1\sim4}$ 有侧角，分别为交感和副交感中枢。$C_8 \sim T_2$ 侧角为睫状体脊髓中枢，损害时可产生霍纳综合征。其他节段的侧角损害可产生相应节段的自主神经症状，如血管舒缩、泌汗、竖毛反应障碍及皮肤、指甲营养障碍等。

2. 脊髓白质损害

（1）皮质脊髓束损害：出现病灶侧损害平面以下的上运动神经元瘫痪。

（2）脊髓丘脑束损害：出现损害平面以下对侧痛温觉障碍，触觉和深感觉保留。因脊髓丘脑束纤维排列是骶部纤维位于最外侧，颈部纤维位于最内侧，因而髓外病变自外向内压迫时，出现由下至上的感觉障碍，髓内病变则与之相反。

（3）后索损害：出现病灶侧损害平面以下深感觉和精细触觉缺失或减退，并可出现感觉性共济失调。见于亚急性联合变性、脊髓痨及糖尿病等。

（4）白质前联合损害：白质前联合病变时，由于双侧脊髓丘脑束的交叉纤维受到损害，可出现双侧对称性、节段性、分离性感觉障碍（痛温觉减弱或缺失而深感觉和精细触觉保留）。见于脊髓空洞症等。

3. 脊髓半侧损害 又称 Brown-Séquard 综合征或脊髓半切综合征。表现为损害平面以下同侧肢体瘫痪和深感觉障碍，对侧肢体痛温觉障碍。见于脊髓外伤、髓外肿瘤等。

4. 脊髓横贯性损害 出现损害平面以下各种运动、感觉和括约肌功能障碍。表现为病变水平以下肢体瘫痪、深浅感觉均减弱或缺失、尿便障碍。不同脊髓平面的损害可产生不同的临床症状（详见第七章脊髓疾病）。

思考题

1. 某患者主诉"双腿行走困难没劲"，定位诊断考虑何处？
2. 眼睑下垂为神经内科常见症状，单侧眼睑下垂定位诊断如何考虑？

（章军建）

扫码获取
数字内容

第三章
神经系统疾病的病史采集
和体格检查

- 病史是定性诊断的主要依据。
- 神经系统查体是定位诊断的主要依据。
- 病史询问和体格检查是神经系统疾病临床诊断的基本技能。

第一节　病史采集

病史是诊断疾病的重要依据和进行诊断的第一步。神经系统疾病复杂多样,详细的病史资料能够为疾病的定位、定性和病因诊断提供有价值的线索。

神经系统疾病病史采集的基本原则和实施过程与一般病史采集相同。对病史的询问和记录包括一般情况(年龄、性别、职业、居住地、左利手或右利手)、主诉、现病史、既往史、个人史和家族史、发育情况(儿童患者)和系统回顾。病史采集应当注意:①系统完整。需耐心听取患者叙述,尽量不要打断,必要时引导患者按症状出现的先后顺序详细描述疾病的发生和演变情况,记录阳性症状和重要的阴性症状。②客观真实。注意患者及其家属所提供信息的可靠性,患者叙述病史的可靠性取决于其认知功能、受教育程度、语言表达能力以及从主诉中获得利益的可能性,医生应加以分析判断和进一步核实。③重点突出。尽量围绕主诉提问,减少患者对于无关情况的叙述。④避免暗示。不要诱导性提问,特别是不能根据医生自己的主观臆测而让患者对本不存在的症状进行确认。⑤分析归纳。病史采集初步完成后,医师应当归纳患者与疾病关联性强的症状特点,分析病史资料是否能够合理解释患者的临床表现及可能诊断,如果存在疑点应进一步询问和核实。

一、主诉

主诉(chief complaint)是患者在疾病过程中感受最痛苦的部分,包括主要症状、发病时间和变化情况。医生在询问病史过程中应重点围绕主诉进行提问,对于症状重叠或叙述凌乱的患者,医师应进行分析和归纳。主诉为疾病定位和定性诊断提供重要线索,主诉应与患者的第一诊断相符。

二、现病史

现病史(history of present illness)是主诉的注释和延伸,包括起病后到本次就诊时症状的发生、发展、演变和诊治的全过程,以及各种症状发生的时间关系和相互关联。

通常让患者以自己的语言叙述他们的症状。患者使用"术语"对某些症状进行描述时,医生要追问其具体表现,确保实际含义的准确性,如"神志不清""头晕""昏倒""抽筋""麻木"或"视物模糊"等。当某些患者对自身疾病状态缺乏认识,或是表达能力受到疾病影响时,通过家属或旁观者获得的信息尤其重要,特别是对临床症状的特点进行了解,如痫性发作、晕厥和痴呆等。儿童患者的病史往往是由患儿本人及其父母共同提供。

患者就诊时可能提供以往的检查结果和就诊记录,它们是现病史的组成部分。但不能盲目相信过去的检查结果和诊断意见,需重新加以分析判断和必要的验证。

（一）病史采集过程中应重点询问的问题

1. 症状的发生　包括首发症状的发生时间、起病方式(急性、亚急性或慢性;发作性、间歇性或周期性),和潜在的原因或诱因。

2. 症状的特点　包括症状的性质、部位、范围和严重程度。

3. 症状的演变　病程中症状加重、减轻或是无变化,以及症状加重或减轻的影响因素。

4. 伴随的症状　伴随症状的发生时间、特点以及与主要症状的关联性。

5. 既往诊治情况　包括病程各阶段检查发现、既往诊断、具体治疗方法及其疗效。

6. 与现病有关的躯体疾病情况　是否合并存在心、肝、肺、肾、内分泌等重要脏器系统的疾病,以及与现病发生、发展和变化的联系。

7. 病程中的一般情况　包括饮食、大小便、体重、睡眠和精神状态等,对婴幼儿患者或幼年起病的成人患者尚需了解营养及发育情况。

首发症状常具有定位价值,其部位和范围往往可提示病灶的位置。起病形式、症状发展和演变规律是判断疾病性质的重要依据。急性起病者多为血管性、感染性或炎症性疾病;起病缓慢、逐渐进展提示变性疾病、代谢性疾病或肿瘤;发作性疾病可见于癫痫、晕厥或短暂性脑缺血发作;反复发作并呈波浪式进展常为多发性硬化的特征。

（二）神经系统疾病常见症状

1. 头痛　头痛是神经系统疾病常见症状,询问时需重点了解以下内容。

（1）头痛部位:整个头部疼痛、局部头痛还是部位变化不定的疼痛。如为局部头痛,应具体询问是在哪一侧,在前额、头顶或后枕部。

（2）头痛发生形式:①突然发生还是缓慢出现和加重。动脉瘤破裂引起的头痛症状常即刻达到高峰;偏头痛发作在数小时内强度逐渐增加;颅内肿瘤引起的头痛呈缓慢进展。②发作性还是持续性。三叉神经痛、偏头痛和丛集性头痛呈发作性;颅内占位性病变引起的头痛呈持续性。③头痛发作的时间。颅内肿瘤患者常在凌晨头痛而使睡眠中断;丛集性头痛多在夜间睡眠后发作。④如有周期性发作,则应注意与季节、气候、饮食、情绪和睡眠的关系,女性患者尚应询问与月经周期的关系。

（3）头痛性质:头痛表现是胀痛、钝痛、隐痛、钻痛或跳痛,还是紧箍痛、爆裂痛、刀割痛或烧灼痛。偏头痛多为搏动性胀痛;颅内肿瘤多为钝痛或胀痛;蛛网膜下腔出血多为爆裂痛;三叉神经痛和舌咽神经痛呈闪电样刀割痛;紧张型头痛常为钝痛和箍紧痛。

（4）头痛加重因素:过度劳累、睡眠缺乏、天气改变或月经期诱发头痛多提示良性病因;洗脸、咀嚼诱发颜面痛常提示三叉神经痛;吞咽引起咽后壁痛可见于舌咽神经痛;用力、低头、咳嗽和打喷嚏等可加重颅高压引起的头痛。

（5）头痛程度:疼痛强度因受主观因素的影响而诊断价值被削弱,但了解头痛是否达到影响生活和工作的程度对诊断具有一定的价值,并为对症治疗提供依据。

（6）头痛伴发症状:了解有无恶心、呕吐、视物不清、耳鸣、失语和瘫痪等伴随症状和体征,对于头痛病因的鉴别诊断有较大价值。

（7）头痛先兆症状:暗点、闪光和异彩等视觉先兆,是诊断偏头痛的依据之一。

2. 眩晕　眩晕是神经内科门诊常见的主诉。对主诉眩晕的患者,需重点询问以下内容。

（1）表现形式:确定"晕"的性质。区分是视物旋转、晕厥前状态(黑矇、即将晕倒的感觉)、头晕(头重脚轻、昏沉感等)还是姿势性症状(直立位时的不稳感和摔倒感)。

（2）持续时间:持续仅数秒钟者常见于良性阵发性位置性眩晕(benign paroxysmal positional vertigo,BPPV)、前庭阵发症等;持续数分钟者常见于短暂性脑缺血发作、惊恐发作等;持续数小时者常见于梅尼埃病等;持续数天者常见于前庭神经炎、脑干或小脑梗死等;持续数周者常见于心因性眩晕、双侧前庭病等。

（3）诱发因素:无明显诱因者常见于前庭神经炎、后循环缺血、梅尼埃病等;行走后加重者见于双侧前庭神经病;头位或体位改变诱发者常见于 BPPV 等;转头诱发者常见于前庭阵发症等;咳嗽、压力或声音变化诱发者常见于外淋巴瘘、上半规管裂等;月经期、睡眠及食物诱发者常见于前庭性偏头痛。

（4）起病形式及发作频率:急性单次持续者常见于前庭神经炎、后循环卒中等;反复发作常见于BPPV、前庭性偏头痛、梅尼埃病或前庭阵发症等;慢性持续者常见于中枢神经系统退行性变、脑干或小脑占位、双侧前庭神经病及持续性姿势-知觉性头晕等。

（5）伴随症状:发作时是否伴随自主神经症状（恶心、呕吐、心动过缓、血压变化或便意等）、耳部症状（耳鸣、耳闷胀感、听力下降或听觉过敏等）、中枢神经系统症状（复视、构音障碍、肢体感觉或运动障碍等）、精神情绪症状（紧张、担心、坐立不安、情绪低落或睡眠障碍等）以及其他症状。

（6）既往相关病史:是否有高血压病、糖尿病等脑血管病相关病史;是否有耳部疾病;是否有颞骨骨折、外淋巴瘘等外伤手术史;是否有偏头痛、眩晕家族史或晕车、晕船史;是否服用有头晕副作用的药物等。

3. 疼痛　躯体疼痛也是神经系统疾病常见症状,询问时应注意以下内容。

（1）疼痛部位:是浅表还是深部,是皮肤、肌肉、关节还是难以准确定位,是固定的还是游走的,特别注意有无沿着神经根或周围神经分布区放射的现象。

（2）疼痛性质:是酸痛、胀痛、刺痛、烧灼痛还是闪电样疼痛,是放射性疼痛、扩散性疼痛还是牵涉性疼痛。

（3）疼痛的发生情况:是急性疼痛还是慢性疼痛,是发作性疼痛还是持续性疼痛。

（4）疼痛的影响因素:触摸、握压是否加重疼痛,躯体或肢体特定部位的活动是否诱发或加重疼痛,疼痛与天气和冷暖变化有无关系等。

（5）疼痛的伴随症状:是否伴有肢体瘫痪,如急性四肢弛缓性瘫痪伴有小腿肌肉酸痛多见于吉兰-巴雷综合征;是否伴有感觉减退,如四肢远端刺痛伴有感觉减退常见于多发性周围神经病;是否伴有皮肤色泽变化,如四肢远端疼痛伴有皮肤色泽变化且受冷暖变化影响提示雷诺病或红斑肢痛症。

4. 瘫痪　应当注意询问以下内容。

（1）发病形式:急性还是慢性起病,起病的诱因,以及症状的进展和波动情况。

（2）瘫痪部位:四肢瘫、偏瘫、截瘫、单瘫还是仅累及部分肌群的瘫痪,如为肢体瘫痪尚应注意远端和近端的比较。颅内单侧病灶常引起对侧偏瘫,脊髓横贯性损伤常引起截瘫。

（3）瘫痪程度:是否影响坐、立、行走、进食、言语、呼吸或上下楼梯等动作,或仅影响手部的精细动作。

（4）瘫痪性质:是弛缓性瘫痪还是痉挛性瘫痪。弛缓性瘫痪常见于周围神经或肌肉病变,痉挛性瘫痪常见于锥体束受损。

（5）伴随症状:有无感觉麻木、疼痛、抽搐、肌肉萎缩和括约肌功能障碍等。

5. 抽搐　应注意询问下述情况。

（1）最初发病的年龄。

（2）诱发因素:抽搐发作与睡眠、饮食、情绪和月经等的关系。

（3）发作先兆:发作前有无眼前闪光、怪异气味、胸腹内气流上升的异常感觉等。

（4）抽搐部位:是全身抽搐、局部抽搐还是由局部扩展至全身的抽搐。

（5）抽搐形式:肢体是伸直、屈曲还是阵挛,有无颈部或躯干向一侧扭转。

（6）伴随症状:有无意识丧失、口吐白沫、大小便失禁、跌伤或舌咬伤等。

（7）抽搐后症状:有无昏睡、头痛或肢体一过性瘫痪等。

（8）发作频率:每年、每月、每周或每天的发作次数,以及最近一次发作的时间。

（9）既往诊断和治疗情况。

6. 意识丧失　首先确定有无意识丧失,若有意识丧失应当注意询问以下内容。

（1）起病情况:是急性、缓慢,还是发作性起病。

（2）病因与诱因:病前是否有发热、感染,是否服用特殊药物或食物,是否有中暑、触电、溺水、外伤等物理性损伤,是否有过度饥饿、情绪激动、胸闷或剧烈疼痛等事件。

（3）主要特点:意识丧失的程度、发生频率及持续时间。

（4）病情的发展及演变:加重或减轻因素,发作频次的增多或减少。

（5）伴随症状:是否伴随发热、头痛、呕吐、腹泻、皮肤黏膜出血或感觉与运动障碍等,有无肢体抽搐、舌咬伤及大小便失禁;口唇皮肤是否呈樱桃红色等。

（6）既往史:有无高血压、糖尿病、动脉硬化、心肺肝肾等脏器疾病,有无癫痫、颅脑外伤、肿瘤等病史。

（7）职业与工作条件:有无毒物接触史。

7. 视力障碍　询问起病的缓急、是否存在缓解和复发以及症状持续的时间。明确是视物模糊、视物成双还是全盲。视物模糊可能由于视力减退、眼球震颤或视野缺损引起;视物成双表明复视,应进一步询问复视的方向、实像与虚像的位置关系;如为全盲,应询问是单眼还是双眼,单眼盲可能为眼动脉或视网膜中央动脉闭塞。

8. 睡眠障碍　患者是嗜睡、失眠、睡眠-觉醒节律紊乱还是睡眠伴随异常行为或体验。如有失眠,应询问是入睡困难、易醒还是早醒,是否存在醒后再入睡困难,以及失眠的诱因或影响睡眠的因素,睡眠中有无肢体不自主运动以及呼吸暂停等。

三、既往史

既往史（history of previous illness）的采集同内科疾病,询问以往的健康水平和曾患疾病。与神经系统疾病有关的病史要重点询问,如心脑血管病、颅内感染、头部外伤和手术史、高血压病、糖尿病、高胆固醇血症等。除了曾经明确诊断的疾病,还应注意询问曾经发生但未接受诊治的疾病表现。须对发生时间、详细过程和医疗处置情况加以记录。对婴幼儿患者还应询问胚胎期和出生时情况。

应当仔细分析患者既往病史特点及其与现在疾病的关系。此外,药物也可能造成神经系统损害,应注意询问患者既往用药情况。

四、个人史

个人史（personal profile）询问的基本内容包括出生地、居住地、文化程度、职业、是否到过疫区、生活习惯和性格特点等。对儿童患者应询问围生期、疫苗接种和生长发育的情况。对女性患者应询问月经史和婚育史。

医患之间良好的信任关系对完整获得个人史有帮助,要注意保护患者的隐私。需要详细询问的内容包括患者在家里和职业场所可能接触的化学物质、嗜烟和嗜酒的具体情况、是否存在药物或毒物依赖、有无冶游史、是否存在应激事件（如离婚、亲友亡故或失业等）。对青少年询问关于性行为和有无药物或毒物依赖的情况时,应当让父母回避。

五、家族史

部分神经系统疾病与遗传关系密切,询问家族史（family history）对于明确诊断有重要价值。

神经系统遗传病常发生在有血缘关系的家庭成员中,如两代以上出现相似疾病,或同胞中有两个以上在相近年龄出现相似疾病,应考虑到遗传病的可能性。但是应当注意,患者家庭中其他成员基因异常的表型可能存在很大差异,比如疾病严重程度的差异和累及器官的不同。

某些疾病,如癫痫,可能被视为家庭隐私。因此,应当谨慎对待患者对于类似疾病家族史的否认。

假如认为疾病可能具有遗传性,应当从患者父母和祖父母处了解情况,如有可能应当对相关亲属进行检查。应当询问和记录所有一级和二级亲属的年龄(当前年龄或死亡时年龄)、死亡原因和任何有意义的神经系统疾病或躯体疾病。尚应询问直系亲属中有无近亲结婚的情况。

发现遗传病后,应绘制家系图谱,供临床参考。

第二节　神经系统体格检查

对神经系统疾病患者要进行全身体格检查和神经系统体格检查(neurological examination)。体格检查要遵循合理的、规范的检查顺序。神经系统体格检查有助于寻找病灶部位,对在病史采集中形成的诊断推测进行验证和鉴别;同时也有助于判断疾病变化和治疗效果。仔细和用心的查体会使患者对医生产生信任感。

神经系统体格检查包括八部分:一般状态、高级神经活动、脑神经、运动系统、感觉系统、反射系统、脑膜刺激征和自主神经功能。检查前需要准备一些必要的工具。普通用具有:叩诊锤、棉絮、大头针、音叉、两脚规、试管(测温度觉用)、瞳孔笔、压舌板、软尺、皮肤铅笔、听诊器、视力表、检眼镜和视野计。特殊用具有:嗅觉试验瓶(盛有香皂、牙膏、香烟、香水等)、味觉试验瓶(盛有糖、盐、醋酸等)、失语症试验箱(梳子、牙刷、火柴、笔、刀、钥匙、图画本、各种颜色和各式的木块等)。神经系统体格检查应与全身体格检查同步进行,以减少操作时间和患者的痛苦。

一、一般检查

一般检查是对患者全身健康情况的概括性观察。某些情况下神经系统症状是全身性疾病的部分表现,因此不能忽视全身体格检查。关于全身体格检查的详细内容和方法可参阅内科诊断学,本节仅简述与神经系统疾病关系密切的部分。

(一) 一般情况

观察患者意识是否清晰,检查是否配合,回答是否切题,有无痛苦面容、苍白面容、异常步态或不自主运动。观察全身营养状况,注意有无消瘦、恶病质或明显肌肉萎缩,有无肥胖或不均匀的脂肪沉积。

(二) 精神状态

检查要点包括:①行为和外表:行为举止和着装是否与年龄、性别、社会职业和环境相称;②言语交流:是否能够正常交流,言语是否减少或被动,语速是否增快或减慢,言语内容是否缺乏中心或脱离交谈目标;③情绪反应:是否欣快、激惹、沉默、哭泣或愤怒,情绪反应是否与交谈内容协调;④感知和思维:是否有错觉、幻觉、逻辑障碍、妄想和疑病观念等。

(三) 头部和颈部

1. **头颅**　观察有无头颅畸形,有无颅骨内陷,有无局部肿块或压痛。对婴幼儿患者应注意检查囟门张力,颅缝有无分离,头皮静脉有无怒张。

2. **面部**　注意有无面部发育异常、血管痣、皮脂腺瘤、皮下组织萎缩;观察眼部有无眼睑水肿或下垂、角膜缘色素环、眼球突出、眼球内陷、巩膜黄染、结膜充血等;有无口唇疱疹、外耳道分泌物、鼻窦和乳突压痛等。

3. **颈部**　注意有无头部活动受限或不自主运动。头位异常可见于痉挛性斜颈和强迫头位。颅底凹陷患者可有短颈、发际低等表现。严重颈肌无力患者于坐立位时可表现为头部低垂,见于重症肌无力、肌炎、进行性脊肌萎缩或消耗性疾病的晚期。

4. **颅颈部血管杂音**　检查时患者取坐位,使用钟形听诊器,在眼眶、颞部、乳突、锁骨上窝和下颌角下方颈总动脉分叉处听诊。如闻及杂音,应注意其强度、音调和传播方向,以及与心脏搏动周期和颈部位置变化的关系。

（四）脊柱和四肢

对脊柱应重点观察有无活动受限、前凸、后凸、侧弯或脊膜膨出，棘突有无压痛或叩痛，脊柱活动是否诱发或加重疼痛及其部位。注意有无肢体的活动受限，有无发育畸形、肢端肥大和弓形足等。

二、高级神经活动检查

（一）意识障碍及其检查

意识（consciousness）的定义尚不统一，一般是指个体对体内外环境和自我的认知。意识的检查包括觉醒水平和意识内容两个方面，觉醒水平是指与睡眠成周期性交替的清醒状态，是脑干上行激活系统弥散兴奋大脑皮质的结果；意识内容是指感知、思维、记忆、情感等心理过程，是大脑皮质高级功能的表现。

1. 以觉醒水平改变为主的意识障碍

（1）嗜睡（somnolence）：是一种病理性的持续思睡，表现为睡眠状态过度延长。当呼唤或推动患者时即可转醒，并能进行正确的交谈或执行指令。停止刺激后患者又继续入睡。

（2）昏睡（stupor）：是一种比嗜睡程度深的觉醒障碍。一般的外界刺激不能使其觉醒，高声呼唤或给予较强的疼痛刺激时可有短时的觉醒，醒后可简短回答提问，当刺激减弱后又进入睡眠状态。

（3）昏迷（coma）：是指意识完全丧失，无自发睁眼，缺乏觉醒-睡眠周期，任何言语和疼痛刺激均不能唤醒的状态。按其程度可分为三种。

1）浅昏迷：睁眼反应消失或偶见半闭合状态，无自发言语和有目的活动。疼痛刺激时可有回避动作和痛苦表情，脑干反射基本保留（瞳孔对光反射、角膜反射、咳嗽反射和吞咽反射等）。

2）中昏迷：对外界一般刺激无反应，强烈疼痛刺激时可见防御反射活动，脑干反射减弱或消失，呼吸节律紊乱，可出现周期性呼吸或中枢性过度换气。

3）深昏迷：对任何刺激均无反应，全身肌肉松弛，眼球固定，瞳孔散大，脑干反射消失，生命体征不稳定。

2. 以意识内容改变为主的意识障碍

（1）意识模糊（confusion）：注意力减退，定向障碍，情感淡漠，随意活动减少，言语不连贯，思睡。对声、光、疼痛等刺激能表现简单动作反应。

（2）谵妄（delirium）：对客观环境的认识能力及反应能力均有下降，注意涣散，定向障碍，言语增多，思维不连贯，多伴有觉醒-睡眠周期紊乱。常有错觉和幻觉，在恐怖性错、幻觉的影响下，表现紧张、恐惧和兴奋不安，大喊大叫，甚至冲动攻击行为。病情呈波动性，夜间加重，白天减轻。起病急，持续时间多为数小时至数天，个别可持续更长时间。发作时意识障碍明显，间歇期可完全清楚。

3. 特殊类型意识障碍

（1）最低意识状态（minimally conscious state）：是一种严重的意识障碍形式，意识内容受到严重损害，意识清晰度明显降低，但其行为表明存在微弱而肯定的对自身和环境的认知，有自发的睁眼和觉醒-睡眠周期。确定患者存在有限的、然而是肯定的自我或环境意识活动，是诊断最低意识状态的基本依据，具体表现下述一个或几个可重复的或较持续的行为：①执行简单指令；②用姿势或言语表达是或否（无论是否正确）；③表达可理解的言语；④有目的行为，包括偶尔发生的对应于环境刺激的、非反射性的运动或情感活动。

（2）去大脑皮质状态（decorticate state）：是大脑皮质广泛损害导致皮质功能丧失，而皮质下结构的功能仍然存在的表现。患者无自发言语，呼之不应，貌似清醒，实无意识。存在觉醒-睡眠周期，但节律紊乱。无情感反应，偶有无意识哭叫或自发性强笑。双眼凝视或无目的活动，四肢无随意运动，呈上肢屈曲和内收、腕及手指屈曲、双下肢伸直、足跖屈的状态。腱反射亢进，原始反射保留，病理征阳性。大小便失禁,腺体分泌亢进。

（3）植物状态（vegetative state）:是大脑严重损伤后出现的一种缺乏意识内容的觉醒状态。患者完全丧失对自身和外界的认知,与外界无交流,呼之不应。因下丘脑和脑干功能保留,患者存在觉醒-睡眠周期,但可缺乏昼醒夜眠节律;可出现自发的无意义哭笑;可有自发性或反射性睁眼,偶可出现视觉追踪;对疼痛刺激有回避动作;存在吮吸、咀嚼和吞咽等原始反射,大小便失禁。

植物状态需与闭锁综合征（locked-in syndrome）鉴别。后者是由于脑桥基底部病变累及双侧皮质脑干束和皮质脊髓束,导致双侧展神经核以下运动性传出功能丧失。患者表现为不能说话,眼球水平运动障碍,面肌、舌肌和咽喉肌麻痹,四肢上运动神经元瘫痪,但意识清楚,能理解语言,因动眼神经与滑车神经的功能保留,故能以眼球上下活动来与外界交流。

4. 昏迷患者的检查　昏迷患者病情危重,体格检查时应首先注意气道是否通畅、呼吸是否平稳、脉搏和血压是否正常,是否有发热、呼气异味、皮疹或皮肤发绀、头皮撕裂或皮下血肿、鼻腔及外耳道出血或脑脊液溢出,腹部是否膨隆或腹肌紧张。神经系统检查重点有以下四方面。

（1）昏迷程度:首先观察患者的自发活动和身体姿势,是否有拉扯衣服、自发咀嚼、眨眼或打哈欠,是否有对外物的注视或视觉追随,是否自发改变姿势。可给予言语和其他刺激（棉絮轻触鼻黏膜、针刺皮肤、压迫眶上神经）后观察患者的反应和反射活动。

国际通用Glasgow昏迷评定量表（表3-1）来量化评估昏迷程度,分数越低病情越重。该量表有以下局限性,例如:对眼肌麻痹、眼睑或眶部水肿的患者不能评价其睁眼反应;对气管插管或气管切开的患者不能评价其言语活动;对四肢瘫痪或接受肌松药治疗的患者不能评价其运动反应;睁眼反应、言语反应和运动反应单项评分不同的患者总分可能相等,但不一定意味着意识障碍程度相同。量表评定结果不能替代对患者神经系统症状和体征的细致观察。

表 3-1　Glasgow 昏迷评定量表

睁眼反应	计分/分	语言反应	计分/分	肢体运动	计分/分
自动睁眼	4	回答正确	5	遵嘱运动	6
呼唤睁眼	3	回答错误	4	刺痛定位	5
刺痛睁眼	2	含混不清	3	刺痛躲避	4
无反应	1	只能发音	2	刺痛肢屈	3
		不能发音	1	刺痛肢伸	2
				不能运动	1

（2）眼部体征

1）瞳孔:观察瞳孔大小、形态、对称性以及直接和间接对光反射。一侧瞳孔散大和对光反射消失见于各种原因造成的动眼神经麻痹。一侧瞳孔缩小、上睑下垂和面部无汗（霍纳综合征）可能是幕上占位病变压迫下丘脑后最先出现的体征,也见于同侧脑桥外侧部、延髓、颈髓腹外侧部以及颈交感神经节后纤维损害。双侧瞳孔散大和对光反射消失见于严重的中脑损害或胆碱能拮抗剂中毒。针尖样瞳孔是脑桥损害的特征,由于下行交感神经纤维受损造成。中毒或代谢性疾病引起的昏迷,通常瞳孔对光反射保留。

2）眼球位置:单眼外展并有瞳孔散大,表明动眼神经麻痹;眼球内收可见于展神经受损,或是高颅压导致的假性定位征;分离性斜视见于脑干不同层面和小脑损害;急性丘脑损害可引起双眼球持续向下和向内偏转;双眼球水平同向偏斜见于额叶或脑桥被盖部病变。

3）眼球运动:眼球游动表现为眼球由一侧向另一侧缓慢来回移动,提示大脑半球病变而脑干功能保留;眼球浮动表现为双眼球快速向下移动,随之缓慢恢复到静息位置,提示脑桥下部病变;眼球下沉表现为双眼球缓慢向下移动,随之快速向上恢复到静息位置,提示弥散缺氧性脑损害;眼球垂直运动障碍可见于中脑顶盖部病变。

4）前庭-眼反射：①头眼反射（oculocephalic reflex）：又称玩偶眼反射（doll eye reflex）。检查者轻扶患者头部，分别向上、下、左、右方向转动，患者眼球同时向头部转动相反的方向移动（即维持眼球于头部转动前的注视方向），随后逐渐返回居中位置。大脑半球弥散性病变引起昏迷时出现该反射，而脑干病变时该反射消失。②冷（热）水激发试验（caloric irrigation test）：是临床常用的前庭功能检查方法。对于昏迷患者，通常采用冰水激发试验。患者仰卧位，头抬高30°并偏向对侧，检查者以注射器向外耳道注入2mL冰水，观察数分钟。脑干功能完整的患者双眼球缓慢转向注水同侧，同时发生快动眼相朝向对侧的水平眼震。大脑半球弥散性病变导致昏迷的患者，眼震快动相缺失，冰水激发引起双眼球持续偏向于刺激侧。如果眼球转动和眼震快动相均缺失，提示脑干损伤。

5）眼底：观察是否有视神经乳头水肿、出血。视神经乳头水肿提示存在高颅压，而眼底静脉搏动良好则排除高颅压造成的昏迷；玻璃体膜下片状、块状出血见于蛛网膜下腔出血等。

（3）运动功能：判断昏迷患者是否存在肢体瘫痪的方法有：①肢体坠落试验：将患者上肢抬高后让其自然下落，瘫痪肢体下落速度快于非瘫痪肢体；患者仰卧位，使下肢被动屈髋和屈膝后突然松手，瘫痪下肢比非瘫痪下肢更快坠于床面。②下肢外旋征：患者仰卧，双下肢伸直位，瘫痪下肢外旋。③痛刺激试验：针刺肢体皮肤，健侧肢体可出现回避动作，瘫痪肢体回避动作消失或减弱。④肌张力比较：瘫痪肢体肌张力增高或降低。

（4）呼吸形式：通过观察患者呼吸形式的变化，可以帮助判断病变部位和病情严重程度。

1）过度换气后呼吸暂停：表现为每5~10次深呼吸后，有12~30s的呼吸暂停。为大脑半球广泛损害所致。

2）潮式呼吸：渐增-渐减的呼吸频率和呼吸深度，随之有一呼吸暂停阶段。见于中线深部结构、双侧大脑半球或弥散性皮质损害。

3）中枢神经源性过度通气：快速节律性过度通气，30~70次/min。为中脑到脑桥上部被盖区的病变所致。

4）长吸式呼吸：表现为延长性吸气痉挛，充分吸气后，暂停2~3s才呼气。见于双侧脑桥损害。

5）失调呼吸：表现整个呼吸节律的异常。见于延髓损害。

（二）失认症和失用症的检查

失认症和失用症是大脑半球病变常见临床表现，分析其特点有助于定位诊断。

1. 失认症　失认症（agnosia）是指患者在意识清楚、基本感知功能正常的情况下，不能通过特定感觉辨识以往熟悉的物体。

（1）视觉失认：给患者看照片、线条图或实物，嘱其辨认并用语言或书写进行表达。患者能够看到物体，但不能辨认视觉对象，包括物体失认、颜色失认和面容失认等。见于枕叶病变。

（2）听觉失认：让患者辨识原本熟悉的声音，包括言语声音、闹铃声和乐曲等。患者能够闻及声音，但不能辨别原熟悉的声音。见于两侧听觉联络皮质、颞上回中部或优势侧半球颞叶皮质下白质病变。

（3）触觉失认：让患者闭目后触摸熟悉物品，加以辨认。患者触压觉、温度觉和本体觉正常，但不能通过触摸辨认原熟悉的物品。见于两侧半球顶叶角回和缘上回的病变。

（4）体象障碍：患者基本感知功能正常，但对自己身体部位的存在、空间位置和各部分之间的关系认识障碍。表现有自体部位失认、偏侧肢体忽视、病觉缺失和幻肢症等。多见于非优势侧半球顶叶病变。

2. 失用症　失用症（apraxia）是指患者在意识清楚、无感觉和运动功能障碍或其不足以影响相关活动的情况下，丧失完成有目的复杂活动的能力。检查时嘱患者执行指令（嘱其伸手、握拳、吹哨等）、模仿动作（模仿举手、敬礼、脱衣扣等）和实物演示（嘱其梳头、搭积木、画图、穿衣、用钥匙开门等），观察患者是否能准确流利完成。

（1）运动性失用：患者不能完成有目的的复杂动作，执行指令、模仿和自发动作均受影响，多见于上肢。如，前臂的伸屈、握拳或做手势等。见于优势半球顶叶下部病变。

（2）观念性失用：患者能够完成复杂行为中的单一或分解动作，但不能把各分解动作按逻辑顺序有机结合构成完整行为。如，用钥匙开门，患者可能出现先旋转手腕再做插钥匙的动作。见于优势半球顶叶较广泛病变。

（3）结构性失用：患者无个别动作的失用，也能理解空间排列的位置关系，但涉及空间结构关系的复杂行为能力受到损害。如，不能模仿火柴棒排列的图案、不能模仿画图和摆搭积木等。两侧半球顶、枕叶交界部位病变均可引起。

（4）穿衣失用：患者不能正确穿衣裤，衣裤的内外不分，手穿衣袖困难。见于非优势半球顶叶病变。

（三）言语障碍及其检查

失语症（aphasia）和构音障碍（dysarthria）是神经系统疾病常见的言语障碍形式，可以是疾病唯一或首发症状，也可是多种症状和体征的组成部分。

1. 失语症　是指意识清楚情况下出现的语言表达或理解障碍，由于优势侧大脑半球语言中枢病变所致。

（1）失语症分类

1）运动性失语：又称 Broca 失语。患者能够理解他人语言，能够发声，但言语产生困难。患者不能言语，或言语减少且缓慢，词汇间或语句内缺乏连接词，呈“电报”式言语；言语发声也缺乏韵律和高低起伏，即音韵障碍，因此又被称为非流畅性失语。复述、命名、阅读和书写均有不同程度损害。

2）感觉性失语：又称 Wernicke 失语。患者听力正常，但不能理解言语，不能对他人提问或言语指令做出正确反应。患者语量多，发声清晰，语调正常，但语义杂乱无章，不能构成有意义的完整语句，让人难以理解。由于发声流畅，又被称为流畅性失语。

3）命名性失语：患者的语言流利，对语言的复述、理解和语法可正常，但对物体的命名障碍，表现为不能说出某种物品的名称，但能够用语言或手势来详细描述该物品的性状和用途，也能对他人提示的物品名称做出正确判断。

4）失写症：又称书写不能。患者手部运动功能正常，但书写能力丧失，或写出的内容存在词汇、语义和语法方面的错误，抄写能力保留。多合并运动性和感觉性失语。

5）失读症：患者以往具备阅读能力，也能看清文字，但不能辨识和理解书面文字的意义。

6）全面性失语：又称混合性失语。患者丧失言语交流能力。轻者可能保留感叹性词语的表达，或呈“电报”式言语；严重者呈缄默状态。

（2）失语症检查：应首先确定患者意识清楚，检查配合，无可能影响检查的运动和感觉障碍。同时了解患者的文化水平，左利手还是右利手。如为左利手需询问书写时是否用右手。进一步的检查包括以下几种。

1）语言表达能力：①说：包括交谈性语言（对话）、描述性语言（看图说话）、语言复述（跟读）、自发语言（计数、叙述经历）、物体命名、唱歌、解释单词或成语的意义等；②写：包括听写单词、听写句子、自动书写（造句、作文）和抄写（词、句、图）等。

2）语言理解能力：①听：执行简单指令（睁眼、闭眼、握拳），是非问题选择（询问患者：“我是坐着的吗？门是开着的吗？天在下雨吗？”），左右定向（指令患者伸出左手，用左手摸右耳，抬右腿），执行复杂指令（指令患者按顺序摸鼻子、眼睛和耳朵，指地板然后再看天花板）；②阅读：包括朗读单字、单词和单句，找出检查者朗读的单词，执行书面命令。

2. 构音障碍　是指由中枢神经、周围神经或肌肉疾病导致的发声障碍。不同部位病变所致构音障碍的特点如下。

（1）上运动神经元损害：主要表现为双唇和舌承担的辅音不清晰，发声和语音共鸣正常。由双侧皮质延髓束损害导致的咽喉部肌肉和声带麻痹（假性延髓麻痹）表现为说话带鼻音、声音嘶哑和语言缓慢，常伴有吞咽困难、饮水呛咳、咽反射亢进和强迫性哭笑等。

（2）基底节病变：由于唇、舌肌张力增高以及声带不能完全张开，导致构音缓慢而含糊，声调低沉，发声单调，音节颤抖样融合，言语断节，口吃样重复语言。

（3）小脑病变：小脑蚓部或脑干内与小脑联系的神经通路病变导致发声和构音器官肌肉运动不协调。表现为构音含糊，音节缓慢拖长，声音强弱不等甚至呈暴发样，语言不连贯，呈吟诗样或分节样，又称共济失调性构音障碍。

（4）下运动神经元损害：由脑神经和脊神经病变引起的发声和构音肌肉的麻痹，可造成弛缓性构音障碍，表现为发声费力和声音强度减弱。

（5）肌肉病变：发声和构音相关肌肉的病变可引起构音障碍，其表现类似下运动神经元损害。

（四）认知功能障碍及其检查

认知障碍是中枢神经系统疾病的常见和重要表现之一。认知障碍的检查主要包括记忆力、计算力、定向力、言语障碍、失用、失认、抽象思维和判断、视空间技能和执行功能等方面。

1. 总体认知评估　对总体认知功能的评估能全面了解患者的认知状态。常用的量表为蒙特利尔认知评估量表（Montreal cognitive assessment, MoCA）（表 3-2）和简易精神状态检查量表（mini-mental state examination, MMSE）（表 3-3）。MoCA 对轻度认知功能障碍筛查的灵敏度优于 MMSE。

2. 单领域认知评估

（1）记忆：记忆是既往经验在脑内贮藏和再现的心理过程，包括信息的识记、保持和再现三个环节，是最为重要的认知领域。根据记忆时间的长短可分为瞬时记忆、短时记忆和长时记忆三类。成套的记忆测验国内常采用临床记忆量表（clinical memory scale, CDR）和韦氏记忆量表（Wechsler memory scale, WMS）。

1）瞬时记忆检查方法：常采用数字广度记忆测验。3~12 位随机数字，检查者以每秒一个数的速度念出，要求患者按相同顺序复述，正常成人能准确复述 5~9 位数字。或者让患者反向说出所给出的数字串，进行逆行性数字广度记忆试验，这是更为复杂的测试。

2）短时记忆检查方法：先让患者记一些简单的事物，如皮球、国旗或树木，确认记住这些条目后再继续进行其他测试，约 5min 后再次询问患者这些词条的回忆情况。

3）长时记忆检查方法：请患者回忆近期和远期经历的生活和历史事件，如今晨吃的什么、昨晚几时睡觉、结婚年月、子女生日以及众所周知的社会大事及其发生的时间顺序。

（2）计算力：一般常用最简单的计算开始，让患者计算 3+2 或者提出简单的数学计算题，如苹果 2 元 1 斤，10 元买几斤？更常用的方法是从 100 连续减去 7（如果不能准确计算，则让患者从 100 连续减 3）。

（3）定向力：检查时可细分为时间定向力（星期几、日期、季节等）、地点定向力（医院或家的位置）和人物定向力（家属和熟悉的人的名字）。

（4）抽象思维和判断能力：抽象思维是用词进行判断、推理并得出结论的过程。请患者阐述一对词组的相似性或将词组进行归类，如橘子/香蕉、马/牛、桌子/书架、牛奶/汽水等；请患者判断 500g 铁和 500g 棉花重量是否相同。

（5）视空间技能和执行能力：评价视空间结构技能的测验包括两大类：一种为图形的临摹或自画，一种为三维图案的拼接。最常用的检查方法是画钟测验，让患者画一个钟面、填上数字，并在指定的时间画出 11 点 15 分的时钟指针，此项检查需要视空间和执行功能相互协助。

（6）言语障碍、失用、失认：详见前文描述。

表 3-2　蒙特利尔认知评估量表（MoCA）

蒙特利尔认知评估量表（中文版）
（Montreal cognitive assessment，MoCA）

姓名：　　　　性别：　　　　出生日期：　　　　文化程度：　　　　检查日期：

视空间与执行功能			画钟表（11点10分）			得分

复制立方体

【　】　　　　　　　　　　　　　　【　】

轮廓	数字	指针
【　】	【　】	【　】

___/5

命　名

【　】　　　　　　　　　　　【　】　　　　　　　　　　　【　】　　　___/3

记　忆	读出下列问题，之后由患者重复上述过程2次 5分钟后回忆		面孔	天鹅绒	教堂	菊花	红色	不计分
		第一次						
		第二次						

注　意	读出下列数字，请患者重复（每秒一个）	顺背【　】 2 1 8 5 4 倒背【　】 7 4 2	___/2

读出下列数字，每当听到数字1时，患者用手指敲打一下桌面，错误数大于或等于2不给分 【　】 5 2 1 3 9 4 1 1 8 0 6 2 1 5 1 9 4 5 1 1 1 4 1 9 0 5 1 1 2	___/1

100连续减7	【　】93　　　【　】86　　　【　】79　　　【　】72　　　【　】65 4-5个正确给3分，2-3个正确给2分，1个正确给1分，全部错误为0分	___/3

语　言	重复：我只知道今天张亮是来帮过忙的人【　】　狗在房间的时候，猫总是躲在沙发下面【　】	___/2
	流畅性：在1分钟内尽可能多的说出动物的名字　　　　　【　】____（N≥11个名称）	___/1

抽　象	词语相似性：如香蕉-橘子=水果　　　【　】火车-自行车　　　【　】手表-直尺	___/2

延迟回忆	回忆时不能提示	面孔【　】	天鹅绒【　】	教堂【　】	菊花【　】	红色【　】	仅根据非提示回忆计分	___/5
选　项	分类提示							
	多选提示							

定　向	【　】日期　　【　】月份　　【　】年代　　【　】星期几　　【　】地点　　【　】城市	___/6

总分　　　___/30

表 3-3　中文版简易精神状态检查量表

中文版简易精神状态检查量表

（mini-mental state examination，MMSE）

姓名：_____　性别：____　年龄：____　文化程度：_____

评定时间：_____　既往病史：_____

项目			记录	评分/分
定向力 （10分）	今年的年份			0　1
	现在的季节			0　1
	今天几号			0　1
	今天星期几			0　1
	现在几月份			0　1
	现在在哪个城市			0　1
	家住在什么区（县）			0　1
	家住在什么街道（乡、村）			0　1
	现在在第几层楼			0　1
	这里是什么地方（地址名称）？			0　1
记忆力 （3分）	复述：皮球			0　1
	复述：国旗			0　1
	复述：树木			0　1
注意力和计算力 （5分）	100-7			0　1
	-7			0　1
	-7			0　1
	-7			0　1
	-7			0　1
回忆能力 （3分）	回忆：皮球			0　1
	回忆：国旗			0　1
	回忆：树木			0　1
语言能力 （9分）	命名能力	手表		0　1
		铅笔		0　1
	复述能力	四十四只石狮子		0　1
	三步命令	用右手拿起纸		0　1
		将纸对折		0　1
		将纸放在自己的左腿上		0　1
	阅读能力	"闭上你的眼睛"		0　1
	书写能力	写一句完整的句子（含主语、动词）		0　1
	结构能力			0　1
总分				

三、脑神经检查

（一）嗅神经（olfactory nerve）

检查前应询问患者有无嗅幻觉等主观嗅觉障碍，先观察患者鼻腔是否通畅，以排除局部病变。嘱患者闭目，检查者或患者自己用拇指堵住患者一侧鼻孔，将装有挥发性气味但无刺激性液体（如香水、松节油、薄荷水等）的小瓶，或牙膏、香皂、樟脑等，置于患者另一侧鼻孔下，让患者说出嗅到的气味名称。然后再按同样方法检查对侧。注意不能使用可能直接刺激三叉神经末梢的挥发性液体，如乙醇、氨水和甲醛溶液等。嗅觉正常时可正确区分各种测试物品的气味，否则为嗅觉丧失，又可分为单侧或双侧嗅觉丧失。

（二）视神经（optic nerve）

1. 视力　可分为远视力和近视力，检查时应对两眼分别测试。

（1）远视力检查：通常采用国际标准视力表，患者距视标 5m 测定。视力表按视标大小自上而下分为 12 行，相对应的视力以小数记录。两眼分别检查，如果患者不能看清最大视标，嘱其走近视力表，直至能看清最大视标时记录下距视标的距离，按如下公式计算视力：视力=0.1×被检眼与视力表的距离（m）/5（m）。

（2）近视力检查：采用标准近视力表，被检眼距视标 30cm 测定。分别检查左眼和右眼，正常视力在 1.0 以上，<1.0 即为视力减退。如果患者视力明显减退以致不能分辨视力表上符号，可嘱其在一定距离内辨认检查者的手指（指数、手动），测定结果记录为几米指数或几米手动。视力减退更严重时，可用电筒照射检查，了解患者有无光感，完全失明时光感也消失。因此，按患者视力情况可记录为正常、减退（具体记录视力表测定结果）、指数、手动、光感和黑矇（完全失明）。

2. 视野　视野是眼球保持居中位置时平视前方所能看到的空间范围。正常单眼视野范围大约是颞侧 90°，下方 70°，鼻侧和上方各 60°。有对照法和视野计测定两种检查方法。

使用对照法检查时，患者背光与检查者隔约 60cm 相对而坐，双方各遮住相对一侧眼睛（即一方遮右眼、另一方遮左眼），另一眼互相直视，检查者持棉签在两人等距间分别由颞上、颞下、鼻上、鼻下从外周向中央移动，嘱患者一看到棉签即报告（图 3-1）。此法以检查者的视野范围作为正常与患者比较，判断患者是否存在视野缺损。如果采用上述方法粗测患者存在视野缺损，应进一步采用视野计测定。

3. 眼底　在光线较暗处请患者背光而坐或仰卧床上，注视正前方，尽量勿转动眼球。检查患者右眼时，检查者位于患者右方，以右手持检眼镜，用右眼观察眼底，左眼相反。从

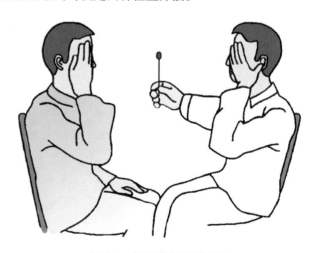

图 3-1　视野的对照测定法

离开检查者 50cm 处开始寻找并逐渐窥入瞳孔，观察时检眼镜与患者眼球的距离不超过 2.5cm。发现眼底病理改变的位置可以用时钟钟点的方位表示，或以上、下、鼻上、鼻下、颞上和颞下来注明，病灶大小和间隔距离用视神经盘直径作单位来测量。检查后记录视神经乳头形态、大小、色泽、隆起和边缘情况，视网膜有无出血、渗出或色素沉着以及黄斑和视网膜血管情况。

（三）动眼、滑车和展神经（oculomotor nerve，trochlear nerve and abducent nerve）

动眼、滑车和展神经共同控制眼球运动，故同时检查。

1. 眼裂和眼睑　嘱患者双眼平视前方，观察两侧眼裂是否对称一致，有无增大或变窄，上睑有无下垂。

2. 眼球

（1）眼球位置：观察眼球是否突出或内陷，是否存在斜视或偏斜。

（2）眼球运动：检查者将示指置于患者眼前30cm处向左、右、上、下、右上、右下、左上、左下8个方向移动，嘱患者在不转动头部的情况下注视检查者示指并随其移动而转动眼球。分别观察两侧眼球向各个方向活动的幅度，注意有无向某一方向活动的缺失或受限。正常眼球外转时角膜外缘到达外眦角，内转时瞳孔内缘到达上下泪点连线，上转时瞳孔上缘到达上睑缘，下转时瞳孔下缘到达下睑缘。如果不能移动到位，应记录角膜缘（或瞳孔缘）与内、外眦角（或睑缘）的距离。注意观察两侧眼球向各个方位注视时是否同步协调，是否出现复视和眼球震颤。如果存在复视，应记录复视的方位、实像与虚像的位置关系。

3. 瞳孔

（1）瞳孔大小：普通室内光线下，正常瞳孔直径为3~4mm，儿童稍大，老年人稍小，两侧等大。<2mm为瞳孔缩小，>5mm为瞳孔扩大。

（2）瞳孔形态：正常瞳孔应为圆形，边缘整齐。

（3）对光反射（light reflex）：检查时用电筒从侧面分别照射双眼，对光反射正常时即刻可见瞳孔缩小。照射侧瞳孔缩小为直接对光反射，对侧瞳孔同时缩小为间接对光反射，应分别记录。

（4）调节和辐辏反射（accommodation reflex）：嘱患者注视正前方约30cm处检查者的示指，然后迅速移动示指至患者鼻根部，正常时可见双瞳缩小（调节反射）和双眼内聚（辐辏反射）。

（四）三叉神经（trigeminal nerve）

1. 运动功能 三叉神经运动支司咀嚼肌群，包括颞肌、咬肌、翼内肌和翼外肌。首先观察两侧颞肌和咬肌有无萎缩，然后以双手同时触摸颞肌或咬肌，嘱患者做咀嚼动作，检查者体会颞肌和咬肌收缩力量的强弱并左右比较。再嘱患者张口，以上下门齿的中缝线为参照，观察下颌有无偏斜。

2. 感觉功能 用针、棉絮和盛冷热水的玻璃试管测试面部皮肤的痛觉、触觉和温度觉，注意两侧对比，评价有无感觉过敏、感觉减退或消失，并划出感觉障碍的分布区域，判断是三叉神经周围支区域的感觉障碍还是核性感觉障碍。

3. 反射

（1）角膜反射（corneal reflex）：嘱患者向一侧注视，检查者以捻成细束的棉絮由侧方轻触其注视方向对侧的角膜，避免让患者看见，注意勿触及睫毛、巩膜或瞳孔前面（图3-2）。正常反应为双侧的瞬目动作，触及角膜侧为直接角膜反射，未触及侧为间接角膜反射。角膜反射的传入经由三叉神经眼支，中枢在脑桥，传出经由面神经，反射径路任何部位病变均可使角膜反射减弱或消失。

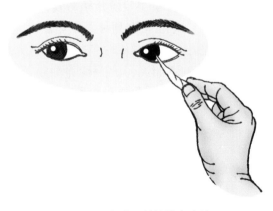

图3-2 角膜反射的检查方法

（2）下颌反射（jaw reflex）：嘱患者微张口，检查者将拇指置于患者下颏正中，用叩诊锤叩击拇指。反应为双侧颞肌和咬肌的收缩，使张开的口闭合。下颌反射的传入和传出均经三叉神经，中枢在脑桥。正常反射动作不明显，双侧皮质脑干束病变时反射亢进。

（五）面神经（facial nerve）

1. 运动功能 首先观察患者两侧额纹、眼裂和鼻唇沟是否对称，有无一侧口角低垂或口角歪斜。然后嘱患者做蹙额、皱眉、瞬目、示齿、鼓腮、吹哨等动作，观察能否正常完成及左右是否对称。一侧面神经周围性（核性或核下性）损害时，患侧面部表情肌瘫痪，表现为患侧额纹变浅、皱眉不能、闭眼无力或不全、鼻唇沟变浅，鼓腮和吹哨时患侧漏气，示齿时口角歪向健侧；中枢性（皮质脑干束）损害时仅表现为病灶对侧眼裂以下表情肌瘫痪。检查时应特别注意鉴别(见图 2-14)。

2. 味觉   准备糖、盐和醋酸溶液,嘱患者伸舌,检查者用棉签分别蘸取上述溶液涂在患者舌前部的一侧,为了防止舌部动作时溶液流到对侧或舌后部,事先和患者约好辨味时舌部不能活动,仅用手指出预先写在纸上的甜、咸、酸、苦四字之一。每测试一种溶液后要用清水漱口。舌两侧要分别检查并比较(图 3-3)。面神经损害时舌前 2/3 味觉减退或丧失。

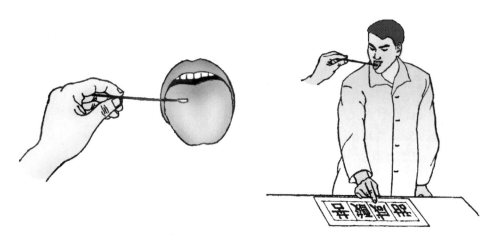

图 3-3   味觉的检查方法

3. 副交感   膝状神经节或其附近病变可导致同侧泪液减少,膝状神经节远端病变可导致同侧泪液增多。

(六)前庭蜗神经(vestibulocochlear nerve)

前庭蜗神经分为耳蜗神经和前庭神经两部分。

1. 耳蜗神经(cochlear nerve)

(1)听力检查:分别检查两耳。用棉球塞住一侧外耳道,采用语音、机械表音或音叉振动音测试另一侧耳听力,由远及近至能够听到声音为止,记录其距离。再用同法测试对侧耳听力。两侧对比,并与检查者比较。如果发现听力障碍,应进一步行电测听检查。

(2)音叉试验:可鉴别传导性耳聋(外耳或中耳病变)和感音性耳聋(内耳或耳蜗神经病变)。①Rinne 试验:将振动的音叉柄放在耳后乳突上(骨导),至患者听不到声音后再将音叉移至同侧外耳道旁(气导)。正常情况下,气导能听到的时间长于骨导能听到的时间,即气导>骨导。传导性耳聋时,气导<骨导;感音性耳聋时,虽然是气导>骨导,但气导和骨导时间均缩短。②Weber 试验:将振动的音叉放在患者前额或颅顶正中。正常时两耳感受到的声音大小相同。传导性耳聋时患侧较响,感音性耳聋时健侧较响。

2. 前庭神经(vestibular nerve)   前庭系统功能较复杂,涉及躯体平衡、眼球运动、肌张力维持、体位反射和自主神经功能调节等。

(1)平衡功能:前庭神经损害时表现为平衡障碍,患者步态不稳,常向患侧倾倒,转头及体位变动时明显。

(2)眼震:前庭神经病变时可出现眼震。如果观察到眼震,应详细记录眼震是自发的还是诱发的;眼震类型是水平性、垂直性、还是扭转性;眼震方向是向左、向右、向上、还是向下;眼震持续的时间、眼震的幅度及频率、改变凝视方向后眼震变化情况等。

(3)前庭功能检查:①甩头试验:患者取坐位并头前倾 30°,检查者双手抱患者头部两侧,嘱其注视检查者鼻尖,快速(加速度 150°/s)小幅(10°~15°)甩动患者头部,甩动停止后,观察患者眼震情况。单侧前庭功能下降时,向患侧甩头后,即刻出现朝向健侧的快速眼球运动。②旋转试验:患者坐转椅中,闭目,头前倾 30°,先将转椅向右(顺时针)以 1 周/2s 的速度旋转 10 周后突然停止,并请患者立即睁眼注视前方。正常可见快相与旋转方向相反的眼震,持续 20~40s,如<15s 则提示前庭功能障碍。③冷热水试验:分别用冷水或冷气(23℃)、热水或热气(47℃)注入一侧外耳道并观察眼震,前庭病变时眼震反应减弱或消失。

(七)舌咽、迷走神经(glossopharyngeal nerve and vagal nerve)

舌咽、迷走神经的解剖和功能关系密切,通常同时检查。

1. 运动功能　询问患者有无吞咽困难和饮水呛咳,注意说话声音有无嘶哑或鼻音。嘱患者张口发"啊"音,观察双侧软腭位置是否下垂、对称及动度是否正常,悬雍垂位置是否偏斜(图 3-4)。

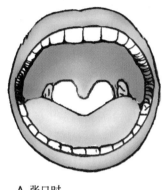

A. 张口时　　　　　　　　　　　　B. 发"啊"音时

图 3-4　软腭麻痹(左侧)

A. 张口时悬雍垂居中或偏斜;B. 发"啊"音时悬雍垂向健侧移位,病侧软腭位置较低。

2. 感觉功能　用棉签轻触两侧软腭和咽后壁黏膜检查浅感觉。

3. 味觉　舌咽神经司舌后 1/3 味觉,检查方法同面神经的味觉检查法。

4. 咽反射　嘱患者张口发"啊"音,用棉签轻触两侧咽后壁黏膜,引起作呕及软腭上抬动作。反射的传入和传出均通过舌咽和迷走神经,中枢在延髓。观察并比较刺激两侧咽后壁时引出的反射活动是否亢进、减弱或消失。

(八)副神经(accessory nerve)

副神经支配胸锁乳突肌和斜方肌的随意运动。首先观察患者有无斜颈或塌肩,以及胸锁乳突肌和斜方肌有无萎缩。然后嘱患者做转头和耸肩动作,检查者施加阻力以测试胸锁乳突肌和斜方肌的肌力强弱,并左右比较(图 3-5、图 3-6)。

(九)舌下神经(hypoglossal nerve)

舌下神经支配所有舌外和舌内肌群的随意运动。首先嘱患者张口,观察舌在口腔内的位置、形态以及有无舌肌颤动。然后嘱患者伸舌,观察有无向一侧偏斜,有无舌肌萎缩。一侧舌下神经损害时,伸舌向同侧偏斜。再请患者用舌尖分别顶推两侧口颊部,检查者用手指按压腮部测试肌力强弱。

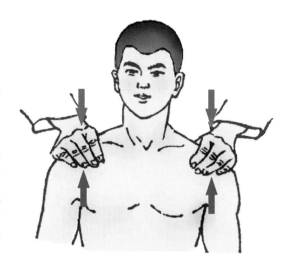

图 3-5　斜方肌检查法

四、运动系统检查

(一)肌肉容积(muscle bulk)

观察肌肉有无萎缩或假性肥大。可用软尺测量左右肢体对称部位的周径,进行左右比较和随访观察。如有肌肉萎缩或肥大,应记录其部位、分布和范围,确定是全身性还是局部性,是对称性还是偏

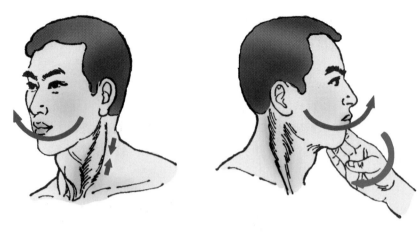

图 3-6 胸锁乳突肌检查法

侧性,是限于某条周围神经支配区,还是限于某个关节活动的范围。如果可能,应确定具体受累的肌肉或肌群。

（二）肌张力（muscle tone）

肌张力是指肌肉在静止松弛状态下的紧张度。根据触摸肌肉的硬度和被动活动的阻力进行判断。肌张力降低时,肌肉松弛,被动活动时阻力减小,关节活动范围增大。肌张力增高时,肌肉变硬,被动活动时阻力较大。根据肢体被动活动时的阻力情况可分为折刀样肌张力增高、铅管样肌张力增高和齿轮样肌张力增高。锥体束病变时表现为上肢的屈肌和下肢的伸肌张力增高明显,被动活动开始时阻力大,终了时突然变小,称折刀样肌张力增高。锥体外系病变时表现为肢体伸肌和屈肌被动活动时阻力均增大,整个被动活动过程中遇到的阻力是均匀一致的,称铅管样肌张力增高。如果同时存在肢体震颤,则在肢体被动活动过程中出现规律间隔的短时停顿,如同两个齿轮镶嵌转动,称为齿轮样肌张力增高。

（三）肌力（muscle strength）

肌力是患者主动运动时肌肉产生的收缩力。检查肌力主要有两种方式:①嘱患者随意活动各关节,观察活动的速度、幅度和耐久度,并施以阻力与其对抗,测试肌力大小;②让患者维持某种姿势,对抗检查者的施力,判断肌力强弱。检查肌力时应左右对比,不同个体肌肉力量差别较大,两侧对比更为客观,也有利于发现程度较轻的一侧肢体或局部肌群的肌力减退。在左右对比时应考虑右利或左利的影响,两侧肢体(特别是上肢)肌力强弱存在正常差异。

1. 肌力分级 采用 0~5 级的肌力记录法,具体见表 3-4。

表 3-4 肌力的分级

分级	标准
0 级	肌肉无任何收缩征象(完全瘫痪)
1 级	肌肉可轻微收缩,但不能活动关节,在触摸肌肉时可感觉到收缩
2 级	肌肉收缩可引起关节活动,但不能对抗重力,肢体不能抬离床面
3 级	肢体能抬离床面,但不能对抗阻力
4 级	肢体运动能对抗阻力,但较正常弱
5 级	正常肌力

2. 肌群肌力检查方法 检查各关节活动情况,具体见表 3-5。

表 3-5 肌群肌力的检查方法

关节	检查动作
肩	外展、内收
肘	屈、伸
腕	屈、伸
指	屈、伸
髋	屈、伸、外展、内收
膝	屈、伸
踝	背屈、跖屈
趾	背屈、跖屈
躯干	不借助上肢活动,仰卧位抬头和肩,测试腹肌的收缩力;俯卧位抬头和肩,测试脊柱旁肌肉的收缩力

3. 肌肉肌力检查方法 主要骨骼肌肌力的检查方法见表 3-6。

表 3-6 主要骨骼肌肌力的检查方法

肌肉	脊髓节段	神经	功能	检查方法
三角肌	$C_{5\sim6}$	腋神经	上臂外展	维持上臂水平外展位,检查者将肘部向下推
肱二头肌	$C_{5\sim6}$	肌皮神经	前臂屈曲和外旋	维持肘部屈曲、前臂外旋位,检查者使其伸直
肱桡肌	$C_{5\sim6}$	桡神经	前臂屈曲、旋前	前臂旋前,之后屈肘,检查者施加阻力
肱三头肌	$C_{7\sim8}$	桡神经	前臂伸直	维持肘部伸直位,检查者使其屈曲
旋前圆肌	$C_{6\sim7}$	正中神经	前臂内旋	肘部半屈,前臂内旋,检查者施加阻力
腕伸肌	$C_{6\sim8}$	桡神经	腕部伸直	维持腕部背屈位,检查者自手背下压
指总伸肌	$C_{6\sim8}$	桡神经	示指至小指的掌指关节伸直	前臂内旋位,维持指部伸直,检查者在近端指节处下压
拇长伸肌	$C_{7\sim8}$	桡神经	拇指远端指节伸直	伸直拇指远端指节,检查者施加阻力
拇短伸肌	$C_{7\sim8}$	桡神经	拇指近端指节伸直	伸直拇指近端指节,检查者施加阻力
拇长展肌	$C_{7\sim8}$	桡神经	拇指外展	拇指外展,检查者在第一掌骨施加阻力
拇短展肌	$C_8\sim T_1$	正中神经	拇指在和掌部垂直方向展开	拇指在和掌部垂直方向展开,检查者在第一掌骨施加阻力
桡侧腕屈肌	$C_{6\sim7}$	正中神经	腕屈曲和外展	维持腕屈曲,检查者在桡侧掌部施加阻力
尺侧腕屈肌	$C_7\sim T_1$	尺神经	腕屈曲和内收	维持腕屈曲,检查者在尺侧掌部施加阻力
指浅屈肌	$C_7\sim T_1$	正中神经	示指至小指的近端指间关节屈曲	屈曲中段指节,检查者施加阻力
指深屈肌	$C_7\sim T_1$	正中神经、尺神经	远端指间关节屈曲	屈曲远端指节,检查者施加阻力
拇长屈肌	$C_7\sim T_1$	正中神经	拇指远端指节屈曲	屈曲拇指远端指节,检查者施加阻力
拇短屈肌	$C_8\sim T_1$	正中神经、尺神经	拇指近端指节屈曲	屈曲拇指近端指节,检查者施加阻力
对掌拇肌	$C_8\sim T_1$	正中神经	第一掌骨向掌前转动	各指间关节伸直,拇指和无名指远端指节掌侧互相贴紧,检查者将其分开
蚓状肌	$C_7\sim T_1$	正中神经、尺神经	指间关节伸直	近端指间关节伸直,检查者施加阻力
手背侧骨间肌	$C_8\sim T_1$	尺神经	手指分开(拇指和小指除外)	将伸直的手指分开,检查者将中间三指聚拢

续表

肌肉	脊髓节段	神经	功能	检查方法
手掌侧骨间肌	$C_8{\sim}T_1$	尺神经	手指聚拢(拇指除外)	伸直的手指夹住纸条,检查者试将其拉出
小指展肌	$C_8{\sim}T_1$	尺神经	小指外展	伸直的小指外展,检查者施加阻力
髂腰肌	$L_{1\sim3}$	腰丛神经、股神经	髋部屈曲	仰卧,屈膝,维持屈髋,检查者将大腿向足侧推
股内收肌群	$L_{2\sim5}$	闭孔神经、坐骨神经	股部内收	仰卧,下肢伸直,维持两膝并拢,检查者将其分开
股四头肌	$L_{2\sim4}$	股神经	膝关节伸直	仰卧,伸膝,检查者屈曲膝关节
股二头肌	$L_4{\sim}S_2$	胫神经	膝部屈曲	俯卧位,维持膝部屈曲,检查者向足侧方向推小腿
臀中肌、臀小肌	$L_4{\sim}S_1$	臀上神经	股外展和内旋	仰卧,伸直下肢,分开两膝,检查者使其并拢
臀大肌	$L_5{\sim}S_2$	臀下神经	髋部伸直	俯卧,下肢伸直,抬高下肢,检查者施加阻力
胫前肌	$L_{4\sim5}$	腓深神经	足背屈	维持足部背屈,检查者下压足背
趾长伸肌	$L_4{\sim}S_1$	腓深神经	趾伸直和足背屈	足部固定于中间位,伸直趾,检查者施加阻力
腓肠肌、比目鱼肌	$L_5{\sim}S_2$	胫神经	足部跖屈	膝伸直,足部跖屈,检查者施加阻力
趾长屈肌	$L_5{\sim}S_2$	胫神经	趾跖屈	足部固定于中间位,趾跖屈,检查者在趾远端趾节施加阻力
胫后肌	$L_5{\sim}S_1$	胫神经	足部内翻	足部跖屈位,内旋足部,检查者在足内缘施加阻力
腓骨肌群	$L_4{\sim}S_1$	腓神经	足部外翻	足部跖屈位,外旋足部,检查者在足外缘施加阻力

4. 轻瘫试验　轻瘫试验用于判断肢体轻度瘫痪。

(1)上肢:①上肢平举试验:患者平伸上肢,掌心向上,持续数十秒钟后可见轻瘫侧上肢逐渐下垂,前臂旋前,掌心向内;②数指试验:嘱患者手指全部屈曲,然后依次伸直,或手指全部伸直后顺次屈曲,做计数动作,轻瘫侧动作笨拙或不能;③指环试验:嘱患者拇指分别与其他各指组成环状,检查者以一手指穿入环内快速将其分开,测试各指肌力。

(2)下肢:①外旋征:嘱患者仰卧,双下肢伸直,双足并拢,轻瘫侧下肢呈外旋位;②膝下垂试验:嘱患者俯卧,维持双膝关节90°屈曲,轻瘫侧下肢逐渐下落;③足跟抵臀试验:嘱患者俯卧,尽量屈曲膝部,使双侧足跟接近臀部,轻瘫侧不能抵近臀部;④下肢下垂试验:嘱患者仰卧,双下肢膝、髋关节均屈曲成直角,数十秒钟后轻瘫侧下肢逐渐下垂。

(四)共济运动(coordination movement)

共济失调是指在肌力正常情况下随意运动的协调障碍,不能准确流畅地完成动作、维持姿势和平衡。

1. 一般观察　观察患者穿衣、扣纽扣、取物、写字和行走等动作的准确性以及言语是否准确流畅。

2. 指鼻试验　嘱患者外展伸直一侧上肢,以示指尖触摸自己的鼻尖,先睁眼、后闭眼重复相同动作。注意两侧上肢动作的比较(图3-7)。

3. 误指试验　患者与检查者面对而坐。检查者伸出示指固定不动。患者一侧上肢前伸,示指掌面触及检查者示指,然后上肢维持伸直并垂直抬高至头顶,再次下降触摸检查者示指。先睁眼后闭眼

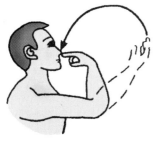
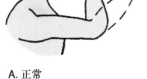
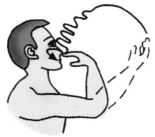
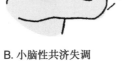
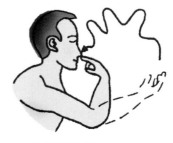

A. 正常　　　　　　　　　B. 小脑性共济失调　　　　　　　C. 感觉性共济失调

图 3-7　指鼻试验的正常和异常表现

条件下两侧上肢重复相同动作,对比睁眼闭眼时动作的准确性。正常人闭眼误差不超过 2°~5°。一侧小脑病变时,同侧上肢向病侧偏斜;前庭病变时,两上肢均向病侧偏斜;深感觉障碍时,睁眼准确、闭眼不准确。

4. 轮替试验　观察患者快速、往复动作的准确性和协调性:①前臂的旋前和旋后,嘱患者用手掌和手背快速交替接触床面或桌面;②伸指和握拳,快速交替进行。

5. 跟膝胫试验　嘱患者仰卧,抬高一侧下肢,屈膝后将足跟置于对侧膝盖上,然后贴胫骨向下移动至踝部。

6. 反跳试验　嘱患者用力屈肘,检查者握其腕部向相反方向用力,随即突然松手,观察患者前臂或掌部是否会碰击到自己身体。

7. 平衡性共济失调试验

（1）龙贝格征（Romberg sign）:也称"闭目难立征"。嘱患者站立双足并拢,双手向前平伸,先睁眼后闭眼,观察其姿势平衡。

（2）卧-起试验:嘱患者仰卧,双手交叉置于胸前,在不用双上肢支撑条件下由卧位坐起。

（五）不自主运动（involuntary movement）

观察患者有无不能自主控制的无目的的骨骼肌收缩,包括痉挛、抽动、震颤、肌束颤动、舞蹈样动作、手足徐动、身体扭转痉挛等,观察和询问不自主运动的形式、部位、程度、规律和过程,以及与休息、活动、情绪、睡眠和气温等的关系,并注意询问家族史。

（六）姿势和步态（stance and gait）

观察患者卧、坐、立和行走的姿势。观察步态时可嘱患者按指令行走、转弯和停止,注意其起步、抬足、落足、步幅、步基、方向、节律、停步和协调动作的情况。根据需要尚可嘱其足跟行走、足尖行走和足跟挨足尖沿直线行走。常见步态异常有以下几种。

1. 痉挛性偏瘫步态　瘫痪侧上肢屈曲、内旋,行走时下肢伸直向外、向前呈划圈动作,足内翻,足尖下垂(图 3-8A)。见于一侧锥体束病变。

2. 痉挛性剪式步态　双下肢强直内收,行走时一前一后呈剪刀样交叉,足尖拖地(图 3-8B)。常见于脊髓横贯性损害或两侧大脑半球病变。

3. 蹒跚步态　行走时步基增宽,身体左右摇晃,前倾后仰,不能走直线,犹如醉酒者,故又称为"醉汉步态"(图 3-8C)。见于小脑、前庭或深感觉传导路病变。

4. 慌张步态　行走时躯干前倾,双上肢无摆臂动作,步幅小且向前越走越快,停步困难,似慌张不能自制。又称"前冲步态"(图 3-8D)。见于帕金森病。

5. 肌病步态　由于骨盆带肌群和腰肌无力,行走时腰部前挺,臀部左右摇摆(图 3-8E)。多见于肌营养不良症。

6. 跨阈步态　足尖下垂,行走时为避免足趾摩擦地面,需过度抬高下肢,如跨越门槛或涉水时的步行姿势(图 3-8F)。见于腓总神经病变。

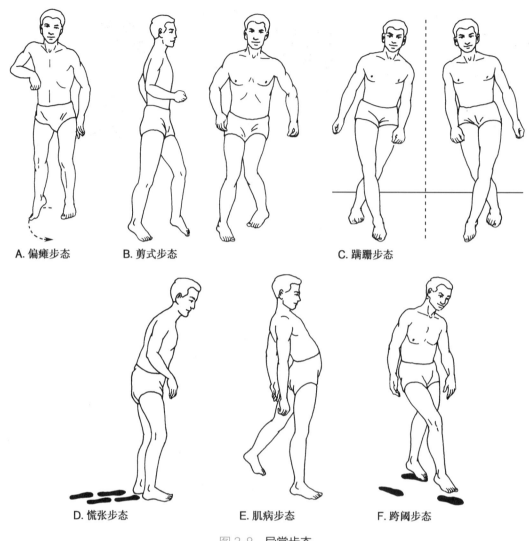

A. 偏瘫步态　　　B. 剪式步态　　　　　　C. 蹒跚步态

D. 慌张步态　　　E. 肌病步态　　　　F. 跨阈步态

图 3-8　异常步态

五、感觉系统检查

因感觉检查主观性强,检查前应当耐心向患者解释检查目的、过程和要求,以取得患者的充分合作。检查在安静环境中进行,使患者能够集中注意力,认真回答对各种刺激的感受。检查时注意两侧对比、上下对比、远端和近端对比,以及不同神经支配区的对比。痛觉检查应先由病变区开始,向正常区移行(如感觉过敏则应由正常区开始,向病变区移行)。先查出大概范围,再仔细查出感觉障碍的界限,并应准确画图记录其范围,必要时需多次复查核实。

（一）浅感觉（superficial sensation）

1. **痛觉**　用针头轻刺皮肤,询问有无疼痛及疼痛程度。如果发现局部痛觉减退或过敏,嘱患者比较与正常区域的差异程度。

2. **触觉**　患者闭目,检查者用一束棉絮轻触患者皮肤或黏膜,患者口头计数棉絮接触的次数。

3. **温度觉**　分别用盛冷水（5~10℃）和热水（40~45℃）的玻璃试管接触皮肤,嘱患者报告"冷"或"热"的感受。

（二）深感觉（deep sensation）

1. **运动觉**　嘱患者闭目,检查者轻轻捏住患者指或趾的两侧,向上、向下移动 5°左右,嘱其判断移动方向。如果患者判断有困难,可加大活动的幅度。如果患者不能感受移动,可再试较大的关节,如腕、肘、踝和膝关节等。

2. 位置觉 嘱患者闭目,检查者移动患者肢体至特定位置,嘱患者报告所放位置,或用对侧肢体模仿移动位置。

3. 振动觉 将振动的音叉(128Hz)柄置于患者体表的骨骼隆起处,如足趾、内外踝、胫骨、髌骨、髂嵴、肋骨、脊椎棘突、手指、尺桡骨茎突、锁骨和胸骨等部位,询问患者能否感受到振动觉,两侧对比,注意振动感受的程度和时限。

(三) 复合感觉(synesthesia sensation)

1. 实体觉 嘱患者闭目,将患者熟悉的物体,如钥匙、纽扣、钢笔、硬币或手表等,放在患者手中让其单手触摸,说出物体的大小、形状和名称。

2. 定位觉 嘱患者闭目,用手指或棉签轻触患者皮肤,让患者用手指出触及的部位。正常误差在10cm以内。

3. 两点分辨觉 嘱患者闭目,检查者将钝脚的两脚规分开,两脚同时接触患者皮肤。如果患者能感受到两点,则缩小两脚间距离,直到两脚的接触点被感受为一点为止。正常身体不同部位能够辨别的两点间最小距离不同:指尖2~4mm,指背4~6mm,手掌8~12mm,手背2~3cm,前臂和小腿4cm,上臂和股部6~7cm,前胸4cm,背部4~7cm。注意两侧对比。

4. 图形觉 嘱患者闭目,用竹签在患者的皮肤上画不同简单图形,如圆形、方形、三角形等,请患者说出所画图形。

六、反射检查

在神经系统检查中,反射检查的结果比较客观,较少受到意识状态和意志活动的影响,但检查时患者应保持平静和松弛状态,以利反射的引出。反射活动的强弱存在个体差异,因此两侧对比意义大。为客观比较两侧的反射活动情况,检查时应做到两侧肢体的姿势一样,叩击或划擦的部位和力量一样。根据反射改变分为亢进、增强、正常、减弱、消失和异常反射等。

(一) 深反射

1. 肱二头肌腱反射(biceps reflex,C$_{5-6}$,肌皮神经) 患者坐位或卧位,肘部半屈,检查者将左手拇指或中指置于患者肱二头肌肌腱上,右手持叩诊锤叩击手指(图3-9)。反射活动表现为肱二头肌收缩,前臂屈曲。

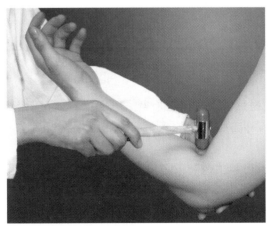
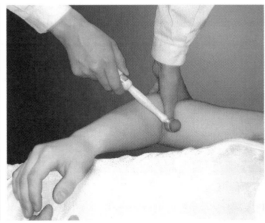

A. 坐位检查法　　　　　　　　　　B. 卧位检查法

图3-9　肱二头肌肌腱反射的检查方法

2. 肱三头肌腱反射(triceps reflex,C$_{6-7}$,桡神经) 患者坐位或卧位,肘部半屈,检查者以左手托住其肘关节,右手持叩诊锤叩击鹰嘴上方的肱三头肌肌腱(图3-10)。反射活动表现为肱三头肌收缩,前臂伸展。

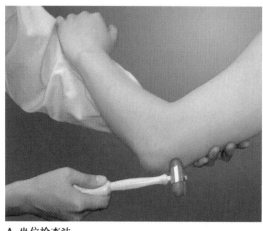
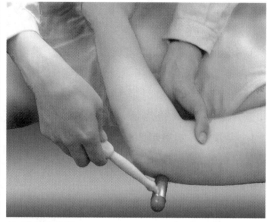

A. 坐位检查法　　　　　　　　　　　　　　B. 卧位检查法

图 3-10　肱三头肌肌腱反射的检查方法

　　3. 桡骨膜反射（radial reflex，$C_{5\sim8}$，桡神经）　患者坐位或卧位，肘部半屈半旋前位，检查者用叩诊锤叩击其桡侧茎突（图 3-11）。反射活动表现为肱桡肌收缩，肘关节屈曲，前臂旋前，有时伴有手指屈曲动作。

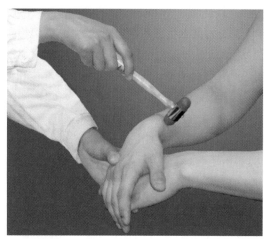
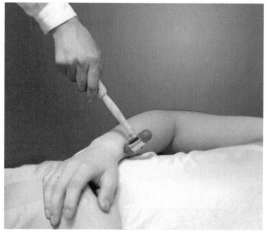

A. 坐位检查法　　　　　　　　　　　　　　B. 卧位检查法

图 3-11　桡骨膜反射的检查方法

　　4. 膝反射（patellar reflex，$L_{2\sim4}$，股神经）　患者坐位时膝关节屈曲 90°，小腿自然下垂；仰卧位时检查者左手托其膝后使膝关节呈 120° 屈曲。叩诊锤叩击膝盖下方的股四头肌肌腱（图 3-12）。反射活动表现为股四头肌收缩，小腿伸展。

　　5. 踝反射（ankle reflex，$S_{1\sim2}$，胫神经）　患者仰卧位或俯卧位，屈膝 90°；或跪于椅面上。检查者左手使其足背屈，右手持叩诊锤叩击跟腱（图 3-13）。反射活动表现为腓肠肌和比目鱼肌收缩，足跖屈。

　　6. 阵挛（clonus）　是腱反射亢进的表现，正常时不出现，见于锥体束病变的患者。

　　常见有：①髌阵挛（patellar clonus）：患者仰卧，下肢伸直，检查者以一手的拇指和示指按住其髌骨上缘，突然而迅速地将髌骨向下推移，并维持适当推力，阳性反应为股四头肌有节律的收缩使髌骨急速上下移动（图 3-14A）；②踝阵挛（ankle clonus）：患者仰卧，检查者以左手托起患者小腿后方使膝关节半屈，右手托患者足底快速上推，使其足背屈，并维持适当推力，阳性反应为踝关节节律性地往复伸屈动作（图 3-14B）。

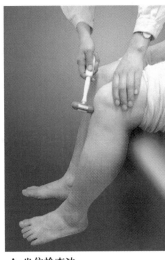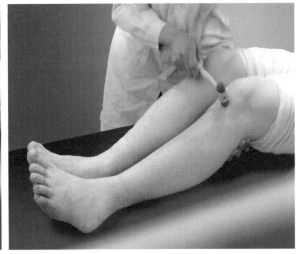

A. 坐位检查法　　　　　　B. 卧位检查法

图 3-12　膝反射的检查方法

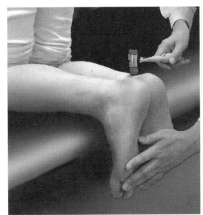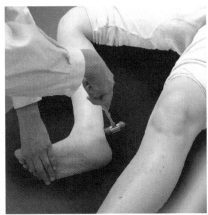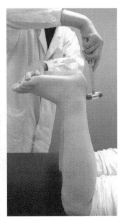

A. 跪位检查法　　　　　　B. 仰卧位检查法　　　　　　C. 俯卧位检查法

图 3-13　踝反射的检查方法

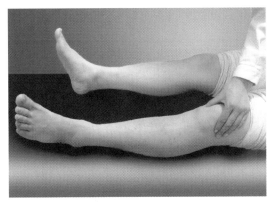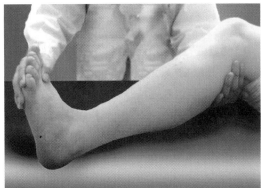

A. 髌阵挛　　　　　　　　B. 踝阵挛

图 3-14　阵挛的检查方法

（二）浅反射

1. 腹壁反射（abdominal reflex，T_{7~12}，肋间神经）　患者仰卧，双膝半屈，腹肌松弛。检查者用竹签在肋缘（$T_{7~8}$）、平脐（$T_{9~10}$）和腹股沟上方（$T_{11~12}$），由外向内轻而快速地划过腹壁皮肤，反射活动表现为上、中、下腹壁肌肉的收缩（图 3-15）。

2. **提睾反射**（cremasteric reflex，L$_{1~2}$，由闭孔神经传入，生殖股神经传出） 男性患者仰卧，双下肢稍微分开。检查者用竹签在患者股内侧近腹股沟处，由上而下或由下而上轻划皮肤。反射活动表现为同侧提睾肌收缩，睾丸上提。

3. **肛门反射**（anal reflex，S$_{4~5}$，肛尾神经） 患者胸膝卧位或侧卧位，检查者用竹签轻划肛门周围皮肤，反射活动表现为肛门外括约肌的收缩。

（三）病理反射

1. **巴宾斯基征**（Babinski sign） 用竹签沿足跟向前至小趾跟部再转向内侧进行轻划，正常（阴性）反应为所有足趾的屈曲，阳性反应为踇趾背屈，其余各趾呈扇形展开（图 3-16）。

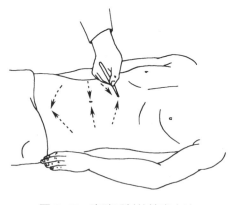

图 3-15 腹壁反射的检查方法

2. **查多克征**（Chaddock sign） 用竹签自外踝下方向前轻划足背外下缘，阳性反应同巴宾斯基征（图 3-17）。

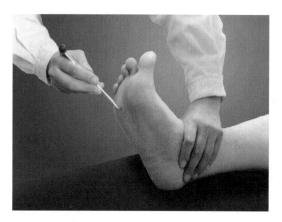

图 3-16 巴宾斯基征的检查方法

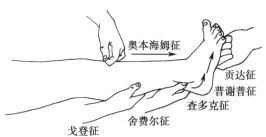

图 3-17 几种病理反射的检查方法

3. **奥本海姆征**（Oppenheim sign） 拇指和示指用力沿胫骨前缘自上而下推移至踝上方，阳性反应同巴宾斯基征（图 3-17）。

4. **戈登征**（Gordon sign） 用手挤压腓肠肌，阳性反应同巴宾斯基征（图 3-17）。

5. **舍费尔征**（Schaeffer sign） 用手捏压跟腱，阳性反应同巴宾斯基征（图 3-17）。

6. **普谢普征**（Pussep sign） 用竹签自后向前轻划足背外缘，阳性反应同巴宾斯基征（图 3-17）。

7. **贡达征**（Gonda sign） 紧压外侧两趾使之向下，数秒钟后突然放松，阳性反应为趾背屈（图 3-17）。

8. **霍夫曼征**（Hoffmann sign，C$_7$~T$_1$，正中神经）检查者以左手握住患者腕上方，使其腕部略背屈，右手示指和中指夹住患者中指第二指节，拇指向下迅速弹刮患者的中指指甲盖，阳性反应为除中指外其余各指的屈曲动作，提示锥体束病变（图 3-18）。

9. **罗索利莫征**（Rossolimo sign，L$_5$~S$_1$，胫神经）患者仰卧，双下肢伸直，检查者用叩诊锤叩击患者足趾

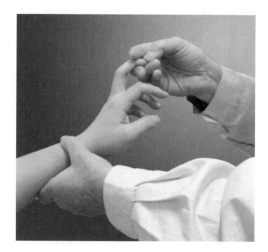

图 3-18 霍夫曼征的检查方法

基底部跖面,亦可用手指掌面弹击患者各趾跖面,阳性反应为足趾向跖面屈曲,提示锥体束病变。

上述病理反射(巴宾斯基征、查多克征、奥本海姆征、戈登征、舍费尔征、普谢普征、贡达征)阳性表明锥体束病变,霍夫曼征和罗索利莫征实际上属牵张反射,但阳性反应提示锥体束病变。

七、脑膜刺激征检查

软脑膜和蛛网膜的炎症或蛛网膜下腔出血,使脊神经根受到刺激,导致其支配的肌肉反射性痉挛,从而产生一系列阳性体征,统称脑膜刺激征。

1. 颈强直　患者仰卧,双下肢伸直,检查者轻托患者枕部并使其头部前屈。如颈有抵抗,下颏不能触及胸骨柄,则表明存在颈强直。颈强直程度可用下颏与胸骨柄间的距离(常用几根横指宽度)表示。

2. 克尼格征(Kernig sign)　患者仰卧,检查者托起患者一侧大腿,使髋、膝关节各屈曲成约90°角,然后一手固定其膝关节,另一手握住足跟,将小腿慢慢上抬,使膝关节被动伸展(图3-19)。如果患者大腿与小腿间夹角不到135°就产生明显阻力,并伴有大腿后侧及腘窝部疼痛,则为阳性。

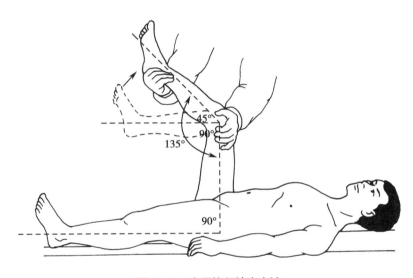

图 3-19　克尼格征检查方法

3. 布鲁津斯基征(Brudzinski sign)　患者仰卧,双下肢伸直,检查者托其枕部并使其头部前屈(图3-20)。如患者颈部有抵抗及颈后疼痛感,同时双侧髋、膝关节不自主屈曲,则为阳性。

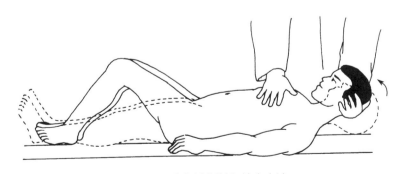

图 3-20　布鲁津斯基征检查方法

八、自主神经功能检查

(一) 一般检查

1. 皮肤　注意观察色泽(有无苍白、潮红、发绀、色素沉着或色素脱失)、温度(有无局部温度升高或降低)、质地(有无变硬、增厚、菲薄或局部水肿)、汗液分泌(有无潮湿或干燥)和营养情况(有无溃疡或压疮)。

2. 毛发与指甲　观察有无多毛、脱发及毛发分布异常,有无指甲变形、变脆及失去正常光泽等。

3. 括约肌功能　有无尿潴留或尿失禁,有无大便秘结或大便失禁。

4. 性功能　有无阳痿或月经失调,有无性功能减退或性功能亢进。

(二) 自主神经反射

1. 眼心反射　嘱患者安静卧床 10min 后计数 1min 脉搏。再让患者闭眼后双眼下视,检查者用手指压迫患者双侧眼球(压力不致产生疼痛为限),20~30s 后再计数脉搏。正常情况每分钟脉搏减慢 10~12 次,迷走神经功能亢进者每分钟脉搏减慢 12 次以上,迷走神经麻痹者脉搏无变化,交感神经功能亢进者脉搏不减慢甚至加快。

2. 卧立试验　患者由平卧突然直立,变换体位后如果每分钟脉搏增加超过 12 次,提示交感神经功能亢进;再由直立转为平卧,变换体位后如果每分钟脉搏减慢超过 12 次,提示副交感神经功能亢进。

3. 皮肤划痕试验　用钝竹签适度加压在患者皮肤上划一条线,数秒钟后出现先白后红的条纹为正常。如果出现白色条纹持续时间超过 5min,提示交感神经兴奋性增高;如果红色条纹增宽、隆起,持续数小时,提示副交感神经兴奋性增高或交感神经麻痹。

4. 立毛反射　搔划或用冰块刺激患者颈部(或腋下)皮肤,引起立毛反应,7~10s 最明显,15~20s 后消失。立毛反应扩展至脊髓横贯性损害的平面即停止,可帮助判断脊髓病灶部位。

 思考题

1. 在神经系统疾病病史采集过程中,怎样才能获得准确而有用的病史资料?

2. 如何对昏迷患者进行神经系统体格检查?

3. 随着各种先进的神经影像和功能检查设备技术的发展,体格检查在神经系统疾病诊断中的价值和地位是否可以被取代?

(王延江)

第四章

神经系统辅助检查

● 神经系统常见的辅助检查方法,包括腰椎穿刺脑脊液检查、神经系统影像学检查、神经电生理检查、基因诊断技术和神经心理学检查。

● 随着医学技术的发展,新的辅助诊断技术不断涌现,这对于神经系统疾病的诊断发挥了重要的作用。

第一节　腰椎穿刺和脑脊液检查

脑脊液(cerebrospinal fluid,CSF)是存在于脑室及蛛网膜下腔内的无色透明液体,对脑和脊髓具有保护、支持和营养等多种功能。脑脊液的生理、生化等特性在多种神经系统疾病中会发生改变,特别对中枢神经系统感染性疾病、自身免疫性疾病、蛛网膜下腔出血、脑膜癌病等的诊断具有重要价值。

脑脊液产生的主要部位是侧脑室脉络丛(plexus chorioideus),约占脑脊液的95%,其余来源于第三脑室和第四脑室等部位。脑脊液经室间孔(foramen of Monro)进入第三脑室、中脑导水管、第四脑室,最后经第四脑室的中间孔(foramen of Magendie)和两个侧孔(Luschka's foramen)流到脑和脊髓表面的蛛网膜下腔和脑池。大部分脑脊液经脑穹窿面的蛛网膜颗粒吸收至上矢状窦(superior longitudinal sinuses),小部分经脊神经根间隙吸收。

成人脑脊液总量为110~200mL,平均130mL,其生成速度为0.3~0.5mL/min,每日生成400~500mL,即人体的脑脊液每天可更新3~4次。在急性或慢性炎症、脑水肿和脉络丛乳头瘤时,脑脊液分泌明显增多,可达到5 000~6 000mL/d。正常情况下,因为血脑屏障(blood-brain barrier,BBB)的存在,血液中的各种化学成分只能选择性地进入脑脊液中。在病理情况下,BBB被破坏导致其通透性增高,可使脑脊液成分发生改变。通常经腰椎穿刺采取脑脊液,特殊情况下也可行小脑延髓池(cerebellomedullary cisterna)穿刺或侧脑室(lateral cerebral ventriculus)穿刺;诊断性穿刺还可注入显影剂和空气等进行造影,以观察脊髓蛛网膜下腔、脑蛛网膜下腔和脑室系统的情况;治疗性穿刺(therapeutic puncture)主要是注入药物等。

一、腰椎穿刺

【适应证】　腰穿脑脊液检查有助于以下疾病的诊断与鉴别诊断。

1. 中枢神经系统感染性疾病,包括各种病原体引起的脑膜炎和脑炎。

2. 中枢神经系统自身免疫性疾病,如自身免疫性脑炎、炎性脱髓鞘疾病和血管炎等。

3. 临床怀疑蛛网膜下腔出血而头颅CT尚不能证实时或与脑膜炎等疾病鉴别有困难时。

4. 脑膜癌病、原发性或继发性中枢神经系统淋巴瘤等累及脑膜的恶性肿瘤的诊断。

5. 脊髓病变和多发性神经根病变的诊断及鉴别诊断。

6. 怀疑颅内压异常需要证实或者排除时。

7. 脊髓造影和鞘内药物治疗等。

【禁忌证】

1. 颅内压显著升高伴有脑疝征象者,后颅窝的占位性病变,如小脑肿瘤患者。

2. 穿刺部位有化脓性感染灶或者脊椎结核者;脊髓压迫症的脊髓功能已处于即将丧失的临界状态时,腰穿可能加重病情,需要慎行腰穿。

3. 血液系统疾病有出血倾向者,或者使用肝素等药物导致的出血倾向者,以及血小板<50 000/L 者。

【并发症】

1. 腰穿后头痛　是最常见的并发症,发生机制为脑脊液经穿刺部位持续渗漏,造成颅内压减低。腰穿后头痛大多在穿刺后 24h 出现,可持续 5~8d。头痛以前额和后枕部为著,跳痛或胀痛多见,还可伴有颈部和后背痛。咳嗽、打喷嚏或站立时症状加重,严重者还可伴有恶心、呕吐和耳鸣。平卧位可使头痛减轻,应鼓励患者大量饮水,必要时可静脉输入生理盐水。

2. 出血　腰穿出血大多数为损伤蛛网膜或硬膜的静脉所致,出血量通常较少而且一般不引起明显的临床症状。如出血量较多时应注意与原发性蛛网膜下腔出血鉴别。

3. 感染　较少见,如消毒不彻底或无菌操作不当,或者局部有感染灶等,可能导致腰穿后感染。

4. 脑疝　是腰穿最危险的并发症,易发生在颅内压高的患者。如颅内压高者必须行腰穿才能明确诊断时,穿刺前先用脱水剂降低颅内压,腰穿后也需要密切观察病情,注意脑疝的征象。

【穿刺的操作方法】　患者通常左侧卧位,屈颈抱膝,尽量让脊柱前屈,利于拉开椎间隙。背部要与检查床垂直,脊柱与床平行。穿刺部位的确定是沿双侧髂嵴最高点做一连线,与脊柱中线相交处为第 4 腰椎棘突,然后选择第 4、5 腰椎间隙进针,如失败可以选择第 3、4 腰椎间隙或第 5 腰椎与骶骨间隙。常规消毒铺无菌巾后,用 2% 的利多卡因在穿刺点局部做皮内和皮下麻醉,然后将针头刺入韧带后,回吸无血液,边退针边推注麻醉剂。麻醉生效后,操作者用左手固定穿刺部位皮肤,右手持针,针头斜面向上刺入皮下后,针头略向头部倾斜,缓慢进针。刺入韧带时可感受到一定的阻力,当阻力突然减低提示进入蛛网膜下腔,抽出针芯脑脊液流出。测定压力时嘱咐患者放松。

二、脑脊液检查

【常规检查】

1. 压力　腰椎穿刺成功后接上压力管或压力表(通常使用前者),嘱患者充分放松后进行测定,当脑脊液在压力管中上升到一定的幅度而不再继续上升时,测量压力。侧卧位的正常压力一般为 80~180mmH$_2$O,>200mmH$_2$O 提示颅内压增高,<70mmH$_2$O 提示颅内压降低。明确的后颅窝肿瘤者通常禁行腰穿。压力高可见于脑水肿、颅内占位性病变、感染、脑卒中、静脉窦血栓形成、良性颅内压增高,以及心衰、肺功能不全等。压力低主要见于低颅压综合征、脱水、脊髓蛛网膜下腔梗阻和脑脊液漏等。

2. 性状　正常脑脊液是无色透明的液体。当脑脊液的红细胞数<360 个/L 时,外观无明显的改变,血性脑脊液提示红细胞数>10 000 个/L。如脑脊液为血性或粉红色,可用三管试验法加以鉴别:用 3 个试管连续接取脑脊液,前后各管为均匀一致的血色为新鲜出血,可见于蛛网膜下腔出血;前后各管的颜色依次变淡可能为穿刺损伤出血。血性脑脊液离心后如颜色变为无色,可能为新鲜出血或损伤;如液体呈黄色提示为陈旧性出血;脑脊液如云雾状,通常是由于细菌感染引起细胞数增多所致,见于各种化脓性脑膜炎,严重者可如米汤样;脑脊液放置后有纤维蛋白膜形成,见于结核性脑膜炎,此现象称为蛛网样凝固(cobweb-like coagulation)。脑脊液呈黄色,离体后不久自动凝固为胶冻样(colloid coagulation),称为 Froin 综合征,是脑脊液蛋白质过多所致,常见于椎管梗阻。

3. 细胞数　正常脑脊液白细胞数为(0~5)×10^6 个/L,多为单个核细胞。白细胞增多见于脑脊髓膜和脑实质的炎性病变,涂片检查如发现致病的细菌、真菌及脱落的瘤细胞等,有助于病原的诊断。

【生化检查】

1. 蛋白质　正常人(腰穿)脑脊液蛋白质含量为 0.15~0.45g/L,脑池液为 0.1~0.25g/L,脑室液为 0.05~0.15g/L。蛋白质增高见于中枢神经系统感染、脑肿瘤、脑出血、脊髓压迫症、吉兰-巴雷综合征、听神经瘤、糖尿病性神经根神经病、黏液性水肿和全身性感染等。蛋白质降低（<0.15g/L）见于腰穿或硬膜损伤引起脑脊液丢失、身体极度虚弱和营养不良者。

2. **糖**　脑脊液糖含量取决于血糖的水平。正常值为 2.5~4.4mmol/L，为血糖的 50%~70%。糖明显减少见于化脓性脑膜炎，轻至中度减少见于结核性或真菌性脑膜炎（特别是隐球菌性脑膜炎）以及脑膜癌病；糖含量增加见于糖尿病。

3. **氯化物**　正常脑脊液含氯化物 120~130mmol/L，较血氯水平为高。细菌性和真菌性脑膜炎均可使氯化物含量减低，尤以结核性脑膜炎最为明显。氯化物降低还可见于全身性疾病引起的电解质紊乱等。

【特殊检查】

1. **细胞学检查**　通常采用玻片离心法或者自然沉淀法。取 1~2mL 脑脊液，经细胞玻片离心或者脑脊液细胞学沉淀器，使细胞沉淀在带滤纸孔的玻片上，干燥后以 Wright-Giemsa（瑞-吉）染色后镜检。脑脊液细胞学对中枢神经系统感染性和非感染性炎性疾病以及肿瘤等有重要辅助诊断意义。中枢神经系统化脓性感染时脑脊液细胞学可见中性粒细胞增多；病毒性感染可见淋巴细胞增多；结核性脑膜炎可见淋巴细胞与中性粒细胞混合性细胞反应；新型隐球菌脑膜炎亦呈混合性细胞反应，并常可见新型隐球菌；颅内寄生虫感染的脑脊液细胞学常可见嗜酸性粒细胞增多。当蛛网膜下腔出血时，红细胞将刺激软脑膜发生一系列细胞反应，通常在出血后 24h 达到高峰，如无再出血往往在 7~10d 内迅速消失。一般在出血的 12~24h 内出现激活的单核细胞，3d 内出现含红细胞的吞噬细胞，5d 后出现含铁血黄素吞噬细胞，10d 后可见胆红素吞噬细胞。如在吞噬细胞胞质内同时见到被吞噬的新鲜红细胞、褪色的红细胞、含铁血黄素和胆红素，则为出血未止或复发出血的征象。如系腰椎穿刺损伤者则不会出现此类激活的单核细胞和吞噬细胞。

2. **蛋白电泳**　脑脊液蛋白电泳的正常值（滤纸法）：前白蛋白 2%~6%，白蛋白 44%~62%，α1 球蛋白 4%~8%，α2 球蛋白 5%~11%，β 球蛋白 8%~13%，γ 球蛋白 7%~18%。电泳带质和量的分析对神经系统疾病的诊断有一定帮助。前白蛋白在神经系统炎症时降低，在变性病时升高；白蛋白减少多见于 γ 球蛋白增高的情况；α 球蛋白升高主要见于中枢神经系统感染早期；β 球蛋白增高见于肌萎缩侧索硬化和退行性病变等；γ 球蛋白增高见于脱髓鞘疾病和中枢神经系统感染等。

3. **免疫球蛋白（immunoglobulin, Ig）**　正常 CSF-Ig 含量极少，IgG 为 10~40mg/L，IgA 为 1~6mg/L，IgM 含量极微。CSF-Ig 增高见于中枢神经系统炎性反应（细菌、病毒、螺旋体及真菌等感染），对多发性硬化、其他原因所致的脱髓鞘病变和中枢神经系统血管炎等诊断有所帮助；结核性脑膜炎和化脓性脑膜炎时 IgG 和 IgA 均上升，前者更明显，结核性脑膜炎时 IgM 也升高。乙型脑炎急性期 IgG 基本正常，恢复期 IgG、IgA、IgM 均轻度增高。CSF-IgG 指数及中枢神经系统 24h IgG 合成率的测定，可作为中枢神经系统内自身合成的免疫球蛋白标志。

4. **寡克隆区带（oligoclonal bands, OB）**　脑脊液 OB 测定也是检测鞘内 Ig 合成的重要方法。一般临床上检测的是 IgG 型 OB，特异性 OB 是诊断多发性硬化的重要指标，也可见于自身免疫性脑炎与中枢神经系统感染性疾病。常用的检测方法是等电聚焦电泳和免疫印记的方法。

5. **抗神经抗体检测**　对神经免疫性疾病具有重要诊断意义。通常建议血清与脑脊液同时检测以提高阳性率。但以鞘内合成为主的抗体一般以检测脑脊液为主，例如抗 NMDAR 抗体以检测脑脊液为主，而抗 AQP4 抗体与自身免疫性周围神经病抗体检测一般以血清标本为主。

6. **病原学检查**

（1）病毒学检测：脑脊液 PCR 与宏基因组二代测序是确诊中枢神经系统病毒感染的主要诊断性实验。单纯疱疹病毒（herpes simplex virus, HSV）抗原和抗体的检测常用方法有补体结合试验（CFT）、间接免疫荧光法（IFA）、放射免疫法（RIA）和酶联免疫吸附试验（ELISA）等。抗原早期阳性提示近期感染的可能，双份血清的测定对判断近期感染更有意义；HSV-IgG 型抗体阳性在血清中可终生存在，发病初期 HSV-IgM 型抗体阳性更有意义。

（2）脑脊液涂片和脑脊液细胞学：经革兰氏染色、抗酸染色和墨汁染色等特殊染色，对化脓性脑膜炎、结核性脑膜炎和新型隐球菌脑膜炎等的诊断有重要帮助。脑脊液新型隐球菌感染，免疫学检查包括特异性抗体和特异性抗原的测定。

（3）抗囊虫抗体检测：方法有间接血凝实验、ELISA法和酶联转印技术（EITB）等，其中ELISA法最常用，敏感性达90%以上，特异性达98%。脑脊液中抗体阳性有助于脑囊虫的诊断。

第二节　神经系统影像学检查

神经影像学是诊断神经系统疾病的重要辅助检查手段，从早期的X片及CT，逐步发展至多序列多模态磁共振技术等检查。影像检查在神经系统疾病的病因诊断及鉴别诊断、治疗及预后评估方面的作用日趋重要。下面介绍常用的诊断技术和临床意义。

一、头颅平片和脊柱平片

常用的神经系统X线平片检测主要包括以下几种。

1. 头颅平片　检查简便安全。头颅平片主要包括正位和侧位，主要观察颅骨的厚度、密度及各部位结构、颅缝状态、颅底的裂和孔、蝶鞍及颅内钙化斑及颅板压迹等。目前基本已被CT和MRI等检查取代。

2. 脊柱平片　可观察脊柱的生理屈度，椎体有无发育异常，骨质有无破坏、骨折、脱位、变形和骨质增生等，以及椎弓根的形态、椎间孔和椎间隙的改变，椎板和棘突有无破坏或脊柱裂，椎旁有无软组织阴影等。

二、血管造影和数字减影血管造影

【数字减影脑血管造影】　脑血管造影是应用对比剂注入颈动脉或椎动脉内，然后在动脉期、毛细血管期和静脉期分别摄片。数字减影血管造影（digital subtraction angiography，DSA）技术利用数字化成像方式，应用电子计算机程序将组织图像转变成数字信号输入并储存，然后经动脉或静脉注入对比剂，将所获得的第二次图像也输入计算机，然后进行减影处理，使充盈对比剂的血管图像保留下来，而骨骼、脑组织等影像等均被减影除去，保留下的血管图像经过再处理后传送到监视器上，得到清晰的血管影像（图4-1）。

脑血管造影的方法通常采用股动脉或肱动脉穿刺法，主要适应证是头颈部血管病变如动脉瘤和血管畸形等。优点为简便快捷，血管影像清晰，可三维显示；缺点是该方法仍是有创性检查，需要注射对比剂，可能需麻醉插管。DSA也是血管内介入治疗不可缺少的技术，介入治疗必须通过DSA检查明确病变的部位、供养血管、侧支循环和引流血管等。

【脊髓造影和脊髓血管造影】

1. 脊髓造影　也称椎管造影，适应证为脊髓压迫症，如脊髓肿瘤、椎间盘脱出、椎管狭窄、慢性粘连性蛛网膜炎等，但椎管造影有较多的副作用，如疼痛和原有的症状加重等，目前已经基本被MRI技术取代。

2. 脊髓血管造影　将对比剂注入脊髓的动脉系统，显示血管分布的情况，称为脊髓血管造影，有助于诊断脊髓血管畸形和脊髓动静脉瘘等。

三、电子计算机体层扫描

电子计算机体层扫描（computerized tomography，CT）由英国的Hounsfield（1969）设计，于1972年首先用于颅脑疾病的诊断，可清晰地显示不同平面的脑实质、脑室和脑池的形态和位置等图像，并很快应用于全身各部位。CT的原理是利用各种组织对X线的不同吸收系数，通过电子计算机处理得到

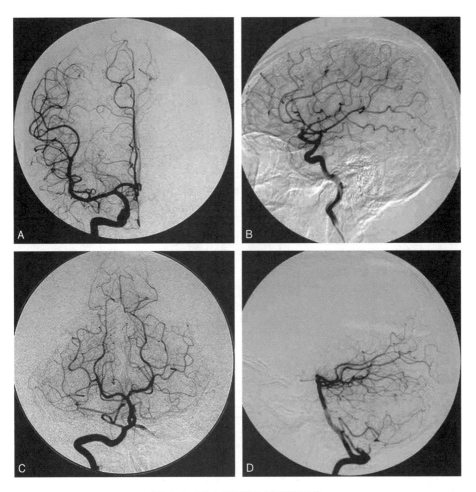

图 4-1　脑血管 DSA 动脉期图像

A. 左侧颈内动脉注射对比剂正位；B. 左侧颈内动脉侧位；C. 左侧椎动脉注射对比剂正位；
D. 椎基底动脉系统侧位。

图像。在 CT 图像上，对 X 线吸收高于脑实质表现为增白的高密度阴影，如钙化和脑出血等；对 X 线吸收低于脑实质则表现为灰黑色的低密度阴影，如坏死、水肿、囊肿及脓肿等。

　　常规头颅 CT 平扫主要用于颅内出血、脑外伤、脑梗死、脑肿瘤、脑积水、脑萎缩、脑炎症性疾病及脑寄生虫病（如脑囊虫）、脑发育畸形等的诊断。颈椎或腰椎 CT 检查较 X 线能更加清晰地显示骨质改变、椎管狭窄、椎间盘突出等。在急诊怀疑为脑血管病的患者，头颅 CT 为最基本的鉴别脑出血和脑梗死的方法（图 4-2）。

　　增强 CT 是通过静脉注射对比剂后进行 CT 检查，如果存在血脑屏障的破坏（如肿瘤或脑炎），则病变组织区域呈现高密度的增强效应，可更清晰地显示病变，提高诊断敏感性。

　　CT 血管造影（computed tomography angiography，CTA）指静脉注射含碘对比剂后，经计算机对图像进行处理，三维显示颅内血管系统，可取代部分 DSA 检查。CTA 可清楚显示主动脉弓、颈总动脉、颈内动脉、椎动脉、锁骨下动脉、Willis 动脉环，以及大脑前、中、后动脉及其主要分支，对闭塞性血管病变可提供重要的诊断依据，可明确血管狭窄的程度，清晰显示动脉粥样硬化斑块以及是否存在钙化（图 4-2）。

　　CT 灌注成像可在注射对比剂后显示局部脑血容量（rCBV）、局部脑血流量（rCBF）和平均通过时间（MTT）等，能够反映组织的血管化程度，并能动态反映脑组织的血流灌注情况，属于功能成像的范畴。在急性脑缺血发生 10min 即可显示脑缺血区的范围，可用于显示缺血半暗带；可了解脑血流供应和代偿状态，有助于缺血性脑血管病治疗方案的制订。

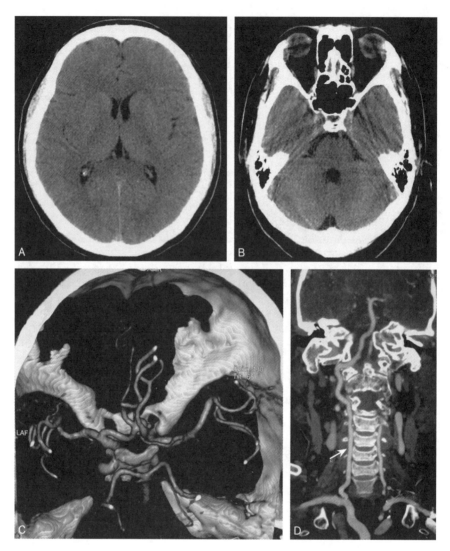

图 4-2   头颅 CT 和头颈 CTA

A. 头颅 CT 内囊层面;B. 头颅 CT 脑桥层面,可见头颅 CT 在该层面有较多伪影;C. 颅
内动脉的 CTA;D. 颅外右侧椎动脉的 CTA。箭头示右侧椎动脉。

四、磁共振成像

磁共振成像(magnetic resonance imaging,MRI)是 20 世纪 80 年代初开始用于临床的一项新的影像学诊断技术,能够提供传统的 X 线和 CT 不能提供的信息。是诊断颅内和脊髓病变最重要的检查手段,目前在我国已普遍应用。近年来新的磁共振技术如功能磁共振(functional MRI,fMRI)、磁共振血管成像(magnetic resonance angiography,MRA)、磁共振波谱分析(magnetic resonance spectroscopy,MRS)和弥散加权成像(diffusion weighted imaging,DWI)等的出现,推进了神经科学的发展。

【MRI 的基本原理】   MRI 是利用人体内 H 质子在主磁场和射频场中被激发产生的共振信号,经计算机放大、图像处理和重建后得到磁共振成像。MRI 检查时,患者被置于磁场中,接受一序列的脉冲后,打乱组织内的质子运动。脉冲停止后,质子的能级和相位恢复到激发前状态,这个过程称为弛豫。弛豫分为纵向弛豫(简称 T_1)和横向弛豫(简称 T_2),MRI 的黑白对比度来源于体内各种组织 MR 信号的差异。以 T_1 参数成像时,T_1 短的组织(如脂肪)产生强信号呈白色,而 T_1 长的组织(如体液)为低信号呈黑色;反之,T_2 成像时,T_2 长的组织(如体液)信号强呈白色,而 T_2 短的组织信号较弱呈灰黑色。空气和骨皮质无论在 T_1 或 T_2 加权图像上均为黑色。T_1 图像可清晰显示解剖细节,T_2 图像有利于显示病变。液体、肿瘤、梗死病灶和炎症在 T_1WI 上呈低信号，在 T_2WI 上则为极易识别的高信号。而心腔和大血管由于血流极快，使发出脉冲至接收信号时，被激发的血液已从原部位流走，信号不复存在，因此，心腔及大血管在 T_1 和 T_2 加权图像上均呈黑色，此现象称"流空效应"。

【MRI 的优势及临床应用】　与 CT 比较，MRI 能提供多方位和多层面的解剖学信息，图像清晰度高，没有电离辐射，对人体无放射性损害；不出现颅骨的伪影；不需要对比剂；可清楚地显示冠状、矢状和横轴三位像；可清晰地观察到脑干及颅后窝病变的形态、位置、大小及其与周围组织结构的关系；对脑灰质与脑白质可以产生明显的对比度。但对于急性颅脑损伤、颅骨骨折、钙化病灶及出血性病变急性期等 MRI 检查不如 CT 敏感。另外由于 MRI 检查所需时间较长，在危重或不能配合的患者往往难以进行检查，而头颅 CT 检查快速简便，在这种情况下具有一定优势。

MRI 广泛应用于脑血管疾病、脱髓鞘疾病、脑肿瘤、颅脑先天发育畸形、颅脑外伤、各种原因所致的颅内感染及神经系统变性病等的诊断和鉴别诊断。MRI 可以显示脊髓病变，对脊髓病变的诊断具有明显优势，常用于脊髓肿瘤、脊髓炎、脊髓空洞症、椎间盘脱出、脊椎转移瘤和脓肿等的诊断。

顺磁性对比剂钆（gadolinium-DTPA）通过改变氢质子的磁性作用，改变其弛豫时间而获得高 MR 信号，产生有效的对比作用，含血管丰富的实质性病灶或存在血脑屏障破坏的区域在 T_1WI 表现为高信号。通过增强 MRI 有助于对不同性质的病变进行鉴别，增加对肿瘤和炎症诊断的敏感性，可以使病灶与周围组织和结构之间的关系显示得更清晰，也可以为肿瘤的手术和放射治疗范围的确定提供重要信息。DTPA 剂量一般为 0.1mmol/kg，静脉注射后 1h 内可见明显的增强效果。

注意事项：体内有金属植入物如义齿、脑动脉瘤手术放置银夹、安装心脏起搏器的患者均不能使用 MRI 检查。

【液体衰减反转回复序列】　"液体衰减反转回复"（fluid-attenuated inversion recovery，FLAIR）序列，也称水抑制成像技术。该技术可抑制自由水（如脑脊液和水肿）的信号，而脑组织的信号不受影响。脑脊液由 T_2WI 上的亮信号变成暗信号，实质性病灶和含结合水的病灶表现为明显的高信号，而含自由水的病灶如陈旧性脑梗死、囊肿则表现为低信号。通过 FLAIR 像，可以协助判断脑组织内实质性病变的范围，对于脑室周围区域或脑表面附近可疑病变的识别尤其具有重要价值，也可以发现脑室或蛛网膜下腔的少量出血，与 T_1WI 和 T_2WI 结合可辅助识别血管间隙。该技术目前已经作为常规测定序列广泛应用于临床（图 4-3）。

【脂肪抑制成像技术】　脂肪抑制成像技术指在 MR 成像中通过调整采集参数而选择性地抑制脂肪信号，使其失去亮的信号特征变为暗信号，以区分同样为亮信号的不同结构，主要用于颅底、眶部和肌肉的检查，可以消除 T_1 像脂肪组织高信号的干扰，增加图像的组织对比，并有利于显现出病灶的增强效应，还可以鉴别病灶内是否含有脂肪，为鉴别诊断提供信息。

【磁共振血管成像】　磁共振血管成像（magnetic resonance angiography，MRA）是基于 MR 成像平面血液产生的"流空效应"而开发的一种磁共振成像技术。在不使用对比剂的情况下，通过抑制背景结构信号将血管分离出来，单独显示血管结构，可显示成像范围内所有大血管，如颈内动脉、大脑中动脉、基底动脉等，也可显示主要的侧支血管。通过不同的成像方法，还可以显示大的静脉和静脉窦，称为磁共振静脉血管成像。临床主要用于颅内动脉瘤、脑血管畸形、大血管狭窄或闭塞以及静脉窦血栓等的诊断。MRA 对于较大动脉瘤的判断和血管造影相似，然而对于 <5mm 的小动脉瘤容易漏诊，对于血管畸形的判断也存在类似现象；在脑血管狭窄时，对于严重的狭窄或闭塞的血管判断较为可靠。普通 MRI 在颈部血管成像时受伪差影响较大，静脉注射 Gd-DTPA 后进行检查可改善成像效果。

MRA 的优点是不需动脉穿刺、方便省时、无放射损伤及无创性。缺点是空间分辨率差，不及 CTA 和 DSA；信号变化复杂，易产生伪影；对细小血管显示差（图 4-4、图 4-5）。

【MR 弥散加权成像】　MR 弥散加权成像（diffusion weighted imaging，DWI）是广义的功能性 MR 成像技术之一。采用的是回波平面成像技术，通过测量病理状态下水分子布朗运动的特征，可用于缺血性脑血管病的早期诊断，发病 2h 内即可发现缺血改变，病变区域表现为高信号。在早期这种弥

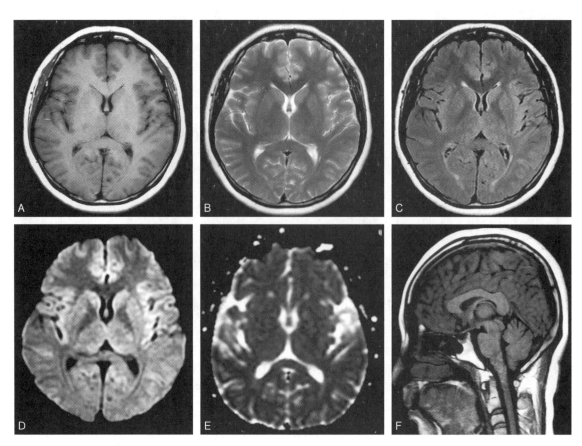

图 4-3　脑磁共振成像

A. T₁ 序列,轴位;B. T₂ 序列;C. FLAIR 像;D. DWI 成像;E. ADC 成像;F. T₁ 序列矢状位。

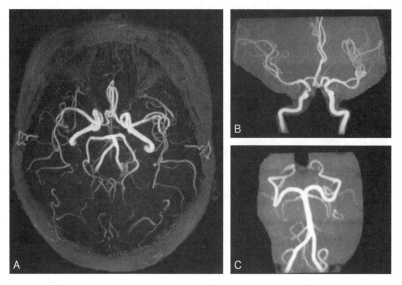

图 4-4　脑血管 MRA 成像

A. Willis 动脉环,双侧颈内动脉和椎基底动脉 MRA;B. 颈内动脉系统 MRA 成
像;C. 椎基底动脉 MRA 成像。

散变化是可逆的,为早期治疗提供了重要的信息。DWI 也可辅助区分新旧梗死病灶,对于多发性硬
化新旧脱髓鞘病灶的判断也有一定价值,可敏感地显示各种原因导致的细胞毒性水肿。DWI 不需要
注射对比剂。弥散加权成像时,可测定表观弥散系数(apparent diffusion coefficient,ADC),根据计算的
ADC 值,可以重建 ADC 图,在脑血管病急性期病变区域表现为低信号(图 4-3)。

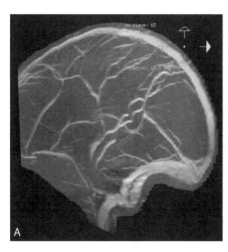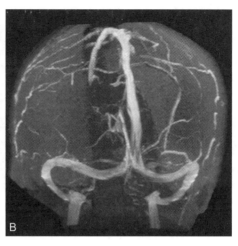

图 4-5　脑血管 MRV 成像

A. 头 MRV 矢状位成像；B. MRV 前后位成像。

【MR 灌注加权成像】　MR 灌注加权成像（perfusion-weighted imaging，PWI）也是广义的功能性 MR 成像技术之一。静脉注射顺磁性对比剂后，通过回波平面成像技术观察成像的变化。可计算出局部脑血容量（rCBV）、局部脑血流量（rCBF）和平均通过时间（MTT）等。PWI 的目的是显示通过毛细血管网的血流情况，提供周围组织氧和营养物质的功能状态。补充常规 MRI 和 MRA 不能获得的血流动力学和脑血管功能状态信息，有助于缺血性脑血管病的早期诊治及侧支循环代偿情况。

【MR 弥散张力成像】　MRI 弥散张力成像（diffusion tensor imaging，DTI）是在 DWI 的基础上施加多个线性方向的敏感弥散梯度而获得的图像。可以反映水分子在白质内弥散的优势方向，能够显示脑白质纤维束的走行及其完整性。目前主要用于脑白质有关病变的诊断和研究，如多发性硬化的白质病变、肌萎缩侧索硬化的锥体束变性等。

【MR 水成像技术】　MR 水成像主要是利用水的长 T_2 特性，由于体内静态或缓慢流动的液体的 T_2 值远远大于其他组织，因此在重 T_2 序列选择很长的回波时间（echo time，TE），可以将其他组织的信号强度减低甚至完全消失，而仅显示出静态水的信号。在神经系统应用 MR 椎管水成像，可以获得类似椎管造影的效果，需要与常规 MRI 进行对比分析，并应注意排除伪影造成的假象。该技术无创，不需要对比剂。

【磁共振波谱分析】　磁共振波谱分析（magnetic resonance imaging spectroscopy，MRS）是利用磁共振技术和化学移位作用对体内的组织化学成分进行分析，以波谱的形式表示，可提供病变组织的代谢功能及生化方面的信息。最常采用的是质子 MRS（^{1}H-MRS），对病变的定性可提供一定的帮助。目前 ^{1}H-MRS 可测定 12 种脑代谢产物和神经递质的共振峰，其中以 N-乙酰天门冬氨酸（NAA）、肌醇、肌酸、胆碱和乳酸等研究得最多。目前应用的判断标准不是根据各波波峰的绝对值，而是相对值，因此 MRS 尚不能作为独立的指标用于疾病的诊断，主要用于中枢神经系统代谢性疾病、肿瘤和痴呆等变性疾病的研究。

【MRI 脑功能成像】　MRI 脑功能成像（functional magnetic resonance imaging，fMRI）以脱氧血红蛋白的敏感效应为基础，对皮质功能进行定位成像。成像基于脑功能活动中的生理学行为，大脑皮质某一区域兴奋时，局部小动脉扩张，血流量增加，但耗氧量仅仅轻度增加，故局部氧和血红蛋白含量增加，在 T_1WI 和 T_2WI 上信号强度增高。信号强度的变化反映了该区灌注的变化，利用该原理可以进行皮质功能定位。fMRI 有视觉功能成像、听觉功能成像和运动功能成像。功能性影像和形态影像的结合将为临床诊断提供重要的信息。

第三节　神经系统电生理检查

一、脑电图和脑电地形图

【脑电图】　脑电图(electroencephalography,EEG)是脑生物电活动的检查技术,通过测定自发的有节律的生物电活动以了解脑功能状态,是证实癫痫和进行分类的最客观的手段。

1. **常规检测方法和电极安置**　电极安放的原则是尽可能记录到异常电位。目前国际上通用而且广泛使用的电极安放方法是采用国际 10/20 系统,参考电极通常置于双耳垂。电极可采用单极和双极法的连接方法。

2. **特殊电极**

(1)蝶骨电极:按照冯应琨教授的方法,将不锈钢针灸针作为电极,在耳屏切迹前 1.5~3.0cm,颧弓中点下方 2cm 处垂直刺入 4~5cm 进行记录。该方法与常规方法比较可明显提高颞叶癫痫脑电图诊断的阳性率。

(2)鼻咽电极:主要用于检测额叶底部和颞叶前内侧的病变。但因易受呼吸吞咽动作等影响,和患者有明显的不适感而限制了该技术的应用。

(3)深部电极:将电极插入颞叶内侧的海马及杏仁核等较深部位。为非常规的检测方法,其主要并发症是出血和感染。

3. **诱发试验**　在进行常规 EEG 检查时,还可以通过一些特殊的手段诱发不明显的异常电活动,以便提高诊断的阳性率。

(1)过度换气:其原理是让患者加快呼吸频率和深度,引起短暂性呼吸性碱中毒,使常规检测中难以记录到的、不明显的异常变得明显。过度换气持续时间通常为 3min,检查时应密切观察患者有无任何不适反应,如头痛及肢端麻木等,一旦 EEG 上出现痫性放电应立即停止过度换气,以免出现癫痫发作。

(2)闪光刺激:是 EEG 的常规检查项目之一,特别是对光敏性癫痫有重要价值。

(3)睡眠 EEG:半数以上的癫痫发作与睡眠有关,部分患者只在睡眠中发作,因此可提高 EEG 检查的阳性率。睡眠 EEG 的记录时间一般在 20min 以上。

(4)其他:包括药物诱发等,常用的致痫药物有戊四氮和贝美格等静脉注射。目前临床上已经很少应用。

4. **正常 EEG**

(1)正常成人 EEG:在清醒、安静和闭眼放松状态下,脑电的基本节律为是 8~12Hz 的 α 节律,波幅为 20~100μV,主要分布在枕部和顶部;β 活动的频率为 13~25Hz,波幅为 5~20μV,主要分布在额叶和颞叶;部分正常人在大脑半球前部可见少量 4~7Hz 的 θ 波;频率在 4Hz 以下称为 δ 波,清醒状态下的正常人几乎没有该节律波,但入睡可出现,而且由浅入深逐渐增多。频率为 8Hz 以下的脑电波称为慢波。

(2)儿童 EEG:与成人不同的是儿童 EEG 以慢波为主,随着年龄的增加,慢波逐渐减少,而 α 波逐渐增多,14~18 岁接近于成人脑电波。

(3)睡眠 EEG:根据眼球运动可分为:①非快速眼动相或慢波相(NREM):第 1 期困倦期,由清醒状态向睡眠期过渡阶段,α 节律逐渐消失,被低波幅的慢波取代;在顶部可出现短暂的高波幅双侧对称的负相波称为"V"波。第 2 期浅睡期,在低波幅脑电波的基础上出现睡眠纺锤波(12~14Hz)。第 3、4 期深睡期,第 3 期在睡眠纺锤波的基础上出现高波幅慢波(δ 波),但其比例在 50% 以下;第 4 期睡眠纺锤波逐渐减少至消失,δ 波的比例达 50% 以上。②快速眼动相(REM):以低波幅 θ 波和间歇出现的低电压 α 波为主的混合频率的电活动。

5. 常见的异常 EEG

（1）弥漫性慢波：背景活动为弥漫性慢波，是最常见的异常表现，无特异性。可见于各种原因所致的弥漫性脑病，如中毒性脑病、代谢性脑病、缺氧性脑病等。

（2）局灶性慢波：是局部脑实质功能障碍所致。见于局灶性癫痫、病毒性脑炎、脑脓肿、局灶性硬膜下或硬膜外血肿等。

（3）三相波：通常为中至高波幅、频率为 1.3~2.6Hz 的负-正-负或正-负-正波。主要见于肝性脑病和其他原因所致的中毒代谢性脑病。

（4）癫痫样放电：包括棘波、尖波、棘慢波综合、多棘波、尖慢波综合及多棘慢波综合等（图 4-6）。50% 以上患者在癫痫发作的间期可记录到癫痫样放电，放电的不同类型通常提示不同的癫痫综合征，如多棘波和多棘慢波综合通常伴有肌阵挛，见于全身性癫痫和光敏感性癫痫等。双侧同步对称、每秒 3 次、重复出现的高波幅棘慢波综合提示失神小发作。

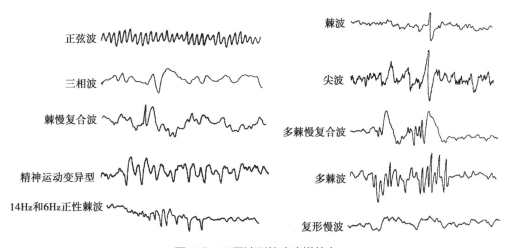

图 4-6　不同波形的癫痫样放电

6. EEG 的临床应用　EEG 检查主要用于癫痫的诊断、分类和病灶的定位；可有助于脑部器质性和功能性病变的鉴别，区分弥漫性或局限性损害，对脑炎、中毒性和代谢性等各种脑病的诊断均有辅助诊断价值。

【脑电地形图】　脑电地形图（brain electrical activity mapping，BEAM）是指将脑电信号输入电子计算机进行处理，对各导联各频段的脑电波功率值分析后，用不同的颜色图像进行显示的一项较新的检查技术，可对脑电信号进行时间和空间的定量分析。BEAM 也称为脑电位分布图，是定量脑电图的分析技术之一。该技术的主要优点是将大脑的功能变化与形态定位结合起来，图像直观、形象，定位较准确。但不能反映脑电波形出现的方式，不能连续检测，对识别伪差有一定的困难，因此不能取代常规脑电图的检查。

二、脑诱发电位

脑诱发电位（cerebral evoked potential，EP）是中枢神经系统在感受体内外各种特异性刺激所产生的生物电活动，其检测技术可以了解脑的功能状态。目前不仅能对躯体感觉、视觉和听觉等感觉通路的刺激进行检测，还可对运动通路及认知功能进行测定，后者称为事件相关电位（event related potential，ERP），其中最常用的是 P300 电位。

【躯体感觉诱发电位】　躯体感觉诱发电位（somatosensory evoked potential，SEP）指刺激肢体末端粗大感觉纤维，在躯体感觉上行通路不同部位记录的电位，主要反映周围神经、脊髓后束和有关神经核、脑干、丘脑、丘脑放射及皮质感觉区的功能。

1. 检测方法　表面电极置于周围神经干体表部位,用方波脉冲刺激,频率为 1~5Hz,刺激量以刺激远端(手指或足趾)微动为宜。常用的刺激部位为上肢的正中神经和尺神经,下肢的胫后神经和腓总神经等。上肢记录部位通常是 Erb 点、颈椎(C_7 或 C_5)棘突及头部相应的感觉区;下肢记录部位通常是腘窝、臀点、T_{12} 及头部相应的感觉区。

2. 波形的命名　SEP 各波的命名原则是极性(波峰向下为 P,向上为 N)+ 潜伏期。例如潜伏期为 14ms,波峰向下的波称为 P14。

(1)正中神经刺激(图 4-7):对侧顶点记录(头参考)的主要电位是 P14、N20、P25 和 N35;周围电位是 Erb 点(N9)和 C_7(N11,N13)。

(2)胫后神经刺激(图 4-8):顶点(Cz')记录(头参考)的主要电位是 P40、N45 和 P60 和 N75;周围电位是腘窝、腰(L_3)和 T_{12} 或 T_{11}。

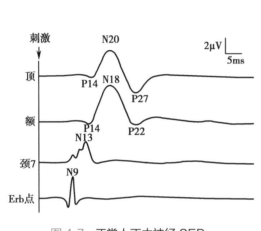

图 4-7　正常人正中神经 SEP

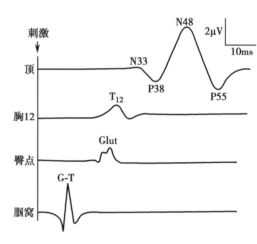

图 4-8　正常人胫后神经 SEP

3. SEP 异常的判断标准和影响因素

(1)SEP 异常的判断标准:潜伏期>(平均值 +3SD)为异常;波幅明显降低伴波形分化不良或波形消失均为异常。

(2)SEP 的影响因素:主要是年龄、性别和温度,正常值的判断应注意不同年龄和性别;检测中应注意肢体温度,肢体皮肤温度应保持在 34℃。各成分的绝对潜伏期与身高明显相关,而中枢段传导时间与身高无明显的相关性。

4. SEP 各波的起源

(1)正中神经刺激:N9 为感觉神经动作电位;N11 可能来源于颈髓入口处或后索,N13 可能为颈髓后角突触后电位,N14/P14 可能来自高颈髓或延髓,N20 可能起源于一级体感皮质(S1 区),P25 多数学者认为是一级体感皮质(S1 区)的另一个反应波,N35 可能与细纤维经丘脑腹后外侧核投射到一级体感皮质(S1 区)有关。

(2)胫后神经刺激:腘窝、腰(L_3)和 T_{12} 或 T_{11} 椎体水平记录的电位反映周围神经远端和近端的动作电位。P40 可能来自同侧头皮中央后回,N45 可能来自顶叶 S1 后方,P60 可能与顶叶偏后凸面有关,N75 分布较广,起源尚不清楚。

5. SEP 的临床应用　用于检测周围神经、神经根、脊髓、脑干、丘脑及大脑的功能状态。临床主要应用于脑死亡的判断和脊髓手术的监护等。在臂丛神经病变、脊髓病、亚急性联合变性、多发性硬化及脑血管病等疾病中,也可用于感觉通路受累的客观评价。

【视觉诱发电位】　视觉诱发电位(visual evoked potential,VEP)是经头皮记录的枕叶皮质对视觉刺激产生的电活动。

1. **检测方法**　通常在光线较暗的条件下进行,检测前应粗测视力并行矫正。临床上最常用的方法为黑白棋盘格翻转刺激 VEP(PRVEP)和闪光刺激 VEP。前者的优点是波形简单易于分析、阳性率高和重复性好,后者受视敏度影响小,适用于 PRVEP 检测不能合作者。记录电极置于 O1、Oz 和 O2,参考电极通常置于 Cz。

2. **波形命名和起源**(图 4-9)　PRVEP 是一个由 NPN组成的三相复合波,分别按各自的平均潜伏期命名为 N75、P100 和 N145。正常情况下 P100 潜伏期最稳定而且波幅高,是唯一可靠的成分。VEP 各波的起源目前尚不清楚。

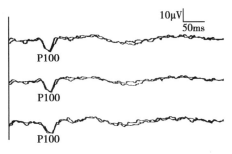

图 4-9　正常人 VEP

3. **VEP 异常的判断标准和影响因素**

(1)VEP 异常的判断标准:潜伏期>(平均值 +3SD);波幅<3μV 以及波形分化不良或消失。

(2)VEP 的影响因素:主要受视力、性别和年龄的影响。女性潜伏期通常较男性短而且波幅高;年龄>60 岁者P100 潜伏期明显延长。

4. **VEP 的临床应用**　主要用于视通路病变的评估,特别是在多发性硬化和视神经脊髓炎谱系疾病患者,可提供早期视神经损害的客观依据。

【脑干听觉诱发电位】　脑干听觉诱发电位(brainstem auditory evoked potential,BAEP)指经耳机传出的声音刺激听神经传导通路在头顶记录的电位。检测时一般不需要患者的合作,婴幼儿和昏迷患者均可进行测定。

1. **检测方法**　多采用短声(click)刺激,刺激强度 50~80dB 或主观听阈 +75dB;刺激频率10~15Hz,持续时间 10~20ms,叠加 1 000~2 000 次。检测时单耳刺激,对侧白噪音掩盖。记录电极通常置于 Cz,参考电极置于耳垂或乳突,接地电极置于 FPz。

2. **波形命名和起源**　正常 BAEP 通常由 5 个波组成(图 4-10),依次以罗马数字命名为 I、II、III、IV 和 V。特别是 I、III 和 V 波的潜伏期和波幅更有临床价值。I 波起源于听神经;II 波起源于耳蜗核,部分为听神经颅内段;III 波起源于上橄榄核;IV 波外侧丘系及其核团(脑桥中、上部分);V 波起源于下丘的中央核团区。

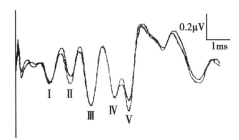

图 4-10　正常人 BAEP

3. **BAEP 异常判断标准**

(1)各波潜伏期延长>(平均值 +3SD),和/或波间期延长>(平均值 +3SD)。

(2)波形消失或波幅 I 波形值>200%。

4. **影响 BAEP 的生理因素**　I~IV 波潜伏期在出生 6 个月后基本达到成人水平;V 波潜伏期通常在生后 18 个月达到成人水平;65 岁以后各波潜伏期明显延长,波幅降低。女性 V 波潜伏期较男性短,而且波幅高。BAEP 不受麻醉镇静药、睡眠觉醒和注意力集中程度的影响。

5. **BAEP 的临床应用**

(1)客观评价听力:特别是对听力检查不合作者、癔症、婴儿、重症患者、意识障碍及使用氨基糖苷类的患者可以帮助判断听力障碍的程度。还可用于监测耳毒性药物对听力的影响。

(2)脑桥小脑肿瘤:I~III 波间期延长,可以出现在头颅 CT 改变之前。肿瘤为内侧型仅有 I 波或I 波和 II 波。脑干内肿瘤 III 波和 V 波消失,严重者可无任何反应。

(3)多发性硬化:重要的意义在于发现亚临床病灶。单侧损害多见,主要表现为 V 波波幅降低或消失,也可表现为 III~V 波间期延长、III 波潜伏期或 I~V 波间期延长。

(4)脑死亡的判断:判断脑死亡的主要依据是 EEG 和 SEP,BAEP 的改变有参考价值,早期可有

Ⅴ波消失,继之累及Ⅲ波,最后Ⅰ波也消失。

（5）手术监护:桥小脑角肿瘤手术监护可避免听神经不必要的损害。

【磁刺激运动诱发电位】 磁刺激运动诱发电位(motor evoked potentials by magnetic stimulation, MEP)指经颅磁刺激大脑皮质运动细胞、脊髓及周围神经运动通路在相应的肌肉上记录的复合肌肉动作电位。该技术在1985年由Barker等人建立,近年来被广泛应用于临床,为运动通路中枢传导时间的测定提供了客观依据。MEP的主要检测指标为各段潜伏期和中枢运动传导时间(CMCT)。

1. **检测方法** 上肢MEP检测是将磁刺激器置于上肢对应的大脑皮质运动区、C_7棘突和Erb点,在拇短展肌或小指展肌等肌肉上记录诱发电位;下肢MEP测定是将磁刺激器置于下肢对应的大脑皮质运动区、T_{12}或L_1及腘窝,在伸趾短肌和胫前肌上记录诱发电位。

2. **刺激参数** 磁刺激器最大输出磁场强度通常为2.3T。确定刺激量的原则通常是阈值 + 最大输出强度的20%,上肢刺激量一般为最大输出量的65%~75%,下肢为65%~80%,头部为80%~90%。

3. **CMCT的计算和异常的判断标准** 皮质刺激潜伏期与C_7或T_{12}(L_1)刺激的潜伏期差为CMCT。异常的判断标准为各波潜伏期或CMCT延长>(平均值 +2.58SD);上肢易化或非易化状态下波形消失;下肢易化状态下波形消失。

4. **易化现象** 皮质刺激时相应肌肉轻度收缩,可较容易诱发出动作电位,而且伴有潜伏期缩短和波幅增高。

5. **MEP的影响因素** 各波潜伏期与身高有明显的相关性;随着年龄增长而潜伏期延长,而与性别无明显的相关性。

6. **MEP的临床应用** 主要用于运动通路病变的评估,如多发性硬化、脑血管病、脊髓型颈椎病和肌萎缩侧索硬化等,有助于发现亚临床损害。

三、肌电图和神经传导速度

【肌电图】 肌电图(electromyography,EMG)是一种记录周围神经和肌纤维电生理特性的技术,以针电极插入肌肉,可以记录肌肉安静状态下和不同程度随意收缩状态下的肌纤维电活动,刺激周围神经可以记录到感觉神经和运动神经兴奋后产生的各种动作电位。广义EMG包括常规EMG、神经传导测定(nerve conduction study,NCS)、重复神经电刺激(repetitive nerve stimulation,RNS)、运动单位计数、单纤维肌电图(SFEMG)及巨肌电图(macro-EMG)等。

1. **常规EMG检查的适应证和临床意义** 脊髓前角细胞及其以下的病变是EMG检查的适应证。其临床意义除了诊断和鉴别神经源性和肌源性损害外,还可用于发现亚临床病灶和容易被忽略的病变;与神经传导测定结合可以补充临床上的定位诊断。

2. **EMG检测步骤及正常所见**

（1）肌肉静息状态:检测内容主要为插入电位和自发电位。插入电位指针电极插入时引起的电活动,正常人变异范围较大;在正常人,自发电位主要包括终板噪音和终板电位,后者波幅较高,通常伴有疼痛,移动针电极后疼痛消失。

（2）肌肉轻度自主收缩状态:测定运动单位动作电位(motor unit action potentials,MUAPs)的时限、波幅、波形及多相波百分比,不同肌肉有其不同的正常值范围。

（3）肌肉大力收缩状态:观察运动单位的募集现象,即观察肌肉在大力收缩时运动单位的多少及其发放频率的快慢。肌肉在轻度收缩时只有阈值较低的Ⅰ型纤维运动单位发放,其频率为5~15Hz;而在大力收缩时,原来已经发放的运动单位频率加快,同时阈值较高的Ⅱ型纤维也参与发放,肌电图上呈密集的相互重叠的难以分辨基线的许多运动单位电位,即为干扰相(图4-11A)。

3. **异常EMG所见及其意义**

（1）插入电位的改变:插入电位减少或消失见于严重的肌肉萎缩、肌肉纤维化和脂肪组织浸润以及肌纤维兴奋性降低等;插入电位增多或时限延长提示神经源性和肌源性损害,没有特异性。

（2）异常自发电位：①纤颤电位（fibrillation potential）：是由于失神经支配的肌纤维运动终板对乙酰胆碱的敏感性升高引起的去极化，或失神经支配的肌纤维静息电位降低所致的自动去极化产生的动作电位；其波形多为双相，起始为正相，时限1~5ms，波幅一般为20~200μV，见于神经源性损害和肌源性损害（图4-12）。②正锐波（positive shape potential）：其产生机制及临床意义同纤颤电位；波形特点为双相，起始为一正相，之后为一时限较宽、波幅较低的负向波，形状似"V"字形，时限为10~100ms（图4-12）。③束颤电位（fasciculation potential）：指一个运动单位支配的肌纤维自发放电，主要见于神经源性损害疾病，偶见于正常人。④复合重复放电（complex repetitive discharges，CRD）：是一组肌纤维自发同步放电。发放过程中通常没有波幅和频率的改变，声音似机关枪发射。波幅通常50μV~100mV，频率为5~100Hz。多见于进行性肌营养不良和炎性肌病以及慢性失神经（神经源性损害）。⑤肌颤搐电位（myokymia potential）：相同运动单位以30~40Hz，间隔0.1~10s重复规律的发放，可伴有皮肤表面肌肉蠕动（图4-13），多见于周围神经损害。⑥肌强直放电（myotonic discharge）：肌肉自主收缩或受机械刺激后出现的节律性放电。波幅通常为10μV~1mV，频率为25~100Hz。放电过程中波幅和频率逐渐衰减，扩音器可传出类似"飞机俯冲或摩托车减速"的声音。见于各种原因所致的肌强直，常见的有萎缩性肌强直、先天性肌强直、副肌强直及高钾型周期性瘫痪等（图4-14）。

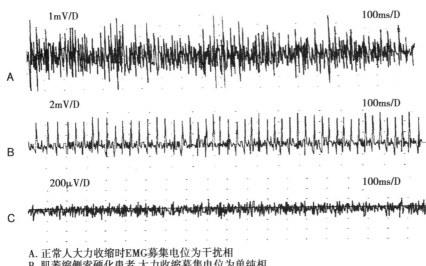

A. 正常人大力收缩时EMG募集电位为干扰相
B. 肌萎缩侧索硬化患者，大力收缩募集电位为单纯相
C. 多发性肌炎患者，大力收缩募集电位为病理干扰相

图 4-11　大力收缩时的肌电图表现

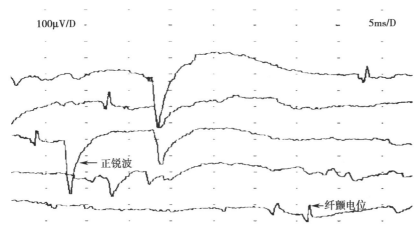

图 4-12　纤颤电位和正锐波

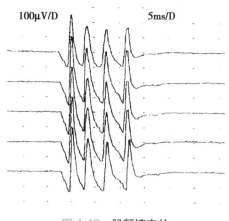

图 4-13　肌颤搐电位

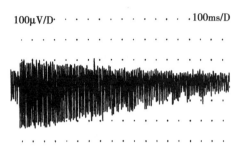

图 4-14　肌强直放电（萎缩性肌强直患者）

（3）异常 MUAPs：①神经源性损害：表现为 MUAPs 时限增宽、波幅增高及多相波百分比增高，见于脊髓前角细胞病变、神经根病变、神经丛和周围神经病等；②肌源性损害：表现为 MUAPs 时限缩短，波幅降低及多相波百分比增高，见于进行性肌营养不良、炎性肌病和其他原因所致的肌病。

（4）大力收缩募集电位的异常改变：①单纯相和混合相（图 4-11B）：前者指肌肉大力收缩时，参加发放的运动单位数量明显减少，肌电图上表现为单个独立的电位；后者是运动单位数量部分减少，表现为单个独立的电位和部分难以分辨的电位同时存在，见于神经源性损害；部分被测者配合不佳时也可出现混合相；②病理干扰相（图 4-11C）：肌纤维变性或坏死使运动单位变小，在肌肉大力收缩时参与的募集的运动单位数量明显增加，表现为低波幅干扰相，又被称为病理干扰相，见于各种原因导致的肌源性损害。

4. EMG 的临床应用　主要用于诊断及鉴别诊断神经源性损害和肌源性损害，排除神经肌肉接头病变；特别是对早期运动神经元病、深部肌肉萎缩、肥胖儿童的肌肉萎缩可提供诊断的客观依据；结合神经传导测定的结果，有助于对脊髓前角细胞、神经根和神经丛病变的定位。近年来肛门括约肌 EMG 检查特别是卫星电位（图 4-15）的发现是诊断多系统萎缩的一个重要的客观指标。

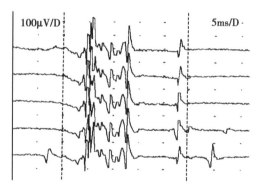

图 4-15　卫星电位（多系统萎缩肛门括约肌 EMG）

【**神经传导速度**】　神经传导测定（nerve conduction study，NCS）是用于评定周围神经传导功能的一项诊断技术。通常包括运动神经传导测定、F 波和感觉神经传导测定。

1. 测定方法

（1）运动神经传导测定（图 4-16）：①电极放置：阴极置于神经远端，阳极置于神经近端，两者相隔 2~3cm；记录电极置于肌腹，参考电极置于肌腱；地线置于刺激电极和记录电极之间。②测定方法及运动传导速度（motor conduction velocity，MCV）的计算：超强刺激神经干远端和近端，在该神经支配的肌肉上记录复合肌肉动作电位（compound muscle action potential，CMAPs），测定其不同的潜伏期，用远端和近端之间的距离除以两点间潜伏期差，即为神经的传导速度。计算公式为：神经传导速度（m/s）＝两点间距离（cm）×10/两点间潜伏期差（ms）。波幅的测定通常取峰-峰值。

（2）感觉神经传导测定（图 4-17）：①电极放置：刺激电极置于或套在手指或脚趾末端，阴极在阳极的近端；记录电极置于神经干的远端（靠近刺激端），参考电极置于神经干的近端（远离刺激部位）；地线固定于刺激电极和记录电极之间；②测定方法及计算：顺行测定法是将刺激电极置于感觉神经

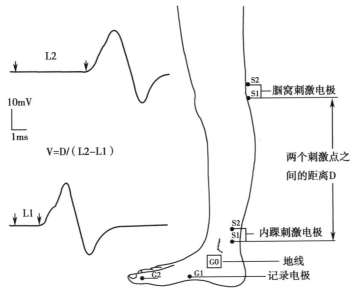

图 4-16　运动神经传导速度的测定和计算（胫后神经）

远端，记录电极置于神经干的近端，然后测定其潜伏期和记录感觉神经动作电位（sensory nerve action potentials，SNAPs）；刺激电极与记录电极之间的距离除以潜伏期为感觉传导速度（sensory conduction velocity，SCV）。

（3）F 波测定：①原理：F 波是超强电刺激神经干在 M 波（CMAP）后的一个晚成分，由运动神经回返放电引起，因最早在足部小肌肉上记录而得名。F 波的特点是其波幅不随刺激量变化而改变，重复刺激时 F 波的波形和潜伏期变异较大；②电极放置：同 MCV 测定，不同的是阴极放在近端；③潜伏期的测定：通常连续测定 10~20 个 F 波，然后计算其平均值，F 波的出现率为 80%~100%。

2. **异常神经传导测定及临床意义**　运动神经和感觉神经传导测定的主要异常所见是传导速度减慢和波幅降低，前者主要反映髓鞘损害，

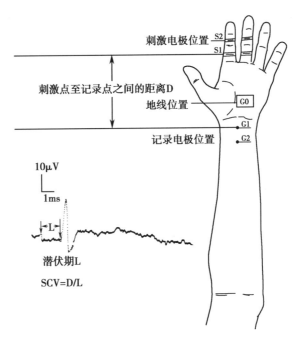

图 4-17　感觉神经传导速度的测定和计算（正中神经）

后者为轴索损害，严重的髓鞘脱失也可继发轴索损害。F 波较运动神经传导测定的优越性在于可以反映运动神经近端的功能。

3. **神经传导测定的临床应用**　神经传导测定用于各种原因周围神经病的诊断和鉴别诊断；结合 EMG 可以帮助鉴别前角细胞、神经根、周围神经及肌源性损害等。F 波的异常表现为出现率低、潜伏期延长、传导速度减慢及无反应等，通常提示周围神经近端病变，补充运动神经传导测定的不足，对神经根病变的诊断有重要的价值。

【重复神经电刺激】　重复神经电刺激（RNS）指超强重复刺激神经干在相应肌肉记录复合肌肉动作电位，是检测神经肌肉接头功能的重要手段。正常情况下，神经干连续受刺激后，CMAPs 的波幅可有轻微的波动，而降低或升高超过一定的范围均提示神经肌肉接头病变。RNS 可根据刺激的频率分为低频 RNS（≤5Hz）和高频 RNS（≥10Hz）。

1. **测定方法** ①电极放置:刺激电极置于神经干,记录电极置于该神经所支配的肌肉,地线置于两者之间。②神经和肌肉的选择:通常选择面神经支配的眼轮匝肌、腋神经支配的三角肌、尺神经支配的小指展肌及副神经支配的斜方肌等;近端肌肉阳性率高,但不易固定;远端肌肉灵敏度低,但结果稳定,伪差小;高频刺激患者疼痛较明显,通常选用尺神经。

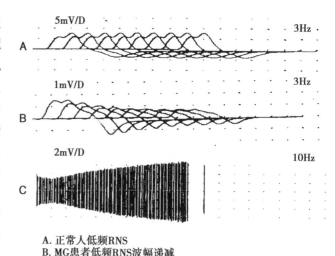

A. 正常人低频RNS
B. MG患者低频RNS波幅递减
C. Lambert-Eaton肌无力综合征患者高频RNS波幅递增

图 4-18　重复神经电刺激

2. **正常值的计算和异常的判断(图4-18A)** 确定波幅递减是计算第 4 或第 5 波比第 1 波波幅下降的百分比;而波幅递增是计算最高波幅比第 1 波波幅上升的百分比;正常人低频波幅递减在 10%~15%,高频刺激波幅递减在 30% 以下,而波幅递增在 50% 以下。低频波幅递减>15%(部分实验室采用 10%)和高频刺激波幅递减>30% 为异常,称为波幅递减;高频刺激波幅递增>100% 为异常,称为波幅递增。

3. **RNS 的临床意义** 用于了解神经肌肉接头的功能状态,诊断和鉴别突触前膜和突触后膜的病变,特别是重症肌无力(图 4-18B)和 Lambert-Eaton 肌无力综合征(图 4-18C)的诊断,前者表现为低频或高频刺激波幅递减,而后者表现为低频刺激波幅递减,而高频刺激波幅递增。

第四节　经颅多普勒超声和颈动脉彩色多普勒超声检查

一、经颅多普勒超声

超声诊断 20 世纪 50 年代开始应用于临床,但因经过颅骨后超声波明显衰减而使超声在脑供血动脉检查中只能用于颈部血管。1982 年挪威学者 Rune Aaslid 应用脉冲波发射超声和傅里叶转换理论,通过多普勒效应使超声波作用于血管内流动的红细胞,经计算机进行快速傅里叶转换函数处理实时计算出红细胞的运动速度及运动状态,建立了经颅多普勒超声诊断方法,并与德国某公司共同研制出世界第一台经颅多普勒(transcranial Doppler,TCD)检测仪,标志着对脑血管的检测技术已经由颅外进入对颅内各主要血管的经颅检测。1986 年三维 TCD 问世,初步解决了颅内血管的显示和定位,并可显示三维血管轨迹分布图,近年又出现了用彩色编码表示血流方向和信号强度的 M-模,使脑动脉检查和微栓子监测功能更强大。

【检测方法和检测指标】 TCD 仪器具有 2MHz 和 4MHz 两种探头。2MHz 发射脉冲超声波,用来检测颅内动脉,4MHz 探头发射脉冲或连续超声波,可以检测颅外颈部动脉。

1. **颅内动脉检测方法** TCD 最常用的检查部位是颞、枕和眶三个窗口。①颞窗位于颧弓上方的眼眶外缘和耳屏之间,经颞窗可检测大脑中动脉、颈内动脉终末端、大脑前动脉和大脑后动脉;②枕窗位于枕骨粗隆下,经枕窗可检测椎动脉颅内段、小脑后下动脉和基底动脉;③眶窗位于闭合眼睑上方,经眶窗可检测眼动脉和颈内动脉虹吸段。TCD检查中对各个有关血管的识别主要是通过探头的位置、超声束的角度、血流方向及压颈试验等。

2. **颅外动脉检查方法** 颈总动脉搏动处检测颈总动脉,在下颌角处检测颈内动脉起始段和颈外动脉起始段,在锁骨上窝检测锁骨下动脉和椎动脉起始段。

3. **TCD 检测参数和临床意义** 参与频谱分析的重要参数有检测深度、血流方向、血流速度、搏动指数和频谱形态等。

（1）深度：是指被检血管距探头之间的距离，深度在识别颅内血管时非常重要。

（2）血流方向：是指被检测到血管的血流相对于探头的方向，血流方向是识别正常颅内血管和病理性异常通道的重要参数。

（3）血流速度：指红细胞在血管中流动的速度，主要根据多普勒频移（ΔF）计算。计算公式：$V=\Delta F \times C/2 \times f0 \times \cos\alpha$。$V$是移动红细胞速度，$\Delta F$是频移，$C$是超声在组织中传播速度，$f0$是发射超声频率的平均值，$\cos\alpha$是多普勒超声束与血流方向的夹角。血流速度是TCD频谱中判断病理情况存在的最重要参数，管径大小、远端阻力或近端压力的改变均会带来血流速度的变化。血流速度又包括收缩期峰值血流速度（systolic velocity，Vs）、舒张期血流速度（diastolic velocity，Vd）和平均血流速度（mean velocity，Vm）。Vm是平均了所有在整个心动周期内出现的速度信号的结果或以下列公式计算而得：$Vm=Vs+(Vd \times 2)/3$。

（4）搏动指数（PI）和阻抗指数（RI）：是描述频谱形态的两个参数。PI计算公式：$PI=(Vs-Vd)/Vm$。RI计算公式：$RI=(Vs-Vd)/Vs$。从公式中可以看出，搏动指数主要受收缩和舒张期血流速度差影响，差值越大搏动指数越大，差值越小脉动指数也越小。异常的病理情况下，低阻力动静脉畸形的异常血管团造成供血动脉远端阻抗减小，因此该血流频谱的搏动指数较正常明显降低。还有临床常遇见的其他情况如颅内压增高、大动脉严重狭窄或闭塞的近端或远端血管等均会影响到脉动指数的改变。因此，除血流速度之外，PI是分析TCD频谱的另一非常重要的参数。

（5）频谱形态：血流频谱的形态反映血液在血管内流动的状态。TCD频谱上的纵坐标是血流速度，频谱周边（包络线）代表的是在该心动周期某一时刻最快的血流速度，基线则代表血流速度为零。TCD频谱内的每一点则代表在该心动周期内某一时刻处于该血流速度红细胞的数量。TCD频谱信号的强度用颜色表示，信号从弱到强的颜色变化为蓝色—黄色—红色。因此，红细胞越多的地方反射信号越强，红色就越强。红细胞数越少信号越弱的地方呈现蓝色。正常TCD频谱表现为红色集中在周边并有蓝色"频窗"的规律层流频谱。血管出现严重狭窄或闭塞时，TCD频谱也会出现相应改变：①狭窄部位血流速度增快但处于高流速红细胞数量减少，呈现频谱紊乱的湍流状态；②由于狭窄后血管内径的复原或代偿性扩张，使处于边缘的红细胞形成一种涡漩的反流状态（图4-19），或大量处于低流速的红细胞血流表现为多向性。因此在狭窄段包括狭窄后段在内的取样容积内检测到的TCD频谱完全失去了正常层流时的形态，而表现为典型的狭窄血流频谱，周边蓝色基底部"频窗"消失而被双向的红色涡流替代。

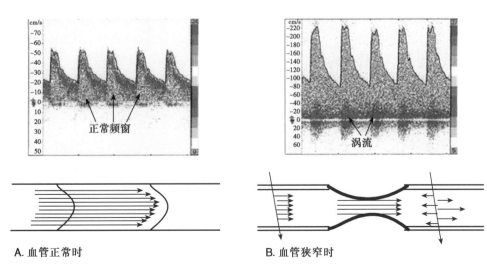

图 4-19　TCD 频谱
A. 正常 TCD 频窗；B. 血管狭窄部位 TCD 检查可见涡流。

【临床应用】　在临床上,TCD主要用于下列疾病的辅助诊断。

1. 颅外血管狭窄或闭塞　收缩期血流速度>120cm/s,频谱紊乱有涡流杂音,可能存在颅外血管狭窄。血管闭塞时,在该部位检测不到血流。严重狭窄或闭塞时,可有侧支循环建立。TCD对颈内动脉严重狭窄或闭塞时侧支循环的判断:前交通动脉开放(同侧大脑前动脉反向,对侧大脑前动脉代偿性增高,压迫对侧颈总动脉后同侧大脑中动脉血流速度下降);后交通动脉开放(同侧大脑后动脉和椎基底动脉血流速度均增快);颈外到颈内通过眼动脉侧支循环形成(同侧眼动脉反向)。锁骨下动脉狭窄时,根据同侧椎动脉血流方向正常、部分反向或完全反向可判断是否存在锁骨下动脉盗血综合征(subclavian steal syndrome,SSS)以及盗血程度;根据对侧椎动脉血流速度和频谱形态、基底动脉血流频谱形态和枕动脉血流速度以及对患侧束臂试验的反应,可以判断椎-锁骨下动脉的盗血通路。

2. 颅内血管狭窄或闭塞　大脑中动脉收缩期血流速度>140~160cm/s或平均血流速度>80~120cm/s,大脑前动脉收缩期血流速度>120cm/s,大脑后动脉和椎基底动脉收缩期血流速度>100cm/s,伴血流频谱紊乱,有涡流、杂音,两侧不对称超过20%,提示该被检血管狭窄。经颞窗能检测到大脑前和大脑后动脉,但唯独检测不到大脑中动脉或大脑中动脉血流速度明显低于大脑前和大脑后动脉时,提示可能有大脑中动脉闭塞。TCD对其他颅内血管闭塞诊断特异性不高。(注意:因为狭窄程度<50%时不引起血流动力学改变,所以当TCD判断血管狭窄时通常是程度已>50%的狭窄。)

3. 动静脉畸形和动静脉瘘供血动脉的TCD判断　TCD常规检查可以发现大的动静脉畸形和动静脉瘘,典型表现为:①供血动脉内有高速血流。②血流层流状态受到破坏,血流紊乱,涡流形成,可以听到粗糙的血管杂音。③血管搏动性减小,脉动指数降低。供血动脉血流速度增高的程度与血管畸形的关系密切,血管床越大,血流速度越快;另外,血流速度越快提示该血管与畸形血管床的关系越密切。搏动指数在判断供血动脉与畸形血管的关系上也很有帮助,搏动指数越小说明与畸形血管的关系越密切。搏动指数在0.5左右提示该血管与畸形血管有关;0.4~0.45说明与畸形血管床的关系很密切;≤0.40说明该血管为畸形血管的专门供血动脉。

4. 脑血管痉挛　蛛网膜下腔出血是导致脑血管痉挛最常见的原因。TCD可通过血流速度的变化、动脉参数的变化及血流杂音等检测以判断是否存在脑血管痉挛。TCD的床旁随访观察对评价蛛网膜下腔出血的预后很有意义。

5. 脑动脉血流中微栓子的监测　TCD可以监测到在脑血流中经过的固体颗粒(血栓、血小板聚集和粥样斑块)或气体颗粒,这些颗粒在血流背景信号中产生特殊的多普勒高信号。微栓子信号具有以下特点:①短时程<300mm;②信号比强度背景≥3dB;③单方向出现在频谱中;④伴有尖锐的鸟鸣音;⑤应用双深度探头监测时在双深度之间有时间差。具有潜在心源性栓塞疾病,如房颤、瓣膜性心脏病、房间隔缺损和卵圆孔未闭等,潜在动脉栓塞源性疾病,如颈动脉狭窄、颈内动脉夹层动脉瘤、颈内动脉内膜剥脱术(术前、术中或术后)、椎动脉狭窄、颅内大血管狭窄,以及接受血管检查或介入治疗的患者(脑血管造影、经皮血管内成形术等),都可能在脑动脉中检测到微栓子信号。

6. 颅内压增高和脑死亡　随着颅内压的不断升高,TCD血流频谱发生一系列改变,血流速度逐渐降低,搏动指数逐渐增高。当颅内压力接近舒张血压时,TCD频谱中舒张期末期的血流开始消失;当颅内压力继续增高超过舒张期血压,舒张期血流复现,但方向相反为"振荡波";当颅内压继续增高达到和超过收缩压时,已经很难有血流进入到脑循环中,TCD表现为收缩早期针尖样血流(钉子波);当颅内压继续增高,针尖样血流越来越小,最终在颅底大血管检测不到血流。振荡波、钉子波或无血流信号也是颅内血流停止、脑死亡的特征性改变。

二、颈动脉彩色多普勒超声

颈部血管超声是广泛应用于临床的一项无创性检测手段,可客观检测和评价颈部血管的结构、功能状态或血流动力学的改变。对头颈部血管病变,特别是缺血性脑血管病的诊断具有重要的意义。

颈部超声检测技术包括二维图像、彩色多普勒血流显像及脉冲多普勒频谱分析等功能。颈部血管的多普勒超声检测一般采用 5.0~10.0MHz 探头。最常检测的血管包括双侧颈总动脉（CCA）、颈内动脉（ICA）、颈外动脉（ECA）、椎动脉（VA）和颈内静脉（ICV）等（图 4-20）。

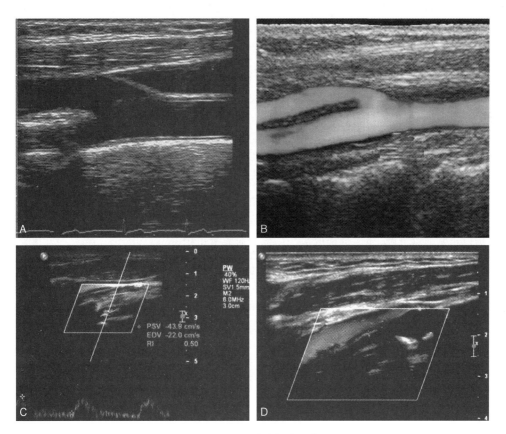

图 4-20　颈动脉超声显像
A、B. 正常颈动脉彩超；C. 颈动脉狭窄；D. 颈动脉闭塞。

【彩色多普勒观察指标】

1. 二维图像的检测指标

（1）血管的位置：观察血管的起始、走行及与周围血管的关系，有无变异、移位、受压及畸形等。

（2）血管壁结构：观察内膜、中膜和外膜的情况，三层结构是否完整，内膜是否光滑，是否有增厚或动脉硬化斑块形成，有无夹层动脉瘤等。

（3）血管内径：主要观察有无管腔狭窄和扩张，判断狭窄的程度。

2. 彩色血流显像检测指标

（1）血流方向：通常朝向探头血流为红色，背离探头的血流为蓝色。观察血流方向，判断是否有逆向血流，有助于盗血的发现。

（2）彩色强弱及充盈状态：通常流速缓慢的血流显示为色彩暗淡，而流速快的血流色彩明亮。一旦发现管腔内血流信号有充盈缺损，提示有血管狭窄的存在。

【临床应用】

1. 颈部血管动脉粥样硬化　表现为内膜增厚、斑块形成、血管狭窄或闭塞等，还可计算血管狭窄的程度。

2. 先天性颈内动脉肌纤维发育不良　动脉管径表现为不规则的狭窄，内膜和中膜结构不清，管腔内血流充盈不均，呈"串珠样"改变。

3. 颈动脉瘤　根据动脉瘤的病理基础和结构特征可分为真性动脉瘤、假性动脉瘤和夹层动脉瘤。后者血管分成真假两个腔，真腔内血流正常或轻度紊乱，假腔内血流紊乱或有血栓形成。

4. 大动脉炎 表现为局限性或普遍性管壁增厚,管腔缩窄,动脉内膜和中膜的结构融合,外膜表面粗糙等,单钙化性斑块较少见,诊断应结合临床。

5. 锁骨下动脉盗血综合征 通常可见锁骨下动脉或无名动脉起始部狭窄或闭塞,导致病变远端肢体血液供应障碍,可伴有异常的血流动力学改变,特别是颅内缺血的表现。

第五节 放射性同位素检查

核医学显像在脑血流灌注、代谢、神经递质和受体分布及新兴的病理标志物方面发挥重要作用。显像方法包括单光子发射计算机断层扫描(single photon emission computed tomography,SPECT)和正电子发射断层扫描(positron emission tomography,PET)。

一、脑血流灌注显像

1. 基本原理 临床常用显像药物为锝 ^{99m}Tc-双半胱乙酯(^{99m}Tc-ECD)和 ^{13}NH$_3$。^{99m}Tc-ECD 和 ^{13}NH$_3$ 可透过正常血脑屏障,显像剂摄取量与局部脑血流量正相关。

2. 临床应用 用于各种引起局部脑血流量改变的疾病,目前主要用于脑血流储备评价与癫痫定位诊断。

脑血流储备评价通过比较静息态与负荷态(药物负荷)脑血流灌注变化,早期敏感诊断脑缺血。正常大脑皮质负荷状态下血管扩张,血流灌注量增加,而狭窄血管反应减弱,潜在缺血区和缺血区的大脑皮质呈相对放射性分布减低区而被检出。

手术切除致痫灶是难治性癫痫的治疗方法之一,^{99m}Tc-ECD SPECT 显像可以准确定位致痫灶。致痫灶表现为发作间期低灌注区而发作期高灌注区,较正常大脑皮质变化差异明显,对结构影像阴性且长程视频脑电定位困难的患者尤为重要。

二、脑葡萄糖代谢显像

1. 基本原理 葡萄糖是脑细胞能量代谢底物,脑组织可摄取葡萄糖类似物 ^{18}F-氟代脱氧葡萄糖(^{18}F-FDG)。除视觉分析外,可进行半定量分析,计算参数包括脑皮质标准摄取值(standard uptake value,SUV)、左/右大脑 SUV 比值、大脑各叶与小脑 SUV 比值和葡萄糖代谢率等,可反映局部脑区脑功能。

2. 临床应用 脑 ^{18}F-FDG PET 显像应用广泛,有以下用途。

(1)致痫灶定位:致痫灶在发作间期 ^{18}F-FDG 显像呈低代谢,诊断灵敏度与特异性不如发作期脑血流灌注显像。

(2)以痴呆和/或运动障碍为主要表现的神经退行性疾病诊断、鉴别诊断、严重程度评估、疗效观察等:不同类型神经退行性疾病的 ^{18}F-FDG PET 图像有差异。阿尔茨海默病(AD)主要表现为颞顶叶代谢减低,后扣带回代谢减低是诊断早期 AD 敏感指标。帕金森病(PD)、多系统萎缩(MSA)、进行性核上性麻痹(PSP)、皮质基底节变性(CBD)等运动障碍为主要表现的神经退行性疾病的 ^{18}F-FDG PET 图像基底节区和不同区域皮质的代谢均有异常表现。但需注意,^{18}F-FDG PET 图像特征性代谢表现仅可作为临床诊断支持性证据,敏感性和特异性不足。

(3)脑肿瘤的良恶性鉴别、恶性程度分级、疗效和预后判断及复发或残存病灶的诊断。

(4)其他:精神疾病研究,药物成瘾、酗酒、脑外伤、脑血管病等的脑功能评价。

三、脑神经递质和受体显像

1. 基本原理 目前临床应用最多的是多巴胺能神经递质或配体显像。静脉注射多巴胺类似物(^{18}F-DOPA),多巴胺受体配体(D1/D2 受体、^{123}I-IBZM、^{11}C-raclopride)及多巴胺转运蛋白配体

（^{123}I-CIT、^{99m}Tc-TRODAT-1、^{11}C-CIT、^{11}C-CFT），与多巴胺受体或转运蛋白特异性结合，通过 SPECT 或 PET 显像，灵敏、直接观察脑内纹状体区多巴胺受体或转运蛋白分布、密度、亲和力和功能变化。其他临床应用尚不广泛的显像方法包括乙酰胆碱、苯二氮䓬、5-羟色胺、阿片等神经递质和受体显像。

2. 临床应用 早期诊断 PD 及帕金森综合征的鉴别诊断。PD 患者纹状体摄取显像剂不同程度减低，通常从尾侧发展至头侧，早期常偏侧性。但需注意 PSP、MSA、CBD 等可出现双侧纹状体摄取减低，难以与 PD 鉴别，因此，多巴胺能受体显像可作为 PD 的排除诊断方法。多巴胺能显像常与 ^{18}F-FDG PET 联合用于 PD 或其他运动障碍为主的神经系统退行性疾病。

四、β-淀粉样蛋白与 tau 蛋白的 PET 显像

1. 基本原理 AD 的两大病理变化为 β-淀粉样蛋白（Aβ）聚集形成老年斑和异常过度磷酸化 tau 蛋白组成的神经原纤维缠结。Aβ 显像剂包括 ^{11}C-PIB、^{18}F-florbetaben（AV-1）、^{18}F-florbetapir（AV-45）等，tau 蛋白显像剂是 ^{18}F-T807（AV1451），是临床唯一可定量与可视化 Aβ 与 tau 蛋白的检查方法。

2. 临床应用 Aβ PET 显像可鉴别 AD 与额颞叶痴呆，但难以鉴别路易体痴呆和脑淀粉样血管病。tau 蛋白 PET 显像可评估 AD 患者疾病进展程度，但需注意与其他原发性或继发性的 tau 蛋白病（如 PSP、CBD 等）相鉴别。Aβ 与 tau 蛋白显像常联合应用。

五、脑脊液间隙显像

脑脊液间隙显像常用显像剂为 ^{99m}Tc-二乙基三胺五乙酸（^{99m}Tc-DTPA）。可分为：①脑池显像：显像剂注入蛛网膜下腔后，混合在脑脊液中并参与脑脊液循环，反映脑脊液生成、吸收和循环的动力学改变；②脑室显像：将显像剂注入侧脑室，观察脑室形态、大小以及脑脊液流动状况；③蛛网膜下腔显像：显像剂注入蛛网膜下腔后，不同时间连续观察脑脊液流动状况，了解蛛网膜下腔是否通畅。临床上主要用于不同类型脑积水、脑脊液漏、椎管阻塞的辅助诊断。

第六节 脑、神经和肌肉活组织检查

脑、神经和肌肉活组织检查的主要目的是为了明确病因，协助诊断，也可以通过病理检查的结果进一步解释临床和神经电生理的改变。各种组织化学和免疫组化等技术的应用，使病理诊断的阳性率不断提高。但活组织检查也有一定的局限性，如受取材的部位、大小和病变分布的限制，即使病理结果是阴性的，也不能排除诊断。部分病变较轻以至于与正常组织鉴别有困难时，应慎下结论。

一、脑活组织检查

脑活组织检查（biopsy of brain tissue）也称脑活检，是通过脑的局部组织病理检查，达到辅助诊断的目的。

脑活检取材途径取决于病变的部位。较浅的、靠近皮质的病变建议采用颅骨环钻钻孔或小开颅后切开脑膜，然后锥形切取脑组织，应包含连续的皮质和白质组织；也可先用小颅钻钻孔，然后穿刺采取脑组织。脑深部病变通常是开颅手术切取标本或 MRI 导航立体定向穿刺活检。脑活检后的标本根据需要进行特殊处理，可制成冰冻切片、石蜡包埋切片、厚涂片及电镜标本制备等，然后经过不同的染色技术（化学染色方法和免疫组织化学染色方法）进行疾病诊断。对于疑诊感染性疾病的脑组织，应留取部分新鲜组织行病原学培养和检测；还可从脑活检组织中检测病毒抗原或核酸。

脑活检适应证主要包括：颅内病变高度疑诊肿瘤性疾病者；其他颅内病变通过影像学和临床观察治疗难以明确性质，需明确诊断决定下一步治疗方案者。少数情况下神经外科紧急干预手术时（如去骨瓣减压、血肿清除等）为明确诊断可同步取少许脑组织活检。原则上不应对疑诊遗传性疾病、神经

变性病患者进行脑活检诊断,特殊情况确需活检应充分知情同意。脑活检是一种创伤性检查,有可能造成脑出血、功能障碍等严重后果,因此必须权衡利弊后再作决定,特别是脑功能区更应慎重。

二、神经活组织检查

神经活组织检查(神经活检)有助于周围神经病的病因诊断和病变程度的判断。腓肠神经走行表浅、易于取材,且为纯感觉神经,活检后仅遗留感觉症状(遗留足背外侧皮肤麻木或感觉丧失),是临床最常用的活检取材部位;其他的活检部位还有腓浅神经等。腓浅神经与腓骨短肌是进行神经肌肉联合活检的常用部位。神经活检标本可根据需要制成石蜡切片或冰冻切片,染色方法包括常规组织学染色、髓鞘染色、刚果红染色和免疫组织化学染色等;也可进行电镜标本制备。

神经活检可观察神经损害的程度,明确病变的性质为轴索病变还是脱髓鞘病变,或者二者兼有,可观察病变是急性期还是慢性期,或者急性和慢性病变共存。通过对间质的观察,可发现有无血管炎、淀粉样物质沉积以及肿瘤细胞浸润等。神经活检适用于经过全面检查而病因未明的周围神经病患者。通过神经活检可确诊的疾病包括血管炎、结节病、淀粉样变性(获得性和家族性)、肿瘤浸润(如淋巴瘤等)、麻风病、巨轴索神经病、成人多葡聚糖体病等。有时神经活检结果虽然不能完全确定病因,但具有鉴别诊断意义,或者支持临床诊断,或者排除了某种可能的鉴别诊断,并有助于治疗决策。

三、肌肉活组织检查

肌肉活组织检查(肌肉活检)有助于明确肌肉病变的病因和程度,包括炎性肌病、肌营养不良、先天性肌病、代谢性肌病、内分泌性肌病等,并可鉴别神经源性和肌源性肌萎缩。

最常用的活检取材部位包括股四头肌、三角肌、肱二头肌和腓肠肌等。通常选择临床和神经电生理均受累的肌肉,肌肉磁共振可协助选取活检部位。慢性进行性病变时应选择轻、中度受累的肌肉;而急性病变时应选择受累较重甚至伴有疼痛的肌肉。应避免肌肉重度萎缩部位取材,避开针极肌电图检查部位取材。

肌肉活检标本可进行常规组织学染色、酶组织化学染色、免疫组织化学染色和电镜等检查。常规苏木精-伊红(HE)染色可观察肌肉组织基本结构如肌纤维大小、肌核位置、肌纤维变性、坏死和再生等,观察肌纤维内结构,如中央轴空、中央核、杆状体等,观察有无结缔组织增生以及间质血管病变。各类酶组织化学染色可进一步发现线粒体异常、糖原和脂质贮积异常等。dystrophin、dysferlin、sarcoglycan 等抗体免疫组化染色可协助诊断各种类型肌营养不良。淋巴细胞亚群标记以及补体等免疫组化染色可协助进行炎性肌病的诊断。

四、皮肤神经活组织检查

皮肤神经活组织检查(皮肤神经活检)是在局麻下用皮肤活检针在预定部位采取直径 2~4mm、厚度 1.5~2mm 的皮肤标本经过处理后获得 50μm 厚的切片,采用免疫组织化学方法,标记出组织切片中神经肽蛋白基因产物(protein gene product 9.5,PGP9.5)阳性的神经纤维,也可以用 P 物质等标记,以显示不同功能的神经纤维,然后在光学显微镜下观察,计算单位表皮长度神经纤维的数量,获得表皮神经纤维密度。皮肤神经活检还可以观察汗腺、立毛肌的神经支配。皮肤神经在病理状态下呈现为神经轴索局灶性肿胀、节段性改变、串珠样改变、神经纤维弯曲、细小分支增多、神经纤维中断等现象,可作为变性早期改变或神经再生的证据。

皮肤神经活检取材方便、创伤小、能够多点取材,可观察到小有髓纤维和无髓纤维,主要用于小纤维周围神经病变的评估和辅助诊断,对于小纤维神经病诊断甚至较腓肠神经敏感。但由于皮肤活检不能显示大的有髓纤维,PGP9.5 所标记的是神经轴索,因此皮肤活检无法显示髓鞘的病变以及神经束膜和间质的改变,难以提供病因诊断方面的证据。

第七节　基因检测技术

基因检测（genetic testing）一般指针对 DNA 序列变异或染色体结构改变进行的检测。广义而言，也包括对 DNA 转录产物 RNA 和翻译产物蛋白质的检测。随着对疾病认识的不断深入和分子生物学的快速发展，基因检测已成为现代医学诊断与治疗中的重要一环，广泛应用于神经系统疾病的诊治。

1. 基因检测常用技术　　随着检测技术不断升级换代，一些既往临床应用的技术逐渐淡出，被新技术所取代。这里从染色体尺度、单基因尺度和 RNA/蛋白质水平介绍目前在临床广泛应用的相关检测技术。

（1）染色体尺度检测：用于检测染色体数目或结构异常，从而诊断染色体病。染色体病涉及多个基因、累及多系统，神经系统几乎均会受累。染色体病的经典检测方法是核型分析，可发现染色体数目异常及大的结构变异，如缺失、重复、易位、倒位、环状等。对于较小且高分辨率核型分析无法发现的染色体结构变异，可尝试应用荧光原位杂交技术（FISH）检测。近年来，基于基因芯片技术的微阵列分析平台（aCGH/SNP-array）和基于高通量测序技术的低深度全基因组测序，均可实现更快速便捷、更高分辨率检测染色体微缺失/微重复变异，逐渐成为检测染色体拷贝数变异的主流技术。

（2）单基因尺度检测：用于单个基因内的致病突变检测。单基因病是符合孟德尔遗传规律遗传性疾病的主要形式。单基因病致病突变包括涉及单个或多个核苷酸的微小突变和长度在一个外显子（含）以上的片段缺失/重复。检测微小突变需要通过测序技术，目前主要应用的是第二代短读长高通量测序。突变验证与家系验证则主要依靠经典 Sanger 测序。单基因内的片段缺失/重复，目前主要依靠多重连接探针扩增技术（MLPA）和定量 PCR（qPCR）等进行检测。第三代长读长测序技术也已开始用于片段缺失/重复检测。此外，对于三至六核苷酸重复序列数目扩增的检测，需应用重复引物 PCR（RP-PCR）等特殊检测方法。

（3）RNA 及蛋白水平检测：在人体中，RNA 是 DNA 的转录产物，蛋白质则是 mRNA 翻译生成的主要功能分子。广义基因检测技术也包括针对 RNA 和蛋白质的检测。RNA 测序首先应用逆转录酶，以 mRNA 为模板生成 cDNA 文库，然后再进行高通量测序。而 RNA 表达半定量检测一般应用荧光实时 PCR，定性检测则可应用 Northern 杂交技术。对于蛋白质，检测蛋白生成量、翻译后修饰以及蛋白功能与定位情况，有助于确定基因变异所造成的影响，最终确定致病性。目前检测技术主要包括 Western 杂交和质谱技术等。

2. 基因检测的临床意义　　神经系统是人体最为复杂的系统，其发育、维持和功能执行涉及众多基因。据估计，神经系统遗传病占全部遗传病的 60% 以上。基因检测无疑是神经系统遗传病最重要的确诊方法。疾病确诊后，除制定诊治方案外，还可为患者及家系成员提供遗传咨询与产前诊断。随着对复杂疾病发病机制中基因层面危险因素作用的认识，在阿尔茨海默病、帕金森病、脑血管病等神经科常见病临床诊疗中也逐渐重视基因危险因素的筛查与检测。此外，在病原微生物检测、药物基因组学等方面，基因检测都发挥着日益重要的作用。

第八节　神经心理学评定

神经心理学评定主要通过神经心理测验的方法来评价个体对于特定刺激的行为反应，以推论是否存在脑功能异常。由于神经心理测验是一种间接测量方法，把复杂多变的心理或行为进行定量化描述需要测验本身在信度和效度两方面达到一定要求，同时测验实施要标准化，即固定的实施方法、标准指导语、标准答案、统一的计分方法，通常还需要有一个常模，用来比较和解释测验结果是否异常。

一、常用的神经心理测验

临床神经心理学评定主要侧重认知功能评定。通过认知测验来反映个体在定向力、注意力、记忆力、语言、视空间构建、概念形成与复杂推理、执行功能等主要认知域是否存在差别。认知功能测验有上百种，下面介绍临床较为常用的几种。

常用的筛查测验包括简易精神状态检查（mini-mental state examination，MMSE）和蒙特利尔认知评估（Montreal cognitive assessment，MoCA）。MMSE 是一份有 30 个问题的问卷，测验时间约 10min，常用于痴呆筛查，但对于轻度认知功能损害（mild cognitive impairment，MCI）敏感性不足。MoCA 和 MMSE 施测时间相似，但较 MMSE 难度高，对于 MCI 识别敏感性更高。临床可根据不同人群特点和施测目的选用或联用。

单项测验通常侧重于反映某种认知域功能。但需要注意，由于顺利完成某一测验很可能需要不同认知域共同参与，单项测验与认知域并不是简单的"一对一"关系，而是侧重于反映某种特定认知域功能。对于测试结果，临床医生需要综合评判考虑。下面介绍针对不同认知域常用的测验评定方法。

【定向力】 定向力指个体知晓自己与周围环境的关系。例如：时间定向力的考察通常询问被试者今天的日期，地点定向力通常询问被试者现在在什么地方。

【注意力】 注意力是指个体专注完成某事的能力，是精神活动的前提条件。注意力测验通常也需要短时工作记忆参与。常用数字广度测验，该测验包含位数逐渐增多的几组数字列的顺背和倒背，考察顺背和倒背时各自最高能达到几位数。

【记忆力】 记忆力是保留和使用信息的能力。记忆力下降可能是认知障碍门诊患者最常见的主诉，因此在神经心理学评定中占据重要地位。临床常从以下几方面进行记忆力的评估。

1. 对于有意义信息的记忆能力，类似对于日常生活中谈话信息的记忆能力。常用测验如韦氏逻辑记忆故事回忆测验，请受试者回忆复述一段听到的小故事。

2. 对于无明确意义关联信息的记忆能力，类似于人们学习新语言时记单词。常用的测验如词语学习测验。给受试者读一列词语，学习 3~5 次之后，进行自由回忆，延迟回忆或者再认。

3. 视觉空间记忆能力，考察对于空间图形的记忆。常用的测验如韦氏视觉图形记忆测验、复杂图形记忆测验。请受试者在指定时间内观察一幅图片，然后移走图片，请受试者根据记忆将其画出来。

4. 远期记忆，对于过去的、较久远事件的记忆，对于个人经历的记忆。

【语言能力】 主要指对语言表达与理解能力的评估。考察患者是否有运用词汇和语法规则表达的能力受损和/或理解语言文字意义的能力受损。表达能力常采用的测验方法包括物品命名测验、语言流畅性测验、看图说话等。语言理解能力常采用对于听指令执行情况进行考察，如 Token 测验，或者也可通过开放式语言交流进行评估。

【视空间构建能力】 构建活动需要视空间感知能力以及运动功能结合。常用的考察方法如画钟测验，采用临摹或者自由构图画钟，后者对认知能力的要求更高。也可采用组装拼接任务，如积木测验，要求受试者用积木块呈现要求的图案。

【执行功能】 执行功能与个体对于新的情况做出适应性改变的能力相关，是很多认知、情感、社会技能的基础。执行功能可以被概念化为四个组分：意念或动机、计划与决策、有目的行动、有效执行。每一部分都包括不同的行为相关活动，因此其评估十分复杂。常用的测验例如迷宫测验、轨迹测验、流畅性测验等。

【概念形成和推理】 概念形成和推理是复杂的高级智力活动，与执行功能关系密切。常用的测验是相似性测验、数学计算、图形推理、矩阵推理等。

除单项测验外，也可采用神经心理学成套量表进行评定，包括韦氏成人智力量表、瑞文标准推理测验、韦氏记忆量表、临床记忆量表等。

二、临床应用

神经心理学评定是重要的临床评估方法,主要应用于下述几方面。①诊断:神经心理学评定可用于不同痴呆类型诊断和鉴别诊断,痴呆与抑郁的鉴别诊断,以及鉴定是否存在脑功能障碍等。②疗效评价:神经心理学评定可以量化评估认知功能,为临床药物试验或者外科手术前后提供疗效评定。③预后评价:可以通过随访复测,为疾病的发展和预后提供有价值信息。④机制研究:在研究脑与行为关系的研究中,神经心理学评定也是必不可少的。

思考题

1. 对于怀疑急性卒中的患者,应如何安排辅助检查?
2. 对于一位双下肢无力麻木的患者,应如何安排辅助检查?

(彭 斌)

第五章

神经系统疾病的诊断原则

- 神经系统疾病诊断包括定位诊断和定性诊断。
- 明确病变的解剖部位为定位诊断。
- 明确病变的性质和病因为定性诊断。
- 神经系统疾病的诊断应建立在全面详尽地收集临床资料的基础上。

从现代疾病分类学（nosology）角度，任何一种疾病，如病毒性肺炎、肝细胞癌等的诊断均应包含病灶所在和/或受影响的解剖部位（定位诊断）和病理性质判定（定性诊断）两部分内容。神经系统疾病的诊断尤其强调以定位和定性为主要判断的临床思维模式。相较于其他系统，神经系统结构复杂，且通过神经末梢与各大系统相互作用；所引起的相关疾病的种类繁多、数量庞大，如不首先确定病变部位、缩小鉴别诊断的范围，很容易迷失于浩如烟海的诊断与鉴别选项中，无从下手。另外，神经系统各个部位功能具有高度特异化的特点，例如大脑皮质产生高级思维、锥体束控制随意运动、小脑负责运动协调、锥体外系调节肌张力和协调肌肉运动等，根据临床表现判断疾病累及的解剖部位相对容易。

定位诊断（anatomical diagnosis）又称解剖诊断，目的是判断疾病发生和作用的解剖部位，从而缩小诊断范围。一般先通过病史采集和体格检查锁定符合症状和体征解释的异常区域，然后对此区域进行针对性的辅助检查（神经影像学、神经电生理检查等），进一步证实或排除诊断。定性诊断又称病因诊断（etiological diagnosis），目的是明确疾病发生的原因和病理性质，从而为病因治疗提供依据。通常根据疾病的起病形式（急骤突然或缓慢隐匿，以及前驱因素等）、进展模式（持续性、发作性、波动性，加重或缓解及其诱发因素等）、演变过程（临床表现出现的先后顺序）等，寻找临床表现与之相符的病变类型，再通过病理和病原学检查最终筛选出病因。先定位再定性的诊断模式是神经系统疾病诊断的原则。

一、定位诊断

随着神经影像学、神经电生理检测等诊断技术的发展，定位诊断变得更为精准和便利，许多疾病常在无症状阶段即可被现代医学手段发现。然而临床有明显症状而各类检查无阳性或无特异性结果的情况也多见于临床实践，因此辅助检查并不能代替传统的病史采集和体格检查。临床症状和体征仍然是神经系统疾病定位诊断的基础，而辅助检查是其有效的补充和延展。神经系统疾病的临床表现种类繁多，所出现的症状可归纳为以下四类。

1. **阴性症状**　如瘫痪、失语、感觉减退等，可以呈可逆性（短暂性脑缺血发作）或不可逆性（脑梗死）。
2. **阳性症状**　如癫痫发作、不自主运动、疼痛等。
3. **释放症状**　如上运动神经元损伤后出现的锥体束征和强哭强笑等额叶释放症状。
4. **休克症状**　如急性脊髓横贯性损伤后病变水平以下弛缓性瘫痪等。

熟练掌握神经系统解剖结构及这些结构的效应及支配范围，再根据上述症状累及的区域即可推出病变所在。具体的定位诊断又包含以下两个方面。

1. 病变的解剖部位判断 首先,确认患者的症状是否为神经系统疾病所致。如一名主诉为肢体活动障碍的患者,病变可能在神经系统结构(如大脑皮质、小脑、基底节、周围神经等),也可能是在非神经系统结构(如骨关节、软组织结构等)。如确认为神经系统疾病,则需进一步定位病变于周围神经组织(肌肉、神经肌肉接头或周围神经)或中枢神经系统(脊髓、脑干、大脑或小脑),亦或同时、多处受累。再进一步明确更具体的位置(左侧/右侧、腹侧/背侧、远端/近端)。对于脑血管疾病,还需进行责任血管的定位。定位诊断力求精确到产生某个临床表现的最小解剖结构范围(如导致单眼视力下降的病变必定位于同侧角膜至视交叉之间的某个部位),精确的定位不仅为定性诊断打下基础,也有利于在辅助检查的选择方面做到有的放矢,在治疗方案的决策中也能提供更多指导信息。

掌握不同部位神经系统病变的临床特点,特别是阳性体征是定位诊断的基础。神经系统各部位病变的临床表现分别符合如下特点。

(1)肌肉和神经-肌肉接头病变:受损后只出现运动障碍,多近端肌肉受累明显,可表现为肌无力、萎缩或肥大、肌张力减低、腱反射减低或消失,但无感觉障碍。可由肌肉疾病(如肌炎、各类遗传性肌病、肌营养不良等)、神经-肌肉接头疾病(如重症肌无力、肌无力综合征、肉毒毒素中毒等)等引起。

(2)周围神经病变:受累周围神经支配区域范围内运动、感觉及自主神经症状。单神经病为某一根周围神经受累导致的局部肌肉无力和感觉障碍(如腕管综合征);多数单神经病表现为2根以上周围神经受累症状,多为不对称性(如血管炎性周围神经病);多发性周围神经病则表现为四肢远端对称性"手套"或"袜套"样感觉障碍、肌力减退等(如吉兰-巴雷综合征)。此类疾病导致运动障碍通常符合下运动神经元瘫痪特点,即肌张力降低、腱反射减弱/消失等。

(3)脊髓病变:横贯性脊髓损害,出现病损平面以下运动、感觉及括约肌三大功能障碍,即上运动神经元性截瘫或四肢瘫、病变平面以下传导束性全部感觉障碍及尿便功能障碍。一侧脊髓半切损害,可表现为 Brown-Séquard 综合征,即患侧损伤平面以下出现深感觉丧失及上运动神经元瘫痪,同时伴有对侧向下 1~2 个脊髓节段所在平面以下出现触觉及疼痛、温度觉丧失。脊髓受损节段的定位,多依据感觉障碍的最高平面、出现运动障碍的肌群以及深浅反射的改变而定。

(4)脑干病变:交叉性综合征是一侧脑干病变的典型临床特点,可表现为病变侧周围性脑神经麻痹和对侧肢体中枢性偏瘫,即交叉性瘫痪(可见于 Weber 综合征等);或病变侧面部及对侧偏身痛温觉减退的交叉性感觉障碍(可见于 Wallenberg 综合征等)。双侧脑干损害,可见两侧脑神经、锥体束、感觉传导束受损的表现。脑干病变水平可根据受损脑神经及其核团所在平面来判断。

(5)小脑病变:小脑蚓部损害主要引起头部和躯干的共济运动失调,小脑半球损害引起同侧肢体的共济运动失调,上肢较重。临床表现为指鼻试验欠稳准、轮替运动减慢、跟膝胫试验不准、昂伯试验睁眼闭眼均站立不稳、小脑性(暴发性)语言、眼球震颤等。

(6)间脑病变:丘脑病变可出现对侧半身深浅感觉缺失、自发性剧痛、感觉过敏或过度、睡眠障碍等。下丘脑损害则可出现内分泌和代谢障碍(肥胖、尿崩症、高钠血症、性早熟或性功能不全、血糖升高或降低)和自主神经功能障碍。

(7)大脑基底核病变:基底核包括尾状核、豆状核(苍白球和壳核)、丘脑底核、杏仁核和屏状核等结构,为锥体外系重要组成部分,主要作用是调节机体的运动功能。基底核病变时主要表现为肌张力障碍、运动异常和震颤等。旧纹状体(苍白球)病变可引起肌张力增高和运动减少综合征,表现为铅管样或齿轮样肌张力增高、动作减少和静止性震颤;新纹状体病变可引起舞蹈样动作(壳核病变)和手足徐动症(尾状核病变);丘脑底核病变引起偏侧投掷运动。

(8)大脑半球病变:一侧大脑半球病变可出现病灶对侧中枢性面瘫、舌瘫、偏瘫及偏身感觉障碍;双侧弥散性损害常表现为意识障碍、精神症状及智能减退、四肢瘫或双侧锥体束征。刺激性病灶可引起痫性发作。大脑各脑叶病变有其不同的特点,如额叶病变可出现强握反射、运动性失语、失写和以智能障碍为主的精神症状等;顶叶病变除感觉障碍外,还有失读、失用及体象障碍等;颞叶病变可出现象限性盲、感觉性失语及以情感障碍为主的精神症状;枕叶病变可出现视野缺损、皮质盲等。

2. 病变的空间分布判断　病变的分布类型可分为局灶性、多灶性、弥散性、系统性等。在定位过程中，需仔细分析和推敲，如单一部位的功能异常能够解释已知临床表现，则应首先考虑此种情况，符合疾病诊断的"一元论"原则；但如假定的单个病变不能解释所有症状和体征，那么除定位错误外，另一种可能为同时存在其他病灶；明确病变的空间分布对病因诊断也有指导意义。

（1）局灶性：指单一解剖部位的损害，如急性起病的一侧周围性面瘫常提示患病侧的面神经麻痹。

（2）多灶性：指多于1个以上部位发生病变，且这些病变部位是分离的，如多发性硬化。

（3）弥散性：指神经系统内的某个部分的广泛性损害，如认知功能下降和精神症状提示广泛大脑皮质损害；手套-袜子样感觉减退表示广泛性周围神经受损。

（4）系统性：可以看成是一种特殊的弥散性分布，指病变选择性损害一些功能系统或传导束，并形成的特殊组合。如广泛锥体束损害和下运动神经元损害是肌萎缩侧索硬化症的典型表现。

二、定性诊断

定性诊断是指确定病变的性质及病因。

在定性诊断时，须特别重视起病方式和病情演变特点，即起病是突然（如卒中、外伤）、急性（如感染）或亚急性起病（如转移瘤、脱髓鞘），还是慢性或隐匿性起病（如肿瘤、变性、遗传），病情演变是进行性加重（如肿瘤、变性），还是逐渐好转（如脑血管病、炎症）或呈复发-缓解交替（如免疫性），症状是否为反复发作性（如癫痫、偏头痛、周期性麻痹）。根据上述分析形成初步印象，再选择针对性的辅助检查以明确病变的性质和产生原因。

神经系统疾病的病因学分类与其他系统疾病大致相仿，常见的病变性质有以下几种。

1. 感染性　神经系统感染性疾病多呈急性或亚急性起病，于起病后数日至数周达高峰，常伴有发热等全身感染的表现。血液和脑脊液检查常可有炎症性改变，应有针对性地进行炎症标志物及病原学检查，常可查出病因。对于一些较为特殊的病原体感染如梅毒螺旋体、结核分枝杆菌、朊蛋白、人类免疫缺陷病毒等要特别关注和筛查。

2. 血管性　血管性病变可分为动脉性、静脉性和血管发育畸形。脑和脊髓的动脉性血管病多表现为突发起病，症状可在几秒、几分钟、几小时达高峰。脑静脉系统血栓形成表现复杂多变，容易误诊和漏诊，对表现为头痛、癫痫发作和局灶神经症状，凝血功能提示纤维溶解亢进，影像学初步检查提示不符合动脉血管走行分布的皮质梗死患者应进一步完善磁共振静脉血管造影（MRV）。此外，还要尽可能进一步寻找导致血管病变的潜在病因，如动脉粥样硬化、房颤、动脉炎、动脉夹层、烟雾病等。

3. 脱髓鞘性　脱髓鞘性疾病仅存在神经系统中，发病机制常与自身免疫有关，多急性或亚急性起病，常有多个病灶，其病程特点可为复发-缓解交替或呈缓慢进展。常见疾病包括多发性硬化、视神经脊髓炎、急性播散性脑脊髓炎等；病理检查有助于确定病灶的脱髓鞘性改变，脑脊液、MRI、神经电生理检查亦有辅助诊断作用。

4. 免疫性　神经系统几乎所有部位都存在免疫相关性疾病，如重症肌无力、多发性肌炎、吉兰-巴雷综合征、多发性硬化、抗NMDAR脑炎等，肿瘤远隔效应所致的副肿瘤综合征也可归于此类。病史采集中应注意此类疾病患者部分可能有前驱感染病史、疫苗接种史、特殊药物服用史（如免疫调定点抑制剂等），或伴发肿瘤疾病（如肺癌、胸腺瘤、畸胎瘤等），或合并有其他系统自身免疫性疾病（如系统性红斑狼疮、桥本甲状腺炎、克罗恩病等）。血清及脑脊液相关指标（如寡克隆带、特异性抗体等）检测及神经影像学检查等有助于疾病诊断。

5. 中毒性　神经系统中毒性疾病是由各种有害物质引起的神经系统损害的疾病，可急性或慢性起病，多数有群体发病特点，往往伴发其他系统损害，如肝、肾、血液系统；根据接触史和现场环境调查，可确定哪种物质中毒。

6. 变性　神经系统变性疾病是一组迄今病因未明的慢性、进行性发展的神经系统退行性疾病，神经细胞凋亡是其主要病理特点。临床表现为慢性起病,缓慢进展,病情进行性加重,常选择性地侵犯神经组织的某一系统,如选择性运动系统受累(运动神经元病)、黑质纹状体系统受累(帕金森病);也可有弥散性损害,如阿尔茨海默病(Alzheimer's disease,AD),病变主要侵犯双侧大脑皮质。变性疾病多为散发性,也有少数呈家族性,故有时也可归为遗传性。

7. 肿瘤性　分为原发性神经系统肿瘤和转移瘤。肿瘤性疾病起病多较缓慢,症状逐渐进展和加重,颅内肿瘤常有头痛、呕吐、视神经乳头水肿、颅高压和局灶性神经系统受损的表现。脊髓肿瘤可有脊髓压迫症状、椎管阻塞和脑脊液蛋白增高的表现。颅内和脊髓转移性癌患者的脑脊液细胞学检查可有阳性发现,有的可据此确定肿瘤的性质;神经影像学检查有助于神经系统肿瘤的定性。

8. 外伤性　神经系统外伤性疾病常突发起病,多有明确外伤史,神经系统受损症状即刻出现。X线、CT等影像学检查可帮助发现颅脑、脊柱或脊髓的损伤,定性不难。亦有神经系统外伤经过一段时间后发病的情况,如慢性硬膜下血肿、外伤性癫痫等。

9. 遗传性　神经系统遗传性疾病多呈慢性起病,进行性加重,多有家族史。可表现为常染色体显性遗传、常染色体隐性遗传及X连锁遗传等,基因分析有助于明确诊断。

10. 先天性　神经系统先天性疾病多慢性起病,其病理过程在胎儿期已发生,大多数患者在出生时就有症状,如先天性脑积水、脑性瘫痪等。但也有在儿童或成年期才出现症状,随着年龄的增长,病情逐渐达到高峰,症状明显后则有停止趋势的疾病,如骶骨裂、小头畸形等。

11. 代谢和营养障碍性　代谢和营养障碍性疾病多起病缓慢,病程较长,在全身症状的基础上出现比较固定的症状。常见的代谢和营养障碍性疾病有维生素 B_1 缺乏(Wernicke 脑病)、烟酸缺乏(Korsakoff 脑病)、维生素 B_{12} 缺乏(亚急性联合变性)、糖尿病(多发性神经病)、尿毒症(多发性神经病、惊厥)、肝性脑病、肺性脑病、血紫质病(多发性神经病、脑病)等。有些代谢性疾病同时也是遗传性疾病,故要询问家族史,如肝豆状核变性为常染色体隐性遗传。

在定性诊断时,还应当认识到,人们对一种疾病的定性即使是正确的,也不一定是全面的。例如,动脉夹层所致的急性脑梗死(血管性)可能更深层次地归因于动脉肌纤维发育不良(发育性)。病理诊断有时也未必是终极定性诊断,如维生素 B_2 反应良好的肌病,病理诊断为脂质沉积性肌病(代谢性),但如更深一步考虑,产生代谢异常的根本原因是 *ETFDH* 基因突变(遗传性)。随着医学研究的进展,临床对疾病发生的机制和病理生理过程的认识也在不断深入,今天人们所知的疾病病因和机制,未来随时可能在现有基础上获得更深入的阐明,甚至可能产生颠覆性的改变。

三、临床思维的注意事项

神经系统疾病的诊断应建立在全面详尽地收集临床资料的基础上,在诊断过程中,通常先初步确定病变的解剖部位进行定位诊断,再通过病史以及相应辅助检查筛选出可能的病因进行定性诊断。对部分病例,初步诊断可能即为最后诊断,对病情较为复杂的病例,尚需有不断修正、逐步完善的过程。宜从常见病入手,对可能发生的各种疾病从正反两方面逐一分析,筛选出可能性最大的疾病,并注意排除对患者危害最大的疾病。为寻找诊断证据,可进一步进行有针对性的特殊检查,有些疾病甚至需要诊断性治疗或长期追踪随访方可最后确诊。在思考诊断的过程中,应注意以下几点。

1. 重视病史的采集与查体　病史与体征是诊断资料的主要来源,也是临床资料导向的主要依据,第一手资料十分重要。在采集病史时应全面、客观、实事求是,勿因片面局限于神经系统症状而忽视了其他系统的表现。重视首发症状以及各种症状、体征在时间上的发生次序。对于神经系统疾病的常见症状如头晕、头痛、偏瘫、感觉异常等,应根据患者具体主诉重点询问,并在查体时有针对性进行检查。

2. 一元论原则　定位、定性诊断中通常要遵循一元论原则,即尽量用一个病灶或一种原因去解释患者的全部临床表现与经过;遇到难以合理解释时,再考虑多病灶或多原因的可能。

3. 合理使用辅助检查　作为临床医师支持或排除诊断的手段,辅助检查应服从于临床思维

NOTES

而不可盲目检查;影像学检查不能取代认真细致的问诊和全面神经系统查体。此外,对一些价格昂贵或有创性的特殊检查如正电子发射计算机断层扫描(PET-CT)等,在选择时需考虑费用-效益(cost-benefit)比或危险-效益(risk-benefit)比。

4. 辅助检查结果与临床定位的分离现象　一般情况下,根据症状和体征就可以作出临床定位诊断。辅助检查可帮助定位,但不能仅仅依靠神经影像学检查、神经电生理检查等进行定位诊断。有些病理损害可以不出现临床症状和体征(如腔隙性脑梗死),有时影像学表现严重而临床症状和体征较轻(如颈椎病),这就需要将两者有机结合。

5. 病损的远隔效应　病理损害可出现远隔效应,如原发病变在颈段脊髓,临床症状和体征主要表现在胸段脊髓;又如脑和脊髓都有损害,但仅有脊髓损害的症状和体征。因此,临床的定位诊断是相对的,需要对患者进行系统评估。

6. 假性定位体征　脑瘤患者在颅内压增高的后期可出现假性定位体征,如展神经麻痹、耳鸣或病灶侧偏瘫等,需善于识别。

7. 长期随访与最终诊断　由于一次诊疗过程只能观察到疾病的一个时间上的横断面,在少数情况下,即使进行了详尽的辅助检查仍难以明确诊断,因此长期随访和动态观察是必要的,有助于最后的确诊。

8. 首先排除器质性疾病　当器质性疾病与功能性疾病难以鉴别时,需首先考虑器质性疾病,以免延误患者诊断和治疗造成严重后果。

9. 先排除危害严重的疾病　在某些紧急情况下而诊断不明时,要先排除具有潜在高危险性的疾病。如遇到突发剧烈头痛的患者,首先要排除蛛网膜下腔出血、青光眼、高颅压、动脉夹层等可能造成严重后果的疾病。

10. 谨慎诊断不可治疾病　神经系统疾病中有一部分属于不可治、疗效差、预后不良的,如运动神经元病及多数遗传疾病,这些疾病给患者和家庭带来极大的心理负担。如暂时未能完全符合诊断标准,切不要匆忙做出诊断。

11. 循证医学　在循证医学的观点已被广泛接受的今天,临床医师也要与时俱进,更新知识,在诊断过程中重视证据、重视调查研究,使主观思维更符合客观实际,将循证医学的观点与患者个体情况相结合,提高诊治水平。

12. 重视共病　应当认识到人们面对的是患者而不是某个单一的疾病,在很多情况下存在疾病共病的情况,如脑卒中伴发抑郁,慢性紧张型头痛患者伴有焦虑症状等,因此,生物-心理-社会医学模式更有助于人们开阔临床思维。

思考题

1. 当我们诊断神经系统疾病时,有哪些需要特别注意的地方?

2. 假设你在门诊接诊了一位以行走困难为主诉的患者,如何运用本章学到的知识进行初步诊断?

(罗本燕)

第六章
周围神经病

- 周围神经是指除嗅、视神经以外的脑神经和脊神经、自主神经及其神经节,分为感觉传入神经和运动传出神经两部分。
- 原发性三叉神经痛主要表现为三叉神经分布区内短暂的反复发作性剧痛。
- 面神经炎或贝尔麻痹是由于茎乳孔内面神经的非特异性炎症所致的周围性面瘫。
- 吉兰-巴雷综合征(GBS)是一种自身免疫介导的周围神经病,主要损害脊神经根、周围神经和脑神经。
- 慢性炎性脱髓鞘性多发神经根性神经病(CIDP)是一组免疫介导的炎性脱髓鞘疾病,呈慢性进展或复发性病程。

第一节 概 述

周围神经疾病(peripheral neuropathy)是指周围运动、感觉和自主神经的结构和功能障碍。周围神经包括嗅、视神经以外的脑神经与脊神经。神经细胞由胞体与突起(树突和轴突)两部分组成。运动神经细胞的胞体位于脑干运动神经核和脊髓灰质前角,感觉神经细胞的胞体位于脑神经的感觉神经节和脊神经后根神经节,自主神经细胞的胞体在自主神经节。三种神经细胞的突起构成周围神经纤维。周围神经纤维可分为有髓鞘和无髓鞘两种。脑神经和脊神经多属有髓鞘神经纤维,而自主神经属无髓鞘神经纤维。

周围神经受损时,主要表现为三种病理形式(图6-1)。

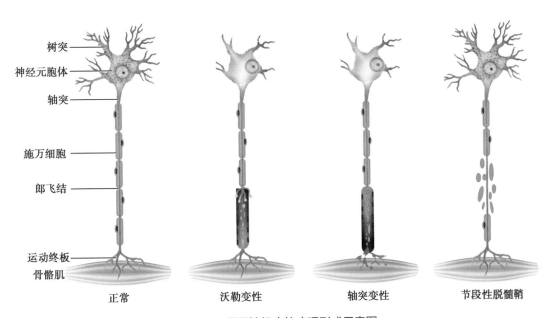

图6-1 周围神经病的病理形式示意图

周围神经疾病的分类依赖于解剖结构、病理和临床特征。按周围神经损害的基本病理,可分主质性神经病及间质性神经病。主质性神经病是指病变原发于轴突、髓鞘。施万细胞和神经轴突之间存在互相联系,髓鞘的再生有赖于施万细胞,施万细胞的死亡也可引起继发性轴突死亡。间质性神经病指病变位于神经纤维之间的支持组织。比如,临床上有一些病是属于真正的炎症病理性改变,称为间质性神经炎。其神经内膜及外膜发生真性的炎症改变,而轴突及髓鞘的改变则是继发性的。多见于感染引起的神经炎或继发于血管损害(如结缔组织疾病)的神经炎,或变性疾病(如淀粉样变)的神经炎等。

周围神经病的重要症状之一是疼痛。临床上,可分为神经痛(neuralgia)和神经病(neuropathy)两大类。神经痛是指受累的感觉神经分布区发生疼痛,而神经的传导功能正常,神经主质无明显变化,如原发性三叉神经痛。神经病泛指由维生素缺乏、感染、外伤、中毒、压迫、缺血和代谢障碍等病因引起的周围神经变性以及神经传导功能障碍,可有或无疼痛。

周围神经病按临床病程,可分为急性、亚急性、慢性、复发性或进行性神经病等;按突出症状分成感觉性、运动性、混合性、自主神经性等种类;或按病变的解剖部位分成神经根病、神经丛病和神经干病。

周围神经病又可分为单神经病、多数性单神经病(mononeuropathy multiplex)和多发性神经病。

1. 单神经病或多数性单神经病　单神经病是指只有一根周围神经受损;多数性单神经病是指两根以上周围神经受损,往往是不对称的。运动、感觉、反射及自主神经功能障碍的区域取决于每根受累周围神经的解剖分布。

2. 多发性神经病　感觉、运动及自主神经纤维受损。临床表现为四肢远端呈对称性"手套"或"袜套"形的感觉减退或消失,肌力减退,伴或不伴肌肉萎缩;受损部位腱反射减弱或消失,可有泌汗异常、皮肤和指甲的营养改变等。

周围神经病的诊断依赖于病史、临床体格检查和必要的辅助检查。神经传导速度测定可发现尚未出现症状或体征的早期周围神经病,也是判断预后和疗效的客观指标,并有助于鉴别肌源性或神经源性肌萎缩。神经活组织检查利用光学和电子显微镜,结合免疫组织化学染色等辅助诊断。分子生物学的基因检查使人们对周围神经病的认识有了提高,然而周围神经病的诊断仍然有相当困难。

治疗周围神经病,首先需明确诊断并治疗病因;其次是对症治疗,如应用止痛药物以及促进神经机能恢复的药物如 B 族维生素等。理疗和体疗是恢复期重要的措施,有助于预防肌肉挛缩和关节畸形。

第二节　脑神经疾病

脑神经共 12 对。嗅神经、视神经是大脑的一部分,动眼神经至舌下神经 10 对脑神经核均在脑干内,周围支分别从中脑、脑桥及延髓进出脑干,支配头面部器官。脑神经疾病可为单个或多个神经受累,损害部位在脑干内或脑干外。脑神经损害可分为原因未明的原发性损害和由各种原因引起的继发性损害。

一、三叉神经痛

三叉神经分布区内反复发作的阵发性、短暂、剧烈疼痛而不伴三叉神经功能破坏的症状,称原发性三叉神经痛,简称三叉神经痛(trigeminal neuralgia)。常于 40 岁后起病,女性较多。

【病因】　三叉神经痛可分为原发性和继发性。原发性三叉神经痛,多无明确的病理损害。病因往往与供养神经的动脉硬化、动脉异位或扭曲、脑膜增厚、动脉对神经根或半月神经节压迫相关。继发性三叉神经痛多有明确的病因,如颅底或桥小脑角的肿瘤、转移瘤和脑膜炎、脑干梗死、多发性硬化等侵犯三叉神经的感觉根或髓内感觉核而引起的疼痛,多伴有邻近结构的损害和三叉神经本身的功能丧失。

【发病机制】　可能由于多种致病因素,使三叉神经节的感觉根和运动支发生脱髓鞘改变,脱失髓鞘的轴突与相邻纤维间发生短路。因此轻微的触觉刺激即可通过短路传入中枢,而中枢的传出冲动也可经短路成为传入冲动,达到一定的总和而激发半月神经节内的神经元产生疼痛。

【病理】　原发性三叉神经痛的病理研究较少。主要表现为三叉神经节细胞质中出现空泡,轴突不规则增生、肥厚、扭曲或消失,髓鞘明显增厚、瓦解,多数纤维有节段性脱髓鞘改变。

【临床表现】　三叉神经痛为骤然发生的剧烈疼痛,但严格限于三叉神经感觉支配区内。发作时患者常紧按病侧面部或用力摩擦面部减轻疼痛,可致局部皮肤粗糙,眉毛脱落。有的在发作时不断做咀嚼动作,严重者可伴有同侧面部肌肉的反射性抽搐,所以又称"痛性抽搐"。每次发作仅数秒钟至1~2min 即骤然停止,间歇期正常。发作可由 1 日数次至1min 多次。发作呈周期性,持续数周、数月或更长,可自行缓解。病程初期发作较少,间歇期较长。随病程进展,间歇期逐渐缩短。

【辅助检查】　如果考虑脑桥周围血管对三叉神经后根的压迫,可以行磁共振断层血管成像(magnetic resonance tomographic angiography,MRTA),可清晰显示脑桥小脑角池内的脑神经出脑干段与责任血管的关系。

【诊断】　典型的原发性三叉神经痛,根据疼痛发作部位、性质、触发点的存在,神经系统检查有无阳性体征,结合起病年龄,不难做出诊断。早期易误认为牙痛,一部分患者已多次拔牙而不能使疼痛缓解。鼻旁窦炎、偏头痛、下颌关节炎、舌咽神经痛等也应与三叉神经痛相鉴别。继发性三叉神经痛发病年龄常较轻,有神经系统阳性体征,应作进一步检查以明确诊断。对部分患者,尚需作葡萄糖耐量试验以排除糖尿病性神经病变的可能。

【鉴别诊断】　额窦炎或上颌窦炎可产生三叉神经第 1、2 支范围的疼痛,但鼻旁窦骨表面常有压痛,并可结合 X 线检查和鼻腔检查进行鉴别。牙痛最易与三叉神经痛混淆,但牙痛多在进食冷、热液体或食物时诱发,三叉神经痛在误拔牙齿后疼痛仍不消失,牙齿局部检查和 X 线检查也有助于鉴别。颞颌关节综合征(coston syndrome)可于咀嚼食物时引起下颌和颞部的疼痛,关节部位有压痛,但无其他部位的触发点。舌咽神经痛的部位在咽部及外耳道,常在吞咽时发生。三叉神经痛为面部疼痛,容易与头痛相区别。三叉神经眼支神经痛应与青光眼相鉴别,此时需注意眼部症状。

原发性三叉神经痛应与继发性三叉神经痛相鉴别,后者疼痛持久,且伴有三叉神经麻痹,患侧面部感觉减退,眼支受损可有角膜反射迟钝或者消失,第三支受损可有咀嚼肌萎缩,张口下颌歪向病灶侧,或合并其他脑神经麻痹,一般药物治疗效果不满意。常见原因为多发性硬化、延髓空洞症、原发性或转移性颅底肿瘤。

【治疗】　继发性三叉神经痛者应针对病因治疗。原发性三叉神经痛目前还缺乏绝对有效的治疗方法,治疗原则以止痛为目的,药物治疗为主,无效时可用神经阻滞疗法或手术治疗。

1. **药物治疗**　是基本治疗,适用于初患、年迈或合并有严重内脏疾病,不宜手术及不能耐受手术者。

2. **神经阻滞疗法**　适于药物治疗无效或有明显副作用、拒绝手术治疗或不适于手术治疗者。方法是取无水乙醇或其他化学药物如甘油、维生素 B_{12} 等直接注入三叉神经分支或半月神经节内,使之发生凝固性坏死,阻断神经传导,可使局部感觉丧失而获止痛效果。阻滞疗法简易安全,但疗效不持久。

3. **半月神经节射频热凝治疗**　适用于长期用药无效或无法耐受者。射频通过机体时电磁波能转为热能,产生热效应和热电凝。可选择性破坏三叉神经痛觉纤维,基本不损害触觉纤维达到止痛作用。

4. **手术治疗**　适用于药物和神经阻滞治疗无效者。对血管压迫所致三叉神经痛效果较好。手术治疗可能失败、易复发、可伴有并发症。主要的手术治疗方法有:①微血管减压术(microvascular decompression);②颅外三叉神经周围支切断术;③颅内三叉神经周围支切断术;④三叉神经感觉根部分切断术;⑤三叉神经脊髓束切断术。

二、Bell 麻痹

面神经麻痹或称 Bell 麻痹（Bell palsy）是因茎乳孔内面神经非特异性炎症所致的周围性面神经麻痹。

【病因】　确切的病因未明,长期以来认为本病与嗜神经病毒感染有关。受凉或上呼吸道感染后发病,可能是茎乳孔内的面神经急性病毒感染和水肿所致神经受压或局部血液循环障碍而产生面神经麻痹。多数人认为,本病亦属一种自身免疫反应。部分患者可由带状疱疹病毒引起膝状神经节炎。

【病理】　主要是面神经水肿,髓鞘肿胀、脱失,晚期可有不同程度的轴突变性,以在茎乳孔和面神经管内的部分尤为显著。

【临床表现】　任何年龄均可发病,以 20~40 岁最为多见,男性略多。绝大多数为一侧性,双侧者甚少。发病与季节无关。通常急性起病,表现为口角歪斜、流涎、讲话漏风,吹口哨或发笑时尤为明显。可于 48h 内达到高峰。有的患者在起病前几天有同侧耳后、耳内、乳突区或面部的轻度疼痛。体格检查时,可见病侧面部表情肌瘫痪。额纹消失、眼裂扩大、鼻唇沟变浅、口角下垂、面部被牵向健侧。面部肌肉运动时,因健侧面部的收缩牵引,使上述体征更为明显。病侧不能作皱额、蹙眉、闭目、露齿、鼓气和吹口哨等动作。闭目时瘫痪侧眼球转向上外方,露出角膜下的白色巩膜,称 Bell 现象。鼓气和吹口哨时,因患侧口唇不能闭合而漏气。进食时,食物常滞留于病侧的齿颊间隙内,并常有口水自该侧淌下。泪点随下睑而外翻,使泪液不能正常吸收而致外溢。

不同部位的面神经损害出现不同临床症状。①膝状神经节前损害:因鼓索神经受累,出现舌前 2/3 味觉障碍;镫骨肌分支受累,出现听觉过敏,过度回响。②膝状神经节病变:除表现有面神经麻痹、听觉过敏和舌前 2/3 味觉障碍外,还有耳郭和外耳道感觉迟钝、外耳道和鼓膜上出现疱疹,称亨特综合征（Hunt syndrome）,系带状疱疹病毒感染所致。③茎乳孔附近病变:出现上述典型的周围性面瘫体征和耳后疼痛。

面神经麻痹患者通常在起病后 1~2 周内开始恢复,大约 80% 的患者在几周及 1~2 个月内基本恢复正常。约有 1/3 患者为部分麻痹,2/3 为完全性瘫痪。在后者中,约有 16% 不能恢复。面神经炎如果恢复不完全,常可伴发瘫痪肌的挛缩、面肌痉挛或联带运动。瘫痪肌的挛缩,表现为病侧鼻唇沟加深、口角反牵向患侧、眼裂缩小。但若让患者做主动运动如露齿时,即可发现挛缩侧的面肌并不收缩,而健侧面肌收缩正常,病侧眼裂更小。临床常见的连带征系指患者瞬目时即发生病侧上唇轻微颤动;露齿时病侧眼睛不自主闭合;试图闭目时病侧额肌收缩;进食咀嚼时,病侧流泪伴颞部皮肤潮红、局部发热及汗液分泌等表现。这些现象可能是由于病损后再生的神经纤维长入邻近其他神经纤维通路而支配原来属于其他神经纤维的效应器所致。

【诊断及鉴别诊断】　根据起病形式和典型的临床特点,周围性面瘫的诊断并不困难,但需与能引起周围性面神经麻痹的其他疾病相鉴别。

1. **吉兰-巴雷综合征**　有肢体对称性下运动神经元瘫痪,常伴有两侧周围性面瘫及脑脊液蛋白细胞分离现象。

2. **莱姆病**　伯氏螺旋体感染导致的面神经麻痹,多经蜱叮咬传播,伴慢性游走性红斑或关节炎史。可应用病毒分离及血清学试验证实。

3. **糖尿病性神经病变**　常伴其他脑神经麻痹,以动眼神经、展神经及面神经麻痹居多,可单独发生。

4. **继发性面神经麻痹**　腮腺炎或腮腺肿瘤、颌后化脓性淋巴结炎、中耳炎及麻风均可累及面神经,但多有原发病的特殊表现。

5. **颅后窝病变**　桥小脑角肿瘤、多发性硬化、颅底脑膜炎及鼻咽癌颅内转移等原因所致的面神经麻痹,大多起病较慢,有其他脑神经受损或原发病的特殊表现。

【辅助检查】　检测面神经兴奋阈值和复合肌肉动作电位（compound muscle action potential, CMAP）能评估预后。①兴奋阈值测定：一般在病后 7d 内检查。健康人应用持续时间 0.1s 的恒定电流刺激双侧面神经，双侧面神经的兴奋阈值（threshold excitability）差异不大于 2mA。如兴奋阈值在正常范围或健侧与患侧之间兴奋阈值差在 3~5mA，预后良好；兴奋阈值差≥10mA，预后差；兴奋阈值差为 5~10mA，其预后介于两者之间。②CMAP 波幅测定：发病 3 周内患侧 CMAP 波幅下降为健侧的 30% 以上，可能在 2 个月内恢复；下降为健侧的 10%~30%，在 2~8 个月恢复；下降为健侧的 10% 以下，恢复较差，需 6 个月~1 年。

肌电图的面神经传导速度测定，对鉴别面神经是暂时性传导障碍，还是永久性失神经支配有帮助。

【治疗】　应设法促使局部炎症、水肿及早消退，并促进面神经功能的恢复。

1. 皮质类固醇激素　可用地塞米松 5~10mg/d 静脉注射；或泼尼松 20~30mg/d，晨一次顿服，1 周后渐停用；由带状疱疹引起者，皮质类固醇激素联合阿昔洛韦（acyclovir）0.2g、5 次/d，连服 7~10d。

2. B 族维生素　维生素 B_1 100mg，维生素 B_{12} 500μg，肌内注射，1 次/d。

3. 理疗及针刺治疗　茎乳突附近给予热敷，或红外线照射或短波透热疗法。针灸宜在发病 1 周后进行。

4. 物理治疗　患者自己对镜用手按摩瘫痪面肌，5~10min/次，每日数次。当神经功能开始恢复后，患者可对镜练习瘫痪的各单个面肌的随意运动。

5. 保护暴露的角膜及预防结膜炎，可采用眼罩、滴眼药水、涂眼药膏等方法。

6. 手术治疗　面神经减压手术对部分患者有效。对长期不愈者可考虑面-舌下神经、面-副神经吻合术，但疗效不肯定。

三、前庭神经元炎

前庭神经元炎（vestibular neuronitis）是一种良性疾病，其特征为感染后出现的突然发作的严重眩晕，最初是持续性的，而后为阵发性的。

【病因与发病机制】　可能为病毒感染，病变部位在前庭神经元。因为呈现频繁流行性的发生，并特别好发于青少年和青年人，故认为病因系病毒。

【临床表现】　眩晕首次发作较严重，多伴发恶心和呕吐，持续 7~10d。出现持续眼震。该病一般可以自愈，可能发病为仅有一次的发作，或在过了 12~18 个月后有几次后续发作；后续发作多较轻，持续时间较短。一般无耳聋或耳鸣。

1. 本病多发于 25~50 岁，两性发病率无明显差异。

2. 起病突然，病前有发热、上呼吸道或泌尿道感染病史，多为腮腺炎、麻疹及带状疱疹病毒引起。

3. 临床表现以眩晕为主，头部转动时眩晕加剧，眩晕于数小时至数日达到高峰，后渐减轻。多无耳鸣、耳聋，也有报道约 30% 病例有耳蜗症状；严重者倾倒、恶心、呕吐、面色苍白。

4. 病初有明显的自发性眼震，多为水平性和旋转性，快相向健侧。

5. 前庭功能检查显示单侧或双侧反应减弱，部分病例痊愈后前庭功能恢复。

6. 病程数天到 6 周，逐渐恢复，少数患者可复发。

【辅助检查】　包括听力检查，冷热试验的眼震电图，增强的头颅 MRI，特别要注意内听道以排除其他诊断的可能性，如桥小脑角肿瘤、脑干出血或梗死形成。

【诊断和鉴别诊断】　根据感染后突然起病，剧烈眩晕，站立不稳，头部活动时加重，不伴耳鸣、耳聋，前庭功能检查显示单侧或双侧反应减弱，预后良好可诊断。

根据明确的感染诱因，不伴耳鸣、耳聋，可与梅尼埃病鉴别。此外，还需与良性阵发性位置性眩晕（benign paroxysmal positional vertigo，BPPV）鉴别。

【治疗】　药物能减轻眩晕的症状，长时间呕吐者，注意补充水、电解质和维生素。

1. **迅速改善眩晕症状的药物**　东莨菪碱 0.3mg 肌内注射;氟哌啶醇 2.5mg 肌内注射。

2. **前庭康复计划**　外周前庭病变的功能恢复是外周前庭功能和中枢前庭代偿的结果,前庭康复锻炼的目的是加速前庭康复的进程,并最终促进前庭功能恢复。一般包括前庭-眼反射的眼动训练和前庭-脊髓反射的平衡训练。恶心、呕吐停止即应开始前庭康复治疗。

3. **激素和抗病毒治疗**　由于前庭神经元炎被认为与病毒感染有关,故可以尝试应用抗病毒联合皮质激素治疗。这种联合治疗已被证实对 Bell 麻痹和累及第Ⅶ和第Ⅷ对脑神经的带状疱疹病毒感染有效。

4. **倍他司汀**　6~12mg、3 次/d 口服,可作为呕吐停止后的抗眩晕治疗,一般需坚持至眩晕消失。

第三节　脊神经疾病

脊神经疾病(spinal nerve diseases)是指各种原因引起的脊神经支配区的疾病。根据病因分为外伤、嵌压、感染、中毒、营养障碍、遗传等。根据起病形式分为急性、亚急性、慢性等。根据受损部位分为神经节、神经根、神经丛、神经干、神经末梢。根据临床特点分为运动性、感觉性、混合性及自主神经性等。根据损伤范围分为单神经病、多发神经病等。

通过病史、体检、辅助检查进行定位和定性诊断。治疗为病因及对症治疗,必要时可行手术治疗。

一、单神经病

(一)尺神经麻痹

尺神经由 C_8~T_1 神经根的纤维组成。支配尺侧腕屈肌、指深屈肌尺侧半、拇收肌、小鱼际肌及骨间肌等,并营养小指和无名指尺侧及尺侧手掌的皮肤。

1. **病因**　尺神经在肱骨内上髁后方及尺骨鹰嘴之间处最为浅表,刀伤、骨折及关节脱位容易累及此处。此外,肱骨内上髁发育异常、肘外翻畸形、长期以肘支持劳动、麻风、肘管内腱鞘囊肿和神经炎均可使尺神经受损。

2. **临床表现**　典型表现为屈腕、手向桡侧偏斜,各指不能分开或合并,小指不能运动,拇指不能内收,手部精细动作障碍。小鱼际肌、部分大鱼际肌和骨间肌萎缩。由于伸肌的过度收缩,使掌指关节过伸而远端指关节屈曲呈"爪形手"。感觉障碍分布在手掌及手背的尺侧,整个小指和无名指的尺侧一半。

尺神经不完全性损伤可以引起患肢烧灼样痛。

肘管综合征(cubital tunnel syndrome)是指尺神经在肘部尺神经沟内的一种慢性损伤,常见的病因有肘外翻、尺神经半脱位、肱骨外上髁骨折、创伤性骨化性肌炎。表现为肘以下内侧麻木或刺痛,小指对掌无力及手指收展不灵活,尺神经沟处增厚或有包块等。治疗方法是尺神经前置术。

3. **诊断**　根据特殊的损害体征"爪形手"和感觉障碍,临床诊断不难。

4. **治疗**　针对病因治疗。

(二)桡神经麻痹

桡神经由 $C_{5~8}$ 的神经根组成,支配前臂伸肌(肱三头肌、肘肌)、腕部伸肌(桡侧伸腕肌、尺侧伸腕肌)、手指的伸肌(伸指总肌)、前臂旋后肌、拇长展肌和肱桡肌等。其主要功能为伸肘、伸腕、伸指。

1. **病因**　桡神经是臂丛神经中最易遭受外伤的一支周围神经。病因甚多,有炎症、外伤、肱骨中段骨折;铅、砷、酒精中毒;睡眠中受压,拄拐时受压或受前斜角肌压迫等。

2. **临床表现**　桡神经麻痹最突出的临床表现为腕下垂,腕及手指不能伸直,拇指不能伸直外展,拇指背侧及第一、第二掌骨间隙背侧皮肤感觉障碍。按病损部位不同,有不同的临床表现。高位(如腋部)损伤时,产生完全的桡神经麻痹,上肢诸伸肌皆瘫痪,肘关节、腕关节及掌指关节皆不能伸直,因肱桡肌瘫痪致前臂在旋前位不能屈曲肘关节;在肱骨中 1/3 受损时,肱三头肌功能完好,余诸伸肌瘫痪;病损在肱骨下端或前臂上 1/3 时,肱三头肌、肱桡肌、旋后肌和伸腕肌功能保存;于前臂中 1/3 以下病损时,仅有伸指功能丧失而无腕下垂;如病损位于腕关节,因桡神经的各运动支均已发出则不产生桡神经麻痹的运动症状。桡神经麻痹的感觉障碍仅见于前臂外侧及拇、示指桡侧区。

3. 诊断 根据肘、腕及手指不能伸直,拇指不能伸直外展,以及拇指背侧及第一、第二掌骨间隙背侧皮肤感觉减退,临床诊断不难。

4. 治疗 桡神经有良好的再生能力,功能恢复较上肢的其他神经为佳。

（三）正中神经麻痹

正中神经由 $C_5 \sim T_1$ 神经根组成。支配旋前圆肌、桡侧屈腕肌、各指深浅屈肌、掌长肌、拇长屈肌、拇短屈肌、拇对掌肌和拇短展肌。正中神经的感觉支分布于手掌桡侧一半,拇、示、中三指的掌面,环指桡侧一半掌面,示、中两指背面和环指中节、末节桡侧一半的背面。正中神经的主要功能是前臂旋前和拇、示指的屈曲。

1. 病因 外伤、脱臼或骨折、腋和腕部受压、神经炎、颈肋等。

2. 临床表现 正中神经在上臂受损时,会发生完全性麻痹。表现为前臂不能旋前,腕不能外展及屈曲,拇、示、中指不能屈曲,拇指不能对掌、外展及屈曲;肌肉萎缩以大鱼际肌最明显,手掌变平,拇指紧靠示指,呈"猿手"样;感觉障碍分布于手掌桡侧,桡侧三指和环指的桡侧一半。正中神经的不完全损伤可出现灼性神经痛。

3. 诊断 腕部病变损伤正中神经,主要表现为拇指运动障碍。腕管综合征是正中神经通过腕横韧带下方腕管处受压所致。常见于中年女性及妊娠期。病因甚多,如腕部的慢性劳损、腕管内鞘膜囊肿、腕骨骨折、关节炎、肢端肥大症、黏液性水肿以及手部化脓性感染等。其主要临床表现为桡侧三指的感觉异常、麻木、针刺、烧痛感,晚期大鱼际肌萎缩,使拇指外展、对掌功能受损。

4. 治疗 腕管综合征的治疗通常可在腕管内注射泼尼松龙 0.5mL 加 2% 普鲁卡因 0.5mL,每周 1 次,共 4~6 次为 1 疗程。若仍无效,可切开腕横韧带松解神经。

（四）腓总神经麻痹

腓总神经起自 $L_4 \sim S_2$ 神经根,为坐骨神经的一个主要分支,在大腿下 1/3 从坐骨神经分出,在腓骨头前方分出腓肠外侧皮神经,分布于小腿外侧面,然后形成腓浅神经和腓深神经。腓浅神经支配腓骨长肌和腓骨短肌,并分出足背内侧皮神经和足中间皮神经,分布于第 2、3、4、5 趾背侧皮肤。腓深神经支配胫骨前肌、蹈长伸肌、趾长伸肌、蹈短伸肌和趾短伸肌,并发出皮支到第 1、2 趾间背侧。

1. 病因 腓总神经在腓骨上部位置表浅易受撞击、挤夹、压迫、冷冻、膝关节后小血肿及肌肉肿胀的压迫等各种外界因素的损害,也可为代谢障碍(糖尿病)、结缔组织疾病(结节性多动脉炎)和麻风所累。

2. 临床表现 腓总神经损伤引起腓骨肌及胫骨前肌群的瘫痪和萎缩,患足不能背屈和外展、翘趾及伸足外翻,足下垂呈马蹄内翻足。步行时患者高举足,使髋关节、膝关节过度屈曲,当足落地时足尖下垂,接着用整个足尖着地行走的步态,似涉水步态,称"跨阈步态"。感觉障碍分布于小腿前外侧和足背,包括第 1 趾间隙。跟腱反射不受影响。

3. 诊断 根据典型的垂足症状、肌肉瘫痪特点及其感觉障碍分布范围,腓总神经麻痹的诊断一般并不困难。神经传导速度的测定可有助于了解腓总神经受损程度。需通过详细病史及有关检查分析病因。

4. 治疗 首先是病因治疗。早期治疗尤其重要。创伤性损伤有手术条件者可考虑手术治疗。继发于结缔组织疾病或糖尿病应积极治疗原发病。由局部压迫而引起的必须立即解除有关因素。可给予理疗、电刺激、针灸以及足量的 B 族维生素等促使神经功能的恢复。

（五）胫神经麻痹

胫神经在腘窝上角从坐骨神经分出,在小腿后方直线下行,支配腓肠肌、比目鱼肌、胫骨后肌、趾长屈肌、蹈长屈肌及足的全部短肌。

胫神经受损时,足和足趾不能屈曲,足的内收受限,跟腱反射消失。由于腓骨肌的拮抗作用,足外翻外展,并略呈旋前背屈位。骨间肌的瘫痪引起足趾的爪状姿势。行走时以足跟着地,不能以足尖站立。感觉缺失区在足底和足外缘。

二、臂丛神经痛

臂丛系由 C_5~T_1 的脊神经前支组成,经斜角肌间隙穿出,走行于锁骨下动脉后上方,经锁骨后方进入腋窝。臂丛五个根的纤维先合成上、中、下三干,围绕腋动脉形成内侧束、外侧束和后束,而后发出分支分布于上肢和胸、背。主要支配上肢的感觉和运动。组成臂丛神经的各部位受损时产生在其支配范围内的疼痛,称为臂丛神经痛。

该病可由多种病因引起。通常可将臂丛神经痛(brachial neuralgia)分为原发性和继发性两类,以后者多见。原发性臂丛神经痛无明确的病因。继发性臂丛神经痛按其病损部位可分为根性臂丛神经痛及干性臂丛神经痛。根性臂丛神经痛的常见病因有颈椎病、颈椎间盘突出、颈椎结核、骨折、脱位、颈髓肿瘤、硬膜外转移癌等。干性臂丛神经痛的病因有胸廓出口综合征、臂丛神经炎、外伤、锁骨骨折、颈部肿瘤、转移性癌肿、肺上沟瘤等。

各种原因所产生的臂丛神经痛的共同特点是有肩部及上肢不同程度的疼痛,可呈持续或阵发性加剧,夜间及活动上肢时疼痛更甚。臂丛神经支配区内可有感觉减退、肌力减退、肌肉萎缩、腱反射减低、自主神经功能障碍等表现。

(一)特发性臂丛神经痛

也称为臂丛神经炎、Parsonage-Turner 综合征。

1. 病因　尚不明确。可能与病毒感染、疫苗接种、创伤应激有关。也与遗传相关,遗传性神经痛性肌萎缩(hereditary neuralgic amyotrophy,HNA)是一种常染色体显性遗传病,与常染色体 17q25 相关位点突变有关,可导致受累肢体反复发生剧烈疼痛、无力和感觉异常。

2. 临床表现　任何年龄均可发病,多见于 30~70 岁,男性∶女性为(2~3)∶1。急性起病的肩区疼痛,可累及背部、颈部和手臂,夜间疼痛明显。疼痛几小时或数天后出现上肢无力,主要为近端肌力受影响,病变时间长时可出现肌萎缩。可伴有感觉障碍,主要影响肩臂的桡侧,可双侧患病,但症状、体征并不对称。还可累及单个神经,出现单神经性臂丛神经病,其中腋神经和肩胛上神经最常受累。

3. 辅助检查　脑脊液检查可发现蛋白和细胞的轻度增高,可以发现寡克隆带。肌电图为神经源性病变,可有感觉和运动神经电位波幅降低,传导速度相对正常,提示主要为轴索病变。有时无症状侧肢体也可发现异常改变。脊神经根无异常。

4. 诊断和鉴别诊断　需要排除其他疾病。首先需要排除神经根型颈椎病。根型颈椎病通常有持续的疼痛和颈部僵直,相应节段发生肌萎缩和感觉障碍,肌电图提示神经根病变。其次需要和运动神经元病鉴别。后者累及范围广泛,四肢和躯干均受累,多无疼痛和感觉异常。肿瘤性臂丛神经病病疼痛持续,可伴有淋巴结肿大,臂丛 MRI 可发现占位性改变。胸廓出口综合征有神经根压迫症状,同时伴有血管受压,颈椎拍片可发现颈肋等骨结构的异常。

5. 治疗

(1)止痛对症治疗:受累上肢用宽带悬吊于颈,让其充分休息。

(2)激素治疗:使用 2 周强的松可减轻疼痛、改善预后。

(3)局部理疗、针灸及 B 族维生素应用:均有较好的疗效。

(二)外伤性臂丛神经痛

1. 臂丛上干损伤　表现为肩关节不能外展、上举,肘关节不能屈曲。腕关节和手功能正常。肩外侧、上臂和前臂桡侧皮肤感觉障碍。

2. 臂丛下干损伤　手指和拇指不能屈曲和伸直,拇指不能对掌、对指,手不能合拢和分开。肩、肘、腕关节功能正常。如有霍纳综合征则为 C_8、T_1 根性撕脱。手和前臂尺侧感觉障碍。

3. 全臂丛根性损伤　上肢瘫痪,无任何运动功能,皮肤感觉障碍。

臂丛损伤的手术指征:①神经节前损伤;②伴有动脉损伤;③开放性损伤;④经过 3 个月保守治疗无好转的节后损伤。

（三）胸廓出口综合征

在锁骨和第一肋骨间的狭窄间隙内,由于前斜角肌、颈肋、第 7 颈椎横突过长、第 1 肋骨压迫臂丛产生感觉、运动症状,如果锁骨下动脉同时受累则伴有上肢循环障碍。其中,不完全颈肋是最常见的畸形,导致 C_8、T_1 神经根、下臂丛和血管受压,外伤也可导致胸廓出口综合征,有些运动员如举重、游泳、网球等也容易发生此类损伤。

分类:神经性、血管性和非特异性胸廓出口综合征。

可根据 Adson 试验确认是否存在颈肋综合征。

1. 临床表现　平均发病年龄是 32 岁,女性多见,右侧多见。缓慢起病,表现为肩胛疼痛,可放射至手臂内侧。可伴有前臂尺侧和手的麻木感、针刺感或其他感觉异常。上肢活动时疼痛加剧。后期可伴有肌力减弱和肌肉萎缩。锁骨下动脉受压可导致患肢发冷,阵发性苍白或发绀,有时还有雷诺现象。有的患者几乎总在夜间发病,平卧一会儿后出现疼痛,成为 "静止性感觉异常性臂痛",常见于中年女性。

2. 诊断　需要进行 X 线检查、胸廓出口处 MRI 检查。结合临床和电生理检查可确诊。需要排除颈椎病、运动神经元病、脊髓空洞症等。

3. 治疗　康复训练、抗炎药物均可以改善症状。有结构畸形的可行手术治疗。

三、多数性单神经病

多数性单神经病(mononeuropathy multiplex)指同时或先后 2 个以上单独的非邻近的神经干受损,病变为多灶性,其病因主要有糖尿病、结节性多动脉炎及其他结缔组织病的血管炎、混合性冷球蛋白血症、类肉瘤病、莱姆病、干燥综合征(Sjögren 综合征)等。多亚急性起病,感觉运动均可受累,为非对称性神经病。

（一）糖尿病

50% 以上的糖尿病患者可出现神经病变的症状或具有神经传导异常,但只有 15% 患者同时出现神经病变的症状和体征。年龄超过 50 岁的糖尿病患者几乎都具有周围神经病变。

1. 病理与发病机制　病理改变可表现为有髓纤维丧失和节段性脱髓鞘,反复的髓鞘脱失和髓鞘再生形成类葱球样改变。发病机制中得到普遍认同的是缺血性微小血管病导致神经病变,其他如炎性改变、生化异常等尚需进一步研究。

2. 临床表现　可分为几种综合征。

（1）糖尿病眼肌麻痹:多累及动眼神经或展神经。

（2）痛性胸腰神经根病:累及肢体或躯干的急性单神经病。

（3）快速进展的、痛性、非对称性以运动为主的多数性单神经病。

（4）对称性近端无力和萎缩,经常伴有疼痛和感觉缺失。

（5）对称性远端感觉性神经病:足和下肢为重,慢性进展,是糖尿病性神经病最常见的类型。

（6）自主神经病:累及膀胱和直肠,可导致尿便障碍。

3. 诊断及鉴别诊断　主要是确立糖尿病的诊断,要注意餐后血糖的检测,糖耐量异常的患者也可出现神经病变,在排除其他病因的时候可确定诊断。肌电图和神经传导速度的检查可帮助诊断。

4. 治疗　控制血糖是主要目标。其他包括止痛、营养神经等对症治疗。神经节苷脂的疗效仍需进一步验证。

（二）炎性血管性神经病

中、小血管的动脉炎是导致多数性单神经病的常见原因之一,包括结节性多动脉炎、嗜酸性肉芽肿性多血管炎、类风湿关节炎、系统性红斑狼疮、Wegener 肉芽肿、孤立的周围神经系统血管炎等。

1. 结节性多动脉炎　75% 的结节性多动脉炎患者有周围神经小的营养血管受累。

（1）临床表现：主要表现为非对称性、多发性周围神经病，可急性起病，受累神经支配区出现疼痛、麻木，随后数小时或数天内出现感觉缺失和运动障碍，其他神经跳跃式受累，脑神经和脊神经均可累及，几乎没有相同的病例。其他症状包括发热、腹痛、血尿、嗜酸性粒细胞增多、高血压、哮喘等。

（2）辅助检查：血常规：白细胞总数和中性粒细胞常增高（80% 患者）；因无神经根受累，腰穿脑脊液蛋白通常正常；可出现蛋白尿（60%）和镜下血尿（40%）。电生理检查以轴索变性为主的神经源性改变，运动神经传导速度多正常或轻度减低，而感觉神经传导速度多异常，特征是病变的非对称性。因为结节性多动脉炎无特异性血清反应，所以只能根据对典型病损活检所见的坏死性动脉炎的病理改变，或对中等血管作血管造影时显示典型动脉瘤作出诊断。对未受累的组织盲目进行活检是无用的。肌电图与神经传导测定可有助于选择肌肉或神经的活检取材部位。

（3）诊断：多数性单神经病伴有不明原因发热、腹痛、肾衰竭或高血压时，或当疑似肾炎或心脏病患者伴有嗜酸性粒细胞增多或不能解释的症状和关节痛，肌肉压痛与肌无力，皮下结节，皮肤紫癜，腹部或四肢疼痛，或迅速发展的高血压时，可拟诊结节性多动脉炎。确诊需要活检。

（4）治疗：大剂量激素冲击治疗或联合使用环磷酰胺、硫唑嘌呤等免疫抑制剂治疗。辅以对症治疗。

2. 嗜酸性肉芽肿性多血管炎　嗜酸性肉芽肿性多血管炎（eosinophilic granulomatosis with polyangiitis，EGPA）过去又被称为 Churg-Strauss 综合征，是一类原因不明，主要累及中、小动脉的系统性坏死性血管炎。病理特征是受累组织大量嗜酸性粒细胞浸润和血管外肉芽肿形成。主要累及肺、心、肾、皮肤和周围神经。与结节性动脉炎有相似之处，但其特征是更为显著的嗜酸性粒细胞增多和对周围神经的浸润。

（1）临床表现：多数性单神经病伴有哮喘、发热、体重下降等改变，可急性起病，很快出现肌肉萎缩、反射下降、感觉缺失等，多伴发疼痛。

（2）辅助检查：外周血嗜酸性粒细胞明显升高，多高于 1.5×10^9/L，IgE、血沉可增高。肌电图改变为非对称性轴索性神经病变。胸片可发现游走性肺浸润性病变。

（3）诊断：2022 年美国风湿学会提出了新的诊断标准，该标准为打分制。分为临床标准和实验室及活检标准两个部分，共 7 个打分项目。临床标准：①阻塞性气道疾病，+3 分；②鼻息肉，+3 分；③多数性单神经病，+1 分。实验室及活检标准：①血嗜酸细胞计数≥1×10^9/L，+5 分；②活检组织中可见血管外以嗜酸细胞为主的炎性改变；③cANCA 或抗 PR3 抗体阳性，–3 分；④血尿，–1 分。在排除其他可能的血管炎之后，两部分总分≥6 分，诊断 EGPA。

（4）治疗：同结节性多动脉炎。

四、多发性神经病

多发性神经病（polyneuropathy）又称末梢神经病，以往也称为周围神经炎、末梢神经炎。是不同病因引起的表现为四肢远端对称性的或非对称性的运动、感觉以及自主神经功能障碍性疾病。

【病因病理】　引起多发性神经病的原因很多。

1. 感染

（1）周围神经的直接感染：如麻风、带状疱疹。

（2）伴发或继发于各种急性和慢性感染：如流行性感冒、麻疹、水痘、腮腺炎、猩红热、传染性单核细胞增多症、钩端螺旋体病、疟疾、布鲁菌病、艾滋病等。

（3）细菌分泌的毒素对周围神经有特殊的亲和力：如白喉、破伤风、菌痢等。

2. 代谢及内分泌障碍　糖尿病、尿毒症、血卟啉病、淀粉样变性、痛风、甲状腺功能减退、肢端肥大症、各种原因引起的恶病质。

3. 营养障碍　B 族维生素(硫胺素、烟酸、吡哆醇、维生素 B$_{12}$)缺乏,慢性酒精中毒、妊娠、胃肠道的慢性疾病及手术后。

4. 化学因素

(1) 药物:呋喃类药物、异烟肼、苯妥英钠、磺胺类、长春新碱、氯喹等。

(2) 化学品:二硫化碳、苯胺、二硝基苯、溴甲烷、三氯乙烯、五氯苯酚、氯醛、磷酸三甲酚酯、丙烯酰胺、有机氯杀虫剂、有机磷农药等。

(3) 重金属:砷、铅、汞、锑、铋、铜、锰、金、磷、铊等。

5. 感染后或变态反应　吉兰-巴雷综合征、血清注射或疫苗接种后、注射神经节苷脂等。

6. 结缔组织疾病　如系统性红斑狼疮、结节性多动脉炎、硬皮病、巨细胞性动脉炎、类风湿性关节炎、结节病、干燥综合征等。

7. 遗传　遗传性共济失调性周围神经病(Refsum 病)、进行性肥大性多发性神经病、遗传性感觉性神经根神经病等。

8. 其他及原因不明、癌瘤性、动脉粥样硬化性、慢性进行性或复发性多发性神经病。

多发性神经病的病理改变主要是周围神经的节段性脱髓鞘和轴突变性或两者兼有,少数病例可伴有神经肌肉连接点的改变。周围神经的病变远端最重或自远端开始向近端蔓延。

【临床表现】　按病程可分为急性、亚急性、慢性、复发性。周围神经的损伤,常是完全性的,一般均有周围神经的感觉、运动和自主神经纤维的共同症状。

1. 感觉障碍　受累肢体远端感觉异常,如针刺、蚁走、烧灼感、触痛等。与此同时或稍后出现肢体远端对称性深浅感觉减退或缺失,呈或长或短的手套-袜套样分布。

2. 运动障碍　肢体远端对称性无力,轻重不等,可为轻瘫至全瘫。肌张力低下,腱反射减弱或消失。上肢肌肉萎缩,以骨间肌、蚓状肌、鱼际肌明显,下肢以胫前肌、腓骨肌明显。可出现垂腕与垂足。后期可出现肌肉萎缩、肢体挛缩及畸形。

3. 自主神经障碍　肢体末端皮肤对称性菲薄、光亮或脱屑、变冷、苍白或青紫、汗多或无汗、指(趾)甲粗糙、松脆,甚至溃烂。

上述症状通常同时出现,呈四肢远端对称性分布,由远端向近端扩展。

不同病因的多发性神经病除有上述共性外尚各有差异。可单独选择性产生一种或两种障碍。对称性的选择性感觉障碍称为多发性感觉神经病;对称性的选择性运动障碍称为多发性运动神经病。两者合并者称运动感觉性多发性神经病。

实验室检查除个别患者可有脑脊液蛋白含量轻度增高外,一般均正常。肌电图可见神经源性改变,神经传导速度检查可有不同程度的传导阻滞。神经组织活检可有不同程度的髓鞘脱失或轴突变性。

【诊断及鉴别诊断】　根据肢体远端呈手套-袜套样分布的对称性感觉障碍,以末端明显的弛缓性瘫痪,自主神经障碍以及肌电图和神经传导速度的改变,诊断本病并不困难。然而,仍需要与下列疾病鉴别:①急性脊髓炎:表现为截瘫或四肢瘫,有传导束性感觉障碍、锥体束征和括约肌症状;②急性脊髓灰质炎:多发于儿童,瘫痪呈不对称性节段性,弛缓性瘫痪,无感觉障碍,急性期脑脊液细胞及蛋白均增高;③周期性瘫痪:常见于壮年发病,四肢近端无力,无感觉障碍,病情迅速恢复,钾盐治疗常有显效。

多发性神经病的病因诊断有一定难度。应参考病程(急性、慢性或复发性)、病损累及的性质(运动和感觉、自主神经的单一或合并损害)、病损累及的范围(四肢远端、近端或全身)、神经病理(轴索、髓鞘还是间质)、其他实验室检查(免疫组化、生化等)、是否有毒物接触,以及全身营养、代谢状况来判断多发性神经病的病因。

此外,应熟悉不同病因的多发性神经病的特殊临床表现。①糖尿病性多发性神经病常有糖尿病史和糖耐量试验异常,往往以下肢远端感觉异常或疼痛为突出症状,深感觉和踝反射可减弱或消失。

②药物中毒性多发性神经炎：大多发生于服用大剂量呋喃类、异烟肼类药物或有机磷农药的患者。如每日服用异烟肼 4~8mg/kg，多发性神经病发生率为 7%；服用 16~24mg/kg，发生率为 44%。以对称性、远端感觉障碍为主要表现。服用有机磷农药 2~3 周后，出现以四肢对称性运动损害为主要表现的多发性神经病；服用呋喃西林类后数周，尤其肾功能不良者，可产生疼痛性多发性神经病。③长期酗酒、有胃肠功能紊乱者，可有感觉性多发性神经病；一旦伴有 Wernicke 脑病和 Korsakoff 综合征者则为酒精中毒性多发性神经病。④尿毒症性多发性神经炎：以伴有肾衰竭及血中尿素氮含量增高为特点，肾移植和透析疗法可使周围神经症状明显减轻。⑤麻风性多发性神经炎：特点为周围神经增粗，周围神经活检可发现麻风分枝杆菌。

【治疗】

1. 病因治疗　根据不同病因采用不同方法。如铅中毒应立即脱离中毒环境，阻止毒物继续进入体内，及时应用特殊解毒剂治疗。异烟肼中毒除立即停药，加大输液量、利尿、通便外，大剂量维生素 B_6 的应用，具有重要的治疗意义。酒精中毒性者，戒酒是治疗的关键，并应用大剂量维生素 B_1 肌内注射。糖尿病性者应调整控制糖尿病的药物用量，严格控制病情发展。结缔组织疾病及变态反应性可应用皮质类固醇治疗。因营养缺乏及代谢障碍或感染所致者，应积极治疗原发疾病。

2. 一般治疗　急性期应卧床休息，适当增加营养，勤翻身，随时按摩瘫痪肢体，早日做被动或主动锻炼，防止肌肉萎缩。有垂手、垂足时可用夹板或支架固定于功能位，以防止肢体发生挛缩或畸形。恢复期可用理疗、针灸、按摩及穴位注射等方法，以促进肢体功能恢复。

各种原因引起的多发性神经炎，均应早期足量地应用维生素 B_1、维生素 B_2、维生素 B_6、维生素 B_{12} 及维生素 C 等。尚可根据病情选用 ATP、辅酶 A、地巴唑、肌苷等药物。疼痛剧烈患者可选用止痛剂、卡马西平、普瑞巴林或阿米替林。

五、急性炎症性脱髓鞘性多发性神经病

急性炎症性脱髓鞘性多发性神经病（acute inflammatory demyelinating polyneuropathy，AIDP），即吉兰-巴雷综合征（Guillain-Barrè syndrome，GBS）。主要损害多数脊神经根和周围神经，也常累及脑神经。病理改变是周围神经组织中小血管周围淋巴细胞浸润与巨噬细胞浸润以及神经纤维的脱髓鞘，严重病例可出现继发轴突变性。该病包括急性炎性脱髓鞘性多发性神经根神经病（acute inflammatory demyelinating polyneuropathy，AIDP）、急性运动轴索性神经病（acute motor axonal neuropathy，AMAN）、急性运动感觉轴索性神经病（acute motor-sensory axonal neuropathy，AMSAN）、Miller-Fisher 综合征（Miller-Fisher syndrome，MFS）、急性泛自主神经病（acute panautonomic neuropathy）和急性感觉神经病（acutesensory neuropathy，ASN）等亚型。

年发病率为（0.6~1.9）/10 万。发病无季节差异，但国内有报道夏秋季为多。

【病因】　尚未充分阐明。目前，认为本病是一种自身免疫性疾病，由于病原体（病毒、细菌）的某些组分与周围神经髓鞘的某些组分相似，机体免疫系统发生了错误识别，产生自身免疫性 T 细胞和自身抗体，并针对周围神经组分发生免疫应答，引起周围神经髓鞘脱失。

【病理】　病变位于神经根（尤以前根为多见而明显）、神经节和周围神经，偶可累及脊髓。病理变化为水肿、充血、局部血管周围淋巴细胞和单核巨噬细胞浸润、神经纤维节段性脱髓鞘和轴突变性。在恢复过程中，髓鞘修复，但淋巴细胞浸润可持续存在。脑神经核细胞和前角细胞亦可变性。

【临床表现】

1. 急性炎症性脱髓鞘性多发性神经根神经病（AIDP）　AIDP 是吉兰-巴雷综合征（GBS）中最常见的类型，也称经典型 GBS，主要病变为多发神经根和周围神经节段性脱髓鞘。

（1）临床特点：①本病可发生于任何年龄，我国北方以儿童较多。男女发病率相似。②全年均可发病，多数患者起病前 1~3 周有呼吸道或胃肠道感染的症状，包括空肠弯曲菌、巨细胞病毒、肺炎支原体或其他病原菌感染，疫苗接种，手术，器官移植等。③急性起病，病情多在 2 周左右达到高峰。④首

发症状常为四肢远端对称性无力,很快加重并向近端发展,或自近端开始向远端发展,可涉及躯干和脑神经,严重病例可累及肋间肌和膈肌导致呼吸麻痹。瘫痪为弛缓性,腱反射减弱或消失,病理反射阴性。初期肌肉萎缩可不明显,后期肢体远端有肌萎缩。感觉障碍一般比运动障碍为轻,表现为肢体远端感觉异常和手套-袜套样感觉减退,也可无感觉障碍。某些患者疼痛可很明显,肌肉可有压痛,尤其是腓肠肌的压痛。脑神经损害以双侧面神经麻痹最常见,其次为舌咽神经和迷走神经麻痹,表现为面瘫、声音嘶哑、吞咽困难。动眼神经、展神经、舌下神经、三叉神经的损害较为少见;偶可见视神经乳头水肿。自主神经功能损害有出汗、皮肤潮红、手足肿胀、营养障碍、心动过速等症状。罕见括约肌功能障碍,血压降低。多数病例病情迅速发展,3~15d达高峰,90%以上患者的病情在4周内停止进展,但其余仍可继续加重。约1~2个月后开始恢复。本病常见的并发症是肺部感染、肺不张,少见的是心肌炎和心力衰竭。

（2）实验室检查:可见周围血细胞轻度升高。生化检查正常或肌酶轻度增高。部分患者血清抗神经节苷脂抗体阳性。部分患者血清可检测到抗空肠弯曲菌抗体、抗巨细胞病毒抗体等。部分患者粪便中可分离和培养出空肠弯曲菌。发病后第1周内作脑脊液检查,多数患者可能正常,第2周后,大多数患者脑脊液内蛋白增高而细胞数正常或接近正常,称为蛋白-细胞分离现象,此现象为本病的特征。蛋白增高0.8~8g/L不等,糖和氯化物正常,白细胞计数一般<10×10⁶/L。部分患者脑脊液出现寡克隆区带。部分患者脑脊液抗神经节苷脂抗体阳性。这种特征性的改变在发病后第3周最明显,脑脊液压力多正常。少数病例脑脊液无变化。

（3）电生理检测:电生理改变的程度与疾病严重程度相关,在病程的不同阶段电生理改变特点也会有所不同。肌电图检查可见发病早期可能仅有F波或H反射延迟或消失。神经传导速度减慢,远端潜伏期延长,动作电位波幅正常或下降。感觉神经传导一般正常,但异常时不能排除诊断。

（4）诊断标准:①常有前驱感染史,呈急性起病,进行性加重,多在2周左右达高峰;②对称性肢体和延髓支配肌肉、面部肌肉无力,重症者可有呼吸肌无力,四肢腱反射减低或消失;③可伴轻度感觉异常和自主神经功能障碍;④脑脊液出现蛋白-细胞分离现象;⑤电生理检查提示远端运动神经传导潜伏期延长、传导速度减慢、F波异常、传导阻滞、异常波形离散等;⑥病程有自限性。

（5）鉴别诊断:如果出现以下表现,则一般不支持GBS的诊断:①显著、持久的不对称性肌无力;②以膀胱或直肠功能障碍为首发症状或持久的膀胱和直肠功能障碍;③脑脊液单核细胞数超过50×10⁶/L;④脑脊液出现分叶核白细胞;⑤存在明确的感觉平面。需要鉴别的疾病包括脊髓炎、周期性瘫痪、多发性肌炎、脊髓灰质炎、重症肌无力、急性横纹肌溶解症、白喉神经病、莱姆病、卟啉病周围神经病、癔症性瘫痪以及中毒性周围神经病,如重金属、药物、肉毒毒素中毒等。

2. 急性运动轴索性神经病（AMAN）　　AMAN是以广泛的脑神经运动纤维和脊神经前根及运动纤维轴索病变为主。

（1）临床特点:与AIDP类似,急性起病,对称性肢体无力,部分患者有脑神经运动功能受损,重症者可出现呼吸肌无力。腱反射减低或消失与肌力减退程度较一致。无明显感觉异常,无或仅有轻微自主神经功能障碍。

（2）实验室检查:脑脊液检查同AIDP。血清免疫学检查发现部分患者血清中可检测到抗神经节苷脂GM1、GD1a抗体,部分患者血清空肠弯曲菌抗体阳性。

（3）电生理检查:肌电图检查内容与AIDP相同,包括以运动神经轴索变性为主和以可逆性运动神经传导阻滞为主两种情况。

（4）诊断标准:类似AIDP诊断标准,突出特点是神经电生理检查提示近乎纯运动神经受累,并以运动神经轴索损害明显。

3. 急性运动感觉轴索性神经病（AMSAN）　　AMSAN以广泛神经根和周围神经的运动与感觉纤维轴索变性为主。

（1）临床特点:急性起病,对称性肢体无力,多有脑神经运动功能受累,重症者可有呼吸肌无力,呼吸衰竭。患者同时有感觉障碍,甚至部分出现感觉性共济失调。常有自主神经功能障碍。

（2）实验室检查:脑脊液检查同 AIDP。部分患者血清中可检测到抗神经节苷脂抗体。

（3）电生理检查:除感觉神经传导测定可见感觉神经动作电位波幅下降或无法引出波形外,其他同 AMAN。

（4）诊断标准:类似 AIDP 诊断标准,突出特点是神经电生理检查提示感觉和运动神经轴索损害明显。

4. Miller-Fisher 综合征

（1）临床特点:主要表现为三大特点,即共济失调、腱反射减退、眼外肌麻痹。有时可出现瞳孔改变。大部分患者病前有感染,多以复视起病,也可以肌痛、四肢麻木、眩晕和共济失调起病。相继出现对称或不对称性眼外肌麻痹,部分患者有眼睑下垂,少数出现瞳孔散大,但瞳孔对光反射多数正常。可有躯干或肢体共济失调,腱反射减低或消失,肌力正常或轻度减退,部分有延髓支配肌肉和面部肌肉无力,四肢远端和面部麻木、感觉减退,膀胱功能障碍。没有肢体瘫痪或瘫痪较轻。

（2）辅助检查:脑脊液蛋白升高。周围神经电生理检查可有传导延迟,髓鞘和轴索同时受损。有时头颅 MRI 检查可发现脑干病灶。血清中有抗神经节苷脂 GQ1b 抗体。

（3）诊断标准:急性起病,临床上以眼外肌瘫痪、共济失调和腱反射减低为主要症状,肢体肌力正常或轻度减退。其余同 AIDP。

在鉴别诊断中,值得注意的是抗 GQ1b 抗体谱系病。抗 GQ1b 抗体谱系病是指血清发现抗 GQ1b 抗体,但临床表型不同的一组综合征,包括 Miller-Fisher 综合征（MFS）、Bickerstaff 脑干脑炎（BBE）等。在 83% 的 MFS 和 68% 的 BBE 中可以发现抗 GQ1b 抗体阳性。因为第Ⅲ、Ⅳ、Ⅵ、Ⅸ、Ⅹ对脑神经存在 GQ1b 的高表达,所以抗 GQ1b 抗体谱系病在临床上除了常见的 MFS、BBE 之外,还有一些其他亚型。比如,急性眼外肌麻痹、共济失调表现、咽颈臂综合征、MFS/GBS 叠加、BBE/GBS 叠加等。在临床表现上,除了下运动神经系统损害的表现之外,也可以出现上运动神经受累的证据。

另外,需要与 AIDP 鉴别的疾病还有脑干梗死、脑干出血、视神经脊髓炎、多发性硬化、重症肌无力等。

5. 急性泛自主神经病　较少见,以自主神经受累为主。

（1）临床特点:急性发病,快速进展,多在 1~2 周内达高峰,少数呈亚急性发病。表现为视物模糊、畏光、瞳孔散大、对光反应减弱或消失、头晕、直立性低血压、恶心呕吐、腹泻、腹胀,重症者可有肠麻痹、便秘、尿潴留、阳痿、热不耐受、少汗、眼干和口干等。自主神经功能检查可发现多种功能异常。肌力正常,部分患者有远端感觉减退和腱反射消失。

（2）辅助检查:电生理检查显示神经传导和针电极肌电图一般正常。皮肤交感反应、R-R 变异率等自主神经检查可见异常。电生理检查不是诊断的必需条件。

（3）诊断标准:急性发病,快速进展,多在 2 周左右达高峰。广泛的交感神经和副交感神经功能障碍,不伴或伴有轻微肢体无力和感觉异常。需排除其他导致自主神经损伤的疾病,如中毒、药物相关、血卟啉病、糖尿病、急性感觉神经元神经病、交感神经干炎等。

6. 急性感觉性神经病　少见,以感觉神经受累为主。临床特点是急性起病的广泛对称性四肢疼痛和麻木,感觉性共济失调,明显的四肢和躯干深、浅感觉障碍。绝大多数患者腱反射减低或消失。自主神经受累轻,肌力正常或有轻度无力。电生理检查可见感觉神经传导速度轻度减慢,感觉神经动作电位波幅明显下降或消失。运动神经传导测定可有脱髓鞘的表现。针电极肌电图通常正常。

诊断标准同 AIDP,但急性感觉性神经病无力少见,需要排除其他病因,如糖尿病痛性神经病、中毒性神经病、急性感觉自主神经元神经病、干燥综合征合并神经病、副肿瘤综合征等。

【治疗】　本病为单相性自身免疫性疾病,急性期可应用免疫抑制剂。无严重感染、血液病、心律失常等禁忌证的急性期患者可用血浆置换,每次交换血浆量按 30~50mL/kg 计算。在 1~2 周内进行 3~5 次,发病 2 周后治疗无效。

急性期患者,无免疫球蛋白过敏或先天性 IgA 缺乏症等禁忌证者,可用静脉注射免疫球蛋白(IVIg)。成人按 0.4g/(kg·d)计算,连用 5d。

血浆置换和 IVIg 联合应用并不增效,因此不必联合应用。

关于激素治疗:国外的多项临床试验结果均显示单独应用糖皮质激素治疗 GBS 无明确疗效,糖皮质激素和 IVIg 联合治疗与单独应用 IVIg 治疗的效果也无显著差异。因此,国外的 GBS 指南均不推荐应用糖皮质激素治疗 GBS。但在我国,由于经济条件或医疗条件限制,有些患者无法接受 IVIg 或血浆置换治疗,目前许多医院仍在应用糖皮质激素治疗 GBS,尤其在早期或重症患者中使用。其疗效还有待于进一步探讨。

急性期应给予足量 B 族维生素、维生素 C、辅酶 Q_{10} 和高热量易消化饮食,对吞咽困难者应及早鼻饲饮食。

本病主要死亡原因之一是呼吸肌麻痹。需密切观察呼吸,保持呼吸道通畅。有呼吸衰竭和气道分泌物过多者应及早气管切开,必要时用呼吸机辅助通气。

卧床期间加强护理,患肢处于功能位,早期进行康复,防止肢体挛缩、畸形。可用物理、针灸治疗。

【预后】　病情一般在 2 周左右达到高峰,持续数天至数周后开始恢复,少数患者在病情恢复过程中出现波动。多数患者神经功能在数周至数月内基本恢复,少数遗留持久的神经功能障碍。GBS 病死率约 3%,主要死于呼吸衰竭、感染、低血压、严重心律失常等并发症。

六、慢性炎症性脱髓鞘性多发性神经病

慢性炎症性脱髓鞘性多发性神经病(chronic inflammatory demyelinating polyradiculoneuropathy, CIDP)是一类由免疫介导的运动感觉周围神经病,病程呈慢性进展或缓解复发。

【病因】　病因不明,自身免疫为其发病的主要机制。至今尚未找到特异性致病抗原,但患者血清中多种髓鞘成分抗体升高,10%~71% 患者血清和脑脊液中糖脂和神经节苷脂抗体升高。

【病理】　周围神经的供应血管周围可见单核细胞浸润,神经纤维水肿,有节段性髓鞘脱失和髓鞘重新形成的存在。慢性病者可见神经膜和髓鞘增厚,部分有轴索变性。

【临床表现】　任何年龄均可罹患。60 岁以下者,发病率随年龄的增长而增加,但 70 岁以后,此现象不存在,并且发病率降低。两性均可罹患,男性略多见,尤以中年男性为多。

CIDP 常无前驱感染史,起病缓慢并逐步进展;约 15% 患者以急性 GBS 形式起病。临床主要表现为感觉运动神经病,即运动与感觉均有累及的周围神经病。患者表现为进行性四肢无力,步行困难,举臂、上楼困难,并可逐步出现梳头、提物困难,但一般不累及延髓肌而出现吞咽困难,亦极少发生呼吸困难。体格检查可见四肢肌力减退,伴或不伴肌肉萎缩;肌张力降低,腱反射消失;四肢末梢型感觉减退,痛触觉和深感觉均可降低;腓肠肌常有明显压痛,克尼格征常可阳性。根据临床表现不同,CIDP 可分为经典型和变异性,后者包括远端获得性脱髓鞘性对称性神经病(distal acquired demyelinating symmetric,DADS)、多灶性获得性脱髓鞘性感觉运动神经病(multifocal acquired demyelinating sensory and motor neuropathy,MADSAM,或 Lewis-Sumner 综合征)、运动型 CIDP、感觉型 CIDP、局灶型 CIDP。

实验室检查可见脑脊液中细胞数正常,蛋白含量明显增高,常在 0.8~2.5g/L 之间。蛋白的高低与疾病的严重程度有一定关系。个别患者蛋白含量亦可正常。电生理检查可见运动传导速度明显减慢,F 波潜伏期延长。神经活检可见明显神经纤维髓鞘节段脱失,伴轴索变性。1/2~2/3 的神经纤维有原发性髓鞘脱失。

【诊断】　CIDP 的诊断目前仍为排除性诊断。符合以下条件的可考虑本病:①症状持续进展超过 8 周,慢性进展或缓解复发;②临床表现为不同程度的对称性肢体无力,少数为非对称性(如 MADSAM),近端和远端均可累及,四肢腱反射减低或消失,伴有深、浅感觉异常;③脑脊液蛋白细胞分离;④电生理检查提示周围神经传导速度减慢、传导阻滞或异常波形离散;⑤除外其他原因引起的周

围神经病;⑥除伴 IgM 型 M 蛋白的 DADS 型和纯运动型 CIDP 外,大多数患者使用激素治疗有效。

【鉴别诊断】 常见的其他慢性多发性周围神经病有代谢性、营养障碍性、药物性、中毒性、血管炎性周围神经病,多以轴索受累为主,只要有规范的电生理检查和血生化检查,加上详细询问病史,鉴别并不难。血管炎性周围神经病多表现为多数单神经病,临床上也易与典型的 CIDP 鉴别。这里从脱髓鞘的角度出发,对易与 CIDP 混淆的其他 CADP、POEMS 综合征和遗传性脱髓鞘性周围神经病进行鉴别。

【治疗】 2021 年,CIDP 诊断与治疗指南提出 CIDP 推荐的一线治疗,包括静脉用免疫球蛋白(intravenous immunoglobulin,IVIg)、血浆置换和激素治疗。

研究显示 IVIg 和血浆置换的短期疗效基本相同,因 IVIg 副作用小,使用简便,尽管价格昂贵,目前已被认为是首选治疗。IVIg 治疗 CIDP 的确切机制不明,可能的机制是中和自身抗体,并与补体结合,阻断巨噬细胞反应以抑制脱髓鞘的进展。IVIg 的治疗对大部分(70%~90%)的 CIDP 患者有效,特别是上、下肢都受累的患者。IVIg 治疗的副作用有急性脑病、无菌性脑膜炎和脑梗死。目前已有 30 例无菌性脑膜炎的报道,可能与外源性 IgG 进入脑脊液引起的免疫反应有关,脑脊液检查示中性粒细胞数或淋巴细胞数上升。

国内仍在广泛应用激素治疗,效果也较好,一般应用 3~4 周后逐步减量。

思考题

1. 从周围神经的解剖学和组织学结构角度分析,常见的周围神经病的病因有哪些?

2. 假如你接诊了一位单侧肢体瘫痪的患者,问诊时哪些问题有助于将周围神经病变鉴别出来?

(董 强)

第七章
脊髓疾病

- 脊髓病变的三主征:运动障碍、感觉障碍和自主神经功能障碍。
- 急性脊髓炎的首发症状多为双下肢无力、麻木、病变相应部位的背痛、病变节段有束带感,多在2~3d内症状进展至高峰,同时出现病变水平以下肢体瘫痪、感觉障碍、尿便障碍,呈脊髓完全横贯性损害。治疗首选糖皮质激素冲击治疗。
- 脊髓前动脉综合征以中胸段或下胸段多见,首发症状常为突发病变水平的相应节段根性疼痛或弛缓性瘫痪,脊髓休克期过后转为痉挛性瘫痪,痛温觉消失而深感觉存在,尿便障碍较明显。

第一节 概 述

一、脊髓病变的临床特点

脊髓病变的三主征:运动障碍、感觉障碍和自主神经功能障碍。

1. **运动障碍** 脊髓侧索中皮质脊髓束损害产生上运动神经元瘫痪,表现为痉挛性瘫痪、腱反射亢进,伴肌张力增高;脊髓前角及/或前根病变产生下运动神经元瘫痪,表现为弛缓性瘫痪、腱反射减弱或消失、肌张力减低。

2. **感觉障碍** 后角损害表现为节段性分离性感觉障碍,即同侧节段性痛、温觉障碍,而深感觉及部分触觉仍保留,因深感觉和部分触觉纤维不经后角而直接进入后索,如病变累及两侧常有明显束带感;后根损害则深、浅感觉均有障碍;后索损害表现为病变以下同侧深感觉和部分触觉障碍,产生感觉性共济失调;脊髓丘脑束损害引起传导束型感觉障碍,表现为损害节段平面以下的对侧痛、温觉障碍,深感觉保留;白质前连合损害时,因损害两侧脊髓丘脑束的交叉纤维,表现为对称性节段性的痛、温觉丧失,因有未交叉的纤维在后索及前索中直接上升,可没有明显触觉障碍,称为"感觉分离"现象,见于脊髓空洞症和髓内肿瘤等。

3. **自主神经功能障碍** 脊髓交感神经中枢主要集中在脊髓侧角 C_8~T_2 段,支配和调节内脏及腺体功能。其刺激性病变可出现病变区多汗,破坏性病变出现少汗或无汗。C_8、T_1 侧角病变出现同侧霍纳征。病变水平以下可以出现立毛反射消失,受损节段肌肉神经营养障碍,皮肤、指甲营养障碍。脊髓副交感神经中枢集中在脊髓侧角 $S_{2~4}$ 段,支配膀胱、直肠及性腺功能,受损时可出现真性尿失禁。

由于引起脊髓病的病因复杂,临床工作中确定患者的病变性质难度较大。根据运动、感觉和自主神经损伤程度的不同来初步判断病变的部位,根据病史及临床特点推测病变的性质,了解和掌握脊髓解剖和病理生理对诊断脊髓疾病将起到非常重要的作用。

二、脊髓不同部位病变的临床特征

根据脊髓损害的部位不同其临床表现如下。

1. **脊髓半侧损害** 表现为脊髓病变平面以下同侧肢体瘫痪和深感觉障碍,对侧痛、温度觉障碍,称为 Brown-Séquard 综合征,又称脊髓半切综合征。多见于脊髓肿瘤的早期。病变节段平面以下同

119

侧肢体还可有血管舒缩运动功能障碍。皮肤初期潮红、发热,后期为发绀、发冷,这是由于侧索中下行的血管舒缩纤维被阻断的缘故,并非脊髓半侧损害均有这些症状。

2. 脊髓横贯性损害　表现为脊髓病变平面以下各种运动、感觉和括约肌功能障碍。同时当脊髓的某些节段遭受损害时,会出现这些节段的病变特点,如病变节段会发生肌肉弛缓性瘫痪和萎缩、反射消失、根性疼痛或根性分布的感觉减退、缺失。这些症状称为节段性症状,对病变的定位诊断具有重要的价值。感觉障碍平面的确定和反射改变对病变脊髓的节段定位也有极大的帮助。

根据脊髓损害节段不同,其临床特征亦不相同。

(1)高颈段(C_{1-4}):受损时四肢呈上运动神经元性瘫痪,损害平面以下全部感觉缺失或减退,尿便障碍,四肢及躯干常无汗。可有枕、颈后部及肩部根性神经痛,咳嗽、打喷嚏、转头时疼痛加重。C_{3-5}段损害时,可造成两侧膈神经麻痹,可出现呼吸困难,腹式呼吸运动减弱甚至消失,咳嗽无力;若该处受刺激,则发生呃逆。病变如损害一侧三叉神经脊束核下端则可出现同侧面部外侧痛、温度觉缺失;若累及副神经核则出现胸锁乳突肌和斜方肌瘫痪、萎缩。由于该部位病变接近枕骨大孔,故可出现颅后窝病变的症状和体征,如眩晕、眼球震颤、共济失调、发音及吞咽困难等。如病变累及延髓下部的心血管运动和呼吸中枢,会引起呼吸、循环障碍而死亡。上颈段病变常伴发高热。

(2)颈膨大(C_5~T_2):受损时表现为四肢瘫痪,双上肢呈下运动神经元瘫痪,双下肢呈上运动神经元瘫痪。损害平面以下各种感觉缺失,上肢可有节段性感觉减退或缺失,向肩及上肢放射的根性神经痛,尿便障碍。C_8~T_1节段侧角细胞受损时,可产生霍纳综合征,表现瞳孔缩小、眼裂变小、眼球内陷、同侧面部出汗减少。上肢腱反射改变有助于受损节段的定位,如肱二头肌腱反射减弱或消失,而肱三头肌腱反射亢进,提示病损在C_5~C_6;肱二头肌腱反射正常,而肱三头肌腱反射减弱或消失,提示病损在C_7。

(3)胸段(T_3~T_{12}):胸髓是脊髓中最长而血液供应较差、最易受损的部位。胸髓横贯性损害时,双上肢正常,双下肢呈现上运动神经元瘫痪(截瘫),病变平面以下各种感觉缺失,尿便障碍,出汗异常,常伴受损节段相应胸、腹部根性神经痛和/或束带感。感觉障碍的平面是确定脊髓损害上界节段的重要依据,如乳头水平为T_4节段,剑突水平为T_6节段,肋缘水平为T_8节段,平脐为T_{10}节段,腹股沟为T_{12}节段。上、中、下腹壁反射的反射中枢分别位于T_{7-8}、T_{9-10}、T_{11-12},故腹壁反射消失有助于定位。病变在T_{10-11}时,下半部腹直肌无力,而上半部肌力正常,患者仰卧用力抬头时,可见脐孔被上半部腹直肌牵拉而向上移动,即Beevor征。

(4)腰膨大(L_1~S_2):受损时表现双下肢下运动神经元瘫痪,双下肢及会阴部感觉缺失,尿便障碍。损害平面在L_{2-4}时膝腱反射消失,在S_{1-2}时跟腱反射消失,损害S_{1-3}时会出现阳痿。

(5)脊髓圆锥(S_{3-5}和尾节):受损时无肢体瘫痪及锥体束征,表现为鞍区感觉缺失,即肛门周围及会阴部皮肤感觉缺失。髓内病变可有分离性感觉障碍。有肛门反射消失和性功能障碍。脊髓圆锥为括约肌功能的副交感中枢,故圆锥病变可出现真性尿失禁。

(6)马尾:其病变与脊髓圆锥病变的临床表现相似,但损害时症状及体征可为单侧或不对称,根性神经痛多见且严重,位于会阴部或小腿,下肢可有下运动神经元瘫痪,尿便障碍常不明显或出现较晚,这些可与圆锥病变相鉴别。

不同的脊髓疾病所引起的脊髓损害具有其特殊的好发部位,归纳如下,见表7-1。

三、脊髓疾病的定位诊断原则

脊髓疾病的定位诊断原则,归纳如下。

1. 纵向诊断　确定病变位于脊髓的节段。早期节段性症状如根痛、感觉减退区、腱反射改变和肌萎缩、棘突压痛及叩击痛,均有助于定位诊断,尤以感觉平面最具定位意义。

2. 横向诊断　确定病变部位处于髓内或髓外(表7-2)。

表 7-1　脊髓不同部位病变的损害表现及常见疾病

示意图	病变部位	症状	定性诊断
	前角	下运动神经元瘫痪	急性脊髓灰质炎 进行性脊肌萎缩症
	锥体束	上运动神经元瘫痪	原发性侧索硬化
	前角、锥体束	上、下运动神经元瘫痪	肌萎缩侧索硬化
	后索、锥体束	深感觉障碍、上运动神经元瘫痪	亚急性联合变性
	后索	深感觉障碍、感觉性共济失调	脊髓痨 假性脊髓痨（糖尿病）
	脊髓小脑束、后索、锥体束	共济失调、深感觉障碍、上运动神经元瘫痪	遗传性共济失调
	中央管周围及灰质前连合	痛觉、温度觉缺失，触觉存在（节段性分离性感觉障碍）	脊髓空洞症、髓内肿瘤
	脊髓半侧损害	Brown-Séquard 综合征	脊髓压迫症、脊髓外伤
	脊髓横贯性损害	受损平面以下各种感觉、运动、自主神经功能障碍	急性脊髓炎、脊髓出血、脊髓外伤等

表 7-2　脊髓病的横向定位诊断

诊断要点	髓内病变	髓外硬膜内病变	硬膜外病变
早期症状	多为双侧	一侧进展为双侧	多一侧开始
根痛	少见	早期剧烈，部位明显	早期可有
感觉障碍	分离性	传导束性，一侧开始	多为双侧传导束性
痛温觉障碍	自上向下发展	自下向上发展	双侧自下向上发展

续表

诊断要点	髓内病变	髓外硬膜内病变	硬膜外病变
节段性肌无力和萎缩	早期出现明显	少见局限	少见
锥体束征	不明显	早期出现一侧开始	较早出现,多为双侧
括约肌功能障碍	早期出现	晚期出现	较晚期出现
棘突压痛、叩痛	无	较常见	常见
椎管梗阻	晚期出现	早期出现	较早期出现
脑脊液蛋白增高	不明显	明显	较明显
脊柱 X 线平片改变	无	可有	明显
脊髓造影完全缺损	脊髓梭形膨大	杯口状	锯齿状
MRI 检查	梭形膨大	髓外占位,脊髓移位	硬膜外占位,脊髓移位

第二节 脊 髓 炎

一、概述

【概念】 脊髓炎(myelitis)是指各种感染或变态反应所引起的脊髓炎症。而由外伤、压迫、血管、放射、代谢、营养和遗传所引起的脊髓病变称为脊髓病(myelopathy)。

【分类】

1. 按炎症涉及部位分类

(1)脊髓前角灰质炎:病变选择性侵犯脊髓灰质。

(2)横贯性脊髓炎:病变侵犯几个脊髓节段所有组织。

(3)上升性脊髓炎:病变从脊髓下部迅速上升,常累及延髓。

(4)播散性脊髓炎:表现为多个节段的多发散在病灶。

(5)脊膜脊髓炎:脊膜和脊髓均受累。

(6)脊膜脊神经根炎:脊膜和脊神经根均受累。

2. 按病因分类

(1)感染后和预防接种后脊髓炎。

(2)病毒性脊髓炎:如脊髓灰质炎病毒、柯萨奇病毒、埃可病毒、单纯疱疹病毒、带状疱疹病毒、EB病毒、巨细胞病毒、人类 T 淋巴细胞病毒、人类免疫缺陷病毒等所致的脊髓炎。

(3)细菌或螺旋体性脊髓炎:如梅毒螺旋体、结核杆菌所致的脊髓炎。

(4)真菌性脊髓炎。

(5)寄生虫性脊髓炎:如弓形虫。

(6)原因不明的脊髓炎。

3. 按起病形式分类 可分为急性(1 周内病情达高峰)、亚急性(2~6 周)和慢性(超过 6 周)脊髓炎。

二、急性脊髓炎

急性脊髓炎(acute myelitis)是指各种感染后变态反应引起的急性横贯性脊髓炎性病变,又称急性横贯性脊髓炎,是临床上最常见的一种脊髓炎。

【病因与发病机制】 本病病因未明,约半数患者发病前有呼吸道、胃肠道病毒感染的病史,但脑脊液中并未检出病毒抗体,神经组织里亦没有分离出病毒,推测本病的发生可能是病毒感染后所诱发的自身免疫性疾病,而不是病毒感染的直接作用。部分患者于疫苗接种后发病,可能为疫苗接种引起的异常免疫反应。

【病理】 急性脊髓炎的病变部位以胸段($T_{3~5}$)最常见,其次为颈段和腰段。肉眼可见病变部位软脊膜充血、受累脊髓节段肿胀,严重者质地变软。切面可见灰、白质界限不清,有点状出血。镜下可见软脊膜和脊髓内血管扩张、充血,血管周围以淋巴细胞和浆细胞为主的炎细胞浸润;灰质内神经细胞肿胀、尼氏体溶解;白质中神经纤维髓鞘脱失、轴突变性,大量吞噬细胞和神经胶质细胞增生。

【临床表现】

1. 年龄与性别 任何年龄均可发病,青壮年居多,无性别差异,无季节性,秋冬季和冬春季较多。

2. 前驱病史与诱因 约半数患者病前1~2周内有上呼吸道感染或胃肠道感染的病史,或有疫苗接种史。受凉、劳累、外伤等常为发病诱因。

3. 临床特征 急性出现病变水平以下运动、感觉、自主神经功能障碍。

起病较急,首发症状多为双下肢无力、麻木、病变相应部位的背痛、病变节段有束带感,多在2~3d症状进展至高峰,同时出现病变水平以下肢体瘫痪、感觉障碍、尿便障碍,呈脊髓完全横贯性损害。

(1)运动障碍:急性起病,迅速进展,早期常为脊髓休克,表现为四肢瘫或双下肢弛缓性瘫痪。肌张力低下、腱反射消失,病理征阴性。脊髓休克期可持续3~4周,如并发肺炎或泌尿系感染,脊髓休克期可延长。上颈段病变累及膈神经脊髓中枢($C_{3~5}$)时,除四肢瘫外,可出现膈肌麻痹,呼吸困难。

脊髓休克期过后,肌力从远端开始恢复,损伤节段以下锥体束征阳性、肌张力及腱反射逐渐恢复。脊髓严重损伤时,常导致屈肌张力增高。轻微腹部皮肤刺激或膀胱充盈,均可引起下肢屈曲痉挛,伴有出汗、竖毛、小便溢出等症状,称总体反射。

(2)感觉障碍:表现脊髓损害平面以下深浅感觉均消失,感觉消失区上缘常有感觉过敏带或束带感。

(3)自主神经功能障碍:早期表现为尿潴留,膀胱无充盈感,呈无张力性神经源性膀胱,当膀胱充盈过度时,尿量可达1 000mL,此时需及时导尿。随着病情的好转,膀胱容量缩小,脊髓反射逐渐恢复,尿充盈300~400mL时会自动排尿称反射性神经源性膀胱。

病变节段以下皮肤干燥,少汗或无汗。皮肤水肿、脱屑及指甲松脆等皮肤营养障碍。病变水平以上可有发作性的出汗过度、皮肤潮红、反射性心动过缓等,称自主神经反射异常(autonomic dysreflexia)。

4. 上升性脊髓炎 部分病例起病急骤,感觉障碍平面常于1~2d甚至数小时内上升至高颈髓,瘫痪也由下肢迅速波及上肢和呼吸肌,出现吞咽困难、构音不清、呼吸肌麻痹而死亡。临床上称上升性脊髓炎。

【辅助检查】

1. 周围血象 急性期周围血白细胞计数正常或轻度升高。

2. 脑脊液 腰椎穿刺压力一般正常,个别急性期脊髓水肿严重可有升高;白细胞数可正常,也可增高至($20~200$)×10^6/L,以淋巴细胞为主;蛋白含量可轻度增高,多为0.5~1.2g/L;糖与氯化物含量正常。

3. 影像学检查

(1)CT:可除外继发性脊髓病,如脊柱病变性脊髓病、脊髓肿瘤等,对脊髓炎本身诊断意义不大。

(2)MRI:脊髓MRI是能够早期显示急性脊髓炎的影像学检查手段。主要表现为急性期受累脊髓节段水肿、增粗;受累脊髓内显示斑片状长T_1长T_2异常信号;病变严重者晚期可出现病变区脊髓萎缩(图7-1)。

【诊断及鉴别诊断】

1. 诊断要点

(1)发病前1~2周有腹泻、上呼吸道感染或疫苗接种史。

（2）急性起病,迅速出现脊髓横贯性损害症状。

（3）脑脊液检查符合急性脊髓炎的改变。

（4）CT、MRI影像学检查可除外其他脊髓病。

2. 鉴别诊断

（1）脊髓血管病:脊髓前动脉闭塞综合征容易和急性脊髓炎相混淆,病变水平相应部位出现根痛,短时间内发生截瘫、痛温觉缺失、尿便障碍,但深感觉保留,即脊髓前2/3综合征。脊髓出血临床少见,多由外伤或脊髓血管畸形引起,起病急骤伴有剧烈背痛,肢体瘫痪和尿便潴留。可呈血性脑脊液,脊髓MRI检查有助于诊断。

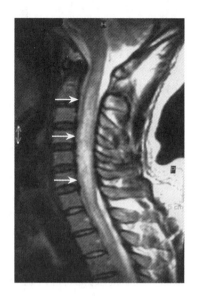

图7-1　急性脊髓炎 MRI 图像
箭头示病变部位。

（2）视神经脊髓炎（neuromyelitis optica,NMO）或视神经脊髓炎谱系疾病（neuromyelitis optica spectrum disorders,NMOSD）:视神经脊髓炎是由水通道蛋白4（AQP4）介导的视神经和脊髓炎性脱髓鞘病变。视神经脊髓炎谱系疾病特指一组潜在发病机制与视神经脊髓炎相近,但临床受累局限,不完全符合视神经脊髓炎诊断的相关疾病。急性起病,临床除表现脊髓损害症状外,还出现视力下降等视神经炎的表现或视觉诱发电位异常,也可出现顽固性呃逆、恶心、呕吐等极后区综合征的表现,病变范围常超过3个脊髓节段,AQP4抗体检测阳性。视神经病变可在脊髓炎症状之前、同时或之后出现,需注意鉴别。

（3）急性脊髓压迫症:脊柱结核的病变椎体发生塌陷,或椎旁寒性脓肿形成,可压迫脊髓,出现急性横贯性脊髓损害。但临床上患者有结核中毒症状,脊柱可见后凸成角畸形,并有叩痛,脊柱X线及MRI可见椎体破坏、椎间隙变窄、椎体寒性脓肿等改变,有助鉴别。转移癌除脊柱X线及MRI外可做全身骨扫描。

（4）脊髓血管畸形:脊髓血管畸形包括动静脉畸形和硬脊膜动静脉瘘等,病变常见于胸腰段,发病突然,症状反复出现,多数患者以剧烈根性疼痛起病,有不同程度的截瘫、呈根性或传导束性分布的感觉障碍及尿便障碍。脊髓CTA、MRA或DSA检查可明确诊断。

（5）急性硬脊膜外脓肿:可造成急性脊髓横贯性损害,有时忽略原发感染病灶,病原菌经血行或邻近脊柱蔓延至硬膜外形成脓肿,可突然起病,发热无力,常伴有根痛、脊柱痛和脑膜刺激症状。外周血白细胞增高,脑脊液中细胞增高、蛋白含量明显增加。CT、MRI有助于诊断脊髓腔梗阻。

（6）人类T淋巴细胞病毒1型相关脊髓病（HTLV-1 associated myelopathy,HAM）:是与HTLV-1感染所致免疫异常相关的脊髓病变,以缓慢进行性截瘫为临床特征。

【治疗】　急性横贯性脊髓炎早期诊断,尽早治疗,精心护理,早期康复训练对改善预后很重要。

1. 药物治疗

（1）皮质激素:急性期可采用大剂量甲基泼尼松龙短期冲击治疗,500~1 000mg/d静脉滴注,连用3~5d,有可能控制病情进展,通常3个月后临床表现明显改善;也可用地塞米松10~20mg/d静脉滴注,10d左右为1个疗程。上述疗法结束后改用泼尼松口服,按1mg/kg或通常成人以60mg开始计算,随病情好转可逐渐减量停药。用激素期间注意补钾、补钙、保护胃黏膜,注意激素的副作用。

（2）免疫球蛋白:每日用量0.4g/kg,静脉滴注,连用5d为一疗程。

（3）抗生素:根据病原学检查和药敏试验结果选用抗生素,及时治疗呼吸道和泌尿系感染,以免加重病情。

（4）B族维生素:有助于神经功能恢复。常用维生素B_1 100mg、1次/d,肌内注射。维生素B_{12} 500μg、1次/d,肌内注射。

（5）其他:在急性期可选用血管扩张药,如烟酸、尼莫地平。神经保护剂,如三磷酸腺苷、胞二磷胆碱,疗效难确定。双下肢痉挛者,可服用乙哌立松或巴氯芬。

2. **康复治疗** 主要目的是促进肌力恢复,防止肢体痉挛及关节挛缩。早期应将患肢置于功能位,进行被动活动、按摩等;肌力部分恢复时,应鼓励患者主动运动,积极锻炼;针灸、理疗有助于康复。

3. **护理** 急性脊髓炎的护理极为重要。①皮肤护理:保持皮肤清洁,定时翻身,在骶尾部、足跟及骨隆起处放置气圈,防止压疮。皮肤发红时,可用10%乙醇轻揉,再涂以3.5%安息香酊。已发生压疮应局部换药,促进愈合,忌用热水袋以防烫伤。②防治坠积性肺炎:注意保暖,鼓励咳痰,注意按时翻身叩背、排痰和转换体位。③防治尿路感染:尿潴留者应无菌导尿,留置导尿并用封闭式集尿袋,定期放尿。尿便失禁者应勤换尿布,保持会阴部清洁。④高位脊髓炎有呼吸肌麻痹者应尽早气管切开或使用人工呼吸机辅助呼吸,吞咽困难应给予放置胃管。

【预后】 急性脊髓炎为单相病程。预后取决于病变的程度及合并症的情况。累及脊髓节段长且弥散者,完全性截瘫6个月后肌电图仍为失神经改变,预后较差。若无严重合并症,通常3~6个月基本可恢复生活自理。合并压疮、肺内感染或泌尿系感染可影响恢复,遗留后遗症或死于合并症。上升性脊髓炎预后差,可在短期内死于呼吸循环衰竭。

第三节 压迫性脊髓病

压迫性脊髓病(compressive myelopathy)是一组椎骨或椎管内占位性病变引起的脊髓受压综合征。病变呈进行性发展,最后导致不同程度的脊髓横贯性损害和椎管阻塞。根据病变部位,可分为硬膜内脊髓压迫和硬膜外脊髓压迫。

【病因】

1. **肿瘤** 常见,约占1/3以上,绝大多数起源于脊髓组织及邻近结构,神经鞘膜瘤约占47%;其次为脊髓肿瘤,髓内恶性胶质瘤不足11%;转移癌多见于硬膜外,脊柱恶性肿瘤可沿椎管周围静脉丛侵犯脊髓。

2. **炎症** 蛛网膜粘连或囊肿压迫血管影响血液供应,引起脊髓、神经根受损症状。结核和寄生虫等可引起慢性肉芽肿。化脓性炎症血行播散可引起急性硬膜外或硬膜下脓肿。

3. **脊柱病变** 脊柱骨折、结核、脱位、椎间盘脱出,后纵韧带骨化和黄韧带肥厚均可导致椎管狭窄、脊柱裂、脊髓膨出等,也能损伤脊髓。

4. **先天畸形** 颅底凹陷、寰椎枕化、颈椎融合畸形等。

【发病机制】 脊髓受压早期可通过脊髓移位、排挤脑脊液得到代偿,虽然脊髓外形有明显改变但神经通路并未中断,临床上并不出现神经功能受损的症状和体征。后期多有明显神经系统症状和体征。

脊髓受压产生病变的性质和速度可影响代偿机制发挥的程度,急性压迫时通常无明显代偿时机,脊髓损伤严重;慢性受压时能充分发挥代偿机制,症状相对较轻,预后较好。病变部位对损伤后果亦有影响,如髓内病变直接侵犯髓内组织,症状出现较早;髓外硬膜外占位性病变,由于硬脊膜阻挡,故对脊髓压迫较轻;动脉受压长期供血不足,可引起脊髓萎缩,静脉受压淤血引起脊髓水肿。长期受压骨质吸收,可使椎管局部扩大。

【临床表现】

1. **急性脊髓压迫症** 多出现脊髓休克,表现为病变平面以下弛缓性瘫痪、各种感觉消失、反射消失、尿潴留等。

2. **慢性脊髓压迫症** 进展缓慢,通常可分为三期:①早期根痛期:出现神经根痛及脊髓刺激症状;②脊髓部分受压期:表现为脊髓半切综合征;③脊髓完全受压期:出现脊髓完全横贯性损害。三期表现并非完全孤立,常互相重叠。

3. **主要症状和体征**

(1)神经根症状:病变刺激后根引起自发性疼痛,如电击、烧灼、刀割或撕裂样。咳嗽、排便和用力等增加腹压动作,都可使疼痛加剧,改变体位可使症状减轻或加重。有时出现相应节段束带感。检查时可发现过敏带,后期为节段性感觉缺失。脊髓腹侧病变使前根受压,可出现前根刺激症状,支配肌群可见肌束颤动,以后出现肌无力或肌萎缩。根性症状对判断脊髓病变位置很有价值。

(2)感觉障碍:脊髓丘脑束受损产生对侧躯体较病变部位低 2~3 个节段水平以下的痛温觉减退或缺失。脊髓感觉传导纤维有一定的排列顺序,有助于髓内髓外病变鉴别。髓外病变,感觉障碍自下肢远端向上发展至受压节段。髓内病变早期出现病变节段支配区分离性感觉障碍,累及脊髓丘脑束时,痛温觉障碍自病变节段向下发展,鞍区($S_{3\sim5}$)感觉保留至最后受累,称为"马鞍回避"。后索受压产生病变水平以下同侧深感觉减退或缺失,一侧脊髓损害出现脊髓半切综合征(Brown-Séquard 综合征)。

(3)运动障碍:一侧锥体束受压引起病变节段以下同侧肢体痉挛性瘫痪,肌张力增高,腱反射亢进和病理征阳性;双侧锥体束受压初期下肢呈伸直样痉挛性瘫痪,晚期呈屈曲样痉挛性瘫痪,脊髓前角及前根受压可引起病变节段支配肌群弛缓性瘫痪,伴肌束震颤和肌萎缩。

(4)反射异常:受压节段后根、前根或前角受累时出现病变节段反射减弱或消失;锥体束受损出现损害平面以下腱反射亢进、腹壁和提睾反射消失及病理反射阳性。

(5)自主神经症状:髓内病变多较早出现括约肌功能障碍,圆锥以上病变较早出现尿潴留和便秘,晚期出现反射性膀胱;病变水平以下血管运动和泌汗功能障碍,可见少汗、无汗、皮肤干燥及脱屑。圆锥、马尾病变出现尿便失禁。

(6)脊髓刺激症状:多因硬膜外病变引起,表现脊柱局部自发痛、叩击痛、活动受限、颈部抵抗和直腿抬高试验阳性等。

【辅助检查】

1. 脑脊液检查 脑脊液动力学改变、常规生化检查对判定脊髓受压程度很有价值。如病变造成脊髓蛛网膜下腔阻塞时,在阻塞水平以下的压力很低甚至测不出,部分阻塞或未阻塞者压力正常甚至增高。压颈试验可证明有无椎管梗阻,如压颈试验时压力上升较快而解除压力后下降较慢,或上升慢下降更慢,提示可能为不完全梗阻。椎管严重梗阻时出现脑脊液蛋白-细胞分离,细胞数正常,蛋白含量超过 10g/L 时,黄色的脑脊液流出后自动凝结称为 Froin 综合征。通常梗阻越完全,时间越长,梗阻平面越低,蛋白含量越高。

2. 影像学检查

(1)脊柱 X 线平片:可发现脊柱骨折、脱位、错位、结核、骨质破坏及椎管狭窄、椎弓根变性或间距增宽、椎间孔扩大、椎体后缘凹陷等。

(2)CT 及 MRI:可显示脊髓受压,MRI 能清晰显示椎管内病变的性质和周围结构变化等(图 7-2~图 7-4)。

(3)脊髓造影:可显示脊髓梗阻界面,椎管完全梗阻时上行造影只显示压迫性病变下界,下行造影可显示病变上界。

【诊断】

1. 定位诊断 参见本章第一节中脊髓疾病的定位诊断原则。

2. 定性诊断

(1)髓内、外肿瘤最常见,髓内肿瘤多为胶质瘤;髓外硬脊膜下肿瘤多为神经纤维瘤;髓外硬膜外多为转移瘤。

(2)脊髓蛛网膜炎导致病损不对称,时轻时重,感觉障碍多呈根性、节段性或斑块状不规则分布,压颈试验可有梗阻,蛋白含量增高,椎管对比剂呈点滴状或串珠状分布。

(3)硬膜外病变多为转移瘤或椎间盘脱出,转移瘤进展较快,根痛及骨质破坏明显。急性压迫多为外伤性硬膜外血肿,进展迅速;硬膜外脓肿起病呈急性或亚急性,常有感染特征。

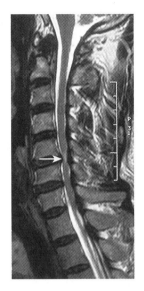
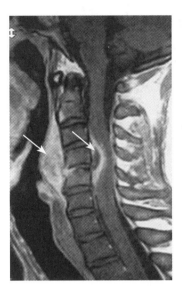
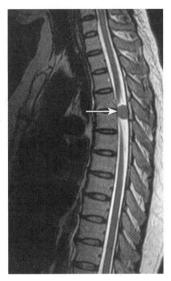

图 7-2　颈椎病 MRI 图像
箭头示病变部位。

图 7-3　脊柱结核 MRI 图像
箭头示病变部位。

图 7-4　脊髓肿瘤 MRI 图像
箭头示病变部位。

【鉴别诊断】

1. **急性脊髓炎**　急性起病,常有感染病史,呈横贯性脊髓损伤症状、体征,数小时至 2~3d 达到高峰。

2. **脊髓空洞症**　起病隐袭,缓慢进展,表现为特征性的节段性分离性感觉障碍,可伴有肌无力、肌萎缩、皮肤关节营养障碍、脊柱侧弯等。脊髓 MRI 可显示脊髓内长条形空洞。

3. **亚急性联合变性**　多呈缓慢起病,表现脊髓后索、侧索及周围神经损害体征。血清中维生素 B_{12} 缺乏、有巨幼细胞性贫血者可确诊。

【治疗】　根据病变性质、病情发展程度决定治疗方案。应尽快去除病因,解除脊髓受压。急性脊髓压迫力求 6h 内减压。硬脊膜外脓肿应紧急手术并给予足量抗生素。脊柱结核在行根治术时,同时给予抗结核治疗。良性肿瘤一般经手术可彻底切除,而恶性或转移瘤可做放疗或化疗。对于难以完全切除者,椎板减压术可获得短期症状缓解,术后应早期进行康复治疗和功能训练。

第四节　亚急性联合变性

亚急性联合变性(subacute combined degeneration,SCD)是由于维生素 B_{12} 缺乏导致的神经系统变性疾病,病变主要累及脊髓后索、侧索及周围神经。

【病因与发病机制】　本病的发生与维生素 B_{12} 缺乏密切相关。维生素 B_{12} 是核蛋白合成及髓鞘形成所必需的辅酶,其缺乏引起髓鞘合成障碍导致神经病变。维生素 B_{12} 还参与血红蛋白的合成,其缺乏常引起巨幼细胞性贫血。维生素 B_{12} 摄取、吸收、结合与转运的任何一个环节出现障碍均可引起维生素 B_{12} 缺乏。正常人维生素 B_{12} 日需要量仅为 1~2μg,摄入的维生素 B_{12} 必须与胃底壁细胞分泌的内因子结合方可在回肠远端吸收,而不被肠道细菌利用。此病多见于胃大部切除、回肠切除、大量酗酒伴萎缩性胃炎的患者。亦见于营养不良、先天性内因子分泌缺陷、叶酸缺乏、血液转铁蛋白缺乏等,这些均可引起维生素 B_{12} 吸收不良。

【病理】　病变主要在脊髓后索及锥体束,严重时大脑白质、视神经和周围神经也可受累。病变早期大体标本可见脊髓肿胀,晚期脊髓萎缩变硬,脊髓大体切面呈灰白色、后索变硬。

镜下可见白质传导束髓鞘脱失,髓鞘肿胀,空泡形成及轴突变性。初期病变散在分布,以后融合成海绵状坏死灶,伴有不同程度胶质细胞增生。

NOTES

【临床表现】　多在中年以后起病,无性别差异,隐袭起病,逐渐缓慢进展。多数患者在出现神经系统症状前有贫血、倦怠、腹泻和舌炎等病史。

其周围神经损伤常出现手指、脚趾末端感觉异常,呈对称性刺痛、麻木和烧灼感等。少数患者有手套-袜套样感觉减退,感觉症状常从下肢开始逐渐向上延伸至躯干。其后索受损逐渐出现双下肢无力、发硬和动作笨拙、步行不稳、踩棉花感,闭目或在黑暗中行走困难,查体双下肢振动觉、位置觉障碍以远端明显,龙贝格征阳性。少数患者屈颈时可出现一阵阵由脊背向下肢足底放射的触电感,即莱尔米特征(Lhermitte sign)阳性。其侧索症状常较感觉症状出现晚,表现为双下肢不完全痉挛性瘫,肌张力增高,腱反射亢进,病理征阳性。括约肌功能障碍出现较晚。

少数患者可有精神症状,如易激惹、抑郁、幻觉、认知功能减退、视神经萎缩及中央暗点、味觉、嗅觉的改变,提示大脑白质与视神经广泛受累。

【辅助检查】　周围血象及骨髓涂片可显示巨幼红细胞贫血。血清维生素 B_{12} 含量降低,注射维生素 B_{12} 1mg/d,10d 后网织红细胞增多有助于诊断。Schiling 试验(口服放射性核素 ^{57}Co 标记维生素 B_{12},测定其在尿便中的排泄量)可发现维生素 B_{12} 吸收障碍。注射组胺作胃液分析,可发现抗组胺性胃酸缺乏。少数脑脊液可有蛋白轻度增高。亚急性联合变性患者脊髓 MRI 平扫表现为颈、胸段后索或侧索对称性 T_2 高信号,轴位表现为"反兔耳征"或"倒 V 征"(图 7-5)。

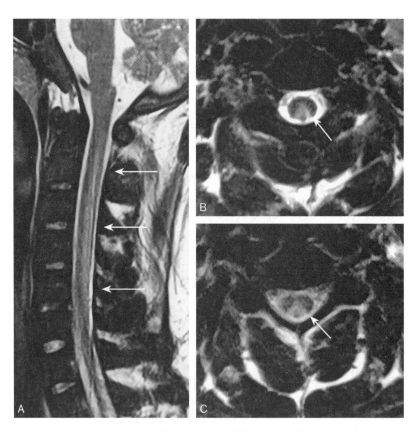

图 7-5　亚急性联合变性脊髓 MRI 图像
A. T_2WI 矢状面;B、C. T_2WI 横断面;箭头示病变部位。

【诊断】　多呈缓慢起病,出现脊髓后索、侧索及周围神经受损体征。血清中维生素 B_{12} 缺乏,有巨幼细胞性贫血者可确定诊断。血清维生素 B_{12} 缺乏时,血清中甲基丙二酸和同型半胱氨酸异常增加,给予维生素 B_{12} 治疗后,血清中甲基丙二酸降至正常,此为试验性诊断。

【鉴别诊断】

1. 非恶性贫血型联合系统变性（combined systemic degeneration of non-pernicious anemia type）　是一种累及脊髓后索和侧索的内生性脊髓疾病，与恶性贫血无关，本综合征与亚急性联合变性的区别在于整个病程中皮质脊髓束的损害出现早且明显，缓慢进展，有关其病理和病因目前所知甚少。

2. 脊髓压迫症　脊髓压迫症多有神经根痛和感觉障碍平面。脑脊液动力学试验呈部分梗阻或完全梗阻，脑脊液蛋白升高，椎管造影及脊柱 MRI 检查可作鉴别。

3. 多发性硬化　亚急性起病，可有明显的缓解复发的病史，可有眼球震颤、小脑体征、锥体束征等，头、颈椎 MRI，脑干诱发电位及脑脊液寡克隆带有助于鉴别。

【治疗】　及早开始给予大剂量维生素 B_{12} 治疗，否则会造成不可逆性神经损伤。如未经治疗，发病 2~3 年后病情不断加重直至死亡。维生素 B_{12} 0.5~1mg/d，连续 2 周肌内注射，然后每周 1 次，连续 4 周，最后每月 1 次维生素 B_{12} 肌内注射，有些患者需终身用药。合用维生素 B_1 对有周围神经受损者效果更好。

胃液中缺乏游离胃酸者，可服用胃蛋白酶合剂或饭前服用稀盐酸合剂 10mL。

贫血患者可用硫酸亚铁 0.3~0.6g 口服，3 次/d，或 10% 枸橼酸铁铵溶液 10mL 口服，3 次/d。

巨幼细胞性贫血者，建议叶酸每次 5~10mg 与维生素 B_{12} 共同使用，3 次/d。不宜单独使用叶酸，否则会加重神经精神症状。

加强瘫痪肢体功能锻炼，针灸、理疗及康复治疗。

【预后】　早期诊断和治疗是治愈本病关键。如发病后 3 个月内积极治疗可完全恢复。症状好转多在治疗后 6 个月至 1 年内，如轴突已发生破坏，则预后较差。

第五节　脊髓空洞症

脊髓空洞症（syringomyelia）是一种慢性进行性脊髓疾病。病变位置多见于颈髓，亦可累及延髓称为延髓空洞症（syringobulbia）。延髓空洞症可单独发生或与脊髓空洞症并存。目前病因尚不明确。典型的临床表现是节段性分离性感觉障碍，病变节段支配区肌萎缩及营养障碍等。

【病因与发病机制】　本病的病因和发病机制尚未完全明确，目前有以下几种学说。

1. 先天性发育异常　本病常合并扁平颅底、小脑扁桃体下疝、脊柱裂、脑积水、颈肋、弓形足等畸形，故认为脊髓空洞症是脊髓先天性发育异常所致。有学者认为胚胎期脊髓神经管闭合不全或脊髓内先天神经胶质增生可能与该病有关。

2. 脑脊液动力学异常　由于颈枕区先天性异常可造成第四脑室出口处闭塞，影响脑脊液正常循环，结果脉络丛所产生的脑脊液压力的搏动波，不断冲击脊髓中央管而导致中央管扩张。

3. 血液循环异常　认为脊髓空洞症是继发于脊髓血管畸形、脊髓损伤及脊髓炎伴中央管软化扩张及蛛网膜炎引起的脊髓血液循环异常，产生髓内组织缺血、坏死、液化，形成空洞。

目前普遍认为脊髓空洞症非单一病因所致，而是由多种致病因素所造成的。

【病理】　脊髓外形呈梭形膨大或萎缩变细，其中空洞多位于颈膨大，可向脑干或胸髓扩展，腰髓较少受累，偶有多发空洞而且不相通。空洞壁不规则，由环形排列的胶质细胞及纤维组成。空洞内存在积液，其成分与脑脊液相似。

病变多起始于灰质前联合，然后对称或不对称地向后角和前角扩展，继而压迫脊髓白质。早期空洞其囊壁多不规则，有退变的神经胶质细胞。陈旧性空洞其周围胶质增生及肥大星形细胞形成致密囊壁，空洞周围可见异常透明变形的血管。延髓空洞通常呈纵裂状，多为单侧，有些甚至上伸入脑桥，空洞可阻断内侧丘系交叉纤维，累及舌下神经核和迷走神经核。

【临床分型】　Barnett 等将脊髓空洞症分为四型，见表 7-3。

表 7-3　脊髓空洞症的 Barnett 分类

分类	病理改变	分类	病理改变
I 型	脊髓空洞症伴枕骨大孔梗阻和中央管扩张	ⅢA 型	伴脊髓肿瘤(通常是髓内的)
I A 型	伴 Arnold-Chiari 畸形(合并小脑扁桃体下疝)	ⅢB 型	伴外伤性脊髓病
I B 型	伴其他类型的枕骨大孔梗阻性病变	ⅢC 型	伴脊髓蛛网膜炎和硬脊膜炎
Ⅱ 型	脊髓空洞症不伴枕骨大孔梗阻(自发型)	ⅢD 型	由于(肿瘤、椎关节强直)压迫继发脊髓软化
Ⅲ 型	脊髓空洞症伴脊髓其他疾病	Ⅳ 型	单纯的脊髓积水,通常伴脑积水

【临床表现】　发病年龄通常为 20~30 岁,偶尔发生于儿童或成年以后,男女比例约为 3∶1。脊髓空洞症起病隐袭,进展缓慢。根据脊髓受累范围及空洞大小的不同,临床表现也有所差异。主要临床表现包括以下几种。

1. **感觉障碍**　最早出现的症状常是相应支配区自发性疼痛,常为灼痛或酸痛。继而出现痛温觉丧失,而触觉及深感觉相对正常,表现为节段性分离性感觉障碍。典型分布为两侧上肢及胸背部呈短上衣样痛温觉障碍。患者常在手发生灼伤或刺伤后才发现痛温觉缺损。如向上侵及三叉神经脊束核可造成面部痛、温觉减退或消失,角膜反射消失。痛温觉消失区域内常有自发性疼痛。晚期脊髓后索及脊髓丘脑侧束受累,则出现病变水平以下深感觉以及痛温觉传导束性感觉障碍。

2. **运动障碍**　空洞扩大累及前角细胞,可出现病变相应节段的肌肉萎缩无力、肌束颤动,肌张力及腱反射减低。空洞继续扩大尚可侵及锥体束,出现肌张力增高及腱反射亢进,巴宾斯基征阳性。若空洞内发生出血,病情可突然恶化。

3. **神经营养性障碍及其他症状**　皮肤营养障碍可见皮肤增厚、过度角化,痛觉消失区的表皮烫伤、外伤可造成顽固性溃疡及瘢痕形成。甚至指、趾节末端无痛性坏死脱落,称为 Morvan 征。关节痛觉缺失可引起关节磨损萎缩和畸形,关节肿大、活动度增加、运动时有摩擦音而无痛觉即 Charcot 关节,是本病的特征之一。如病变累及 C_8~T_2 脊髓侧角,可出现同侧霍纳征,病变同侧瞳孔缩小、睑裂变小、眼球内陷和面部出汗减少,但在初期偶见有发汗过多的报道。晚期可有神经源性膀胱和便失禁。常合并脊柱侧弯或后突畸形、隐形脊柱裂、颈枕区畸形、小脑扁桃体下疝、颈肋和弓形足等先天畸形。

延髓空洞症很少单独发生,常为脊髓空洞的延伸,多不对称,故症状和体征多为单侧性。三叉神经脊束核受累,表现为面部呈洋葱皮样分布的痛温觉减退或缺失,从外侧向鼻侧部发展;疑核受累可出现吞咽困难、饮水呛咳、悬雍垂偏斜;累及面神经核出现周围性面瘫;舌下神经核受累伸舌偏向患侧、同侧舌肌萎缩及肌束颤动;前庭小脑通路受累出现眩晕、眼震和步态不稳。脊髓积水常为先天性,缓慢起病,有肢体肌肉萎缩、无力、腱反射减退等。

【辅助检查】

1. **脑脊液检查**　多正常,空洞较大造成脊髓腔部分梗阻时脑脊液蛋白可增高。

2. **X 线检查**　可以发现 Charcot 关节(图 7-6)、颈枕区畸形、脊柱畸形等。

3. **延迟脊髓 CT 扫描(DMCT)**　将水溶性对比剂注入蛛网膜下腔后,延迟一定时间,如注射后 6h、12h、18h 和 24h 分别进行脊髓 CT 检查,可清晰显示高密度的空洞影像。

4. **MRI**　是诊断本病首选的方法,能多平面、多节段获得全脊髓轮廓,可在纵、横断面上清楚显示出空洞的位置及大小、累及范围与脊髓的对应关系等,以及是否合并 Arnold-Chiari 畸形,以鉴别空洞是继发性还是原发性,有助于选择手

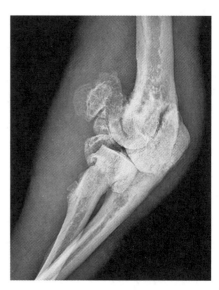

图 7-6　Charcot 关节数字化 X 光图像

术适应证和设计手术方案(图 7-7)。

【诊断及鉴别诊断】　根据多为青壮年隐袭起病,缓慢进展,常合并其他先天畸形,特征性的节段性分离性感觉障碍,肌无力和肌萎缩,皮肤和关节营养障碍,诊断并不难,MRI 或 DMCT 发现空洞则可确诊。

本病临床上需与下列疾病鉴别。

1. 脊髓肿瘤　累及节段较短,进展较快,膀胱功能障碍出现较早,锥体束征多为双侧,可进展为横贯性损害,神经营养障碍少见,脊髓腔梗阻时脑脊液蛋白量可增高。MRI 增强扫描可有助于诊断。

2. 颈椎病　常见根痛,感觉障碍呈根性分布,可出现颈部活动受限或后仰时疼痛,手及上肢可有肌萎缩但不明显。颈椎 CT 和 MRI 检查可资鉴别。

3. 肌萎缩侧索硬化症　本病特征为无感觉异常及感觉丧失,无神经营养障碍。MRI 检查多无异常。

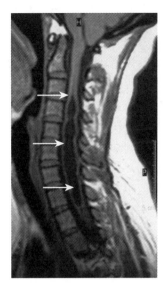

图 7-7　**脊髓空洞症 MRI 图像**
箭头示病变部位。

【治疗】　本病进展缓慢,常迁延数十年。目前尚无特效疗法。

1. 对症治疗　可给予 B 族维生素、ATP、辅酶 A、肌苷等;伴有疼痛者可给予镇痛剂;痛觉消失者应防止烫伤或冻伤;辅助被动运动、按摩,防止关节挛缩。

2. 手术治疗　对于 Arnold-Chiari I 型脊髓空洞症,唯一有效的治疗是枕大孔和上颈段椎管减压手术及颅骨、神经组织畸形矫正手术。张力性空洞及继发于外伤、感染的脊髓空洞可行空洞-蛛网膜下腔分流术,术后症状可有所改善。脊髓内肿瘤所致空洞可行肿瘤切除术。

第六节　脊髓血管病

脊髓血管病(vasular disease of the spinal cord)可分为缺血性、出血性和血管畸形三类。脊髓血管病发病率远低于脑血管病,但因脊髓内结构紧密,较小血管损害就可出现明显症状。

【病因与发病机制】　脊髓动脉粥样硬化、动脉炎、蛛网膜粘连、严重的低血压均可导致缺血性脊髓血管病。外伤是出血性脊髓血管病最常见的病因。脊髓血管畸形常以病变压迫、凝血、血栓形成及出血导致脊髓功能受损,常合并有皮肤血管瘤、颅内血管畸形和椎体血管畸形等。

【病理】　脊髓对缺血耐受较强,轻度间歇性供血不足不会造成脊髓明显损害,完全缺血 15min 以上方可造成脊髓不可逆损伤。脊髓前动脉血栓形成常见于胸段,此段是脊髓血供的薄弱区;脊髓后动脉左、右各一,其血栓形成非常少见。脊髓梗死可导致神经细胞变性、坏死、组织疏松、血管周围淋巴细胞浸润,晚期血栓机化被纤维组织取代,并有血管再通。

脊髓内出血常侵及数个节段,中央灰质居多,脊髓外出血形成血肿或出血进入蛛网膜下腔,出血灶周围组织水肿、淤血及继发神经变性。

脊髓血管畸形主要包括动静脉畸形(arteriovenous malformation,AVM)、硬脊膜动静脉瘘、海绵状血管瘤等。脊髓 AVM 可发生于脊髓的任何节段,由扩张迂曲的异常血管形成网状血管团及供血动脉和引流静脉组成。

【临床表现】

1. 缺血性脊髓血管病

(1)脊髓短暂性缺血发作:典型表现为脊髓间歇性跛行(intermittent claudication of the spinal cord),行走一段距离后单侧或双侧下肢沉重、无力甚至瘫痪,休息或使用血管扩张剂后缓解,间歇期症状消失。特点类似于短暂性脑缺血发作,起病突然,持续时间短暂,恢复完全,不遗留任何后遗症。也可表现为自发性下肢远端发作性无力,可反复发作,自行缓解。2009 年美国卒中协会(ASA)发布的短暂性脑缺血发作（TIA）新定义将脊髓的急性短暂性神经功能缺损也归入了 TIA 范畴。

（2）脊髓梗死：卒中样起病，脊髓症状在数分钟或数小时达高峰，因闭塞的供血动脉不同而分为：①脊髓前动脉综合征：以中胸段或下胸段多见，首发症状常为突发病变水平的相应节段根性疼痛或弛缓性瘫痪，脊髓休克期过后转为痉挛性瘫痪，痛温觉消失而深感觉存在，尿便障碍较明显，即脊髓前 2/3 综合征。②脊髓后动脉综合征：脊髓后动脉极少闭塞，即使发生也因良好侧支循环而症状较轻且恢复较快。表现为急性根痛，病变水平以下深感觉消失，出现感觉性共济失调，痛觉和肌力保存，括约肌功能常保存。③中央动脉综合征：解剖学上指沟动脉闭塞，表现为病变水平相应节段的下运动神经元瘫痪、肌张力减低、肌萎缩，多无感觉障碍和锥体束损伤。

（3）脊髓血管栓塞：少见，与脑栓塞病因相同，临床表现为根痛、下肢单瘫或截瘫、括约肌功能障碍等。转移瘤所致的脊髓血管栓塞，由于伴发脊髓和椎管内广泛转移，病程进展较迅速。

2. 出血性脊髓血管病　脊髓的硬膜下和硬膜外出血，均可出现剧烈的背痛、截瘫、括约肌功能障碍，病变水平以下感觉缺失等急性横贯性脊髓损伤表现。

脊髓蛛网膜下腔出血表现为突然背痛、脑膜刺激征和截瘫等；如仅为脊髓表面血管破裂可能只有背痛而无脊髓受压表现。

3. 脊髓血管畸形　脊髓血管畸形以 AVM 多见，病变多见于胸腰段，以发病突然和症状反复出现为特点，多数患者以剧烈根性疼痛起病，有不同程度的截瘫、呈根性或传导束性分布的感觉障碍及尿便障碍，少数以脊髓蛛网膜下腔出血为首发症状。

【辅助检查】

1. 腰椎穿刺　椎管内出血脑脊液压力增高，血肿形成可造成椎管内不同程度阻塞，使蛋白增高，蛛网膜下腔出血则脑脊液呈均匀一致血性。

2. CT　CT 平扫检查对于缺血性脊髓血管病多无特殊意义。对于出血性脊髓血管病，CT 可显示出血部位高密度影。对于脊髓血管畸形，CT 可显示脊髓局部增粗、出血等，增强后可发现血管畸形。

3. MRI　缺血性脊髓血管病典型的脊髓前动脉梗死的病例，起病后数日，脊髓 MRI 可发现以前角为中心的长 T_1、长 T_2 信号，轴位形状类似"猫头鹰眼"，注射钆对比剂可见病灶轻度强化（图 7-8）。脊髓后动脉梗死时，在脊髓背侧可以看到长 T_1、长 T_2 信号。发病数小时或 1d 内脊髓 MRI 检查往往正常，数周后脊髓软化、病灶处塌陷，MRI 可显示脊髓变细。

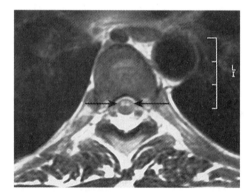

图 7-8　脊髓前动脉闭塞 MRI 图像
箭头示病变部位。

出血性脊髓血管病血肿部位的 MRI 表现与脑出血相似。急性期时病灶呈等 T_1、等 T_2 信号，亚急性期时呈短 T_1 信号，慢性期时由于含铁血黄素的沉积呈长 T_1、短 T_2 信号。

脊髓 MRI 还可以发现椎管内动静脉畸形、海绵状血管瘤以及复合性动静脉畸形等血管畸形。

4. 脊髓血管造影　脊髓血管 CTA 和 MRA 价格低廉，能初步诊断脊髓血管畸形的亚型，显示脊髓血管畸形的供血动脉和引流静脉。

选择性脊髓动脉造影（DSA）是目前确诊和分类脊髓血管病的最佳方法，可明确区分脊髓血管畸形的类型，显示畸形血管的大小、范围和与脊髓的关系，有助于指导治疗。

【诊断及鉴别诊断】　根据发病突然，脊髓损伤的临床特点结合脑脊液和脊髓影像学可以作出各类脊髓血管病的临床诊断，确定诊断有时很困难，需与下列疾病鉴别。

1. 急性脊髓炎　表现为急性起病的横贯性脊髓损害，但病前多有感染史或疫苗接种史，起病不如血管病快，无急性疼痛或根性疼痛等首发症状，感觉障碍表现为病变水平以下传导束性感觉障碍。

NOTES

脑脊液细胞数可明显增加,预后相对较好。

2. 间歇性跛行　①血管性间歇性跛行:常见于下肢动脉硬化闭塞症,其临床表现为下肢间歇性疼痛、无力、苍白、皮肤温度降低、足背动脉搏动减弱或消失,超声多普勒检查有助于诊断。②马尾性间歇性跛行:常见于腰椎间盘突出症,由于腰椎管狭窄所致。常有腰骶区疼痛,行走后症状加重,休息后减轻或消失,腰前屈时症状可减轻,后仰时则加重,感觉症状比运动症状重等特点。

3. 脊髓静脉高压综合征(venous hypertensive myelopathy,VHM)　指一组由脊髓及其周围结构的血管性病变,导致脊髓静脉回流受阻、脊髓静脉压力增高而产生的脊髓神经功能缺损综合征。VHM 最常见原因是硬脊膜动静脉瘘。多表现为进行性加重的双下肢无力、感觉障碍、尿便障碍。选择性脊髓动脉造影是诊断本综合征的"金标准"。

【治疗】　缺血性脊髓血管病治疗原则与缺血性脑血管病相似,低血压者应纠正血压,应用血管扩张药及促进神经功能恢复的药物,疼痛时给予镇静止痛药。硬膜外或硬膜下血肿,应紧急手术以清除血肿,解除对脊髓的压迫,显微手术切除畸形血管。脊髓蛛网膜下腔出血治疗原则与脑蛛网膜下腔出血相同。截瘫患者应避免压疮和尿路感染。病情稳定者尽早开始康复训练。

思考题

1. 不同部位脊髓损伤可以产生哪些类型的感觉障碍?
2. 简述亚急性联合变性的病因及发病机制。

(何志义)

第八章

脑 血 管 病

- 脑梗死是脑血管病中最常见的类型,应根据病因、发病机制、临床类型、发病时间等确定个体化治疗方案,在时间窗内有适应证者可行溶栓、取栓治疗。
- 脑出血是急性脑血管病中病死率最高的类型。患者可出现头痛、呕吐、肢体瘫痪、意识障碍、脑膜刺激征和痫性发作等。治疗的首要原则是保持安静,稳定血压,防止再出血;积极防治脑水肿,维持水电解质、血糖、体温稳定;加强呼吸道管理,预防及治疗并发症。

第一节 概 述

脑血管疾病(cerebrovascular disease)是指各种原因所致的脑血管病变或血流障碍引发的脑功能障碍,包括血管腔闭塞、血管破裂、血管壁损伤或血液成分异常所引起的神经功能障碍。脑卒中是指急性脑血管病,分为出血性卒中和缺血性卒中。出血性卒中包括脑出血和蛛网膜下腔出血。缺血性卒中是由于脑局部血液循环障碍所导致的神经功能缺损综合征,症状持续时间至少24h或存在经影像学证实的新发梗死灶,其引起的神经系统局灶性症状和体征与受累脑血管的血供区域相一致。如脑缺血的症状持续数分钟至数小时,且无CT或MRI显示的新发梗死病变则称为短暂性脑缺血发作。

一、脑的血液循环

脑的血液供应主要来自颈内动脉系统和椎基底动脉系统,脑动脉在脑实质中反复分支直至毛细血管,然后逐渐汇集成脑静脉。脑的深、浅静脉先回流至硬脑膜窦,再经颈内静脉回流至心脏。

1. 脑的动脉系统 由颈内动脉系统和椎基底动脉系统构成。颈内动脉起自颈总动脉,入颅后分出眼动脉、大脑前动脉、大脑中动脉、后交通动脉和脉络丛前动脉。椎动脉起自两侧锁骨下动脉,经枕骨大孔入颅后在脑桥下缘汇合成基底动脉,基底动脉的末端分成左右两条大脑后动脉。双侧颈内动脉、双侧大脑前动脉、双侧大脑后动脉、前交通动脉及双侧后交通动脉在脑底连成大脑动脉环(Willis环)(图8-1)。Willis环对颈内动脉系统与椎基底动脉系统之间,特别是两侧大脑半球之间的血液供应有重要的调节和代偿作用,为脑的一级侧支循环。颈内动脉与颈外动脉之间的侧支循环(如颈内动脉的眼动脉与颈外动脉的面动脉和颞浅动脉等分支的吻合、脑膜中动脉与颈内动脉或大脑中动脉之间的吻合),大脑前、中、后动脉的软脑膜分支之间的互相吻合等,在脑血供发生障碍时亦起到一定的调节作用,为脑的二级侧支循环。另外,在脑血供发生障碍后可有新生血管生成,这些新生血管可提供一定的血流代偿,为脑的三级侧支循环,但三级侧支循环需要在缺血后数天才能完全建立。脑深部的穿支动脉之间虽然存在丰富的血管吻合,但吻合支细小,对脑血流的调节和代偿能力较弱。

(1)颈内动脉系统:颈内动脉系统又称前循环。颈内动脉约于甲状软骨上缘或平对第4颈椎起自颈总动脉,沿咽侧壁上升至颅底,经颈动脉管进入颅腔,通过海绵窦进入蛛网膜下腔。颈内动脉的主要分支有眼动脉、大脑前动脉、大脑中动脉、后交通动脉和脉络丛前动脉。颈内动脉主要供应眼部和大脑半球前3/5部分(额叶、颞叶、顶叶和基底节)的血液。

1)眼动脉:由颈内动脉虹吸部前面发出,经视神经孔入眼眶,在视神经的上方走行至眼眶内侧,至内眦处分为眶上动脉与鼻背动脉。眼动脉的分支中最重要且恒定的动脉是视网膜中央动脉,在距

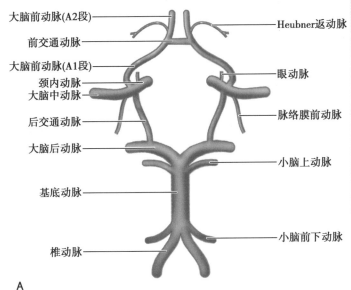
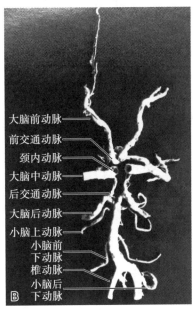

图 8-1　Willis 动脉环
A. 模式图；B. 大体解剖标本。

眼球后 6~10mm 处穿入视神经鞘内，沿视神经中轴前行，至视神经乳头处穿出，分出 4 条终末分支，即视网膜鼻侧及颞侧上、下小动脉，这些动脉是人体仅有的能借助检眼镜直接窥见可观察是否有动脉硬化存在的小动脉。眼动脉可通过其分支与颈外动脉的分支相吻合，主要吻合有：眼动脉的额支与颞浅动脉吻合；眼动脉的鼻背动脉与面动脉的内眦动脉和鼻外侧支吻合；眼动脉的泪腺动脉与上颌动脉的颞浅动脉吻合；泪腺动脉的脑膜返回支与脑膜中动脉前支吻合。当颈内动脉近端阻塞时，可通过上述吻合支使血液由颈外动脉逆流入眼动脉，再至颈内动脉及大脑中、前动脉。

　　2）大脑前动脉：是颈内动脉较小的终支，在视交叉上方折入大脑纵裂，于大脑半球内侧面延伸，主要分支有眶额动脉、额极动脉、额叶底内侧动脉、胼周动脉和胼缘动脉等。左、右大脑前动脉转入正中裂之前，于中线处借前交通动脉相连。有时双侧的大脑前动脉由一条主干发出。大脑前动脉皮质支主要供应大脑半球内侧面前 3/4 和额顶叶背侧面上 1/4 部皮质及皮质下白质的血液，深穿支主要供应内囊前肢、尾状核、豆状核前部和下丘脑的血液。

　　3）大脑中动脉：是颈内动脉的延续，呈水平位向前外横越前穿质，进入外侧裂。主要分支有豆纹动脉、额叶底外侧动脉、中央前沟动脉、中央沟动脉、中央后沟动脉、顶叶后动脉、角回动脉和颞叶后动脉等。大脑中动脉皮质支主要供应大脑半球背外侧面的前 2/3，包括额叶、顶叶、颞叶和岛叶的血液；深穿支供应内囊膝部和后肢前 2/3、壳核、苍白球及尾状核的血液。

　　4）后交通动脉：由颈内动脉发出，与大脑后动脉吻合，是连接颈内动脉系统与椎基底动脉系统的主要干线。后交通动脉与颈内动脉交叉处是动脉瘤的好发部位，同时后交通动脉走行于蝶鞍和动眼神经的上方，当出现后交通动脉瘤时可压迫动眼神经出现眼肌麻痹。后交通动脉主要供应下丘脑、丘脑腹侧、内囊后肢及底丘脑核。供应底丘脑核的中央支阻塞可出现偏侧舞蹈症。

　　5）脉络丛前动脉：系一细长的小动脉，一般在后交通动脉稍上方由颈内动脉发出，向后越过视束前部，至大脑脚前缘，在海马回附近经脉络膜裂入侧脑室下角形成脉络丛，并与脉络丛后外侧支有丰富的吻合。主要供应脉络丛、视束的大部分、外侧膝状体、苍白球的内侧和中间部、内囊后肢腹侧、海马、杏仁核、红核、黑质等。

　　（2）椎基底动脉系统：椎基底动脉系统又称后循环，主要供应大脑半球后 2/5 部分、丘脑、脑干和小脑的血液。

　　1）椎动脉：椎动脉在颈根部起自锁骨下动脉，向上穿行 5~6 个颈椎横突孔，经枕骨大孔入颅，至脑桥下缘,与对侧椎动脉汇合形成基底动脉。主要分支有脊髓前动脉、脊髓后动脉和小脑下后动脉。

脊髓前动脉:一般在椎动脉合并成基底动脉前发出,左右两条均斜向前内合成一条,沿脊髓前正中裂下降。

脊髓后动脉:多由小脑后下动脉发出,有时也由椎动脉发出,发出后绕过延髓向后,沿脊髓后面下行。

小脑下后动脉:是椎动脉最大、变异最多的分支。发出部位多在双侧椎动脉合成基底动脉前1cm处,少数发自基底动脉或一侧缺如。其分支供应延髓背外侧、小脑蚓部和小脑半球下部的血液。

2）基底动脉:基底动脉系左右椎动脉在脑桥下缘合并而成,上行至脑桥上缘,再分为左右大脑后动脉。基底动脉的主要分支有小脑下前动脉、小脑上动脉、脑桥动脉、大脑后动脉。

小脑下前动脉:主要供应小脑下面的前外侧部、内耳、脑桥被盖下部等处的血液。

小脑上动脉:在近脑桥上缘处由基底动脉发出,分为内外两终支。内侧支分布于小脑上蚓部、上髓帆等处。外侧支分布于小脑半球上面。该动脉还有分支到脑桥、中脑和第三脑室脉络组织。

脑桥动脉:由基底动脉两侧缘及背面发出,约十几支,长短不一,一般将其分为3组,即前群(旁正中动脉)、外侧群(短旋动脉)和后群(长旋动脉),供应脑桥的血液。

大脑后动脉:多起自基底动脉;也有一侧的大脑后动脉起自基底动脉,而另一侧起自颈内动脉者;更为少见的情况是,双侧大脑后动脉均起自颈内动脉。大脑后动脉的皮质支供应大脑半球后部包括枕叶和颞叶底部,深穿支供应脑干、丘脑、海马和膝状体等,其分支脉络丛后内侧支和脉络丛后外侧支供应第三脑室和侧脑室的脉络丛。

2. 脑的静脉系统　包括脑静脉和静脉窦。脑静脉包括大脑浅静脉和大脑深静脉。大脑浅静脉可分为3组:大脑上静脉、大脑中静脉和大脑下静脉,它们收集大脑半球的静脉血液后流入上矢状窦、海绵窦及横窦。重要的大脑深静脉有大脑内静脉、基底静脉和大脑大静脉,主要引流大脑半球深部结构、脑室脉络丛和间脑的静脉血。深、浅两组静脉的血液最后经乙状窦由颈内静脉出颅,回流至右心房。颅内主要的静脉窦有上矢状窦、下矢状窦、横窦、乙状窦、直窦、海绵窦、岩上窦和岩下窦(图8-2)。

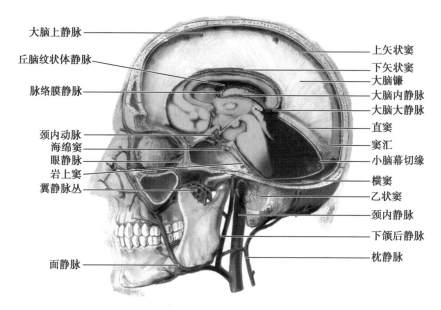

图8-2　颅内静脉窦

二、脑血流量的调节

脑是人体最重要的器官,虽然脑重量仅占体重的2%~3%,但正常成人全脑血流量约为800~1 000mL/min,占每分心搏出量的20%,葡萄糖和氧耗量占全身供给量的20%~25%。脑组织中几乎无葡萄糖和氧的储备,当脑血供中断导致脑缺氧时,2min 内脑电活动停止,5min 后脑组织出现不可逆性损伤。因此足够的脑血液供应对保持正常的脑部功能极为重要。正常情况下的脑血流量(cerebral blood flow,CBF)是指正常成人每分钟全脑血流量,约为 800~1 000mL。按平均脑质量为 1 500g 计算,健康成人的平均脑血流量为 55mL/(100g·min)。脑血流量分布不均匀,大脑皮质可达 77~138mL/(100g·min),而脑白质仅约为皮质的 1/3。

当平均动脉压介于 60~160mmHg 时,脑血管平滑肌可以随着血压的变化相应地收缩或舒张,从而维持脑血流量的稳定,这就是脑血流量的自动调节作用。当平均动脉压低于 60mmHg 时,脑小动脉舒张达最大限度,血管阻力不能继续降低,导致脑血流量减少;相反,当平均动脉压高于 160mmHg 时,脑小动脉收缩达最大限度,血管阻力不能继续增加,引起脑血流量增多。高血压患者脑血流量自动调节范围的上、下限均上移,对低血压的耐受能力减弱,因此在急剧降压后会诱发脑缺血发作。

由于脑血管病是严重危害人类健康和生命的常见病、多发病,因此国内外对脑血管疾病的研究日益重视,在脑血管病的病理生理学、影像诊断学、预防学和治疗学等领域的研究取得了丰硕的成果。

第二节　脑血管疾病的流行病学及预防

脑血管疾病的发病率、死亡率、致残率及复发率均高,其与心脏病及恶性肿瘤构成了人类的三大死因。在对脑血管病进行有效治疗的同时,积极对脑血管病进行预防非常重要。

一、脑血管疾病的流行病学

30 多年来,脑血管疾病一直位于全球疾病负担病因的前十位,并从 1990 年的第五位上升至 2019 年的第三位。在 50 岁以上患者中,脑卒中近 30 年一直保持在全球疾病负担病因的第二位,仅次于缺血性心脏病。我国总体脑卒中终生发病风险为 39.9%,居全球首位。《2019 中国卫生健康统计提要》显示,2018 年我国居民因脑血管疾病致死比例超过 20%,这意味着每 5 名死者中至少有 1 人死于脑卒中。

脑卒中的发病具有明显的季节性,寒冷季节发病率高,尤其是出血性卒中发病的季节性更为明显。而关于脑卒中发病昼夜节律的研究发现脑卒中的发病高峰时间是清晨至中午。

根据国内的流行病学资料,脑卒中的发病率和死亡率男性显著高于女性,男女之比为(1.1~1.5）∶1。随着人民生活方式的改变及人口的老龄化,我国脑卒中疾病负担有爆发式增长的态势,并呈现出年轻化趋势。还有研究表明,脑血管病的发病情况与社会经济状况、职业及种族等有关。

二、脑血管疾病的预防

脑血管疾病的预防主要是控制危险因素。脑卒中的危险因素分为可干预性和不可干预性两类,可干预性危险因素是脑卒中预防主要针对的目标,包括高血压、心脏病、糖尿病、血脂异常、高同型半胱氨酸血症、吸烟、酗酒、超重和肥胖、不合理饮食、缺乏身体活动、无症状颈动脉狭窄、口服避孕药物、绝经后激素治疗、睡眠呼吸暂停、高凝状态、药物滥用、炎症和感染、偏头痛等,其中控制高血压是预防卒中发生的最重要的环节。不可干预性危险因素包括年龄、性别、种族、遗传因素、出生体重等。脑血管病的预防包括一级预防和二级预防。

【一级预防】　脑血管病一级预防是指发病前的预防,即通过早期改变不健康的生活方式,积极主动地筛查及控制各种危险因素,从而达到使脑血管病不发生或者推迟发生的目的。

1. 防治高血压　控制高血压是预防脑卒中发生和发展的核心环节。高血压是脑出血和脑梗死最重要的危险因素,血压越高脑卒中发病风险越高。高血压的防治措施包括:定期监测血压,限制食盐的摄入量,减少膳食的脂肪含量,减轻体重,进行适当的体育锻炼,戒烟,减少饮酒,保持乐观心态和提高抗应激能力及长期坚持口服降压药物的治疗。一般患者血压应该控制在 140/90mmHg 之下,同时应该评估患者心血管风险水平,并根据患者年龄、基础血压、合并的基础疾病、平时用药及可耐受性进行个体化调整。

2. **防治心脏病**   心房颤动、瓣膜性心脏病、冠心病、充血性心力衰竭、扩张型心肌病及先天性心脏病等均为脑血管病的危险因素,其中以心房颤动(包括阵发性心房颤动)最为重要。心脏病常引起脑栓塞,预防措施主要是应用抗凝药和抗血小板药。常用的口服抗凝药物为华法林,使国际标准化比值(international normalized ratio,INR)控制在 2.0~3.0;新型口服抗凝药物利伐沙班、达比加群酯、阿哌沙班、艾多沙班等也可用于非瓣膜性心房颤动患者。心房颤动患者应根据绝对危险因素分层、出血风险评估、患者意愿以及能否进行必要的抗凝治疗监测,决定进行适合的个体化抗栓治疗。对于心脏病患者,应积极寻找心血管专科医师治疗,同时根据患者情况制定个体化的脑卒中预防方案。

3. **防治糖尿病**   高血糖是缺血性脑卒中发病的独立危险因素,且糖尿病患者中,动脉粥样硬化、肥胖、高血压及血脂异常等的发生率均高于相应的非糖尿病患者群。推荐一般糖尿病患者血糖控制目标值为糖化血红蛋白<7.0%。对糖尿病患者要进行疾病的基础知识教育,使其合理饮食、进行适当的体育锻炼和应用药物治疗。

4. **防治血脂异常**   高胆固醇血症、高密度脂蛋白胆固醇降低以及低密度脂蛋白胆固醇增高等是动脉粥样硬化的危险因素。防治血脂异常应强调以控制饮食及体育锻炼为主,辅以药物治疗,如他汀类药物。合并有高血压、糖尿病、吸烟等其他危险因素者应改变不健康的生活方式,并定期复查血脂。

5. **戒烟**   吸烟是缺血性脑卒中和蛛网膜下腔出血的确切的独立危险因素。烟草中含有的尼古丁可以使血管痉挛、血压升高及加速动脉粥样硬化等。吸烟可使缺血性脑卒中的相对危险增加 90%,使蛛网膜下腔出血的危险增加近 2 倍。因此,吸烟者应该戒烟,所有人都应避免被动吸烟,同时应加强宣传教育。

6. **限酒**   许多研究表明,饮酒量与脑卒中的发生风险呈一种 J 形关系,少量饮酒降低缺血性脑卒中发生风险,而过量饮酒则增加缺血性脑卒中发生风险。饮酒量和出血性脑卒中的发生风险呈线性关系,饮酒量越大风险越高。因此,应加强科学宣传教育,积极劝导有饮酒习惯的人适度饮酒,男性每日饮酒的酒精量不应超过 25g,女性减半。对于不饮酒者不提倡采用少量饮酒的方式预防缺血性脑卒中。

7. **控制体重**   目前认为男性腰围大于臀围和女性身体质量指数(body mass index,BMI)[BMI/(kg/m^2)=身体质量/身高^2]增高是脑卒中的独立危险因素,这与肥胖易导致高血压、高血脂和糖尿病有关。一项纳入 57 项前瞻性研究的 Meta 分析表明,当 BMI 在 22.5~25kg/m^2 时死亡率最低,当 BMI>25kg/m^2 时,体质指数每增加 5,所有原因导致的死亡风险增加 30%,血管性死亡风险增加 40%。因此,肥胖和超重者应保持健康的生活方式及合理的饮食,适当减轻体重。

8. **处理无症状颈动脉狭窄**   颈部的大动脉粥样硬化是缺血性脑血管病的重要危险因素。对于无症状颈动脉狭窄患者可服用他汀类药物和/或阿司匹林,并筛查其他可治疗的脑卒中危险因素。对于重度颈动脉狭窄(>70%)的患者,在全面综合考虑获益、风险及患者意愿的情况下,在有条件的地方可以考虑行颈动脉内膜切除术或颈动脉支架成形术治疗。

9. **防治高同型半胱氨酸血症**   高同型半胱氨酸血症可使动脉粥样硬化性血管疾病的发生风险增加 2~3 倍。对于血同型半胱氨酸水平升高者,应用叶酸、维生素 B$_6$ 和维生素 B$_{12}$ 联合治疗可以降低血浆同型半胱氨酸水平,但是降低血浆同型半胱氨酸水平能否减少卒中发生目前还不清楚。

10. **适度的体育锻炼和合理膳食**   规律、适度的体育锻炼可以改善心脏功能,增加脑血流量,改善微循环,还可通过对血压、血糖和体重的控制而起到预防脑卒中的作用。过多摄入脂肪、胆固醇以及食盐可以促进动脉粥样硬化形成,食物的种类单调也是造成营养素摄入不合理的主要原因。提倡饮食种类多样化,增加食用全谷、豆类、薯类、水果、蔬菜和低脂奶制品,减少饱和脂肪和反式脂肪酸的摄入,每日钠盐摄入应少于 6g。

【二级预防】   脑血管病二级预防是针对发生过脑卒中或短暂性脑缺血发作(transient ischemic

attack,TIA）的患者,通过寻找脑卒中事件发生的原因,对所有可干预的危险因素进行治疗,从而达到降低脑卒中复发危险性的目的。研究表明,有脑卒中或 TIA 病史的患者,其再发脑卒中的风险比一般人群明显增加。因此,对已发生脑卒中或 TIA 的患者,应该选择必要的影像学检查或其他实验室检查以明确患者脑卒中的类型及相关危险因素,积极开展科学合理的二级预防。

1. 控制危险因素 对于可干预的危险因素要进行病因学预防。

（1）控制高血压:控制血压是脑卒中和 TIA 二级预防中最重要的措施。对于合并高血压的脑卒中或 TIA 患者,应该控制血压,一般患者血压应该控制在 130/80mmHg 之下,同时应该根据患者年龄、基础血压、平时用药及可耐受性进行个体化调整。

（2）治疗血脂异常:应用降低低密度脂蛋白胆固醇（low-density lipoprotein cholesterol,LDL-C）的药物是缺血性脑卒中和 TIA 二级预防中重要的组成部分。对动脉粥样硬化性缺血性脑卒中或 TIA 患者,应使用他汀类药物将血清 LDL-C 水平降至 1.80mmol/L 以下或较基线水平下降 50%。对他汀治疗未达标的患者,可联用非他汀类药物进行降脂治疗。

（3）治疗糖尿病:糖尿病可增加脑卒中再发的风险。对于合并糖尿病的脑卒中或 TIA 患者,糖化血红蛋白应控制在 7.0% 以下,并注意避免低血糖的发生。同时对糖尿病患者要进行疾病的基础知识教育(参见一级预防部分)。

（4）治疗心脏病:对于心源性栓塞性脑梗死或 TIA 患者,除了积极治疗心脏原发疾病以外,应根据情况应用抗凝药物以预防脑卒中再发。但是应该注意,对于梗死面积大、出血风险高的患者,应适当延迟抗凝治疗起始时机。

（5）控制体重:参见一级预防部分。

（6）戒烟:无论是主动吸烟或是被动吸烟,均可增加脑卒中发生和脑卒中再发风险。脑卒中或 TIA 患者应该积极戒烟,并避免被动吸烟。

（7）限酒:对于大量饮酒的脑卒中或 TIA 患者,应该戒酒或减少饮酒量(参见一级预防部分)。

（8）治疗高同型半胱氨酸血症:对于合并高同型半胱氨酸血症的脑卒中或 TIA 患者,通过补充叶酸、维生素 B_6 及维生素 B_{12} 的方法可安全地降低血同型半胱氨酸水平,但对预防脑卒中再发的效果尚不确切。

（9）治疗高凝状态:对于原因不明的缺血性脑卒中或 TIA 患者,若发现蛋白 C、蛋白 S 及抗凝血酶Ⅲ缺乏,第Ⅴ凝血因子基因突变,凝血酶原基因 20210A 突变,可酌情选择抗凝或抗血小板治疗;对于颅内静脉窦血栓患者,如存在遗传性高凝状态,可考虑长期抗凝治疗。在非遗传性高凝状态中,抗磷脂抗体阳性与缺血性脑卒中的关系相对比较密切。对于抗磷脂抗体阳性的缺血性脑卒中或 TIA 患者,如未达到抗磷脂抗体综合征的标准,可给予抗血小板治疗;如达到抗磷脂抗体综合征的标准,可根据情况给予抗凝治疗。

2. 应用抗血小板聚集药物 对于大多数非心源性缺血性脑卒中及 TIA 的患者,建议使用抗血小板药物治疗。抗血小板药物主要包括阿司匹林（50~325mg,1 次/d）、氯吡格雷（75mg,1 次/d）、阿司匹林双嘧达莫缓释剂（阿司匹林 25mg 加缓释双嘧达莫 200mg,2 次/d）、西洛他唑（100mg,2 次/d）、吲哚布芬（100mg,2 次/d）和替格瑞洛（90mg,2 次/d）。对于新近发生的缺血性脑卒中或 TIA,如果患者存在颅内大动脉粥样硬化性严重狭窄（70%~99%）,可考虑给予阿司匹林联合氯吡格雷的双重抗血小板治疗,双抗治疗持续时间不超过 3 个月。对于未接受静脉溶栓治疗的轻型脑卒中（NIHSS 评分≤3 分）和高危 TIA（ABCD2 评分≥4 分）患者,在发病 24h 内启动双重抗血小板治疗（阿司匹林联合氯吡格雷）并维持 21d,有益于降低发病 90d 内的脑卒中复发风险。不推荐对一般的患者长期进行双重抗血小板治疗。

3. 手术和介入治疗 对于症状性颈内动脉颅外段粥样硬化性中重度狭窄（50%~99%）的患者,可根据具体情况考虑行颈动脉内膜切除术（carotid endarterectomy,CEA）,也可考虑行颈动脉支架成形术（carotid angioplasty and stenting,CAS）。对于症状性椎动脉颅外段粥样硬化性狭窄的患者,如在接受积极合理的内科治疗后仍出现相应症状,可根据情况考虑行血管内支架成形术。对于症状性颅内大动脉粥样硬化性狭窄的患者,狭窄程度<70%时不推荐行血管内介入治疗,狭窄程度在70%~99%时,可在全面评估获益和风险的基础上酌情选择介入治疗。

对高危人群及患者进行脑血管病预防的同时,还应该对公众加强宣传教育,使其充分了解脑卒中的发病危险因素,并认识到脑卒中对于个人、家庭及社会的危害,从而加强自我保健意识。同时要针对不同的危险因素制定个体化的健康教育方案,帮助个人建立合理的生活方式,如戒烟,减少酒精的摄入量,合理膳食,以食用低脂肪、富含优质蛋白质、碳水化合物、维生素和微量元素的食物为原则,适当增加体力活动,进行规律的体育锻炼。对高危患者需定期体检,增加患者对药物治疗的依从性。

第三节　短暂性脑缺血发作

短暂性脑缺血发作(transient ischemic attack,TIA)是指脑或视网膜局灶性缺血所致的、未发生急性梗死的短暂性神经功能缺损发作。TIA的临床症状一般多在数分钟至数小时内恢复,不遗留神经功能缺损症状和体征,且影像学上没有急性脑梗死的证据。

【病因与发病机制】　有关TIA的病因和发病机制的学说很多,主要有以下几方面。

1. **微栓塞**　来源于颈部和颅内大动脉,尤其是动脉分叉处的动脉粥样硬化斑块破裂后栓子脱落,或心源性(常见于心房颤动或卵圆孔未闭患者)的微栓子,随血液流入脑中,阻塞远端血管引起临床症状。而当微栓子崩解或向血管远端移动后,局部血流恢复,症状便消失。

2. **血流动力学改变**　在各种原因(动脉粥样硬化、动脉炎等)引起的颈部或颅内动脉狭窄的基础上,当出现低血压或血压波动时,狭窄部位远端血管的血流减少,可发生短暂性脑缺血症状,当血压回升后,局部脑血流恢复正常,TIA的症状消失。这种类型的TIA占很大部分。动脉狭窄导致的TIA发作多具有短暂、刻板、频繁的特点。

3. **血液成分改变**　如真性红细胞增多症,血液中有形成分在脑部微血管中淤积,阻塞微血管,也可导致TIA。其他血液系统疾病如贫血、白血病、血小板增多症、异常蛋白血症、血纤维蛋白原含量增高和各种原因所致的血液高凝状态等都可能引起TIA。

【临床表现】　TIA多发生于老年人(50~70岁),男性多于女性。患者多伴有高血压、糖尿病、血脂异常、动脉粥样硬化和心脏病等脑血管病的危险因素。TIA具有起病突然、发作性、短暂性、可逆性的临床特征,而临床症状多种多样,取决于受累血管的分布(包括颈内动脉系统和椎基底动脉系统)。TIA的临床表现具体参见本章第四节的临床表现部分。此外,短暂性全面性遗忘(transient global amnesia,TGA)是一种突然起病的一过性记忆丧失,伴时间、空间定向力障碍,无意识障碍,患者的自知力存在,较复杂的皮质高级活动如书写、计算和对话等保留完整,无神经系统其他的异常表现,症状持续数分钟或数小时后缓解,大多不超过24h,遗留有完全的或部分的对发作期事件的遗忘,预后多较好。TGA的具体机制尚不完全明确,与TIA的发病机制可能存在不同之处。

【辅助检查】

1. **常规检查**　进行血常规、血糖、血脂、同型半胱氨酸、24h血压等检查以筛查高血脂、糖尿病、高血压、高同型半胱氨酸血症、血液系统疾病等常见危险因素,以便进行针对性的脑血管病二级预防。

2. **心电图及超声心动图**　有助于判断是否有心源性栓子的可能。应行24h心电图以排查有无心房颤动,必要时可加做7d心电图排查阵发性房颤;另外开展右心声学造影检查以排查有无卵圆孔未闭,必要时可加做经食管心脏超声测量卵圆孔大小。

3. **头部CT和MRI**　TIA患者应尽快行头部CT和MRI检查。头部CT大多正常。弥散加权成像(diffusion weighted imaging,DWI)有助于发现新发梗死灶,是判断是否为TIA或急性脑梗死的最关键检查。灌注加权成像(perfusion weighted imaging,PWI)可显示脑局部缺血性改变。

4. **经颅多普勒(transcranial doppler,TCD)及颈动脉超声**　TCD检查可监测来自大动脉脱落的或者心源性的微栓子。TCD 也能粗略评估颅内外大动脉闭塞或狭窄程度以及侧支循环的代偿。通过颈动脉超声对颈部动脉和椎基底动脉的颅外段进行检查,可发现动脉硬化斑块并评价斑块性质,也可判断血管狭窄的程度及是否存在闭塞。

5. 血管造影　MRA 和 CTA 是无创性血管成像技术,可以较为准确地评估脑部血管狭窄等情况;但是有创检查数字减影血管造影(digital subtraction angiogram,DSA)检查是评估颅内外血管病变的"金标准"。

【诊断】　多数 TIA 患者就诊时临床症状已经消失,故诊断主要依靠病史。中老年人突然出现局灶性脑损害症状,符合颈内动脉系统或椎基底动脉系统及其分支缺血后的表现,持续数分钟或数小时后完全恢复,应高度怀疑为 TIA。如 DWI 未发现新发梗死责任病灶,在排除其他疾病后,即可诊断 TIA。

临床诊断步骤:①是否为 TIA;②哪个系统的 TIA;③病因发病机制分类;④TIA 危险因素评估。

危险分层:TIA 患者发生卒中风险高,一些临床特征如年龄、症状持续时间及高血压、糖尿病等危险因素等与其卒中风险密切相关。根据以上特征制定的相应评分可对 TIA 患者的卒中发生风险进行分层,常用的有 ABCD 评分系统,包括 ABCD、ABCD2、ABCD3 及 ABCD3-I,其中最常用的为 ABCD2 评分,ABCD2 分值 0~3 分为低危人群、4~5 分为中危人群、6~7 分为高危人群(表 8-1)。

表 8-1　ABCD 评分(分)

项目	标准	ABCD	ABCD2	ABCD3	ABCD3-I
年龄(A)	≥60 岁	1	1	1	1
血压(B)	收缩压>140mmHg 或舒张压>90mmHg	1	1	1	1
临床症状(C)	一侧无力	2	2	2	2
	不伴无力的言语障碍	1	1	1	1
症状持续时间(D)	>60min	2	2	2	2
	10~59min	1	1	1	1
糖尿病(D)	有	—	1	1	1
双重 TIA(7d 内)(D)	有	—	—	2	2
影像学检查(I)	同侧颈动脉狭窄≥50%	—	—	—	2
	DWI 检查出高信号	—	—	—	2
总分		0~6	0~7	0~9	0~13

【鉴别诊断】

1. 部分性癫痫发作　一般表现为局部肢体抽动,多起自一侧口角,然后扩展到面部或一侧肢体,或者表现为肢体麻木感和针刺感等,一般持续时间更短,脑电图可有异常。部分性癫痫发作大多由脑部局灶性病变引起,头部 CT 和 MRI 可能发现病灶。

2. 梅尼埃病(Ménière's disease)　好发于中年人,表现为反复发作性眩晕伴恶心、呕吐,每次持续数小时,一侧耳鸣,耳内胀满感,随着发作次数的增多,逐渐出现听力减退。除自发性眼震,中枢神经系统检查正常。冷热水试验可见前庭功能减退或消失。

3. 良性发作性位置性眩晕(benign paroxysmal positional vertigo,BPPV)　在所有眩晕性疾病中,BPPV 的发病率最高,其患病率随着年龄增加而增加,女性患病率大于男性。BPPV 是一种位置性眩晕,与头位变换有关,每次发作持续时间短暂,多数<1min。Dix-Hallpike 位置试验有助于诊断。针对耳石的手法复位效果较好。

4. 偏头痛　以肢体运动障碍为先兆的先兆性偏头痛及家族性偏瘫性偏头痛,在头痛发作前表现有短暂的(5~60min)偏瘫,同时可有偏身感觉障碍和/或语言障碍。但偏头痛患者多为青少年,先兆后有剧烈的头痛,头痛性质符合偏头痛的诊断标准,且多有家族史,尤其家族性偏瘫性偏头痛患者有明确的家族史。

5. 其他 某些疾病偶尔也可出现发作性症状,应注意鉴别。如多发性硬化的发作性症状可表现有构音障碍、共济失调等;某些颅内接近于皮质或皮质内的占位性病变,如脑膜瘤和脑转移瘤等;低血糖、高血糖、低血压、慢性硬膜下血肿和小灶性脑出血也可能出现 TIA 的症状。

【治疗】 TIA 是急性缺血性脑卒中的高危因素,应给予足够重视,积极筛查病因及危险因素,全面评估,积极给予相应治疗,同时应遵循个体化原则。值得注意的是,患者就诊时出现的尚未恢复的神经功能缺损发作,即使在此之前有恢复的情况,也应按照急性缺血性脑卒中谨慎对待,不宜盲目等待其恢复而延误了救治时间,具体参见流程图(图 8-3)。

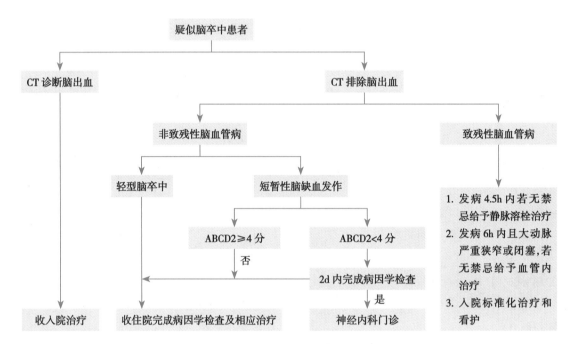

图 8-3 TIA 处理流程

1. 药物治疗

(1)抗血小板聚集药物:对非心源性 TIA 患者,建议给予抗血小板治疗而非抗凝治疗。抗血小板一线药物主要包括阿司匹林和氯吡格雷,常见的不耐受情况包括消化道及皮肤的出血事件和胃肠道功能紊乱,并应注意氯吡格雷抵抗,对于此两种药物不能耐受或存在氯吡格雷抵抗的患者,也可尝试其他种类的抗血小板药物如替格瑞洛、西洛他唑、吲哚布芬等。对于发病 24h 内且 ABCD2 评分≥4分的非心源性 TIA 患者,可给予阿司匹林联合氯吡格雷的双联抗血小板治疗,双抗治疗持续时间不超过 3 周。对于存在颅内大动脉粥样硬化性严重狭窄(70%~99%)的急性非心源性 TIA 患者,可考虑给予阿司匹林联合氯吡格雷的双联抗血小板治疗,双抗治疗持续时间不超过 3 个月。不推荐一般患者长期进行阿司匹林联合氯吡格雷的双联抗血小板治疗。双抗治疗时间结束后,应单一抗血小板药物长期使用作为二级预防用药。

(2)抗凝治疗:在未明确病因前,抗凝治疗不应作为 TIA 患者的常规治疗。对于伴有心房颤动(包括阵发性)、风湿性二尖瓣病变及人工机械瓣膜等的 TIA 患者(感染性心内膜炎除外),建议使用华法林(warfarin)口服抗凝治疗。参考国际标准化比值(international normalized ratio,INR)调整剂量,使 INR 控制在 2.0~3.0。有出血倾向、消化道溃疡、严重高血压及肝肾疾病的患者慎用抗凝治疗。非瓣膜性心房颤动患者除了华法林外也可选用新型口服抗凝药物,例如达比加群酯、利伐沙班、阿哌沙班等。对于存在抗凝治疗禁忌或拒绝接受抗凝治疗的患者,应使用抗血小板药物治疗,并可行经皮左心耳封堵术预防血栓栓塞事件。

（3）其他：可应用传统中医疗法，改善循环药物，降纤药物如巴曲酶、降纤酶、蚓激酶等，但上述疗法目前循证依据尚不充分，需根据需要遵循个体化原则治疗。

2. 病因治疗　对 TIA 患者要积极查找病因，针对可能存在的脑血管病危险因素，如高血压、糖尿病、血脂异常、心脏疾病、吸烟、睡眠呼吸暂停综合征、高同型半胱氨酸血症等进行积极有效的干预治疗。同时应建立健康的生活饮食方式，合理运动，避免酗酒，适度降低体重等。

3. 手术和介入治疗　常用方法包括颈动脉内膜切除术（CEA）和经皮腔内血管成形术（PTA）。

【预后】　TIA 患者发生急性缺血性脑卒中的风险明显高于一般人群。TIA 患者短期卒中风险很高，TIA 发生后第 2 天、第 7 天、第 30 天和第 90 天内的急性脑梗死复发风险分别为 3.5%、5.2%、8.0% 和 9.2%。因此 TIA 是急性脑梗死的前驱危险信号，需要及时的治疗和干预以最大程度降低致残致死风险。

第四节　脑　梗　死

脑梗死（cerebral infarction）又称缺血性脑卒中（cerebral ischemic stroke），是指因脑部血液循环障碍，缺血、缺氧所致的局限性脑组织缺血性坏死或软化。脑梗死是脑血管病中最常见的一种类型，约占全部急性脑血管病的 70%。

脑梗死的分型方法多样，可根据发病机制、临床表现、影像学特点进行不同分类。其中最常用的是依据发病机制分类，因为明确脑梗死的病因有助于判断预后、指导治疗及选择个体化的二级预防措施，也有助于对未知领域开展相关的临床研究，以更好地解决患者的具体问题。当前国际广泛使用的 TOAST（Trial of ORG 10172 in Acute Stroke Treatment）分型将脑梗死按病因的不同分为 5 型：大动脉粥样硬化型（large-artery atherosclerosis）、心源性栓塞型、小动脉闭塞型、其他明确病因型和不明原因型。我国学者提出的中国缺血性脑卒中亚型（CISS 分型）分为两步，第一步与 TOAST 分型相似，分为大动脉粥样硬化、心源性卒中、穿支动脉疾病、其他病因和病因不明；第二步进行了细分类，将大动脉粥样硬化按照部位分为主动脉弓粥样硬化和颅内外大动脉粥样硬化，按照发病机制颅内外大动脉粥样硬化又被细分为载体动脉（斑块或血栓）堵塞穿支、动脉到动脉栓塞、低灌注/栓子清除下降及混合型机制。虽然各个病因分型方法具体的分型标准并不相同，但是均将大动脉粥样硬化、心源性栓塞和小动脉闭塞作为脑梗死最主要的三种病因。因此，本节重点对上述三种类型的脑梗死进行分别介绍。

一、大动脉粥样硬化性脑梗死

【病因与发病机制】　在 CISS 分型中大动脉粥样硬化型按照部位分为主动脉弓粥样硬化和颅内外大动脉粥样硬化。按照发病机制进一步细分为载体动脉（斑块或血栓）堵塞穿支、动脉到动脉栓塞、低灌注/栓子清除下降及混合型机制。动脉粥样硬化形成的过程比较复杂，目前普遍认为脑血管病的危险因素如高血压、糖尿病及血脂异常等在动脉粥样硬化的形成过程中起着重要的作用。

1. 载体动脉（斑块或血栓）堵塞穿支　动脉粥样硬化病变可促进血小板的黏附、聚集和释放，进而导致血栓形成。动脉粥样硬化斑块或血栓形成覆盖穿支动脉的开口，导致穿支动脉闭塞。

2. 动脉到动脉栓塞　是指动脉粥样硬化病变部位脱落的栓子堵塞远端血管。脱落的栓子可以是动脉粥样硬化斑块碎片，也可以由动脉粥样硬化部位形成的血栓部分或完全脱落所形成。

3. 低灌注/栓子清除下降　动脉粥样硬化病变导致管腔狭窄后，当出现低血压或血压波动时，引起病变血管的血流减少，病变血管远端位于动脉供血区之间的脑组织发生低灌注，严重时可导致脑组织缺血、缺氧性坏死。

4. 混合型机制　同一患者可并存不同的发病机制，如对于动脉粥样硬化性颈内动脉严重狭窄的患者,其发生脑梗死机制可以是动脉到动脉栓塞合并低灌注。

　　实验证明,神经细胞在完全缺血、缺氧十几秒后即出现电位变化,20~30s 后大脑皮质的生物电活动消失,30~90s 后小脑及延髓的生物电活动也消失。脑动脉血流中断持续 5min,神经细胞就会发生不可逆性损害,出现脑梗死。上述变化是一个复杂的过程,称为缺血性级联反应。到目前为止,缺血性级联反应的很多机制尚未完全阐明,有待于进一步研究。急性脑梗死病灶是由缺血中心区及其周围的缺血半暗带(ischemic penumbra)组成。缺血中心区的脑血流阈值为 10mL/(100g·min),神经细胞膜离子泵和细胞能量代谢衰竭,脑组织发生不可逆性损害。缺血半暗带的脑血流处于电衰竭[约为 20mL/(100g·min)]与能量衰竭[约为 10mL/(100g·min)]之间,尚有大量存活的神经元,如能在短时间内迅速恢复缺血半暗带的血流,该区脑组织功能是可逆的,神经细胞可存活并恢复功能。缺血中心区和缺血半暗带是一个动态的病理生理过程,随着缺血程度的加重和时间的延长,中心坏死区逐渐扩大,缺血半暗带逐渐缩小。因此尽早恢复缺血半暗带的血液供应和应用有效的脑保护药物对减少脑卒中的致残率是非常重要的,但这些措施必须在一个限定的时间内进行,这个时间段即为治疗时间窗(therapeutic time window,TTW)。缺血半暗带的存在受到脑血管闭塞的部位、侧支循环、组织对缺血的耐受性及体温等诸多因素的影响,因此不同的患者 TTW 存在着差异。

　　【病理】　脑动脉闭塞的早期,脑组织改变不明显,肉眼可见的变化要在数小时后才能辨认。缺血中心区发生肿胀、软化,灰质白质分界不清。大面积脑梗死时,脑组织高度肿胀,可向对侧移位,导致脑疝形成。镜下可见神经元出现急性缺血性改变(如皱缩、深染及炎细胞浸润等),胶质细胞破坏,神经轴突和髓鞘崩解,小血管坏死,周围有红细胞渗出及组织间液的积聚。在发病后的 4~5d 脑水肿达高峰,7~14d 脑梗死区液化成蜂窝状囊腔,3~4 周后,小的梗死灶可被肉芽组织所取代,形成胶质瘢痕;大的梗死灶中央液化成囊腔,周围由增生的胶质纤维包裹,变成中风囊。

　　【临床表现】　中老年患者多见,多有脑梗死的危险因素,如高血压、糖尿病、心脏病、血脂异常、睡眠呼吸暂停综合征、高同型半胱氨酸血症及烟酒史等。部分病例在发病前可有 TIA 发作。临床表现取决于梗死灶的大小和部位,主要为局灶性神经功能缺损的症状和体征。下面介绍不同血管闭塞所致脑梗死的临床表现。

1. 颈内动脉系统(前循环)脑梗死

　　(1)颈内动脉闭塞:颈内动脉闭塞的临床表现复杂多样,取决于侧支循环代偿的状况和发病前颈内动脉的狭窄程度。如果侧支循环代偿良好,可以全无症状。若侧支循环不良,可引起 TIA,也可表现为大脑中动脉和/或大脑前动脉缺血症状,或分水岭梗死(位于大脑前、中动脉或大脑中、后动脉之间)。临床表现可有同侧霍纳征,对侧偏瘫、偏身感觉障碍、双眼对侧同向性偏盲,优势半球受累可出现失语,非优势半球受累可有体象障碍。当眼动脉受累时,可有单眼一过性失明,偶尔成为永久性视力丧失。颈部触诊发现颈内动脉搏动减弱或消失,听诊可闻及血管杂音。

　　(2)大脑中动脉闭塞:大脑中动脉闭塞的临床表现可以很轻微,也可以致命,主要取决于闭塞的部位及侧支循环的状况。大脑中动脉主干闭塞可出现对侧偏瘫、偏身感觉障碍和同向性偏盲,可伴有双眼向病灶侧凝视,优势半球受累可出现失语,非优势半球病变可有体象障碍。由于主干闭塞引起大面积的脑梗死,患者多有不同程度的意识障碍,脑水肿严重时可导致脑疝形成,甚至死亡。皮质支闭塞引起的偏瘫及偏身感觉障碍,以面部和上肢为重,下肢和足受累较轻,累及优势半球可有失语,意识水平不受影响。深穿支闭塞更为常见,表现为对侧偏瘫,肢体、面和舌的受累程度均等,对侧偏身感觉障碍,可伴有偏盲、失语等。

　　(3)大脑前动脉闭塞:如果前交通动脉开放,一侧大脑前动脉近段闭塞可以完全没有症状。非近段闭塞时,出现对侧偏瘫,下肢重于上肢,有轻度感觉障碍,优势半球病变可有 Broca 失语,可伴有尿失禁(旁中央小叶受损)及对侧强握反射等。深穿支闭塞,出现对侧面、舌瘫及上肢轻瘫(内囊膝部及部分内囊前肢)。双侧大脑前动脉闭塞时,可出现淡漠、欣快等精神症状,双下肢瘫痪,尿潴留或尿失禁,强握等原始反射。

2. 椎基底动脉系统（后循环）脑梗死

（1）大脑后动脉闭塞：大脑后动脉闭塞引起的临床症状变异很大，动脉的闭塞位置和 Willis 环的代偿功能在很大程度上决定了脑梗死的范围和严重程度。

主干闭塞表现为对侧偏盲、偏瘫及偏身感觉障碍，丘脑综合征，优势半球受累可伴有失读。

皮质支闭塞出现双眼对侧视野同向偏盲（但有黄斑回避），偶为象限盲，可伴有视幻觉、视物变形和视觉失认等，优势半球受累可表现为失读及命名性失语等症状，非优势半球受累可有体象障碍。基底动脉上端闭塞，尤其是双侧后交通动脉异常细小时，会引起双侧大脑后动脉皮质支闭塞，表现为双眼全盲，光反射存在，有时可伴有不成形的幻视发作；累及颞叶的下内侧时，会出现严重的记忆力损害。

深穿支闭塞的表现：①丘脑膝状体动脉闭塞出现丘脑综合征：表现为对侧偏身感觉障碍（以深感觉障碍为主），自发性疼痛，感觉过度，轻偏瘫，共济失调，舞蹈-手足徐动。②丘脑穿动脉闭塞出现红核丘脑综合征：表现为病灶侧舞蹈样不自主运动、意向性震颤、小脑性共济失调，对侧偏身感觉障碍。③中脑脚间支闭塞出现 Weber 综合征：表现为同侧动眼神经麻痹，对侧偏瘫；或 Benedikt 综合征：表现为同侧动眼神经麻痹，对侧不自主运动。

（2）椎动脉闭塞：若两侧椎动脉的粗细差别不大，当一侧闭塞时，通过对侧椎动脉的代偿作用，可以无明显的症状。约 10% 的患者一侧椎动脉细小，脑干仅由另一侧椎动脉供血，此时供血动脉闭塞引起的病变范围等同于基底动脉或双侧椎动脉阻塞后的梗死区域，症状较为严重。

延髓背外侧综合征（Wallenberg syndrome）：在小脑下后动脉，或椎动脉供应延髓外侧的分支闭塞时发生，临床较为常见。临床表现为眩晕、恶心、呕吐和眼球震颤（前庭神经核受损）；声音嘶哑、吞咽困难及饮水呛咳（疑核及舌咽、迷走神经受损）；病灶侧小脑性共济失调（绳状体或小脑损伤）；交叉性感觉障碍，即病灶同侧面部痛、温觉减退或消失（三叉神经脊束核受损），病灶对侧偏身痛、温觉减退或消失（对侧交叉的脊髓丘脑束受损）；病灶同侧霍纳征（交感神经下行纤维损伤）。由于小脑下后动脉的解剖变异很大，除上述症状外，还可能有一些不典型的临床表现，需仔细识别。

（3）基底动脉闭塞：基底动脉主干闭塞，表现为眩晕、恶心及呕吐、眼球震颤、复视、构音障碍、吞咽困难及共济失调等，病情进展迅速可出现延髓性麻痹、四肢瘫、昏迷、中枢性高热、应激性溃疡，常导致死亡。

基底动脉分支的闭塞会引起脑干和小脑的梗死，表现为各种临床综合征，下面介绍几种常见的类型。

1）脑桥腹外侧综合征（Millard-Gubler syndrome）：是基底动脉的短旋支闭塞，表现为同侧面神经和展神经麻痹，对侧偏瘫。

2）脑桥旁正中综合征（Foville syndrome）：是基底动脉的旁正中支闭塞，表现为两眼不能向病灶侧同向运动，病灶侧面神经和展神经麻痹，对侧偏瘫。

3）闭锁综合征（locked-in syndrome）：是脑桥基底部双侧梗死，表现为双侧面瘫，延髓性麻痹，四肢瘫，不能讲话；但因脑干网状结构未受累，患者意识清楚，能随意睁闭眼，可通过睁闭眼或眼球垂直运动来表达自己的意愿。

4）基底动脉尖综合征（top of the basilar syndrome，TOBS）：基底动脉尖端分出两对动脉，大脑后动脉和小脑上动脉。供血区域包括中脑、丘脑、小脑上部、颞叶内侧和枕叶。临床表现为眼球运动障碍，瞳孔异常，觉醒和行为障碍，可伴有记忆力丧失，病灶对侧偏盲或皮质盲，少数患者可出现大脑脚幻觉。

目前临床上对脑卒中症状进行评估广泛运用的评分为美国国立卫生研究院脑卒中量表（NIHSS量表）。该量表可对患者的神经功能缺损严重程度进行评估，在急性缺血性脑卒中的早期干预治疗中具有很强的指导意义；但是该量表也具有对后循环缺血性脑卒中识别敏感性欠佳的局限性。

【辅助检查】

1. 常规检查　常规病因筛查的检验和血管检查部分参见 TIA 章节的"辅助检查"部分。

2. 头颅 CT

（1）头颅 CT 平扫：头颅 CT 平扫是最常用的检查，可以准确识别绝大多数颅内出血，并帮助鉴别非血管性病变（如脑肿瘤等），是疑似急性脑卒中患者首选的影像学检查方法。在脑梗死的超早期阶段（发病 3h 内），CT 有可能可以发现一些轻微的改变：大脑中动脉高密度征；皮质边缘（尤其是岛叶）以及豆状核区灰白质分界不清楚；脑沟消失等，这些改变的出现提示梗死灶较大，预后较差，选择溶栓治疗应慎重。发病后 2 周左右，脑梗死病灶处因水肿减轻和吞噬细胞浸润可与周围正常脑组织等密度，CT 上难以分辨，称为"模糊效应"。但是 CT 对急性期的小梗死灶不敏感，特别是脑干和小脑的小梗死灶更难检出。

（2）多模式 CT：CT 灌注成像（CTP）联合 CTA 可帮助识别缺血半暗带，区分可逆性与不可逆性缺血改变，对于指导急性脑梗死的早期干预具有一定价值。

3. MRI

（1）常规 MRI：脑梗死发病数小时后，即可显示 T_1 低信号、T_2 高信号的病变区域；但对在发病数小时内的脑梗死不敏感。MRI 在识别急性小梗死灶及后循环缺血性脑卒中方面明显优于 CT 平扫，此外还可识别亚临床缺血灶。优点是无电离辐射、无须碘对比剂；但存在检查时间长、患者本身的禁忌证（心脏起搏器、金属植入物或幽闭恐惧症）、对脑出血的早期识别不如头部 CT 等局限，在急诊并未常规开展。

（2）多模式 MRI：包括弥散加权成像（DWI）、灌注加权成像（PWI）、液体抑制反转恢复（FLAIR）序列、梯度回波（GRE）、磁敏感加权成像（SWI）等。DWI 可以在症状出现数分钟内就显示缺血组织的大小、部位，甚至可显示皮质下、脑干和小脑的小梗死灶（图 8-4），对早期发现小梗死灶比常规 MRI 更为敏感。PWI 可显示脑血流低灌注区。值得注意的是，弥散-灌注不匹配（PWI 显示低灌注区而无与之相应大小的 DWI 异常）提示可能存在缺血半暗带。即 DWI 与 PWI 显示的病变范围相同区域，为不可逆性损伤部位，DWI 与 PWI 的不一致区，为缺血性半暗带。此外，DWI-FLAIR 不匹配，即 DWI 高信号，FLAIR 上相应区域信号改变不明显，提示脑卒中发病时间较短，临床上可用于筛选潜在的静脉溶栓获益人群。梯度回波/SWI 可发现无症状性微出血，但临床意义尚不明确。多模态 MRI，对早期梗死的诊断敏感性达到 88%~100%，特异性达到 95%~100%。多模态 MRI 为急性缺血性脑卒中的早期干预，包括静脉溶栓和血管内治疗均提供了科学依据，但仍需要更多的研究评估。

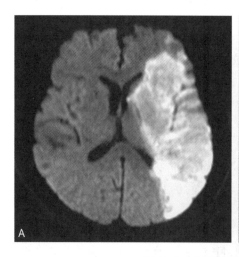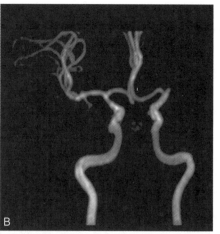

图 8-4　大动脉粥样硬化性脑梗死

A. DWI 示左侧大脑中动脉供血区大面积脑梗死；B. MRA 示左侧大脑中动脉近端闭塞。

【诊断】 安静状态下或活动中急性起病,病前可有反复的 TIA 发作,症状常在数小时或数天内达高峰,出现局灶性的神经功能缺损,少数为全面神经功能缺损,影像学检查出现责任病灶或者症状/体征持续 24h 以上,头部 CT 排除脑出血。

【鉴别诊断】 脑梗死需与下列疾病鉴别。

1. 脑出血 多于活动中或情绪激动时起病,多有高血压病史,病情进展快,头痛、恶心、呕吐多见,常出现意识障碍、偏瘫和其他神经系统局灶性症状,头颅 CT 或 MRI 有助于明确诊断。

2. 蛛网膜下腔出血 各年龄组均可见,以青壮年多见,多在动态时起病,病情进展急骤,头痛剧烈,多伴有恶心、呕吐,多无局灶性神经功能缺损的症状和体征,头颅 CT、头颅 MRI 及脑脊液检查有助于明确诊断。

3. 硬膜下血肿或硬膜外血肿 多有头部外伤史,病情进行性加重,出现急性脑部受压的症状,如意识障碍、头痛、恶心、呕吐等高颅压症状,瞳孔改变及偏瘫等。某些硬膜下血肿,外伤史不明确,发病较慢,老年人头痛不重,应注意鉴别。头部 CT 检查在颅骨内板的下方,可发现局限性梭形或新月形高密度区,骨窗可见颅骨骨折线。

4. 颅内占位性病变 颅内肿瘤(特别是瘤卒中时)或脑脓肿也可急性发作,引起局灶性神经功能缺损,类似于脑梗死。脑脓肿可有身体其他部位感染或全身性感染的病史。头部 CT 及 MRI 检查有助于明确诊断。

【治疗】 脑梗死的治疗应根据不同的病因、发病机制、临床类型、发病时间等确定治疗方案,实施以分型、分期为核心的个体化治疗原则。在一般内科支持治疗的基础上,可酌情选用改善脑循环、脑保护、抗脑水肿降颅压等措施。在时间窗内有适应证者可行溶栓、取栓治疗。有条件的医院,应该建立卒中单元,卒中患者应该收入卒中单元治疗。

1. 一般治疗

(1)保持呼吸道通畅及吸氧:气道功能严重障碍者应给予气道支持(气管插管或切开)及辅助呼吸,合并低氧血症患者($SpO_2<95\%$ 或血气分析提示缺氧)应给予吸氧。

(2)调控血压:①高血压:约 70% 的缺血性脑卒中患者急性期血压升高,原因主要包括疼痛、恶心、呕吐、颅内压增高、躁动、焦虑、卒中后应激状态、病前存在高血压等。目前关于脑卒中后早期是否应该立即降压、降压目标值、脑卒中后何时开始恢复原用降压药及降压药物的选择等问题尚缺乏可靠研究证据。关于调控血压的推荐意见:a. 准备溶栓者,血压应控制在收缩压<180mmHg、舒张压<100mmHg;b. 对于未接受静脉溶栓而计划启动血管内治疗的患者,术前应控制血压水平≤180/105mmHg;c.血压持续升高,收缩压≥200mmHg 或舒张压≥110mmHg,或伴有严重心功能不全、主动脉夹层、高血压脑病者,可予缓慢降压治疗,推荐使用微量输液泵予以降压药物如拉贝洛尔、尼卡地平、乌拉地尔等,避免使用引起血压急剧下降的药物;d. 对于未接受静脉溶栓及血管内治疗,并无紧要禁忌降压处理的严重合并症的患者,应先处理紧张焦虑、疼痛、恶心呕吐及颅内压增高等情况,可在发病后 24h 内将血压降低 15%。②低血压:脑卒中患者低血压较少见,可能的原因有主动脉夹层、血容量减少以及心输出量减少等,应积极查明原因,给予相应处理,必要时采用扩容升压措施。

(3)控制血糖:当患者血糖增高并超过 10mmol/L 时,应给予胰岛素治疗,将血糖控制在 7.8~10.0mmol/L;当血糖低于 3.3mmo/l 时,可给予 10%~20% 葡萄糖口服或注射治疗;严重低血糖时应首先给予 50% 葡萄糖 20~40mL 静脉注射,目标是达到正常血糖。

(4)发热、感染:发热主要源于下丘脑体温调节中枢受损或并发感染。中枢性高热的患者,应以物理降温为主(冰帽、冰毯或乙醇擦浴)。脑卒中患者急性期容易发生呼吸道、泌尿系感染,是导致病情加重的重要原因。约 5.6% 脑卒中患者合并肺炎,早期识别和处理吞咽问题和误吸,对预防吸入性肺炎作用显著。患者平卧位时头应偏向一侧,以防止舌后坠和分泌物阻塞呼吸道,经常变换体位,定时翻身和拍背,加强康复活动,是防治肺炎的重要措施。尿路感染主要继发于因尿失禁或尿潴留置导尿管的患者,其中约 5% 出现败血症,与脑卒中预后不良有关。疑有肺炎、泌尿系感染的发热患者

NOTES

应给予抗生素治疗,但不推荐预防性使用抗生素。

（5）心脏损伤:脑卒中合并的心脏损伤包括急性心肌缺血、心肌梗死、心律失常及心力衰竭等,也是急性脑血管病的主要死亡原因之一。发病早期应常规进行心电图检查,必要时进行心电监护或动态心电监测及心肌酶谱检查,及时发现心脏损伤,避免或慎用增加心脏负担的药物。

2. 特殊治疗

（1）静脉溶栓治疗:梗死组织周边存在半暗带是缺血性卒中现代治疗的基础。即使是脑梗死早期,病变中心部位已经是不可逆性损害,但是及时恢复血流和改善组织代谢就可以抢救梗死周围仅有功能改变的半暗带组织,避免形成坏死。静脉溶栓治疗是目前最重要的恢复血流措施,重组组织型纤溶酶原激活剂（recombinant tissue type plasminogen activator,rt-PA）和尿激酶（urokinase,UK）是我国目前使用的主要溶栓药物,此外替奈普酶是目前的研究热点,多国指南均有提及,但尚未广泛运用。目前认为有效抢救半暗带组织的时间窗为:使用 rt-PA 溶栓应是在发病 4.5h 内或使用尿激酶溶栓应在发病 6h 内。此外,临床上也有采用多模态影像学指导超时间窗的静脉溶栓治疗。

1）静脉溶栓的适应证:①年龄≥18 岁。②发病 4.5h 以内（rt-PA）或 6h 内（尿激酶）。③诊断为急性缺血性脑卒中,具有明确的神经功能缺损。④脑 CT 已排除颅内出血。⑤患者或家属签署知情同意书。

2）静脉溶栓的 3h 内绝对禁忌证:①既往和现有颅内出血。②近 3 个月有严重头颅外伤史或脑梗死病史。③颅内肿瘤、巨大颅内动脉瘤。④近期（3 个月）有颅内或椎管内手术史。⑤近 2 周内有大型外科手术。⑥近 3 周内有胃肠或泌尿系统出血。⑦伴有活动性内脏出血。⑧主动脉弓夹层。⑨近 1 周内有不易压迫止血部位的动脉穿刺。⑩血压升高:收缩压≥180mmHg 或者舒张压≥100mmHg;或在时间窗内不能安全地将血压控制在要求范围。⑪急性出血倾向:血小板计数<100×10⁹/L 或其他情况;24h 内已口服抗凝药,且国际标准化比值（international normalized ratio,INR）>1.7 或凝血酶原时间>15s;48h 内使用凝血酶抑制剂或 Xa 因子抑制剂,或各种实验室指标（如APTT、INR、血小板计数、ECT、TT 或 Xa 因子活性测定）异常。⑫血糖<2.8mmol/L 或>22.22mmol/L。⑬CT 或 MRI 显示脑梗死范围>1/3 大脑中动脉供血区。

静脉溶栓的 3h 内相对禁忌证:存在以下情况时,需仔细权衡风险和获益:①轻型非致残性脑卒中。②症状迅速改善的脑卒中。③惊厥发作后出现的神经功能损害（与本次脑卒中发生相关）。④颅外段颈部动脉夹层。⑤近 2 周内严重外伤（未伤及头颅）。⑥近 3 个月内急性心肌梗死史。⑦孕产妇。⑧痴呆。⑨既往疾病遗留较重神经功能缺损。⑩未破裂且未经治疗的动静脉畸形、颅内小动脉瘤（<10mm）。⑪少量脑内微出血（1~10 个出血点）。⑫使用违禁药物。⑬类脑卒中。

静脉溶栓的 3~4.5h 的适应证、禁忌证和相对禁忌证:适应证和禁忌证同 3h 内。相对禁忌证在 3h 内的基础上补充增加如下:①使用抗凝药物,INR≤1.7 或凝血酶原时间≤15s。②严重脑卒中（NIHSS 评分>25 分）。

3）溶栓药物治疗方法:①rt-PA:剂量为 0.9mg/kg（最大剂量为 90mg）静脉滴注,其中 10% 在最初 1min 内静脉推注,其余持续滴注 1h,用药期间及用药 24h 内应严密监护患者。②尿激酶:100 万~150 万单位,溶于生理盐水 100~200mL 中,持续静滴 30min,用药期间应严密监护患者。溶栓后 24h 内禁止应用抗血小板药物和抗凝药物,24h 后根据病因和是否有出血转化,决定是否启动抗血小板或抗凝治疗。

（2）血管内介入治疗:包括血管内机械取栓、动脉溶栓和血管成形术,详见相关章节。

（3）抗血小板聚集治疗:不符合溶栓适应证且无禁忌证的缺血性脑卒中患者应在发病后尽早给予口服阿司匹林。对于发病 24h 内且无禁忌证的非心源性轻型脑梗死（NIHSS 评分≤3 分）和高危TIA 患者,可尽早给予阿司匹林联合氯吡格雷的双重抗血小板治疗,双抗治疗持续时间不超过 3 周。对于存在颅内大动脉粥样硬化性严重狭窄（70%~99%）的非心源性脑梗死患者,如果无出血风险高等禁忌,可考虑给予阿司匹林联合氯吡格雷的双重抗血小板治疗,双抗治疗持续时间不超过 3 个月。

溶栓治疗者,阿司匹林等抗血小板药物应在溶栓 24h 后开始使用。对不能耐受阿司匹林者,可考虑选用氯吡格雷、西洛他唑、替格瑞洛、吲哚布芬等其他抗血小板药物。双抗治疗时间结束后,应单抗血小板药物长期使用作为二级预防用药。

（4）抗凝治疗:可选用低分子肝素或者华法林。研究表明,脑卒中后早期应用普通肝素或低分子肝素并不能降低脑梗死患者早期神经功能恶化风险或脑卒中再发风险,反而增加出血风险。因此,不推荐一般急性脑梗死患者立即应用抗凝药物。对于少数特殊情况,如存在心脏内附壁血栓或动脉夹层等,可在谨慎评估风险和获益后慎重选择抗凝治疗。对于发生下肢深静脉血栓（deep vein thrombosis,DVT）及肺动脉栓塞（pulmonary embolism,PE）风险高且无禁忌者,可给予皮下注射低分子肝素治疗。

（5）其他治疗

1）他汀药物:有研究显示发病前已经使用他汀类药物的患者继续使用可改善预后,发病后应尽早对动脉粥样硬化型脑梗死患者使用他汀药物开展二级预防,使用种类和治疗强度需个体化决定。

2）降纤治疗:很多研究显示脑梗死急性期血浆纤维蛋白原和血液黏度增高,蛇毒酶制剂可显著降低血浆纤维蛋白原,并有轻度溶栓和抑制血栓形成作用。对不适合溶栓并经过严格筛选的脑梗死患者,特别是高纤维蛋白血症者可选用降纤治疗。常用的药物包括巴曲酶（batroxobin）、降纤酶（defibrase）等。

3）扩容治疗:对一般缺血性脑卒中患者,目前尚无充分随机对照试验支持扩容升压可改善预后。对于低血压或脑血流低灌注所致的急性脑梗死如分水岭梗死可考虑扩容治疗,但应注意可能加重脑水肿、心力衰竭等并发症。

4）神经保护治疗:针对急性缺血或再灌注后细胞损伤的药物（神经保护剂）可保护脑细胞,提高对缺血缺氧的耐受性。①依达拉奉:一种抗氧化剂和自由基清除剂,国内外多个随机双盲安慰剂对照试验提示依达拉奉能改善急性脑梗死的功能结局并安全。②依达拉奉右莰醇:国内开发的Ⅰ类新药,在依达拉奉的基础上引入右莰醇,可以抑制促炎性相关蛋白的表达,较依达拉奉能进一步改善急性脑梗死的结局。③胞磷胆碱:一项 meta 分析提示脑卒中后 24h 内口服胞磷胆碱的患者 3 个月全面功能恢复的可能性显著高于安慰剂组,安全性与安慰剂组相似。

5）改善循环治疗:①丁基苯酞是近年国内开发的Ⅰ类新药。几项评价急性脑梗死患者应用丁基苯酞的多中心随机、双盲、安慰剂对照试验显示:丁基苯酞治疗组神经功能缺损和生活能力评分均较对照组显著改善,安全性好。②人尿激肽原酶:人尿激肽原酶也是近年国内开发的另一个Ⅰ类新药。评价急性脑梗死患者静脉使用人尿激肽原酶的多中心随机、双盲、安慰剂对照试验显示,人尿激肽原酶治疗组的功能结局均较安慰剂组明显改善并安全。

6）高压氧和亚低温的疗效和安全性还需开展高质量的随机对照试验证实。

7）中医中药治疗:多种药物如三七、丹参、红花、水蛭、地龙、银杏叶制剂等国内常有应用。中成药和针刺治疗急性脑梗死的疗效尚需更多高质量随机对照试验进一步证实,可根据具体情况结合患者意愿决定是否选用。

8）康复治疗:康复对脑血管病整体治疗的效果和重要性已被国际公认。病情稳定后应尽早进行,康复的目标是减轻脑卒中引起的功能缺损,提高患者的生活质量。在急性期,康复运动主要是抑制异常的原始反射活动,重建正常运动模式,其次才是加强肌肉力量的训练。除运动康复治疗外,还应注意语言、认知、心理、职业与社会康复等（详见相关章节）。

3. 急性期并发症的治疗

（1）脑水肿与颅内压增高:严重脑水肿和颅内压增高是急性重症脑梗死的常见并发症,是造成死亡的主要原因之一。应当避免和处理引起颅高压的因素,如头颈部过度扭曲、激动、发热等,采用抬高头位的方式（床头抬高>30°）。常用的降颅压药物为甘露醇、高渗盐水、呋塞米、甘油果糖和白蛋白等。对于恶性大脑中动脉梗死伴严重颅内压增高、大面积小脑梗死伴压迫脑干需考虑手术治疗。

（2）梗死后出血转化：脑梗死出血转化发生率约为8.5%~30%,其中有症状的为1.5%~5%。心源性脑栓塞、大面积脑梗死、占位效应明显、早期低密度征、高龄、抗栓药物等会增加出血转化的风险。对于症状性出血转化,需停用抗栓药物;再次启动抗栓治疗的时机需根据具体情况权衡利弊。

（3）癫痫：缺血性脑卒中后癫痫的早期发生率为2%~33%,晚期发生率为3%~67%。有癫痫发作时给予抗癫痫治疗。孤立发作一次或急性期痫性发作控制后,不建议长期使用抗癫痫药,脑卒中后2~3个月再发的癫痫,建议按癫痫常规治疗进行长期药物治疗。

（4）深静脉血栓形成（DVT）和肺栓塞（PE）：DVT的危险因素包括静脉血流淤滞、静脉系统内皮损伤和血液高凝状态。瘫痪及年老者发生DVT的比例更高,症状性DVT发生率为2%。DVT最重要的并发症为PE。为减少DVT和PE发生,卒中后应鼓励患者尽早活动、抬高下肢;尽量避免下肢(尤其是瘫痪侧)静脉输液。对于发生DVT及PE风险高且无禁忌者,可给予皮下注射低分子肝素治疗,有抗凝禁忌者给予阿司匹林治疗。

（5）压疮：对瘫痪患者定期翻身,保持良好的皮肤卫生,可使用特定床垫、轮椅坐垫和座椅,以防止皮肤受损。

（6）脑卒中后营养障碍：脑卒中后由于呕吐、吞咽困难、呛咳可引起脱水、营养不良和吸入性肺炎,需要及时干预。约50%的脑卒中患者入院时存在吞咽困难,3个月时降为15%左右。推荐采用饮水试验进行吞咽功能评估,急性期伴吞咽困难者应在发病7d内接受肠内营养支持,短期内不能恢复者可早期放置鼻胃管进食,长期不能恢复者可行胃造口进食。

（7）脑卒中后认知障碍和情感障碍：应评估患者脑卒中后认知障碍和情感障碍,并给予相应的治疗,详见相关章节。

【预后及预防】　本病急性期的病死率为5%~15%。存活的患者中,致残率约为50%。影响预后的因素较多,最重要的是神经功能缺损的严重程度,其他还包括患者的年龄及卒中的病因等。通过积极控制脑卒中危险因素,应用脑血管病二级预防药物,可降低脑卒中复发的危险性。

二、心源性脑栓塞

脑栓塞（cerebral embolism）是指血液中的各种栓子(如心脏内的附壁血栓、动脉粥样硬化的斑块、脂肪、肿瘤细胞、纤维软骨或空气等)随血流进入脑动脉阻塞血管,当侧支循环不能代偿时,引起该动脉供血区脑组织缺血性坏死,出现局灶性神经功能缺损。如果引起脑栓塞的栓子来自心脏,则称为心源性脑栓塞（cardiogenic cerebral embolism）。除了大动脉粥样硬化引起的动脉到动脉栓塞较常见以外,心源性脑栓塞是最为常见且严重的一种脑栓塞类型。本节重点对心源性脑栓塞进行介绍。

【病因与发病机制】　引起心源性脑栓塞的心脏疾病有心房颤动（atrial fibrillation,AF）、心房扑动、心脏瓣膜病、人工心脏瓣膜、感染性心内膜炎、心肌梗死、心肌病、心力衰竭、心脏黏液瘤等。存在以上疾病时,在心脏内壁和瓣膜形成的血栓或赘生物脱落后可阻塞脑动脉,引起脑栓塞。一些存在右向左分流的心脏病如卵圆孔未闭等,可导致静脉系统的栓子不经过肺循环而直接进入左心,并随血流到达脑动脉,引起反常性栓塞。心房颤动是心源性脑栓塞中最常见的原因。心房颤动的发病率随着年龄增加而增加,即使是阵发性心房颤动也增加脑栓塞风险。在非瓣膜性房颤患者中,缺血性脑卒中的年发生率为5%,是无房颤患者的2~7倍。瓣膜病性房颤患者的缺血性脑卒中发生率是无房颤患者的17倍。

【病理】　心源性脑栓塞可以发生在脑的任何部位,由于左侧颈总动脉直接起源于主动脉弓,故栓塞部位以左侧大脑中动脉的供血区较多,其主干是最常见的发病部位。由于脑栓塞常突然阻塞动脉,易引起脑血管痉挛,加重脑组织的缺血程度。因心源性栓子通常相对较大,易阻塞较大血管;加上起病迅速,无足够的时间建立侧支循环,所以心源性脑栓塞与大动脉粥样硬化性脑梗死相比,通常病变范围大,临床症状较重。

心源性脑栓塞引起的脑组织坏死可以是缺血性或出血性梗死。脑栓塞发生后,栓子可以不再移动,牢固地阻塞管腔,形成缺血性梗死;如果栓子分解碎裂,进入更小的血管,最初栓塞动脉的血管壁已受损,血流恢复后易从破损的血管壁流出,形成出血性梗死(hemorrhagic infarction,HI)。

【临床表现】 任何年龄均可发病,多有心房颤动或风湿性心脏病等病史。一般发病无明显诱因,也很少有前驱症状。心源性脑栓塞是起病速度最快的一类脑卒中,症状常在数秒或数分钟之内达到高峰,多为完全性脑卒中。偶尔病情在数小时内逐渐进展,症状加重,可能是脑栓塞后有逆行性的血栓形成。

起病后多数患者有意识障碍,但持续时间常较短。当颅内大动脉或椎基底动脉栓塞时,脑水肿导致颅内压增高,短时间内患者出现昏迷。心源性脑栓塞造成急性脑血液循环障碍,引起癫痫发作,其发生率高于大动脉粥样硬化性脑梗死。发生于颈内动脉系统的脑栓塞约占80%,发生于椎基底动脉系统的脑栓塞约占20%。临床症状取决于栓塞的血管及阻塞的位置,表现为局灶性神经功能缺损(详见本节"大动脉粥样硬化性脑梗死"部分)。大约30%的脑栓塞为出血性梗死,可出现意识障碍突然加重或肢体瘫痪加重,应注意识别。

患者可有心房颤动、风湿性心内膜炎、心肌梗死等疾病的表现,或有心脏手术及介入性治疗等病史。部分患者有皮肤、黏膜栓塞或其他脏器栓塞的表现。

【辅助检查】

1. 常规进行心电图、胸部 X 线片和超声心动图检查 怀疑感染性心内膜炎时,应进行血常规、血沉和血细菌培养等检查。特殊检查还包括 24h Holter 监护、经食管超声心动图等。

2. 头部 CT 及 MRI 可显示脑栓塞的部位和范围。CT 检查在病变部位出现低密度的改变,发生出血性梗死时可见在低密度的梗死区出现 1 个或多个高密度影(图 8-5)。余同大动脉粥样硬化性脑梗死。

【诊断及鉴别诊断】 本病任何年龄均可发病,病前有心房颤动或风湿性心脏病等病史。起病急,症状常在数秒或数分钟达到高峰,表现为偏瘫、失语等局灶性神经功能缺损。头颅 CT 和 MRI 有助于明确诊断。本病应与其他脑血管病,如脑出血等鉴别,可参考本节"大动脉粥样硬化性脑梗死"部分。其他少见的栓子,如脂肪滴、空气、肿瘤细胞、寄生虫卵和异物等也可引起脑栓塞,应注意鉴别。

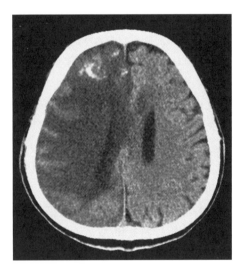

图 8-5 头部 CT 显示心源性脑栓塞(伴出血性转化)

【治疗】 心源性脑栓塞与大动脉粥样硬化性脑梗死的基本治疗原则相似,包括急性期的综合治疗,尽可能恢复脑部血液循环,进行康复治疗。因为心源性脑栓塞容易再发,急性期应注意休息,避免活动量过大,以降低再发的风险。

当发生出血性脑梗死时,要立即停用溶栓、抗凝和抗血小板聚集的药物,防止出血加重和血肿扩大,适当应用止血药物,治疗脑水肿,调节血压;若血肿量较大,内科保守治疗无效时,考虑手术治疗。对感染性栓塞应使用抗生素,并禁用溶栓和抗凝治疗,防止感染扩散。

对于心源性脑栓塞的预防非常重要。主要是进行抗凝和抗血小板治疗,具体见本章第二节及第四节,对于不能耐受抗栓治疗的患者可考虑替代治疗,例如房颤患者可选用左心耳封堵术。同时要治疗原发病,纠正心房颤动等心律失常(可考虑采用射频消融术),针对心脏瓣膜病和引起心内膜病变的相关疾病,进行有效防治,根除栓子的来源,防止复发。由于房颤患者发生缺血性脑卒中的风险相对较高,临床多可采用 CHADS2-VASc 评分系统评估脑卒中风险,若无禁忌证,所有 CHADS2-VASc 评分≥2分,具有中高度脑卒中风险的患者,应进行长期口服抗凝治疗;若 CHADS2-VASc 评分为 1 分,权衡风险和利弊后优先考虑抗凝治疗,也可考虑阿司匹林治疗,或不抗栓治疗;0 分一般无须抗栓治疗(表 8-2)。

表 8-2　CHADS2-VASc 评分（分）

危险因素	评分	危险因素	评分
充血性心力衰竭/左室收缩功能障碍（C）	1	心、血管疾病（V）	1
高血压（H）	1	年龄 65~74 岁（A）	1
年龄≥75 岁（A）	2	女性（Sc）	1
糖尿病（D）	1	最高累计分	9
脑卒中/TIA/血栓栓塞史（S）2	2		

【预后】　急性期病死率为 5%~15%，多死于严重脑水肿引起的脑疝、肺炎和心力衰竭等。脑栓塞容易复发，10%~20% 在 10d 内发生第 2 次栓塞，复发者病死率更高。

三、小动脉闭塞性脑梗死

小动脉闭塞性脑梗死（small artery occlusion）主要是指大脑半球或脑干深部的小穿支动脉，在高血压等各种疾病的基础上，血管壁发生病变，导致管腔闭塞，形成小的梗死灶，占所有缺血性卒中病因的 10%~15%。常见的发病部位有壳核、尾状核、内囊、丘脑及脑桥等。

【病因与发病机制】　病因主要为高血压引起的脑部小动脉玻璃样变、动脉硬化性病变及纤维素样坏死等。常见受累的穿支动脉包括豆纹动脉（直径 300~840μm）和脑桥旁正中动脉（直径 200~300μm），均从其载体动脉垂直发出，由于其主干动脉管径粗、血流量大、血流速度快、压力高，以直角形式发出的穿支动脉较主干动脉明显变细，是解剖学意义上的血流动力学变化，更容易引起血管内皮损伤并促进动脉粥样硬化形成，而高血压、糖尿病等危险因素则可以促进该过程的发展。此外血管炎、遗传性疾病等也可导致小的穿支动脉闭塞。梗死灶多为直径 0.2~15mm 的囊性病灶，呈多发性，小梗死灶仅稍大于血管管径。坏死组织被吸收后，可残留小囊腔。

【临床表现】　多见于 54~75 岁中老年人，男性居多，多有长期高血压病史。急性起病，一般无头痛和意识障碍。临床表现主要有以下三种形式。

1. **脑卒中预警综合征**　典型代表有内囊预警综合征和脑桥预警综合征。前者临床表现为反复发作的刻板样感觉和/或运动障碍，累及偏侧面部、上肢、下肢中的 2 个及以上部位，包括纯运动性偏瘫和感觉异常的一组临床综合征，无皮质支受累表现，梗死灶多位于内囊。后者表现为反复发作的刻板样感觉和/或运动障碍、眼肌麻痹及构音障碍等症状的一组临床综合征。

2. **急性腔隙性脑梗死**

（1）纯运动性轻偏瘫：是最常见的类型，约占 60%。偏瘫累及同侧面部和肢体，瘫痪程度大致均等，不伴有感觉障碍、视野改变及语言障碍。病变部位在内囊、放射冠或脑桥等处。

（2）构音障碍-手笨拙综合征：约占 20%，表现为构音障碍、吞咽困难、病变对侧面瘫、手轻度无力及精细运动障碍。病变常位于脑桥基底部或内囊。

（3）纯感觉性脑卒中：约占 10%，表现为偏身感觉障碍，可伴有感觉异常。病变位于丘脑腹后外侧核。

（4）共济失调性轻偏瘫：表现为轻偏瘫，合并有瘫痪侧肢体共济失调，常下肢重于上肢。病变多位于脑桥基底部、内囊或皮质下白质。

3. **早期神经功能恶化（early neurological deterioration，END）**　发生率 17%~75%，表现为脑梗死急性期出现神经功能急剧恶化，甚至出现偏侧肢体全瘫。

本病常反复发作，引起多发性腔隙性脑梗死，常累及双侧皮质脊髓束和皮质脑干束以及皮质下的联络纤维，出现假性延髓性麻痹、认知功能损害、痴呆、帕金森综合征等表现。

【辅助检查】　头部 CT 检查可发现病变部位出现低密度改变，对于小病灶或病灶位于脑干时，应进行头 MRI 检查。影像学检查是确诊的主要依据（图 8-6）。DWI 对于诊断更有帮助。

【诊断及鉴别诊断】 中老年患者,有多年高血压病史,急性起病,出现局灶性神经功能缺损,头部 CT 或 MRI 检查可发现相应的脑部有符合小穿支动脉闭塞特征的病灶,可作出诊断。本病应与小量脑出血、脱髓鞘病、脑囊虫病及转移瘤等引起的腔隙性软化灶鉴别。

【治疗】 基本的治疗原则可参考本节"大动脉粥样硬化性脑梗死"部分。虽然小动脉闭塞性脑梗死的预后良好,但易反复发作,故预防疾病复发尤为重要。应针对脑血管病的各种危险因素及病因进行规范化的治疗和二级预防。

【预后】 本病多预后良好,病死率和致残率均低,但容易反复发作。

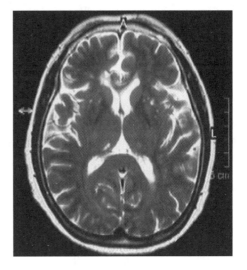

图 8-6　头部磁共振显示小动脉闭塞性脑梗死(丘脑、基底节区)

四、脑分水岭梗死

脑分水岭梗死(cerebral watershed infarction,CWSI)又称边缘带梗死(border zone infarction),是指脑内相邻动脉供血区之间的边缘带发生的脑梗死。约占全部脑梗死的 10%。脑分水岭梗死多数是大动脉粥样硬化性脑梗死的一种类型,因其有相对特殊的特点,在此进行单独介绍。

根据脑内血液循环分布特点,CWSI 分为皮质型和皮质下型。常见的几种类型如下:①皮质前型:大脑前动脉(ACA)与大脑中动脉(MCA)皮质支之间的分水岭区,位于额顶叶,呈带状或楔形;②皮质后型:MCA 和大脑后动脉(PCA)皮质支之间的分水岭区,位于角回和顶叶后部,此型最常见;③皮质上型:ACA/MCA/PCA 皮质支供血区之间的分水岭区,位于额中回,中央前、后回上部,顶上小叶和枕叶上部;④皮质下前型:ACA 皮质支与回返支、MCA 的皮质支与豆纹动脉或脉络膜前动脉之间的分水岭区,位于侧脑室前角外侧,呈条索状;⑤皮质下上型:脉络膜动脉与 MCA 之间的分水岭区,位于侧脑室体旁,沿尾状核体外侧呈条索状前后走行;⑥皮质下外侧型:豆纹动脉与岛叶动脉之间的分水岭,位于壳核外侧和脑岛之间。少见的 CWSI 类型有小脑分水岭梗死和脑干的分水岭梗死等。

【病因与发病机制】 脑边缘带的供血动脉是终末血管,在体循环低血压和有效循环血量减少时,边缘带最先发生缺血性改变。CWSI 是在脑动脉狭窄的基础上,发生血流动力学异常,如血容量减少及体循环低血压等情况所致。常见病因有各种原因引起的休克、麻醉药过量、降压药使用不当、心脏手术合并低血压及严重脱水等。颈内动脉狭窄(>50%)或闭塞时,血管远端压力会受到影响。由于大脑前、中脉的交界区血供相对薄弱,故容易出现边缘带梗死。其他原因有血管内微栓子随血液进入脑动脉皮质支,或构成 Willis 环的后交通动脉直径<1mm 或缺如等。

【病理】 皮质梗死的病灶呈楔形改变,尖端向侧脑室,底部向软脑膜面,以皮质损害为主。大脑前、中、后动脉之间的梗死灶,位于大脑皮质,由前至后呈"C"形分布,与矢状缝平行。皮质下的病灶多呈条索状。梗死灶的病理演变过程详见本节"大动脉粥样硬化性脑梗死"部分。

【临床表现】 发病年龄多在 50 岁以上,病前可有高血压、糖尿病、血脂异常及冠心病等,部分患者有 TIA 发作史。皮质前型表现为以上肢为主的中枢性偏瘫及偏身感觉障碍,可伴有额叶症状,如精神障碍、强握反射等,优势半球受累有经皮质运动性失语。皮质后型以偏盲最常见,可有皮质感觉障碍、轻偏瘫等,优势半球受累有经皮质感觉性失语,非优势半球受累有体象障碍。皮质下型可累及基底节、内囊及侧脑室体部等,主要表现为偏瘫及偏身感觉障碍等症状。

后循环分水岭梗死主要发生于小脑交界区,多在小脑上动脉和小脑下后动脉之间,表现为轻度小脑性共济失调。脑干的分水岭梗死常见于脑桥被盖部和基底部连接处的内侧区,可表现为意识障碍、瞳孔缩小及双眼向病灶对侧凝视等。

【辅助检查】　头颅 CT 显示梗死灶呈带状或楔形低密度影,底边靠外,尖端朝内。头颅 MRI 能明确显示梗死部位和形状。头灌注 CT、功能磁共振 DWI 和 PWI 能发现缺血损伤的程度和分布,并显示低灌注区域的范围。TCD 可发现狭窄的脑动脉及进行微栓子的监测。血管造影检查可发现颈内动脉或其他脑内大动脉的严重狭窄或闭塞。

【诊断及鉴别诊断】　多见于 50 岁以上的患者,发病前有血压下降或血容量不足的表现,出现局灶性神经功能缺损,头部 CT 或 MRI 显示在相应分水岭区存在楔形或带状梗死灶,常可以确诊。

【治疗】　首先要纠正低血压,补足血容量,并改善患者的血液高凝状态,适当扩容治疗,输液可采用生理盐水、低分子右旋糖酐(注意不能用于对本药过敏的患者)等。同时要积极治疗原发病。其他的治疗原则可参考本节"大动脉粥样硬化性脑梗死"部分。

【预后】　多预后较好,出现并发症及死亡率均低。但如低灌注未得到及时纠正,则容易成为进展性脑卒中,病情逐渐加重。

第五节　脑　出　血

脑出血(intracerebral hemorrhage,ICH)是指原发性非外伤性脑实质内出血,也称自发性脑出血,发病率为(12~15)/10 万人年,我国脑出血占脑卒中的 18.8%~47.6%,急性期病死率高达 35%~52%,是急性脑血管病中病死率最高的类型。在脑出血中,大脑半球出血约占 80%,脑干和小脑出血约占 20%。本节重点介绍最常见的高血压性脑出血。

【病因】　高血压性脑出血最常见的病因是高血压合并细、小动脉硬化,其他病因包括脑动静脉畸形、动脉瘤、血液病、脑梗死后出血、脑淀粉样血管病、烟雾病、脑动脉炎、抗凝或溶栓治疗、瘤卒中等。也有学者提出 SMASH-U 分型,按病因分为血管结构性损伤(structural vascular lesions)、药物(medication)、淀粉样血管病(amyloid angiopathy)、系统性疾病(systemic disease)、高血压(hypertension)和未知原因(undetermined)。

【发病机制】　脑内动脉壁薄弱,中层肌细胞和外膜结缔组织较少,而且无外弹力层。长期高血压使脑细、小动脉发生玻璃样变及纤维素性坏死,管壁弹性减弱,血压骤然升高时血管易破裂出血。

【病理】　出血侧大脑半球肿胀,脑回宽,脑沟浅,血液可破入脑室系统或流入蛛网膜下腔。脑出血后由于血肿的占位效应及血肿周围脑组织水肿,可引起脑组织受压移位。

新鲜的出血呈红色,红细胞降解后形成含铁血黄素而带棕色。血块溶解,吞噬细胞清除含铁血黄素和坏死的脑组织,胶质增生,小出血灶形成胶质瘢痕,大出血灶形成中风囊,囊腔内有含铁血黄素等血红蛋白降解产物及黄色透明黏液。

【临床表现】　脑出血常发生于 50 岁以上患者,多有高血压病史。多在活动中或情绪激动时突然起病,少数在安静状态下发病。发病后症状在数分钟至数小时内达到高峰。临床表现的轻重主要取决于出血量和出血部位。

1. 基底节区脑出血　壳核是高血压脑出血最常见的出血部位,占 50%~60%;丘脑出血约占 24%;尾状核出血少见。

(1)壳核出血:主要是豆纹动脉尤其是其外侧支破裂引起。血肿常向内扩展波及内囊,损伤内囊常引起对侧偏瘫、对侧偏身感觉障碍和同向性偏盲。还可表现有双眼向病灶侧凝视,优势半球受累可有失语。出血量大时,患者很快出现昏迷,病情在数小时内迅速恶化。出血量较小则可表现为纯运动或纯感觉障碍。

(2)丘脑出血:主要是丘脑穿通动脉或丘脑膝状体动脉破裂引起。出血侵及内囊可出现对侧肢体瘫痪,多为下肢重于上肢;感觉障碍较重,深、浅感觉同时受累,但深感觉障碍明显;优势半球出血的患者,可出现失语,非优势半球受累,可有体象障碍及偏侧忽视等。丘脑出血可出现精神障碍,表现为情感淡漠、视幻觉及情绪低落等,还可出现丘脑语言和丘脑痴呆。

（3）尾状核头出血：较少见。一般出血量不大，多经侧脑室前角破入脑室。临床表现为头痛、呕吐、对侧中枢性面舌瘫、轻度颈项强直。

2. **脑叶出血** 占脑出血的 5%~10%。常见原因有脑淀粉样血管病、脑动静脉畸形、血液病、高血压、烟雾病等。血肿常局限于一个脑叶内，一般以顶叶最多见。与脑深部出血相比，脑叶出血一般血肿体积较大。临床可表现为头痛、呕吐等，癫痫发作较常见，肢体瘫痪较轻，昏迷较少见。①额叶出血：可有前额痛及呕吐，痫性发作较多见；对侧轻偏瘫、共同偏视、精神障碍、尿便障碍，并出现摸索和强握反射等；优势半球出血时可出现运动性失语。②顶叶出血：偏瘫较轻，而偏侧感觉障碍显著；对侧下象限盲；非优势侧受累有体象障碍。③颞叶出血：表现为对侧中枢性面舌瘫及上肢为主的瘫痪；对侧上象限盲；优势半球出血时可出现感觉性失语或混合性失语；可有颞叶癫痫、幻嗅、幻视等。④枕叶出血：可表现为对侧同向性偏盲，并有黄斑回避现象，也可表现为对侧象限盲；可有一过性黑矇和视物变形，多无肢体瘫痪。

3. **脑干出血** 约占脑出血的 10%，绝大多数为脑桥出血，由基底动脉的脑桥支破裂导致。偶见中脑出血，延髓出血极为罕见。

脑桥出血临床表现为突然头痛、呕吐、眩晕、复视、眼球不同轴、侧视麻痹、交叉性瘫痪或偏瘫、四肢瘫等。出血量少时，患者意识清楚，可表现为一些典型的综合征，如 Foville 综合征、Millard-Gubler 综合征、闭锁综合征等。大量出血（>5mL）时，血肿波及脑桥双侧基底和被盖部，患者很快进入意识障碍，出现针尖样瞳孔、四肢瘫痪、呼吸障碍、去大脑强直、应激性溃疡、中枢性高热等，常在 48h 内死亡。

中脑出血少见，轻症患者表现为突然出现复视、眼睑下垂、一侧或两侧瞳孔扩大、眼球不同轴、水平或垂直眼震、同侧肢体共济失调，也可表现 Weber 或 Benedikt 综合征。严重者很快出现意识障碍、四肢瘫痪、去大脑强直，常迅速死亡。

延髓出血更为少见，临床表现为突然猝倒，意识障碍，血压下降，呼吸节律不规则，心律失常，继而死亡。轻症患者可表现为不典型的 Wallenberg 综合征。

4. **小脑出血** 约占脑出血的 10%。最常见的出血动脉为小脑上动脉的分支，病变多累及小脑齿状核。发病突然，眩晕和共济失调明显，可伴有频繁呕吐及后头部疼痛等。当出血量不大时，主要表现为小脑症状，如眼球震颤、病变侧共济失调、站立和行走不稳、肌张力降低及颈项强直、构音障碍和吟诗样语言，无偏瘫。出血量增加时，还可表现有脑桥受压体征，如展神经麻痹、侧视麻痹、周围性面瘫、吞咽困难及出现肢体瘫痪和/或锥体束征等。大量小脑出血，尤其是蚓部出血时，患者很快进入昏迷，双侧瞳孔缩小呈针尖样，呼吸节律不规则，有去脑强直发作，最后致枕骨大孔疝而死亡。

5. **脑室出血** 分为原发性和继发性脑室出血。原发性是指脉络丛血管出血或室管膜下 1.5cm 内出血破入脑室，继发性是指脑实质出血破入脑室者。在此仅描述原发性脑室出血。占脑出血的 3%~5%。出血量较少时，仅表现头痛、呕吐、脑膜刺激征阳性，无局限性神经体征。出血量大时，很快进入昏迷或昏迷逐渐加深，双侧瞳孔缩小呈针尖样，四肢肌张力增高，病理反射阳性，早期出现去脑强直发作，脑膜刺激征阳性，常出现下丘脑受损的症状及体征，预后差，多迅速死亡。

【辅助检查】

1. **头颅 CT 是确诊脑出血的首选检查** CT 可准确显示出血的部位、大小、脑水肿情况及是否破入脑室等，有助于指导治疗和判定预后。早期血肿在 CT 上表现为圆形或椭圆形的高密度影，边界清楚（图 8-7~图 8-11）。"混杂征""黑洞征"及"岛征"可能有助于预测血肿扩大的风险。

2. **头颅 MRI** 对幕上出血的诊断价值不如 CT，对幕下出血的检出率优于 CT。MRI 的表现主要取决于血肿中血红蛋白的氧合状态及血红蛋白的分解代谢程度等。发病 1 天内，血肿呈 T_1 等或低信号，T_2 高或混合信号；第 2 天~1 周，T_1 为等或稍低信号，T_2 为低信号；第 2~4 周，T_1 和 T_2 均为高信号；4 周后，T_1 呈低信号，T_2 为高信号。此外，MRI 比 CT 更易发现脑血管畸形、肿瘤及血管瘤等病变。

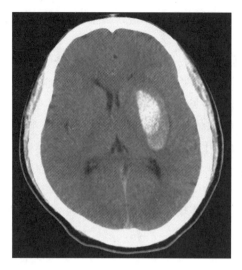

图 8-7　头部 CT 显示左侧壳核出血

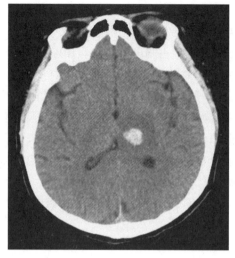

图 8-8　头部 CT 显示左侧丘脑出血

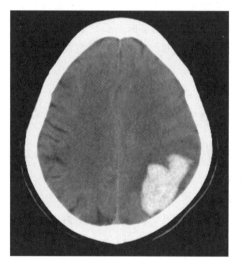

图 8-9　头部 CT 显示左侧顶叶出血

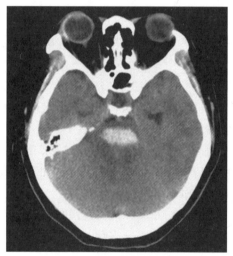

图 8-10　头部 CT 显示脑干出血

3. 脑血管造影及增强 CT　磁共振血管成像（magnetic resonance angiography，MRA）、CT 血管成像（computed tomography angiography，CTA）和数字减影血管造影（digital subtraction angiogram，DSA）等可显示脑血管的位置、形态及分布等，并易于发现脑动脉瘤、脑血管畸形及 Moyamoya 病等脑出血病因。增强 CT 和 CTA 检查有助于在早期评价血肿扩大风险，可根据对比剂外渗情况或 CTA 斑点征（spot-sign）预测血肿扩大风险。

【诊断】　50 岁以上中老年患者，有长期高血压病史，活动中或情绪激动时突然起病，血压常明显升高，出现头痛、恶心、呕吐等颅内压升高的表现，有偏瘫、失语等局灶性神经功能缺损症状和脑膜刺激征，可伴有意识障碍，应高度怀疑脑出血。头部 CT 检查有助于明确诊断。

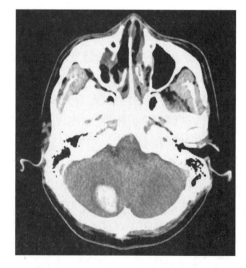

图 8-11　头部 CT 显示右侧小脑出血

【鉴别诊断】

1. 与脑梗死鉴别　老年人多见,多有动脉粥样硬化的危险因素,可有 TIA 史,头痛、恶心、呕吐少见,头颅 CT 检查有助于鉴别。

2. 与蛛网膜下腔出血鉴别　各年龄组均可见,以青壮年多见,多在动态时起病,病情进展急骤,头痛剧烈,多伴有恶心、呕吐,多无局灶性神经功能缺损的症状和体征,头颅 CT、头颅 MRI 及脑脊液检查有助于明确诊断。

3. 与外伤性颅内血肿,特别是硬膜下血肿鉴别　这类出血以颅内压增高的症状为主,但多有头部外伤史,头颅 CT 检查有助于确诊。

4. 与其他昏迷患者鉴别　对发病突然、迅速昏迷、局灶体征不明显的患者,应与引起昏迷的全身性疾病鉴别,如中毒(一氧化碳中毒、酒精中毒、镇静催眠药中毒等)和某些系统性疾病(低血糖、肝性昏迷、肺性脑病、尿毒症等)。

【治疗】

1. 内科治疗

(1)一般治疗:脑出血治疗的首要原则是保持安静,稳定血压,防止再出血;根据病情,适当降低颅内压,积极防治脑水肿,维持水电解质、血糖、体温稳定;同时加强呼吸道管理及护理,预防及治疗各种颅内及全身并发症。

(2)血压管理

1)应综合管理脑出血患者的血压,分析血压升高的原因,再根据血压情况决定是否进行降压治疗。

2)对于收缩压 150~220mmHg 的住院患者,在没有急性降压禁忌证的情况下,数小时内降压至130~140mmHg 是安全的;对于收缩压>220mmHg 的脑出血患者,在密切监测血压的情况下,持续静脉输注药物控制血压可能是合理的,收缩压目标值为 160mmHg。

3)在降压治疗期间应严密观察血压水平的变化,避免血压波动,每隔 5~15min 进行 1 次血压监测。

(3)血糖管理:无论患者既往是否有糖尿病史,入院时的高血糖均预示脑出血患者死亡和转归不良的风险增高;而低血糖可导致缺血性脑损伤及脑水肿。应密切监测血糖,控制血糖值范围在7.7~10.0mmol/L。

(4)体温管理:一般主张维持正常体温。需要注意的是,患者亦可因感染等原因引起发热,此时应该针对病因治疗。

(5)药物治疗:重组Ⅶa 因子(recombinant factor Ⅶa,rFⅦa)治疗脑出血的临床疗效尚不确定,且可能增加血栓栓塞的风险,不推荐常规使用;氨甲环酸有助于限制血肿体积扩大和降低早期病死率,但长期获益不确定,不推荐无选择性使用。

(6)病因治疗

1)使用抗栓药物发生脑出血时,应立即停药。

2)华法林相关性脑出血患者可考虑将浓缩型凝血酶原复合物(PCC)作为维生素 K 及新鲜冰冻血浆(FFP)的一种替代选择,同时静脉应用维生素 K。对新型口服抗凝药物(达比加群、阿哌沙班、利伐沙班)相关脑出血,有条件者可应用相应拮抗药物(如依达赛珠单抗)。

3)不推荐 rFⅦa 单药治疗口服抗凝药相关性脑出血。

4)对普通肝素相关性脑出血,推荐使用硫酸鱼精蛋白治疗。

5)对溶栓药物相关脑出血,可选择输注凝血因子和血小板治疗。

6)对于使用抗血小板药物相关性脑出血,不推荐常规输注血小板治疗。

(7)并发症治疗

1)颅内压增高者,应卧床、适度抬高床头、严密观察生命体征。需要脱水降颅压时,应给予甘露醇和高渗盐水静脉滴注,用量及疗程依个体化而定。同时,注意监测心、肾及电解质情况。必要时,也可用呋塞米、甘油果糖和/或白蛋白。对伴有意识障碍的脑积水患者可行脑室引流以缓解颅内压增高。

2)痫性发作:不推荐预防性应用抗癫痫药物;有临床痫性发作者应进行抗癫痫药物治疗;疑为痫性发作者应考虑持续脑电图监测,如检测到痫样放电,应给予抗癫痫药物治疗。

3)深静脉血栓和肺栓塞的防治:瘫痪患者入院后即应用气压泵装置,可预防深静脉血栓及相关栓塞事件,不推荐弹力袜预防深静脉血栓。当患者出现深静脉血栓或肺动脉栓塞症状时,可使用系统性抗凝治疗或下腔静脉滤器植入。

2. 外科治疗

(1)脑实质出血:外科手术以其快速清除血肿、缓解高颅压、解除机械压迫的优势成为高血压脑出血治疗的重要方式。

1)出现神经功能恶化或脑干受压的小脑出血者,无论有无脑室梗阻致脑积水的表现,都应尽快手术清除血肿。

2)对于脑叶出血超过 30mL 且距皮质表面 1cm 内的患者,可考虑标准开颅术清除幕上血肿或微创血肿清除术。

3)发病 72h 内、血肿体积 20~40mL、格拉斯哥昏迷量表(Glasgow coma scale,GCS)≥9 分的幕上高血压脑出血患者,在有条件的医院,经严格选择后可应用微创手术联合或不联合溶栓药物液化引流清除血肿。

4)40mL 以上重症脑出血患者由于血肿占位效应导致意识障碍恶化者,可考虑微创血肿清除术。

5)微创治疗应尽可能清除血肿,使治疗结束时残余血肿体积≤15mL。

6)病因未明确的脑出血患者行微创手术前应行血管相关检查(CTA/MRA/DSA)排除血管病变,规避和降低再出血风险。

(2)脑室出血:单纯脑室外引流联合 rt-PA 治疗脑室出血是安全的,有助于降低重症患者的病死率,但神经功能的改善情况有待进一步研究;联合腰椎穿刺置管引流有助于加速清除脑室出血、降低行脑室腹腔分流的风险。

3. 康复治疗 早期将患肢置于功能位,如病情允许,危险期过后,应及早进行肢体功能、言语障碍及心理的康复治疗。

第六节 蛛网膜下腔出血

蛛网膜下腔出血(subarachnoid hemorrhage,SAH)是指脑底部或脑表面血管破裂后,血液流入蛛网膜下腔引起相应临床症状的一种脑卒中,又称为原发性蛛网膜下腔出血。继发性蛛网膜下腔出血指脑实质内出血、脑室出血、硬膜外或硬膜下血管破裂血液流入蛛网膜下腔者。本节仅叙述原发性蛛网膜下腔出血。多数报道蛛网膜下腔出血占所有脑卒中的 5%~10%。

【病因】 蛛网膜下腔出血的病因有多种:①颅内动脉瘤最常见,约占 85%;②脑血管畸形主要是动静脉畸形(AVM),青少年多见,约占 2%;③脑底异常血管网病(烟雾病)约占 1%;④其他病因包括夹层动脉瘤、血管炎、颅内静脉血栓形成、结缔组织病、血液病、颅内肿瘤、凝血障碍性疾病、抗凝治疗并发症等;⑤部分患者出血原因不明,如原发性中脑周围出血。

危险因素:分为蛛网膜下腔出血的危险因素和动脉瘤的危险因素两大类。蛛网膜下腔出血的独立危险因素包括吸烟、过量饮酒和高血压。颅内动脉瘤发生、形态改变及破裂出血的危险因素除上述三者外,还包括低脂血症、治疗时不全栓塞、女性的激素替代治疗,以及阳性家族史、多发性动脉瘤、拟交感药物滥用(如可卡因)等。

【发病机制】 动脉瘤可能由动脉壁先天性肌层缺陷或后天获得性内弹力层变性或二者的联合作

用所致。动脉瘤的发生存在一定程度的遗传倾向和家族聚集性,如在有动脉粥样硬化、动脉瘤家族史及多囊肾患者中,动脉瘤患病率较高。但颅内动脉瘤不完全是先天性异常,随着年龄增长,动脉壁弹性逐渐减弱,血流冲击薄弱管壁形成动脉瘤。极少数脑动静脉畸形(<5%)出现蛛网膜下腔出血而不伴脑内血肿。

病变血管可自发破裂,或因血压突然增高及其他不明显的诱因而导致血管破裂,血液进入蛛网膜下腔,刺激脑膜引起脑膜刺激征。颅内容量增加引起颅内压增高,甚至脑疝。在脑室和脑底凝固的血液可阻塞脑脊液循环通路,使其吸收和回流受阻引起梗阻性脑积水,或引起蛛网膜粘连。后交通动脉瘤的扩张或破裂出血可压迫邻近的动眼神经,产生不同程度的动眼神经麻痹。血细胞释放的血管活性物质可引起血管痉挛,严重者发生脑梗死。血液刺激下丘脑可引起血糖升高、发热等内分泌和自主神经功能紊乱等。

【病理】 动脉瘤好发于 Willis 环及其附近的分支,尤其是动脉的分叉处。动脉瘤破裂最常发生在以下部位:①后交通动脉和颈内动脉交界处,约为 40%;②前交通动脉和大脑前动脉约 30%;③大脑中动脉在外侧裂的第一个主要分支处,约 20%;④后循环动脉瘤多发生在基底动脉尖或椎动脉与小脑后下动脉连接处,约为 10%。动脉瘤形状通常不规则,管壁可薄如纸张,较大的动脉瘤可有凝血块填充。破裂处多在瘤顶部,流入蛛网膜下腔的血液多沉积在脑底部各脑池中。大量出血时,血液可形成一层凝块将颅底的脑组织、血管及神经覆盖。有时血液可进入动脉瘤附近的脑实质而形成脑内血肿,多见于额颞叶。出血量大时血液充填各脑室,导致脑脊液回流障碍而出现急性梗阻性脑积水、脑室扩大,脑膜可表现为无菌性炎症反应。

【临床表现】

1. 性别、年龄 各年龄段及两性均可发病,青壮年更常见,女性多于男性。

2. 起病情况 突然起病,以数秒或数分钟速度发生的头痛是常见的起病方式。患者常能清楚地描述发病时间和情景。情绪激动,剧烈运动,如用力、咳嗽、排便、性生活等是常见的发病诱因。

3. 临床表现 突然发生剧烈头痛,呈胀痛或爆裂样疼痛,难以忍受。可为局限性或全头痛,有时上颈段也可出现疼痛,持续不能缓解或进行性加重;多伴有恶心、呕吐;可有意识障碍或烦躁、谵妄、幻觉等精神症状;少数出现部分性或全面性癫痫发作;也可以头昏、眩晕等症状起病。

发病数小时后可见脑膜刺激征阳性,部分患者检眼镜检查可发现玻璃体膜下出血、视神经乳头水肿或视网膜出血,少数可出现局灶性神经功能缺损体征如动眼神经麻痹、轻偏瘫、失语或感觉障碍等。

部分患者、特别是老年患者头痛、脑膜刺激征等临床表现常不典型,精神症状可较明显。原发性中脑周围出血患者症状较轻,一般不发生再出血或迟发性血管痉挛等情况,临床预后良好。

4. 主要并发症

(1)再出血:再出血的病死率约为 50%。发病后 12h 内再出血的风险最大,以后 4 周内再出血的风险均较高。临床表现为在病情稳定或好转的情况下,突然发生剧烈头痛、恶心呕吐、意识障碍加深、抽搐、原有症状和体征加重或重新出现等。确诊主要根据上述临床表现、CT 显示原有出血的增加或腰穿脑脊液含血量增多等。

(2)脑血管痉挛:20%~30% 的蛛网膜下腔出血患者出现脑血管痉挛,引起迟发性缺血性损伤,可继发脑梗死。血管痉挛一般于蛛网膜下腔出血后 3~5d 开始,5~14d 为高峰期,2~4 周后逐渐减少。缺血症状的发生与初期 CT 显示脑池积血的量有关。临床表现为意识改变、局灶性神经功能损害体征或二者均有。

(3)脑积水:15%~87% 的患者可出现急性梗阻性脑积水,多发生于出血后 1 周内,由蛛网膜下腔和脑室内血凝块堵塞脑脊液循环通路所致。轻者表现为嗜睡、精神运动迟缓和近记忆损害,重者出现头痛、呕吐、意识障碍等。急性梗阻性脑积水,大部分可因出血被吸收而好转,仅 3%~5% 的患者在蛛网膜下腔出血后遗留交通性脑积水,表现为精神障碍或痴呆、步态异常和尿失禁,脑脊液压力正常,故也称为正常颅压脑积水。头颅 CT 或 MRI 显示脑室扩大。

（4）其他：部分患者还可出现癫痫发作、低钠血症、神经源性心功能障碍和肺水肿等临床表现。

【辅助检查】

1. 影像学检查

（1）头颅 CT 平扫：是诊断蛛网膜下腔出血的首选方法，CT 平扫最常表现为基底池弥散性高密度影像（图 8-12）。血液的分布情况可提示破裂动脉瘤的位置，如动脉瘤位于颈内动脉段常表现为鞍上池不对称积血；位于大脑中动脉段多见外侧裂积血；位于前交通动脉段则是前纵裂基底部积血；而脚间池和环池的积血，一般无动脉瘤，可考虑为原发性中脑周围出血。CT 还可显示局部脑实质出血或硬膜下出血、脑室扩大、较大而有血栓形成的动脉瘤和血管痉挛引起的脑梗死。动态 CT 检查还有助于了解出血的吸收情况，有无再出血等。CT 对蛛网膜下腔出血诊断的敏感性在 6h 内为 100%，24h 内为 90%~95%，2 周后低于 30%。

（2）头颅 MRI：FLAIR 序列、梯度回波序列等多种 MRI 序列可辅助诊断蛛网膜下腔出血。MRI 的敏感度在急性期与 CT 相近，但在疾病亚急性期及慢性期优于 CT。

（3）脑血管造影：数字减影血管造影（DSA）是确诊蛛网膜下腔出血病因特别是颅内动脉瘤最有价值的方法，可清楚显示动脉瘤的位置、大小、与载瘤动脉的关系、有无血管痉挛等（图 8-13）。血管畸形和烟雾病也能清楚显示。关于造影的最佳时机，尚有争议，多数认为在条件具备、病情允许时应争取尽早行全脑血管造影，以确定出血原因、决定治疗方法和判断预后。对于首次 DSA 阴性的患者，视情况可复查血管造影。

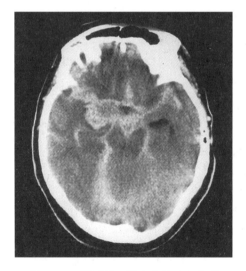

图 8-12　蛛网膜下腔出血的 CT 表现

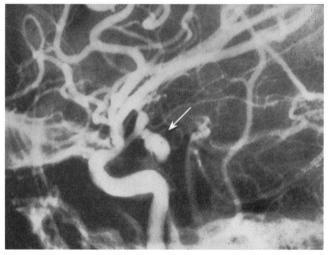

图 8-13　DSA 示后交通动脉瘤

（4）CT 血管成像（CTA）和 MR 血管成像（MRA）：是无创性的脑血管显影方法，但敏感性和准确性不如 DSA。主要用于有动脉瘤家族史或有动脉瘤破裂先兆者的筛查、动脉瘤患者的随访以及急性期不能耐受 DSA 检查的患者。

2. 脑脊液检查　CT 检查已确诊者，腰穿不作为常规检查。但如果出血量少或距起病时间较长，CT 检查无阳性发现时，临床疑为蛛网膜下腔出血而且病情允许时，则需行腰穿检查脑脊液。最好于发病 12h 后进行腰穿。均匀血性脑脊液可支持蛛网膜下腔出血的诊断。出血 12h 后脑脊液出现黄变，送检的脑脊液离心后上清液呈黄色；而穿刺伤常表现为不均匀的血性脑脊液，上清液为无色。脑脊液中发现吞噬了红细胞、含铁血黄素或胆红素结晶的吞噬细胞时也提示蛛网膜下腔出血。如果没有再出血，脑脊液的红细胞和黄变现象多于出血后 2~3 周消失。

3. 经颅多普勒（TCD）　可动态检测颅内主要动脉流速，发现脑血管痉挛倾向和痉挛程度，但可靠性有限。

4. 其他　血常规、凝血功能、肝功等有助于找寻其他出血原因;心电图可评估蛛网膜下腔出血患者是否合并心肌损伤等。

【诊断】　根据突然发生的剧烈头痛、呕吐、脑膜刺激征阳性及头颅 CT 相应改变可诊断为蛛网膜下腔出血。如果 CT 未发现异常或没有条件进行 CT 检查时,可根据临床表现结合腰穿脑脊液呈均匀一致血性、压力增高等特点考虑蛛网膜下腔出血的诊断。确定蛛网膜下腔出血的诊断后,应进一步进行病因诊断以指导治疗。

【鉴别诊断】

1. 蛛网膜下腔出血与其他脑卒中的鉴别(表 8-3)

表 8-3　常见脑血管病鉴别诊断表

鉴别点	缺血性脑血管病		出血性脑血管病	
	脑血栓形成	脑栓塞	脑出血	蛛网膜下腔出血
发病年龄	老年人(60 岁以上)多见	青壮年多见	中老年(50~65 岁)多见	各年龄组均见,以青壮年多见
常见病因	动脉粥样硬化	各种心脏病	高血压及动脉硬化	动脉瘤(先天性、动脉硬化性)、血管畸形
TIA 史	较多见	少见	少见	无
起病时状态	多在静态时	不定,多由静态到动态时	多在动态(激动、活动)时	多在动态(激动、活动)时
起病缓急	较缓(以时、日计)	最急(以秒、分计)	急(以分、时计)	急骤(以分计)
意识障碍	无或轻度	少见、短暂	多见、持续	少见、短暂
头痛	多无	少有	多有	剧烈
呕吐	少见	少见	多见	最多见
血压	正常或增高	多正常	明显增高	正常或增高
瞳孔	多正常	多正常	患侧有时大	多正常
眼底	动脉硬化	可见动脉栓塞	动脉硬化,可见视网膜出血	可见玻璃体膜下出血
偏瘫	多见	多见	多见	无
脑膜刺激征	无	无	可有	明显
脑脊液	多正常	多正常	压力增高,含血	压力增高,血性
CT 检查	脑内低密度灶	脑内低密度灶	脑内高密度灶	蛛网膜下腔高密度影

2. 蛛网膜下腔出血与脑膜炎相鉴别　各类型脑膜炎均可出现头痛、呕吐和脑膜刺激征。尤其是蛛网膜下腔出血发病后 1~2 周,脑脊液黄变,白细胞增多,因吸收热体温可达 37~38℃,更应与脑膜炎,特别是结核性脑膜炎相鉴别。根据脑膜炎发病一般不如蛛网膜下腔出血急骤、病初先有发热、脑脊液有相应的感染性表现、头颅 CT 无蛛网膜下腔出血表现等特点可以鉴别。

3. 其他　某些老年患者,头痛、呕吐均不明显,主要以突然出现的精神障碍为主要症状,应注意鉴别。

【治疗】　治疗目的是防治再出血、血管痉挛及脑积水等并发症,降低死亡率和致残率。

1. 一般处理及对症治疗　蛛网膜下腔出血患者应作为急诊收入医院并进行密切监护。维护气道通畅,保持收缩压<160mmHg 和平均动脉压>90mmHg。安静卧床休息,避免情绪激动和用力(如咳嗽或用力大便)。烦躁者可给予安定类药物镇静;镇痛、镇咳药物可用于有相应症状者;高热者给予物理降温;注意维持水、电解质平衡;避免输注低张液体;空腹血糖控制在 10mmol/L 以下,同时应避免低血糖;慎用阿司匹林等可能影响凝血功能的非甾体抗炎药或吗啡、哌替啶等可能影响呼吸功能的药物;痫性发作时可以短期应用抗癫痫药物。戒烟,禁酒。对有颅内压增高者,适当限制液体入量,防治低钠血症等有助于降低颅内压。临床常用甘露醇、呋塞米、甘油果糖等脱水剂降颅压,也可以酌情选用白蛋白。

2. 手术治疗　针对蛛网膜下腔出血的病因学治疗措施。

（1）手术时机:对动脉瘤性蛛网膜下腔出血及脑动静脉畸形破裂所致蛛网膜下腔出血的患者,均应尽早积极治疗。

（2）手术方式:动脉瘤的治疗方式包括血管内治疗(动脉瘤栓塞术或血流导向装置置入术)、外科手术夹闭治疗。治疗方式的选择依赖于患者年龄、血肿、动脉瘤特点等因素。脑动静脉畸形的治疗目标是消除畸形血管团,应根据患者具体病情选择外科切除术、立体定向放射治疗或血管内治疗。

3. 并发症的预防及处理

（1）防治再出血:病因学治疗是预防再出血的根本措施。卧床安静休息,避免用力和情绪波动;及时应用镇静、镇痛、镇吐、镇咳等药物。监测和调控收缩压于 160mmHg 以下是合理的,同时避免突然将血压降得太低。为防止动脉瘤周围的血块溶解引起再出血,可酌情选用抗纤维蛋白溶解剂。对于近期内无法手术治疗,且有显著的再破裂风险的动脉瘤性蛛网膜下腔出血患者,如果无药物禁忌,短期内(<72h)使用 6-氨基己酸或氨甲苯酸可能减少早期再出血的风险,但需谨防深静脉血栓形成。

（2）防治脑血管痉挛:早期使用钙通道阻滞剂尼莫地平(口服,40~60mg,4~6 次/d,共服 21d)改善预后;必要时可静脉使用,应注意其降低血压等副作用。维持体液平衡及正常循环血容量,避免过度脱水。

（3）防治脑积水:轻度的急性(发病 3d 内)、慢性(2 周后)脑积水可药物治疗,给予醋甲唑胺 25mg,2 次/d,减少脑脊液分泌;还可选用甘露醇、呋塞米等药物。对于蛛网膜下腔出血后脑室积血扩张或形成铸型出现急性脑积水,经内科治疗后症状仍进行性加剧,伴有意识障碍者,或因年老,有心、肺、肾等内脏严重功能障碍,不能耐受开颅手术者,可行紧急脑室穿刺脑脊液外引流术。对于慢性脑积水内科治疗无效、CT 或 MRI 显示脑室明显扩大者,可行永久性分流术,以免加重脑损害。

（4）症状性癫痫:对出血后即刻出现明确癫痫发作的患者应予以抗癫痫药物治疗,但不主张预防性或长期规律使用。对于有迟发性癫痫危险因素的患者,如病前患有癫痫、脑出血、脑梗死、大脑中动脉动脉瘤破裂等,可考虑长期抗癫痫治疗。

【预后】　蛛网膜下腔出血的患者病死率较高。约 12% 的患者在接受治疗以前死亡。30d 内病死率约为 25% 或更高。再出血的病死率约为 50%,2 周内再出血率为 20%~25%,6 个月后的年复发率为 2%~4%。蛛网膜下腔出血患者预后的影响因素有首次出血后的神经功能状态(如意识水平),高龄,动脉瘤部位和大小,既往有高血压病史,入院收缩压高,过量饮酒,出血量,脑水肿,迟发性神经功能恶化等。

第七节　颅内静脉血栓形成

颅内静脉血栓形成(cerebral venous thrombosis,CVT)是指由各种病因引起的颅内静脉或静脉窦血栓形成,使血液回流受阻或脑脊液循环障碍,导致高颅压和局灶脑损害为特征的一类脑血管疾病。我国的流行病学资料缺乏。CVT 在西方国家脑血管病中占 0.5%~1%,年发病率为(0.5~1.0)/10 万,CVT 在各年龄组均可患病,青年更常见。

【病因与发病机制】　病因主要分为感染性和非感染性。20%~35% 的患者原因不明。

1. 感染性可分为局限性和全身性

（1）局限性:头面部的化脓性感染,如面部危险三角区皮肤感染、中耳炎、乳突炎、副鼻窦炎、齿槽感染、颅骨骨髓炎、脑膜炎等。发病机制为头面部感染通过面静脉直接累及相应海绵窦,或由于感染部位毗邻相应的静脉窦,感染可穿过颅骨到达相应静脉窦而引起感染性血栓形成。

（2）全身性：由各种血行感染所致。

2. 非感染性也可分为全身性和局限性

（1）全身性

1）妇产科：妊娠、产褥期、口服避孕药等。

2）外科：任何类型手术后。

3）内科：严重脱水、休克、恶病质、心功能不全、一些血液病及高同型半胱氨酸血症等。

这些因素常导致血液呈高凝状态、血流淤滞，容易诱发静脉血栓形成。此类病因多引起上矢状窦血栓形成，并常伴发大脑上静脉血栓形成。

（2）局限性：见于头外伤、脑肿瘤、脑外科手术后等。

【病理】 静脉窦内可见凝固的血块或脓液，受损静脉窦引流区出现血管怒张、淤血和脑组织水肿。脑组织可见点状出血灶、出血性梗死或脑软化。感染性血栓时，感染可扩散到周围而引起局限性或弥漫性脑膜炎、脑脓肿或脑梗死。

【临床表现】 CVT的临床表现复杂而不典型，大多为亚急性或慢性起病。头痛是最常见的症状，见于近90%的患者。CVT所致头痛常为弥漫性且常有数天至数周的进行性加重。其他常见症状体征包括眼底视神经乳头水肿、局灶神经体征、癫痫及意识改变等。

1. 海绵窦血栓形成（cavernous sinus thrombosis） 多由眶周、鼻部及面部的化脓性感染或全身性感染所致。可有面部"危险三角"部位疖肿的挤压史。常急性起病，出现发热、头痛、恶心呕吐、意识障碍等感染中毒症状。眼眶静脉回流障碍可致眶周、眼睑、结膜水肿和眼球突出。可出现多个脑神经如动眼神经、滑车神经、展神经和三叉神经第1、2支受损，表现为瞳孔散大，光反射消失，眼睑下垂，复视，眼球各方运动受限或固定，三叉神经第1、2支分布区痛觉减退，角膜反射消失等。颈内动脉海绵窦段感染和血栓形成，可出现颈动脉触痛及颈内动脉梗死的临床表现。严重者可并发脑膜炎。

2. 上矢状窦血栓形成（superior sagittal sinus thrombosis） 矢状窦受累最常见，常见于产后1~3周的产妇。在妊娠、口服避孕药、婴幼儿或老年人严重脱水、感染或恶病质等情况下也可发生，多为非感染性血栓。

急性或亚急性起病，最主要的临床表现为颅内压增高症状。多数患者血栓可累及一侧或两侧侧窦而主要表现为高颅压。血栓部位靠上矢状窦后方者，高颅压更为明显。血栓延伸到皮质特别是运动区和顶叶的静脉很常见，其特点为急性或进行性局灶性运动或感觉障碍，下肢更易受累，并伴局灶性或全面性癫痫发作。旁中央小叶受累可引起小便失禁及双下肢瘫痪。婴儿可表现喷射性呕吐，颅缝分离，囟门紧张和隆起，囟门周围及额、面、颈枕等处的静脉怒张和迂曲。老年患者一般仅有轻微头昏、眼花、头痛、眩晕等症状。

3. 侧窦血栓形成（lateral sinus thrombosis） 侧窦包括横窦（transverse sinus）和乙状窦（sigmoid sinus）。因与乳突邻近，化脓性乳突炎或中耳炎常引起乙状窦血栓形成。

侧窦血栓形成的主要临床表现：①高颅压症状是最主要的症状。②局灶神经症状：血栓扩展至岩上窦及岩下窦，可出现同侧三叉神经及展神经损害症状；血栓延伸至颈静脉，可出现包括舌咽、迷走及副神经损害的颈静脉孔综合征。③化脓性乳突炎或中耳炎症状：发热、寒战、外周血白细胞增高。患侧耳后乳突部红肿、压痛、静脉怒张等。感染扩散可并发化脓性脑膜炎，硬膜外（下）脓肿及小脑、颞叶脓肿。

4. 大脑大静脉（Galen静脉）血栓形成 大脑大静脉是接受大脑深静脉回流的主干静脉。多为非感染性静脉血栓，主要累及间脑、基底节、内囊等深部结构，常为双侧病变。多表现为高颅压症状。病情危重，严重时出现昏迷、高热、痫性发作、去大脑强直甚至死亡。

5. 直窦血栓形成 多为非炎性，病情进展快，迅速累及大脑大静脉和基底静脉。导致小脑、脑干、丘脑、基底节等深部结构受损，临床少见但病情危重。多为急性起病，主要表现为无感染征象的高热、意识障碍、癫痫发作、高颅压、脑疝等，常很快进入深昏迷、去大脑强直、去皮质状态甚至死亡。

【辅助检查】　CVT 缺乏特异性临床表现,只靠临床症状和体征诊断困难。辅助检查特别是影像学检查对诊断的帮助至关重要,并有重要的鉴别诊断价值。

1. 脑脊液检查　主要表现是压力增高,早期常规和生化一般正常,中后期可出现脑脊液蛋白轻中度增高,发现红细胞提示有出血。感染性 CVT 患者早期即可出现白细胞增高,多见于海绵窦、侧窦血栓形成。若临床高度怀疑侧窦血栓形成时,可谨慎做压颈试验,但应避免诱发脑疝。压颈试验包括两种:①Crowe 征,即压迫对侧颈静脉时,出现面部和头皮静脉扩张,为 Crowe 征阳性;②Tobey-Aye 征,压迫病变侧颈静脉脑脊液压力不升高,而压迫对侧颈静脉脑脊液压力迅速升高为 Tobey-Ayer 征阳性。此二征阳性提示有侧窦血栓形成。若此二征阴性,也不能完全排除侧窦血栓形成。临床怀疑脑膜炎的 CVT 患者,可行脑脊液检查。对急性头痛就诊的患者,腰穿初压增高可能是诊断 CVT 的一个线索。

2. 血液学检查　D-二聚体升高可作为 CVT 辅助诊断的重要指标之一,但其水平正常时并不能排除 CVT。对怀疑 CVT 的患者,应该做由全血细胞计数、生化、凝血酶原时间及活化部分凝血活酶时间组成的常规血液检查。

3. 影像学检查

(1) 脑 CT 及 CT 静脉血管成像(CTV):大约仅有 30% 的 CVT 患者在 CT 上有异常所见。在上矢状窦血栓形成的早期,部分患者 CT 强化扫描可见"空三角征"(图 8-14),即静脉窦壁显示为高密度的三角形边,其中为等密度的血凝块。直窦、Galen 静脉表现为条索征,但并不具特征性。CT 的间接征象是脑梗死或出血性梗死。CTV 具有较高的敏感性和特异性,可同时显示静脉窦闭塞和窦内血栓。

(2) 磁共振(MRI)及磁共振静脉血管成像(MRV):脑 MRI 在初期可见 T_1WI 正常的血液流空现象消失,呈等 T_1 和短 T_2 的血管填充影。1~2 周后,高铁血红蛋白增多,T_1WI、T_2WI 均呈高信号。晚期流空现象再次出现。MRI 还可显示脑梗死灶。MRV 被认为是目前最好的无创性脑静脉成像诊断方法。急性期(0~3d),血栓静脉表现呈等 T_1、短 T_2 信号;亚急性期(3~15d),表现为长 T_1、长 T_2 信号;慢性期(15d 以后),梗死血管出现不同程度再通,可见流空现象。结合 MRI 诊断可靠性更高。

(3) 脑血管造影:数字减影脑血管造影(DSA)是 CVT 诊断的"金标准"(图 8-15)。但由于是有创性检查,且价格昂贵,在临床的应用受到一定限制。

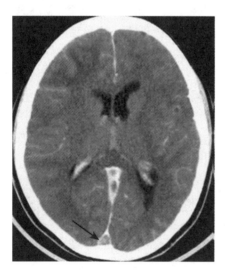

图 8-14　增强 CT 示"空三角征"

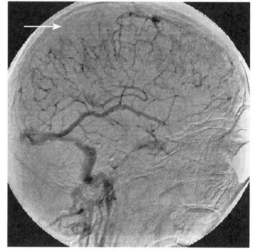

图 8-15　上矢状窦血栓的 DSA 表现
可见大脑浅表静脉显影,上矢状窦未显影(箭头所示处),提示上矢状窦血栓形成。

【诊断及鉴别诊断】　对单纯颅内压增高、伴或不伴神经系统局灶体征者,或以意识障碍为主的亚急性脑病患者,均应考虑到脑静脉系统血栓形成的可能。结合 CTV、MRV,尤其是 DSA 检查可帮助确诊。

海绵窦血栓形成的诊断可根据眼球突出、水肿、眼球各方向运动受限,特别是由一侧眼球波及对侧眼球时可以确诊。但需与眼球突出和眼球运动受限的其他疾病相鉴别。

上矢状窦及侧窦血栓形成可仅表现为高颅压征象,需与颅内占位病变如血肿、肿瘤、脓肿等相鉴别。伴乳突炎、中耳炎及败血症者要考虑侧窦血栓形成的可能。如腰穿时病变侧压颈试验脑脊液压力不上升、脑脊液呈血性或黄变,要高度怀疑乙状窦血栓形成。婴儿患严重贫血、腹泻、营养不良、全身衰竭时,或产妇在分娩1~3月内发生高颅压或昏迷、肢体局限性抽搐或瘫痪时,要考虑上矢状窦血栓形成。

【治疗】 包括病因治疗、对症治疗、特异性治疗和远期治疗等。

1. 病因治疗 对感染性 CVT 主要是尽早针对病原菌使用敏感、足量、足疗程的抗生素及处理原发病灶,原发部位化脓性病灶必要时可行外科治疗,以彻底清除感染来源。口服避孕药等相关的CVT,应立即停用此类药物。

2. 对症治疗 有脑水肿、高颅压者,应积极行脱水降颅压治疗;癫痫发作患者给予抗癫痫治疗,在没有抽搐发作的情况下,不建议对 CVT 患者常规应用预防性抗癫痫药物。高热患者应予以物理降温,对意识障碍的患者应加强基础护理及支持治疗,并预防并发症。

3. 特异性治疗

(1)抗凝:无抗凝禁忌的 CVT 患者应及早接受抗凝治疗,常用药物为低分子肝素。伴发于 CVT 的少量颅内出血和颅内压增高并不是抗凝治疗的绝对禁忌证,后续应继续口服抗凝药,常选用华法林,疗程应根据血栓形成倾向和复发风险大小而定,一般为 3~6 个月。新型口服抗凝药达比加群的疗效和安全性与华法林类似,但比华法林使用方便。

(2)溶栓或机械取栓:对病情严重者,经足量抗凝治疗无效,且无颅内出血的重症患者,可在有技术和监护的条件下慎重实施血管内介入局部溶栓治疗。对于治疗前已存在颅内出血或其他方法无效的 CVT 患者,经导管机械取栓术也可作为一种选择。

4. 远期治疗 对于有可迅速控制危险因素的 CVT,如妊娠、口服激素类避孕药物,抗凝治疗可在3 个月内;对于危险因素不明或轻度遗传性血栓形成倾向的 CVT,口服抗凝治疗应持续 6~12 个月;对于发作 2 次以上或有严重遗传性血栓形成倾向的 CVT,可考虑长期抗凝治疗。

第八节 其他脑血管病

一、脑底异常血管网病

脑底异常血管网病又称烟雾病(moyamoya 病),是以脑血管造影发现双侧颈内动脉虹吸部及大脑前、中动脉起始部严重狭窄或闭塞,颅底软脑膜、穿通动脉等小血管代偿增生形成脑底异常血管网为特征的一种慢性脑血管闭塞性疾病。该病年发病率为 0.35/10 万,患病率为 3.16/10 万。烟雾病病例报告以日本最多。发病率高峰出现在两个年龄段:大约 5 岁的儿童和 40 多岁的成年人,女性患者多见。

【病因与发病机制】 病因与发病机制尚不清楚。Willis 环的主要分支(包括双侧颈内动脉末端)严重狭窄或闭塞是该病的主要病变;由侧支血管形成的脑底异常血管网是继发于脑缺血的改变;临床脑血管事件是继发于血管病变的表现,包括颅内出血、梗死或 TIA。Willis 动脉环主干血管增厚的内膜是中层增生的平滑肌细胞穿过断裂的内弹力层迁移至内膜所致,但引起血管内膜损伤的原因尚不完全清楚。

【病理】 Willis 环和其主要分支特别是颈内动脉末端和大脑前、中动脉主干变细、变硬,切面见管壁增厚、管腔狭窄或闭塞。动脉内膜明显增生,增生的细胞为平滑肌细胞,内弹力层高度迂曲、分层、断裂;中膜萎缩变薄,平滑肌细胞明显减少;外膜改变不明显。脑底可见 Willis 环发出过度生长和扩张的深穿动脉,卷曲并交织成网状,即异常血管网。在疾病不同时期可出现脑梗死、脑出血、蛛网膜下腔出血等各种病理改变。

【临床表现】 临床症状和体征由脑血管事件所致,主要为缺血性和出血性两组症状。根据初发症状和频率,烟雾病的缺血型约占61%,出血型约占19%,头痛约6%,癫痫约3%,无症状约3%,其他约8%。10岁以下儿童患者以缺血型为主,表现为反复发生的短暂性脑缺血发作(TIA)或脑梗死,是疾病早期脑底主干动脉狭窄或闭塞,代偿血管尚未很好形成所致。成人患者特别是女性以出血型为主,表现为脑室出血、蛛网膜下腔出血和脑内出血,多由于侧支血管或相关动脉瘤破裂所致。头痛、意识障碍和肢体瘫痪是常见症状,大量出血可导致死亡。所有患者都可有癫痫发作,但多见于10岁以下儿童患者。

【辅助检查】

1. 实验室检查 主要是感染、免疫等方面的检查,有助于进一步确定病因。

2. TCD 检查 TCD 主要通过检测颅内大动脉的血流速度、方向及频谱变化反映脑动脉狭窄、闭塞,但因受操作水平及骨窗影响较大,可靠性有限。

3. CT 和 CTA CT 表现与临床类型有关。CTA 可显示烟雾病特征性的血管狭窄和颅底异常血管网,对诊断烟雾病具有重要意义。

4. MRI 和 MRA MRI 能显示 CT 不能显示的小病灶,如腔梗性脑梗死、脑萎缩或轻度脑室扩大。明显的烟雾血管在 MRA 上表现为细小的异常血管影,在 MRI 上表现为流空现象,特别是在儿童患者中更明显。通常认为如果 MRI 和 MRA 已明确显示上述改变时,进行烟雾病的诊断则可以不依赖常规脑血管造影。

5. 血管造影 DSA 是诊断烟雾病的"金标准",可显示双侧颈内动脉虹吸段、大脑前、中动脉起始段狭窄或闭塞,伴脑底异常血管网,如吸烟后吐出的烟雾(图8-16)。还可发现动脉瘤。

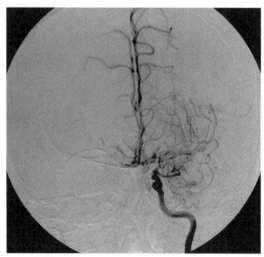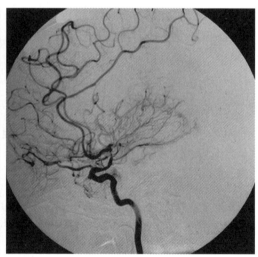

图 8-16　烟雾病的 DSA 表现
可见颈内动脉虹吸段狭窄,大脑中动脉起始部闭塞,脑底异常血管网,并可见多发小动脉瘤。

【诊断】 儿童或青壮年反复出现脑梗死、TIA 或颅内出血应考虑本病的可能。DSA 可帮助确诊。如果 MRI 和 MRA 或 CTA 已清楚显示有关病变,也可确定诊断。

【治疗】 轻型患者一般采用观察和内科治疗,其他患者可行外科治疗。

1. 内科治疗 主要是治疗相应的脑血管事件及对症处理。

2. 外科治疗 主要是进行血管重建术,包括直接吻合术(如颞浅动脉-大脑中动脉吻合术)及间接吻合术(如脑-颞肌贴敷术、脑-硬膜-动脉血管融通术)。

【预后】 烟雾病的儿童患者日常生活能力及生存情况较好,成人患者可因颅内出血导致日常生活能力及生存情况较差。

二、脑淀粉样血管病

脑淀粉样血管病（cerebral amyloid angiopathy，CAA）是一种常见的脑小血管病，其特征性病变是 β-淀粉样蛋白（amyloid β-protein，Aβ）在大脑皮质及覆盖其上的软脑膜的中小动脉、微细动脉和毛细血管管壁渐进性沉积。CAA 分家族遗传性与散发性，散发病例居多。其患病率随年龄增长。淀粉样物质沉积导致脑内血管病变到一定程度即可引起症状性脑血管功能障碍，其临床特点是血管破裂而致反复和多灶的自发性颅内出血。CAA 常伴发阿尔茨海默病（Alzheimer's disease，AD），中重度 CAA 也常导致不同程度认知功能障碍。基于人群的尸检研究显示，CAA 在非痴呆人群的患病率为 20%~40%，而在老年痴呆患者群的患病率可达 50%~60%。

【病因与发病机制】 CAA 病因尚不清楚，有研究认为与遗传、感染、免疫有关。与 CAA 有关的危险因素可能为高龄、人类载脂蛋白 E（apolipoprotein E，ApoE）ε2 或 ε4、AD 等，其中高龄是目前已知最重要的危险因素。

CAA 的发病机制主要为 Aβ 产生与清除的失衡。Aβ 由淀粉样前体蛋白（APP）水解而成，CAA 的血管淀粉样物质与 AD 斑块淀粉样物质的主要成分分别为 $Aβ_{40}$ 和 $Aβ_{42}$。当脑组织发生退行性变和炎性浸润时，小动脉与毛细血管的通透性发生改变，促使血清中的淀粉样物质沉积在脑实质或血管壁。随年龄增加，脑清除 Aβ 的能力明显下降。此外，ApoE 基因多态性也影响 CAA 发生。ApoE 分 ε2、ε3 和 ε4 三种类型，ApoE-ε3/ε3 是普通人群中最常见基因型，ApoE-ε4 可改变基底膜生化成分、促进 Aβ 在血管壁内的沉积，ApoE-ε2 则加速淀粉样变血管脆弱破裂、导致出血性病理改变。

【病理】 CAA 的病理特点为淀粉样物质沉积在脑皮质、软脑膜和小脑的小、中型动脉血管壁中、外层的外侧部。在稍大动脉中呈毛刷状，在较小动脉中呈串珠状，典型的病变分布呈块状和节段状，严重受损的血管节段与基本未受损的血管节段交替存在，大脑枕、额、颞叶血管最易受累。病变血管可形成微动脉瘤、血管壁同心性裂开、慢性血管周围或跨血管壁的炎症和纤维素样坏死。出血的典型部位是大脑半球灰白质交界区域，故脑叶出血多见，血肿可破入蛛网膜下腔。出血多为多发，少数为单发，可为点状、粟粒状、片状或纺锤状。

【临床表现】 CAA 多见于 55 岁以上的老年人，随年龄增高发病明显增加，男女均可发病。多数 CAA 无临床症状，仅部分患者出现脑出血和痴呆。

1. 自发性颅内出血（ICH） CAA 最常见的表现为自发性颅内出血，且容易反复发生。出血部位最常见于皮质及皮质下或脑叶等区域，小脑也可发生但不常见，脑干及大脑半球深部结构一般不受累。CAA 相关的脑叶出血与其他原因的脑叶出血临床表现相类似，呈急性发作的神经症状，如头痛、癫痫、意识障碍等。脑叶出血可破入蛛网膜下腔出现相应症状。

2. 认知功能受损和痴呆 约 30% 的 CAA 患者出现痴呆的症状，如严重的记忆障碍、注意力、定向力和计算力减退，或精神异常。CAA 的认知功能下降主要表现为加工速率下降、执行功能受损和注意力缺陷。

3. 短暂性局灶性神经系统发作（transient focal neurological episodes，TFNEs） 与局灶皮质小灶出血有关。表现为反复、刻板性发作的局灶性神经系统症状，持续一般不超过 30min，症状包括部分性运动性癫痫样发作、肢体无力、言语障碍等，其中最为特征性的表现为播散性的感觉异常。

4. 其他 由于皮质血管淀粉样物质沉积导致血流灌注减少，CAA 可出现缺血性梗死或出血性梗死。CAA 相关的脑缺血可引起认知障碍、癫痫发作、白质脑病等。血管炎性改变是 CAA 相关脑缺血的另一种形式，较单纯脑出血更可能表现认知障碍和局灶性或弥散性的缺血性损伤。CAA 相关炎症是 CAA 少见的临床表现，是对脑血管 Aβ 沉积的自身免疫反应，通常表现为急性或亚急性脑病症状，认知下降，行为改变，局灶性神经功能障碍，头痛和癫痫发作等。

【辅助检查】

1. 影像学检查

（1）CT 或 MRI 扫描：可显示多灶性脑叶出血，呈大块或点、片状，也可发现缺血病灶。核磁共振梯度回波序列或磁敏感加权成像（susceptibility weighted imaging，SWI）序列上显示局限脑叶的多发点状微出血是CAA标志性影像学特点（图8-17），此外常合并脑白质高信号、皮质表面铁沉积、血管周围间隙等。

（2）分子影像：该技术仍处于研究中。全脑淀粉样蛋白示踪剂B型匹兹堡复合物正电子发射计算机断层显像（Pittsburgh compound B positron emission computed tomography，PiB-PET）可能对CAA病理生理机制研究、鉴别诊断、病情定量评估存在价值。

2. 实验室检查　相比正常老年对照人群，CAA患者脑脊液中 Aβ（如 $A\beta_{40}$，$A\beta_{42}$）水平可能较低。

3. 脑活检　病理检查可显示动脉壁经刚果红染色后在偏振光显微镜下呈黄绿色双折光。

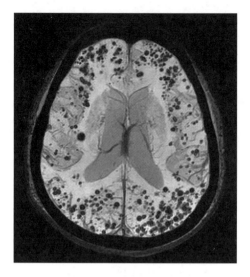

图 8-17　SWI 示脑淀粉样血管病
双侧大脑半球皮质区域多发微出血。

【诊断及鉴别诊断】　老年患者、无高血压病史、脑出血表现为多灶性、复发性的脑叶出血，结合 CT 或 MRI 扫描，无其他引起出血的原因时，可拟诊为 CAA。确诊需病理检查。

多发性脑出血（同一天或间隔几天）还可见于外伤、脑血管畸形、颅内静脉血栓、脑转移瘤、白血病、脑血管炎、凝血功能障碍、脓肿及弥漫性血管内凝血等，应注意鉴别病因。在有原发性脑出血和高血压病史的患者中，多灶性脑出血少见（<1%）。

【治疗】　对 CAA 尚无特效疗法，CAA 患者的长期管理集中在降低脑出血的发生和再发风险，以及预防痴呆。脑出血的治疗同自发性脑出血，以内科治疗、对症支持治疗为主。必要时可考虑手术，并可进行病理检查。恢复后也要避免使用抗凝剂，慎用抗血小板类药物。部分 CAA 相关血管炎性改变患者使用免疫抑制剂如环磷酰胺治疗可能有效。对继发癫痫患者可采用抗癫痫治疗。

【预后】　CAA 相关脑出血的院内病死率为 24%，6 个月时病死率为 32%，年复发率为 4.4%，病程为 5~19 年。

三、脑盗血综合征

脑盗血综合征（steal syndrome）是指各种原因引起的动脉狭窄或闭塞时，其远端动脉压力明显降低，因虹吸作用而使邻近动脉的血流逆行至较低血压的动脉以代偿其血供，被盗动脉的供血减少并引起其供血区的缺血，当出现临床症状或体征时称为"盗血"综合征。主要有以下三种类型。

（一）锁骨下动脉盗血综合征

锁骨下动脉盗血综合征（subclavian steal syndrome）指一侧锁骨下动脉或无名动脉在其近心端发出椎动脉前狭窄或完全闭塞时，患侧椎动脉血液逆流（甚至将对侧椎动脉部分血液也盗取过来）至锁骨下动脉远心端供应患侧上肢，因而引起椎基底动脉供血不足的症状，称锁骨下动脉盗血综合征（图8-18）。最常见的原因为动脉粥样硬化，多为老年患者；其次为动脉炎，多为较年轻的患者。当近端锁骨下动脉狭窄程度至少为中度（>50%）时，>90% 的患者出现间歇性或持续性椎动脉血流逆转。主要临床表现分为三个方面：①椎基底动脉供血不足的症状和体征：如眩晕、晕厥、视物模糊、复视、共济失调、构音障碍、吞咽障碍、头痛、肢体感觉或运动异常等。②上肢缺血的症状和体征：如上肢活动后无力而休息后好转、发冷感、疼痛、感觉异常、皮肤苍白或发紫，上肢抬高时症状加重；患侧桡动脉、肱动脉或锁骨下动脉搏动减弱或消失，患侧血压较健侧低 20mmHg（2.7kPa）以上。③其他体征：如锁骨上区、锁骨下动脉区域可闻及收缩期血管杂音。

（二）颈动脉盗血综合征

颈动脉盗血综合征（carotid steal syndrome）由颈内动脉闭塞所致。当一侧颈内动脉狭窄或闭塞时,其远端动脉压力降低,血液通过前交通动脉由健侧向患侧分流,引起健侧颈内动脉系统缺血、大脑半球供血不足的临床表现,也称为前交通动脉盗血综合征。血液也可经后交通动脉由椎基底动脉逆流入患侧颈内动脉供血区,导致椎基底动脉供血不足的临床表现,称为后交通动脉盗血综合征。

（三）椎基底动脉盗血综合征

椎基底动脉盗血综合征(vertebrobasilar steal syndrome)指椎基底动脉狭窄或闭塞时,血液经后交通动脉由颈内动脉逆流入椎基底动脉供血区,导致颈内动脉系统供血不足出现相应临床表现,此型很少见。

盗血综合征的治疗根据病变部位及病因而定,可针对动脉粥样硬化及动脉炎进行相应治疗。尽量避免使用血管扩张药,因其可加重盗血。当症状反复、影响日常生活或工作时,可考虑手术治疗。

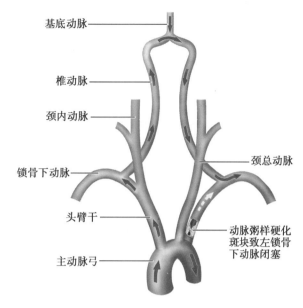

图 8-18 锁骨下动脉盗血示意图

四、伴有皮质下梗死和白质脑病的常染色体显性遗传性脑动脉病

伴有皮质下梗死和白质脑病的常染色体显性遗传性脑动脉病(cerebral autosomal dominant arteriopathy with subcortical infarcts and leukoencephalopathy,CADASIL)是位于 19 号染色体上 Notch3 基因突变所致的中青年起病的遗传性脑小血管疾病,常见表现为皮质下缺血事件,并导致进行性痴呆伴假性延髓性麻痹。该病最早报告的是欧洲家系。1993 年一组法国学者提出使用 CADASIL 的名称,并报告了病变基因定位于 19 号染色体的发现。1996 年该组学者发现 Notch3 基因的各种突变是致病的原因。

【病因与发病机制】 位于 19 号染色体上 Notch3 基因的各种突变是 CADASIL 的病因。Notch3 基因编码的是一种 2321-氨基酸蛋白,是只在血管平滑肌细胞表达的跨膜受体。CADASIL 基因的所有突变均导致半胱氨酸残基数量的异常进而可能改变受体功能。CADASIL 突变基因的临床及 MRI 特征外显率分别在 50 岁和 35 岁时达 100%。即所有含 Notch3 基因突变的个体,50 岁时出现临床表现,35 岁时 MRI 可见相应改变。

【病理】 显微镜检查可见弥散性的髓鞘脱失及白质疏松,损害多位于室周和半卵圆中心,脑桥也可有类似改变,与白质和基底节的腔隙性梗死有关。脑和软脑膜的动脉血管壁增厚伴管腔变小。电镜下可见受累血管中层内颗粒状电致密嗜锇物质(granular electron-dense osmiophilic material)沉积,围绕在平滑肌细胞周围。在脾、肝、肾、肌肉和皮肤小血管及颈动脉和主动脉壁均可出现类似改变。

【临床表现】

1. 病程特点 一般在 20~30 岁时出现有先兆的偏头痛,40~50 岁时反复发作缺血性卒中或 TIA,50~60 岁时出现痴呆,65 岁左右死亡。

2. 临床表现

（1）偏头痛:CADASIL 最早的临床表现可为有先兆的偏头痛,该症状首次发作平均年龄在 30 岁左右,偶见发生于 20 岁以前、MRI 异常信号尚未出现时。偏头痛发生频率不等,有的患者一生中仅有 1 次发作,有的患者每月发作数次。

（2）脑卒中:是 CADASIL 最常见的临床表现,多无血管性危险因素。约 2/3 有症状的患者有过 TIA 或完全性脑卒中,这些事件发生的平均年龄在 49 岁左右。其中的 2/3 为典型的腔隙综合征。大部分患者反复脑卒中发作,出现步态困难、小便障碍、假性延髓麻痹等症状。

（3）认知障碍和痴呆：约1/3的患者出现痴呆，可突然发生或逐渐起病，发生的平均年龄为60岁。主要是皮质下痴呆，常见认知受损领域为执行功能和处理速度，注意力、语言、视空间等功能也可能受损。

（4）其他：一些患者出现情绪障碍（如抑郁、淡漠）、脑出血、癫痫及突聋等症状。

【辅助检查】

1. 神经影像学　CT尤其是MRI可发现皮质下白质内、脑室周围、基底节、脑干（有时累及）出现局灶性、弥散性和融合性病灶。病灶在MRI上呈长T_1、长T_2信号（图8-19）。MRI改变可出现在临床症状之前，并随时间进行性发展。

2. 基因检查　可发现*Notch3*基因突变。

3. 皮肤活检　皮肤血管可见颗粒状嗜锇物质。

【诊断及鉴别诊断】　当患者有TIA或卒中、严重情感障碍、伴先兆的偏头痛、痴呆等表现，MRI或CT显示皮质下白质、基底节广泛异常改变时，要考虑CADASIL的诊断。皮肤活检有参考价值，*Notch3*基因检查可以帮助确诊。

应注意与伴有皮质下梗死和白质脑病的常染色体隐性遗传性脑动脉病（cerebral autosomal recessive

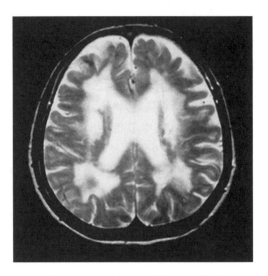

图8-19　CADASIL的MRI表现

arteriopathy with subcortical infarcts and leukoencephalopathy，CARASIL）鉴别。CARASIL是*HTRA1*基因突变所致的遗传性脑小血管病，主要特点是青少年起病，头部MRI发现脑深部白质病变，20~30岁出现痉挛性步态异常是最常见始发临床表现，当青年人出现弥漫性脑白质病变、秃发及腰背疼痛（脊椎疾病）等症状组合时应警惕该病。

【治疗】　主要是对症治疗，尚无有效的病因治疗。

五、动脉夹层

动脉夹层（artery dissection）是指动脉壁层内撕裂导致血液成分通过破损的血管内膜进入血管壁，使血管壁分层，造成血管狭窄、闭塞或形成假性动脉瘤。夹层可累及颅内和颅外动脉血管，颅外颈部动脉夹层更为常见，是青年脑卒中的重要病因，是本节的主要内容。

【病因与发病机制】　动脉夹层的病因可能是遗传性因素和外源性因素相互作用的结果，患者通常缺乏心脑血管病常见危险因素。遗传性因素包括肌纤维发育不良，常染色体显性遗传Ehlers-Danlos综合征等；外源性因素有颈部按摩、推拿或颈部外伤等机械性损伤。各种原因导致动脉壁内膜撕裂，使血液在动脉压的作用下进入血管壁使组织剥离，形成夹层。

【病理改变】　在某些因素作用下，动脉壁内膜发生撕裂，血液沿撕裂处侵入中膜形成壁内血肿，此时在内膜可形成内瓣膜。若中膜壁内血肿向外扩展至外膜下，可造成动脉瘤性扩张，引起占位效应；若血肿突破外膜发生破裂，在颅外则形成假性动脉瘤，在颅内造成蛛网膜下腔出血。动脉夹层导致血管腔狭窄甚至闭塞，常有血栓形成。约50%动脉夹层内血肿机化，随时间延长而自愈。

【临床表现】

1. 性别、年龄　各年龄段及两性均可发病，中青年更常见。一些患者有颈部损伤史。

2. 前循环症状　①疼痛，表现为同侧颈部或头部疼痛。②缺血性症状，如同侧单眼一过性黑矇，对侧肢体一过性或持续性感觉或运动障碍；一般疼痛可先于缺血症状前几天至几周内出现。③压迫性症状，如霍纳征、搏动性耳鸣及第IX~XII对脑神经功能障碍。④夹层动脉瘤破裂形成假性动脉瘤或蛛网膜下腔出血。

3. 后循环症状　①疼痛，大部分初发症状是颈部痛或枕部痛；部分还可放射到同侧的颞区、枕区、额部、眼眶。②缺血性症状，如一过性眩晕、复视、走路不稳或构音障碍，也可发生小脑、脑干甚至颈髓上段梗死，一般疼痛常于缺血症状前几小时到几天内出现。③夹层动脉瘤破裂形成假性动脉瘤或蛛网膜下腔出血。

【辅助检查】 影像检查很重要，但目前尚无一种可单独作为"金标准"，应结合使用。

1. **超声** 无创检查，价格低廉，操作简便。颈部血管超声可以观察血管腔的狭窄或者闭塞，如果发现血管壁血肿或者双腔征则更有诊断意义。

2. **CTA** CTA的优势是快速、无创和有效。CTA能清楚地显示血管腔的不规则狭窄或者闭塞，同时也可显示假性动脉瘤、内瓣膜等征象。

3. **MRI** MRI的敏感度、特异度较高。MRI可以清晰地显示脑实质的梗死，并且运用脂肪抑制技术可显示血管壁血肿。近年来高分辨磁共振成像（HRMRI）技术对血管壁结构的显示有助区分血管周围组织，鉴别血管内血栓与血管壁血肿。

4. **DSA** 是诊断动脉夹层可靠的方法，但它是有创检查，费时、费用高、可能存在并发症，更多对血管管腔而非管壁状态进行评估。DSA可见"火焰征""线样征""鼠尾征"、内膜瓣、假性动脉瘤等表现。

【诊断】 由于目前尚无一种可单独作为"金标准"的检查，因此诊断动脉夹层时需要根据患者的临床表现，例如有无头颈部疼痛和脑缺血或梗死，再结合中青年发病，无血管危险因素，影像学检查排除其他常见原因的脑血管疾病（例如动脉粥样硬化性脑梗死）并存在动脉夹层的征象，可考虑诊断为动脉夹层。必要时重复影像学检查进一步明确诊断。

【鉴别诊断】

1. **其他常见原因的脑梗死** 起病年龄较大，常伴血管危险因素，多以局灶性神经功能缺损症状体征为主要表现，头颈痛少见。

2. **偏头痛** 可有家族史，主要为一侧搏动性头痛周期性反复发作，可伴恶心呕吐、出汗、畏光等症状，常有诱因，少有神经功能缺损症状或体征。

【治疗】

1. **急性期** 动脉夹层导致的急性脑梗死患者，发病4.5h内无禁忌证者可以考虑静脉使用rt-PA溶栓。

2. **预防再发** 由动脉夹层导致的TIA或脑梗死患者，可应用抗血小板或抗凝治疗3~6个月，根据疗程结束时的随访影像情况决定是否长期抗栓。伴有大面积脑梗死、颅内动脉夹层或抗凝禁忌证者，倾向使用抗血小板治疗。在恰当的抗血小板或抗凝治疗中仍有反复发作脑梗死的患者，可考虑血管内介入治疗。

六、原发性中枢神经系统血管炎

原发性中枢神经系统血管炎（primary angiitis of the central nervous system，PACNS），又称颅内肉芽肿性动脉炎（intracranial granulomatous arteritis）、中枢神经系统肉芽肿性血管炎（gramulomatous angiitis of the central nervous system，GACNS），是一种罕见的，病因尚不清，局限于中枢神经系统（脑、脊髓、脑膜），而没有其他系统性疾病表现的血管炎，故又称为孤立性中枢神经系统血管炎（isolated angiitis of the central nervous system，IACNS）。临床表现复杂多样，易与许多疾病相混淆。于1959年首次报道。随着脑血管造影技术的广泛应用，本病的报道日益增多。

【病因和发病机制】 本病少见，已发表的研究多为个案报道，病因与发病机制尚不清楚。有学者认为可能与自身免疫异常有关，也有认为可能与免疫功能低下引起的感染相关，尚待进一步研究。

【病理】 病变通常累及颅内中小动脉，特别是软脑膜的动脉。偶尔累及颈内动脉和椎动脉。颅外的器官或组织不受累。急性期血管壁被淋巴细胞、浆细胞、大单核细胞和巨细胞浸润，纤维素样坏死，并出现分叶核白细胞。慢性期出现淋巴细胞和多核巨细胞伴血管壁局灶纤维素样坏死，肉芽肿性动脉血管炎中可见郎汉细胞，也可表现为坏死性淋巴细胞性血管炎。受累血管狭窄或闭塞导致脑内单发或多发小梗死灶，偶尔伴发出血。大脑半球最常受累，其次为脑桥和延髓、小脑和脊髓。脑膜常有炎性细胞浸润,是引起脑膜炎临床表现的病理基础。

【临床表现】

1. **性别、年龄**　所有年龄均可发病,50 岁左右更常见;男性较女性更多见。

2. **病程**　可急性、亚急性或慢性起病。病程可复发-缓解,也可进行性加重。

3. **临床表现**　无特异性。头痛是最常见症状,头痛通常呈渐进性亚急性起病,随后出现脑病症状、痴呆和认知障碍、行为和人格改变。可以脑卒中样急性起病,也可类似慢性脑膜炎表现,极少数患者脊髓和视神经受累。除中枢神经系统症状外,通常不伴系统性症状。

【辅助检查】　虽然实验室检查、影像学检查等手段敏感性和特异性也有限,但应进行上述检查排除其他疾病。

1. **实验室检查**

(1)血液学检查:血沉、C 反应蛋白、白细胞等多正常;还需完善自身免疫抗体等检测用于排除诊断。

(2)脑脊液检查:可有淋巴细胞增多,蛋白升高,糖正常。

2. **影像学检查**　无特异性的改变。头部 CT 和 MRI 检查可有脑梗死表现,梗死灶特点常呈多发、双侧半球、不同血管供血区受累,可累及皮质、皮质下和软脑膜。MRI 的 T_2WI 及 FLAIR 像常见脑白质高信号,也可见脑膜增强和脑出血等。血管影像学检查可见脑血管多发节段性狭窄、扩张及串珠样改变。

3. **脑组织活检**　是 PACNS 诊断的“金标准”,大脑组织或软脑膜活检约 50% 可见节段性肉芽肿样血管炎,约 25% 可见坏死性血管炎改变。

【诊断】　诊断 PACNS 前应进行排除性诊断。目前广泛运用的临床诊断标准为:①病史和临床检查发现原因不明的后天获得性神经系统损害;②脑血管造影或脑活检发现有典型中枢神经系统血管炎表现;③排除系统性血管炎及其他能引起继发性中枢神经系统血管炎的各种情况。诊断时应符合以上所有条件。

【鉴别诊断】

1. **系统性疾病或感染性疾病**　结缔组织病,如 Behcet 综合征、Wegener 肉芽肿病、Cogan 综合征、系统性红斑狼疮、Crohn 病等;感染性疾病;其他,如高同型半胱氨酸血症等。

2. **非炎症性脑血管病变**　可逆性脑血管收缩综合征,纤维性肌发育不良,烟雾病等。

3. **其他颅内病变**　多发性脑栓塞,脑肿瘤,脱髓鞘疾病如多发性硬化等。

【治疗】　尚无确切有效的特异性治疗药物。目前治疗原则类似于系统性血管炎。皮质类固醇激素和/或免疫抑制剂可能有益。进行对症支持处理及综合治疗仍是重要的措施。

【预后】　缺乏研究数据。PACNS 预后与血管受累不同类型相关。近年报道用激素和免疫抑制剂治疗的患者,约 80% 可得到预后改善。

 思考题

1. 请思考如果请你向自己的父母或其他长辈进行脑血管病预防、识别相关知识的科普宣教,你将从哪几个方面开展?

2. 为了将中医更好地推广至世界范围内造福脑卒中患者,请思考设计如何针对“针灸在脑卒中康复治疗中的作用”这一目标进行循证医学级别的论证。

3. 简述脑出血的治疗原则。

4. 脑出血后患者的血压管理是当前研究的热点,如果你是研究者,你将如何设计方案来对该临床问题进行探讨?

5. 对于出血性脑卒中的青年患者,应该如何考虑其发病原因?

（骆　翔　吴　波）

扫码获取
数字内容

第九章
脑血管病的血管内介入诊断和治疗

- 数字减影血管造影在脑血管疾病诊断中的应用。
- 各种脑血管病血管内介入手术、术前评估及围手术期管理简介。

脑血管病介入的基本原理是在X线透视监视下,经人体血管的自然通道,借助导引器械(如导管、导丝等)将对比剂或特殊材料递送到神经系统的血管病变区域,以达到诊断和/或治疗的效果。因整个诊疗过程均在病变相关的血管腔内进行,故称为血管内介入诊疗。与传统外科诊疗方法相比,具有微创、高效等优点。

第一节 脑血管病的血管内介入诊断

一、全脑血管造影术

全脑血管造影术是经皮动脉插管针对头颈部血管实施的数字减影血管造影(digital subtraction angiography,DSA),能够全面、动态、实时、多角度地显示血管的结构和相关病变,目前被认为是诊断脑血管病的"金标准";但存在0.1%~0.3%的并发症风险,严重时甚至危及生命,因此,需严格掌握检查指征。

1. 血管造影机和介入器材 血管造影机是进行血管内介入操作的基础设备,目前使用的是DSA系统。其他介入材料包括以下几种。

(1)血管鞘:是导入介入器材的包含一个单向阀的导管。

(2)导丝:是将其他介入器材输送至目标血管的载体,常由一根坚硬的轴心金属丝外面紧密缠绕弹簧圈组成。导丝的直径以英寸(inch)为单位,换算关系为1mm=0.039in。

(3)导管:用于注射对比剂明确血管情况或输送介入器材到达目标位置。根据不同功能,又分为诊断导管、导引导管及微导管等。导管的直径一般以外径作为标准,采用法制单位标准F(French),换算关系为1mm=3F。

(4)附件:包括三通阀、Y形阀、灌注线输液管、穿刺针、扩张器、加压输液袋等。

2. 脑DSA的适应证

(1)脑血管疾病的诊断和疗效随访。

(2)头颈部各器官及脊髓的血管性病变诊断。

(3)了解头颈部富血性肿瘤的血供及其与邻近血管的关系。

3. 脑DSA的禁忌证

(1)对对比剂、麻醉剂和介入器材严重过敏者。

(2)严重出血倾向或出血性疾病者。

(3)严重心、肺、肝、肾功能障碍者。

(4)穿刺部位感染或全身感染未控制者。

(5)未能控制的严重高血压患者。

（6）患者一般情况极差、非本次急性脑血管病引起的生命体征不稳定、休克或濒死状态。

4. 脑 DSA 的操作方法及注意事项

（1）操作方法：一般采用局部麻醉、股动脉穿刺的方式进行脑血管造影，置入动脉鞘，然后根据主动脉弓上血管的走行，以不同的造影导管，根据检查目的分别在不同的血管进行造影成像。根据患者情况或术者习惯，也可选择桡动脉或直接经颈动脉穿刺造影。

（2）注意事项

1）造影前后应严格进行体格检查，尤其神经系统查体，及时发现造影可能带来的并发症。

2）为预防血栓形成或栓子脱落，造影时常应用肝素，具体剂量根据不同的疾病进行选择。

3）全脑血管造影应包括主动脉弓在内的所有头颈部血管造影。

4）造影前应密切注意患者肾功能、有无口服二甲双胍、有无甲状腺功能亢进症病史；术后注意穿刺肢体制动、生命体征及临床症状的变化（详见本章第六节）。

二、主动脉弓及弓上大动脉

主动脉弓位于上纵隔内，一般人群中约 80% 者主动脉弓上缘发出三大分支，从右向左分别为头臂干、左侧颈总动脉及左侧锁骨下动脉，头臂干又发出右侧锁骨下动脉及右侧颈总动脉，双侧锁骨下动脉又发出双侧椎动脉（图 9-1）。主动脉弓发生正常变异者约 20%，其中最多见的是头臂干和左侧颈总动脉共干（称为牛型弓），其他包括右颈总动脉起自头臂干、左椎动脉起自主动脉弓、右锁骨下动脉起自主动脉弓等。

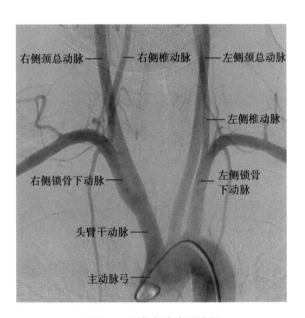

图 9-1 正常主动脉弓造影

三、前循环系统

前循环系统又称颈内动脉系统，由颈总动脉、颈外动脉、颈内动脉以及颈内动脉的主要分支眼动脉、后交通动脉、脉络膜前动脉、大脑前动脉和大脑中动脉组成（图 9-2），向眼部、大脑半球前 2/3 的区域（以顶枕沟为界）供血。

1. 颈总动脉（common carotid artery，CCA） 右侧起自头臂干，左侧起自主动脉弓。颈总动脉平均长度右侧约 9.5cm，左侧约 12.5cm，内径 5~7mm。约 50% 的人群颈总动脉在颈 4~颈 5 椎体水平分为颈内、颈外动脉，颈总动脉分叉处是动脉粥样硬化斑块形成的好发部位。

2. 颈外动脉（external carotid artery，ECA） 一般于颈 4 椎体水平起自颈总动脉，先行于颈内动脉前内侧，后经其前方转至外侧，上升并发出甲状腺上动脉、舌动脉、面动脉、咽升动脉、耳后动脉、枕动脉、颞浅动脉及上颌动脉。颈外动脉变异较常见，并与颈内动脉之间存在广泛的潜在吻合。这些吻合在颈内动脉闭塞性病变时，可为颅内结构提供代偿性供血。

3. 颈内动脉（internal carotid artery，ICA） 是颈总动脉终末分支中较粗的一支，内径 4~5mm。临床常用 Bouthillier 法将 ICA 由近心端至远心端分为 7 个解剖段，包括颈段（C1）、岩段（C2）、破裂孔段（C3）、海绵窦段（C4）、床突段（C5）、眼段（C6）及交通段（C7）（图 9-3）。其中 C6 和 C7 因已进入蛛网膜下腔被称为颅内段。

四、后循环系统

后循环系统又称椎基底动脉系统，由椎动脉、基底动脉及其各级分支组成，向大脑半球后 1/3 区

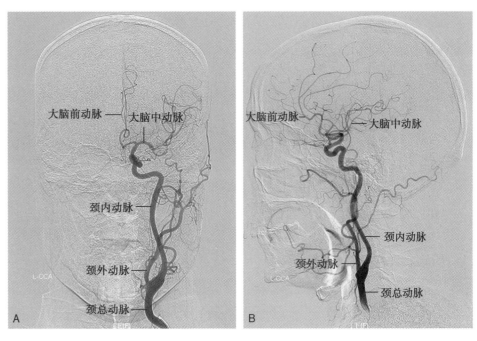

图 9-2　正常前循环血管造影
A. 正位；B. 侧位。

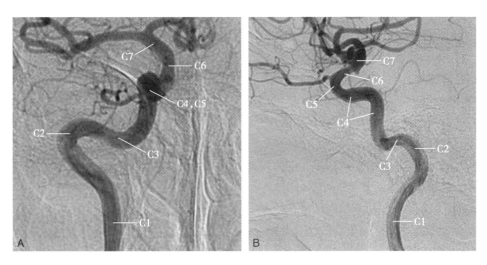

图 9-3　颈内动脉分段（Bouthillier 法）
A. 正位；B. 侧位。

域和脑干、小脑等供血（图 9-4）。前后循环血管的走行、分布请参考第八章第一节。

1. **椎动脉**（vertebral artery，VA）　左右各一条，是锁骨下动脉的第一个大的分支。椎动脉直径为 2~5mm，约 90% 的双侧椎动脉管径不对称，或仅有单侧发育。临床上常把 VA 由近心段至远心段分为骨外段（V1）、椎间孔段（V2）、脊椎外段（V3）及硬膜内段（V4）4 段（图 9-5）。主要分支包括脊髓前动脉、脊髓后动脉、小脑下后动脉。

2. **基底动脉**（basilar artery，BA）　由双侧椎动脉于脑桥下缘汇合而成，上行至脑桥上缘分为左右大脑后动脉两个终支。主要分支有小脑下前动脉、内听动脉、脑桥穿支、小脑上动脉、大脑后动脉。基底动脉平均直径约 4mm。临床常将基底动脉可分为三段：近段，指基底动脉起始至小脑下前动脉之间；中段，指小脑下前动脉至小脑上动脉之间；远段，指小脑上动脉至大脑后动脉之间。

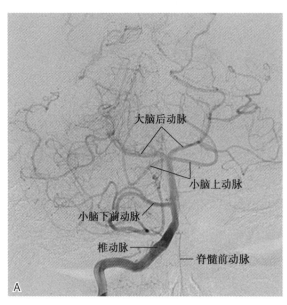
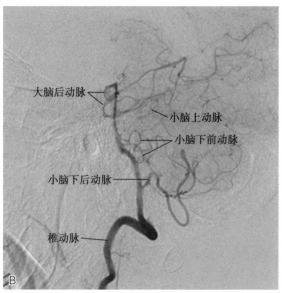

图 9-4　正常后循环颅内段血管造影
A. 正位；B. 侧位。

五、颅内外静脉系统

1. 颅外静脉系统　主要包括头皮静脉、导静脉、板障静脉、眼眶静脉、面静脉、颈内静脉、颈外静脉及椎静脉等。

2. 颅内静脉系统　包括静脉窦和脑静脉，其中脑静脉包括大脑静脉及小脑静脉（图 9-6）。

（1）静脉窦：静脉窦壁由坚实的纤维性硬膜构成，无瓣膜，壁内不含肌组织。其管道多为复杂的小梁状结构，内含许多交叉的带状、索状及桥状结构。静脉窦收集浅部及深部大脑静脉、脑膜及颅骨的血液，并经导静脉网状结构与颅外静脉系统相通。主要的静脉窦有上矢状窦、下矢状窦、直窦、横窦、乙状窦、海绵窦、岩上窦及岩下窦。

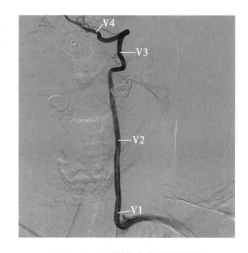

图 9-5　正常椎动脉造影分段

（2）大脑的静脉：不与动脉伴行，分为浅、深两组。浅静脉收集皮质及皮质下白质的静脉血，直接注入邻近的静脉窦。深静脉收集大脑深部的静脉血，经大脑大静脉（又称 Galen 静脉）注入直窦。在脑表面或白质内，浅、深两组间存在广泛吻合。

（3）小脑的静脉：分为上、下两组。小脑上静脉由小脑上面的小静脉汇合而成，向前、向内注入直窦和大脑内静脉，向外注入横窦和岩下窦。小脑下静脉较粗大，注入乙状窦和枕窦。

六、侧支循环

脑侧支循环是指当大脑的供血动脉或主要静脉、静脉窦严重狭窄或闭塞时，血流通过其他血管（侧支或新形成的血管吻合）到达缺血区或静脉引流区，从而使缺血组织得到不同程度的灌注代偿。正确认识和评估侧支代偿有助于临床决策及预后判断。

按照不同血流代偿途径，脑动脉系统的侧支循环可分为三级：一级侧支循环指通过 Willis 环的血流代偿，包括前交通及后交通动脉；二级侧支循环指通过眼动脉、软脑膜吻合支及其他相对较小的侧支与侧支吻合支之间实现的血流代偿；三级侧支循环属于新生血管，部分病例在缺血一段时间后才可

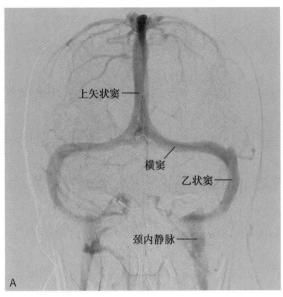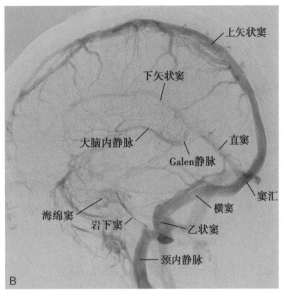

图 9-6　颅内静脉系统血管造影
A. 正位；B. 侧位。

形成。其中，Willis 环是脑血管主要的侧支循环途径。据统计，国人中约有 48% 存在 Willis 环发育不全或异常。

第二节　缺血性脑血管病的介入治疗

由颅内外大动脉狭窄或闭塞导致的缺血性脑血管病，在内科药物治疗的基础上，常常需要通过介入手段恢复脑组织血运，其中包括脑梗死急性期的机械再通手术和非急性期的二级预防手术。

一、脑梗死超早期的血管内介入治疗

虽然静脉溶栓具有操作简便、无创、普适性强等优点，但由于其较窄的时间窗和对大动脉闭塞的低再通率（大脑中动脉主干约 26%；颈内动脉约 8%；基底动脉约 4%），作为补救性措施的动脉溶栓和机械取栓应运而生。

（一）动脉溶栓

指在 DSA 的监视下，通过血管内介入技术，将溶栓药物直接注入责任血管闭塞部位，以达到血管再通的目的。与静脉溶栓相比，这种方法能提高血栓部位的药物浓度，增大溶栓药物与血栓的接触面，并能实时控制给药并评价循环情况，在减少溶栓药物用量的同时提高血管再通率。单纯动脉溶栓推荐剂量为 rt-PA 1mg/min，总量不超过 40mg，或尿激酶 1 万~3 万 U/min，总量不超过 100 万 U。如果作为静脉溶栓的补救性治疗，用量 rt-PA 不超过 30mg 或尿激酶不超过 40 万单位。

（二）机械取栓

指在 DSA 的监视下，通过血管内介入技术，使用可回收支架或血栓抽吸系统去除血栓，达到血管再通。首项机械取栓的临床研究 2010 年发表于 *Stroke*；李铁林教授及凌锋教授团队在 2012 年相继报道了单中心的取栓经验；随着 2015 年几项随机对照研究的验证，机械取栓被各国指南推荐为超早期大动脉闭塞急性脑梗死首选治疗手段（图 9-7）。

【适应证】　急性缺血性脑卒中发病 6h 内，脑卒中前 mRS 0~1 分，年龄≥18 岁，NIHSS 评分≥6 分，ASPECTS 评分≥6 分，影像学检查证实急性缺血性脑卒中由颈内动脉、MCA M1 段、M2 段、M3 段、大脑前动脉、大脑后动脉、椎动脉和基底动脉等大血管闭塞引起，要尽快启动取栓，不应等待静脉溶栓效

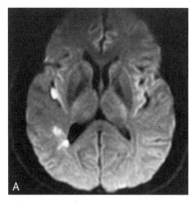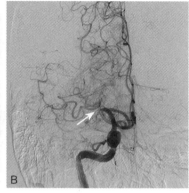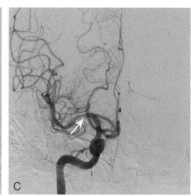

图 9-7　机械取栓术

A. 急性脑梗死发病后 5h 的 DWI；B. 术前；C. 术后。

果；静脉溶栓禁忌的患者，应将机械取栓作为大血管闭塞的治疗方案；对于发病时间在 6~24h 的患者，当多模态影像学评估存在较小核心梗死区、较大缺血半暗带时，也应尽快取栓。

【禁忌证】

1. 活动性出血或已知有严重出血倾向者。

2. CT 或 MRI 显示大面积脑梗死（梗死体积超过 1/3 大脑中动脉供血区）。

【相对禁忌证】

1. 术前血糖<2.7mmol/L 或>22.2mmol/L、血压高于 180/105mmHg 者需先纠正血糖及血压。

2. 近 2 周内进行过大型外科手术、近 3 周内有胃肠或泌尿系统出血、血小板计数<50×10^9/L、INR>3、病前 mRS≥2 分、预期生存期<1 年及妊娠患者要慎重。

3. 严重心、肝、肾功能不全或严重糖尿病患者。

【取栓注意事项】

1. 取栓只适合于影像学评估存在一定量缺血半暗带的患者。

2. 高龄单纯性大血管闭塞患者可以选择取栓。

3. 在治疗时间窗内的患者，血管开通越早越好。

4. 取栓可以在全身麻醉或局部麻醉下进行，主要取决于患者的病情及医院的条件。

【并发症】　包括脑出血、脑栓塞、缺血再灌注损伤、过度灌注综合征、动脉夹层、再通后二次闭塞等。

二、头颈部大动脉狭窄的血管内介入治疗

头颈部大动脉狭窄可见于动脉粥样硬化、动脉夹层、肌纤维发育不良、炎症、放疗、肿瘤等，其中以动脉粥样硬化最常见。动脉粥样硬化以老年男性好发，病变多位于动脉分叉和动脉起始段，有时可因斑块内出血或斑块脱落形成溃疡而导致斑块不稳定，这种不稳定斑块在椎动脉起始段少见。

【流行病学】　据报道，国人缺血性脑血管病患者中约 26% 存在颈动脉≥50% 狭窄，25%~40% 存在颅外段椎动脉狭窄，11.6% 存在锁骨下动脉狭窄，46.6% 存在颅内动脉粥样硬化狭窄（intracranial atherosclerotic stenosis，ICAS）。而白种人 ICAS 引起的缺血性脑卒中仅占 5%。

【临床表现】　多见狭窄动脉供血区的 TIA 或缺血性脑卒中，也可以表现为脑动脉盗血综合征或血管性认知障碍。部分患者可无症状。

【狭窄程度的判断】　目前颅外颈内动脉多用北美症状性颈动脉内膜切除试验（North American symptomatic carotid endarterectomy trial，NASCET）所采取的算法：狭窄程度（%）=（1-最窄处管径/狭窄远端正常颈内动脉管径）×100%（图 9-8）。椎动脉狭窄程度多采取椎动脉支架试验（vertebral artery stenting trial，VAST）的算法：狭窄程度（%）=（1-最窄处椎动脉管径/狭窄远端正常椎动脉管

径)×100%(图9-9)。颅内动脉狭窄多采用华法林-阿司匹林治疗症状性颅内动脉狭窄(warfarin-aspirin symptomatic intracranial disease,WASID)算法:狭窄率(%)=(1-最狭处血管直径/狭窄近端正常血管直径)×100%(图9-10)。

狭窄程度分为3级:<50%为轻度狭窄,50%~69%为中度狭窄,70%~99%为重度狭窄。

【手术方法】 颅外段动脉手术包括开放性外科手术及介入手术,后者主要包括:颈动脉支架置入术(图9-11、图9-12)、椎动脉支架置入术(图9-13)及锁骨下动脉支架置入术。颅内段动脉手术包括:颈内动脉眼段、交通段、大脑中动脉、基底动脉及椎动脉V4段等支架置入术(图9-14);对于支架置入困难或风险高的颅内段动脉狭窄患者,可行单纯球囊成形术。

【手术适应证】

1. 6个月内有过狭窄颈动脉供血区非致残性缺血性脑卒中或TIA,DSA证实颈动脉狭窄率≥50%。

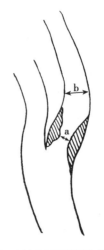

图9-8 NASCET 颈动脉狭窄程度计算方法
狭窄率(%)=(1-a/b)×100%。

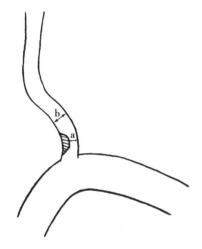

图9-9 VAST 椎动脉起始段狭窄程度计算方法
狭窄率(%)=(1-a/b)×100%。

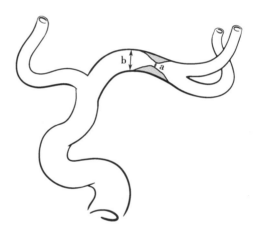

图9-10 WASID 颅内动脉狭窄程度计算方法
狭窄率(%)=(1-a/b)×100%。

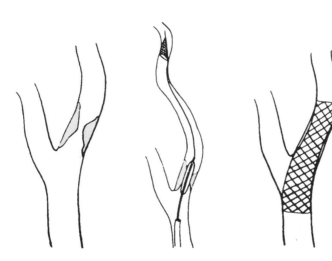

图9-11 颈动脉支架置入术流程图

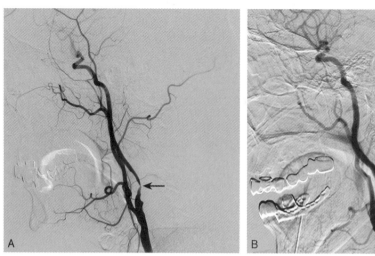

图 9-12　颈动脉支架置入术
A. 术前；B. 术后。

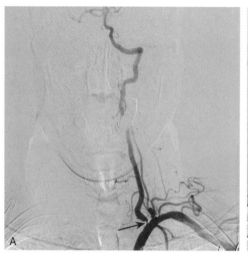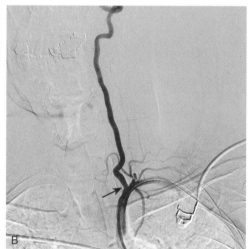

图 9-13　椎动脉支架置入术
A. 术前；B. 术后。

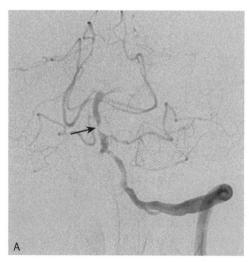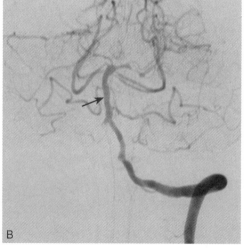

图 9-14　基底动脉支架置入术
A. 术前；B. 术后。

2. 无症状颈部动脉狭窄,DSA 证实狭窄率≥70%。

3. 药物治疗无效的症状性颅外段椎动脉或锁骨下动脉≥70% 狭窄。

4. 颅内动脉支架置入术的适应证国际上存在一定争议。一般认为,症状性颅内动脉粥样硬化性重度狭窄、规范化药物治疗无效的患者,才推荐手术。

【手术禁忌证】

1. 3 个月内颅内出血。

2. 3 周内曾发生心肌梗死或大面积脑梗死。

3. 伴有颅内动脉瘤或血管畸形等病变,不能提前或同时处理者。

4. 胃肠道疾病伴有活动性出血者。

5. 难以控制的高血压。

6. 对肝素以及抗血小板类药物有禁忌证者。

7. 对比剂过敏者。

8. 重要脏器如心、肺、肝和肾等严重功能不全者。

9. 动脉走行迂曲,导管、球囊、支架等器械到位困难者。

10. 预期生存期不足 2 年者要充分与家属沟通。

需要指出的是随着器械材料和技术的进步,许多既往的绝对禁忌证已经变为相对禁忌证。

【手术并发症】 围手术期神经系统主要并发症包括脑栓塞、动脉夹层、血管痉挛、支架内血栓、脑过度灌注综合征、脑出血等,远期并发症主要为支架后再狭窄。由于病变局部的解剖生理特点,各手术部位并发症的发生率可能稍有不同。例如,C1 段因颈动脉窦的影响,容易发生心率、血压下降;颅内动脉手术还可发生蛛网膜下腔出血、穿支动脉闭塞;椎动脉及锁骨下动脉起始段受主动脉弓搏动影响,支架断裂及再狭窄发生率更高。

三、非急性颅内外大动脉闭塞再通

非急性大血管闭塞患者,临床表现可以是无症状或症状长期处于相对平稳状态,但应激状态下往往反复出现脑缺血事件或者脑卒中症状进行性恶化,或表现为进行性加重的认知、情感障碍等。因此,非急性颅内外大动脉闭塞再通术近年来逐渐在临床开展,但目前尚无指南,应谨慎开展。

【概念】 多数颅内外大动脉闭塞患者难以判定脑血管闭塞发生的具体时间。因此,目前对于非急性颅内外大血管闭塞尚无严格定义。为区别急性颅内动脉闭塞治疗的时间窗,目前将发病超过 24h 的颅内外大动脉闭塞称为非急性大动脉闭塞,其中发现闭塞时间超过 4 周以上者称为慢性闭塞。

【流行病学】 颈内动脉的非急性闭塞是临床常见病变。74%~94% 慢性颈内动脉闭塞(chronic occluded internal carotid artery,COICA)患者无症状,6%~26% 的 COICA 患者发生闭塞血管相关的缺血性脑卒中。需要关注的是 COICA 患者予以药物治疗后,仍有 5%~7% 的年脑卒中风险,而且这些患者还存在认知障碍的风险。因此,对于标准药物治疗不良的 COICA 患者,有必要探索其他的非药物治疗措施。另外,在中国人群中,33%~50% 的脑卒中及>50% 的 TIA 由颅内大动脉狭窄或闭塞所致,其中以大脑中动脉最常见,约占 14.18%,大脑后动脉 7.86%,颈内动脉颅内段 5.17%,大脑前动脉 3.81%,基底动脉 2.3%。

【病因、发病机制】 病因包括动脉粥样硬化、心源性栓塞、血管夹层、烟雾病及脑血管炎等。发病机制与低灌注或残端的血栓脱落导致栓塞有关。

【适应证】

1. 药物治疗基础上的症状性颅内外大血管非急性闭塞合并严重血流动力学障碍患者,可考虑血管内再通。

2. 手术一般在急性脑梗死 2 周后进行,特殊情况下(如,梗死核心较小、临床病情进展的患者)在评估后也可考虑 2 周内手术。

3. 术前需要综合预估闭塞病变开通的成功率及其风险性。

【手术方法】

1. 对于存在残端的 COICA 病变，推荐首选血管内再通（图 9-15）。

2. 无明显残端的 COICA 病变，可直接尝试外科内膜剥离联合介入的复合手术。

3. 长节段 COICA，单纯血管内再通治疗失败后，可考虑尝试复合手术。

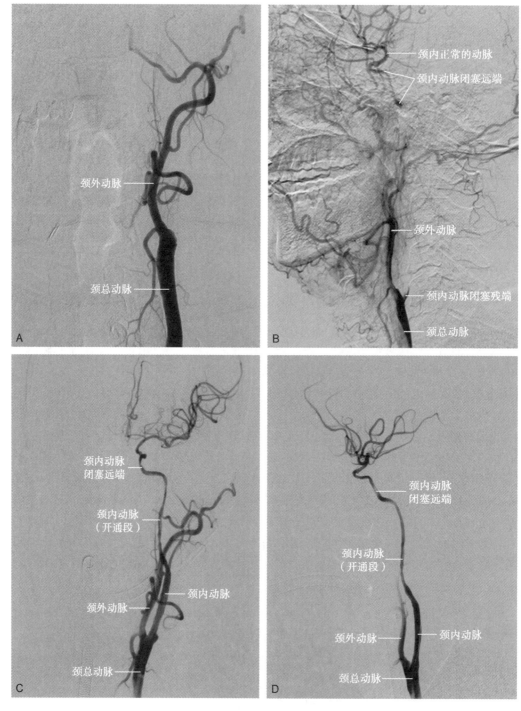

图 9-15　颈内动脉颅外段闭塞再通术

A. 术前正位；B. 术前侧位；C. 术后正位；D. 术后侧位。

4. 对于高灌注风险较大、闭塞管腔内残存较大负荷血栓的病变,如单次手术不能完全清除血栓,可考虑分期手术。

【并发症】　常见并发症包括夹层、穿支动脉闭塞、高灌注综合征、血管穿孔、血管再狭窄/闭塞等,相对于颅外动脉,颅内动脉的闭塞再通存在更大的风险。

第三节　出血性脑血管病的介入治疗

出血性脑血管病(hemorrhagic cerebrovascular disease,HCVD)是指能自发性引起蛛网膜下腔出血或脑实质出血的脑血管病,病因包括动脉瘤、动静脉畸形、硬脑膜动静脉瘘等。出血性脑血管病虽然在发病率上低于缺血性脑血管病,但预后差,致残、死亡率较高。近年来,随着各种新材料、新技术的出现,出血性脑血管病介入治疗的范围不断扩大,疗效也在逐渐提高。

一、脑动脉瘤的介入治疗

脑动脉瘤(cerebral artery aneurysm)是指颅内动脉管壁上的异常膨出,是引起自发性蛛网膜下腔出血的首位病因(占 75%~80%)。造成脑动脉瘤的病因尚不明确,多数学者认为是在颅内动脉管壁局部先天性缺陷的基础上,合并腔内压力增高引起,高血压、脑动脉硬化与动脉瘤的发生、发展有关。另外,感染、外伤等也可以导致动脉瘤的发生。

【流行病学】　动脉瘤多为单发,20%~30% 为多发,可发生于任何年龄。国内的一项横断面研究表明,在 35~75 岁人群中,MRA 检出的未破裂动脉瘤患病率为 7%,其中 81% 位于颈内动脉,高发年龄在 55~64 岁,女性稍多,最大直径<5mm 者占 90.2%。另一项中国未破裂巨大动脉瘤(直径≥25mm)人群 7 年随访的观察性研究发现,保守治疗的巨大动脉瘤年破裂率为 7.3%。

【好发部位及分类】　颅内动脉瘤好发于 Willis 环及其主要分支血管,尤其是动脉分叉处或血流动力学改变的部位。其中,80%~90% 位于前循环,10%~20% 位于后循环。根据动脉瘤形态,可以分为囊性动脉瘤、梭形动脉瘤和夹层动脉瘤。根据载瘤动脉不同可分为前交通动脉瘤、颈内动脉-后交通动脉瘤、大脑中动脉瘤和基底动脉瘤等。根据动脉瘤大小可分为小型动脉瘤(<5mm)、中型动脉瘤(5~10mm)、大型动脉瘤(11~25mm)和巨大动脉瘤(>25mm)。

【临床表现】　未破裂动脉瘤可无症状,较大的动脉瘤可压迫邻近脑组织或脑神经出现相应的局灶症状,如癫痫、偏瘫、失语、动眼神经麻痹、视力视野障碍等。动脉瘤破裂前可有先兆症状,如头枕背部疼痛、眩晕、眼外肌麻痹、运动感觉障碍等。颅内动脉瘤一旦破裂,可引起蛛网膜下腔出血。

【介入治疗方法】　包括多种方法,其中颅内动脉瘤弹簧圈栓塞术是目前首选的介入治疗方式(图 9-16、图 9-17)。在 DSA 的监视下,经微导管向动脉瘤腔内送入弹簧圈后解脱留置,通过弹簧圈的机械闭塞及继发的腔内血栓形成,将动脉瘤隔绝于载瘤动脉的血循环之外,从而达到防止动脉瘤破裂的目的。

在单纯弹簧圈栓塞技术的基础上,根据动脉瘤大小、部位、瘤颈宽度等不

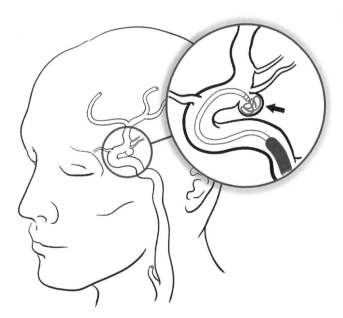

图 9-16　颅内动脉瘤弹簧圈栓塞术示意图

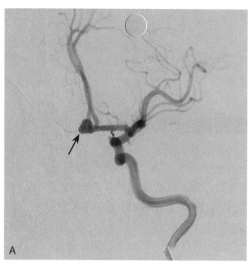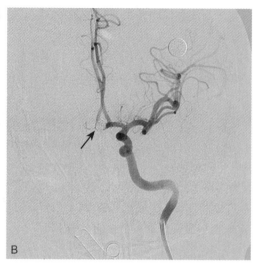

图 9-17　颅内动脉瘤弹簧圈栓塞术

A. 术前；B. 术后。

同又发展出球囊辅助栓塞、支架辅助栓塞、弹簧圈联合液体栓塞剂栓塞等技术。近年来应用血流导向装置（如密网支架等）治疗颅内大型宽颈动脉瘤取得了满意的效果，但长期疗效仍需进一步观察。

【适应证】　通常认为，患者可以耐受麻醉且术者技术上可以实现的病例，均可以接受血管内治疗，尤其是开颅手术难度大、高危因素多或后循环动脉瘤、高龄、手术耐受程度低（如肝肾功能不全、Hunt-Hess 分级Ⅳ~Ⅴ级）或存在开颅手术禁忌证的动脉瘤患者。

【并发症】　颅内动脉瘤介入栓塞术常见并发症包括动脉瘤破裂出血、载瘤动脉闭塞、血管痉挛、弹簧圈移位、动脉瘤复发等。

二、脑血管畸形的介入治疗

脑血管畸形是指脑血管的先天性非肿瘤性发育异常，包括动静脉畸形、海绵状血管瘤、毛细血管扩张症和静脉畸形，以动静脉畸形最为常见。

脑动静脉畸形（cerebral arteriovenous malformation，CAVM）是在病变部位脑动脉和脑静脉之间缺乏毛细血管，致使动脉与静脉直接相通，形成动静脉之间的短路，导致一系列脑血流动力学的紊乱。目前病因尚不明确，可能与胚胎期血管生成的调控机制障碍有关。

【流行病学】　CAVM 是脑血管畸形中最常见的类型，在成人发生率约为 18/10 万，多见于 40 岁以下人群，男性发病率高于女性，可发生于脑的任何部位，绝大多数位于小脑幕上。

【临床表现】　常见的临床表现包括颅内出血、癫痫、头痛、局灶性神经功能障碍等。

【治疗】　包括显微手术切除、介入治疗、放射治疗及联合治疗等。治疗方式的选择应结合病变大小、部位及结构综合考虑，单一治疗方法无法达到理想效果时，常联合应用两种或三种治疗手段。目前介入栓塞治疗可分为手术前栓塞术、放射性治疗前栓塞术、根治性栓塞术和姑息性栓塞术，常用的液体栓塞材料包括 ONYX 胶（图 9-18）和 NBCA 胶等。

【并发症】　CAVM 介入栓塞并发症包括脑出血、误栓正常脑供血动脉、栓塞材料易位等。

NOTES

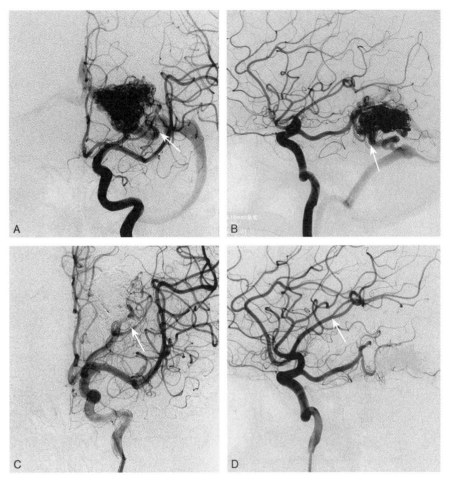

图 9-18 CAVM 栓塞术

A. 术前正位;B. 术前侧位;C. 术后正位;D. 术后侧位。

第四节 静脉性脑血管病的血管内介入治疗

静脉性脑血管病是指原发于脑内静脉和静脉窦的一类血管病,最常见的是颅内静脉窦血栓形成(cerebral venous sinus thrombosis,CVST)。

CVST 表现为脑静脉回流受阻,脑脊液吸收障碍和高颅压,年发病率为(2~5)/100 万,占脑血管病的 0.5%~1%。指南认为在病因治疗的同时给予足量、足疗程的抗凝能缓解大部分 CVST 患者病情,但仍有 5%~15% 存在病情加重、甚至死亡风险。介入治疗适用于内科规范化药物疗效不佳患者,包括动脉溶栓术、接触性静脉溶栓术、机械取栓术、球囊扩张及支架置入术。多模式联合应用对复杂患者可能更有优势。目前,静脉性脑血管病的血管内介入治疗多为回顾性的病例观察,尚缺乏随机对照试验证据,临床开展应谨慎。

一、经导管溶栓术

经导管溶栓术包括动脉溶栓术和接触性静脉溶栓术。动脉溶栓术是通过动脉入路导管注射溶栓药物,促进血栓溶解的方法。该方法药物利用度低,依赖于有效的颅内血液循环,不适用于静脉窦完全闭塞患者。接触性静脉溶栓术是指通过导管介入技术,将微导管经颈静脉逆行送入到颅内静脉窦血栓内推注溶栓药的方法。血栓形成时间长、一次性溶栓效果不佳者,可将微导管置于静脉窦血栓远端,术后持续泵入溶栓药物数小时至数天。该方法药物利用度高,在提高溶栓效果的同时降低了全身

NOTES

出血风险。对于合并有皮质静脉或深静脉血栓患者可行动静脉联合溶栓治疗。

【适应证】　经足量抗凝治疗无效,且无颅内严重出血、病程<1周的不伴静脉窦狭窄的重症患者,可在严密监护下慎重实施经导管溶栓术。

【用法用量】　溶栓最佳药物种类、剂量和给药方式仍在探索中。尿激酶或重组组织型纤溶酶原激活物(rt-PA)可能均有效,但rt-PA可能具有一定优势。尿激酶用法:每天50万~150万U,分2~4次,静脉窦脉冲式注射,总用药时间3~7d。rt-PA用法:首剂量为1~5mg,然后在24h内持续输注1~2mg/h,总剂量23~300mg。具体用药疗程依患者症状及静脉窦通畅度来确定。

二、经导管机械取栓术

经导管机械取栓术是指利用取栓支架或者导管把静脉窦血栓取出的一种方法。对抗凝治疗后症状持续加重或经溶栓治疗出现新发症状性出血或入院时有意识障碍或严重颅内出血的急性及亚急性CVST患者,在纠正脑疝的前提下,可以考虑进行静脉窦取栓术(图9-19)。静脉窦取栓操作和动脉取栓基本一致,动脉取栓的各种技术,如SWIM、ADAPT等均适用于静脉窦取栓。静脉窦存在网状结构和蛛网膜颗粒等特殊结构,取栓操作可能造成血管损伤、新发血栓形成和栓子脱落引起肺栓塞;该技术花费大,对操作者技术和硬件设施要求高,限制了在基层医院的应用。

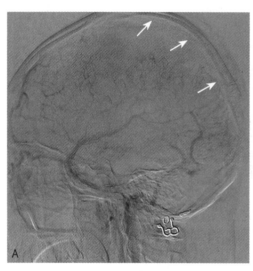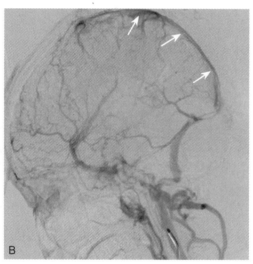

图9-19　经导管静脉窦机械取栓术
A. 术前见上矢状窦未显影;B. 术后见上矢状窦后部血流明显恢复。

三、球囊扩张及支架置入术

颅内静脉窦血栓经过正规药物治疗>6个月,D-二聚体较前显著下降,仍然存在高颅压,影像学检查发现有静脉窦局部狭窄患者,逆行静脉造影测量狭窄远近端压力梯度超过8mmHg时,可考虑行静脉窦内球囊扩张及支架置入术(图9-20)。操作要点与动脉内球囊扩张及支架置入相似。静脉手术入路迂曲,颈静脉孔区存在骨嵴结构,颅内静脉窦为三角形,且存在小梁等特殊结构。现有支架均是基于动脉特点设计,应用在静脉窦狭窄中存在支架到位困难和贴壁性差的问题。开发颅内静脉窦狭窄专用材料和开展长期疗效及安全性研究是静脉窦狭窄球囊扩张及支架置入术大规模应用的前提。

除此之外,有研究显示其他因素如肿大脉络膜颗粒、邻近脑组织肿瘤压迫等导致的静脉窦狭窄高颅压患者,在病因治疗后仍有头痛、视力下降和搏动性耳鸣等相关临床症状者也可进行支架置入术。但治疗前必须进行详细评估:内生型脑静脉窦狭窄,且有明显压力差,建议行支架置入术;外压型脑静脉窦狭窄,优先处理原发病因,效果不佳可考虑行脑室腹腔分流术。

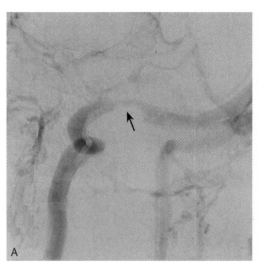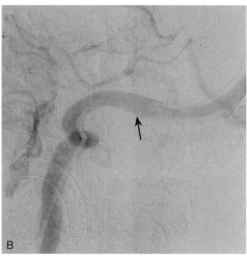

图 9-20　乙状窦狭窄支架置入术
A. 术前；B. 术后。

颅内静脉窦内支架置入术围手术期及术后抗栓方案尚不明确。建议术前每日阿司匹林 100mg 和氯吡格雷 75mg，至少 3d，术后应用 6~12 个月及以上。合并脑静脉窦血栓形成患者，建议规范抗凝治疗。

第五节　脑血管病介入治疗术前评估

血管内介入已经成为脑血管病不可或缺的诊疗方法。术前评估主要是通过对患者基础状况、脑功能储备的评估，筛查出真正需要手术、能够耐受手术的患者；通过病变局部情况及手术入路的评估，可以准备手术器材、合理设计手术方案。

【基础状况评估】 主要包括：①一般状况：恶病质、责任血管已导致严重的改良 Rankin 量表评分（modified rankin scale，mRS）变化（mRS≥3 分）或影像显示责任血管供血区大面积脑梗死，手术风险较大，患者可能获益小。血糖控制不佳、未控制的甲状腺功能亢进症及体内有明显活动性炎症者，均暂时不宜手术。②心肺功能：心功能Ⅲ级以上、明显肺功能异常者全麻耐受差，手术风险大；基础心率≤50 次/min，阿托品试验阳性或动态心电图监测有长间歇者，可能需要在临时心脏起搏器保护下手术。对疑诊心绞痛者最好做冠脉评估，对合并严重冠状动脉狭窄者，应避免术中、术后长时间低血压，以免诱发急性冠脉综合征。③肾功能：可根据患者的基础肾功能采取相应的防治措施：对单纯血肌酐升高者，术前、术中、术后应充分补液加强水化；减少肾毒性药物，如利尿剂、甘露醇及多巴胺的应用；选择低渗或等渗含碘对比剂；尽量减少对比剂用量；术后监测肾功能。对正在服用二甲双胍者，若肾小球滤过率估计值（estimated glomerular filtration rate，eGFR）≥60mL/（min·1.73m^2），术前不需停用二甲双胍，造影后停用 2~3d，根据复查肾功能恢复用药；若患者 eGFR 为 30~59mL/（min·1.73m^2），术前需停服二甲双胍 48h，术后 48h 根据重新评估的肾功能决定是否恢复应用；当患者 eGFR<30mL/（min·1.73m^2）或血清肌酐>250μmol/L，避免使用二甲双胍及碘对比剂。④出血风险评估：血小板计数<50×10^9/L、凝血功能中 INR>3；未控制的消化性溃疡，不明原因的大便隐血，或未控制的其他出血性疾病、严重脑白质脱髓鞘、脑萎缩及大面积脑梗死（尤其存在水肿）、多支脑血管并联重度狭窄或闭塞等均增加术后出血风险。⑤神经功能及心理状态的评估：便于术中及术后比较，及时发现并发症；要注意情绪高度紧张不利于术后血压管理，严重者甚至影响凝血功能。⑥缺血性脑血管病的危险因素及病因评估：应积极干预危险因素并评估血管内介入治疗的获益。

【病变血管的评估】 通过多种影像学检查，对病变的性质、长度、形态、与周围血管间的关系、单支还是多支血管病变、手术入路等进行评估，有助于手术器材的准备及手术方案的设计。

1. 血管形态的评估

（1）无创检查方法：目前有颈动脉彩色超声、TCD、MRA 和 CTA。各种检查的优缺点见第四章第二节和第四节。

（2）全脑 DSA：除了提供血管的形态学信息、狭窄程度、侧支代偿状况外，还可提供整个手术入路的信息，被认为是检查血管的"金指标"。主要缺点是有创伤、费用高，对管壁结构的判断不如高分辨磁共振。

2. 管壁结构的评估　①高分辨磁共振（high resolution magnetic resonance imaging，HRMRI）：可提供动脉粥样硬化斑块形态、斑块内成分（如脂质化程度、有无出血等）、有无炎症及炎症程度等信息，并与其他非动脉粥样硬化性血管病鉴别。②光学相干断层扫描（optical coherence tomography，OCT）及血管内超声（intravenous ultrasound，IVUS）：属于有创的血管内检查手段，近年来逐渐用于评估支架的贴壁性、有无再狭窄等。

3. 血流动力学评估　近年来有研究采用压力导丝技术获得的血流储备分数（fractional flow reserve，FFR）评估颅内大动脉狭窄的血流动力学变化，发现跨狭窄压差或压力比可能对功能性狭窄的筛选具有一定的指导价值。也有研究采用计算机流体动力学（computational fluid dynamic，CFD）根据患者血管学特征进行多尺度建模，以实现风险预测个体化，制订治疗计划。

4. 病变的性质、形态及与周围血管的关系　各种血管炎的活动期、先天性血管发育不良及烟雾病都是介入治疗的禁忌；病变的形态与手术的成功率、近远期并发症密切相关。因此，颅外动脉狭窄可参考血管超声、斑块超声造影、CTA 及 DSA 对病变评估：斑块内出血或钙化严重、溃疡性斑块、斑块周边血供丰富均增加手术风险。颅内动脉狭窄可参考 DSA 及 HRMRI 对病变评估：病变动脉直径<2mm，狭窄长度≥20mm，狭窄处明显成角或富含穿支，手术成功率低，并发症和再狭窄的风险高。也可根据 DSA 的 Mori 分型预测手术的成功及风险。该分型依据狭窄血管的结构和颅内血管成形的经验，结合狭窄血管长度和几何形态，将狭窄的颅内动脉分为三型：A 型指狭窄长度<5mm，狭窄同心和中等程度的偏心；B 型指狭窄长度<10mm，狭窄极度偏心，中等成角；C 型指狭窄长度>10mm，极度成角（>90°）。其中 A 型病变手术成功率高，C 型病变手术难度及风险增加。另外，如果实施动脉瘤填塞手术，应该依据瘤体的形状、瘤颈与瘤体的比值、动脉瘤与载瘤动脉及其周围结构的关系，选择合适的治疗手段及方案。

5. 手术路径的评估　手术路径是指动脉穿刺点至预计导丝头端着落点间的行程。这是决定手术器材能否安全到位，减少主干血管移位及分支血管牵拉、撕裂的重要依据。

需要评估路径全程的血管走行及形态。若路径全程明显迂曲，尤其局部迂曲角度为锐角者，可造成导管、导丝、支架到位困难，导丝近端支撑或同轴中间导管套管技术可作为解决方案。还应关注病变血管段是否有成角、病变远端血管能否满足保护装置或微导丝头端着落。对颅内血管病变实施手术时，在减少对远端血管牵拉的前提下，尽量将微导丝置于相对较直、内径较粗、分支较少的血管。

【脑血管储备力的评估】　脑血管储备力是在生理或病理状况下，脑血管反应性（cerebrovascular reactivity，CVR）、侧支循环、脑代谢储备协同作用维持脑血流正常稳定的能力。当脑动脉狭窄引起脑血流下降时，脑血管可通过扩张及侧支循环开放这两种代偿机制保证脑血流量稳定，脑组织同时通过增加对氧的摄取维持氧代谢，表现为氧摄取分数增加。因此，临床可以见到，脑动脉狭窄程度相似的不同患者，由于脑血管储备力的差异，临床预后明显不同。

1. 侧支循环代偿的评估　脑侧支循环的概念和分级见本章第一节。侧支循环的好坏可决定急性缺血性卒中最终梗死体积和缺血半暗带大小，准确而完整的侧支评估有助于制定脑梗死治疗方案并预测预后。

（1）直接评估方法：可采用 TCD、MRA、CTA 及 DSA 直接观察侧支代偿情况，其中 DSA 被认为是"金标准"，CTA 原始图对侧支代偿的评估与 DSA 有较高的一致性。在不适合或无条件进行 DSA 检查时，可用 CTA 评估软脑膜侧支，用 MRA 评估 Willis 环。常用的侧支直接评估方法见表 9-1、表 9-2。

表9-1 基于颅内 CTA 原始图的侧支分级 (Tan 评分系统)

侧支代偿级别	脑 CTA 原始图表现
0分	闭塞血管流域缺乏侧支代偿
1分	闭塞血管流域侧支分布 0~≤50%
2分	闭塞血管流域侧支分布达 >50%~<100%
3分	闭塞血管流域侧支分布达 100%

表9-2 基于 DSA 的脑动脉侧支循环分级 (ASITN/SIR 法)

侧支代偿级别	DSA 表现
0级	没有侧支血流到缺血区域
1级	有缓慢侧支血流到缺血周边区域,但部分区域持续无血流
2级	快速的侧支血流到缺血周边区域,伴持续的灌注缺陷,仅部分到缺血区域
3级	静脉晚期可见缓慢但完全的侧支血流到缺血区域
4级	通过侧支逆向灌注血流迅速且完全地灌注整个缺血区域

注:0~1 级为侧支循环较差,2 级为侧支循环中等,3~4 级为侧支循环较好。

（2）间接评估方法:采用非增强脑 CT 横轴位扫描,根据阿尔伯塔脑卒中计划早期诊断评分 (Alberta stroke program early CT score, ASPECT) 标准,选择包括基底节区及侧脑室体结构的两个断面,分别给尾状核、豆状核、内囊、岛叶及 M1~M6 供血区区域赋予分值,每个区域赋 1 分,如该区域出现病灶,则减 1 分。ASPECT 评分≥6 分,提示侧支循环良好。该方法简便易行,已被广泛用于临床。也可采用 CT 灌注、MRI 灌注等方法评估。

2. CVR 及脑代谢储备的评估 尚无一致的评价标准,目前临床应用较少。CVR 的评估主要基于 CO_2 的扩血管作用,通过吸入 CO_2 或口服乙酰唑胺引起脑组织内 CO_2 浓度增大,观察缺血区域脑血管的反应状况。若用药前后缺血区脑血流量均低,提示侧支循环不足;若用药前缺血区脑血流量下降,用药后改善,提示侧支循环代偿不足,但血管反应性良好。也可采用 PET 和 SPECT 等方法评价脑代谢功能。

第六节 脑血管病血管内介入诊疗并发症及其处理

并发症包括围手术期并发症及远期并发症,前者是指术后 30d 内发生的神经功能缺失症状和其他血管病(如冠心病),后者是指手术 30d 后和手术有直接联系、导致神经功能缺失症状的并发症,主要为手术血管的再狭窄。其中以围手术期与操作相关的并发症较常见且最重要,及时识别和处理这些并发症,是保证神经介入手术成功、获得良好预后的关键。

一、围手术期并发症及其防治措施

（一）对比剂相关并发症

对比剂是脑血管介入手术必备药物,可提供必要的影像学信息,偶发下列不良反应。

1. 对比剂过敏 包括速发过敏反应(用药后 1h 内发生)及迟发过敏反应(用药后 1h~7d 发生)。年龄大、既往过敏或自身免疫性疾病史、脱水、肾衰竭、应用白介素-2、肼酞嗪降压药、β 受体阻滞剂、ACEI 类药物或非离子型二聚体含碘对比剂均可增加其风险。

（1）发病机制:主要为 IgE 介导的过敏反应或 T 细胞介导的Ⅳ型变态反应。

（2）临床表现:可表现为瘙痒、皮疹,严重者中毒性表皮坏死松解症、支气管痉挛、抽搐、意识丧失、心律失常、休克甚至危及生命。

（3）预防和治疗:对高危患者,可更换对比剂、预防性用抗组胺类药物及皮质类固醇激素。围手术期一旦出现过敏性休克应尽快注射肾上腺素。

2. 对比剂肾病 指用对比剂后 72h 内血肌酐增加≥25% 或 5mg/L（44.2μmol/L），排除其他原因者。发生率为 5%~14%。

（1）发病机制：目前认为，对比剂肾病是多因素共同作用的结果，主要包括：①对比剂通过调节内源性一氧化氮合成及内皮素、前列腺素、血管紧张素Ⅱ的释放，引起肾血管先短暂扩张，后持久收缩，引起肾缺血。②对比剂对肾小管上皮细胞的毒性作用。③对比剂引起肾小管液体重吸收，导致氧耗量及活性氧释放增加。④对比剂促使组织细胞碎片管型产生，堵塞肾小管。高龄、肾功能不全、贫血及充血性心力衰竭史、24h 内新发心肌梗死、围手术期低血压、应用肾毒性药、非甾体抗炎药、ACEIs 或 ARBs 类药均是对比剂肾病的危险因素。另外，对比剂用量过大、3d 内使用多种对比剂及对比剂渗透压高也是诱因。

（2）临床表现：多无明显不适，或表现为急性肾功能不全的症状，严重者危及生命。

（3）预防和治疗：注重危险因素识别及术前评估，尽量选择低渗或等渗对比剂并限制用量，围手术期充分补液水化，术后及时复查肾功。严重肾功能损害者术后即刻血液透析对预防对比剂肾病的效果不确定。

3. 对比剂脑病 较少见。指应用碘对比剂后短时间内出现的精神行为异常、意识障碍、癫痫发作、肢体瘫痪等中枢神经系统损害，并排除急性脑梗死、脑出血和其他脑部疾病者。其中以皮质盲伴意识模糊最常见，发生率为 0.3%~2.9%。

（1）发病机制：目前尚不清楚，主要与下列因素有关：①血脑屏障的破坏。生理状态下枕叶血脑屏障最薄弱，易受对比剂破坏，导致视力、视野损害。②与前循环相比，椎基底动脉的交感神经支配相对不完整，脑血管自动调节保护能力差。③高压快速注射对比剂导致脑血管痉挛。④机体的特异质反应。另外，高血压、脑缺血、肾功能不全、对比剂过量、高渗性对比剂、后循环介入手术及患者情绪紧张等均可能促使发病。

（2）临床表现：多为突然意识模糊、视力或视野损害，但瞳孔及对光反射正常。也可表现为各种形式的肢体瘫痪、失语、失用；或发热、头痛、颈抵抗等；多为一过性，可持续数小时至数日，偶见永久性瘫痪者。发病时脑 CT 多见一过性脑内对比剂滞留。

（3）预防和治疗：目前尚无循证医学治疗证据。主要是补液及对症处理，对无禁忌证者可适当应用类固醇激素。

4. 其他 罕见，可为以唾液腺肿大为主的碘源性涎腺炎；以头面皮肤及口唇肿胀为主的血管源性水肿等。

（二）与操作相关的并发症

包括操作诱发原发病的改变及操作直接引起的并发症。

1. 穿刺部位及邻近组织损伤 包括穿刺局部血肿、动脉夹层、假性动脉瘤、动静脉瘘及后腹膜血肿等，以局部血肿最多见，发生率约 6%。

（1）主要原因：穿刺血管自身存在严重病变；反复穿刺；股动脉穿刺部位过高、穿刺损伤髂动脉、穿刺累及股动脉分支；术后压迫不当或穿刺肢体未有效制动。

（2）临床表现：穿刺部位皮下淤血，并痛性包块者，多为血肿；若包块搏动明显，且与脉搏一致，听诊闻及吹风样血管杂音，可能为假性动脉瘤或动静脉瘘；超声检查可鉴别以上三种诊断。后腹膜血肿时，多有腰痛、胸腰部肌肉紧张、压痛及叩击痛，大量出血时，血压可下降，甚至休克；CT 检查有助于确诊。

（3）预防和治疗：细致规范穿刺；穿刺导丝有阻力或通过肾动脉开口时要透视；术后依穿刺肢体的肤色及动脉搏动适度加压包扎。血肿、假性动脉瘤、动静脉瘘经局部压迫，多可缓解或消失。压迫无效的假性动脉瘤可在超声引导下经皮穿刺注射凝血酶。上述方法仍无效或后腹膜血肿者，及时请外科会诊。

2. 脑缺血事件发作 是神经介入常见并发症之一，发生率为 3%~15%。包括 TIA 及急性脑梗死。

（1）病因及发病机制：高压注射对比剂、操作导致斑块或附壁血栓脱落；空气、栓塞材料引起栓塞；抗凝不足或导管内滴注不连续形成血凝块；操作导致血管痉挛或动脉夹层；球囊扩张或支架释放时引起斑块挤压移位导致穿支闭塞（称雪犁效应）或穿支受牵拉损伤；低灌注；支架折裂或未完全贴壁导致支架内血栓等。

（2）临床表现：多发于术中，或术后短时间内。可因受损血管的大小、部位不同而表现各异。需急诊颅脑 CT 排除颅内出血。

（3）预防和治疗：①规范手术操作；严防导管内空气、血凝块存在，导管应在导丝引导下缓慢推进。②术前准备要充分，支架治疗前要有足够疗程的双联抗血小板治疗，且应了解抗血小板药的有效性并及时调整。③穿刺成功后术中需全程全身肝素化。④出现血管痉挛时，应立即减少或停止操作，必要时应用扩血管药。⑤颈内动脉起始部支架置入，可依病变状况选择近端或远端脑保护装置。⑥对富含穿支的颅内动脉狭窄，尽量选用小球囊亚满意预扩张，防止"雪犁效应"发生。⑦支架术后继续双联抗血小板治疗至少 3 个月。⑧一旦发现短暂性或持续性新发神经系统体征，应尽快评估脑血管。对急性血栓形成或栓塞者，必要时可急诊溶栓或取栓；对空气栓塞者，应尽早高压氧治疗。

3. 血管迷走反射　是神经介入的另一常见并发症。

（1）病因和发病机制：球囊扩张或支架释放后刺激颈动脉窦压力感受器；术中大血管明显受牵拉；拔除血管鞘时及拔鞘后加压过度等均可引起迷走神经兴奋性增加。

（2）临床表现：最常见于颈内动脉开口支架置入术，多发于术中及术后 48h 内，可持续数分钟至 2 周。主要表现为突发性低血压及心率减慢；严重者可出现阿-斯综合征表现。

（3）预防和治疗：包括①做好术前心脏评估，对心动过缓者，行阿托品试验或动态心电图检查，必要时术前安置临时心脏起搏器。②术中备用阿托品及多巴胺。在球囊扩张和/或支架置入前和/或中，根据心率及血压，可预防性应用阿托品。若术中单纯血压过低，一般经补液和多巴胺治疗即可。③拔鞘后包扎加压要适度。

4. 脑过度灌注综合征（cerebral hyperperfusion syndrome，CHS）　是脑血管狭窄被解除后，成倍增加的脑血流超过了脑血管的自动调节范围而产生的一种综合征。发生率约 1.2%。

（1）病因及发病机制：脑动脉狭窄导致脑血管长期处于低灌注状态，支架置入后使原来狭窄、闭塞的血管恢复血流，血液重新分配，病灶周围组织自动调节功能丧失，导致血液过度灌注，引发脑水肿，严重者可脑出血。危险因素包括高龄、长期高血压、手术侧血管高度狭窄、对侧血管高度狭窄或闭塞、Willis 环不完整、术后血压管理不当、大面积脑梗死、严重脑白质脱髓鞘及脑萎缩等。

（2）临床表现：可发生于术后即刻或数小时内，多于术后 1 周内。常无前驱症状，表现为手术侧头痛、呕吐、欣快感、癫痫、发热、局灶性神经功能障碍等；颈内动脉开口支架术后血压不降或上升；脑 CT 扫描显示半球肿胀、弥漫高密度征或脑出血。

（3）预防和治疗：①重视高危患者的识别及早期临床症状的发现。②术后采用 TCD 密切监测脑血流量，尤其注意 MCA 血流增加 100% 者。③术后适度控制血压，对高危患者血压应低于术前基础血压 20~30mmHg，但应>90/60mmHg，注意不宜选用增加脑血流的降压药。④一旦发生 CHS，主要是对症处理。

5. 颅内出血　是颅内血管内治疗最严重的并发症之一，也是最主要的致死原因，包括脑出血及蛛网膜下腔出血。

（1）病因及发生机制：下列因素可增加颅内出血风险：长期高血压及糖尿病、动脉粥样硬化严重、脑血管畸形；动脉溶栓；动脉瘤填塞弹簧圈选择偏大；支架处狭窄段较长且明显成角；支架、球囊选择过大；术后高灌注；术中导丝导管穿破血管或牵拉分支撕裂等。

（2）临床表现：突然剧烈头痛最常见，轻者伴局灶性神经功能障碍或脑膜刺激征，重者可伴发意识水平快速下降。怀疑颅内出血时应尽快行头颅 CT 扫描。

（3）预防和治疗：严格适应证，规范手术操作，选择合适的术式及器材。术中一旦发现血管破裂，立即充盈球囊压迫止血;鱼精蛋白中和肝素,停止应用抗血小板药;必要时输注冷沉淀;控制高颅压。如出血量较大,应请外科干预。

二、围手术期用药

1. 抗血小板治疗　是预防围手术期脑缺血事件的重要举措。目前指南推荐的方案为:择期手术至少术前 3d 联合应用阿司匹林 100mg 和氯吡格雷 75mg;对于双联抗血小板时间不足、但需急诊手术的患者,应在术前 6h 将上述药物 3d 总量一次性口服(即阿司匹林 300mg 和氯吡格雷 300mg),但对于颅内动脉狭窄手术,这种负荷剂量的用法目前未推荐。术后应继续口服阿司匹林联合氯吡格雷至少 3 个月,然后改为二者之一治疗终生。值得注意的是,应该对抗血小板药物的有效性进行监测并及时调整。

2. 抗凝治疗　缺血性脑血管病的造影手术多推荐一次性静脉推注肝素 2 000U。支架、球囊扩张及动脉瘤填塞等治疗手术全程应全身肝素化,肝素初始剂量为 70U/kg,之后手术时间每延长 1h 追加初始剂量肝素的 1/2。急诊取栓一般不推荐肝素化。对于心房颤动长期口服华法林者,若行脑血管造影术,术前 5d 可更换华法林为低分子肝素或普通肝素;若拟行血管内介入治疗,术前不必更换华法林,术后予以双重抗血小板治疗 1 个月,之后更换为抗凝治疗。静脉窦血栓介入术后需抗凝。

3. 控制血压　术前、术中均应控制血压接近正常。为防止过度灌注综合征的发生,对重度狭窄或闭塞病变的患者,术后血压应低于术前基础血压 20~30mmHg(但须>90/60mmHg);对双侧颈动脉重度狭窄、而此次手术仅解除了单侧血管狭窄者,血压不能太低;对长期血压偏高合并重度血管狭窄者,尚需兼顾患者对降压的耐受性。术后降压药的选择原则上首选乌拉地尔、拉贝洛尔等不引起脑血管扩张的药物,但当这些药物无法快速有效降压时,一切应以理想控制血压为先。

4. 他汀类治疗　对动脉粥样硬化血管狭窄,常规术前及术后终生应用他汀类药物,大多选择高强度他汀类药物,如阿托伐他汀钙或瑞舒伐他汀钙,并根据治疗后低密度脂蛋白(LDL)达标情况调整用药(一般推荐 LDL 为 ≤1.8mmol/L)。

5. 其他　术前半小时可应用苯巴比妥钠注射液 0.1~0.2g 肌内注射镇静。术中血管痉挛时,可用维拉帕米(5mg 稀释到 20mL 生理盐水中,1~2mL/min,每根血管 5mg)或罂粟碱(稀释为 1mg/mL,每次 1~5mL,总量<90mg)导管内推注,注意罂粟碱作用时间短,可导致低血压、高颅压、癫痫甚至血管痉挛加重。

三、远期再狭窄及其防治策略

再狭窄是指支架术后血管内膜增生出现>50% 的支架内再狭窄。随着术后时间的延长其发生率逐渐增加。

【病因及发生机制】　合并糖尿病等基础病变;支架对管壁的刺激或支架未完全覆盖病变,导致血管内膜过度增生;动脉过度钙化、扭曲,引起支架慢性折裂;球囊预扩时撕裂斑块下的平滑肌;支架前血管偏细、术后残余狭窄率高等均可诱发再狭窄。

【临床表现】　可无症状,或表现为相应血管供血区的脑缺血事件。影像学发现支架内再狭窄。

【预防和治疗】　术中适度预扩;术后定期影像学随访;无症状再狭窄者可继续观察;对症状性再狭窄经综合评估后可再次球囊扩张、支架内支架置入、血管旁路术或颈动脉内膜剥脱术。药物涂层支架或生物可降解支架有望用于再狭窄。

思考题

1. 试述侧支循环代偿评估的意义和方法。
2. 哪些急性脑梗死患者需要机械取栓?

(张桂莲)

第十章
中枢神经系统感染性疾病

- 中枢神经系统感染性疾病的病原微生物包括病毒、细菌、真菌、螺旋体、寄生虫、立克次体和朊蛋白等。
- 中枢神经系统感染病原学确定需依据病史和体征、脑脊液检查、神经影像、脑电图，必要时脑组织病理检查进行综合分析。
- 中枢神经系统感染的治疗主要包括针对病原微生物的治疗和对症支持治疗。
- 对病原微生物引起的急性或亚急性中枢神经系统感染，早期诊断和治疗能明显改善患者预后。
- 朊蛋白病无特效的治疗方法，艾滋病的神经系统损害多较严重，预后较差。

第一节　概　　述

中枢神经系统感染性疾病是病原微生物侵犯中枢神经系统（central nervous system，CNS）的实质、被膜及血管等引起的急性或慢性炎症性疾病，少数疾病在病理上表现为非炎性改变。这些病原微生物包括病毒、细菌、真菌、螺旋体、寄生虫、立克次体和朊蛋白等。

病原微生物主要通过三种途径进入 CNS：①血行感染：病原体通过昆虫叮咬、动物咬伤损伤皮肤黏膜后进入血液或通过使用不洁注射器、输血等途径直接进入血液，面部感染时病原体也可经静脉逆行入颅，或孕妇感染的病原体经胎盘传给胎儿；②直接感染：病原体通过穿透性外伤或邻近结构的感染向颅内蔓延；③逆行感染：嗜神经病毒（neurotropic virus）如单纯疱疹病毒、狂犬病毒等首先感染皮肤、呼吸道或胃肠道黏膜，经神经末梢进入神经干，然后逆行进入颅内。

依据感染部位，中枢神经系统感染可分为：①脑炎、脊髓炎或脑脊髓炎：主要侵犯脑和/或脊髓实质；②脑膜炎、脊膜炎或脑脊膜炎：主要侵犯脑和/或脊髓被膜；③脑膜脑炎：脑实质与脑膜均受累。

以脑炎为代表的中枢神经系统感染是神经科医生经常面对的急难重症，及时和正确的诊断是实施有效治疗的前提。病史和体征可以提供重要的诊断线索，脑脊液检查、神经影像学和脑电图是必要的辅助手段与决策依据。病原学的确定主要依靠：脑脊液病原学染色、培养及鉴定；血液和脑脊液检测特异性抗体（IgM）；PCR 技术或宏基因组测序技术（metagenomic next-generation sequencing，mNGS）检测脑脊液病原体核酸；脑活体组织病理等。影像学检查（尤其 MRI）可清楚显示脑膜、脑实质病变，帮助病因学分析和鉴别诊断，如脑膜炎在增强 MRI 上可显示硬脑膜、软脑膜和蛛网膜及全脑膜的不同强化模式。尽管如此，由于中枢神经系统感染病因诊断的确诊率和时效性方面仍面临不少困难，对诊断技术要求较高，临床上仍有一定比例的脑炎病例虽经过全面检查仍不能明确病因。

中枢神经系统感染性疾病种类繁多，本章主要依据神经系统感染性疾病病因学特点，从病毒感染、细菌感染、真菌感染、朊蛋白及寄生虫五个种类中选取各类病种中发病率或致死率较高的疾病进行介绍。

第二节　病　毒　感　染

病毒进入中枢神经系统及相关组织引起的炎症性疾病即为中枢神经系统病毒感染。中枢神经系统病毒感染的临床分类较多,依据发病缓急及病情进展速度可分为急性病毒感染和慢性病毒感染。根据病原学中病毒核酸的特点分为 DNA 病毒感染和 RNA 病毒感染两大类。能够引起人类中枢神经系统感染的病毒很多,具有代表性的有:DNA 病毒中的单纯疱疹病毒、水痘-带状疱疹病毒、巨细胞病毒等;RNA 病毒中的脊髓灰质炎病毒、柯萨奇病毒等。

病毒进入中枢神经系统可以引起急性脑炎和/或脑膜炎综合征,也可形成潜伏状态和持续感染状态,造成复发性和慢性感染。本节中主要介绍单纯疱疹病毒性脑炎和病毒性脑膜炎。

一、单纯疱疹病毒性脑炎

单纯疱疹病毒性脑炎(herpes simplex virus encephalitis,HSE)是由单纯疱疹病毒(herpes simplex virus,HSV)感染引起的一种急性中枢神经系统感染性疾病,病变主要侵犯颞叶、额叶和边缘系统,引起脑组织出血性坏死和/或变态反应性脑损害。本病呈全球分布,国外 HSE 发病率为(4~8)/10 万,患病率为 10/10 万。该病可见于任何年龄,无明显性别差异,且发病无季节性。HSE 是最常见的中枢神经系统感染性疾病,占所有脑炎的 5%~20%,占病毒性脑炎的 20%~68%。20 世纪 90 年代后,抗病毒药阿昔洛韦的广泛应用使该病的病死率明显下降。

【病因与发病机制】　HSV 是一种嗜神经性 DNA 病毒,有两种血清型,即 HSV-1 和 HSV-2。患者和健康携带者是主要传染源,HSV-1 主要通过密切接触或飞沫传播,HSV-2 主要通过性接触或母婴传播。人类大约 90%HSE 由 HSV-1 引起,仅约 10% 由 HSV-2 所致。

HSV-1 感染通常局限于口咽部,通过呼吸道飞沫或分泌物直接接触传播给易感者,病毒先引起口腔或呼吸道原发感染,在口咽部黏膜进行复制,然后沿三叉神经分支轴索逆行至三叉神经节并潜伏。当机体免疫力低下或受到非特异性刺激如各种应激反应、发热、紫外线和组织损害等情况下,潜伏的 HSV 激活,经三叉神经分支到达颅底脑膜,引起颞叶和额叶眶回坏死,约半数以上的 HSE 起因于这种内源性病毒活化。另外,约 25% 病例为原发感染,病毒经嗅球和嗅束直接侵入脑叶,或口腔感染后病毒经三叉神经入脑引起脑炎。

HSV-2 所引起的 HSE 主要发生在新生儿,是新生儿通过产道时感染 HSV-2 所致。

【病理】

1. 大体上主要受累部位以边缘系统为主,颞叶内侧、额叶眶回、岛叶是最常见的受累部位,亦可累及枕叶,多双侧受累,常不对称。早期主要是脑实质的炎症反应及肿胀,受累部位表面的脑回增宽,脑沟变窄,脑膜可充血和渗出,甚至坏死软化,上述所见一般发生在起病 1 周内。继之为出血坏死期,主要表现为脑实质出血、坏死。脑实质出血性坏死是本病的重要病理特征。

2. 显微镜下可见坏死脑组织中有灶性出血,坏死组织及其周围(即大脑皮质、白质及软脑膜)均有炎症性反应,软脑膜及脑组织内的血管周围有大量淋巴细胞及浆细胞浸润形成袖套状改变,神经细胞弥漫性变性坏死,小胶质细胞增生,还能看到小胶质结节和噬神经细胞现象;神经细胞和胶质细胞核内可见嗜酸性包涵体,电镜下可见此包涵体实为疱疹病毒的颗粒和抗原,这是本病最具特征的病理改变。

【临床表现】　Ⅰ型疱疹病毒性脑炎的发病无季节性、地区性和性别差异。其临床特点如下。

1. 原发感染的潜伏期为 2~21d,平均 6d,前驱期可有发热(38~40℃)、咽痛、咳嗽、恶心、呕吐、肌痛、疲乏及全身不适等上呼吸道感染症状,一般不超过 2 周。

2. 急性起病,病程长短不一,为数日至 1~2 个月,25% 患者有口唇疱疹病史。

3. 首发症状多突出表现为精神行为异常和人格改变,如错觉、虚构、懒散、情感淡漠、缄默、幼稚、行为冲动或怪异、幻觉、妄想等,部分患者可因精神行为异常为首发或唯一症状而就诊于精神科;其后认知功能障碍较常见,主要表现为反应迟钝、记忆力下降、定向力障碍及内省力缺乏等。

4. 不同程度神经功能受损表现,如偏瘫、偏盲、眼肌麻痹等,局灶性症状两侧多不对称。亦可有多种形式的锥体外系表现,如扭转、手足徐动或舞蹈样多动。

5. 常有癫痫发作,可为部分性或全面性,部分患者可表现为不同形式的自动症(如咂嘴、咀嚼、吞咽、舔舌、流涎等),重症患者可呈癫痫持续状态。

6. 颅高压表现如头痛、恶心、呕吐,严重者可出现脑疝。

7. 患者可出现不同程度意识障碍,表现为意识模糊、嗜睡、昏迷,或者表现为去皮质或去大脑强直状态。

神经系统查体主要表现为高级智能和精神行为障碍,可有局灶性神经系统体征,可有轻度脑膜刺激征。

Ⅱ型疱疹病毒性脑炎多见于1岁以下婴儿。

【辅助检查】

1. 血常规检查　可见白细胞计数轻度增高。

2. 脑电图检查　早期即可出现脑电波异常,常表现为弥漫性高波幅慢波,以单侧或双侧颞、额区异常更明显,甚至可出现颞区的尖波与棘波。

3. 影像学检查

(1)头颅 CT:大约50%HSE 患者出现一侧或两侧颞叶和/或额叶低密度灶,病灶常边界不清,部分有占位效应,若在低密度灶中有点片状高密度灶,提示有出血。在 HSE 症状出现后的最初四、五天内,头颅 CT 检查可能是正常的,此时头颅 MRI 对早期诊断和显示病灶帮助较大。

(2)头颅 MRI:典型表现为在颞叶内侧、额叶眶回、岛叶和扣带回出现局灶性水肿,T_1WI 上为低信号,但不明显,T_2WI 上为明显高信号,FLAIR 加权像呈明显高信号(图10-1)。尽管在发病1周内90%以上的患者会出现上述改变,但1周内 MRI 正常不能排除诊断。出血坏死性病灶在头颅 MRI 上表现为 T_1、T_2 和 FlAIR 加权像上均以高信号为主的混杂信号,磁敏感加权像(SWI)为明显的低信号。T_1WI 增强无特征性改变,可不强化,也可表现为点状、条索状、片状、环状甚至弥漫性强化。

4. 脑脊液检查

(1)常规检查:颅内压正常或轻、中度增高,个别可明显增高;白细胞数可正常或轻度增高,多在(50~100)×10^6/L,个别患者可高达1 000×10^6/L,以淋巴细胞为主,在感染的早期多形核粒细胞可占优势,但随后迅速转变为淋巴细胞占优势;脑脊液可有红细胞数增多,除外腰椎穿刺损伤则提示病灶有出血;蛋白质含量正常或轻、中度增高,多低于1.5g/L;糖和氯化物多数正常。

(2)病原学检查:①检测 HSV 特异性 IgG 和 IgM 抗体:应用 Western 印迹法、间接免疫荧光测定及 ELISA 法,抽取双份血清和双份脑脊液做 HSV 抗体的动态观察,双份抗体有增高的趋势,滴度在1:80以上,病程中2次及2次以上抗体滴度呈4倍以上增加,血与脑脊液的抗体比值<40,均可确诊;②分子生物学技术(PCR 或 mNGS)检测到脑脊液中 HSV-DNA 可早期快速诊断。但是由于核酸检测技术具有高度敏感性,可能出现假阳性结果。

5. 脑组织活检　脑活检发现神经细胞核内出现嗜酸性包涵体,电镜下发现 HSV 病毒颗粒是诊断 HSE 的"金标准"。但是脑活检为有创性检查,不易被接受,随着阿昔洛韦治疗及 PCR 检测手段的出现,脑活检已很少实施。

【诊断】　HSE 临床诊断的主要依据:①有上呼吸道感染的前驱症状如发热、咳嗽等,有疱疹病史;②起病急,病情重;③明显的精神行为异常、认知功能下降、癫痫、意识障碍;④脑脊液常规检查白细胞数正常或轻度增多,糖和氯化物多数正常,有灶性出血时红细胞数增多;⑤脑电图以颞、额叶损害为主的弥漫性异常及癫痫样放电;⑥神经影像学发现颞叶、额叶及边缘叶的炎症性异常信号,以及伴有灶性出血时的混杂性高信号。

确诊尚需选择如下检查:①双份血清和脑脊液检查发现 HSV 特异性抗体有显著变化趋势;②脑脊液 PCR 检测或宏基因组测序发现该病毒 DNA;③脑组织活检发现组织细胞核内嗜酸性包涵体,电镜下发现 HSV 病毒颗粒;④脑组织或脑脊液标本 HSV 分离、培养和鉴定。

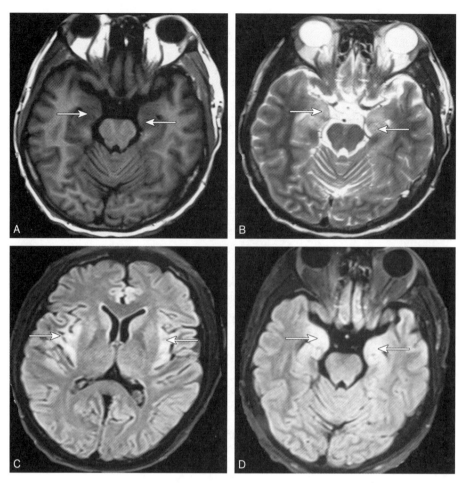

图 10-1　单纯疱疹病毒性脑炎患者头颅 MRI

A. T₁WI；B. T₂WI；C、D. FLAIR 加权像；箭头指示双侧海马、颞叶内侧、岛叶病灶，T₁WI 呈低信号，T₂WI 呈明显高信号，FLAIR 加权像呈明显高信号。

【鉴别诊断】

1. 其他病毒性脑炎　包括乙型病毒脑炎、腮腺炎病毒脑炎、麻疹病毒脑炎、巨细胞病毒性脑炎等。单纯疱疹病毒性脑炎往往急性起病，进展迅速，但与其他病毒性脑炎相比临床特征并没有特殊之处，往往需要从地理特征、发病季节、特殊病毒接触史如动物咬伤、基础疾病等病史中获得鉴别诊断参考依据，而最终鉴别诊断需要依靠血清或脑脊液病毒病原学检测。

2. 抗 NMDA 受体抗体脑炎　由于临床上多表现为不明原因的精神症状、痫性发作、运动障碍及意识水平的降低而需要与单纯疱疹病毒性脑炎（HSE）相鉴别。该病常见于年轻女性，多伴发卵巢畸胎瘤。脑脊液和/或血清抗 NMDA 受体抗体阳性可与 HSE 相鉴别。部分 HSE 患者可继发抗 NMDA 受体抗体脑炎。

3. 急性播散性脑脊髓炎　临床表现往往容易与 HSE 混淆，该病常见于感染或疫苗接种后，急性起病，表现为脑实质、脑膜、脑干、小脑和脊髓等部位受损的症状和体征。影像学多显示皮质下白质多灶性改变，同时可累及白质和白质内核团，病毒学检查阴性，部分患者血清髓鞘少突胶质细胞糖蛋白（MOG）抗体阳性。而 HSE 灰质受累显著，精神症状突出，智能障碍较明显，少数患者可有口唇疱疹史，一般不会出现脊髓损害体征。

【治疗】　早期诊断和治疗是降低本病死亡率的关键，主要包括抗病毒治疗，辅以免疫治疗和对症支持治疗。

1. 抗病毒药物治疗

（1）阿昔洛韦（acyclovir，ACV）：是治疗 HSE 的首选药物。阿昔洛韦为一种鸟嘌呤衍生物，能抑制病毒 DNA 的合成，是广谱抗病毒药物，对 HSV-1 和 HSV-2 均有强烈的抑制作用，对水痘-带状疱疹病毒也有抑制作用，对巨细胞病毒的抑制作用相对较弱。

阿昔洛韦可透过血脑屏障，脑脊液中的药物浓度为血浓度的 50%。常用剂量为 $15\sim30mg/(kg\cdot d)$，分 3 次静脉滴注，连用 14~21d。若病情较重，可延长治疗时间或者再重复治疗一个疗程。当临床提示 HSE 或不能排除 HSE 时，应立即给予阿昔洛韦治疗，不应等待病毒学结果而延误用药。阿昔洛韦的不良反应相对较少，主要有恶心、呕吐、血清转氨酶升高、皮疹、谵妄、震颤等。

（2）更昔洛韦（ganciclovir，GCV）：化学结构与阿昔洛韦相似，但在侧链上多一个羟基，增强了抑制病毒 DNA 合成的作用。更昔洛韦的抗病毒谱与阿昔洛韦类似，更昔洛韦对阿昔洛韦耐药的 HSV 突变株亦敏感，对巨细胞病毒有强烈的抑制作用。用量是 $5\sim10mg/(kg\cdot d)$，分 2 次静脉滴注，疗程 14~21d。主要不良反应是肾功能损害和骨髓抑制（中性粒细胞、血小板减少），并与剂量相关，停药后可恢复。

2. 肾上腺皮质激素　对应用糖皮质激素治疗本病尚有争议，目前仍没有确切依据支持所有单纯疱疹病毒性脑炎患者使用糖皮质激素。理论上，糖皮质激素可抑制神经炎症反应而获益，但同时也会加剧中枢神经系统的病毒感染而加重病情。对于严重脑水肿的患者可酌情使用。

3. 对症支持治疗　对高热、抽搐、精神症状或颅内压增高者，可分别给予降温、抗癫痫、镇静和脱水降颅压治疗。对昏迷患者应保持呼吸道通畅，并维持水、电解质平衡，给予营养代谢支持治疗，加强护理，预防压疮、呼吸道感染和泌尿系感染等。

【预后】　预后取决于疾病的严重程度和治疗是否及时。本病未经抗病毒治疗、治疗不及时或不充分以及病情严重者，预后不良，死亡率可达 60%~80%。发病数日内及时给予足量的抗病毒药物治疗或病情较轻者，多数患者可治愈。但约 10% 患者可遗留不同程度的认知障碍、癫痫、瘫痪等后遗症。约 27% 的 HSE 患者可继发抗 NMDA 受体抗体脑炎或其他类型的自身免疫性脑炎，需要启动免疫治疗。

二、病毒性脑膜炎

病毒性脑膜炎（viral meningitis）是指由各种嗜神经的病毒感染引起的软脑膜和/或软脊膜急性炎症性疾病。临床以发热、头痛和脑膜刺激征为主要表现。本病病程一般较短，并发症少，多呈良性过程，偶有小规模流行。

【病因与发病机制】　近年来，由于腮腺炎、麻疹及风疹疫苗的应用，肠道病毒现已取代腮腺炎病毒，成为病毒性脑膜炎最常见病因。85%~95% 的病毒性脑膜炎由肠道病毒引起。该病毒属于微小核糖核酸病毒科，有 60 多个不同亚型，包括柯萨奇病毒 A 和 B、埃可病毒、脊髓灰质炎病毒等。

肠道病毒是无包膜病毒，易在潮湿物体表面存活，不易用水清除。主要经粪-口途径传播，呼吸道途径少见，气候温暖的夏秋季最为活跃，热带和亚热带地区终年保持高发病率。肠道病毒首先经下消化道侵入人体，在肠道局部淋巴结内进行复制，然后入血产生病毒血症，在肝、肺、心脏及中枢神经系统种植，导致炎症反应。即使这一阶段脑膜没有受累，远隔器官病毒复制后再次产生病毒血症依然可以侵犯脑膜，引发脑膜炎症病变。

【病理】　单纯病毒性脑膜炎的病理资料较少，严重患者尸检常发现合并有严重的脑实质改变。

1. 病变可致弥漫性软脑膜增厚、脑组织水肿、脑回变宽、脑沟变浅。

2. 镜下可见软脑膜炎性细胞浸润，侧脑室和第四脑室的脉络丛亦可有炎症细胞浸润，伴室管膜内层局灶性破坏的血管壁纤维化、纤维化的基底软脑膜炎以及室管膜下星型细胞增多和增大等。

【临床表现】

1. 通常急性或亚急性起病，任何年龄段均可发病，青少年常见，病程在儿童常超过 1 周，成人可持续2周或更长。表现为发热、畏光、肌痛、食欲减退、腹泻及全身乏力等病毒感染的全身症状,体温一般不超过40℃。部分患者表现为头痛,甚至剧烈头痛,部位多在额部或眶后,并伴有恶心呕吐。

2. 临床表现可因患者的年龄、免疫状态和病毒种类及亚型的不同而异。如非特异性皮疹常见于埃可病毒9型脑膜炎,手-足-口综合征常发生于肠道病毒71型脑膜炎。

3. 神经系统检查除发现轻度颈项强直、克尼格征阳性外,一般无其他神经系统阳性体征,如患者有局灶神经功能障碍或癫痫发作、病理征阳性等,需要考虑合并脑实质受累。

【辅助检查】

1. 脑脊液检查　脑脊液压力正常或轻至中度增高,外观无色透明,白细胞正常或轻度增高,一般在 $100 \times 10^6/L$ 以下,早期以多形核细胞为主,8~48h 后以淋巴细胞为主;蛋白含量正常或轻度增高,糖和氯化物含量正常。

2. 头颅 CT 或 MRI　平扫一般没有阳性发现,部分患者头颅 MRI 增强扫描可见软脑膜细线样强化(图 10-2)。

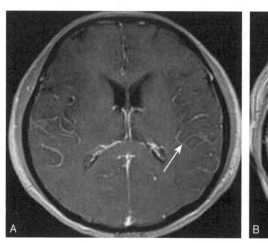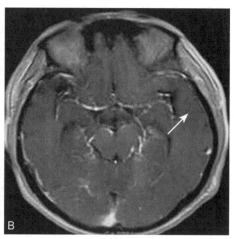

图 10-2　**病毒性脑膜炎患者头颅 MRI 增强扫描**
箭头指示为软脑膜、蛛网膜细线样强化。

3. 病原学检测　①病毒抗体检测:急性期和恢复期病毒抗体检测有助于明确感染的病毒种属,但由于病毒抗体可以长时间存在,血清抗体阳性本身并不能诊断,恢复期较急性期特异性抗体 IgM 或 IgG 滴度明显增高(>4倍)有意义;②应用 PCR 或 mNGS 在脑脊液中检测到病毒 DNA 或 RNA,耗时较短,临床诊断意义较大。

【诊断】　病毒性脑膜炎的诊断依据是:①急性或亚急性起病;②病毒感染的全身症状和脑膜刺激症状,如发热、头痛、颈项强直等;③脑脊液淋巴细胞轻度增高,糖、氯化物含量正常;④确诊需脑脊液病原学检查。

【鉴别诊断】　本病需与化脓性脑膜炎、结核性脑膜炎、真菌性脑膜炎、脑膜癌病相鉴别,具体鉴别要点见表 10-1。此外,本病还需与自身免疫性脑炎、中枢神经系统血管炎、结缔组织病中枢神经系统受累等鉴别,病史、神经系统以外器官损害的症状、血或脑脊液自身免疫性脑炎抗体检测、自身抗体谱等免疫学指标检测有助于鉴别。

【治疗】　本病是一种自限性疾病,主要是对症支持治疗和防治并发症。对症治疗如颅内压增高引起的头痛可适当给予脱水药物治疗,必要时可加用止痛药。支持治疗主要是加强营养、维持水电解质平衡等。抗病毒治疗可明显缩短病程,应酌情给予抗病毒药物。

【预后】　病毒性脑膜炎属于一种良性自限性疾病,病程短、无后遗症、预后好。

表 10-1　各种脑膜病变的鉴别诊断

鉴别点	病毒性脑膜炎	化脓性脑膜炎	结核性脑膜炎	隐球菌性脑膜炎	脑膜癌病
病原体	嗜神经病毒	化脓性细菌	结核杆菌	新型隐球菌	无
易患人群	青少年	婴幼儿、儿童和老年人、脑脊液开放的患者（外伤或手术）	儿童和青年人	免疫力低下患者、鸽子或鸟类接触者	中老年、伴发恶性肿瘤患者
起病形式	急性或亚急性	暴发性或急性，中毒症状重	亚急性	亚急性或慢性	亚急性或慢性
病理特点	弥漫性软脑膜炎	软脑膜炎、脑膜血管充血	颅底脑膜及侧裂池、脑血管和脑实质炎症；颈内动脉末端和大脑前、中动脉近端血管炎	早期大脑底部和小脑背侧部软脑膜炎，晚期脑内炎性肉芽肿	肿瘤细胞广泛浸润软脑膜、脊膜
脑神经	多不受累	多不受累	展神经受累多见，视神经乳头水肿少见	视神经受累或视神经乳头水肿	多脑神经及腰骶神经根受累
MRI 增强	软脑膜及蛛网膜细线样强化，也可正常	幕上软脑膜及蛛网膜沿脑沟或脑回弥漫性强化	颅底脑膜及侧裂池呈不规则条状、结节状显著强化；受累动脉狭窄，脑梗死，脑积水	脑实质肉芽肿，增强受累脑膜线状、结节状明显强化	硬脑膜或软脑膜、蛛网膜线样或结节状强化
脑脊液压力、性状	正常或轻度升高（无色透明）	升高（浑浊或脓性）	常升高或轻度升高（无色透明或微黄）	明显升高（色清或微混）	不同程度进行性升高（无色透明，少数微黄）
细胞数	100×10^6/L 以下，以淋巴细胞为主，早期中性粒细胞可达 80%	$(1\,000\sim10\,000)\times 10^6$/L，以中性粒细胞为主	$(50\sim500)\times 10^6$/L，很少超过 500×10^6/L，以淋巴细胞为主，早期中性粒细胞可达 80%	$(10\sim500)\times 10^6$/L，以淋巴细胞为主	轻度升高
蛋白	正常/轻度升高	明显升高，1~5/（g/L），偶可高于 10/（g/L）	中度升高，多为 1~2/（g/L）	升高	不同程度升高
糖及氯化物	正常，偶可降低	糖显著降低，氯化物降低	降低，氯化物降低更明显	显著降低	严重降低
脑脊液特殊发现	PCR 或 mNGS 检测到病毒核酸	涂片和培养找到细菌，PCR 或 mNGS 检测到病原菌核酸	抗酸染色阳性，Xpert 或 mNGS 检测到结核杆菌核酸	墨汁染色阳性，隐球菌荚膜抗原阳性，PCR 或 mNGS 检测到隐球菌核酸	发现肿瘤细胞

Xpert，一种全自动实时荧光核酸扩增技术。

第三节　细菌感染

　　由各种细菌侵犯神经系统所致的炎症性疾病称为神经系统细菌感染。在各种神经系统感染性疾病中，细菌感染较常见。细菌可侵犯中枢神经系统软脑膜、脑实质、脊髓，或感染其他邻近组织如静脉窦、周围神经等。本节以化脓性脑膜炎和结核性脑膜炎为例，介绍中枢神经系统细菌感染性疾病。

一、化脓性脑膜炎

化脓性脑膜炎（purulent meningitis）是由中枢神经系统常见的化脓性细菌感染引起的急性脑和脊髓的软脑膜、软脊膜、蛛网膜及脑脊液的炎症，常合并化脓性脑炎或脑脓肿，是一种极为严重的颅内感染性疾病。婴幼儿、儿童和老年人更易患此病。

【病因与发病机制】　化脓性脑膜炎最常见的致病菌是脑膜炎双球菌、肺炎球菌和流感嗜血杆菌B型，这三种细菌引起的脑膜炎占化脓性脑膜炎的80%以上。其次为金黄色葡萄球菌、链球菌、大肠埃希菌、变形杆菌、厌氧杆菌、沙门菌、铜绿假单胞菌等。近年来随着疫苗的接种，化脓性脑膜炎的流行病学已发生很大变化，肺炎球菌上升至美国和欧洲排名第一的致病菌。我国由于脑膜炎双球菌疫苗的广泛应用，脑膜炎双球菌脑膜炎在我国的发病率已明显下降。

化脓性脑膜炎常见病原菌有一定的致病特点：肺炎链球菌好发于有邻近及远隔部位感染者，免疫力低下或缺陷者及脑外伤颅骨骨折合并脑脊液漏者；脑膜炎双球菌所致的流行性脑膜炎好发于儿童及青年人；流感嗜血杆菌脑膜炎好发于6岁以下婴幼儿；大肠埃希菌、B组链球菌是新生儿脑膜炎最常见的致病菌；革兰氏阴性杆菌（克雷伯菌、大肠埃希菌、铜绿假单胞菌等）、金黄色葡萄球菌脑膜炎往往继发于脑外伤、脑脊液引流和脑外科手术后。

引起化脓性脑膜炎的途径有以下几种：①血行感染：继发于菌血症或身体其他部位化脓性病灶；②邻近病灶直接侵犯：如中耳炎或鼻窦炎、颅骨骨髓炎、开放性脑外伤、颅骨骨折或先天性窦道如神经管闭合不全等；③颅内病灶直接蔓延：如脑脓肿破入蛛网膜下腔或脑室；④医源性感染：见于脑脊液引流、脑外科术后，腰椎穿刺理论上可引起颅内感染，但概率为数万分之一。

细菌侵入中枢神经系统后，血管内皮细胞炎性激活，大量中性粒细胞侵入，释放炎症介质，血脑屏障破坏。细菌繁殖、自溶，一方面生成大量细菌毒素，损伤线粒体功能，引起神经元及小胶质细胞凋亡；另一方面病原体表达的病原体相关分子模式（pathogen-associated molecular patterns，PAMP）被免疫识别，激活信号通路，介导级联式炎症反应，导致脑水肿、颅内压增高、神经细胞损伤。

【病理】　各种致病菌引起的急性化脓性脑膜炎的基本病理改变是软脑膜炎、脑膜血管充血和炎性细胞浸润。早期可见软脑膜及大脑浅表血管充血、扩张，蛛网膜下腔大量脓性渗出物覆盖脑表面，并沉积于脑沟及脑基底池，也可见于脑室内。后期蛛网膜纤维化、蛛网膜粘连，引起脑脊液吸收及循环障碍，导致交通性或非交通性脑积水。儿童病例常出现硬膜下积液、积脓，偶可见静脉窦血栓形成、脑脓肿。如并发脑动脉炎可见脑梗死或脑软化。镜下可见脑膜有炎性细胞浸润，早期以中性粒细胞为主，后期以淋巴细胞和浆细胞为主，成纤维细胞明显增多。有时可发现致病菌。室管膜及脉络膜炎性细胞浸润。脑膜及脑皮质血管充血，有血栓形成。脑实质中偶有小脓肿存在。

【临床表现】　各种细菌感染引起的化脓性脑膜炎临床表现类似。

1. 起病形式　多呈暴发性或急性起病。

2. 感染症状　发热、寒战或上呼吸道感染症状等，高热等中毒症状重。

3. 脑膜刺激征　表现为颈项强直、克尼格征和布鲁津斯基征阳性。但新生儿、老年人或昏迷患者脑膜刺激征常不明显。

4. 颅内压增高　表现为剧烈头痛、呕吐、意识障碍等。腰椎穿刺时检测颅内压明显升高。

5. 局灶症状　部分患者可出现以皮质为主的定位症候如癫痫、单瘫等。

6. 其他症状　部分患者有比较特殊的临床特征，如脑膜炎双球菌所致菌血症时出现的出血性皮疹，开始为弥散性红色斑丘疹，迅速转变成皮肤瘀点、瘀斑，主要见于躯干、下肢、黏膜以及结膜，偶见于手掌及足底。

【辅助检查】

1. 血化验　患者血常规示外周血中白细胞总数及中性粒细胞均明显升高，血清C反应蛋白（CRP）、降钙素原（PCT）升高，血细菌培养常可检出致病菌。

2. 脑电图检查 无特征性改变,可表现为弥漫性慢波。

3. 影像学检查 MRI 诊断价值高于 CT,可显示病变部位和病变特征,特征性的表现为 MRI 增强扫描 T_1WI 可见幕上沟回表面蛛网膜及软脑膜弥漫性明显强化,强化的脑膜可以增厚,并可伸入到脑沟内,呈条索状或线状(图 10-3)。

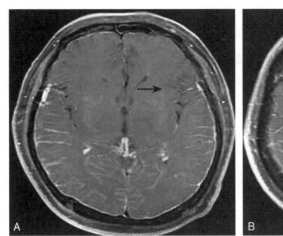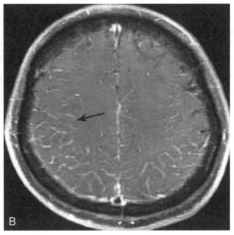

图 10-3 化脓性脑膜炎患者头颅 MRI 增强扫描
箭头示沿脑沟或脑回弥漫性软脑膜、蛛网膜强化。

4. 脑脊液检查 腰穿压力增高;外观浑浊或呈脓性;白细胞总数明显增多,常在(1 000~10 000)×10^6/L,中性粒细胞占绝对优势;蛋白含量增多,糖含量下降明显,脑脊液糖/血清糖比值多<0.4,氯化物降低,乳酸多升高,≥3.5mmol/L 有诊断意义;细菌涂片和/或细菌培养可检出病原菌。PCR 及 mNGS 也是确诊细菌性脑膜炎病原的重要方法。针对肺炎链球菌抗原的检测技术免疫层析法(ICT)有助于早期快速识别肺炎链球菌性脑膜炎。

【诊断】 急性起病,高热、头痛、呕吐、抽搐、意识障碍,脑膜刺激征阳性,血清 CRP、PCT 升高,腰穿示颅内压增高,脑脊液以中性粒细胞为主的白细胞明显升高即可考虑本病,脑脊液糖/血清糖比值<0.4、脑脊液乳酸高于≥3.5mmol/L 支持化脓性脑膜炎诊断,影像学可见幕上沟回表面软脑膜及蛛网膜弥漫性线状或条索状明显强化。脑脊液细菌涂片检出病原菌、细菌培养阳性可确诊。脑脊液 PCR 或宏基因组测序检测到病原菌核酸支持诊断。

【鉴别诊断】 本病需与病毒性脑膜炎、结核性脑膜炎和真菌性脑膜炎鉴别,具体鉴别要点见表 10-1。有时因临床表现不典型或抗生素不规则使用,使脑膜炎的鉴别诊断有一定困难。此时,应坚持反复、多次的病原菌检查,以提高病原菌检出的阳性率。

【治疗】 化脓性脑膜炎的治疗包括病原学治疗和对症支持治疗。首先是针对病原菌选取足量敏感的抗生素,并防治感染性休克,维持血压、防止脑疝。

1. 抗菌治疗 应掌握的原则是及早使用抗生素,通常在确定病原菌之前使用广谱抗生素,若明确病原菌则应选用对病原菌敏感的抗生素,并足量、足疗程给药。

(1)未确定病原菌:第三代头孢的头孢曲松或头孢噻肟常作为化脓性脑膜炎首选用药,对脑膜炎双球菌、肺炎球菌、流感嗜血杆菌及 B 型链球菌引起的化脓性脑膜炎疗效比较肯定,用法:头孢噻肟 8~12g/d,1 次/4h 或 1 次/6h,头孢曲松 4g/d,1 次/12h,治疗至少 7d。美洛培南体外抗菌谱广,临床效果和预后显示与头孢噻肟或头孢曲松相似,可作为后者的替代药物治疗化脓性脑膜炎。

(2)确定病原菌:应根据病原菌选择敏感的抗生素。

1)肺炎链球菌:对青霉素敏感者可用大剂量青霉素,成人每天 2 000 万~2 400 万 U,儿童每天 40 万 U/kg,分次静脉滴注。对青霉素耐药者,可考虑用头孢曲松或头孢噻肟,必要时联合万古霉素治疗。

通常开始抗生素治疗后 24~36h 内复查脑脊液,以评价治疗效果,疗程 10~14d。

2）脑膜炎双球菌:首选青霉素或氨苄西林,耐药者选用头孢噻肟或头孢曲松,也可选用氯霉素、氟喹诺酮类、美洛培南,疗程 7d。

3）流感嗜血杆菌:抗生素选择与 β-内酰胺酶有关,此酶阴性者应选氨苄西林,阳性者选用三代头孢菌素如头孢曲松或头孢噻肟,疗程 7d。

4）金黄色葡萄球菌:甲氧西林敏感株可选用奈夫西林或苯唑西林,但多高度耐药。耐甲氧西林株及表皮葡萄球菌应选用万古霉素或利奈唑胺,可考虑联合利福平。

5）革兰氏阴性杆菌:对铜绿假单胞菌引起的脑膜炎可使用头孢吡肟或头孢他啶,且应联合氨基糖苷类,也可选用美洛培南。其他革兰氏阴性杆菌脑膜炎可用头孢曲松、头孢噻肟、头孢他啶或美洛培南,疗程为 3 周。

2. 对症支持疗法

（1）肾上腺皮质激素:激素可以抑制炎性细胞因子的释放,稳定血脑屏障,减少脑膜粘连、降低听力损害等并发症,尤其对于肺炎球菌和 B 型流感嗜血杆菌脑膜炎。对病情较重且没有明显激素禁忌证的患者可考虑应用,一般为地塞米松 10~20mg/d,静脉滴注,连用 3~5d,建议与抗生素同步应用。

（2）颅内压增高者予以甘露醇脱水降颅压;高热予物理降温或使用退热剂;惊厥者予以抗癫痫药物;化脓性脑膜炎易发生低钠血症,应注意水和电解质平衡。

【预后】　化脓性脑膜炎病死率为 15%,尽管抗生素的研制已经有了很大进步,但至今化脓性脑膜炎的病死率和病残率仍然较高。化脓性脑膜炎预后与病原菌、机体状况和及早有效的抗生素治疗密切相关。少数化脓性脑膜炎病后可遗留智力减低、癫痫、脑积水等后遗症。

二、结核性脑膜炎

结核性脑膜炎（tuberculous meningitis,TBM）是由结核杆菌引起的脑膜非化脓性炎性疾病。TBM 占神经系统结核病的 70% 左右。TBM 可伴或不伴全身结核如粟粒性肺结核、淋巴结核、骨关节结核等。好发于儿童和青年人,冬春季多见。近年来由于人口流动频繁,免疫抑制剂的广泛应用,耐药性结核菌种的出现及艾滋病患者的增多,TBM 的发病率有逐渐增高趋势。

【病因与发病机制】　TBM 病原菌大多为人型结核分枝杆菌,少部分为牛型结核分枝杆菌。结核杆菌细长而弯,属需氧菌,不易染色,但经品红加热染色后不能被乙醇脱色,故称抗酸杆菌。结核菌生长缓慢,至少需要培养 2~4 周才可见菌落,抗结核药物作用后,活力显著减弱,需 6~8 周,甚至 20 周才见菌落。

中枢神经系统结核杆菌的感染与全身其他部位的感染一样,均由呼吸道传入结核杆菌的微粒后,结核杆菌 2~4 周内播散到全身各器官,如脑膜和邻近脑组织,并激活细胞免疫反应,病原体可以被激活的巨噬细胞消灭,形成结核肉芽肿,肉芽肿可以休眠数年。当机体免疫力降低时,肉芽肿中心形成干酪样坏死,病原体迅速繁殖,并导致结核结节破裂,释放结核杆菌至蛛网膜下腔,导致 TBM。此外,少数颅内结核还可由颅骨、脊椎骨、乳突等邻近组织的结核病灶直接向颅内或椎管内侵入引发结核性脑膜炎。

【病理】　TBM 的病理改变主要累及脑膜、脑血管、脑实质。主要病理改变为颅底脑膜的渗出性炎症,结核性渗出物又可继发一系列病理改变。①脑膜弥漫性渗出性炎症:早期在蛛网膜下腔产生一层较厚的渗出物,多聚集于颅底部,大体病理可见颅底部蛛网膜下腔(脚间池、交叉池、环池等)内有大量灰黄色或淡黄色浑浊胶样渗出物,渗出物常沿外侧裂向上蔓延,有时可达大脑凸面,甚至在大脑表面形成散在白色、半透明粟粒状结节(粟粒状结核病灶)。此外,炎性病变不仅限于脑膜,且可蔓延到脊髓膜及其下实质,造成神经根脊髓炎,炎性浸出物机化后可形成蛛网膜粘连,而造成椎管梗阻。光镜下,该渗出物主要由单核细胞、淋巴细胞和纤维蛋白素组成;典型粟粒状结核病灶的中心是干酪样坏死组织,周边由上皮细胞和朗格汉斯巨细胞环绕。②血管炎:由结核性渗出物侵犯血管后引起,表现为血管内膜增厚,血管闭塞,以颈内动脉末端及大脑前、中动脉近端最常受累。显微镜下可见血管外膜有大量的渗出物、结核结节、干酪样坏死,有时可见结核杆菌菌落。血管内层也可受到类似的影响,或发生纤维蛋白样透明变性,反应性内皮下细胞增生可以堵塞管腔。③脑积水:脑积水是结核性脑膜炎的另一病理特征,是由于结核性渗出物沉积于大脑导水管或孟氏孔,引起脑脊液循环不通畅,继发脑室扩大和阻塞性脑积水。渗出物在颅底引起粘连并累及脑膜,除引起脑脊液循环障碍外,还可牵拉脑神经,特别是展神经、动眼神经、滑车神经、面神经等。

【临床表现】　起病隐袭,也可急性或亚急性起病,可缺乏结核接触史,病程较长,症状往往轻重不一,其自然病程发展一般表现如下。

1. 结核菌毒血症状　低热、盗汗、食欲减退、全身倦怠无力、精神萎靡不振常持久存在。

2. 颅内压增高　头痛、恶心、呕吐、视神经乳头水肿。

3. 脑膜刺激征　剧烈头痛、颈项强直,克尼格征和布鲁津斯基征阳性。

4. 脑神经受损　单侧或双侧脑神经受累,展神经最多见,其次是动眼神经、滑车神经、面神经,随病情进展而逐渐出现加重。

5. 结核性闭塞性动脉炎　血管逐渐狭窄甚至闭塞后出现相应血管闭塞症状。

6. 脑实质损害　如早期未能及时治疗,随着病情进展严重时出现脑实质损害症状,严重时可出现去大脑、去皮质强直表现。

【辅助检查】

1. 实验室常规检查　血常规检查大多正常或白细胞轻度增高,部分患者血沉可增快,由于结核性脑膜炎可引起抗利尿激素分泌综合征,患者可出现低钠和低氯血症。

2. 结核菌素试验　结核菌素试验阳性提示活动性结核、曾经进行过卡介苗接种或感染过结核,营养不良、严重全身性疾病、严重结核患者结核菌素试验可为阴性。

3. 影像学检查

(1) 胸部CT:由于结核性脑膜炎常为全身性结核的一部分,部分患者甚至有肺部粟粒性结核,因此,临床疑诊结核性脑膜炎患者应行胸部CT检查。

(2) 影像学改变:头颅CT平扫可发现脑积水造成的脑室扩张和脑室旁低密度,增强CT扫描可显示颅底基底池、外侧裂及脑干周围脑膜强化。颅内结核病变的磁共振表现有赖于其病理基础,非干酪样结核球往往 T_1 像呈低信号,T_2 像呈高信号,T_1 增强扫描病灶呈均一增强;干酪样坏死结节 T_1 像呈低或等信号,T_2 像呈低或等信号,边缘强化;液化的干酪样坏死灶中心区 T_1 像呈低信号,T_2 像呈高信号,边缘强化,与脓肿信号一样;结核性脑膜改变磁共振可显示基底池及外侧裂不同于脑脊液的异常信号,T_1 像呈稍高信号、T_2 像呈高信号。增强扫描可见颅底脑膜及侧裂池呈不规则条状、结节状显著强化,脑神经增粗。MRA与CTA可显示颈内动脉远端及大脑前、中动脉近端血管狭窄,MRI DWI像可显示合并脑梗死的影像学改变(图10-4)。

4. 脑脊液检查

(1) 脑脊液常规检查:不同病程阶段有不同的脑脊液表现,典型的脑脊液外观多无色透明或混浊呈毛玻璃状,放置数小时后可有薄膜形成。颅内压常升高,增高可达400mmH₂O或以上;细胞数增高至 $(50\sim500)\times10^6/L$,未经治疗的患者脑脊液以中性粒细胞为主,恢复期以淋巴细胞为主。糖和氯化物含量降低,脑脊液葡萄糖与血糖比例通常<0.5,氯化物降低比其他性质的脑膜炎明显。蛋白含量多中度增高,通常为1~2g/L。

(2) 脑脊液涂片和培养:脑脊液抗酸染色涂片阳性和脑脊液培养出结核杆菌可确诊。但脑脊液镜检到抗酸杆菌阳性率很低,分离培养结核菌需大量脑脊液和数周时间,给临床及时诊断带来不便。近年来我国学者针对结核分枝杆菌为胞内寄生菌,对传统抗酸染色进行了改良,通过去垢剂Triton-100预处理可提高细胞膜通透性,从而显著提高脑脊液细胞内、外结核菌的检出率(图10-5)。

(3) 脑脊液核酸检测:传统PCR检测脑脊液中分枝杆菌的DNA诊断TBM容易出现假阳性。

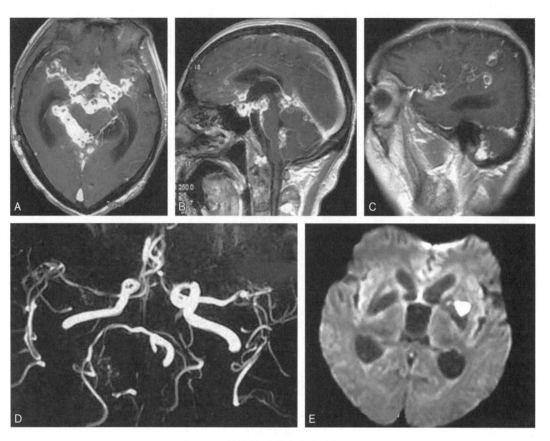

图 10-4　结核性脑膜炎患者头颅 MRI

A~C. MRI 增强扫描 T_1WI，A 图和 B 图示轴位及矢状位颅底软脑膜及蛛网膜结节状强化伴双侧脑室积水，C 图示颅内结核结节呈环状强化；D. 头颅 MRA，示双侧大脑前、中、后动脉多发狭窄；E. MRI DWI 序列，示左侧基底节区急性脑梗死。

Xpert/MTB/RIF 是一种全自动实时荧光核酸扩增技术，可在 2h 内全封闭及自动化检测结核分枝杆菌（MTB）是否阳性及利福平耐药相关基因的突变情况。结果为阳性时，可明确诊断为 TBM，为阴性时，也不能排除 TBM 的可能。mNGS 目前也越来越多应用于结核性脑膜炎的初始诊断。

（4）腺苷脱氨酶（ADA）：ADA 是一种与机体细胞免疫活性有重要关系的核酸代谢酶，能催化腺嘌呤核苷生成次黄嘌呤核苷。脑脊液 ADA 增高有助于 TBM 诊断，但是 ADA 指标的特异性较低。

【诊断】　根据既往结核病病史或接触史，急性或亚急性起病，慢性迁延性病程，出

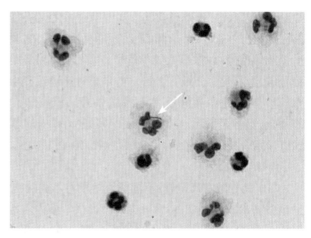

图 10-5　改良抗酸染色
箭头示中性粒细胞内被吞噬的结核分枝杆菌。

现头痛、呕吐等颅内压增高症状和脑膜刺激征，结合腰椎穿刺压力明显增高、脑脊液呈中性粒细胞与淋巴细胞混合反应、蛋白含量增高及氯化物和糖含量减低、影像学可见颅底脑膜及侧裂池呈点状或团块状明显强化，伴有脑积水等特征性改变，可考虑 TBM 的临床诊断。改良抗酸染色和分子生物学手段检测结核分枝杆菌特异性核酸或抗原有助于确定诊断。

【鉴别诊断】 由于 TBM 病情轻重程度不一、就诊阶段不一、临床表现多变,TBM 的实验室检查特征性阳性结果较少,很多情况下只是临床诊断,难以确定诊断,但临床诊断的前提是排除其他类型脑膜炎,重点需与化脓性脑膜炎、病毒性脑膜炎、真菌性脑膜炎、脑膜癌病鉴别,鉴别要点见表 10-1。此外,TBM 需与特发性肥厚性硬脑膜炎鉴别。

【治疗】 TBM 的治疗是综合性的,包括药物治疗、全身支持、并发症的防治以及对症治疗等,抗结核治疗是整体治疗的中心环节。只要患者临床表现、体征及实验室检查高度提示本病,即使抗酸染色等检查阴性亦应立即开始抗结核治疗。

1. 抗结核治疗　抗结核药物的使用原则是早期、联合、足量和长期用药。抗结核药物早期应用,会使结核菌对药物敏感性增高,药物容易渗入病灶。3 种以上的联合用药可增强药效并防止和延缓细菌产生耐药性;足量用药能够使血液和病灶中有较高的药物浓度;坚持长期规律用药可保证和巩固抗结核治疗效果。

异烟肼(H)、利福平(R)、吡嗪酰胺(Z)、链霉素(S)、乙胺丁醇(E)是最有效的抗结核一线药物。乙胺丁醇对儿童视神经易产生毒性作用,故儿童尽量不选择乙胺丁醇;链霉素易对胎儿的听神经产生不良影响,故孕妇不选用链霉素。常用药物见表 10-2。

表 10-2　抗结核治疗的主要一线药物的用法

药物	每日剂量/(mg/kg)	成人每日常用量/mg	每日给药次数/次	用药途径	用药持续时间
异烟肼	10~20	600	1	静脉或口服	1~2 年
利福平	10~20	450~600	1	口服	6~12 个月
吡嗪酰胺	20~30	1500	3	口服	2~3 个月
乙胺丁醇	15~20	750	1	口服	2~3 个月
链霉素	20~30	750	1	肌注	3~6 个月

(1)异烟肼:异烟肼可抑制结核杆菌 DNA 合成,破坏菌体内酶活性,对细胞内外、静止期或生长期的结核杆菌均有杀灭作用。容易通过血脑屏障,结核性脑膜炎患者脑脊液中药物浓度可达血药浓度的 90%。主要不良反应有末梢神经炎、肝损害等。异烟肼治疗时,应同时给予维生素 B_6 以预防该药物导致的周围神经病。

(2)利福平:利福平与细菌的 RNA 聚合酶结合,干扰 mRNA 的合成,抑制细菌的生长繁殖,导致细菌死亡。对细胞内外结核杆菌均有杀灭作用。利福平不能透过正常的脑膜,只部分透过炎性脑膜。利福平的毒副作用较少,主要不良反应有肝毒性、过敏反应等。

(3)吡嗪酰胺:吡嗪酰胺在酸性环境中对细胞内结核菌具有杀灭作用,特别对半休眠状态的菌群更有效,对细胞外细菌无效。吡嗪酰胺能够自由通过正常和炎性脑膜。主要不良反应有肝损害,血尿酸增加,关节酸痛、肿胀、强直、活动受限等。

(4)链霉素:为氨基糖苷类抗生素,仅对吞噬细胞外的结核菌有杀灭作用,为半效杀菌药。链霉素能透过部分炎性的血脑屏障。主要不良反应有耳毒性和肾毒性。

(5)乙胺丁醇:通过抑制细菌 RNA 合成而抑制结核杆菌的生长。对生长繁殖状态的结核杆菌有作用,对静止状态的细菌几乎无影响。单独治疗产生耐药速度缓慢,与其他抗结核药物联合使用能防治耐药菌产生。主要不良反应有视神经损害、末梢神经炎、过敏反应等。

结核性脑膜炎治疗分为初始强化期和巩固期。WHO 的建议初始应至少选择三种药物联合治疗,常用异烟肼、利福平和吡嗪酰胺,轻症患者治疗 3 个月后可停用吡嗪酰胺,再继续使用异烟肼和利福平 7 个月。耐药菌株可加用第四种药如链霉素或乙胺丁醇,利福平不耐药菌株,总疗程 9 个月已足够;利福平耐药菌株需连续治疗 18~24 个月。由于中国人对异烟肼为快速代谢型,有人主张对成年患者加大每日剂量至 600~1 200mg。治疗期间应监测肝酶水平,因为利福平、异烟肼和吡嗪酰胺都有肝毒性,但即使肝酶水平轻度升高,只要患者无肝脏受损的临床表现,仍应继续坚持治疗。氟喹诺酮类、利奈唑胺、环丝氨酸等可作为耐药结核的选择药物。

2. 糖皮质激素　对于 TBM 在有效抗结核治疗的基础上使用糖皮质激素可减轻中毒症状,抑制炎性反应及脑水肿,降低颅内压和抑制脑膜纤维化防止粘连。出现以下指征时,均可给予皮质激素治疗:①明显的颅内压增高;②TBM 合并脑积水、血管炎;③脑脊液中蛋白浓度较高,有可能形成凝块造成椎管堵塞。激素宜早期、小剂量、短程应用。成人可用泼尼松龙 2.5mg/(kg·d),地塞米松 0.4mg/(kg·d),最初静脉使用,安全时改为口服,2~4 周逐渐减量,总疗程可达 8 周。

3. 对症治疗　颅内压增高者可选用渗透性利尿剂,如 20% 甘露醇、甘油果糖或甘油盐水等,同时需及时补充丢失的液体和电解质。出现癫痫发作者予以抗癫痫药物。抗结核和激素等治疗无效的脑积水可考虑神经外科治疗。对于交通性脑积水应先予呋塞米、乙酰唑胺等药物治疗,或反复腰椎穿刺行脑脊液引流,以上效果不佳时可行脑室分流、引流术。对于引流管反复阻塞者,可考虑在有条件的单位行内镜第三脑室底造瘘术。

【预后】　本病预后取决于病情的轻重,治疗是否及时和治疗是否彻底。发病时昏迷是预后不良的重要指标;临床症状体征完全消失,脑脊液的细胞数、蛋白、糖和氯化物恢复正常提示预后良好。婴幼儿和老年人一般预后较差。

第四节　真 菌 感 染

中枢神经系统真菌感染是由真菌侵犯脑膜及脑实质引起的神经系统炎症,属深部真菌感染,具有病情危重、诊断困难、治疗棘手、病死率高等特点。随着广谱抗生素、肾上腺皮质激素、免疫抑制剂和抗肿瘤药物的广泛应用,器官移植的广泛开展,以及艾滋病患者的逐年增加,中枢神经系统真菌感染的患病率呈上升趋势。引起中枢神经系统感染的致病性真菌包括新型隐球菌、环孢子菌、芽生菌、念珠菌、曲霉菌及毛霉菌等。中枢神经系统的真菌感染中,以新型隐球菌感染最常见,本节着重介绍隐球菌性脑膜炎、脑曲霉菌病及脑毛霉菌病。

一、隐球菌性脑膜炎

隐球菌性脑膜炎(cryptococcal meningitis)是由隐球菌感染脑膜和脑实质所致的中枢神经系统的亚急性或慢性炎性疾病,是中枢神经系统最常见的真菌感染。该病可见于任何年龄,但以 30~60 岁成人发病率最高。隐球菌属至少有 30 多个种,其中具有致病性的绝大多数为新型隐球菌和格特隐球菌。我国则以新型隐球菌感染为主,格特隐球菌少见。

【病因与发病机制】　新型隐球菌属,菌体为圆形酵母样细胞,菌体外周有一层肥厚的荚膜,有荚膜的新型隐球菌具有致病性和免疫原性。该菌为条件致病菌,在自然界分布广泛,易于在土壤、鸽子和其他鸟类粪便中繁殖,也可存在正常人的皮肤中。新型隐球菌性脑膜炎虽可单独发生,但更常见于恶性肿瘤如淋巴瘤、长期应用皮质激素或免疫抑制剂、免疫缺陷性疾病如艾滋病、全身慢性消耗性疾病以及长期大剂量使用抗生素等情况。

新型隐球菌主要侵犯人体肺脏和中枢神经系统,首先经呼吸道侵入肺部,当机体免疫力下降时,病原体经血行播散进入中枢神经系统,在脑膜和脑实质内进行大量繁殖,形成脑膜炎、脑膜脑炎和炎症性肉芽肿。皮肤也是隐球菌的潜在入侵途径,也有少数病例由鼻腔黏膜直接扩散至脑,个别情况可经手术植入而发生神经系统感染。

【病理】　新型隐球菌侵犯肺部时,初期在肺部形成灰白色胶冻状结节样病灶,镜下为肺组织的非特异性炎症;病程较长时可形成肉芽肿性结节或含菌的结缔组织病灶,镜下可见肺组织正常结构破坏,广泛肺泡实变,多核巨细胞散在分布,伴有淋巴细胞浸润。晚期有纤维组织增生,其间有大量巨噬细胞、异物巨细胞和淋巴细胞,多数细胞的细胞质内可见隐球菌菌体。

新型隐球菌的中枢神经系统感染,以脑膜炎性病变为主,以大脑底部和小脑背侧部脑膜受累最明显。尸检大脑标本可见脑组织肿胀,脑膜充血并广泛增厚,蛛网膜下腔可见黏液性胶冻状渗出物。慢性期以肉芽肿性病变为主,脑膜和脑实质内可见较多结节,脑膜增厚,蛛网膜粘连,脑回变平。

镜下以化脓性病变和炎性肉芽肿病变为主。化脓性病变为早期病变,在颅底软脑膜病变较明显,表现为大量炎性渗出物聚集于蛛网膜下腔,其内含有单核细胞、淋巴细胞和新型隐球菌等,隐球菌可沿血管周围间隙或破坏血脑屏障而侵入脑实质,常在基底节、丘脑和小脑等处形成多发的小囊肿或脓肿。炎性肉芽肿性病变为晚期病变,内有组织细胞、巨细胞、淋巴细胞和成纤维细胞,中央可有胶冻样坏死,亦可在灰质内形成的囊肿,其内充满隐球菌。HE 染色在组织细胞和巨细胞内可见新型隐球菌菌体。

【临床表现】

1. 起病形式　起病隐袭、病程迁延,进展缓慢。

2. 全身症状　早期不规则低热,体温一般 37.5~38.0℃,头痛表现为轻度间歇性头痛,而后逐渐加重,同时伴有恶心、呕吐。

3. 高颅压症状　阵发性头痛、恶心、频繁呕吐、视物模糊,部分患者有不同程度意识障碍。

4. 脑膜刺激征　颈项强直、克尼格征和布鲁津斯基征阳性。

5. 脑神经损害表现　约有 1/3 患者有脑神经损害,以视神经损害最多见,引起视物模糊甚至双目失明,其他脑神经如展神经、面神经及听神经亦可受累而出现相应临床表现。

6. 脑实质内形成新型隐球菌脓肿或肉芽肿时,可引起相应部位的局灶性症状,如癫痫发作、精神异常、偏瘫、共济失调等。

【辅助检查】

1. **血常规**　疾病初期患者血常规一般在正常范围内,可有白细胞轻度升高,个别患者白细胞明显增高,以中性粒细胞增高为主。

2. **脑脊液检查**

（1）脑脊液常规检查:腰椎穿刺压力明显增高,色清或微浑,脑脊液白细胞数轻、中度增高,一般为（10~500）× 10^6/L,以淋巴细胞为主;蛋白含量增高,糖和氯化物含量降低。隐球菌性脑膜炎的颅内压增高和脑脊液糖含量降低较其他中枢感染更加明显。

（2）脑脊液涂片和培养:脑脊液涂片墨汁染色镜检是诊断隐球菌性脑膜炎直接而快速的诊断方法。脑脊液涂片墨汁染色见到带有荚膜的新型隐球菌,是隐球菌性脑膜炎诊断的金标准(图 10-6)。墨汁染色的阳性率为 30%~50%,故应反复多次检查,方能提高检出率。对于初期及治疗后期隐球菌性脑膜炎患者,脑脊液中隐球菌数量少,墨汁染色检出率较低,脑脊液离心沉淀迈-格-吉染色法（May-Grunwald-Giemsa stain,MGG）可以检出极少量的隐球菌(图 10-7),极大提高了检出水平,对患者的早期治疗及维持期用药提供实验室证据。

脑脊液真菌培养是诊断隐球菌性脑膜炎的另外一种方法,脑脊液培养 5d 左右可有新型隐球菌生长,该方法虽特异性较高,但敏感性不高。组织活检病理也有助于确诊,但临床实践过程中困难较多。

（3）脑脊液免疫学检查:乳胶凝集试验和酶联免疫吸附试验可直接检测隐球菌荚膜多糖抗原,具有简便、迅速、阳性率高的特点,在早期快速诊断中优于墨汁染色。但存在假阳性,系统性红斑狼疮和结节病等免疫疾病可出现乳胶凝集试验假阳性结果。

（4）分子生物学检查:主要针对基因组 DNA 或 DNA 片段进行分析,其中巢式 PCR、多重 PCR 以及实时荧光 PCR 是真菌基因诊断中常用的技术。mNGS 目前也应用于隐球菌脑膜炎的诊断,其在菌种鉴定方面具有优势,有助于不同隐球菌菌种感染的临床诊治管理。

3. **影像学检查**

（1）肺部 CT:合并肺部隐球菌感染者,肺内影像表现多样,其中以肿块或结节影最常见,可孤立

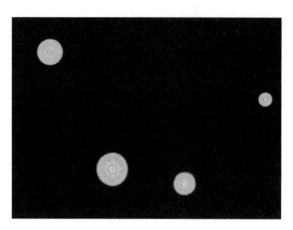

图 10-6　新型隐球菌脑膜炎脑脊液墨汁染色
可见隐球菌的特征性厚荚膜。

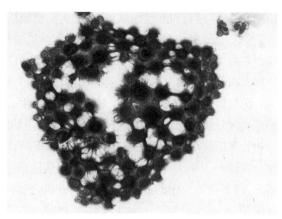

图 10-7　新型隐球菌脑脊液离心沉淀 MGG 染色
脑脊液经细胞玻片离心后对沉淀物行 MGG 染色,可见
成簇排列的圆形或卵圆形隐球菌菌体,呈蓝紫色,荚膜
呈毛刺状,部分菌体可见芽孢生长。

或多发,易误诊为肺癌;亦可见斑片状浸润影像,出现类肺结核样病灶或肺炎样改变;少数患者可见胸腔积液和纵隔肺门淋巴结肿大。

（2）影像学检查:头颅 CT 可见脑水肿、脑积水,脑实质可见散在低密度病灶,常见于基底节、丘脑和大脑皮质。有些隐球菌性脑膜炎 CT 扫描没有任何变化。头颅 MRI 比 CT 敏感,脑水肿、脑积水和脑实质内的隐球菌性脓肿显示更清晰,增强的 MRI 可显示明显脑膜强化,基底池可见线状或结节状强化,部分可见明显脑实质的肉芽肿,表现为 T_1 像呈等信号或略低信号,T_2 像可从略低信号到明显高信号。

【诊断】　亚急性或慢性起病,头痛伴有低热、恶心、呕吐和脑膜刺激征阳性表现。腰椎穿刺检查提示有颅内压增高、淋巴细胞轻至中度增高,脑脊液糖及氯化物含量明显降低;脑脊液涂片墨汁染色或其他检查方法发现隐球菌或隐球菌荚膜多糖抗原;分子生物学检测到隐球菌基因组 DNA;影像学发现有脑膜增强反应和脑实质内的局限性小囊肿或脓肿。具备上述条件即可诊断。合并机体免疫力低下或缺陷等基础疾病时,更支持该病的诊断。需强调的是对于疑似病例应反复腰椎穿刺进行病原学检查,以提高隐球菌检出率。

【鉴别诊断】　隐球菌性脑膜炎需与结核性脑膜炎、细菌性脑膜炎、病毒性脑膜炎、脑膜癌病等相鉴别(见表 10-1)。

【治疗】　隐球菌性脑膜炎治疗包括抗真菌治疗、对症支持治疗及手术治疗 3 部分。

1. 抗真菌治疗　抗真菌治疗中强调分期治疗、联合用药和多途径给药,通常当临床症状消失和脑脊液检查正常后,还需连续 3 次检查脑脊液无隐球菌后方可考虑停药。目前治疗真菌的特效药物主要是两性霉素 B、5-氟胞嘧啶和氟康唑。

（1）两性霉素 B:是一种多烯类杀真菌药,具有广谱抗真菌作用,对隐球菌、念珠菌、曲霉菌、毛霉菌等敏感,是治疗隐球菌性脑膜炎的首选药物。常用作急性期的治疗。用法如下:成人首次 1~5mg/d,加入 5% 的葡萄糖液 500mL 中,避光缓慢滴注 6~8h。根据患者的耐受程度,以后每日或隔日增加 5mg,逐渐达到 0.7~1mg/(kg·d)的治疗量;疗程视病情而定,可长达 3~6 个月,总剂量达到 3.0~4.0g。药物在给药前可同时给予地塞米松 2~5mg,以减轻副作用。

两性霉素 B 不良反应多且严重,主要不良反应有肾损害、低钾血症、血栓性静脉炎、寒战、发热等。为减少两性霉素 B 用量,目前主张 5-氟胞嘧啶与两性霉素 B 联合治疗。两性霉素 B 脂质体治疗隐球菌性脑膜炎疗效与两性霉素 B 相当,不良反应少,特别是肾毒性较小,推荐剂量为 3~4mg/(kg·d),但因其价格昂贵而制约了其临床使用。

（2）5-氟胞嘧啶：可干扰真菌细胞中嘧啶的生物合成,本药容易透过血脑屏障。单独使用本药易产生耐药性,常在急性期与两性霉素 B 联合应用可提高疗效。口服给药剂量为 100mg/（kg·d）,分 3~4 次口服。毒副作用比两性霉素 B 少,可出现食欲缺乏,白细胞或血小板减少,肝肾功能损害,精神症状和皮疹等,停药后不良反应消失。

（3）三唑类药物：氟康唑为广谱抗真菌药,对隐球菌和白色念珠菌导致的中枢神经系统感染有效。本药耐受性良好,容易透过血脑屏障。氟康唑的不良反应小于两性霉素 B,主要不良反应有恶心、腹痛、腹泻、胃肠胀气及皮疹等。但氟康唑主要对隐球菌有抑菌作用,杀菌作用不及两性霉素 B,一般用于两性霉素 B 诱导治疗 2 周后的序贯治疗（巩固期和慢性期）。这种序贯治疗既得益于两性霉素 B 初期的迅速治疗作用,换用氟康唑又避免了长期使用两性霉素 B 带来的毒副作用。氟康唑剂量一般为 400~800mg/d。其他可供选择的三唑类药物有伏立康唑、伊曲康唑、泊沙康唑。

2010 年美国感染病协会 IDSA 关于中枢神经系统隐球菌感染的抗真菌治疗方案进行了更新,指南指出 HIV 阴性患者推荐诱导期应用两性霉素 B 0.7~1mg/（kg·d）联合氟胞嘧啶 100mg/（kg·d）,至少 4 周;巩固期再续用氟康唑 400~800mg/d ± 氟胞嘧啶 100mg/（kg·d）,至少 8 周;之后口服氟康唑 200mg 维持 6 个月~1 年。而 HIV 阳性患者或器官移植等免疫功能低下患者,除急性期诱导治疗及巩固治疗外,需长期或终身服用氟康唑维持治疗。

抗真菌类药物毒副作用较大,应用过程中须严密观察患者不良反应。一旦出现毒副反应需减少药物剂量或暂停用药,待症状好转后再继续给药。目前,两性霉素 B 对鞘内神经组织的毒副作用仍不清楚,选用鞘内注射时还应慎重。

2. 对症及支持治疗　控制颅内压升高,防止脑疝发生是隐球菌性脑膜炎最重要的对症治疗。颅内压增高者需要积极降压治疗。常用降颅压方法有药物降压、腰穿引流、腰大池置管引流及外科手术治疗。

3. 外科手术治疗　如颅内压持续升高超过 300mmH$_2$O 且脑室扩大者,可考虑外科脑室引流术,如留置 Ommaya 囊（贮液囊）、侧脑室外引流、脑室-腹腔分流术（ventriculo-peritoneal shunt,VPS）等。一般而言,当患者还不具备 VPS 条件时,可用腰大池置管引流、脑室外引流进行过渡性治疗,一旦条件成熟,VPS 对隐球菌性脑膜炎患者高颅压的疗效是肯定的。诊断不明的患者可行脑实质或脑膜活检;真菌性脑脓肿需在两性霉素 B 的基础上行外科手术切除;隐球菌性肉芽肿直径超过 3cm 可考虑手术切除。术后患者多需延长内科抗真菌治疗。

【预后】　本病常进行性加重,预后不良,死亡率较高。若能早期诊断,积极应用抗真菌药物治疗,尚能存活,未经治疗者常在数月内死亡。经过治疗的患者也常见神经系统并发症和后遗症,病情可在数年内反复缓解和加重。

二、中枢神经系统曲霉菌病

曲霉菌病是由曲霉菌引起的表浅和深部慢性真菌病。脑曲霉菌病是由曲霉菌感染中枢神经系统引起的深部真菌感染性疾病,多种曲霉菌可导致中枢神经系统感染,尤其机体免疫功能低下及艾滋病患者易感。

【病因与发病机制】　人类感染的曲霉菌是条件致病菌,包括烟曲霉菌（*A. fumigatus*）和黄曲霉菌（*A. flavus*）等。健康状态下人体表面和体内均存在曲霉菌,但其不会导致颅内感染。当机体免疫功能低下时,可侵犯中枢神经系统的脑膜和脑实质而发病。

人类致病性曲霉菌感染分为外源性和内源性两种形式。外源性致病性曲霉菌感染主要是曲霉菌孢子经呼吸道进入鼻窦、支气管和肺泡,引起肺曲霉菌病,之后经血液循环播散至中枢神经系统,或从鼻旁窦、眼眶感染曲霉菌直接蔓延入颅;内源性致病性曲霉菌感染多是在机体免疫功能低下时,存在于体表或体内的致病性曲霉菌感染肺部、五官、消化道、泌尿系统和中枢神经系统。脑曲霉菌病的发病机制多是由毗邻部位眼或鼻旁窦曲霉菌病化脓性病变向颅内蔓延扩展,也可由全身性曲霉菌病经血液循环侵入脑膜和脑实质。

【病理】 本病的主要病理特征为化脓性改变、肉芽肿和动脉炎。曲霉菌侵入颅内后多在前颅窝、中颅窝脑膜和脑实质形成炎性肉芽肿或化脓性改变。从眼眶、鼻旁窦或中耳直接侵袭可形成单个或多个脑脓肿,脑脓肿多位于额叶或颞叶。经血液循环播散的多发性微小脓肿或小脓肿,位于大脑灰质与白质之间。脑脓肿可并发脑膜炎,而且病情发展较快。曲霉菌亦可侵犯动脉血管,呈曲霉菌菌丝性血管炎,形成血栓及栓塞导致脑梗死,亦可形成真菌性动脉瘤,导致脑出血和蛛网膜下腔出血,并出现相应的症状和体征。

【临床表现】 脑曲霉菌病多继发于肺部、眼睛和眼眶、鼻旁窦等曲霉菌病。如肺曲霉菌病,临床表现胸痛、咳嗽、咳痰、咯血等。曲霉菌经血行播散到脑,引起脑曲霉菌病,一般表现为头痛、恶心、呕吐,但发热不明显,随病情发展可出现脑膜、脑实质受累的症状和体征。侵及动脉可出现曲霉菌菌丝性动脉炎,导致脑梗死,亦可形成菌丝性动脉瘤,导致脑出血或蛛网膜下腔出血。

【辅助检查】

1. 影像学检查 MRI 较 CT 更为敏感,可发现颅内多发病灶。

2. 脑脊液检查 脑脊液常规检查没有特异性。脑脊液涂片很难发现曲霉菌的菌丝和孢子,脑脊液培养可培养出黄绿色的菌落,但是容易出现假阳性,需反复培养。脑脊液的曲霉菌特异性抗原半乳甘露聚糖检测(GM 试验),有助于脑曲霉菌感染的早期诊断。脑脊液分子生物学诊断方法如 PCR、mNGS 也是诊断中枢神经系统曲霉菌病的重要方法。

3. 脑活检 脑曲霉菌病的确诊多数靠脑活检或术后病理,病理检查对诊断有决定意义。

【诊断】 病史上有慢性消耗性疾病、恶性肿瘤史,或有导致机体抵抗力下降的诱发因素。在有眼、鼻或全身曲霉菌病临床表现的基础上出现神经系统受累的症状,查体有脑膜刺激征及神经功能损害。脑脊液中多次培养出黄绿色的曲霉菌,在病检的脑组织病变中找到曲霉菌或其菌丝或孢子,即可确定诊断。

【鉴别诊断】 主要与毛霉菌病、脑脓肿、结核瘤、脑转移瘤等相鉴别。

【治疗】 由于脑曲霉菌病多形成脓肿或肉芽肿,可合并脑膜炎,但单纯脑膜炎少见。因此,脑曲霉菌病治疗通常采用外科手术切除肉芽肿或脓肿病灶同时结合强有力的抗真菌治疗。抗真菌药物首选治疗为伏立康唑,用法为首日 6mg/kg,静脉注射,1 次/12h;继以 4mg/kg,静脉注射,1 次/12h 或200~300mg,口服,1 次/12h,疗程至少为 6~12 周;两性霉素 B 或两性霉素 B 脂质体为替代治疗的首选药物,具体用法用量参见隐球菌性脑膜炎治疗。其他治疗可供选择的药物包括泊沙康唑、艾沙康唑、伊曲康唑、米卡芬净及卡泊芬净。

【预后】 脑曲霉菌病预后较差,病死率较高。如尽早明确诊断,经手术及抗真菌治疗,30%~50%患者可以存活。

三、中枢神经系统毛霉菌病

脑毛霉菌病是由毛霉菌感染所致的急性或慢性中枢神经系统疾病,是一种严重的真菌感染性疾病。

【病因与发病机制】 毛霉菌是广泛存在于自然界的腐生菌,常见于腐败物质上和土壤中。健康人不会感染毛霉菌。毛霉菌为条件致病菌,感染分为鼻、眼型与全身型。鼻、眼型多见于糖尿病酸中毒、肾移植术后患者;全身型多见于免疫功能低下者,如艾滋病患者;国内报道的脑毛霉菌病大多数是鼻、眼型。

毛霉菌孢子可通过呼吸道、消化道和皮肤黏膜进入人体,在鼻腔、鼻窦或眼眶周围软组织中繁殖,侵犯血管形成宽大的菌丝,因血管闭塞引起周围组织坏死和化脓性改变。免疫功能下降时,原病灶病菌可随血行播散进入中枢神经系统,感染脑膜和脑实质,引起组织坏死和化脓性病变。

【病理】 脑毛霉菌病的主要病理改变为脑内动脉管壁坏死、脑组织化脓性病变和肉芽肿形成。

毛霉菌侵入动脉内(很少侵入静脉)大量繁殖,在血管壁内可见10~20μm的菌丝,形成真菌性动脉瘤,致使该血管形成血栓,导致邻近组织缺血和坏死,周围淋巴细胞浸润。此外毛霉菌亦侵犯脑膜和脑实质,急性期感染组织内可见大量菌丝,外周有中性粒细胞和浆细胞浸润,感染中心有大片的化脓性坏死组织,亚急性期有肉芽组织形成,或化脓性与肉芽肿性混合炎症病变。

【临床表现】 脑毛霉菌病急性感染常始于上鼻甲和鼻旁窦,起病急,发展快,病情凶险。最先累及海绵窦并出现相应的综合征。侵及颈内动脉并出现颈内动脉狭窄或闭塞的综合征。病变进一步扩延至脑膜和脑实质并出现相应的综合征。原发病灶表现为鼻腔、鼻窦黑色血性黏稠分泌物,眼眶周围剧烈疼痛,眼球突出,眼睑下垂等。

【辅助检查】

1. 影像学检查 MRI较CT敏感,可发现原发病灶、海绵窦、脑膜和脑实质多发影像学改变。头颅血管影像可显示颈内动脉系统狭窄或闭塞。

2. 脑脊液检查 脑脊液常规检查没有特异性。脑脊液涂片发现宽大、不规则的分枝状无分隔的毛霉菌丝即可确定诊断,但脑脊液涂片阳性率低。脑脊液培养若培养出黄绿色的菌落,镜检发现无分隔菌丝和孢子囊孢,有诊断意义。但培养需时较长,阳性率不高。PCR技术及mNGS鉴定脑脊液中毛霉菌核酸序列已被用于毛霉菌病的病原学诊断。

3. 原发病灶分泌物、鼻腔、鼻窦、脑组织活检 显微镜下检测到毛霉菌丝或培养数日后见到毛霉菌菌落即可支持脑毛霉菌病的诊断。

【诊断】 患者有机体免疫力下降、抵抗力低下的诱发因素或病史,有眼、鼻和鼻窦损害症状,如发热、局部肿胀、疼痛、黑色黏稠分泌物。首先出现海绵窦及窦内的颈内动脉病变症状,随后出现脑膜和脑实质损害表现。符合上述条件时可考虑该临床诊断,确定诊断依靠脑脊液或病变脑组织中发现毛霉菌。

【鉴别诊断】 本病应注意与脑脓肿、非特异性肉芽肿等相鉴别。

【治疗】 脑毛霉菌病是医疗紧急情况,需要及时诊治,治疗包括抗真菌药物治疗和外科手术清除病灶。病原学抗真菌药物首选两性霉素B脂质体,剂量为5~10mg/(kg·d),治疗第1天即应给予足量应用,患者血清肌酐可能明显升高,大多可逆。两性霉素B效果确定,但毒性明显,且存在剂量累积效应,应限制在没有其他抗真菌治疗药物的情况下使用。其他可选择的药物有泊沙康唑和艾沙康唑。脑毛霉菌病所需治疗时间未知,常数周至数月,或更长。对颅外病变,如鼻腔、鼻窦和眼眶周围病灶,应进行清创和手术切除。颅内占位性病灶应及早行开颅减压或切除病灶。毛霉菌多侵犯血管,引起血管闭塞,药物往往不易达到病灶处,因此临床中脑毛霉菌病一经诊断,及早手术切除病灶并应用抗霉菌药物尚有存活希望。

【预后】 脑毛霉菌病药物治疗效果不佳,病死率极高,预后很差。

第五节 克-雅病

朊蛋白病(prion disease)是由朊蛋白引起的中枢神经系统变性疾病,亦称朊病毒病、蛋白粒子病、感染性海绵状脑病、亚急性海绵状脑病等。朊蛋白病是一种人畜共患、中枢神经系统慢性非炎性致死性疾病。

目前已明确的人类朊蛋白病有:克-雅病、Gerstmann-Straussler-Scheinker病(GSS)、库鲁病(Kuru disease)及致死性家族性失眠症(fatal familial insomnia,FFI)4种。

克-雅病(Creutzfeldt-Jakob disease,CJD),是指由朊蛋白感染而表现为精神障碍、痴呆、帕金森样表现、共济失调、肌阵挛、肌肉萎缩等的慢性或亚急性、进展性疾病,又称为皮质-纹状体-脊髓变性(corticostriatal-spinal degeneration)、亚急性海绵状脑病(subacute spongiform encephalopathy)等。CJD最早在1929年由Creutzfeldt和Jakob先后报道,是最常见的一种朊蛋白病。本病好发于50~70岁人群,男女均可发病,CJD 感染后的潜伏期为 4~30 年。现今全世界已有 50 多个国家和地区发现 CJD,年发病率为(1~2)/100 万。

根据病因不同,临床中常将 CJD 分为散发型、遗传型、医源型和新变异型 4 种类型。多数为散发型(约 85%),其次为遗传型(10%~15%),医源型及新变异型发病率最低(约 1%)。我国所发现的 CJD 绝大多数为散发型。

【病因】　CJD 病因可分为外源性朊蛋白感染、内源性朊蛋白基因突变。外源性朊蛋白感染非常罕见,包括医源型 CJD 和新变异型 CJD。医源型感染是通过硬脑膜或角膜移植、人生长激素制剂或促性腺激素注射、或受感染的手术器械等传播;新变异型 CJD 被认为是牛海绵状脑病即疯牛病传播给人类所致。内源性发病包括散发型 CJD 和遗传型 CJD。散发型 CJD 患者,一般认为与 *PrP* 基因突变及 PrP^C 自发转变为 PrP^{SC} 有关,其中 *PRNP* 基因的遗传分析显示,70% 的确诊病例在密码子 129 处为蛋氨酸纯合;遗传型患者由 *PRNP* 基因突变所致,为常染色体显性遗传。

【发病机制】　健康人体内存在正常的朊蛋白,即 PrP^C。当外来致病的朊蛋白或遗传性突变导致 PrP^C 变为 PrP^{SC} 时,PrP^{SC} 会促进 PrP^C 转化为越来越多的 PrP^{SC},致使神经细胞逐渐失去功能,导致神经细胞变性死亡,从而引起中枢神经系统病变。

【病理】　大体病理可见脑呈海绵状变性,皮质、基底节和脊髓萎缩变性,与病程长短有关。脑萎缩特点是对称性大脑萎缩,严重者纹状体、丘脑萎缩。海绵状改变在皮质最严重,其次为基底节、小脑和丘脑。显微镜下可见神经元丢失、星形胶质细胞增生、海绵状变性,海绵状变性即细胞胞浆中空泡形成,5%~10% 散发型 CJD 可见异常 PrP 淀粉样斑块,无炎症反应。电镜显示这些空泡系神经元的囊性扩张和神经膜的局灶性坏死,其泡内有细胞膜碎片相似的卷曲结构。

新变异型 CJD 的病理学改变为海绵状变性,以丘脑最为明显,且海绵状区域出现 PrP 阳性的淀粉样斑块与传统的类型不同。

【临床表现】　CJD 起病多为慢性或亚急性,呈进行性发展。在临床上主要表现为皮质功能损害、小脑功能障碍、脊髓前角损害和锥体束受损等症状及体征。依据其临床表现可分为三个阶段。

1. **早期**　表现以精神与认知障碍为主,类似神经衰弱或抑郁症样表现,如情感低落、易疲劳、注意力降低、记忆减退、失眠、易激惹等。

2. **中期**　以进行性痴呆、肌阵挛、精神异常、锥体束征和锥体外系表现为最常见,部分患者可能出现视觉症状且常常是首发症状。肌阵挛常被认为是此期特征性临床表现。

3. **晚期**　出现大小便失禁、无动性缄默、昏迷或去皮质强直状态。

【辅助检查】

1. **血、脑脊液常规检查**　血和脑脊液常规、生化检查均正常。

2. **脑电图**　脑电图改变被认为是临床诊断 CJD 的重要依据,可能早于脑脊液 14-3-3 蛋白出现,敏感性约 66%。在疾病早期脑电图出现广泛的非特异性慢波,中期以后 90% 患者出现弥漫性慢波,脑部出现特异性周期性同步放电(periodic synchronous discharge,PSD),表现形式为各导联间歇性或连续性同步出现中至高波幅,频率为 1~2Hz 的三相尖慢波或棘慢波。目前认为,PSD 的出现和肌阵挛关系密切。晚期患者 PSD 消失。

3. **影像学**

(1)头颅 CT:早期无明显异常,中后期可出现脑萎缩。

(2)头颅 MRI:常规 MRI 序列如 T$_1$WI、T$_2$WI 和 FLAIR 对 CJD 诊断的敏感性低,而弥散加权像(diffusion-weighted image,DWI)对于 CJD 的早期诊断有很高的敏感性(92.3%)和特异性(93.8%)。早期 CJD 患者即可在 DWI 上出现皮质和/或基底节区的异常高信号,沿皮质走行的异常带状高信号被称为"飘带征"或"花边征"(图 10-8);在散发型 CJD 尾状核/壳核的高信号是特异性改变,而新变异型 CJD 的特征则是丘脑后部高信号(丘脑枕征)。在疾病晚期,DWI 异常高信号可消失。

4. **脑脊液 14-3-3 蛋白测定**　CJD 患者可出现脑脊液 14-3-3 蛋白阳性。散发型 CJD 的敏感性

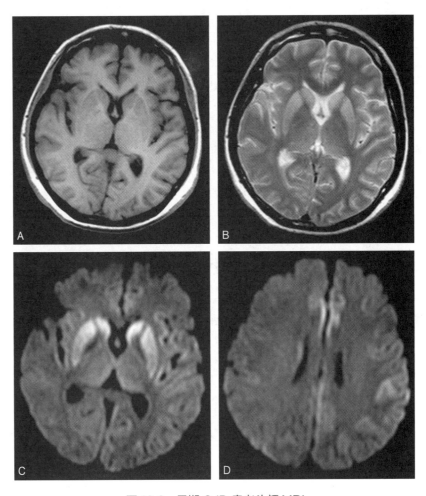

图 10-8 早期 CJD 患者头颅 MRI

A. T_1WI 未显示明确病灶；B. T_2WI 示尾状核头部和豆状核稍高信号；C. DWI 示尾状核头部和豆状核明显高信号，双侧丘脑、枕叶皮质、左侧颞枕叶皮质稍高信号；D. DWI 示双侧额叶、左侧顶叶皮质明显高信号，呈"花边征"。

>80%，而变异型 CJD 的敏感性可能不足 50%。但脑脊液 14-3-3 蛋白阳性还可见于其他急性广泛性脑损伤的疾病，如急性脑梗死、病毒性脑炎、一氧化碳中毒、副肿瘤综合征等。

5. 脑电图、脑脊液 14-3-3 蛋白与头颅 MRI 的组合评估 脑电图和 14-3-3 蛋白同时阳性，散发型 CJD 的阳性预测值为 98%；同时阴性，则无 CJD 的预测值为 79%；大多数散发型 CJD 上述三项检查同时阴性的可能性不大。

6. 组织活检 脑活检是诊断的"金标准"，可发现海绵状变性和 PrP^{SC}。新变异型 CJD 扁桃体活检也可发现 PrP^{SC} 有助于诊断。

7. 基因检测 *PRNP* 基因检测有助于遗传型 CJD 的诊断与散发型 CJD 的分型。

【诊断】 CJD 现阶段在我国多为临床诊断，确诊需病理，脑活检发现海绵状变性或 PrP^{SC} 者，可确诊。

对于散发型 CJD，《2018 中国痴呆与认知障碍诊治指南（八）：快速进展性痴呆的诊断》中的临床诊断标准如下。

1. 具有进行性痴呆，临床病程短于 2 年；常规检查未提示其他诊断。

2. 具备以下 4 种临床表现中的至少 2 种：①肌阵挛；②视觉或小脑障碍；③锥体/锥体外系功能障碍；④无运动型缄默症。

3. 并且以下辅助检查至少一项阳性：①在病程中的任何时期出现的典型的周期性尖慢复合波脑

电图改变;②脑脊液 14-3-3 蛋白阳性;③MRI DWI 像或 FLAIR 像上存在两个以上皮质异常高信号"缎带征"和/或尾状核/壳核异常高信号。

【鉴别诊断】 本病精神和认知障碍要与阿尔茨海默病、额颞叶痴呆、路易体痴呆及帕金森病伴发的认知障碍相鉴别。CJD 病情进展迅速,有其他局灶性损害表现,而阿尔茨海默病等疾病多进展缓慢,且脑电图检查无典型的周期性三相波。

锥体外系损害需与肝豆状核变性、帕金森病、多系统萎缩、遗传性进行性舞蹈病鉴别;这些疾病没有脑电图检查中典型的周期性三相波,也无肌阵挛。

【治疗】 本病无有效的治疗方法,临床仅为对症处理。CJD 患者一经确诊,首先应进行隔离,并对患者使用过的生活用品和医疗用品进行彻底销毁。

【预后】 CJD 患者死亡率达 100%,绝大多数在发病 1 年内死亡,平均存活时间为 6 个月。

第六节 脑寄生虫感染

中枢神经系统寄生虫感染(central nervous system parasitic infection)是指寄生虫病原体引起脑和/或脊髓的感染。本节主要介绍 4 种以脑损害为主的寄生虫感染:脑囊虫病、脑型血吸虫病、脑型肺吸虫病及脑型疟疾。

一、脑囊虫病

脑囊虫病(cerebral cysticercosis)是链状绦虫(猪绦虫)的幼虫(囊尾蚴)寄生于人脑所引起的疾病,是我国最常见的中枢神经系统寄生虫病之一,脑囊虫病占人囊虫病的 60%~96%。好发于青壮年,80% 的患者为 14~50 岁,男女比例大约为(2~5)∶1。我国主要流行于华北、东北、西北地区,农村多于城市。近年来,由于卫生条件的改善,脑囊虫病的发病率有所降低。

【病因】 人既是绦虫的终宿主(绦虫病),也是中间宿主(囊虫病),食用囊虫感染的猪肉仅表现为绦虫病,不表现为囊虫病。外源性感染是主要的感染方式。绦虫卵经口进入消化道,虫卵进入十二指肠内孵化逸出六钩蚴,钻入胃肠壁血管,蚴经血液循环分布全身并发育成囊尾蚴,寄生于人体各组织,发生囊虫病。囊虫寄生于脑内,称脑囊虫病。脑囊虫病在脑灰质或灰、白质交界处最常见,脑室及其附近次之,颅底和脑膜处少见。

【发病机制】 囊尾蚴引起脑病变的机制主要有:①囊尾蚴对周围脑组织的压迫和破坏。②作为异种蛋白引起的脑组织变态反应与炎症;活动期囊虫刺激周围组织产生的炎性反应较轻,退变死亡期抗原及代谢物质通过囊壁进入周围脑组织,引起周围脑组织强烈的炎性反应。③囊尾蚴阻塞脑脊液循环通路引起颅内压增高。

【病理】 囊尾蚴侵入脑后,依据囊虫所处部位分为不同类型,按发生率高低依次为脑实质型、混合型、脑室型和蛛网膜型,脊髓型少见。

依据囊虫在脑内的存活情况可分为 3 期,各期的主要病理变化如下:①存活期:早期可见活的囊尾蚴,囊的大小、数目不一,最小的 2mm,一般 5~8mm,可以是一个或多个;单个脑囊虫多呈卵圆型、乳白色半透明,有一个由囊壁向内翻的圆形头节;囊周围的脑组织有轻度炎症反应,中性多核粒细胞和嗜酸性粒细胞浸润胶原纤维,距囊稍远处可有血管增生、水肿和血管周围单个核细胞浸润。②变性死亡期:此期囊虫逐渐死亡,虫体的异体蛋白会引起明显变态反应,出现虫体周围脑组织炎性细胞浸润、水肿,成纤维细胞增生,虫体被纤维包膜包裹而形成包囊。③钙化期:囊虫发生退行性变后,脑组织水肿逐渐消退,并出现机化和钙化、脑萎缩等。各期脑囊虫常并存。

【临床表现】 脑囊虫病自感染到出现症状,数日至 30 年不等。临床表现与囊虫寄生的部位、数目、大小以及囊虫所处的生长期有关,囊虫存活期可无任何症状,只有当囊虫进入变性死亡期才出现头痛、癫痫等症状。脑囊虫病常见临床表现如下。

1. 头痛 是脑囊虫的常见症状之一,有文献报道 62.4% 有头痛症状,可伴有恶心、呕吐,头痛程度随病情变化而波动。

2. 癫痫发作 有 1/2~2/3 患者以癫痫为首发或唯一症状,发作形式的多样性和易变性为其特征。全面强直阵挛发作最常见,占 45%~50%,甚至呈癫痫持续状态,其次为单纯部分发作、复杂部分发作、失神发作等。癫痫是在囊虫进入退行性变时刺激所致,当囊虫治愈或钙化后大多数患者会停止癫痫发作或发作次数明显减少。

3. 颅内压增高表现 主要表现为剧烈头痛、恶心、呕吐、视神经乳头水肿、展神经麻痹、继发性视神经萎缩,甚至失明。脑实质型因囊虫变性死亡过程而引起脑水肿,脑室型和蛛网膜型可引起脑脊液的分泌和循环障碍,均能导致高颅压。第四脑室囊虫临床可表现为 Brun 征,即急转头时,因囊虫阻塞第四脑室正中孔而引起脑脊液循环障碍,颅内压急剧增高,临床表现为突然发生剧烈头痛、呕吐、眩晕、意识障碍、猝倒,甚至突然死亡。

4. 局灶症状 囊虫位于大脑皮质,可出现相应的运动、感觉和语言功能障碍,位于小脑则出现共济失调和眼球震颤。

5. 精神症状和智能障碍 主要表现为认知功能障碍、注意力不集中、记忆减退、理解判断力下降、情绪低落、幻觉、妄想、精神错乱、尿便失禁等。这与囊虫引起广泛脑损害或脑萎缩有关。

6. 脑膜刺激征 位于蛛网膜下腔的囊虫可导致囊虫性脑膜炎,表现为头痛、呕吐,少数可有发热、颈强直、脑膜刺激征。与其他类型脑膜炎相比,囊虫性脑膜炎患者很少有发热和颈强直。

7. 其他 很多脑囊虫患者伴有脑外表现。最常见的为皮下和肌肉囊尾蚴结节,可出现在脑部症状之前或之后,结节数目可数枚至数千枚不等。少数患者可伴发眼囊虫病,以玻璃体最为常见。

【辅助检查】

1. 血常规和便常规 多数患者血白细胞总数正常,个别可达 10×10^9/L 以上,少数患者可出现嗜酸性粒细胞增高。粪便检查发现绦虫卵提示存在绦虫病,是脑囊虫诊断的间接证据。

2. 脑脊液 压力正常或升高,脑室型和蛛网膜型脑脊液变化一般较脑实质型明显,表现为白细胞轻度增高,一般为 $(10~100) \times 10^6$/L,以淋巴细胞为主,嗜酸性粒细胞可增高,蛋白定量正常或轻度增高,糖正常或轻度降低,氯化物正常。

3. 免疫学检查 常用酶联免疫吸附试验(ELISA)和间接血凝试验(IHA)的方法来检测血清或脑脊液中囊尾蚴的特异性抗体,敏感性为 90%,特异性为 95% 左右。脑脊液囊虫抗体阳性提示患有该病并处于活动期,脑脊液的免疫学检查对于本病的诊断以及治疗的监测均有重要意义。

4. 头部 CT 可以发现脑实质和脑室内的低密度囊虫影或高密度钙化影,对于钙化的检出率优于 MRI,确定囊虫位置、大小及数目,并可显示脑水肿、脑积水及脑室形态。

5. 头部 MRI 头颅 MRI 平扫及增强可显示脑实质型脑囊虫的不同生存期,能反映脑囊虫的整个病理过程,能够分辨出囊虫的存活和死亡(头节消失是囊虫死亡的重要特征),能很好地显示脑室和蛛网膜下腔的囊虫(图 10-9)。MRI 在脑囊虫病的分型、分期诊断方面优于 CT。有研究显示,T_1WI 对头节及囊壁的显示以及脑室和蛛网膜下腔囊虫的显示均优于 T_2WI;而 T_2WI 能很好显示病变和灶周水肿;增强扫描对于囊壁和头节能很好显示。

不同时期囊虫的 MRI 影像有如下特点:①存活期:表现为小囊状长 T_1 长 T_2 信号,囊液信号同脑脊液,壁薄光滑均匀,囊壁及头节呈等 T_1、等 T_2 信号,虫体周围无脑组织水肿,头节可强化。②变性死亡期:变性死亡早期 MRI 表现为囊壁增厚,呈等 T_1、等 T_2 信号,头节可见,但变小,囊液信号均高于脑脊液;虫体周围脑组织呈长 T_1、长 T_2 信号片状水肿,部分呈占位表现,易与肿瘤特别是转移瘤相混淆;囊壁可出现环状强化,但头节不强化。变性死亡后期可见小片状水肿信号、或无明显水肿伴小结节、或厚壁环状强化,头节消失。③钙化期:虫体死亡并钙化,T_2WI 多呈低信号,此期 CT 诊断优于 MRI。

6. 皮下结节组织活检 取皮下结节做病理活检,若发现囊尾蚴可确诊囊虫感染。

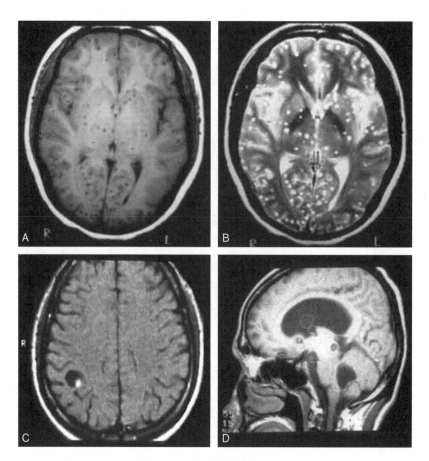

图10-9　脑囊虫病头颅 MRI

A. T$_1$WI 显示多发脑实质囊虫病,可见囊虫头节;B. T$_2$WI 显示多发脑实质囊虫
病;C. FLAIR 显示脑实质囊虫病,可见囊虫头节;D. 矢状位示脑室内囊虫。

【诊断】　脑囊虫病的诊断需综合流行病学、临床表现、实验室检查及影像学检查等多种因素。曾居住在流行病区,有绦虫史或食用生猪肉史,并有癫痫、颅内压升高、精神障碍等表现,应临床疑诊。如有皮下结节或粪便中发现虫卵可提示诊断;血清或脑脊液囊虫抗体试验阳性、头部 CT 或 MRI 有特征性发现则能确定诊断。

【鉴别诊断】　脑囊虫病临床表现多样,易与很多疾病相混淆,需与以下疾病相鉴别。

1. **脑肿瘤**　脑实质型囊虫如处于变性死亡期可出现明显脑水肿,甚至有占位效应,应与脑肿瘤特别是转移瘤鉴别。转移瘤多见于中老年、亚急性起病,进行性加重,颅内压增高突出,偏瘫等局灶体征明显;MRI 显示颅内病灶形状不规则,大小不一,实质或环状强化,周围水肿明显。

2. **蛛网膜囊肿**　蛛网膜囊肿多发于外侧裂、交叉池、大脑及小脑表面,形状不规则,边界平直。影像学上蛛网膜囊肿信号与脑脊液相同,无囊壁和结节,周围脑组织无水肿。血和脑脊液囊虫抗体及影像学特征有助于二者鉴别。

3. **各种脑膜炎**　结核、真菌、病毒性脑膜炎均容易与脑囊虫引起的脑膜炎相混淆,囊虫性脑膜炎很少有发热和颈强直,头颅 CT 和 MRI 及囊虫免疫学检查可以鉴别。

【治疗】　根据临床症状、影像学表现、临床分型和分期综合评价后来确定治疗方案,包括驱虫治疗、对症治疗和外科手术治疗。

1. **药物驱虫治疗**　药物驱虫治疗适用于囊虫活动期,常用驱虫药物有吡喹酮和阿苯达唑,可以单药,也可以联合用药。

（1）吡喹酮（praziquantel）:常用于脑实质型囊虫的治疗,由于吡喹酮难以通过血脑屏障进入脑脊液,因此,对于蛛网膜下腔型和脑室型疗效较差。通常吡喹酮总剂量为 120~180mg/kg,分 3~4d 服用,一般需要治疗 2~3 个疗程,疗程间隔 3~4 个月。如脑囊虫为多发性、病情重、合并颅内压增高或精神障碍,宜采用小剂量长疗程疗法。

（2）阿苯达唑（albendazole）:又称丙硫咪唑,为广谱驱虫药物,可以通过血脑屏障并渗透到脑脊液中杀灭蛛网膜下腔和脑室囊虫。因此,可用于治疗脑实质型、蛛网膜下腔型或脑室型囊虫。20mg/（kg·d）,分 2 次口服,10d 为一个疗程,1 个月后再服第 2 个疗程,通常 3~5 个疗程。

2. 对症治疗　在驱虫治疗时,控制高颅压是顺利完成治疗的关键,常规应用甘露醇减轻脑水肿,酌情使用糖皮质激素减轻炎性反应,并应用抗癫痫药物等。

3. 手术治疗　囊虫摘除术适用于脑实质单发或多发巨大囊虫、脑室内或蛛网膜下腔囊虫。囊虫摘除术前后仍需药物治疗。颞肌下减压术可以缓解高颅压,脑室-腹腔分流术适用于继发脑积水患者。

【预后】　囊尾蚴寄生的部位和数量不同,预后不同。数量不多,位于脑内相对"静区"者,药物治疗可获痊愈。弥漫性脑囊虫伴有痴呆或精神障碍者预后不良。

二、脑型血吸虫病

脑型血吸虫病（brain schistosomiasis）是由于血吸虫虫卵异位于脑而引起的损害,占血吸虫病的2%~4%。我国流行的是日本血吸虫,主要流行于长江中下游流域等南方的农村地区,多发于青壮年,男女比例为 1.5∶1。截止到 2019 年年底,全国现存血吸虫患者 31 万余例。

【病因】　人接触疫水后,血吸虫的尾蚴经皮肤黏膜进入体内,雌性成虫在肠壁黏膜下层产卵,部分虫卵异位沉积于脑时,称为脑型血吸虫病。

【发病机制】　血吸虫虫卵以卵栓的方式沉积于脑组织,引起嗜酸性病变,形成虫卵结节,损害、压迫脑组织引起一系列神经系统症状。

【病理】　基本病理变化是以虫卵为中心的肉芽肿性炎性病变,多分布于大脑中动脉供血区,顶叶最常见。急性期,虫卵周围有大量嗜酸性粒细胞,浸润脑组织形成边界不清的团块和结节,呈灰白或黄色,有脑水肿及脑肿胀表现。慢性期,形成虫卵肉芽肿、假结核结节和瘢痕结节,灶周大量胶质细胞增生、毛细血管网形成、血管炎性改变和白质广泛水肿等。

【临床表现】　根据发病机制和起病时间,将脑型血吸虫病分为急性和慢性两种临床类型。另外,脑型血吸虫病常合并全身表现。

1. 急性型　较少见,在感染后 4~6 周发病,表现为脑膜脑炎症状。轻者嗜睡、发热、认知障碍、躁动不安、精神症状;重者昏迷、抽搐、肢体瘫痪、锥体束征、大小便失禁。

2. 慢性型

（1）癫痫型:占慢性型中的大多数,因虫卵积聚在大脑皮质所致。表现为各种类型的癫痫发作,其中以单纯和复杂部分发作多见,也有部分患者表现为全面性发作。

（2）脑瘤型:表现为逐渐加重的头痛、呕吐、视物模糊、复视等颅内压增高症状;局灶性神经定位体征有偏瘫、偏身感觉障碍、失语、偏盲、共济失调等。

（3）脑卒中型:血吸虫的虫卵栓塞脑血管,表现为卒中样发病,骤然出现肢体无力、偏瘫、失语、昏迷,常伴有癫痫发作。

3. 全身表现　可表现为腹痛、腹泻及肝脾大,晚期可出现脾功能亢进和门脉高压表现,如巨脾、腹腔积液、贫血和食管静脉曲张等。

【辅助检查】

1. 血常规　白细胞总数多在（10~20）× 10^9/L,嗜酸性粒细胞增多,可增高 20%~40%。慢性血吸虫病晚期患者因为有脾功能亢进而出现贫血和白细胞减少,嗜酸性粒细胞增多不明显,多在 20%以内。

2. 便常规　直接涂片法常可以查到血吸虫的虫卵。毛尾蚴孵化法可以直接观察到毛蚴。此两种方法是确诊血吸虫的直接依据。但是对慢性患者的检出率不高。

3. 脑脊液检查　细胞数在（10~100）×10⁶/L，以淋巴细胞为主，可有嗜酸性粒细胞增高，蛋白正常或轻度增高。有时在脑脊液中可以找到虫卵。

4. 免疫学检查　对于临床疑诊患者可行血和脑脊液免疫学检查，目前较常用的免疫学方法有环卵沉淀试验、间接血凝集试验和酶联免疫吸附试验（ELISA）等，其中 ELISA 最为常用。血清血吸虫抗体阳性提示血吸虫病，脑脊液的血吸虫抗体阳性提示脑型血吸虫病。需要指出的是，脑脊液中血吸虫抗体阳性率较低，对高度疑似患者可进行 2~3 次的检测，以免漏诊。

5. 头部 CT　急性型表现为脑实质内大小不一、程度不同的低密度水肿区，边缘模糊，无强化。慢性型呈局限性肉芽肿，等密度或稍高密度，也有高低混杂密度，有强化效应，有时可见不规则钙化灶或局限性脑萎缩。

6. 头部 MRI　表现为皮质及皮质下多发病灶，以多发结节状病灶最多见，病灶大小不等，但相对集中于脑部某一区域，小结节有相互融合形成大结节的倾向。急性期病变呈长 T_1、长 T_2 信号，大部分呈泥砂样、斑点状及小斑片状强化；慢性期的肉芽肿在 T_1WI 为等、稍低信号，T_2WI 为高、稍高信号，多个散在或密集的大小不等结节状强化。病灶多发、结节融合现象、主要病灶相对集中的倾向及明显均匀强化被认为是脑型血吸虫病相对特征性 MRI 表现。

【诊断】　在血吸虫流行地区居住，有血吸虫感染或疫水接触史，出现相应的临床表现，如癫痫发作、颅内压增高者应考虑血吸虫病的可能，CT/MRI 检查有助于诊断，大便检查发现虫卵和血免疫学检查阳性提示血吸虫病诊断，脑脊液中发现虫卵或免疫学检查阳性可以诊断脑型血吸虫病。

【鉴别诊断】　急性型应与病毒性脑膜脑炎、中毒性脑病、脑血管病鉴别。慢性型应与脑脓肿、脑结核瘤、脑肿瘤、原发性癫痫鉴别。

【治疗】

1. 病因治疗　吡喹酮是血吸虫病的首选治疗药物，总剂量 120mg/kg（体重超过 60kg 者，按 60kg 计算），分 4d、12 次服完，一般用 2 个疗程。

2. 对症治疗　20% 甘露醇等脱水剂减轻脑水肿，有癫痫患者使用抗癫痫药物等。

【预后】　脑型血吸虫的预后良好，经系统治疗后症状消除，癫痫发作停止或减少，保持原有劳动力者占 80%。如果再次感染，治疗仍然有效。

三、脑型肺吸虫病

脑型肺吸虫病（cerebral paragonimiasis）是肺吸虫侵入人体后，移行入脑导致的中枢神经系统损害。脑型肺吸虫病发病率为肺吸虫的 2%~27%，青少年多见。肺吸虫病分布甚广，亚洲、非洲、美洲均有发生，我国多个省、市、自治区有散发及地方流行。

【病因】　我国的肺吸虫以卫氏并殖吸虫和斯氏并殖吸虫分布最广。食用生的或未煮熟的水生贝壳类如淡水蟹或蝲蛄（均为肺吸虫的第二中间宿主）后被感染，幼虫在小肠脱囊而出，穿透肠壁进入腹腔中移行，再穿过膈肌到达肺内发育为成虫。成虫可从纵隔沿颈内动脉周围软组织上行入颅，寄生于脑内引起疾病。

【发病机制】　肺吸虫虫体在脑内移行时可直接引起脑组织的损害，虫体的分泌物和代谢产物引起无菌性炎症反应，坏死组织、虫体、虫卵和脓液形成嗜酸性脓肿；从而引起脑炎、脑膜炎等病变。

【病理】

1. 组织破坏期　虫体移行破坏组织而引起线状出血或隧道损伤，周围少量炎性细胞浸润。

2. 肉芽肿或囊肿期　虫体和虫卵沉积引起肉芽肿，周围有结缔组织增生和炎性细胞浸润，病变中央组织坏死，可以找到成虫和虫卵。

3. 纤维瘢痕期　坏死区物质被吸收，虫体死亡、钙化，囊壁增厚、纤维化、钙化。

由于虫体可在脑组织内穿行造成多次损伤,故上述各期病理变化可同时存在。

【临床表现】　患者多先出现咳嗽、咳铁锈色痰等肺部症状,随后出现神经系统表现。由于病变范围多变,症状常视其侵犯脑组织的部位和病理改变的程度而定,以头痛、癫痫、运动障碍较为常见,其临床表现有以下几方面。

1. **颅内压增高症状**　头痛、呕吐、视力减退、视神经乳头水肿等。

2. **炎症性症状**　畏寒、发热、脑膜刺激征等。

3. **脑组织刺激性症状**　癫痫、视幻觉、肢体异常感等。

4. **脑组织破坏性症状**　瘫痪、失语、偏盲、感觉消失等。

【辅助检查】

1. **血常规**　白细胞计数增加,一般为(10~30)×10⁹/L,嗜酸性粒细胞常增多,一般为5%~20%,在急性期可高达80%。

2. **病原学检查**　脑脊液、痰、粪便以及任何体液和组织活检标本检出肺吸虫的成虫、幼虫或虫卵是诊断的有力证据,但阳性率不高。

3. **免疫学检查**　检测血清及脑脊液的肺吸虫抗体有助于脑型肺吸虫病的诊断。常用的免疫学方法有补体结合试验、酶联免疫吸附试验(ELISA)等,其中ELISA的敏感性更高,更为常用。脑脊液的免疫学检查阳性对本病有特异价值。

4. **脑脊液检查**　脑脊液中可发现嗜酸性粒细胞增多,蛋白含量增高,偶可检出虫卵。在组织破坏期尚可出现血性脑脊液,在囊肿形成期脑脊液压力增高,蛋白增多,而其他正常,这种脑脊液的多变性是本病的特点之一。

5. **影像学检查**

(1)颅骨平片:脑内可见钙化的囊壁。

(2)头颅CT:混杂密度的肿块,周围有水肿,增强扫描可见环状或结节状强化。脑室肺吸虫早期与脑脊液影像相似,无增强;后期病灶出现蛋壳状钙化。动态CT扫描可见病灶有游走的特点。

(3)头颅MRI:可以显示病变部位及范围,脑内多发不规则病变且常伴出血。T_1WI表现为中央高信号或等信号、外周低信号病灶,T_2WI表现为中央高信号、周边低信号病灶。部分病例可有"隧道征":为1~3mm直径的孔洞状改变,为长T_1、长T_2信号,边缘见环状或半环状出血区及大片炎症反应区,治疗后炎症反应区消失,仅留缩小的孔洞状软化灶。

【诊断】　在流行区生食或半生食河蟹、蝲蛄、饮用过生水者,病史中曾有咳嗽、咳铁锈色痰,继之出现不明原因的头痛、呕吐、癫痫发作及瘫痪均应考虑本病可能。实验室检查发现病原体或免疫学试验阳性则能确定诊断。

【鉴别诊断】　本病应与蛛网膜下腔出血、脑脓肿、结核性脑膜炎、脑肿瘤、脑囊虫病、原发性癫痫鉴别。

【治疗】

1. **病因治疗**　吡喹酮或阿苯达唑是目前治疗本病的理想药物,具有疗效好、疗程短、不良反应小、服用方便等特点。具体用法如下。

(1)吡喹酮(praziquantel):总剂量125~150mg/kg,3次/d,2~3d服完。1周后再重复一个疗程。

(2)阿苯达唑(albendazole):10mg/kg,3次/d,口服,共服2d。

2. **手术治疗**

(1)对病变较大,重症高颅压者,用药后病情继续发展,应考虑手术。

(2)对已经形成包膜或囊肿者手术治疗。

3. **对症治疗**　对癫痫发作和高颅压者应给予对症治疗。手术后脑水肿严重者给予激素或脱水剂。

【预后】　绝大多数脑型肺吸虫病临床治疗有较好疗效。

四、脑型疟疾

脑型疟疾(cerebral malaria)是一种致命的疟疾,高热伴有中枢神经系统受损症状,成人死亡率达10%~50%,儿童死亡率更高。世界各地都可见疟疾,在南美洲、中美洲、非洲和亚洲最为流行。每年有近5亿人感染疟疾,并且多达100万人死于疟疾。在我国,主要流行于广东、广西、云南、贵州、海南等地,多见于16岁以下青少年,四季均有,夏秋两季多见。

【病因】　疟原虫经按蚊叮咬传播进入体内,并在肝和红细胞中生长繁殖,破坏红细胞而引起疟疾。各种疟原虫均可导致脑型疟疾,主要由恶性疟原虫引起,罕见间日疟原虫引起的个案报道。

【发病机制】　脑型疟疾的发病机制目前仍不十分清楚,可能是机械阻塞和免疫反应相互作用的结果。脑血管中广泛充斥了含疟原虫的红细胞并黏附于血管内皮,引起毛细血管阻塞、弥散性血管内凝血;同时,过度免疫应答和大量炎症因子释放,即促炎-抑炎反应失衡,从而导致脑型疟疾。

【病理】　病理检查肉眼可见软脑膜高度充血、脑组织肿胀、脑回变平、脑沟变浅、脑白质内散在点状出血。镜下见脑内小血管充血、灰质血管内见大量含疟原虫的红细胞相互凝聚或附着在血管壁上,血管内皮细胞肿胀,并有吞噬现象。白质内小灶坏死球状出血、可见 Durck 结节(圆形或椭圆形,中心结构一致的坏死区,周围有小胶质细胞增生)。

【临床表现】

1. **一般症状**　寒战、高热是大多数脑型疟疾的首发症状,体温可达 42℃,少数不发热或体温降低。绝大部分患者有脾大、肝大、不同程度的贫血等全身表现。

2. **神经症状**　患者可出现不同程度的意识障碍、反应迟钝、谵妄、昏迷等,多发生于病后 2~7d 内。部分患者出现颅内压增高表现及癫痫发作,儿童多发惊厥;还可见偏瘫、脑膜刺激征等。

【辅助检查】

1. **血常规**　白细胞总数和嗜酸性粒细胞偏高,网织红细胞增加。

2. **病原体检查**　采用薄、厚血膜片法,厚血膜片有利于增加发现疟原虫的机会,薄血膜片则有利于分辨疟原虫的形态;此外,骨髓涂片检查疟原虫的阳性率高于外周血涂片。一旦发现疟原虫则可确诊疟疾。

3. **脑脊液**　部分患者脑脊液压力增高,蛋白增高,细胞数增加,以淋巴细胞为主。

4. **CT 和 MRI**　多数患者无异常变化,部分患者显示脑水肿、脑室变小或类似脑梗死病灶。

【诊断】　凡在疟疾流行病区居住或旅游者、近年来有疟疾发作史或近期内接受过输血者,若早期出现畏寒、发热等症状,随即出现意识障碍、癫痫发作、脑膜刺激征等,应高度怀疑脑型疟疾的可能,血涂片或骨髓涂片发现疟原虫具有确诊意义。

【鉴别诊断】　需与中暑、钩端螺旋体脑膜炎、败血症、流行性乙型脑炎、病毒性脑炎和细菌性脑膜炎等相鉴别。

【治疗】

1. **病因治疗**　脑型疟疾死亡率高,起病凶险,应尽早治疗,由于耐药性的增加,疟疾需要联合用药治疗。脑型疟疾的治疗包括静脉注射奎尼丁或青蒿琥酯,联合使用多西环素。蒿甲醚是我国研制的一种青蒿素衍生物,对恶性疟疾疗效较佳,具体用法为第 1 天 320mg,第 2、3 天各 160mg 肌内注射。

2. **对症治疗**　脑型疟疾常伴有脑水肿或颅内压增高、高热、癫痫发作、贫血、肺水肿等,对并发症应给予及时处理。注意纠正低血糖。如果寄生虫密度超过 5%~10%,或寄生虫血症水平较低,但脑型疟疾严重或疟疾出现其他并发症,包括非容积超负荷肺水肿或肾并发症的患者,应积极考虑换血治疗。

【预后】　脑型疟疾在有效抗疟药物治疗后,特别是配合激素治疗后大部分昏迷患者会很快苏醒。

第七节　神经系统螺旋体感染

螺旋体在自然界和动物体内广泛存在,是介于细菌和原虫之间的单细胞微生物。对人类有致病性并可累及中枢神经系统的螺旋体有:①密螺旋体:主要导致真皮、皮下组织和血管内皮炎症和坏死;②疏螺旋体:可引起发热和自身免疫反应性损伤;③钩端螺旋体:导致发热、炎症和坏死。这3种螺旋体所致的具有代表性的疾病依次为梅毒、莱姆病和钩端螺旋体病。本章节中将重点介绍此3种疾病。

一、神经梅毒

神经梅毒(neurosyphilis)指受苍白密螺旋体感染所引起的中枢神经系统疾病,侵犯脑脊髓膜、血管和脑、脊髓实质等。神经梅毒是梅毒的晚期表现,不足 20% 未经治疗的梅毒患者最终会发展为神经梅毒。在我国,20 世纪 50~60 年代,梅毒曾得到了很好的控制。但是,20 世纪 80 年代后,梅毒和神经梅毒的发病率又呈现上升趋势。1990 年我国梅毒发病率为 0.09/10 万,2017 年增长到 34.49/10 万。

【病因】　神经梅毒病因为感染苍白密螺旋体。通常在感染后 3~18 个月内侵入中枢神经系统。感染途径有两种,先天梅毒是通过胎盘由患病母亲传染给胎儿,即胎传梅毒;后天传染则是通过性行为而感染梅毒螺旋体。

【发病机制】　人类感染苍白密螺旋体后,梅毒螺旋体与血管内皮细胞膜上的透明质酸酶相黏附,分解内皮细胞膜上的黏多糖,引起血管支架的重要基质被破坏,造成小动脉管腔狭窄甚至闭塞,引起闭塞性动脉炎、动脉内膜炎、动脉周围炎、动脉瘤等。螺旋体感染还可引起脑膜、脊膜和小动脉的淋巴细胞、浆细胞等炎性细胞浸润,导致脑膜、脊膜变厚,引起脑软化、脊髓炎和神经炎等。炎症进一步波及脑和脊髓实质,造成脑、脊髓神经细胞变性,数量减少,胶质细胞增生。

多数病例于梅毒感染后 2 年出现临床症状,但也有终生不发者,发病与否取决于患者对梅毒螺旋体的免疫反应。

【病理】　神经梅毒的病理可见到间质型和主质型两类病变。间质型病理改变主要有急性脑膜炎、动脉及动脉周围的炎性浸润、梅毒性树胶样肿(肉芽肿)。主质型病理改变则以神经细胞的脱失、脱髓鞘等为主。

1. 间质型病理

(1)脑膜炎:以脑底脑膜最为明显,肉眼可见脑膜增厚,并常延续到脊髓的上颈段。镜下可见软脑膜组织血管周围及蛛网膜内有大量的淋巴细胞和浆细胞浸润,纤维组织增生。

(2)增生性动脉内膜炎:脑底动脉环、豆纹动脉、基底动脉和脊髓动脉病变为主。可见动脉血管周围炎性细胞浸润。

(3)梅毒性树胶样肿:在大脑的硬膜和软膜处肉眼可见多个较小、亦可为单个较大的梅毒性树胶样肿。镜下呈现在小血管周围组织增生,中央坏死区,外周围绕单核及上皮样细胞,偶有巨噬细胞浸润,最外层由成纤维细胞及结缔组织包绕。

2. 主质型病理　额叶、颞叶和顶叶前部脑回萎缩。脑组织神经细胞弥漫性变性、坏死和脱失,伴有胶质细胞的增生及神经纤维的斑块样脱髓鞘。脱髓鞘以皮质内弓状纤维最为显著。脊髓痨型神经梅毒还可见到脊神经后根和脊髓后索变性及萎缩,镜下可见明显的脱髓鞘,以下胸段和腰骶段最为明显。

【临床表现】　神经梅毒依据病理变化和临床表现的不同分为无症状型神经梅毒、间质型(梅毒性脑膜炎、血管型梅毒和树胶样肿型神经梅毒)、主质型(脊髓痨和麻痹性痴呆)3 种。

1. 无症状型神经梅毒　患者无症状,极个别病例伴有瞳孔异常,仅脑脊液呈轻度炎性反应,梅毒血清反应阳性。

2. 间质型神经梅毒

（1）梅毒性脑膜炎：潜伏期多为 2 个月~2 年，多发生在梅毒感染未经治疗的 2 期，主要为青年男性。急性梅毒脑膜炎起病较急，伴有明显的头痛、呕吐及脑膜刺激征。偶可见意识障碍、谵妄、抽搐发作、精神异常和脑神经麻痹。亚急性或慢性起病者以颅底脑膜炎多见，脑神经Ⅱ、Ⅲ、Ⅳ、Ⅴ、Ⅵ和Ⅷ受累，若影响脑脊液循环还可出现高颅压症状。

（2）血管型梅毒：潜伏期多为 2~10 年，神经症状缓慢出现或突然发生，体征取决于闭塞的血管。脑血管型梅毒可见偏瘫、偏身感觉障碍、偏盲、失语等，偶可见局限性癫痫、脑积水和脑神经麻痹。脊髓血管梅毒可表现为横贯性（脊膜）脊髓炎，运动、感觉及排尿障碍，需与脊髓痨鉴别。

（3）树胶样肿型神经梅毒：包括脑树胶样肿和脊髓树胶样肿。脑树胶样肿的表现类似于脑肿瘤、脑脓肿或脑结核病，脊髓树胶样肿即为脊膜肉芽肿。

3. 主质型神经梅毒

（1）脊髓痨：主要累及脊髓后索和后根。①起病隐袭，潜伏期长，多于感染后 10~12 年发病，最长可达 30 年。②下肢脊神经根支配区域短促、阵发、电击样疼痛，可有感觉异常如束带感和蚁走感。③随着病程的发展，可出现深感觉障碍，感觉性共济失调，行走时步态蹒跚，患者自感步行时有踩棉花感。④部分患者可出现内脏危象，如胃危象，表现为阵发性上腹部剧痛及持续性呕吐，而无腹肌强直及压痛；膀胱危象出现下腹部疼痛及尿频等。⑤原发性视神经萎缩，表现为视物模糊及视野缩小。⑥阿-罗瞳孔（Argyll-Robertson pupil）是重要体征，其他体征可见膝反射和踝反射消失、小腿振动觉及位置觉缺失和龙贝格征阳性。

（2）麻痹性痴呆：额叶受到的损伤最为明显。①多于初期感染后 10~30 年发病，发病年龄通常在 40~50 岁，男性多于女性。②临床症状以进行性痴呆合并神经损害征象为主。若伴有血管病变则可出现肢体瘫痪、偏身感觉障碍、偏盲及失语等。少数患者伴有癫痫。③神经体征可见：手、唇、舌细小或粗大震颤，言语含糊，腱反射亢进及病理征阳性。

【辅助检查】

1. 一般检查

（1）脑脊液：压力增高，以淋巴细胞为主的白细胞增多，一般在 $100 \times 10^6/L$ 以下，蛋白增高，为 0.5~1.5g/L，IgG、IgM 增高，糖和氯化物正常。

（2）颅脑 CT、MRI：神经梅毒可以有多种影像学表现，包括脑萎缩（前部脑叶为主）、脑膜增厚及强化、白质病变、肉芽肿、皮质或皮质下梗死以及脊髓肿胀、后索异常信号等，均缺乏特异性。

2. 特殊病原学检查　非特异性螺旋体检测试验敏感性高，但特异性差，所以一般先根据非特异性的血清快速血浆抗体试验（rapid plasma reagin, RPR）和脑脊液性病检查试验（venereal disease research laboratory, VDRL）的结果进行筛选，再依照特异性的荧光梅毒螺旋体抗体试验（fluorescent treponemal antibody-absorption test, FTA-ABS）或微量梅毒螺旋体血凝试验（treponemal pallidum haemagglutination assay, TPHA）的结果做出确切诊断。

【诊断】　神经梅毒的诊断必须慎重，诊断依据要充分，需结合流行病学资料、临床表现和实验室检查才能确诊。神经梅毒的诊断依据为：①先天或后天梅毒感染史；②有神经梅毒的临床症状和体征；③血清和脑脊液梅毒特异性试验阳性。

【鉴别诊断】　应注意与各种类型的脑膜炎、脑炎、脑血管病、各种原因引起的痴呆、脊髓疾病或周围神经疾病等相鉴别。病史和病原学检查有助于鉴别诊断。

【治疗】　神经梅毒的治疗首选大剂量青霉素，应及时、足量、足疗程，对于无症状或有症状的梅毒患者均可使用且安全有效。治疗包括驱梅治疗和对症治疗。

1. 驱梅治疗

（1）水溶青霉素：为首选药物，安全有效，可预防晚期梅毒的发生。剂量为（1 800~2 400）万单位/d，1 次/4h，静脉滴注，10~14d 为 1 疗程。然后再用苄星青霉素 240 万单位肌内注射，1 次/周，共 4 周。

（2）普鲁卡因青霉素：240万单位/d，肌内注射。丙磺舒可通过减少肾脏排泄而增强青霉素的血清效价水平，故治疗中可同时口服丙磺舒，0.5g/次，4次/d，3周为1疗程。

（3）头孢曲松钠：2g/d，静脉滴注，2次/d，连用14d。

（4）其他：对青霉素过敏者可选用盐酸四环素500mg，4次/d，共30d；或静脉滴注氯霉素1g，4次/d，疗程14d。

2. 对症治疗 卡马西平用于治疗闪电样疼痛，0.1~0.2g/次，3次/d。阿托品、甲氧氯普胺和吩噻嗪类对内脏危象有效。其他还有抗癫痫治疗、抗精神病治疗及骨关节保护治疗。有明显神经压迫症状的患者应给予及时的手术治疗。

【预后】 大多数神经梅毒经积极治疗和检测，均能得到较好转归。但神经梅毒的预后与梅毒的类型有一定关系，如麻痹性神经梅毒患者若未进行治疗，3~4年死亡。而脊髓梅毒预后不确定，大多数可缓解或改善。

二、神经莱姆病

神经莱姆病（Lyme neuroborreliosis，LNB）是由伯氏疏螺旋体感染导致的一种神经系统感染性疾病。伯氏疏螺旋体具有高度嗜神经性，3%~15%患者出现神经系统损害，可长期潜伏在中枢或周围神经系统，在不同阶段产生不同的神经病变，可反复发作。莱姆病通过被感染的中间媒介蜱传播，多为潮湿山区、林区或湿润的草地，好发年龄为5~14岁儿童、30~49岁成人，多有野外工作和活动史。我国在黑龙江、安徽和新疆有过小范围的流行。

【病因】 神经莱姆病的病因为人体感染了由中间媒介蜱传播的伯氏疏螺旋体。伯氏疏螺旋体为革兰氏阴性病原体，对潮湿和低温条件的抵抗力强，对干燥、热蒸汽和普通消毒剂较敏感。

【发病机制】 人体在被带菌蜱叮咬时，伯氏疏螺旋体随带菌蜱的唾液进入皮肤，经过3~30d的潜伏期后进入血液，可以在体内长期存在，从皮肤红斑、血液、脑脊液、关节液及其他组织器官中可检出螺旋体；此外，机体可产生针对伯氏疏螺旋体鞭毛蛋白的IgG和IgM抗体，进而诱发机体的特异性免疫反应。因此，认为神经莱姆病的机制与伯氏疏螺旋体本身的直接作用和复杂的免疫反应有关。

【病理】 莱姆病为全身性疾病，故其病理主要呈现多系统的炎性改变：在皮肤、关节、眼部可见到充血、渗出等炎性改变，并可检测到伯氏疏螺旋体。镜下可见脑和脊髓轴索及髓鞘破坏，细胞水肿，胶原纤维增生。病损区的血管和周围组织有淋巴细胞、浆细胞浸润，小血管管壁增生、增厚。

【临床表现】 蜱叮咬后3~12d，80%的患者在蜱叮咬部位出现缓慢扩张的皮肤病变，称为红斑移行症。同时出现流感样症状，如全身乏力、疲劳、发热、头痛、关节痛、肌痛和局部淋巴结肿大。感染早期较局限，数天到数周内会播散到全身，神经系统、眼、心脏或关节均有不同程度受累。若患者未经治疗，可导致晚期或持续性莱姆病感染。

神经莱姆病多见于莱姆病第Ⅱ期。儿童中枢神经系统症状少见，主要表现为周围神经系统损伤，最常见的是面神经麻痹；而成人表现多样，中枢神经系统和周围神经系统均可受累。脑膜（脑）炎、脑神经炎、疼痛性神经根炎称为莱姆病神经系统"三联征"。病程≤6个月的为早期神经莱姆病，为大多数；而>6个月的则为晚期神经莱姆病，约占2%。

早期神经莱姆病表现多样。淋巴细胞性脑膜炎表现为阵发头痛和轻微颈强直。Bannwarth综合征（神经根炎和脑神经等受累）是最常见的周围神经损害，表现为严重的带状疱疹样节段性疼痛；脑神经中面神经最常受累（约80%），表现为单侧或双侧周围性面瘫。

晚期神经莱姆病以脊髓最常受累，表现为痉挛-共济失调步态和膀胱功能障碍；5%的未经治疗的患者可能会发展为具有细微认知改变的慢性神经递质沉着症，称为莱姆脑病；部分患者可发展为慢性轴索性多神经根神经病，不对称分布，感觉障碍为主，表现为脊神经根性疼痛或远端感觉异常。

【辅助检查】

1. 血常规和生化 血常规正常，血沉增快，血清谷丙转氨酶、谷草转氨酶及乳酸脱氢酶增高。

2. 脑脊液　脑脊液检查可见淋巴细胞增多,为(100~200)×10⁶/L,蛋白质轻度增高,糖含量正常。

3. 免疫学检查　酶联免疫吸附试验(ELISA)和免疫印迹法(Western blot)测定患者血、脑脊液中的抗伯氏疏螺旋体抗体,对诊断有重要意义。IgG 和 IgM 滴度 1:64 以上为阳性,在发病 3~6 周时,90% 以上的患者高于 1:128,早期以 IgM 升高为主,后期以 IgG 升高为主。效价升高可以维持数年。

4. MRI 检查　MRI 检查早期多为正常;晚期可见脑实质脱髓鞘样改变、脊髓肿胀,增强扫描可见脑膜弥漫性增强、脑实质和脊髓内病灶增强。病灶增强提示疾病处于活动期。

5. 病原体分离　脑脊液标本的 PCR 检测和伯氏疏螺旋体分离培养适合用于鉴别诊断不明确的病例(如血清学诊断结果为阴性的患者),其中脑脊液 PCR 是首选方法。

【诊断】　诊断依据有:①病前有在牧区森林生活史或逗留;②皮肤有慢性游走性红斑伴头痛、乏力等全身症状;③典型的临床症状和神经系统表现;④血和脑脊液抗伯氏疏螺旋体抗体阳性、滴度在治疗前后有变化;⑤排除其他疾病。

【鉴别诊断】　本病应注意与脑膜炎、脑血管病、脑肿瘤、面神经炎、多发性硬化和精神病鉴别。

【治疗】　主要是针对病原体的病因治疗。对有中枢神经系统症状的患者首选头孢曲松 2g/d,静脉滴注,2~3 周为 1 疗程。而局限于周围神经系统或脑膜的患者,则首选口服多西环素,100~200mg/d,2 次/d,疗程同头孢曲松;但不建议用于 12 岁以下的儿童及孕妇。其他还可以选择青霉素 G、头孢噻肟等。治疗 24h 内,近 15% 的患者可出现赫氏反应,处理同神经梅毒。

【预后】　早期及时治疗的患者一般预后良好,但部分患者可能反复发作,不能根治。

三、神经系统钩端螺旋体病

神经系统钩端螺旋体病(leptospirosis of nervous system)是由钩端螺旋体引起的以神经系统损害为突出表现的临床综合征。主要在热带和亚热带流行,我国主要集中在西南和南方省份,多于洪水灾害和多雨季节出现。

【病因】　人类钩端螺旋体病是由 L 型钩端螺旋体引起,传染源为携带钩端螺旋体的野生鼠类、家禽和家畜等,鼠和猪是主要的传染源。人类通过接触受感染动物的组织、尿液或被污染的地下水、土壤或蔬菜或是被患病动物咬伤等而染病。

【发病机制】　钩端螺旋体经皮肤、结膜或口腔黏膜等进入人体,通过侵害机体的纤溶系统并且干扰机体的凝血系统进行血行播散,形成菌血症。一方面,在组织、血液和脏器中繁殖导致直接损伤;另一方面,触发机体的非特异性免疫反应,两种机制共同导致神经系统损害。

【病理】　神经系统钩端螺旋体病的基本病理改变是血管损害,主要为颈内动脉末端、大脑前中后动脉的起始端、椎基底动脉的颅内段及其分支的近心端。受累动脉内膜呈同心圆样增厚,外膜、中膜有少量细胞浸润。病变呈节段性损害,管腔狭窄造成脑梗死,病变周围毛细血管呈代偿增生状异常血管网。此外,可见到脑膜增厚,有炎细胞浸润。

【临床表现】　钩端螺旋体感染一般先出现发热、头痛、眼球结膜充血、肌肉酸痛、周身乏力等菌血症症状;并且有黄疸、出血和肝肾功能损害等多脏器受损的表现。而神经系统钩端螺旋体病的临床表现和严重程度差异很大,一般分为两种类型。

1. 感染急性期神经系统损害　先有一般类型的钩体病急性症状,随后出现神经系统表现,包括脑膜炎、脑炎、癫痫、精神异常等。

2. 神经系统后发症　钩端螺旋体感染后 7~10d,少数患者退热后数天至 3 个月再次发热,出现症状。神经系统后发症占有较大比例,主要是无菌性脑膜炎和钩端螺旋体动脉炎。

(1)无菌性脑膜炎:临床出现头痛等脑膜炎症状,但脑脊液检查正常,临床可自愈。

(2)钩端螺旋体动脉炎:是最常见和最严重的神经系统后发症,儿童多见。在病程中再次出现发热、头痛、呕吐、精神行为异常、肢体瘫痪、单眼失明或偏盲、失语和脑膜刺激征等。

（3）其他：也有脊髓炎、脑炎、多组脑神经损害、臂丛神经炎和坐骨神经炎的报道。

【辅助检查】

1. **血常规** 中性粒细胞和嗜酸性粒细胞正常或增高。

2. **脑脊液检测** 部分患者脑脊液中白细胞和蛋白轻度升高，出血型脑脊液可见红细胞。

3. **病原体分离** 对患者的血、尿、脑脊液检查，采用暗黑底映光法在暗视野中直接查找钩端螺旋体，阳性有确诊价值。或者将患者的血液或其他体液接种于动物腹腔内，如 3~6d 后能分离出病原体，也有诊断价值。

4. **免疫学检查** 免疫学检查阳性对于钩端螺旋体病诊断有重要意义。免疫学方法有 ELISA、凝集溶解试验、间接红细胞凝集试验和间接红细胞溶解试验，以 ELISA 最为常用。

5. **头颅 CT、MRI 及脑血管检查** 可见脑梗死、脑萎缩或蛛网膜下腔出血改变。脑血管造影可见脑底大动脉及椎基底动脉颅内段狭窄，附近可见异常血管网，呈烟雾样改变。

【诊断】 有流行病学史；出现发热、头痛、眼球结膜充血、肌肉酸痛、周身乏力等菌血症症状；有黄疸、出血和肝肾功能损害等多脏器受损的表现；伴神经系统受损的症状和体征；影像学检查显示脑血管狭窄或阻塞；特异性检查血液、尿液或脑脊液中分离出钩端螺旋体，或者免疫学检查钩端螺旋体抗体阳性，即可诊断神经系统钩端螺旋体病。

【鉴别诊断】 该病需与各种脑炎、脑膜炎、脑膜脑炎以及感染性脑动脉炎等疾病相鉴别。

【治疗】

1. **病因治疗**

（1）青霉素：成人每日 2 400 万~3 000 万单位，儿童 1 500 万~2 000 万单位，静脉输注，连续 7~10d 为一个疗程。可采用青霉素首次小剂量肌内注射的方法来减少和减轻赫氏反应。

（2）氨苄西林和阿莫西林：对钩端螺旋体也有较强的作用。剂量和用法：氨苄西林 4~6g/d，分 4 次肌内注射；阿莫西林 2~4g/d，分 4 次肌内注射，连续 7d。

（3）庆大霉素、四环素和氯霉素治疗钩端螺旋体病均有效。

2. **对症治疗**

（1）激素治疗：目的是减轻炎症反应，减轻脑水肿，减少和减轻赫氏反应的发生。可选用氢化可的松 100~200mg 或地塞米松 10~20mg，静脉滴注，1 次/d。

（2）其他：适当给予抗高热、抗抽搐、脱水降颅内压、扩血管等药物。

【预后】 脑膜炎型预后较好。大约有 1/3 脑血管炎型患者留有后遗症。

第八节 艾滋病的神经系统损害

艾滋病是由人类免疫缺陷病毒（human immunodeficiency virus，HIV）所引起的一种获得性免疫缺陷性疾病。艾滋病病名是获得性免疫缺陷综合征（acquired immunodeficiency syndrome，AIDS）英文缩写的音译。

艾滋病自 1981 年被首次报道以来，现已在 150 多个国家和地区发现此病。HIV 感染者和艾滋病患者数量正在不断增多，特别是在非洲和亚洲发展中国家。据联合国艾滋病规划署估计，截至 2019 年，全球有 3 800 万人感染 HIV/患艾滋病，69 万人死于艾滋病，170 万人新感染。截至 2017 年年底，我国报告的现存活 HIV 感染者/艾滋病患者 758/610 例，当年新发现 HIV/艾滋病患者 134/512 例（其中 95% 以上均是通过性途径感染），当年报告死亡 30/718 例。

由于 HIV 是一种嗜神经病毒，可高度选择性地侵袭神经系统，即使给予有效抗病毒治疗，仍有 40%~50% 艾滋病患者会出现神经系统症状，10%~27% 以神经系统损害表现为首发症状。尸检发现 80%~90% 艾滋病患者有神经系统病理改变。

【病因】 艾滋病的病因是感染 HIV，HIV 是一种反转录 RNA 病毒。艾滋病的主要传播方式为性传播、血液传播和母婴传播。HIV 有 2 个亚型,HIV-1 能引起免疫缺陷和艾滋病,呈世界性分布;HIV-2 仅在非洲西部和欧洲的非洲移民及其性伴侣中发生,很少引起免疫缺陷和艾滋病。目前在我国流行的 HIV-1 主要亚型是 AE 重组型和 BC 重组型。1999 年起在我国部分地区发现有少数 HIV-2 型感染者。HIV 感染后细胞免疫系统缺陷和中枢神经系统的直接感染是艾滋病神经系统损害的病因。

【发病机制】　HIV 病毒由皮肤破口或黏膜进入人体血液后,选择性地感染并破坏宿主的 CD4⁺淋巴细胞、单核巨噬细胞和树突状细胞等,主要是 CD4⁺T 淋巴细胞数量持续减少,引起严重的细胞免疫功能缺陷,从而导致机体的机会性感染和肿瘤发生。另外,HIV 病毒也是一种危险的嗜神经病毒,受感染的淋巴细胞也可通过血脑屏障直接进入中枢神经系统,并与神经细胞表面的半乳糖神经酰胺分子结合,引起直接感染,导致神经系统的功能障碍。

【病理】　HIV 感染所致脑病,大体病理可见脑膜和脑实质的充血、水肿等病理改变。显微镜下可见病毒所导致的由细胞融合形成的多核巨细胞,此种细胞具有特征性。此外还可见髓鞘脱失、小胶质细胞结节、弥漫性星形胶质细胞增生和血管周围单核细胞浸润等。HIV 相关脊髓病主要病理改变是髓鞘脱失和海绵状变性,以后索和侧索最为明显。继发性神经系统损害多依据机会性感染原的特点,所致病理改变有所不同。

【临床表现】　艾滋病是一种严重的全身性疾病,其临床症状多种多样,常有一些非特异性症状,如发热、体重下降、盗汗、食欲缺乏、嗜睡、咽痛、咳嗽、腹泻、消化不良、皮肤病变及眼部不适、慢性全身淋巴结及肝脾大等。艾滋病神经系统损害的临床表现也呈现多种变化,但大体可概括为神经系统原发感染、神经系统继发感染、神经系统继发肿瘤及 HIV 相关脑卒中四大类。

1. 神经系统原发感染

（1）无菌性脑膜(脑)炎:多见于早期,晚期也可见。HIV 进入人体后 6 周左右发病,表现为头痛、发热、脑膜刺激征阳性,可伴第Ⅴ、Ⅶ、Ⅷ脑神经受损症状,也可有脑炎样表现,如急性精神症状、意识障碍和癫痫发作。脑脊液呈非特异性炎性改变,急性期症状可在几周内消失。

（2）艾滋病痴呆综合征:见于 4%~15% 的患者,是艾滋病重要的神经系统并发症,认为是晚期并发症。起病隐匿,多以轻微的认知、行为、协调能力损害为首发症状;病情逐渐发展,患者出现显著的认知障碍并导致日常生活功能严重受损,表现为渐进性痴呆,如记忆力下降、注意力不集中、反应迟钝、表情淡漠、昏睡等,少数患者可出现精神兴奋症状。晚期则为严重的痴呆、缄默、截瘫及大小便失禁。脑脊液正常或淋巴细胞、蛋白质轻度增高。脑电图示弥漫性慢波。头颅 CT 及 MRI 表现为脑萎缩或白质异常信号。

（3）HIV 脊髓病:2%~16.9% 的艾滋病患者出现脊髓病,常见于晚期患者。脊髓白质空泡样变性,主要侵犯脊髓侧索及后索,胸段最明显。亚急性起病,表现为显著的步态不稳和痉挛截瘫,随后出现大小便障碍;查体可见腱反射亢进和病理反射阳性。

（4）周围神经病:31%~50% 的艾滋病患者合并周围神经损害,远端对称性多发性神经病最常见,表现为双足进行性、对称性麻木和烧灼感。

（5）肌病:炎性肌病最为常见,常被称作 HIV 多发性肌炎,表现为亚急性起病的近端肢体肌无力、肌肉酸痛,肌酸肌酶或乳酸脱氢酶增高。

2. 神经系统继发感染

（1）寄生虫感染:以脑弓形体病最多见。脑弓形体病一般亚急性起病,出现发热和意识障碍,临床表现因病灶的多发性而复杂多样。头颅 CT 和 MRI 可见灰、白质之间多发性块状病灶,水肿明显,可有占位效应,75% 有环状或均质性增强。

（2）真菌感染:以新型隐球菌脑膜脑炎最常见,约占 10%。

（3）病毒感染:常见有巨细胞病毒性脑炎、进行性多灶性白质脑病、单纯疱疹病毒脑炎、水痘-带状疱疹病毒脑炎或脑脊髓炎等。巨细胞病毒性脑炎最常见,表现为颅内压增高及局灶性症状。进行性多灶性白质脑病为人类乳头多瘤空泡病毒中的 JC 病毒引起的亚急性致死性脱髓鞘性疾病,早期可有癫痫、智能障碍和人格改变,后期可出现偏瘫、失语、构音障碍、眼肌麻痹及痴呆等。

（4）细菌性感染:以分枝杆菌感染多见,如结核性脑膜炎或脑膜脑炎,甚至形成结核瘤。其他还可见奴卡菌、沙门菌、李斯特菌等感染。

3. 神经系统继发肿瘤 原发性中枢神经系统淋巴瘤在人群中发病率约为 0.000 1%,而在艾滋病患者中,发病率可达 2%~5%。通常出现在 HIV 感染的晚期。临床表现为脑膜、脑实质损害,高颅压症状,如头痛、意识障碍、癫痫、偏瘫、偏盲等,甚至有人格改变。卡波西肉瘤较罕见,中枢神经系统几乎与其他内脏器官同时受累。

4. HIV 相关脑卒中 HIV 感染可增加缺血性和出血性脑卒中的风险,见于 12%~20% 的患者,并多见于青年 HIV 感染人群,是艾滋病患者致死和致残的重要原因。艾滋病人群缺血性脑卒中的常见病因是炎症性脑膜炎、血管炎、血液高凝状态和原发性 HIV 血管病。出血性卒中多继发于凝血障碍、血小板减少、颅内肿瘤或中枢神经系统感染。

【辅助检查】

1. CD4$^+$淋巴细胞检测 艾滋病患者可出现外周血淋巴细胞计数减少,CD4$^+$淋巴细胞减少,CD4$^+$/CD8$^+$比值<1。它可用于了解机体的免疫状态和病程进展、确定疾病分期和治疗时机、判断治疗效果和 HIV 感染者的临床合并症。

2. HIV 病毒相关特异性检测

（1）HIV 抗体检测:多采用 ELISA 进行 HIV 抗体初筛试验,用免疫印迹法（Western blot）进行确证试验。

（2）HIV 核酸测定:PCR 技术测定病毒载量,是 HIV 感染早期诊断的参考指标,并且能够预测疾病进程、提供开始抗病毒治疗依据、评估治疗效果及指导治疗方案调整。

（3）HIV 基因型耐药测定:当出现抗病毒治疗病毒载量下降不理想或抗病毒治疗失败需要改变治疗方案时,进行耐药测定。

3. 脑脊液检查 多呈非特异性炎症反应,细胞数和蛋白含量轻、中度增高。有些病例进行脑脊液 HIV 抗体检测可发现阳性,有助于中枢神经系统艾滋病的确诊。合并中枢神经系统感染时,脑脊液改变与感染的病原菌有关。

4. 机会性感染病原的检查 艾滋病患者多有不同程度的机会感染,可根据其临床表现和影像学表现选择相应的病原检查。

5. 影像学检查 头颅 CT 或 MRI 可见非特异性脑萎缩、脑室扩大、部分有白质病变。另外,对于继发性感染或肿瘤的诊断有一定的参考价值。

【诊断】 艾滋病继发性神经系统损害诊断的依据:①高危人群出现 HIV 感染的中枢神经系统表现、机会感染、肿瘤及卒中等的临床表现;②CD4$^+$淋巴细胞亚群绝对值减少,CD4$^+$/CD8$^+$比例下降;③酶联免疫吸附试验及免疫印迹法检查 HIV 抗体阳性。

【鉴别诊断】 艾滋病的神经系统损害复杂多样,需与其他原因引起的获得性免疫缺陷病、其他病原微生物引发的脑膜炎、脑炎,以及各种亚急性进展的痴呆综合征、其他原因导致的周围神经病和肌病等鉴别。

【治疗】 艾滋病的神经系统损害治疗原则为抗 HIV、增强免疫功能、治疗继发性感染及肿瘤。

1. 抗 HIV 目前临床常用的抗 HIV 药物包括以下几种。

（1）核苷类反转录酶抑制剂:齐多夫定（zidovudine）300mg,2 次/d;拉米夫定（lamivudine）150mg,2 次/d 或 300mg/d,1 次/d;司他夫定（stavudine）30mg,2 次/d。

（2）非核苷类反转录酶抑制剂:奈韦拉平（nevirapine）200mg,2 次/d;依非韦伦（efavirenz）600mg,1 次/d;依曲韦林（etravirine）200mg,2 次/d。

（3）蛋白酶抑制剂:茚地那韦（indinaavir）800mg,3 次/d;利托那韦（ritonavir）在 2 周内逐渐将药量加至 600mg,2 次/d。

（4）整合酶链转移抑制剂：拉替拉韦（isentress）400mg，2次/d。

（5）膜融合抑制剂：艾博韦泰（albuvirtide）320mg，1次/周。

（6）CCR5抑制剂：马拉韦罗（maraviroc）。

目前主张用高效抗反转录病毒疗法治疗，在患者CD4$^+$细胞计数≤350×10^6/L时开始治疗，采用"鸡尾酒疗法"，各类药物通过不同的组合以增强疗效。

2. 增强免疫功能　可应用异丙肌苷、甘草甜素、香菇多糖、白细胞介素-2，胸腺刺激素等，或进行骨髓移植、胸腺移植、淋巴细胞输注等免疫重建。

3. 治疗机会性感染　针对单纯疱疹病毒感染可用阿昔洛韦，真菌感染用两性霉素B或伊曲康唑，巨细胞病毒感染用更昔洛韦，脑弓形体病可用乙胺嘧啶和磺胺嘧啶等治疗。

4. 治疗肿瘤　主要是针对淋巴瘤和卡波西肉瘤进行治疗，应根据患者的免疫状态给予个体化综合治疗，包括手术、化疗和放疗。

【预后】　因无杀灭HIV的有效药物，而艾滋病的神经系统损害又多较严重，因此，艾滋病的神经系统损害预后较差，半数艾滋病患者在1~3年内死亡。

思考题

1. 结合本章内容如何诊断中枢神经系统感染？
2. 急性认知功能障碍患者如何诊断CJD？

（张杰文　樊东升）

第十一章
中枢神经系统脱髓鞘疾病

- 中枢神经系统特发性炎性脱髓鞘疾病是一组在病因上与自身免疫相关、在病理上以中枢神经系统髓鞘脱失及神经炎症为主的疾病。

- 多发性硬化主要临床特点为症状体征的空间多发性和病程的时间多发性。空间多发性是指病变部位的多发,时间多发性是指缓解-复发的病程。治疗主要分为:①急性发作期治疗;②缓解期治疗:疾病修正治疗;③对症治疗;④康复治疗。

- 视神经脊髓炎谱系病有6组核心临床症状,临床上多以严重的视神经炎和纵向延伸的长节段横贯性脊髓炎为特征表现,可伴随或不伴随 AQP4-lgG 阳性。

- 急性播散性脑脊髓炎呈单相病程,儿童和青年人多见,通常表现为感染、出疹及疫苗接种后出现的急性或亚急性脑和脊髓弥漫性损害症状。

第一节 概 述

中枢神经系统脱髓鞘疾病是一组脑和/或脊髓的髓鞘破坏或脱失为主要特征的疾病,包括遗传性和获得性两大类。遗传性脱髓鞘疾病是由于髓鞘形成障碍,不能完成正常发育所致,统称为脑白质营养不良,主要包括肾上腺脑白质营养不良症、异染性脑白质营养不良症、球状细胞脑白质营养不良症、亚历山大病、佩-梅病和 Canavan 病等。获得性脱髓鞘疾病是在正常髓鞘的基础上发生的髓鞘破坏或脱失,又分为继发于其他疾病的脱髓鞘病和原发性免疫介导的炎性脱髓鞘病。前者包括缺血-缺氧性疾病(如一氧化碳中毒后迟发性白质脑病)、营养缺乏性疾病(如亚急性联合变性)、脑桥中央髓鞘溶解症及病毒感染引起的疾病(如麻疹病毒感染后发生的亚急性硬化全脑炎和乳头多瘤空泡病毒引起的进行性多灶性白质脑病)等。后者是临床上通常所指的中枢神经系统脱髓鞘病,主要包括中枢神经系统特发性炎性脱髓鞘疾病(idiopathic inflammatory demyelinating diseases,IIDDs)。IIDDs 是一组在病因上与自身免疫相关,在病理上以中枢神经系统髓鞘脱失及神经炎症为主的疾病。常见的临床症状有视力下降、肢体麻木、肢体无力、大小便障碍等。这类疾病主要病理特点:①神经纤维髓鞘破坏,呈多发性小的播散性病灶,或由一个或多个病灶融合而成的较大病灶;②脱髓鞘病损分布于中枢神经系统白质,沿小静脉周围炎症细胞袖套状浸润;③神经细胞、轴突及支持组织保持相对完整,无沃勒变性或继发传导束变性。本章择常见类型介绍。

第二节 多发性硬化

多发性硬化(multiple sclerosis,MS)是一种以中枢神经系统白质炎性脱髓鞘为主要病理特点的自身免疫病。本病多在成年早期发病,女性多于男性,大多数患者表现为反复发作的神经功能障碍,多次缓解复发,病情每况愈下。最常累及的部位为脑室周围白质、视神经、脊髓、脑干和小脑。主要临床特点为症状体征的空间多发性和病程的时间多发性。

【流行病学】 MS 呈全球性分布,不同的地区发病率不同,我国属低发病区。

1. 地理分布 MS 的发病率与地区的纬度有密切关系,离赤道越远,其发病率越高。

2. 种族差异 人种差异对 MS 发病有一定影响。北美与欧洲的高加索人 MS 的患病率显著高于非洲黑人和亚洲人。人种不仅影响 MS 的易感性，还影响 MS 的病变部位、病程及预后等。

3. 移民影响 移民能改变 MS 的危险性，部分研究表明移民者 MS 的患病率与其移居地相同，也有研究提示作为患病的危险因素，出生地比移民后的居住地显得更为重要。

【病因与发病机制】 MS 的确切病因及发病机制迄今不明，可能与病毒感染、自身免疫反应、环境及遗传等多种因素有关。目前认为，可能是一些携有遗传易感基因的个体在后天环境中一些外因如病毒感染、外伤等的作用下，引发对中枢髓鞘成分的异常自身免疫应答而致病。

1. 病毒感染 有研究表明病毒感染可能在 MS 的发病机制中发挥作用。在 MS 患者血清和脑脊液中可检测到多种病毒抗体的滴度升高，如人类疱疹病毒-6 等。然而，迄今为止尚未在 MS 患者脑组织中证实或分离出病毒。病毒感染的致病机制包括分子模拟、B 细胞克隆的无限增长以及细胞毒性 T 细胞功能障碍等，其中分子模拟学说最受关注。

2. 自身免疫反应

（1）细胞免疫：目前认为 MS 是 CD4$^+$Th1 细胞所介导的细胞免疫反应为主的自身免疫性疾病。激活的 T 细胞通过血脑屏障后，与抗原提呈细胞呈递的靶抗原结合并引起炎症反应，CD4$^+$和 CD8$^+$T 细胞、巨噬细胞、抗体和补体以及 γ-干扰素、TNF-α 等致炎因子均参与了该病理过程并引起组织损伤，而白细胞介素-4（IL-4）、白细胞介素-10（IL-10）、转化生长因子（TGF-β）等通过抑制该病理过程，发挥免疫调节效应。

（2）体液免疫：局部免疫事件同时导致大量的 B 细胞进入中枢神经系统，并促使 B 细胞向浆细胞转化，发挥体液免疫的致病作用。大多数 MS 患者脑脊液-IgG 指数或 24h 合成率增高，脑脊液中可检出寡克隆 IgG 带。

3. 遗传因素 约 15% 的 MS 患者有一个患病的家属。研究表明 MS 的易感性是由多个微效基因共同决定的，这些基因间可能存在相互作用。

4. 环境因素 高纬度寒冷地区的 MS 发病率高，生活环境、生活方式、食物和毒素等对 MS 的发病及复发也有影响。

【病理】 中枢神经系统白质内多发性脱髓鞘斑块为 MS 的特征性病理改变，多发生于侧脑室周围、视神经、脊髓、小脑和脑干的白质。目前最广为接受的病理机制为：MS 是一种早期以自身反应性淋巴细胞为特点的炎性免疫介导性疾病，后期以小胶质细胞激活和慢性神经变性为主。

1. 大体标本 MS 的急性期可见软脑膜轻度充血、脑水肿和脊髓局限性不平整，慢性期可见软脑膜增厚，脑和脊髓萎缩，脑沟增宽，脑室扩大。脑和脊髓的冠状切面可见较多分散的脱髓鞘病灶，急性病灶呈粉红色，陈旧性病灶呈灰色，多数分布在脑室旁白质或灰白质交界处。

2. 镜下所见 急性期新鲜病灶有充血、水肿或少量环状出血，静脉血管周围可见大量炎症细胞呈袖套状浸润，如 T 细胞、浆细胞、大单核细胞和巨噬细胞等，其中以淋巴细胞为主，病灶内绝大多数神经纤维的髓鞘被破坏。神经元损伤的程度不同。在较严重的病灶中，轴索可能被完全破坏，但更常见的情况是仅少数轴索严重损伤，其余呈正常状态或仅有轻微改变。随着病情的好转，充血、水肿消退，髓鞘再生，炎性改变代之以细胞相对较少的神经胶质组织，病灶颜色变浅，构成晚期硬化斑或瘢痕。

【临床表现】 MS 多于 20~40 岁起病，小于 10 岁和超过 50 岁的发病者少见，男性比女性的高峰发病年龄晚 5 年，男女患病之比约为 1∶1.5~1∶2。起病方式以亚急性多见。绝大多数 MS 患者在临床上表现为空间和时间多发性，空间多发性是指病变部位的多发，时间多发性是指缓解-复发的病程，整个病程可复发数次或十余次，缓解期可长可短，最长可达 20 年，每次复发通常都残留部分症状和体征，逐渐累积致使病情加重。少数病例在整个病程中仅发现单个病灶，单相病程多见于以脊髓征象起病的缓慢进展型 MS 和临床少见的病势凶险的急性 MS。由于 MS 患者大脑、脑干、小脑、脊髓可同时或相继受累，故其临床症状和体征多种多样。值得注意的是，MS 体征多于症状，例如主诉一侧下肢无力、麻木刺痛感的患者,查体时往往可见双侧皮质脊髓束或后索受累的体征。MS 的临床病程及其症状体征的主要特点归纳如下。

1. 视力障碍　可为 MS 的首发症状,表现为急性视神经炎或球后视神经炎,多为数天内单眼视力急剧下降,双眼同时受累少见。一侧受累后 2~3 周出现另一侧受累,常伴眼球疼痛。视力改变常伴有传入性瞳孔反射异常,表现为交替照射双眼光线从正常眼移到受累眼时,受累眼收缩程度较正常眼小,因而显得瞳孔相对散大,称为 Marcus Gunn 瞳孔。约 30% 的病例有眼肌麻痹及复视。核间性眼肌麻痹被认为是 MS 的重要体征之一,提示内侧纵束受累。青年人的双侧核间性眼肌麻痹常高度提示本病。病变侵犯脑桥旁正中网状结构(paramedian pontine reticular formation,PPRF)导致一个半综合征。视束或视交叉的髓鞘脱失能够引起不同类型的视野缺损,如同向性偏盲和双颞偏盲,但象限盲并不常见,因为病灶极少累及视辐射。

2. 肢体无力　大约 50% 的患者首发症状为一个或多个肢体的无力。运动障碍一般下肢比上肢明显,可为四肢瘫、偏瘫、截瘫或单瘫,其中以不对称瘫痪最常见。腱反射早期正常,以后可发展为亢进,腹壁反射减弱或消失,病理反射阳性,腹壁反射减低往往是最早的体征之一。

3. 感觉异常　常见的浅感觉障碍表现为肢体、躯干或面部针刺麻木感,异常的肢体发冷、蚁走感、瘙痒感或尖锐、烧灼样疼痛以及定位不明确的感觉异常。疼痛感可能与脊髓神经根部的脱髓鞘病灶有关,具有显著特征性。亦可有深感觉障碍。此外被动屈颈时会诱导出刺痛感或闪电样感觉,从颈部放射至背部,称为莱尔米特征(Lhermitte sign),是因屈颈时脊髓局部的牵拉力和压力升高,脱髓鞘的脊髓颈段后索受激惹引起,是 MS 特征性的症状之一。

4. 共济失调　相当一部分患者有不同程度的共济运动障碍,多以四肢为主,伴有轻度的意向性震颤,有时为躯干性共济失调,可伴有或不伴有构音障碍。部分晚期 MS 患者可见到典型的 Charcot 三主征:眼球震颤、意向性震颤、吟诗样语言。

5. 自主神经功能障碍　直肠、膀胱和性功能障碍一般不单独出现,常同时伴有肢体感觉和运动功能异常,尤其多见于下肢,提示脊髓受累。常见症状有尿频、尿失禁、便秘或者便秘与腹泻交替出现以及性欲减退,此外还可出现半身多汗和流涎等。

6. 精神症状和认知功能障碍　多表现为抑郁、易怒和脾气暴躁,部分患者出现欣快、兴奋,也可表现为淡漠、嗜睡、强哭强笑、重复语言、猜疑和被害妄想等。约半数 MS 患者可出现认知功能障碍,通常表现为记忆力减退、反应迟钝、判断力下降和抽象思维能力减退等。

7. 发作性症状　是指持续时间短暂、可被特殊因素诱发的感觉或运动异常。占 MS 患者的 5%~17%。发作性的神经功能障碍每次持续数秒至数分钟不等,频繁或过度换气、焦虑或维持肢体某种姿势可诱发,其发生机制可能与兴奋性信号传递到脱髓鞘带并扩散至邻近的轴突引起异常兴奋有关,也是 MS 特征性的症状之一。多见于复发-缓解期,极少以首发症状出现。其中,局限于肢体或面部的强直性痉挛,常伴放射性异常疼痛,亦称痛性痉挛,发作时一般无意识丧失和脑电图异常。发生于年轻人的短暂性面部感觉缺失或三叉神经痛常提示 MS,是三叉神经髓鞘及髓内纤维受累所致。2%~3% 的 MS 患者病程中有 1 次或多次癫痫发作,为邻近皮质的白质病灶所致。

8. 其他症状　MS 尚可伴有周围神经损害和多种其他自身免疫性疾病,如风湿病、类风湿综合征、干燥综合征、重症肌无力等。MS 合并其他自身免疫性疾病的机制是由于机体的免疫调节障碍引起多个靶点受累的结果。

【临床分型】　美国多发性硬化学会 1996 年根据 MS 的临床特点,将 MS 分为四型(表 11-1)。

【辅助检查】

1. 脑脊液检查

(1)压力和外观:MS 患者腰椎穿刺压力多正常,脑脊液外观无色透明。

(2)单个核细胞数(MNC):可正常或轻度升高,一般不高于 15×10^6/L。约 1/3 患者尤其急性起病或恶化病例可有轻到中度单个核细胞数增加,通常不超过 50×10^6/L,如超过此值,则 MS 的可能性

表 11-1　多发性硬化的临床分型

分型	临床特点
复发-缓解型 MS（relapsing-remitting MS，RR-MS）	80%~85%MS 患者最初为本类型。表现为明显的复发和缓解过程，每次发作后均基本恢复，不留或仅留下轻微后遗症
原发进展型 MS（primary-progressive MS，PP-MS）	约 10% 的 MS 患者表现为本类型。病程>1 年，疾病呈缓慢进行性加重，无缓解复发过程
继发进展型 MS（secondary-progressive MS，SP-MS）	大约 50% 的复发-缓解型患者在患病 10~15 年后疾病不再有复发-缓解，呈缓慢进行性加重过程
进展复发型 MS（progressive-relapsing MS，PR-MS）	约 5% 的 MS 患者表现为本类型。疾病最初呈缓慢进行性加重，病程中偶尔出现较明显的复发及部分缓解过程

很小。脑脊液细胞增多是衡量疾病活动的指标。

（3）生化：糖和氯化物正常，约 75% 脑脊液蛋白含量正常，约 25% 轻度至中度增高，其中以免疫球蛋白增高为主，蛋白含量增加与鞘内免疫反应以及血脑屏障破坏有关。

（4）细胞学：可发现免疫活性细胞，如激活型淋巴细胞、浆细胞和激活型单核细胞。急性期常以小淋巴细胞为主，伴有激活型淋巴细胞和浆细胞，偶见多核细胞，是疾病活动的标志；缓解期主要为激活的单核细胞和巨噬细胞；发作间期细胞学可完全正常。

（5）IgG 鞘内合成：MS 患者脑脊液中免疫球蛋白增加，其中主要是 IgG 升高。鞘内 IgG 合成的检测是临床诊断 MS 的一项重要辅助指标，其中 IgG 寡克隆带（oligoclonal bands，OB）是 IgG 鞘内合成的重要定性指标，85%~95% 的 MS 患者可在脑脊液中检出。

2. 电生理检查

（1）视觉诱发电位（VEP）：75%~90% 的临床确诊且伴眼部症状的 MS 患者存在 VEP 异常。主要表现为各波峰潜伏期延长，也可出现单纯 P100 延长、波幅降低、波形改变，甚至不出波等。其中波峰潜伏期延长较典型。VEP 能早期发现亚临床病灶。

（2）脑干听觉诱发电位（BAEP）：MS 的 BAEP 异常改变表现为Ⅲ~Ⅴ峰潜伏期延长，Ⅴ波波峰降低，BAEP 阳性率为 21%~26%。对可疑而无脑干症状 MS 患者，如 BAEP 异常往往提示脑干存在亚临床病灶。

（3）体感诱发电位（SEP）：MS 的 SEP 异常表现为潜伏期延长，或波形改变。MS 患者下肢异常 SEP 检出率高于上肢，可能与下肢的传导通路长于上肢，且 MS 病灶多发生于颈髓和上胸段脊髓有关。

3. 影像学检查　磁共振成像（MRI）是检测 MS 最有效的辅助诊断手段，阳性率可达 62%~94%，且能发现 CT 难以显示的小脑、脑干、脊髓内的脱髓鞘病灶。MS 的特征性 MRI 表现为白质内多发长 T_1、长 T_2 异常信号，脑内病灶直径常<1.0cm，一般为 0.3~1.0cm，散在分布于脑室周围、胼胝体、脑干与小脑，少数在灰白质交界处（图 11-1）。脑室旁病灶呈椭圆形或线条形，垂直于脑室长轴，与病理上病灶沿脑室周围的小静脉放射状分布相符合。这种病灶垂直于脑室壁的特点，称为 Dawson 手指征，是 MS 具特征性的表现之一。脊髓 MS 病灶以颈胸段多见，形态多样，多为散在小点状、斑块状、圆形或椭圆形，少数为不规则片状，部分病灶可融合。多分布于脊髓外周的白质部分，病灶直径>3mm 但长度很少超过 2 个椎体节段，脊髓肿胀不明显。

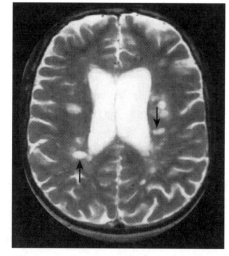

图 11-1　多发性硬化 MRI 的 T_2WI
箭头示脑室周围白质内多发病灶。

【诊断】　MS 的诊断应以客观病史和临床体征为基本依据,并充分结合辅助检查特别是 MRI 特点,寻找病变的空间多发性和时间多发性证据,同时还需排除其他可能疾病。目前国际上普遍采用的诊断标准有 McDonald(表 11-2),其适合于成人典型发作 MS 的诊断。

表 11-2　2017 年修订的 McDonald 诊断标准

临床表现	诊断 MS 所需辅助指标
≥2 次发作;有≥2 个客观临床证据的病变	无 [a]
≥2 次发作;1 个(并且有明确的历史证据证明以往的发作涉及特定解剖部位的 1 个病灶 [b])	无 [a]
≥2 次发作;具有 1 个病变的客观临床证据	通过不同 CNS 部位的临床发作或 MRI 检查证明了空间多发性
1 次发作;具有≥2 个病变的客观临床证据	通过额外的临床发作,或 MRI 检查证明了时间多发性,或具有脑脊液寡克隆带的证据 [c]
有 1 次发作;存在 1 个病变的客观临床证据	通过不同 CNS 部位的临床发作或 MRI 检查证明了空间多发性,并且通过额外的临床发作,或 MRI 检查证明了时间多发性或具有脑脊液寡克隆带的证据 [c]
提示 MS 的隐匿的神经功能障碍进展(PPMS)	疾病进展 1 年(回顾性或前瞻性确定)同时具有下列 3 项标准的 2 项:①脑病变的空间多发证据;MS 特征性的病变区域(脑室周围、皮质/近皮质或幕下)内≥1 个 T_2 病变;②脊髓病变的空间多发证据:脊髓≥2 个 T_2 病变;③脑脊液阳性(等电聚焦电泳显示寡克隆区带)

CNS,中枢神经系统;MS,多发性硬化;PPMS,原发进展型 MS。如果患者满足 2017 年 McDonald 标准,并且临床表现没有更符合其他疾病诊断的解释,则诊断为 MS;如有因临床孤立综合征怀疑为 MS,但并不完全满足 2017 年 McDonald 标准,则诊断为可能的 MS;如果评估中出现了另一个可以更好解释临床表现的诊断,则排除 MS 诊断。

[a] 不需要额外的检测来证明空间和时间的多发性。然而除非 MRI 不可用,否则所有考虑诊断为 MS 的患者均应该接受脑 MRI 检查。此外,临床证据不足而 MRI 提示 MS,表现为典型临床孤立综合征以外表现或具有非典型特征的患者,应考虑脊髓 MRI 或脑脊液检查,如果完成影像学或其他检查(如脑脊液)结果为阴性,则在做出 MS 诊断之前需要谨慎,并且应该考虑其他可替代的诊断。

[b] 基于客观的 2 次发作的临床发现做出诊断是最保险的。在没有记录在案的客观神经系统发现的情况下,既往 1 次发作的合理历史证据可以包括具有症状的历史事件,以及先前炎性脱髓鞘发作的演变特征;但至少有 1 次发作必须得到客观结果的支持。在没有神经系统残余客观证据的情况下,诊断需要谨慎。

[c] 尽管脑脊液特异性寡克隆带阳性本身并未体现出时间多发性,但可以作为这项表现的替代指标。

【鉴别诊断】　对于早期的 MS,尤其应注意与其他临床及影像上同样具有时间多发和空间多发特点的疾病进行鉴别(表 11-3)。

【治疗】　MS 的治疗应该在遵循循证医学证据的基础上,结合患者的经济条件和意愿,进行早期、合理治疗,主要分为:①急性发作期治疗;②缓解期治疗:疾病修正治疗(disease modifying therapy, DMT);③对症治疗;④康复治疗。

1. 急性发作期治疗　主要目标为减轻恶化期症状、缩短病程、改善残疾程度和防止并发症。并非所有复发均需处理,有客观神经缺损证据的功能残疾症状,如视力下降、运动障碍和小脑/脑干症状等方需治疗。

(1)糖皮质激素:一线治疗,为 MS 急性发作期的首选药物,使用原则为大剂量短疗程,不主张小剂量长时间应用激素。推荐使用甲泼尼龙(methylprednisolone)。临床常用方法:从 1g/d 开始,静脉滴注 3~4h,共 3~5d,如临床神经功能缺损明显恢复可直接停用;如临床神经功能缺损恢复不明显,可改为口服醋酸泼尼松或泼尼松龙 60~80mg/d,每 2 天减 5~10mg,直至减停,原则上总疗程不超过 3~4 周。若在减量过程中病情明确再次加重或出现新的体征和/或出现新的 MRI 病变,可再次甲泼尼龙冲击治

表 11-3 需与 MS 鉴别的疾病

疾病类别	疾病名称
其他炎性脱髓鞘病	NMOSD、ADEM、MOGAD、特发性脊髓炎、脱髓鞘假瘤等
脑血管病	常染色体显性遗传病合并皮质下梗死和白质脑病(CADASIL)、多发腔隙性脑梗死、烟雾病、血管畸形等
感染性疾病	莱姆病、梅毒、脑囊虫、热带痉挛性截瘫、艾滋病、Whipple 病、进行性多灶性白质脑病等
结缔组织病	系统性红斑狼疮、白塞病、干燥综合征、系统性血管炎、原发性中枢神经系统血管炎等
肉芽肿性疾病	结节病、Wegener 肉芽肿、淋巴瘤样肉芽肿等
肿瘤类疾病	胶质瘤病、淋巴瘤等
遗传代谢性疾病	肾上腺脑白质营养不良、异染性脑白质营养不良、线粒体脑肌病、维生素 B_2 缺乏、叶酸缺乏等
功能性疾病	焦虑症等

　　MS,多发性硬化;NMOSD,视神经脊髓炎谱系疾病;ADEM,急性播散性脑脊髓炎;MOGAD,抗髓鞘少突胶质细胞糖蛋白免疫球蛋白 G 抗体相关疾病。

疗或改用二线治疗。任何形式的延长糖皮质激素用药对神经功能恢复无长期获益,并可能导致严重的不良反应(常见不良反应包括电解质紊乱,血糖、血压、血脂异常,上消化道出血,骨质疏松,股骨头坏死等)。

　　(2)血浆置换(plasma exchange,PE):二线治疗。急性重症或对激素治疗无效者可于起病 2~3 周内应用 5~7d 的血浆置换。血浆置换对既往无残疾的急性重症 MS 患者有一定疗效。

　　(3)静脉注射免疫球蛋白(intravenous immunoglobulin,IVIg):缺乏有效证据,仅作为一种备选治疗手段,用于妊娠、哺乳期妇女等不能应用激素治疗的成人或对激素治疗无效的儿童。推荐用法为 0.4g/(kg·d),连用 5d 为一个疗程,5d 后,如果无效,则不建议再用;如果有效但疗效不是特别满意,可继续每周使用 1d,连用 3~4 周。

　　2. 疾病修正治疗　MS 为终生疾病,其缓解期治疗以控制疾病进展为主要目标,主要包括免疫调节治疗和免疫抑制治疗。对于复发型 MS,主要在于抑制和调节免疫,控制炎症,减少复发;对进展型 MS,一方面控制复发,另一方面注意神经保护和神经修复。

　　(1)复发型 MS:包括复发-缓解型和进展复发型 MS,缓解期 DMTs 根据药物作用机制可分为以下几种类型:①以 β-干扰素(interferon-β,IFN-β)为代表的炎性介质调节剂;②以特立氟胺(teriflunomide)和富马酸二甲酯(Dimethyl fumarate,DMF)为代表的细胞内反应调节剂;③以芬戈莫德(fingolimod)、西尼莫德(siponimod)和那他珠单抗(natalizumab)为代表的免疫细胞迁移抑制剂;④以米托蒽醌(mitoxantrone)为代表的细胞毒性药物;⑤以利妥昔单抗(rituximab)、奥法妥木单抗(ofatumumab)、奥瑞珠单抗(ocrelizumab)和阿仑单抗(alemtuzumab)为代表的细胞耗竭/诱导策略;⑥以醋酸格拉默(glatiramer acetate,GA)为代表的免疫耐受疗法。一线治疗药物包括 β-干扰素、特立氟胺和醋酸格拉默,疾病活动性较高或对一线药物治疗效果不佳的患者,可选用其余二线药物治疗。其他药物还包括硫唑嘌呤(azathioprine)、静脉注射免疫球蛋白(IVIg)等。

　　(2)继发进展型 MS:米托蒽醌、特立氟胺、富马酸二甲酯、西尼莫德及奥法妥木单抗被批准用于活动性继发进展型 MS,能延缓残疾进展。其他药物如环孢素 A(cyclosporine A)、甲氨蝶呤(methotrexate,MTX)、环磷酰胺(cyclophosphamide,CTX)等也认为可能有一定效果。

　　(3)原发进展型 MS:奥瑞珠单抗(ocrelizumab)是欧盟地区首个且唯一获批用于治疗早期原发进展型 MS 的疾病修饰药物,但尚无颠覆性疗效。相对于复发-缓解型 MS,原发进展型 MS 目前较缺乏有效的治疗药物,主要是对症支持治疗。

3. 对症治疗　MS 的有些症状是由疾病直接引起的,有些则是由于功能障碍导致的,常使患者异常痛苦,影响日常生活,故应特别重视 MS 的对症处理。

（1）痛性痉挛:氨吡啶缓释片、巴氯芬（baclofen）（首选）、卡马西平、替扎尼定（tizanidine）、地西泮和氯硝西泮、硝苯呋海因（dantrolene）等。

外科方法如背侧脊神经前根切断术、脊髓切开术和闭孔神经碾压术等可使症状长期缓解。

（2）膀胱直肠功能障碍:尿潴留可选用拟胆碱药,如氯化卡巴胆碱或氯化乌拉碱;尿失禁者宜选用抗胆碱药,如普鲁本辛或溴苯辛,无效时改用丙咪嗪,除具有抗胆碱作用外,还直接松弛平滑肌和兴奋 α-肾上腺素能受体。药物治疗无效或严重尿潴留者可采用间歇性导尿。严重便秘宜间断灌肠,肠管训练法可能有效。

（3）疲劳:大部分 MS 患者有疲劳感,可选用金刚烷胺、苯妥英钠及莫达非尼（modafinil）。莫达非尼是一种中枢性兴奋药,主要用于治疗发作性睡病,该药可改善 MS 患者的疲劳症状且耐受性好。

（4）震颤:静止性震颤选用苯海索或左旋多巴。意向性震颤可用普萘洛尔。外科干预如丘脑切除术以及丘脑刺激疗法已逐步进入临床,但疗效及安全性有待进一步观察。

（5）精神与情绪障碍:MS 患者可出现行为异常、人格改变和精神异常,后者可表现为欣快,但更常见焦虑和抑郁,以抑郁最多见。急性期精神异常可短期给予小剂量抗精神病药物;对抑郁或焦虑状态可应用抗抑郁和抗焦虑药物。心理治疗也是必要的。

4. 康复治疗及生活指导　对伴有肢体、语言、吞咽等功能障碍的患者,应早期在专业医生的指导下进行相应的功能康复训练。加强宣教,强调早期干预、早期康复治疗的必要性,合理交代病情及预后,增强患者治疗疾病的信心,提高治疗的依从性。在遗传、婚姻、妊娠、饮食、心理及用药等生活的各个方面也应提供合理建议,包括避免预防接种,避免过热的热水澡、避免强烈阳光下高温暴晒,保持心情愉快,不吸烟,作息规律,适量运动,补充维生素 D 等。

【预后】　MS 临床类型不同,病程差异较大,预后迥异。大多数患者预后较好,可存活 20~30 年。良性型 MS 预后较好,起病 15 年后尚无明显功能障碍;恶性型 MS 可于起病后相对较短时间内病情恶化致残或致死。此外,高龄发病者、临床出现锥体系或小脑功能障碍症状体征者预后不佳,而 40 岁以前发病,单病灶起病,临床表现以复视、视神经炎、眩晕、感觉障碍为主要症状者预后相对较好。

第三节　视神经脊髓炎谱系疾病

视神经脊髓炎（neuromyelitis optica,NMO）是一类主要累及视神经和脊髓的中枢神经系统炎性脱髓鞘疾病,NMO 的病因主要与水通道蛋白 4 抗体（AQP4-IgG）相关。NMO 临床上多以严重的视神经炎（optic neuritis,ON）和纵向延伸的长节段横贯性脊髓炎（longitudinally extensive transverse myelitis,LETM）为特征表现,常于青壮年起病,女性居多,复发率及致残率高。临床上有一组尚不能满足 NMO 诊断标准的局限形式的脱髓鞘疾病,可伴随或不伴随 AQP4-IgG 阳性,它们具有与 NMO 相似的发病机制及临床特征,部分病例最终演变为 NMO。2007 年 Wingerchuk 等把上述疾病统一命名为视神经脊髓炎谱系疾病（neuromyelitis optica spectrum disorders,NMOSD）。NMOSD 是一组主要由体液免疫参与的抗原-抗体介导的中枢神经系统炎性脱髓鞘疾病谱。鉴于 AQP4-IgG 具有高度的特异性和较高的敏感性,可进一步对 NMOSD 进行分层诊断,分为 AQP4-IgG 阳性组和 AQP4-IgG 阴性组,并分别制定了相应的诊断细则。

【流行病学】

1. NMOSD 的患病率在全球各地区均比较接近,约为（1~5）/（10 万人·年）,但在非白种人群中更为易感,在 NMOSD:MS 比例上,白色人种约为 1:100,非白色人种约为 40:60。

2. 任何年龄均可发病,平均发病年龄接近 40 岁,比典型 MS 晚 10 岁。

3. 性别构成上,单时相 NMOSD 男女患病比接近 1:1,而在复发型 NMOSD 中男女患病比率约为 1:(5~11)。

【病因与发病机制】 NMOSD 的病因及确切发病机制不明,认为其主要是由体液免疫系统介导的自身免疫性疾病。目前认为 NMOSD 的可能发病机制为:AQP4-IgG 与 AQP4 特异性的结合,改变了 AQP4 在星形胶质细胞中的极性分布,在补体参与下,AQP4-IgG 激活补体依赖和抗体依赖的细胞毒途径,星形胶质细胞足突被抗 AQP4 自身抗体和补体沉积物降解,继而活化的巨噬细胞与嗜酸性粒细胞和中性粒细胞一起产生细胞因子、氧自由基等造成血管和实质的损伤,最终导致包括轴索和少突胶质细胞在内的白质和灰质的损伤。血清 AQP4-IgG 滴度与临床疾病活动度相关,抗体水平在免疫治疗后下降,并在缓解期保持低水平。NMOSD 的遗传因素尚不完全明确:AQP4-IgG 阳性的患者更有可能携带 HLA-DPB1 等位基因;与白种人对 MS 的种族易感性相似,非白种人具有对 NMOSD 的种族易感性。

【病理】 病变主要累及视神经和脊髓,而中枢神经系统的其他部位较少受累。视神经损害多位于视神经和视交叉部位,偶累及视束,表现为髓鞘脱失,轻度炎性细胞浸润。脑组织大致正常,或有小范围斑点状髓鞘脱失、胶质细胞增生和血管周围炎性细胞浸润,免疫球蛋白和补体围绕透明变性的血管沉积,形成典型的以血管为中心的框边样和玫瑰花形。脊髓病灶可累及多个节段,大体观可见肿胀、软化和空洞形成,镜下可见灰质和白质血管周围轻度炎性脱髓鞘至出血、坏死等不同程度改变。典型的病灶位于脊髓中央,少突胶质细胞丢失明显,病灶内可见巨噬细胞、小胶质细胞及淋巴细胞浸润。

【临床表现】 NMOSD 一般呈急性或亚急性起病,分别在数天内和 1~2 个月内达到高峰;少数慢性起病者病情在数月内稳步进展,呈进行性加重。NMOSD 有 6 组核心临床症候,其中 ON、急性脊髓炎、延髓最后区综合征的临床及影像表现最具特征性。

1. ON 多表现为视神经炎或球后视神经炎,双眼常同时或先后受累,开始时视力下降伴眼球胀痛,尤其在眼球活动时更为明显。急性起病患者受累眼几小时或几天内部分或完全视力丧失。视野改变主要表现为中心暗点及视野向心性缩小,也可出现偏盲或象限盲。急性期患者的视力下降虽较严重,但大部分患者在数日、数周后显著恢复,尤其是单时相病程者,复发型病例则可导致不断累积的视力损伤。

2. 急性脊髓炎 典型表现为脊髓完全横贯性损害,在数小时至数天内双侧脊髓的运动、感觉和自主神经功能严重受损,运动障碍可迅速进展为截瘫或四肢瘫,偶可发生脊髓休克。若病变在颈段,可出现莱尔米特征,重症患者由于严重的脱髓鞘使神经冲动扩散,导致痛性痉挛发作、阵发性抽搐。少数患者病变为非对称性,可表现为 Brown-Séquard 综合征或脊髓中央综合征。ON 与脊髓损伤的时间间隔可以从 1 月到数年不等,多发生于 3 个月~1 年。此外,90% 复发型 NMOSD 的 ON 和脊髓炎的复发间隔期为 1~3 年。

3. 延髓最后区综合征 部分 NMOSD 病例在疾病的某一阶段或是首次发作中突出表现为不能用其他原因解释的顽固性呃逆、恶心、呕吐等与影像对应的延髓最后区受累症候及体征,部分病例可与脊髓病变相连续,亦可无任何症候。

4. 急性脑干综合征 头晕、复视、共济失调等,部分病变无明显临床表现。

5. 急性间脑综合征 嗜睡、发作性睡病样表现、低钠血症、体温调节异常等。部分病变无明显临床表现。

6. 大脑综合征 意识水平下降、认知语言等高级皮质功能减退、头痛等,部分病变无明显临床表现。

【辅助检查】

1. 脑脊液 压力与外观一般正常。细胞数轻度增多,以淋巴细胞为主,通常不超过 100×10^6/L,30% 的患者急性期脑脊液白细胞>50×10^6/L,且以中性粒细胞为主,有时可见嗜酸性粒细胞;蛋白含量正常或轻度增高,多在 1g/L 以下,免疫球蛋白轻度增高,以 IgA 和 IgG 为主,复发型患者脑脊液蛋白含量显著高于单相病程患者,蛋白电泳检查可见寡克隆区带,阳性率<20%,明显低于 MS。

2. 血清 AQP4-IgG　是 NMOSD 的特异性自身抗体标志物。NMOSD 患者 AQP4-IgG 强阳性提示其复发可能性较大,其滴定度有可能作为复发与治疗疗效的评价指标。

3. 血清自身抗体　NMOSD 患者血清常可检出一个或多个自身抗体如抗核抗体、抗双链 DNA 抗体、可提取性核抗原抗体(ENA)和抗甲状腺抗体,50% 的患者至少存在上述一种抗体阳性。合并上述抗体阳性者更倾向于支持 NMOSD 的诊断。

4. MRI

(1)ON:更易累及视神经后段及视交叉,病变节段可>1/2 视神经长度。急性期可表现为视神经增粗、强化,部分伴有视神经鞘强化等。慢性期可以表现为视神经萎缩,形成双轨征。

(2)急性脊髓炎:脊髓病变多较长,纵向延伸的脊髓长节段横贯性损害是 NMOSD 最具特征性的影像表现,矢状位多表现连续病变,其纵向延伸往往超过 3 个椎体节段以上,少数病例可纵贯全脊髓,颈髓病变可向上与延髓最后区病变相连(图 11-2)。轴位病变多累及中央灰质和部分白质,呈圆形或 H 型,脊髓后索受累。急性期,病变可以出现明显肿胀,呈长 T_1 长 T_2 表现,增强后部分呈亮斑样或斑片样、线样强化,相应脊膜亦可强化。慢性恢复期:可见脊髓萎缩、空洞,长节段病变可转变为间断、不连续长 T_2 信号,后期可有空洞形成及脊髓萎缩。少数脊髓病变首次发作可以小于 2 个椎体节段,急性期多表现为明显肿胀及强化。治疗后异常信号及异常强化消失。

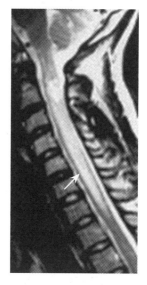

图 11-2　视神经脊髓炎患者脊髓 MRI 图像

箭头示病灶超过 3 个椎体节段。

(3)延髓最后区综合征:延髓背侧为主,主要累及最后区区域,呈片状或线状长 T_2 信号,可与颈髓病变相连。

(4)急性脑干综合征:脑干背盖部、四脑室周边、弥漫性病变。

(5)急性间脑综合征:位于丘脑、下丘脑、三脑室周边弥漫性病变。

(6)大脑综合征:幕上部分病变体积较大,呈弥漫云雾状,无边界,通常不强化。可以出现散在点状、泼墨状病变。胼胝体病变多较为弥漫,纵向可>1/2 的胼胝体长度。少部分病变亦可表现为类急性播散性脑脊髓炎、肿瘤样脱髓鞘或可逆性后部脑病样特征。

5. 视功能检查　①视敏度:(最佳矫正)视力下降,部分患者残留视力<0.1,严重者仅存在光感甚至全盲;②视野:可表现为单眼或双眼受累,表现为各种形式的视野缺损;③视觉诱发电位:多表现为 P100 波幅降低及潜伏期延长,严重者引不出反应;④光学相干断层扫描(OCT)检查:多出现较明显的视网膜神经纤维层变薄且不易恢复。

【诊断】　出现以下临床表现时,应怀疑为 NMOSD:①双侧同时发生、累及视交叉、引起水平视野缺损或引起严重残余视力丧失的 ON;②完全性(而非部分性)脊髓综合征,尤其是有阵发性强直性痉挛;③最后区临床综合征,包括顽固性呃逆或恶心和呕吐。然而,如 AQP4-IgG 抗体阴性,上述表现不能确诊 NMOSD;相反,轻微脊髓综合征如存在 AQP4-IgG 抗体阳性,NMOSD 的诊断可更宽泛。2015年国际 NMO 诊断小组(IPND)制定的 NMOSD 诊断标准(表 11-4)。

【鉴别诊断】　对于早期 NMOSD 或临床影像特征表现不典型的病例,应该充分进行实验室及其他相关检查,注意与其他可能疾病相鉴别。

1. 其他炎性脱髓鞘病　MS(表 11-5)、急性播散性脑脊髓炎、假瘤型脱髓鞘等。

2. 系统性疾病　系统性红斑狼疮、白塞病、干燥综合征、结节病、系统性血管炎等。

3. 血管性疾病　缺血性视神经病、脊髓硬脊膜动静脉瘘、脊髓血管畸形、亚急性坏死性脊髓病等。

4. 感染性疾病　结核、艾滋病、梅毒、布鲁菌感染、热带痉挛性截瘫等。

表 11-4　成人 NMOSD 诊断标准（IPND，2015）

AQP4-IgG 阳性的 NMOSD 诊断标准

（1）至少 1 项核心临床特征

（2）用可靠的方法检测 AQP4-IgG 阳性（推荐 CBA 法）

（3）排除其他诊断

AQP4-IgG 阴性或 AQP4-IgG 未知状态的 NMOSD 诊断标准

（1）在 1 次或多次临床发作中，至少 2 项核心临床特征并满足下列全部条件：①至少 1 项临床核心特征为 ON、急性 LETM 或延髓最后区综合征；②空间多发（2 个或以上不同的临床核心特征）；③满足 MRI 附加条件

（2）用可靠的方法检测 AQP4-IgG 阴性或未检测

（3）排除其他诊断

核心临床特征

（1）ON

（2）急性脊髓炎

（3）最后区综合征，无其他原因能解释的发作性呃逆、恶心、呕吐

（4）其他脑干综合征

（5）症状性发作性睡病、间脑综合征，脑 MRI 有 NMOSD 特征性间脑病变

（6）大脑综合征伴有 NMOSD 特征性大脑病变

AQP4-IgG 阴性或未知状态下 NMOSD 的 MRI 附加条件

（1）急性 ON：需脑 MRI 有下列之一表现：①脑 MRI 正常或仅有非特异性白质病变；②视神经长 T_2 信号或 T_1 增强信号>1/2 视神经长度，或病变累及视交叉

（2）急性脊髓炎：长脊髓病变>3 个连续椎体节段，或有脊髓炎病史的患者相应脊髓萎缩>3 个连续椎体节段

（3）最后区综合征：延髓背侧/最后区病变

（4）急性脑干综合征：脑干室管膜周围病变

NMOSD，视神经脊髓炎谱系疾病；AQP4-IgG，水通道蛋白 4 抗体；ON，视神经炎；LETM，长节段横贯性脊髓炎。

表 11-5　NMOSD 与 MS 的鉴别要点

鉴别点	NMOSD	MS
种族	非白种人多发	白种人多发
前驱感染或预防接种史	多无	可诱发
发病年龄	任何年龄，中位数 39 岁	儿童和 50 岁以上少见，中位数 29 岁
女：男	（5~11）：1	（1.5~2.0）：1
严重程度	中重度多见	轻中度多见
早期功能障碍	早期可致盲或截瘫	早期功能正常
临床病程	>90% 为复发型，无继发进展过程	85% 为复发-缓解型，半数发展为继发进展型，15% 为原发进展型
血清 AQP4-IgG 阳性	70%~80%	<5%
脑脊液细胞	多数患者白细胞>10×10^6/L，部分患者白细胞>50×10^6/L，可见中性粒细胞，甚至可见嗜酸性粒细胞	多数正常，少数轻度增多，白细胞<10×10^6/L，以淋巴细胞为主
脑脊液寡克隆区带阳性	<20%	70%~95%

续表

鉴别点	NMOSD	MS
IgG 指数	多正常	多增高
脊髓 MRI	脊髓病灶>3 个椎体节段,急性期多明显肿胀,亮斑样强化,轴位呈中央对称横贯性损害;缓解期脊髓萎缩/空洞	脊髓病灶<2 个椎体节段,轴位多呈非对称性部分损害,脊髓病变短阶段,非横贯,无肿胀,无占位效应
脑 MRI	延髓最后区、第三和第四脑室周围、下丘脑、丘脑病变,皮质下或深部较大融合的白质病变,胼胝体病变较长较弥散(>1/2 胼胝体)、沿锥体束走行对称较长病变	脑室旁(直角征)、近皮质、圆形、类圆形病变、小圆形开环样强化

5. 代谢中毒性疾病　中毒性视神经病、亚急性联合变性、肝性脊髓病、Wernicke 脑病、缺血缺氧性脑病等。

6. 遗传性疾病　莱伯遗传性视神经病变、遗传性痉挛性截瘫、肾上腺脑白质营养不良等。

7. 肿瘤及副肿瘤相关疾病　脊髓胶质瘤、室管膜瘤、脊髓副肿瘤综合征等。

8. 其他　颅底畸形、脊髓压迫症等。

【治疗】　NMOSD 的治疗分为急性期治疗、序贯治疗(免疫抑制治疗)、对症治疗和康复治疗。

1. 急性期治疗　目标是减轻急性期症状、缩短病程、改善残疾程度和防治并发症。适应对象为有客观神经功能缺损证据的发作或复发期患者。

(1)糖皮质激素:能促进 NMOSD 急性期患者神经功能恢复,延长激素用药对预防 NMOSD 的神经功能障碍加重或复发有一定作用。总原则是大剂量冲击,缓慢阶梯减量,小剂量长期维持。从 1g/d 开始,静脉滴注 3~4h,共 3d,剂量阶梯依次减半,后改为泼尼松 1mg/(kg·d)口服,逐渐减量,顺序递减至中等剂量 30~40mg/d 时,依据序贯治疗免疫抑制剂作用时效快慢与之相衔接,逐步放缓减量速度。部分 NMOSD 患者对激素有一定依赖性,在减量过程中病情反复。对此类患者,激素减量过程要慢,至 10~15mg 口服,1 次/d,长期维持,与免疫抑制剂连用。治疗过程中应注意糖皮质激素相关副反应,并予以处理。

(2)血浆置换(PE):部分重症 NMOSD 患者尤其是 ON 或老年患者对大剂量甲基泼尼松龙冲击疗法反应差,用 PE 治疗可能有效,对 AQP4-IgG 阳性或抗体阴性 NMOSD 患者均有一定疗效,特别是早期应用。建议置换 5~7 次,每次用血浆 1~2L。

(3)静脉注射免疫球蛋白(IVIg):对甲泼尼龙冲击疗法反应差的患者,可选用 IVIg,从临床经验看用 IVIg 治疗 NMOSD 较治疗 MS 的效果好。免疫球蛋白用量为 0.4g/(kg·d),静脉滴注,一般连续用 5d 为一个疗程。

(4)激素联合其他免疫抑制剂:在激素冲击治疗收效不佳时,尤其合并其他自身免疫疾病的患者,可选择激素联合其他免疫抑制剂如联合环磷酰胺治疗。

2. 序贯治疗(免疫抑制治疗)　治疗目的为预防复发,减少神经功能障碍累积。适应对象为 AQP4-IgG 阳性的 NMOSD 患者以及 AQP4-IgG 阴性的复发型 NMOSD 患者,后者应早期预防治疗。一线药物包括硫唑嘌呤、吗替麦考酚酯、甲氨蝶呤、利妥昔单抗(rituximab)等。二线药物包括环磷酰胺、他克莫司、米托蒽醌,定期 IVIg 也可用于 NMOSD 预防治疗,特别适用于不宜应用免疫抑制剂者,如儿童及妊娠期患者。最新探索性临床研究表明,对于那些高活动性或难治性、对"标准"免疫抑制剂反应欠佳的 NMOSD 患者,蛋白酶体抑制硼替佐米耗竭浆细胞,以及靶向 B 细胞成熟抗原(BCMA)的 CAR-T 细胞治疗等措施都呈现出较好的临床疗效和良好可控的安全性,有待大样本研究进一步证实。

注意,一些治疗 MS 的药物,如 β 干扰素、芬戈莫德、那他珠单抗可能会导致 NMOSD 的恶化。另外,NMOSD 长期免疫抑制治疗的风险尚不明确,根据长期应用免疫抑制剂治疗其他疾病的经验推测可能有潜在增加机会性感染和肿瘤的风险。

3. **对症治疗**　见本章第二节 MS "对症治疗"。

4. **康复治疗**　见本章第二节 MS "康复治疗"。

【预后】　NMOSD 的预后多与脊髓炎的严重程度、并发症有关。总体而言,NMOSD 的预后较 MS 差。单相型病损重于复发型,但长期预后如视力、肌力、感觉功能均较复发型好,不复发且遗留的神经功能障碍不再进展。单相型患者 5 年生存率约 90%。复发型预后差,多数患者呈阶梯式进展,发生全盲或截瘫等严重残疾。半数以上复发型 NMOSD 患者至少一眼永久遗有严重的视力损害,或者发病后 5 年内因截瘫或单瘫导致无法行走。复发型患者 5 年生存率约 68%,1/3 患者死于呼吸衰竭。

第四节　急性播散性脑脊髓炎

急性播散性脑脊髓炎(acute disseminated encephalomyelitis,ADEM)是一种广泛累及中枢神经系统白质的急性炎症性脱髓鞘病,以多灶性或弥散性脱髓鞘为其主要病理特点。本病呈单相病程,儿童和青年人多见,通常发生于感染、出疹及疫苗接种后,故又称感染后、出疹后或疫苗接种后脑脊髓炎。患者尚可表现为急性出血性白质脑炎(acute haemorrhagic leukoencephalitis,AHLE),被认为是急性播散性脑脊髓炎的暴发型,临床经过极为急骤,病情凶险,死亡率高。

【病因与发病机制】　1790 年首次发现感染麻疹病毒的患者于 1 周后出现双下肢无力、尿潴留等症状,最后被诊断为急性播散性脑脊髓炎。以后又陆续发现该病常发生于风疹、天花、流感、腮腺炎、水痘、EB 病毒、单纯疱疹病毒、甲型肝炎病毒、柯萨奇病毒等感染后及疫苗接种后,分别被称为感染后脑脊髓炎和疫苗接种后脑脊髓炎。服用某些药物或食物,如左旋咪唑、驱虫净、复方磺胺甲噁唑、蚕蛹等亦可引起该病。极少数病例发生于某些特殊时期,如围生期、手术后。还有部分患者既无疫苗接种史,亦无其他感染病史,称为特发性急性播散性脑脊髓炎。目前认为急性播散性脑脊髓炎的发病与免疫有关,实验性变态反应性脑脊髓炎(EAE)动物模型可以模拟急性播散性脑脊髓炎的临床病程及多灶性脱髓鞘病理改变,实验表明急性播散性脑脊髓炎是通过细胞免疫介导的,针对中枢神经系统髓鞘蛋白的自身免疫性疾病。

【病理】　急性播散性脑脊髓炎的病理改变为弥漫性、较对称的静脉周围炎性脱髓鞘病灶,病变分布于大脑、脑干、小脑和脊髓,灰质、白质均可受累,以白质为主。脑部病变好发于皮质深层、丘脑、下丘脑、基底节、脑桥腹侧、黑质、内侧膝状体、外侧膝状体、半球白质,也可累及侧脑室和第三脑室室壁的血管床。脊髓病损也呈播散性分布,重症时可见多个小病灶的融合,直径 0.1mm 至数毫米不等。急性期可见脑和脊髓组织肿胀,切面可见水肿和散在的出血点,白质静脉扩张。显微镜下见小静脉周围有散在的伴单核细胞和小胶质细胞浸润的脱髓鞘病灶,病变偶可融合,形成软化灶,无出血,轴突相对保存。血管周围有炎性细胞浸润,多数为淋巴细胞、巨噬细胞和浆细胞,粒细胞少见,常伴有内皮细胞增生,其特点是形成以小静脉和中静脉为中心的、巨噬细胞为主、伴有炎性细胞浸润的袖套样结构。严重时可见轴索、神经细胞及其他组织成分的破坏。随着病程进展,炎性反应逐渐减轻,星形胶质细胞增生,少突胶质细胞常呈固缩状态,最后胶质瘢痕形成。

急性出血性白质脑炎的病理改变表现为大脑肿胀,点状或环形出血,静脉周围脱髓鞘,有的融合成较大病灶。镜下可见广泛的小血管纤维素样坏死和小血管周围脑组织坏死,中性粒细胞、嗜酸性粒细胞浸润,血浆蛋白、红细胞、粒细胞分布于血管周围,环状出血合并静脉血栓形成,常可见血管壁内及周围组织有纤维素样渗出。病灶多位于半卵圆中心、脑干、小脑与胼胝体。和 MS 不同的是,该病常伴多灶性炎细胞浸润脑膜。

【临床表现】　该病好发于儿童和青壮年,男女发病率无明显差异,四季均可发病,散发病例多见。多在感染或疫苗接种后 1~2 周急性起病,少数也可呈暴发式或亚急性起病,出疹后脑脊髓炎通常出现于皮疹后 2~4d,常表现为疹斑正在消退、症状正在改善时患者突然再次出现高热,并伴有头昏、头痛、乏力、全身酸痛,严重时出现抽搐和意识障碍。临床表现为多灶性神经功能障碍,绝大多数患者大脑弥漫性损害的症状较为突出,如意识障碍和精神异常;脑局灶性损害的表现,如偏瘫、偏盲、视力障碍和共济失调等也较为常见;少数患者脑膜受累,可出现头痛、呕吐、脑膜刺激征;锥体外系受累出现震颤、舞蹈样动作等;脊髓病变时出现受损平面以下部分或完全性截瘫或四肢瘫,上升性麻痹,传导束性感觉减退或消失,不同程度的膀胱及直肠功能障碍等。周围神经亦可累及。依据临床症状和病变部位可分为脑型、脑脊髓型和脊髓型。

急性出血性白质脑炎常见于青壮年,病前 1~14d 可有上呼吸道感染史,常呈暴发起病,病情凶险,临床表现为高热、头痛、颈项强直、精神异常与昏迷,症状及体征迅速达到高峰,不少病例在 2~4d、甚至数小时内死亡。

【辅助检查】

1. 实验室检查　外周血象中白细胞增多,血沉增快。脑脊液压力增高或正常,细胞数正常或轻度增加,以单个核细胞为主。急性出血性白质脑炎则以多核细胞为主,红细胞常见,细胞数可高达 $1\,000 \times 10^6/L$ 以上。蛋白轻度至中度增高(一般<1g/L),以 IgG 增高为主,可发现寡克隆区带,儿童寡克隆区带的阳性率为 3%~29%,成人为 58%。

2. 脑电图　多为广泛性中度以上异常,常见 θ 和 δ 波,亦可见棘波和棘慢复合波。

3. 影像学检查　头颅 CT 扫描可发现白质内弥散性多灶性大片状或斑片状低密度区,增强 CT 可出现环形或结节状强化。MRI 主要表现为长 T_1、长 T_2 异常信号(图 11-3),为多灶性、非对称性病变,多分布在皮质下白质、脑室周围、脑干、小脑以及脊髓白质,也可见胼胝体病变,病灶可强化,近半数的病例病灶不强化。约 40% 患者出现丘脑病灶;约 15% 患者出现双侧丘脑或基底节对称性病灶;病灶可局限在脑干或小脑,有时出现假瘤样改变。丘脑受累是鉴别本病与 MS 的依据之一。

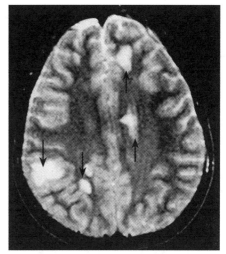

图 11-3　ADEM 患者脑 MRI 图像
箭头示脑内多发性病灶。

【诊断】　在非特异性病毒感染或免疫接种后,出现急性或亚急性脑和脊髓弥漫性损害的症状要高度警惕本病。脑脊液中细胞数轻度增多,EEG 广泛中度以上异常,CT 或 MRI 发现脑和脊髓白质内多发散在病灶,特别是丘脑部位,有助于诊断。

【鉴别诊断】

1. 多发性硬化(MS)　急性播散性脑脊髓炎与首次发病的 MS 很难区别,通常从以下几点进行鉴别:①一般认为急性播散性脑脊髓炎儿童、成人均可发病,而 MS 少见于儿童,多见于成人。②急性播散性脑脊髓炎患者多有明确的前驱感染史或疫苗接种史,而 MS 患者少见。③急性播散性脑脊髓炎弥漫性脑损害的症状明显,而 MS 患者全脑受损症状不突出;如累及脊髓,急性播散性脑脊髓炎多为横贯性,而 MS 常为不完全的脊髓损害;如累及视神经,MS 常先累及一侧,而急性播散性脑脊髓炎则多同时累及双侧。④绝大多数急性播散性脑脊髓炎呈单相病程而大多数 MS 患者病程表现为时间上的多发性。⑤急性播散性脑脊髓炎脑脊液一般缺少寡克隆带,而 MS 常为阳性。⑥急性播散性脑脊髓炎的 MRI 表现常为同期大量广泛两侧不对称的白质受损,常累及深部灰质,尤其是丘脑;MS 常为不同时期局部性损害,一般位于深部白质,很少累及丘脑。⑦急性 MS 炎性细胞浸润局限于脱髓鞘病变的血管周围,正常白质内无炎性细胞浸润,而急性播散性脑脊髓炎病变范围广,在正常白质内仍可见炎性细胞浸润,且炎性反应重。

2. 病毒性脑炎　乙型脑炎发病具有明显的季节性;急性播散性脑脊髓炎多为散发性。单纯疱疹病毒性脑炎 MRI 常可见颞叶、岛叶、额叶眶面,呈现长 T_1、长 T_2 异常信号,并累及灰质;急性播散性脑脊髓炎表现为多灶性长 T_1、长 T_2 异常信号,且以白质为主。病毒性脑炎脑脊液相关病毒抗体检查也有助于两者鉴别。

【治疗】　早期使用足量皮质类固醇激素能减轻脑和脊髓的充血和水肿,保护血脑屏障,抑制炎性脱髓鞘过程。目前主张静脉滴注大剂量甲泼尼龙,30kg 以下儿童为 10~30mg/(kg·d),30kg 以上者为 1 000mg/d 冲击治疗,连用 5d;随后改为口服泼尼松,逐渐减量且维持数周,有一定疗效。有些患者在使用皮质类固醇后症状缓解,但停药后病情又反复,而恢复用药后又获得改善。对皮质类固醇治疗无效的患者可考虑用血浆置换或免疫球蛋白治疗。容易复发患者可给予免疫抑制剂(如环磷酰胺)治疗。

对症治疗:高热、昏迷患者可采用物理降温和冬眠疗法,颅内压增高可用脱水剂,还要注意控制感染和痫性发作,补充营养,维持水及电解质平衡。

【预后】　本病预后与发病诱因及病情轻重有关,病死率为 10%~30%。幸存者多在发病 2~3 周后开始逐渐好转,绝大多数恢复较好。部分患者残留运动障碍、认知障碍、视觉缺失和行为异常,9% 有反复抽搐。

第五节　抗髓鞘少突胶质细胞糖蛋白免疫球蛋白 G 抗体相关疾病

抗髓鞘少突胶质细胞糖蛋白免疫球蛋白 G 抗体相关疾病(anti-myelin oligodendrocyte glycoprotein-IgG associated disorders,MOGAD)是近年来提出的一种免疫介导的中枢神经系统炎性脱髓鞘疾病。临床症状上,MOGAD 既可符合非典型 MS、AQP4-IgG 阴性 NMOSD、ADEM 的诊断标准,又可表现为局限性的 ON 和横贯性脊髓炎(transverse myelitis,TM),但目前尚无一种 IIDDs 可囊括 MOGAD 的所有表现,且 MOGAD 具有区别于其他 IIDDs 的临床特征。

【病因与发病机制】　髓鞘少突胶质细胞糖蛋白(MOG)是少突胶质细胞表面的一种蛋白质,是组成髓鞘的次要成分,具有高度的免疫原性,曾被认为是多发性硬化(MS)的潜在抗体靶点。有研究显示,在用 MOG 免疫的实验性自身免疫性脑脊髓炎动物模型中可诱导髓鞘脱失。MOGAD 的病因及确切发病机制尚不完全明确,目前认为其可能为体液免疫系统介导的自身免疫性疾病,MOG-IgG 与 MOG 特异性的结合导致炎症激活、髓鞘脱失及补体沉积。

【病理】　在 MOGAD 中,脱髓鞘病灶内部以及血管周围间隙中有大量炎症细胞浸润,包括巨噬细胞、B 细胞、T 细胞(CD4$^+$>CD8$^+$),其中巨噬细胞 MOG 染色阳性。在一些 MOGAD 中偶尔观察到体液免疫,其表现为补体激活和免疫球蛋白在血管周围沉积,但频率远低于 AQP4-IgG 阳性的 NMOSD。在表现为 ADEM 和皮质脑炎的 MOGAD 患者中均观察到软脑膜下静脉周围脱髓鞘病变。

【临床表现】

MOGAD 男女发病比例为 1:2~1:1。起病前可有感染或疫苗接种等诱因,诱因出现后 4d 至 4 周内发病。MOGAD 可呈单相或复发病程,复发者可出现频繁发作。MOGAD 病灶可广泛累及中枢神经系统,临床表现多样,且具有年龄相关性,儿童较成人更多见,儿童多表现为 ADEM 样表型(ADEM、ADEM 相关性 ON、多时相 ADEM 和脑炎),而成人多表现为视神经-脊髓表型(ON,脊髓炎)和脑干脑炎。

1. **视神经炎(ON)**　ON 是 MOGAD 最常见的临床分型,在成年患者中视神经累及率可高达 90%。MOGAD-ON 常有比较明显的眼痛或眼球转动痛,合并眼眶痛;急性期出现单眼或双眼视力急剧下降、视野缺损、色觉改变以及对比敏感度下降。可累及双侧视神经,特别是视神经前段,导致视神经乳头水肿多见(90%)。MOGAD-ON 常合并眼眶结缔组织受累,导致视神经周围炎。另外,MOGAD 患者视神经本身水肿明显。MOGAD 的另一特点是复发率高,复发周期短,视功能预后较好。

2. **脑膜脑炎**　除脑部局灶性定位症状外,意识障碍、认知障碍、行为改变或癫痫发作是 MOGAD 的常见脑部症状。MOGAD 出现癫痫的比例达 10.3%~24%,部分以癫痫为首发症状。12% 的 MOGAD

患者出现不同程度的脑膜受累表现,包括头痛、恶心、呕吐和脑膜刺激征等,且常合并颅内压升高。

3. 脑干脑炎　30% 的 MOGAD 可出现脑干脑炎表现,包括呼吸功能衰竭、顽固性恶心和呕吐、构音障碍、吞咽困难、动眼神经麻痹和复视、眼球震颤、核间性眼肌麻痹、面神经麻痹、三叉神经感觉迟钝、眩晕、听力丧失、平衡障碍等。脑干脑炎必须有提示脱髓鞘病变的影像学证据。

4. 脊髓炎　MOGAD 出现脊髓炎者为 20%~30%。MOGAD 脊髓炎既可为长节段性脊髓炎,也可见短节段脊髓炎,可出现肢体乏力、感觉障碍和大小便障碍等自主功能症状,常见累及腰髓和圆锥。脊髓炎后可残留括约肌和/或勃起障碍。

5. 其他特殊类型　已有 MOGAD 炎性脱髓鞘假瘤表现的报道。根据假瘤累及部位,患者可出现多种不同的临床表现。

MOG-IgG 在其他炎症性疾病中亦可被检测到,如与抗 N-甲基-D-天冬氨酸(N-methyl-D-aspartic acid,NMDA)受体抗体共阳性。MOG-IgG 阳性的抗 NMDA 受体脑炎患者对激素和免疫球蛋白治疗反应良好。

【辅助检查】

1. 脑脊液检查　MOGAD 患者脑脊液常规检查指标可正常,50% 患者脑脊液中白细胞计数 >5×10^6/L。脑脊液蛋白水平也可升高。10% 的 MOGAD 患者 IgG 寡克隆区带阳性。

2. MOG-IgG 检测　血清 MOG-IgG 检测滴度与疾病活动性及治疗状态相关:在疾病急性期其滴度高于缓解期,患者经免疫抑制或血浆置换治疗后其滴度下降。血清 MOG-IgG 滴度水平变化还与临床病程相关:部分 MOGAD 患者为单相病程,MOG-IgG 可于症状恢复后消失;MOG-IgG 持续阳性的 MOGAD 患者更可能出现复发性病程。

3. 头颅 MRI 扫描

(1)视神经:累及前部多见,包括视神经乳头;长节段病灶多见,长度 20mm 左右;视神经增粗明显,边缘模糊,明显和均匀强化;双侧多见。

(2)头部:病灶分布不如 MS 具有特异性,两侧脑室旁白质区病灶多见,皮质、丘脑、海马病灶在 MOGAD 具有相对特异性,病灶亦可见于胼胝体、内囊和脑干、小脑。多发病灶常见,病灶绝大多数呈现斑片状。大病灶可类似于脱髓鞘假瘤样,中、小病灶一般数目不多。病灶可有或无强化,脑病或癫痫患者有时可出现软脑膜强化(图 11-4)。

(3)脊髓:可出现长节段及短节段病灶,短节段病灶相对多见,横断面病灶可见于脊髓中央或周边,斑片状。脊髓病灶累及腰髓和圆锥常见(图 11-4)。

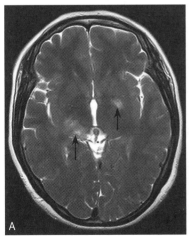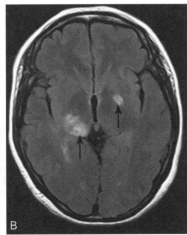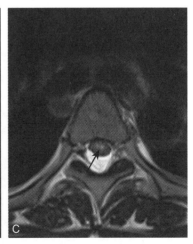

图 11-4　MOGAD 患者脑和脊髓 MRI 图像

A(T₂像)、B(Flair 像).示 MOGAD 患者脑内多发性病灶,累及丘脑;C.胸段脊髓病灶,位于脊髓中央,非横贯性。

4. 眼科检查

（1）眼底检查：MOGAD 急性期可发现显著视神经乳头水肿/乳头炎/视神经乳头肿胀。在水肿发展迅速且严重的患者会出现视神经乳头线状出血表现。随病程进展，水肿消退，大多数患者可观察到视神经乳头苍白或视神经萎缩，视神经纤维厚度变薄明显。

（2）视野：MOGAD 患者急性期视野缩小，如治疗及时，多数视力恢复较好，甚至完全无视野损伤。但重症及治疗不及时的患者会有视野残余损伤。

（3）视觉诱发电位（VEP）：急性发作期由于受 ON 的影响，VEP 表现明显，P100 波潜伏期延迟，振幅降低程度与视神经受累的严重程度相关。

（4）光学相干断层扫描（OCT）：急性发作后视神经乳头周围视网膜神经纤维层及视网膜节细胞-内丛状层复合体带出现明显变薄，且由于 MOGAD-ON 的复发率更高，随着复发次数的增加逐渐变薄。

【诊断】　暂无特征性的临床症状可以直接提示 MOGAD 诊断。在血清 MOG-IgG 阳性基础上，以病史和临床表现为依据，结合辅助检查，尽可能寻找亚临床和免疫学证据辅助诊断，同时需要排除其他疾病可能（表 11-6）。

表 11-6　中国专家组建议的 MOGAD 诊断标准 [a]

符合以下所有标准
（1）用全长人 MOG 作为靶抗原的细胞法检测血清 MOG-IgG 阳性
（2）临床有下列表现之一或组合：①ON，包括慢性复发性炎性视神经病变；②TM；③脑炎或脑膜脑炎；④脑干脑炎
（3）与 CNS 脱髓鞘相关的 MRI 或电生理（孤立性 ON 患者的 VEP）检查结果
（4）排除其他诊断

[a] 应注意的是，由于可能存在 MOG-IgG 短暂阳性或低 MOG-IgG 滴度的患者，因此对于存在非典型表现的患者，且在第 2 次采用不同细胞法检测后未确认 MOG-IgG 阳性的患者，应诊断为"可能 MOGAD"。CNS，中枢神经系统。

【鉴别诊断】

1. 与常见的 IIDDs 如 MS 和 NMOSD 进行重点鉴别。

2. 还需要注意与神经结核、神经梅毒、亚急性联合变性、莱伯遗传性视神经病变、血管炎、神经白塞病、中枢神经系统淋巴瘤、脑胶质瘤病、副肿瘤性神经系统疾病等鉴别。

【治疗】　MOGAD 的治疗分为急性期治疗和缓解期治疗。

1. 急性期治疗

（1）糖皮质激素：能促进 MOGAD 急性期患者神经功能恢复。用法与 NMOSD 相似。儿童起始剂量为甲泼尼龙静脉注射 20~30mg/（kg·d），参考成人方案阶梯减量。部分 MOGAD 患者对激素依赖，减量过程中可出现病情再次加重。对这部分患者激素减量要慢，并可与免疫抑制剂联合使用。

（2）静脉注射大剂量免疫球蛋白：对甲泼尼龙冲击疗法反应差的患者，可选用。

（3）血浆置换：可能是激素和静脉注射大剂量免疫球蛋白治疗失败后的一个选择。

2. 缓解期治疗　对于已出现复发的 MOGAD 患者应进行缓解期预防复发的治疗，但初次发作的 MOGAD 患者是否需要长期免疫调节治疗尚无统一认识。对 MS 有效的疾病修正治疗药物（DMT）可能对 MOGAD 无效。

（1）小剂量激素维持：小剂量激素维持或联合其他免疫抑制剂可能对患者有益。推荐用法：10~15mg/d 的泼尼松（或相等当量的其他口服激素），维持治疗应超过 6 个月。

（2）硫唑嘌呤：硫唑嘌呤或硫唑嘌呤联合小剂量激素能减少 MOGAD 的复发。

（3）吗替麦考酚酯：此药物对 MOGAD 疗效尚未明确，其与激素联合治疗可能有效，但该效果随激素减量而减弱。

（4）利妥昔单抗：对部分 MOGAD 患者可能有效。用法尚未统一，目前最常用方法是：按 375mg/m^2

体表面积计算用量,第 1 天和第 15 天分别静脉注射。大部分患者经利妥昔单抗治疗后 B 细胞消减可维持 6 个月,若 B 淋巴细胞再募集可进行第 2 疗程治疗。

（5）其他药物:对于不能耐受硫唑嘌呤副作用及经济条件有限的患者可试用甲氨蝶呤,15mg/周单用,或与小剂量激素合用。部分患者也可试用间断静脉注射大剂量免疫球蛋白治疗。

【预后】 本病预后与初次发作神经功能恢复情况、MOG-IgG 滴度及是否复发有关。年龄较小的 ADEM 样表型患者单相病程多见,年龄较大的视神经-脊髓表型的患者更有可能复发。总体致残率较 MS 及 AQP4-IgG 阳性的 NMOSD 更低。

第六节　渗透性脱髓鞘综合征

渗透性脱髓鞘综合征(osmotic demyelination syndrome,ODS)是一组罕见的以脑组织脱髓鞘为特征的疾病,根据病变部位不同分为脑桥中央髓鞘溶解症(central pontine myelinolysis,CPM)和脑桥外髓鞘溶解症(extrapontine myelinolysis,EPM)。脑桥中央髓鞘溶解症是以脑桥基底部对称性脱髓鞘为病理特征的脱髓鞘疾病,由 Adams 于 1959 年首次报道,其特点是髓鞘破坏但神经元及轴突相对完好,无炎症反应及血管改变,病变呈对称性。脑桥外髓鞘溶解症指髓鞘脱失病变累及脑桥外的其他部位,如基底节、丘脑、小脑、皮质下白质等,约占渗透性脱髓鞘综合征病例的 10%。

【病因与发病机制】 本病病因不明。绝大多数患者存在严重的基础疾病,首位病因是各种原因导致水、电解质平衡紊乱(特别是低钠血症)及快速纠正史,其次是慢性酒精中毒,其他包括肝移植术后、肾衰竭、肝衰竭、严重烧伤、败血症、癌症、糖尿病、艾滋病、妊娠呕吐、急性卟啉病、化疗后、放疗后、垂体危象、肾透析后、脑外伤后、神经性厌食、急性卟啉病、锂中毒等。一般认为脑桥中央髓鞘溶解症的病理、生理机制与脑内渗透压平衡失调有关,如果快速纠正慢性低钠血症,钾、钠以及有机溶质不能尽快进入脑细胞,可能引起脑细胞急剧缺水,导致髓鞘和少突胶质细胞脱失,而脑桥基底部则可能是对代谢紊乱异常敏感的区域。

【病理】 渗透性脱髓鞘综合征的病理改变具有特征性,脱髓鞘病变在脑桥内呈孤立性对称性分布。病灶中央部几乎所有髓鞘均被破坏,但轴突、神经细胞相对保留完好,血管未受累。病灶边界清楚,直径数毫米或波及整个脑桥基底部、被盖部,周围可见吞噬细胞和星形胶质细胞反应,无少突胶质细胞反应和炎症现象。广泛对称性脱髓鞘病变还可累及脑桥以外,如小脑、壳核、丘脑、胼胝体、皮质下白质、屏状核、尾状核、丘脑下部、外侧膝状体、杏仁核、丘脑底核及黑质等。

【临床表现】 青壮年多发,亦可见于儿童,常在各种慢性消耗性疾病的基础上突然出现假性延髓性麻痹、中枢性四肢瘫和不同程度的意识障碍等较为典型的临床表现,这是由于位于脑桥基底部中线附近的皮质脑干束、皮质脊髓束、上行网状激活系统被损害所致。严重者四肢瘫痪,咀嚼、吞咽及言语障碍,患者沉默不语,呈缄默或完全/不完全性闭锁综合征,仅能通过眼球活动示意。还可出现眼震、眼球协同运动障碍。多数脑桥中央髓鞘溶解症患者的预后差,死亡率较高,可于数日或数周内死亡,也有少数存活者完全康复的报道。脑桥外髓鞘溶解症占所有病例的 10% 左右,可表现为共济失调、行为异常、视野缺损、帕金森综合征、手足徐动或肌张力障碍等,上述症状可同时伴有或不伴有脑桥外髓鞘溶解的影像学改变。

【辅助检查】

1. **脑脊液检查**　蛋白及髓鞘碱性蛋白可增高。

2. **脑电图检查**　可见弥漫性低波幅慢波。

3. **影像学检查**　CT 有时可显示病灶,但常为阴性。MRI 是目前最有效的辅助检查手段,可发现脑桥基底部特征性的蝙蝠翅样(bat wing)病灶,显示对称分布的长 T_1、长 T_2 信号,无强化(图 11-5)。MRI 往往在发病后 1~2 周才显示病灶,如果临床怀疑渗透性脱髓鞘综合征,而 MRI 阴性,有必要于发病后 10~14d 复查 MRI 以免漏诊。弥散加权像(DWI)对早期的脱髓鞘病变更为敏感,这是由于脑桥中央髓鞘溶解症的原发病往往是水及电解质紊乱导致细胞渗透性损伤的过程，而 DWI 对水的变化非常敏感。有时临床表现消失而影像学异常可持续几个月或更长。

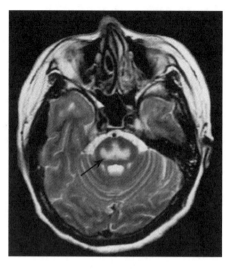

图 11-5　渗透性脱髓鞘综合征 T_2WI
箭头示脑桥基底部特征性"蝙蝠翅样"病灶。

【诊断与鉴别诊断】

1. 诊断　患者在低钠血症纠正过快、慢性酒精中毒及其他严重疾病的基础上，突然出现皮质脊髓束和皮质脑干束受损的症状应高度怀疑本病，头颅 MRI 可明确诊断。MRI 可清楚显示脑桥基底部对称分布的长 T_1、长 T_2 异常信号，有时呈特征性的蝙蝠翅样，无明显占位效应，造影强化不明显，矢状位显示病变更清晰。

2. 鉴别诊断

（1）可逆性后部白质脑病综合征（reversible posterior leukoencephalopathy syndrome，RPLS）：RPLS 的病因主要是高血压脑病、肾功能不全、子痫、应用免疫抑制剂或细胞毒性药物等导致的大脑半球后部对称性大片状白质水肿病灶，特别是双侧顶枕叶。其发病机制为血管源性水肿，MRI 显示 DWI 为等或略高信号改变，ADC 图为高信号改变。RPLS 为可逆性，多数预后好。

（2）临床上还可根据其病灶无占位效应，呈对称性且不符合血管走行与分布的特点，与肿瘤和脑梗死鉴别。

【治疗】　目前尚缺乏特别有效的治疗方法，以对症和支持治疗为主，积极处理原发病与预防并发症。临床上纠正低钠血症速度要缓慢，主张使用生理盐水逐渐纠正并限制液体入量，24h 内血钠升高不超过 25mmol/L，症状控制后应减少钠的输入。急性期可给予甘露醇、呋塞米等脱水剂控制脑水肿，早期大剂量应用皮质激素冲击疗法可延缓病情的进展，也可试用高压氧及血浆置换疗法。

【预后】　CPM 的预后与临床表现严重程度、原发病及影像学表现均无关。多数 CPM 患者预后极差，病情进展可出现癫痫发作、昏迷，死亡率极高，多于发病后数日或数周内死亡。少数存活者遗留痉挛性四肢瘫等严重神经功能障碍，也有完全康复的患者。

第七节　肾上腺脑白质营养不良

肾上腺脑白质营养不良（adrenoleukodystrophy，ALD）是一种常见的过氧化物酶体病，以大脑白质进行性髓鞘脱失和肾上腺皮质功能不全为临床特征。

【病因与发病机制】　该病有两种遗传方式，儿童或青年期发病为 X 连锁隐性遗传，突变基因定位在 Xq28；新生儿型为常染色体隐性遗传。本病是由于溶酶体过氧化物酶的遗传缺陷，体内多种氧化酶活力缺乏，导致细胞过氧化物酶体对饱和极长链脂肪酸（very long chain fatty acids，VLCFA）的 β-氧化发生障碍，引起 VLCFA（主要是 C23~C30 脂肪酸尤其是 C26）在血浆和组织中异常堆积，尤其在脑、肾上腺皮质中沉积。

【病理】　肉眼观脑皮质厚度正常或稍薄，严重者皮髓质分界不清。特征性表现是脑白质的脱髓鞘改变，可有显著胶质增生，典型者病变由后向前进展，逐渐累及枕叶、顶叶、颞叶及额叶，且病变呈对称性分布，常侵犯胼胝体压部，但一般不侵犯皮质下弓状纤维。可累及脑干、小脑、视神经，偶累及脊髓及周围神经。额叶的髓鞘脱失发生稍迟，且多不对称。显微镜下可见脱髓鞘病灶内存在气球样巨噬细胞形成以及血管周围单核细胞浸润，并可见钙质沉积。电镜下显示巨噬细胞、胶质细胞内有特异性的板层状胞浆包涵体。可有肾上腺皮质萎缩、睾丸间质纤维化和输精管萎缩等。

【临床表现】　患者几乎均为男性，在男性新生儿中患病率约为 1/20 000。多在儿童期（5~14 岁）

发病,偶见于成年人,部分患者有家族史,同一家系可有不同表现类型。大约2/3的患者有肾上腺皮质功能不全,可与神经系统症状先后出现。

约85%的患者神经系统症状先于肾上腺皮质功能不全出现,表现为程度不同的视力下降、听力障碍、智能减退、行为异常和运动障碍。早期症状常表现为学龄儿童成绩退步,性格改变,易哭、傻笑等情感障碍,步态不稳和上肢意向性震颤等;晚期出现偏瘫或四肢瘫、假性延髓性麻痹、皮质盲和耳聋等,重症病例可见痴呆、癫痫发作和去大脑强直等。90%的患者脑白质及肾上腺皮质均受累,肾上腺皮质功能不全表现为全身皮肤色素沉着、疲劳、食欲下降、呕吐、体重减轻、血压低等。

根据肾上腺脑白质营养不良的发病年龄及临床表现分为7种类型:儿童脑型、青少年脑型、成人脑型、肾上腺脊髓神经病型(AMN)、单纯Addison病型、无症状型和杂合子型。其中儿童脑型和AMN型占70%~80%。AMN型主要侵犯脊髓及周围神经,多于20~40岁发病,表现为进行性的下肢痉挛性瘫痪、括约肌和性功能障碍等,可伴有周围神经损害。大约1/3患者有脑白质受累,病情进展缓慢,症状轻者可长期存活。15%~20%的女性杂合子可以出现与AMN类似的症状,但程度轻微且出现较晚,一般仅表现为下肢轻瘫、轻度感觉缺失等周围神经病变,仅有15%会出现中度以上的脊髓神经病变,大脑受累则罕见(约2%),一般无肾上腺皮质功能不全(<1%)。

【辅助检查】

1. **VLCFA水平测定**　血浆、培养的皮肤成纤维细胞VLCFA水平(特别是二十六烷酸、二十六烷酸/二十二碳六烯酸比值、二十四烷酸/二十二碳六烯酸比值)的异常升高对诊断肾上腺脑白质营养不良具有重要价值。

2. **血清皮质类固醇水平下降**　24h尿17-羟类固醇和17-酮类固醇排出减少,血浆促肾上腺皮质激素(ACTH)升高,ACTH兴奋试验呈低反应或无反应。

3. **影像学检查**　CT显示在枕顶颞叶交界处,尤其两侧脑室三角区呈对称分布的蝶翼状大片低密度影,可有钙化和强化。MRI显示双侧顶枕区白质内对称分布的蝴蝶状异常信号(图11-6),T_1WI呈低信号,T_2WI呈高信号,从后向前逐渐发展,受累胼胝体可将两侧病灶连为一体,无占位效应,边缘可增强,小脑、脑干白质也可受累。病灶呈蝶形分布是肾上腺脑白质营养不良所特有的,其他脑白质病少见。

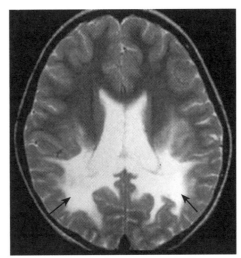

图11-6　肾上腺脑白质营养不良患者T_2WI
箭头示病灶呈蝶形。

【诊断】　男孩出现步态不稳、行为异常、偏瘫、皮质盲、耳聋等,缓慢进行性加重,应考虑本病可能,如伴有肾上腺皮质功能减退的表现和生化指标异常,MRI显示顶枕区对称性白质病变可临床诊断。血清或皮肤培养成纤维细胞中VLCFA水平高于正常具有诊断价值。基因检测有助于发现无症状患者和致病基因的携带者。

临床上须注意与其他类型脑白质营养不良和Schilder病鉴别。

【治疗】

1. 肾上腺皮质激素替代治疗可延长生命,部分缓解神经系统症状,但不能阻止髓鞘破坏。

2. 食用富含不饱和脂肪酸的食物,避免食用含极长链脂肪酸的食物。65%的患者服用Lorenzo油(三油酸甘油酯与三芥酸甘油酯按4:1混合)1年后,血浆极长链脂肪酸水平显著下降或正常,可减慢病程的进展,但不能改变已发生的神经系统症状。

3. 少数病例证实骨髓移植可以稳定临床症状。

【预后】　本病预后差,在发病后2~4年内病情呈进行性恶化直至死亡,一般不超过9年。

思考题

1. 如何判断复发-缓解型 MS 患者的复发为真复发或者是假复发？
2. 如何理解第一次出现可疑 MS 的临床或者影像学表现？
3. MS 的治疗策略是什么？如何评价治疗效果？
4. MS、NMOSD、MOGAD 如何鉴别？

（肖　波）

第十二章
自身免疫性脑炎

- 自身免疫性脑炎临床症状多样,诊断不易,应根据患者临床表现、脑脊液、影像学和脑电图检查,确认脑炎基础上,选择相关抗体检测以明确诊断。
- 自身免疫性脑炎的治疗包括免疫治疗、对症治疗等,合并肿瘤者进行肿瘤切除等抗肿瘤治疗,多数抗神经元细胞表面抗原抗体相关脑炎对免疫治疗敏感、预后好。

第一节 概 述

自身免疫性脑炎(autoimmune encephalitis,AE)是一类由自身免疫反应介导的炎性脑病。目前提及的 AE 根据自身抗体所对应的抗原细胞定位,一般分为抗细胞表面抗原抗体相关脑炎和抗细胞内抗原抗体相关脑炎。常见的细胞表面抗原包括 N-甲基-D-天冬氨酸受体(N-methyl-D-aspartate receptor,NMDAR)、富含亮氨酸胶质瘤失活蛋白 1(leucine-rich glioma-inactivated protein1,LGI1)、接触蛋白相关蛋白-2(contactin associated protein 2,CASPR2)、γ-氨基丁酸 $_{A/B}$ 型受体(γ-aminobutyric acid type $_{A/B}$ receptor,GABA$_{A/B}$R)、α-氨基-3-羟基-5-甲基-4-异噁唑丙酸受体(α-amino-3-hydroxy-5-methyl-4-isoxazolepropionic acid receptor,AMPAR)、免疫球蛋白样细胞黏附分子(immunoglobulin-like cell adhesion molecule 5,IgLON5)、甘氨酸受体(glycine receptor,GlyR)、鞘髓少突胶质细胞糖蛋白(myelin oligodendrocyte glycoprotein,MOG)和水通道蛋白 4(Aquaporin 4,AQP4)等。其中抗 MOG 抗体和抗 AQP4 抗体常导致中枢神经脱髓鞘,一般归类于中枢炎症脱髓鞘疾病范畴。抗细胞表面抗原抗体直接作用于神经元细胞表面蛋白、离子通道或者受体产生免疫反应而导脑内炎性病变。抗体通过阻断受体功能、引起受体交联和内在化或者干扰蛋白质-蛋白质相互作用,产生致病损害。其中以抗 NMDAR 脑炎最为常见,其次为抗 LGI1 抗体脑炎。

抗细胞内抗原抗体相关脑炎的发病与肿瘤关系密切,抗肿瘤免疫或者其他免疫过程中产生的细胞毒性 T 淋巴细胞介导脑部炎症损害,通常在合并肿瘤的情况下检出抗细胞内抗原抗体,又称为肿瘤神经抗体,是抗原特异性 T 细胞介导的细胞毒性免疫反应标志物。常见细胞内抗原包括:Hu、Yo、Ri、amphiphysin、谷氨酸脱羧酶(glutamic acid decarboxylase,GAD)、Ma2 和脑衰蛋白反应调节蛋白-5(collapsin response mediator protein 5,CRMP5)等。每种抗细胞内抗原抗体通常与特定的肿瘤类型有关。

目前 AE 在脑炎中的比例为 10%~20%,其中以抗 NMDAR 脑炎最常见。AE 临床症状多样,常见症状包括精神行为异常、认知障碍、近事记忆力下降、癫痫发作、言语障碍、运动障碍、不自主运动、意识水平下降、自主神经功能障碍和各种形式的睡眠障碍等。部分 AE 患者出现周围神经和神经肌肉接头受累表现。其中边缘性脑炎以近记忆缺损、精神行为异常和癫痫发作为主要症状,头颅 MRI FLAIR 示双侧颞叶内侧异常信号。

AE 的诊断首先需要分析患者的临床表现、脑脊液检查、神经影像学和脑电图等结果,确定其是否患有脑炎,继而选择 AE 相关的抗体检测。抗神经元表面抗原抗体和部分抗细胞内抗原抗体(如 GAD 抗体)检测主要采用间接免疫荧光法,根据抗原底物不同分为基于细胞底物的实验(cell based assay,CBA)与基于组织底物的实验(tissue based assay,TBA)两种。CBA 采用表达神经元细胞表面抗原的转染细胞为抗原底物,具有较高的特异性和敏感性,缺点是仅能进行单一靶抗原检测,可能会导致其他抗体漏检。TBA 采用动物的脑组织切片为抗原底物,可以保留原基质全抗原谱的完整性,有利于探知未明抗体,缺点是无法识别自身抗体确切的靶标。CBA 及 TBA 联合使用可以提高抗体的检出率。患者脑脊液与血清标本尽量进行配对检测。抗细胞内抗原抗体检测主要采用免疫印迹法。

临床少数患者会同时出现 2 种或者 2 种以上抗体阳性,其诊断意义需要结合临床的具体情况予以分析。抗体叠加可能导致神经免疫病的叠加,如患者同时检测到抗 NMDAR 抗体与 AQP4 抗体阳性。抗细胞表面抗原抗体与经典的副肿瘤性抗神经元抗体叠加时,前者可能是致病性抗体,而后者提示潜在的恶性肿瘤。临床一部分患者为抗体阴性 AE,但是完全符合抗体阴性自身免疫性 AE 的病例很少见,诊断时需要慎重。

AE 治疗分为免疫治疗和对症治疗等,合并肿瘤者进行肿瘤切除等抗肿瘤治疗。急性期一线免疫治疗包括静脉注射糖皮质激素、静脉注射免疫球蛋白(intravenous immunoglobulin,IVIg)、免疫吸附和血浆置换及以上方法的联合应用。二线免疫药物包括利妥昔单抗与环磷酰胺等,主要用于一线免疫治疗效果不佳的患者。长程免疫治疗药物包括吗替麦考酚酯、硫唑嘌呤和重复使用利妥昔单抗等,用于强化一线免疫治疗,或者二线免疫治疗后,病情无明显好转者。通常疗程不少于 12 个月。对难治性重症 AE 患者,若使用二线免疫治疗 1~2 个月后病情无明显好转,可考虑升级至托珠单抗静脉治疗。所有复发患者均应接受一线免疫治疗,并应及时启动二线和/或长程免疫治疗。通常抗细胞表面抗原抗体介导的 AE 对免疫治疗反应敏感,抗细胞内抗原抗体相关 AE 对免疫治疗反应差。

总体而言,AE 预后较好,多数抗 NMDAR 脑炎(80%)患者功能恢复良好,早期接受免疫治疗患者预后较好,重症患者死亡率在 2.3%~9.5%。抗 LGI1 抗体脑炎患者死亡率约 6%~19%。抗 GABA$_B$R 抗体相关脑炎合并小细胞肺癌者预后较差。

AE 患者在症状好转或者稳定 2 个月以上而重新出现症状,或者症状加重、改良 Rankin 评分(modified rankin score,mRS)增加 1 分及以上,视为复发。

第二节　抗 N-甲基-D-天冬氨酸受体脑炎

抗 NMDAR 脑炎由 Dalmau 教授在 2007 年首先命名,此后国内外陆续报道。本病年发病率为 1/150 万,与性别和种族有关,各年龄段均有发病,以 12~45 岁女性多见。20%~40% 的患者合并肿瘤,典型病例是女性合并卵巢畸胎瘤。

【发病机制与病理】

NMDAR 是慢性离子型谷氨酸受体,是中枢神经系统的主要兴奋性受体,主要位于额叶和边缘叶系统,在海马中最为显著。NMDAR 包括两个 GluN1(NR1)和两个 GluN2(NR2)亚单位,NR1 亚单位与甘氨酸结合,NR2 亚单位与谷氨酸相结合。

抗 NMDAR 脑炎是由抗 NMDAR 的 IgG1 抗体所引起。肿瘤与单纯疱疹病毒感染是已知的 2 个免疫触发因素,但近半数原因不明。表达于含神经组织肿瘤上的 NMDAR 或者病毒损害神经元释放 NMDAR,以可溶形式或者经抗原呈递细胞(antigen-presenting cells,APC)转移至局部淋巴结。淋巴结中的幼稚 B 细胞暴露于抗原后与 CD4$^+$T 细胞结合,成为抗原处理过的记忆 B 细胞。记忆 B 细胞通过血脑屏障或者脉络丛到达中枢神经系统,这些 B 细胞进一步受到刺激,在抗原驱动下成熟和克隆扩增,最后分化为浆细胞产生抗体。抗体结合神经元表面或突触的 NMDAR NR1 亚基后,使突触后 NMDAR 减少,细胞外液谷氨酸积聚,进而改变边缘系统、基底节或脑干的突触功能,导致一系列的临床综合征。

病理发现在疾病早期阶段(3 个月或更长时间),脑实质 B 细胞、浆细胞、CD4$^+$T 细胞和少量 CD8$^+$T 细胞浸润,伴小胶质细胞激活和 IgG 沉积,神经元少量丢失或者正常。在疾病后期阶段(6 个月或更长),炎症减轻。

【临床表现】　抗 NMDAR 脑炎临床表现多样。80% 的患者出现发热、头痛等非特异性类病毒感染样前驱症状。

本病早期以精神症状最常见,表现为孤立的精神症状,包括焦虑、激惹、失眠、偏执、攻击行为、听幻觉或者视幻觉、躁狂、性色彩等,常首诊于精神科。

癫痫发作见于 70% 的患者,表现为强直痉挛发作、局灶性癫痫、癫痫持续状态等。患者常出现各种运动障碍,如口面部肌张力障碍、舞蹈症、手足徐动症、肌肉节律性运动或角弓反张等。其中口面部肌张力障碍最常见,表现为咀嚼样运动、做鬼脸、强制性开颌和/或闭颌等症状,严重者可导致口唇、舌体受伤或牙齿断裂。

认知功能损害常见,70% 以上患者出现表达能力下降、缄默、语言模仿、喃喃自语或者执拗等,短期记忆损害明显。

患者起病 3 周内常出现不同水平的意识障碍症状。患者可以出现高热、心律失常、唾液过多、血压波动、小便失禁和性功能异常等自主神经功能障碍症状。70% 患者可能出现中枢性通气不足,甚至部分患者需要呼吸机支持。

患者可出现睡眠障碍,如睡眠过多、睡眠模式反转等。少数患者可能出现偏瘫、小脑共济失调或脑神经受累症状。

【辅助检查】　90% 以上的患者脑脊液检查存在异常,包括轻至中度淋巴细胞为主的炎症,蛋白轻度升高,在疾病早期寡克隆带阳性少见,后期可以出现。头部 MRI 多无特异性,30%~50% 患者头颅 T_2WI 或者 FLAIR 序列发现皮质、皮质下、海马、基底节或颞中回异常信号,脑膜强化不常见。多数病灶较小,呈一过性。部分影像学显示多灶性或者大面积脱髓鞘改变,提示抗 NMDAR 脑炎患者可同时或单独出现脱髓鞘病变。

脑电图显示局灶性或广泛性的慢波,伴有或不伴癫痫波发放,患者可出现特征性的 δ 刷。脑电图有助于区别癫痫和运动障碍。

CBA 法可检测到针对 NMDAR NR1 亚单位 IgG 抗体阳性,脑脊液抗体阳性的敏感性和特异性是 100%,但血清特异性和敏感性较低。随着病程延长,抗体滴度会下降,若患者起病后第 1 个月滴度下降,预后较好。部分患者在临床症状恢复后,脑脊液和血液抗体仍可以阳性。

胸腹部、盆腔 CT 和超声检查用于查找肿瘤,以女性卵巢畸胎瘤最常见。

【诊断】　基于临床表现、头颅 MRI 和脑电图、脑脊液和血清抗 NMDAR 抗体阳性,有助于本病的临床诊断。

可能诊断:①3 个月内出现下列主要症状:精神行为异常、认知异常、言语障碍、癫痫、运动障碍、意识水平下降、自主神经失调或者中枢性通气下降,出现上述 4 项症状。②至少下列 1 项实验室异常:脑电图异常(局灶性或者弥漫性慢波、δ 刷或者痫样活动)和脑脊液异常(淋巴细胞为主炎症或者寡克隆带阳性);③排除其他异常。

确诊:出现上述 1 个或多个症状,脑脊液抗 NMDAR 抗体阳性,同时排除其他病因。若只有血清抗体阳性,需要采用 TBA 与培养神经元进行间接免疫荧光法最终确认。

【鉴别诊断】

1. 单纯疱疹病毒性脑炎　起病较抗 NMDAR 脑炎更急,约 25% 患者有口唇疱疹史。自主神经功能失调少见,头部 MRI 可见额叶、颞叶等部位异常信号。脑脊液白细胞数增高,多数高于抗 NMDAR 脑炎,脑脊液中单纯病毒抗体检测阳性,抗病毒治疗有效。

2. 精神分裂症　部分抗 NMDAR 脑炎患者以精神行为异常为首发或唯一症状,因此需要鉴别。精神分裂症可以有家族史,主要以精神行为异常,如环境、妄想、人格改变、认知障碍等为临床表现,一般不出现运动障碍、昏迷、中枢性通气不足等,抗精神类药物治疗有效有助于鉴别。

3. 桥本脑病　本病以女性多见,临床表现为认知功能改变、癫痫发作、肌阵挛、意识障碍、卒中样发作等。MRI 表现无特异性,可出现单侧或双侧颞叶内侧异常信号。脑电图最常见表现为轻至重度全面性慢波,其他包括典型或非典型的三相波、癫痫波等。血液学检查可见甲状腺自身抗体水平升高,甲状腺功能正常或轻度改变。脑脊液检查示蛋白轻度升高。

【治疗】　抗 NMDAR 脑炎的治疗包括急性期治疗、缓解期治疗和对症治疗。

1. 急性期治疗

（1）一线治疗

1）糖皮质激素:可采用甲泼尼龙冲击治疗,开始为甲泼尼龙 1 000mg/d,连续静脉滴注 3d 后改为甲泼尼龙 500mg/d,连续滴注 3d,减量为 40~80mg/d,静脉滴注 2 周;或者改为泼尼松 1mg/(kg·d),口服 2 周,之后每 2 周减 5mg。对于轻症患者可直接口服激素。口服激素总疗程 6 个月左右,在减停过程中,评估脑炎活动性。

2）免疫球蛋白:总剂量按 2g/kg 体重计算,分 3~5d 静脉滴注。对于重症患者,可联合使用免疫球蛋白与糖皮质激素,每 2~4 周重复使用。

3）血浆置换可与甲泼尼龙联合使用,在静脉注射免疫蛋白后不宜立即进行血浆置换。

（2）二线治疗:若一线治疗无效,可在 1~2 周后使用二线治疗。

1）利妥昔单抗:按 375mg/m² 体表面积静脉滴注,每周 1 次,共给药 3~4 次。

2）环磷酰胺:按 750mg/m² 体表面积,加 100mL 生理盐水,静脉滴注时间需超过 1h,每 4 周 1 次。若病情缓解,则停用。

3）托珠单抗:主要用于难治性抗 NMDAR 脑炎,按 8mg/kg 静脉滴注,每 4 周 1 次。若患者存在如感染等不良反应高风险,酌情减量(2~6mg/kg)。

2. 缓解期治疗　对难治型与复发型病例,建议加用口服免疫抑制剂作为添加治疗。

（1）吗替麦考酚酯:口服剂量 1 000~2 000mg/d,分 2~3 次口服,至少 1 年。主要用于复发的患者,也可用于免疫治疗效果不佳的添加治疗。

（2）硫唑嘌呤:口服每次 100mg,1~2 次/d,至少 1 年,主要用于预防复发。

3. 对症治疗

（1）癫痫治疗:一般选用广谱抗癫痫药物,如苯二氮䓬类、左乙拉西坦、丙戊酸钠、拉莫三嗪和托吡酯等。控制癫痫持续状态一线药物包括静脉推注地西泮或者肌内注射咪达唑仑;二线药物包括静脉用丙戊酸钠;三线药物包括静脉用丙泊酚和咪达唑仑。

（2）控制精神症状:选用奥氮平、氯硝西泮、丙戊酸钠、喹硫平和氟哌啶醇等药物。

（3）呼吸道管理:重症患者出现呼吸衰竭,应置于监护室,密切观察呼吸情况,必要时行气管插管,机械辅助通气。

4. 肿瘤治疗　若患者发现畸胎瘤,应尽快手术切除。若未发现肿瘤,且年龄≥12 岁女性患者,建议 4 年内每 6~12 个月进行一次盆腔超声检查。

【预后】　部分患者出现 1 次或多次复发,多数患者在免疫治疗或者肿瘤切除后会完全恢复或者部分恢复。

第三节　抗富亮氨酸胶质瘤失活 1 蛋白抗体脑炎

抗 LGI1 抗体脑炎是继抗 NMDAR 脑炎后第二位常见的自身免疫性脑炎,抗 LGI1 脑炎的发病率约每年 0.83/100 000,老年男性多见。

【发病机制】　LGI1 由神经元分泌,与突触前蛋白 ADAM11、ADAM23 和突触后蛋白 ADAM22 组成跨突触复合体,参与神经元兴奋性的突触传递。在突触前末梢,ADAM23 与电压门控性钾离子通道(voltage-gated potassium channel,VGKC)的 KV1 亚单位结合;在突触后末梢,ADAM22 与 α-氨基-3-羟基-5-甲基-4-异噁唑丙酸受体(AMPAR)相互作用,负责快速兴奋性突触传递和调节海马长程突触可塑性。抗 LGI1 抗体的 IgG4 亚型通过作用于 LGI1 抗原的 Epitempin 位点和富含亮氨酸重复区域,抑制 LGI1 与 ADAM22 或者 ADAM23 相结合,突触 AMPA 受体数目减少,神经元兴奋性增加,产生症状。

【临床表现】　本病多数以急性或者亚急性起病,平均发病年龄为 60~65 岁,亚洲发病年龄略低。

约 95% 的患者出现认知损害,部分患者为首发症状,常表现为近事记忆力下降或者行为改变如淡漠、自私行为、强迫性症状等。

约 90% 患者出现各种癫痫发作症状,其中面臂肌张力障碍型癫痫(faciobrachial dystonic seizure, FBDs)是抗 LGI1 脑炎特异性的表现,见于半数以上患者,表现为不自主的一侧面部、手臂(或腿)抽动,持续数秒钟,每天发作可高达上百次。约 65% 的患者出现自主神经发作症状,形容自己"思维被人夺走""起鸡皮疙瘩""寒战"等,描述比较含糊,1 天可发作多次。60% 患者出现全身型强直痉挛发作。

半数患者出现睡眠障碍,其中失眠最常见。部分患者出现无诱因的突然大量出汗、直立性低血压、体温降低、尿便障碍等自主神经功能障碍症状。

本病约 10% 患者伴有肿瘤,主要是合并胸腺瘤。

【辅助检查】　多数患者出现轻至中度的低钠血症。脑脊液检查示压力正常,白细胞数正常或者轻度升高。头颅 MRI T_2WI 或者 FLAIR 序列显示一侧或双侧颞叶内侧高信号(图 12-1),部分患者可见基底节区异常信号,约 10%~25% 患者头颅 MRI 正常。

脑电图可出现局灶性慢性或者癫痫波发放。FBDs 发作间期可表现为轻度弥漫性慢波或双侧额颞叶慢波。

运用 CBA 法或 TBA 法在血和脑脊液检测到抗 LGI1 抗体,由于缺乏鞘内抗体合成,血清较脑脊液检测敏感。运用超声、CT 和全身 PET 有助于排除肿瘤。

【诊断】　本病诊断主要依靠特征性的临床表现(尤其是进展性近事记忆障碍、FBDs 及顽固性低钠血症),影像学上双侧或单侧海马及基底节区异常信号,对于有上述症状的中老年男性患者应尽早完善血清和脑脊液抗 LGI1 抗体检测,同时筛查肿瘤。

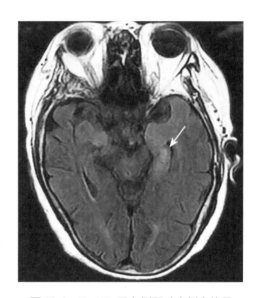

图 12-1　FLAIR 示左侧颞叶内侧高信号

【鉴别诊断】

1. 病毒性脑炎　病毒性脑炎与抗 LGI1 抗体脑炎临床症状相似,起病急,有发热、咳嗽等上呼吸道感染的前驱症状,临床表现为精神行为异常、抽搐、意识障碍等症状和早期出现的局灶性神经系统损害。脑脊液白细胞数增多,糖和氯化物正常。头颅 MRI 出现局灶性或者弥漫性的病灶。脑脊液中发现病毒抗体可资鉴别。

2. 克-雅病　多为中老年人,缓慢起病,出现进行性痴呆、肌阵挛、视力障碍、小脑症状,晚期出现无动性缄默症。脑电图出现周期性同步放电的特征性改变,MRI 可显示双侧尾状核、壳核 T_2WI 对称性均质高信号。脑脊液中 14-3-3 蛋白可呈阳性。

【治疗】　抗 LGI1 抗体脑炎治疗与抗 NMDAR 脑炎类似,包括一线治疗如大剂量甲泼尼龙冲击治疗,和/或免疫球蛋白足量静滴、血浆置换,或者联合治疗。但研究发现单用免疫球蛋白不及激素疗效好。为了持续改善症状,冲击治疗后可口服激素、硫唑嘌呤或吗替麦考酚酯等药物。二线治疗药物包括利妥昔单抗或环磷酰胺。

抗癫痫药通常作用较弱,免疫治疗效果显著。一线治疗启动后,癫痫症状常可以改善甚至完全终止。认知症状控制比较慢,早期免疫治疗是否完全与预后有关。70% 的患者中后期仍有轻至重度认知损害症状。

若发现肿瘤,需要系统抗肿瘤治疗。

【预后】 免疫治疗 2 年后,70% 的患者结局较好(日常生活的独立性),本病复发率为 27%~35%。

第四节 抗细胞内抗原抗体相关脑炎

本病是一类抗肿瘤免疫或者其他免疫过程中产生的细胞毒性 T 淋巴细胞介导的脑部炎症损害,通常在合并肿瘤的情况下检出抗细胞内抗原抗体(又称为肿瘤神经抗体),是抗原特异性 T 细胞介导的细胞毒性免疫反应标志物。代表性抗细胞内抗原抗体包括 Hu、Yo、amphiphysin 抗体、GAD 和 Ma2 等,每种肿瘤神经抗体通常与特定的肿瘤类型有关。本病患者对免疫治疗反应差,预后与肿瘤本身治疗情况密切相关。

【发病机制】 本病确切的机制仍不明确,通常认为抗细胞内抗原抗体并不直接产生病理作用。肿瘤驱动抗原进入前哨淋巴结,通过固有免疫系统处理和传递给辅助 T 细胞,促炎细胞因子激活特异性针对细胞内肿瘤抗原的 $CD8^+T$ 淋巴细胞。同时,激活的 $CD8^+T$ 淋巴细胞离开肿瘤引流淋巴结,进入体循环,穿过毛细血管内皮,进入脑实质,攻击与肿瘤抗原相似的中枢神经细胞,引发神经细胞死亡,而释放的细胞内抗原又经体液免疫产生自身抗体。抗体仅仅是细胞免疫反应激活体液免疫后的副产物,能够可靠地提示发生了细胞免疫的紊乱。

但是部分细胞内抗原抗体如抗 GAD 抗体与肿瘤相关性较小,尽管抗 GAD 抗体相关脑炎主要是细胞毒性 T 淋巴细胞介导的免疫损害所致,抗体本身也有可能直接致病。

【临床表现】 本病多数为亚急性起病,少数为急性起病。

多数患者神经系统症状出现在明确肿瘤诊断之前。但是 Yo 抗体阳性患者常在小脑共济失调出现前发现乳腺癌或者卵巢癌。

抗 Hu 抗体相关脑炎临床主要表现为边缘性脑炎症状,包括短时记忆缺失、癫痫发作、幻觉、行为异常、睡眠障碍等,其他症状包括脑干脑炎、小脑性共济失调等,可合并或单独表现为感觉性神经元神经病、假性肠梗阻等。约 80% 患者合并肺癌,特别是小细胞肺癌。

抗 Yo 抗体相关脑炎以亚急性小脑变性为主要症状,表现为眩晕、恶心、呕吐、小脑性语言、肢体和躯干共济失调、复视、眼球震颤等,可合并肢体无力、病理反射阳性等脑脊髓损害症状和排便障碍、也可出现泌汗异常等自主神经表现。

抗 amphiphysin 抗体相关脑炎以老年患者居多,女性略多于男性,主要表现为癫痫发作、近事记忆障碍和精神行为异常等边缘系统受累症状,也可出现僵人综合征、小脑性共济失调、脊髓病及多发性神经根神经病。主要合并小细胞肺癌和乳腺癌。

抗 GAD 抗体相关脑炎多见于女性,发病年龄中位约为 40 岁,主要表现为癫痫发作、近记忆障碍和精神行为异常,部分患者以颞叶癫痫为唯一表现。部分患者出现自主神经功能失调、意识障碍和低钠血症等。患者可合并僵人综合征、小脑性共济失调或者糖尿病等。

【辅助检查】 血和脑脊液抗体阳性有助于诊断。脑脊液可出现炎性改变,包括淋巴细胞增多,蛋白增多。寡克隆带阳性,提示存在自身免疫异常,但没有特异性。有时脑脊液可以正常。脑实质受累的部位以边缘叶最常见,头颅 MRI 显示颞叶内侧海马、海马旁回、扣带回出现异常信号,还可累及额叶皮质、外侧颞叶皮质、丘脑、岛叶、脑干等。影像学可以发现潜在的肿瘤,若全身常规 CT 扫描阴性,可进一步行 FDG-PET 检查。但在某些病例中,不容易找到肿瘤病灶。

【治疗】 治疗上重要的是处理原发肿瘤,去除抗原刺激的来源,可以稳定病情,但与症状改善关系不大。免疫治疗(免疫吸附、血浆置换、环磷酰胺、利妥昔单抗、雷帕霉素和免疫球蛋白)需要同时进行,通常使用 6 个月。若神经元大量丢失或者出现不可逆损害,治疗效果欠佳。也有研究指出,早期进行免疫治疗,有助于症状稳定,预后较好。

本病患者预后欠佳,绝大多数需卧床或者依赖轮椅,功能恢复部分与抗体类型有关。

第五节　其他自身免疫性脑炎

随着对 AE 的认识加深和新的检测技术发展,AE 的抗体谱系在不断扩大,陆续报道了抗 CASPR2 抗体相关脑炎、抗 GABA$_B$R 抗体相关脑炎、抗 AMPAR 抗体相关脑炎、抗二肽基肽酶样蛋白 6(Dipeptidyl-peptidase-like protein-6,DPPX)抗体相关脑炎、抗 IgLON5 抗体相关脑炎和抗 Kelch 样蛋白 11(Kelch-like Protein 11,KLHL11)抗体相关脑炎等。下面主要介绍抗 CASPR2 抗体相关脑炎和抗 GABA$_B$R 抗体相关脑炎。

一、抗 CASPR2 抗体相关脑炎

本病相对少见,以男性为主,约占 90%,起病年龄 60~70 岁,女性发病更早。

【发病机制】　CASPR2 属于轴突蛋白Ⅳ超家族的细胞黏附分子,由 *CNTNAP2* 基因编码,位于染色体 7q35 位点。CASPR2 和接触蛋白-2(TAG1)形成跨膜轴索复合体,在中枢和周围神经系统表达,促进 Kv1 钾通道在有髓轴突近节侧区聚集,调节轴突兴奋性和维持抑制性神经元突触网络形成。

抗 CASPR2 抗体亚型主要是 IgG4,通过作用于 CASPR2N 末端盘状结构区域和层粘连蛋白 γ1 分子,阻止 CASPR2 功能或者干扰 CASPR2 和 TAG1 相互作用而致病。

【临床表现】　抗 CASPR2 抗体相关脑炎发病年龄中位数在 60 岁,主要表现为边缘性脑炎或者 Morvan 综合征(一种以中枢神经系统、周围神经系统、自主神经系统过度兴奋为临床特征的罕见神经系统疾病,至少包括 4 个方面的症状:①肌纤维抽搐或神经性肌强直;②自主神经症状;③严重的失眠;④具有生动幻觉且症状波动的脑病),症状可以重叠。核心症状包括以认知障碍和癫痫为主要表现的大脑症状、小脑症状、周围神经过度兴奋症状(肌肉颤搐、肌束震颤和肌肉痉挛)、自主神经功能失调(多汗症、肢体灼热样疼痛)、失眠、神经病理性疼痛和体重下降等。该病常在数月内进展,约 30% 的患者在 1 年内进展。

【辅助检查】　脑脊液检查可以出现白细胞数轻度升高和蛋白水平升高,但大多数患者没有明显变化。头颅 MRI 通常正常,部分患者在双侧颞叶内侧出现异常信号。脑电图无特异性。20% 的患者可发现肿瘤尤其是胸腺瘤,伴 Morvan 综合征或者神经肌强直的患者中多见。CBA 法可检测到脑脊液和/或血清中抗 CASPR2 抗体阳性。

【治疗及预后】　目前本病仍缺乏随机对照研究,主要采用免疫治疗,包括激素、丙种球蛋白、血浆置换或者联合使用。部分患者需使用二线治疗包括利妥昔单抗和环磷酰胺。治疗有效率在 79%~90%。若发现肿瘤,需及时切除。对症支持治疗同其他脑炎。

多数患者预后良好,2 年的死亡率为 10%,复发率为 25%,有患者 6 年后仍有复发。

二、抗 GABA$_B$R 抗体相关脑炎

抗 GABA$_B$R 相关脑炎于 2010 年首先报道,临床少见。

【发病机制】　GABA 受体在大脑,尤其是在海马、丘脑、小脑和脊髓的突触前和突触后区域广泛表达。GABA 在中枢神经系统属于抑制性神经递质,通过结合 GABA$_A$ 和 GABA$_B$ 受体,抑制神经元活动。GABA$_B$ 受体是 G 蛋白偶联受体,包括 GABA$_B$1 和 GABA$_B$2 两个亚单位,受体激活后促进钾内流和钙通道抑制,从而抑制神经元活动。本病的发病机制可能是抗体的存在干扰了 GABA$_B$ 受体的功能和结构,产生一系列症状。

【临床表现】　本病主要见于中老年,男性多于女性。急性起病,多在数天至数周内达高峰。主要症状包括癫痫发作、精神行为异常、近事记忆力下降。绝大多数患者癫痫症状严重,对常规抗癫痫药效果差。少数患者可以合并语言障碍、睡眠障碍和小脑性共济失调。

【辅助检查】　多数腰椎穿刺压力正常,少数压力升高。脑脊液白细胞数轻度升高或者正常,细胞

学呈淋巴细胞性炎症,蛋白正常或轻度升高,糖氯水平通常正常。脑脊液寡克隆区带可呈阳性。头颅 MRI T_2/FLAIR 序列示单侧或者双侧颞叶内侧异常高信号。脑电图发现广泛慢波,或出现阵发性慢波和癫痫波。

约 1/3 患者合并小细胞肺癌,这部分患者可有抗 Hu 抗体阳性,胸部 CT 和 PET 提示肺部恶性肿瘤。脑脊液和血液抗 $GABA_B R$ 抗体阳性有助于诊断。

【治疗及预后】 治疗方法包括切除肿瘤和免疫治疗,免疫治疗后大多数患者完全或者部分神经症状缓解。若合并肺癌,则治疗效果差。

思考题

1. 临床哪些表现提示自身免疫性脑炎的可能?
2. 当患者诊断抗 NMDAR 脑炎后,如何选择免疫治疗?

（梁　辉）

第十三章
运动障碍性疾病

- 锥体外系主要功能是调节肌张力、协调肌的运动、维持体态姿势、担负半自动的刻板运动和反射性运动等。
- 基底节是锥体外系的主要组成部分,病变常导致肌张力异常、运动迟缓、异常不自主运动,一般没有瘫痪,感觉及共济运动也不受累。
- 中晚期运动障碍性疾病具有明显的临床表现,但早期诊断并不容易,须依靠详细询问病史、体检和选择恰当的辅助检查,如体液和影像学检查等。
- 大多数运动障碍性疾病病因与机制不明,难以治愈,临床上多以对症治疗为主,综合治疗、多学科治疗模式、全程管理,对因治疗手段相对匮乏。

第一节 概 述

运动障碍性疾病(movement disorders),又称为锥体外系疾病(extrapyramidal diseases),是一组以不自主运动、自主运动迟缓、肌张力异常、姿势步态障碍等运动症状为主要表现的神经系统疾病。病理生理学分类为帕金森综合征、舞蹈病及相关综合征、肌张力障碍、肌阵挛综合征、弹跳、抽动和震颤综合征。而根据遗传与分子生物学可分类为:突触核蛋白病(帕金森病、路易体痴呆、帕金森病痴呆和多系统萎缩);tau 蛋白病(进行性核上性麻痹、皮质基底节变性、17 号染色体相关的额颞叶痴呆合并帕金森综合征、关岛帕金森痴呆、皮克病等);聚谷氨酰胺疾病(亨廷顿病及相关疾病);泛酸激酶相关的神经变性;肝豆状核变性;迄今为止未检测到遗传或特定标记的遗传性神经变性病。它们的发病大多与基底节病变有关,但具体机制仍然知之甚少。目前认为是由遗传和环境因素之间的相互作用导致蛋白质代谢障碍、线粒体功能障碍、氧化应激、兴奋性毒性、能量衰竭和慢性神经炎症等,继而引起发病。

基底节是锥体外系的主要组成部分,包括尾状核与壳核(新纹状体)、苍白球(旧纹状体)、丘脑底核、红核和黑质,主要通过与大脑皮质-基底节-丘脑-大脑皮质环路(可分为直接通路、间接通路、超直接通路)来调节运动功能(图 13-1)。基底节的功能与传入/传出纤维释放的神经递质、神经调质密切相关。纹状体内存在释放各种神经递质的神经细胞,包括多巴胺(DA)、乙酰胆碱(ACh)、谷氨酸(Glu)、γ-氨基丁酸(GABA)及 5-羟色胺(5-HT)等,并与去甲肾上腺素(NA)、P 物质、脑啡肽、缩胆囊素等递质也有一定的相互影响。

基底节病变常导致大脑皮质-基底节-丘脑-大脑皮质环路活动异常所表现的姿势与运动异常被称作锥体外系症状,大致可分为三类,即肌张力异常(过高或过低)、运动迟缓、异常不自主运动(震颤、舞蹈症、投掷症、手足徐动症、肌张力障碍)。一般没有瘫痪,感觉及共济运动也不受累。例如,黑质-纹状体多巴胺能通路病变将导致基底节输出增加,皮质运动功能受到过度抑制,导致以强直-少动为主要表现的帕金森综合征;基底节输出减少,皮质运动功能受到过度易化,导致以不自主运动为主要表现的舞蹈症(主要病变部位在纹状体)、投掷症(病变部位在丘脑底核)。损毁丘脑底核或内侧苍白球,或施加高频电刺激作用于这两个核团,均可使帕金森病的对侧症状获得缓解,其原理即基于纠正异常的基底节输出。某些以运动障碍为主要表现的疾病,其病变部位尚未明确,如原发性震颤、肌张力障

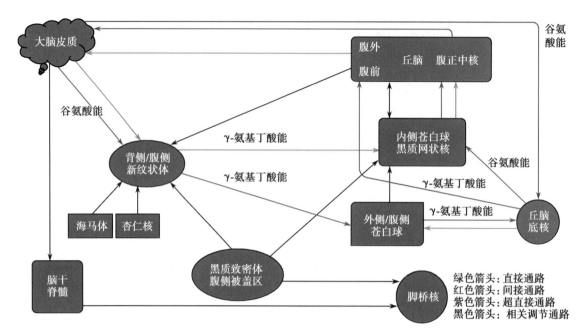

图 13-1　基底节

碍等。

中晚期的运动障碍性疾病具有明显的临床表现,典型病例一望便知。但早期或轻症患者有时诊断并不容易,须依靠详细询问病史、体检和选择恰当的辅助检查,如体液和影像学检查等。目前的临床共识标准提高了大多数神经退行性运动障碍的诊断准确性,如要明确诊断,还需组织病理学检查。另外,大多数运动障碍性疾病病因与机制不明,难以治愈,临床上多以对症治疗为主,包括药物治疗、手术治疗、肉毒毒素治疗、运动疗法、心理干预、照料护理等,针对病因的治疗手段相对匮乏。

第二节　帕 金 森 病

帕金森病(Parkinson's disease,PD),又名震颤麻痹(paralysis agitans),是一种常见的中老年人运动障碍性疾病,由英国医生詹姆士·帕金森(James Parkinson)于1817年首报及系统描述。在中医学中PD属"颤证""颤振"等范畴,我国古典医籍有大量关于颤证的描述,最早可追溯到《黄帝内经》。PD具有高患病率、高致残率、高治疗费、发病低龄化等特征。我国65岁以上人群患病率为1.7%,随年龄增加而升高,男性稍高于女性。由于逐渐步入老龄化社会,预计到2030年中国PD患者将增加到500万,约占全球总数的一半。

【病因与发病机制】　主要病理改变为各种因素作用下黑质多巴胺(DA)能神经元变性死亡。PD因及发病机制至今不明,可能与下列因素相关。

1. **遗传因素**　大部分PD病例是散发的,3%~5%的患者是由遗传原因引起的单基因PD,而90种遗传风险变体共同解释了16%~36%的非单基因PD遗传风险。20世纪90年代后期发现个别家族性PD患者中存在α-突触核蛋白(α-synuclein)SNCA基因突变,呈常染色体显性遗传。到目前至少发现27个相关基因,有研究发现早发型PD患者携带PD致病基因突变,且发病年龄越早,携带致病基因突变的概率越高。不同基因间的临床及神经病理学变异性很大。虽然已知基因导致少数PD病例,但研究这些基因编码的蛋白之间的关系变化有助于人们理解PD发病机制,以及患者治疗护理、遗传咨询、预后判断和寻找治疗靶点。

2. **环境因素**　1-甲基-4-苯基-1,2,3,6-四氢吡啶(MPTP)在人和灵长类动物中均可诱发典型的PD综合征。其可在胶质细胞中转变为强毒性1-甲基-4-苯基-吡啶离子(MPP$^+$),选择性地摄入黑质多巴胺能神经元内,通过线粒体功能通路导致多巴胺能神经元变性、丢失。另外某些杀虫剂、除草剂、鱼藤酮、异喹啉类化合物、重金属等也可通过类似的机制引起多巴胺能神经元变性死亡。另一个公认的危险因素是头部受伤。吸烟、咖啡、消炎药、血浆高尿酸及体力活动与 PD 发病风险呈负相关。

3. 神经系统老化　有资料显示在随着年龄的增长,脑中的铁增加、聚集,过量的铁可通过产生大量自由基,破坏细胞 DNA 和蛋白质,从而引发神经退行性疾病。

4. 多因素交互作用　目前认为 PD 是多因素交互作用下发病。除少数基因突变导致发病外,基因易感性可使患病概率增加,但并不一定发病,只有在环境因素、老化等因素的共同作用下,通过氧化应激、蛋白酶体功能障碍、炎性/免疫反应、线粒体功能紊乱、钙稳态失衡、兴奋性毒性、细胞凋亡等多种机制导致黑质多巴胺能神经元大量变性、丢失。

【病理】

1. 基本病变　有两大病理特征,其一是黑质多巴胺能神经元及其他含色素的神经元大量变性丢失,尤其是黑质致密区多巴胺能神经元丢失最严重,出现临床症状时丢失至少达 50% 以上。其他部位含色素的神经元,如蓝斑、脑干的中缝核、迷走神经背核等也有较明显的丢失;其二是残留神经元胞质内出现嗜酸性包涵体,即路易小体,此系由细胞质蛋白所组成的玻璃样团块,其中央有致密的核心,周围有细丝状晕圈。α-突触核蛋白、泛素、热休克蛋白等是形成路易小体的重要成分,阐明这些成分在发病机制中的作用已成为研究热点。德国学者 Braak 提出了 PD 发病的 6 个病理分级,认为病理改变并非始于中脑黑质,而是先发于延髓,逐渐累及脑桥→中脑→新皮质,只是在中脑黑质多巴胺能神经元丢失明显时(即病理分级 4 期)才出现典型的运动症状。近年来发现生物-肠-脑轴与中枢神经系统疾病之间的关系密切。肠道菌群失调可触发肠神经系统 α-突触核蛋白病理性聚集,通过迷走神经扩散至中枢神经系统;并促进炎性因子产生、减少内源性神经保护因子、影响神经递质的合成、破坏血脑屏障等,引起多巴胺能神经元凋亡。

2. 生化改变　黑质多巴胺能神经元通过黑质-纹状体通路将多巴胺输送到纹状体,参与基底节的运动调节。由于患者的黑质多巴胺能神经元显著变性丢失(50% 以上),黑质-纹状体多巴胺能通路变性,纹状体多巴胺递质水平显著降低(70% 以上)时则出现症状。多巴胺递质水平降低程度与症状的严重程度呈正相关。

纹状体中多巴胺与乙酰胆碱(ACh)两大递质系统的功能相互拮抗,两者之间的平衡对基底节运动功能起着重要调节作用。PD 中纹状体多巴胺水平显著降低,造成乙酰胆碱系统功能相对亢进。这种递质失衡与皮质-基底节-丘脑-皮质环路活动紊乱和肌张力增高、动作减少等运动症状的产生密切有关。中脑-边缘系统和中脑-皮质系统的多巴胺水平的显著降低是智能减退、情感障碍等高级神经活动异常的生化基础。多巴替代治疗药物和抗胆碱能药物对 PD 的治疗原理正是基于纠正这种递质失衡。

【临床表现】　本病起病隐匿,缓慢发展。主要表现运动症状和非运动症状。

1. 运动症状(motor symptoms)　常始于一侧上肢,逐渐累及同侧下肢,再波及对侧上肢及下肢。

(1)静止性震颤(static tremor):即肢体处于完全静止状态时出现 4~6Hz 震颤(运动起始后被抑制)。常为首发症状,静止位时出现或明显,随意运动时减轻或停止,紧张或激动时加剧,入睡后消失。典型表现是拇指与屈曲的示指间呈"搓丸样"(pill-rolling)动作。

(2)肌强直(rigidity):即当患者处于放松体位时,四肢及颈部主要关节的被动运动缓慢。强直特指"铅管样"抵抗,是指被动运动关节时阻力增高,且呈一致性,类似弯曲软铅管的感觉;患者可表现特殊的体姿:头部前倾,躯干俯屈,肘关节屈曲,腕关节伸直,前臂内收,髋及膝关节略为弯曲。

(3)运动迟缓(bradykinesia):即运动缓慢和在持续运动中,运动幅度或速度的下降或者逐渐出现迟疑、犹豫或暂停。早期以手指精细动作如解或扣纽扣、系鞋带等动作缓慢,逐渐发展成全面性随意运动减少、迟钝,晚期因合并肌张力增高致起床、翻身均有困难。体检见面容呆板,双眼凝视,瞬目减少,酷似"面具脸"(masked face);口、咽、腭肌运动迟缓时,表现语速变慢,语音低调;书写字体越写越小,呈现"小字征"(micrographia);做快速重复性动作如拇指、示指对指时表现运动速度缓慢和幅度减小。

(4)姿势平衡障碍(postural instability):在疾病早期,表现为走路时患侧上肢摆臂幅度减小或消失,下肢拖曳。随病情进展,步伐逐渐变小变慢,启动、转弯时步态障碍尤为明显,自坐位、卧位起立时困难。有时行走中全身僵住,不能动弹,称为"冻结"(freezing)现象。有时迈步后,以极小的步伐越走越快,不能及时止步,称为前冲步态(propulsion)或慌张步态(festination)。

2. 非运动症状(non-motor symptoms)　可以发生于运动症状出现多年之前或之后。

(1)感觉障碍:早期即可出现嗅觉减退(hyposmia),中晚期常有肢体麻木、疼痛。

(2)睡眠障碍:主要包括失眠、快速眼动期睡眠行为障碍(rapid eye movement sleep behavior disorder,RBD)、白天过度嗜睡(excessive daytime sleepiness,EDS)和不宁腿综合征(restless legs syndrome,RLS)。新诊断的PD患者中RBD常见,超过80%的RBD患者将以时间依赖性方式发展成突触核蛋白病。

(3)自主神经功能障碍:如便秘、多汗、脂溢性皮炎(油脂面)等。吞咽活动减少可导致流涎。疾病后期也可出现性功能减退、排尿障碍或直立性低血压。

(4)精神障碍:近半数患者伴有抑郁,并常伴有焦虑,部分患者有冲动强迫行为。

(5)认知功能障碍:分为PD轻度认知障碍和PD痴呆,轻度认知障碍患病率高达40%,并可在PD早期出现,5年内向痴呆进展的转化率约39%~50%,而11%~27.8%的患者认知功能转归正常。PD痴呆的发生率约为24%~31%。早中期主要表现为"皮质下痴呆",以执行能力、注意力、工作记忆力下降更为突出;晚期患者兼具"皮质下痴呆"及"皮质性痴呆"特点,注意力、执行能力、视空间及记忆力方面均表现异常,另外视幻觉和错觉也较为常见。

3. PD分类(subtypes of Parkinson's disease)　25%PD患者发病年龄<65岁,约5%~10%发病年龄≤50岁称之为早发型PD(early-onset Parkinson's disease,EOPD)。发病年龄>50岁称为晚发型PD(late-onset Parkinson's disease,LOPD)。早发型PD可进一步分为青少年型PD综合征(juvenile parkinsonism,JP,发病年龄<21岁)和青年型PD(young onset Parkinson's disease,YOPD,发病年龄≥21岁)。也有人根据运动症状表现将PD分为震颤型(tremor-dominance,TD)、姿势不稳和步态困难型(postural instability and gait difficulty,PIGD)以及僵硬-强直型(akinetic-rigid,AR)。不同的亚型,其运动症状、非运动症状、病情进展速度及对多巴胺能治疗反应上有着一定的差异。例如,早发型PD首发症状以运动迟缓多见,以强直少动症状为主要表现,可有晨轻暮重、睡眠休息后减轻现象;部分患者可伴有足部或下肢的局灶型肌张力障碍。姿势异常步态障碍为主型PD患者有着更加明显的睡眠问题、易疲劳和泌尿系统症状。

【辅助检查】

1. 一些诊断体液标志物已经进入了验证阶段,脑脊液和外周血中的Ser129位点磷酸化α-突触核蛋白、聚集型的α-突触核蛋白以及神经丝轻链(neurofilament light chain,NfL)有潜在的诊断与鉴别诊断价值。将多种体液标志物结合或体液标志物与其他临床信息相结合,可以提高诊断准确率。

2. 影像学　近年来一些MRI结构成像、MRI自由水成像等技术对辅助PD诊断与鉴别诊断具有较好的应用潜力。PET或SPECT检查有重要的辅助诊断价值。^{18}F-多巴PET显像可显示多巴胺递质合成明显减少;^{125}I-β-CIT或^{99m}Tc-TRODAT-1 PET/SPECT显像可显示多巴胺转运体(DAT)功能显著降低,在疾病早期甚至亚临床期即显示降低;^{123}I-IBZM PET显像可显示D2多巴胺受体功能在早期为失神经超敏,后期为低敏。

3. 其他　嗅棒测试可发现早期患者的嗅觉减退。经颅超声(transcranial sonography,TCS)可通过耳前的听骨窗探测黑质回声,可以发现大多数PD患者的黑质回声增强。心脏间碘苯甲胍(metaiodobenzylguanidine,MIBG)闪烁照相术可显示心脏交感神经元的功能,早期PD患者的总MIBG

摄取量减少。

【诊断及鉴别诊断】　帕金森综合征诊断的确立是诊断帕金森病的先决条件。诊断帕金森综合征基于 3 个核心运动症状,即必备运动迟缓和至少存在静止性震颤或肌强直 2 项症状的 1 项,上述症状必须是显而易见的,且与其他干扰因素无关。中华医学会神经病学分会 PD 及运动障碍学组在英国 UK 脑库 PD 临床诊断标准的基础上,参考了国际运动障碍学会 2015 年推出的 PD 临床诊断新标准,结合我国的实际,制定了中国 PD 诊断标准(2016 版)。

本病需与其他原因导致的 PD 综合征鉴别。

1. 继发性 PD 综合征　共同特点是都有明确的病因,如感染、药物、中毒、脑动脉硬化、外伤等,相关的病史结合不同疾病的临床特征是鉴别诊断的关键。药物性 PD 综合征约占 PD 综合征的 20%,主要表现为双侧起病、进展迅速、动作迟缓、肌张力增高、震颤少见,停用疑似药物后症状减轻,多巴胺转运蛋白检查未见异常。血管性 PD 综合征主要表现为对称起病的步态障碍,可伴锥体束征,脑磁共振成像显示广泛的脑白质损害。

2. 伴发于其他神经变性疾病的 PD 综合征　不少神经变性疾病具有 PD 综合征表现。这些神经变性疾病各有其特点,有些有遗传性,有些为散发性,除程度不一的 PD 综合征表现外,还有其他征象,如不自主运动、垂直性眼球凝视障碍(见于进行性核上性麻痹)、直立性低血压(Shy-Drager 综合征)、小脑性共济失调(橄榄体脑桥小脑萎缩)、早期先有且严重的痴呆和视幻觉(路易小体痴呆)、角膜色素环(肝豆状核变性)、皮质复合感觉缺失和锥体束征(皮质基底节变性)等。另外,这些疾病所伴发的 PD 症状,常以强直、少动为主,静止性震颤很少见,都以双侧起病(除皮质基底节变性外),对左旋多巴治疗不敏感。

3. 其他　特发性震颤临床上以双上肢姿势性或动作性震颤为特点,可伴有下肢、头部、口面部或声音震颤,另有 30% 患者可表现出静止性震颤。30%~70% 的患者有家族史,多呈常染色体显性遗传。特发性震颤与 PD 的症状可同时存在,称为特发性震颤-PD(essential tremor-Parkinson's disease,ET-PD)。部分特发性震颤患者从发病到表现为 PD 综合征的平均潜伏期为 14 年。抑郁症可伴有表情贫乏、言语单调、随意运动减少,但无肌强直和震颤,抗抑郁剂治疗有效。早期 PD 症状限于一侧肢体,患者常主诉一侧肢体无力或不灵活,若无震颤,易误诊为脑血管病或颈椎病,仔细体检易于鉴别。

【治疗】　世界不同国家已有多个 PD 治疗指南,在参照国外治疗指南的基础上,结合我国的实际,我国 PD 及运动障碍学组制定了《中国帕金森病治疗指南(第四版)》。

1. 治疗原则

(1)综合治疗(integrated therapy):运动症状和非运动症状均会影响患者工作和日常生活能力,降低生活质量。因此应采取全面综合治疗。

(2)多学科治疗模式(multiple disciplinary team):药物治疗作为首选,是主要治疗手段。手术治疗则是药物治疗不佳时的一种有效补充手段,肉毒毒素注射是治疗局部痉挛和肌张力障碍的有效方法,运动与康复治疗、心理干预与照料护理则适用于治疗全程。

(3)全程管理(long-term management):目前的手段只能改善症状,不能阻止病情的发展,更无法治愈。因此,治疗不仅立足当前,而且需长期管理,以达到长期获益。

2. 药物治疗

(1)用药原则:以达到有效改善症状,提高工作能力和生活质量为目标。提倡早诊断、早治疗;坚持"剂量滴定",以避免产生药物急性副作用,力求实现"尽可能以小剂量达到满意临床效果"的用药原则,避免或降低运动并发症的发生率;治疗应遵循一般原则兼顾个体化,不同患者的用药选择需要综合考虑患者的疾病特点(是以震颤为主,还是以强直少动为主)和疾病严重度、有无认知障碍、发病年龄、就业状况、有无共病、药物可能的副作用、患者的意愿、经济承受能力等因素。尽可能避免、推迟或减少药物的副作用和运动并发症。药物治疗时不能突然停药,特别是使用左旋多巴或大剂量多巴胺受体激动剂时,以免发生撤药恶性综合征。

（2）早期PD治疗（Hoehn-Yahr 1~2.5级）

1）疾病早期的病程进展较后期快，因此一旦早期诊断，即开始早期治疗，争取掌握疾病修饰治疗的时机。早期治疗可分为非药物治疗（主要有运动疗法等）和药物治疗。开始多以单药治疗，也可小剂量多种药物联合应用，力求疗效最佳，维持时间更长，而运动并发症发生率最低。

2）治疗药物：疾病修饰药物除有可能的疾病修饰作用外，也有改善症状的作用；症状性治疗药物除能够明显改善症状外，其中部分也兼有一定的疾病修饰作用。可能有修饰作用的药物有单胺氧化B型抑制剂（monoamine oxidase type B inhibitor，MAO-BI）和多巴胺受体激动剂（dopamine receptor agonists，DAs）。

3）早期PD的症状治疗

① 复方左旋多巴（多巴丝肼、卡比双多巴）：是最有效的对症治疗药物。然而，随着疾病进展和长期使用会产生运动并发症，包括症状波动和异动症。但早期应用小剂量左旋多巴（400mg/d以内）并不增加异动症的产生；与左旋多巴的治疗时间相比，高剂量的左旋多巴和长病程对异动症的发生风险影响更大。因此，早期并不建议刻意推迟使用左旋多巴，特别对于晚发型患者或者运动功能改善需求高的较年轻患者，复方左旋多巴可作为首选，但应维持满足症状控制前提下尽可能低的有效剂量。复方左旋多巴常释剂具有起效快之特点，而缓释片具有维持时间相对长，但起效慢、生物利用度低，在使用时，尤其是两种不同剂型转换时需加以注意。

② DAs：有麦角类和非麦角类两种类型。麦角类可能引起瓣膜病变的严重不良反应，临床已不主张使用，而主要推崇采用非麦角类作为早发型患者病程初期的首选药物，包括普拉克索（pramipexole）、罗匹尼罗（ropinirole）、吡贝地尔（piribedil）、罗替高汀（rotigotine）和阿扑吗啡（apomorphine），前4种药物被2018国际运动障碍协会循证评估为有效，临床有用。大多有嗜睡和精神不良反应发生的风险，需从小剂量滴定逐渐递增剂量。在疾病早期左旋多巴和DAs均小剂量联合使用，充分利用两种药物的协同效应和延迟剂量依赖性不良反应，可能推迟异动症的发生。上述5种非麦角类药物之间的剂量转换为普拉克索：罗匹尼罗：罗替高汀：吡贝地尔：阿扑吗啡=1：5：3.3：100：10。

③ MAO-BI：包括第一代司来吉兰及第二代雷沙吉兰，以及双通道阻滞剂沙芬酰胺、唑尼沙胺，对于运动症状有改善作用。在改善运动并发症方面，雷沙吉兰相对于司来吉兰证据更充分。使用司来吉兰时勿在傍晚或晚上应用，以免引起失眠。

④ 儿茶酚-O-甲基转移酶抑制剂（catechol-O-methyltransferase inhibitor，COMTI）：主要有恩他卡朋（entacapone）、托卡朋（tolcapone）和奥匹卡朋（opicapone）以及与复方左旋多巴组合的恩他卡朋双多巴片（为恩他卡朋/左旋多巴/卡比多巴复合制剂）。恩他卡朋须与复方左旋多巴同服，单用无效。托卡朋每日首剂与复方左旋多巴同服，此后可以单用，一般每间隔6h服用，但需严密监测肝功能。

⑤ 抗胆碱能药：苯海索（benzhexol），主要用于改善震颤。对60岁以下的患者，需告知长期应用可能会导致认知功能下降，所以要定期筛查认知功能，一旦发现认知功能下降则应停用；对60岁以上的患者尽可能不用或少用；若必须应用则应控制剂量。

⑥ 金刚烷胺：有常释片和缓释片两种剂型，对少动、强直、震颤均有改善作用，对改善异动症有效。

推荐意见：早发型PD患者，无智能减退，可选择：①非麦角类DAs；②MAO-BI；③复方左旋多巴；④恩他卡朋双多巴片；⑤金刚烷胺；⑥抗胆碱能药。首选药物并非按照以上顺序，需根据不同患者的具体情况，而选择不同方案。若顺应欧美治疗指南首选①方案，也可首选②方案，或可首选③方案；若因特殊工作之需，力求显著改善运动症状，则可首选③或④方案；也可小剂量应用①或②方案时，同时小剂量合用③方案；若考虑药物经济因素，对强直少动型患者可首选⑤方案，对震颤型患者也可首选⑥方案。

晚发型PD患者或伴智能减退的早发型患者：一般首选复方左旋多巴治疗。随症状加重、疗效减退时可添加DAs、MAO-BI或COMTI治疗。抗胆碱能药尽可能不用，尤其老年男性患者，因有较多不良反应。

（3）中晚期 PD 治疗（Hoehn-Yahr 3~5 级）：中晚期尤其是晚期的临床表现极其复杂，其中有疾病本身的进展，也有药物不良反应或运动并发症的因素参与，既要继续力求改善运动症状，又要妥善处理一些运动并发症和非运动症状。

1）运动症状及姿势平衡障碍的治疗：冻结步态患者在变换体位如起身、开步和转身时易摔跤，尚缺乏有效手段，部分患者对增加复方左旋多巴剂量或添加 MAO-BI 和金刚烷胺可能有效。此外，适应性运动康复、暗示治疗等可能有益。必要时使用助行器甚至轮椅，做好防护。随着人工智能技术的发展，智能穿戴设备以及虚拟现实技术在改善姿势平衡障碍、冻结步态方面可能有益。

2）运动并发症的治疗：运动并发症包括症状波动和异动症。

A. 症状波动的治疗：症状波动有剂末恶化（end of dose deterioration）、开 - 关现象（on-off phenomenon）等。

a. 剂末恶化：①避免饮食（含蛋白质）对左旋多巴吸收及通过血脑屏障的影响，需在餐前 1h 或餐后 1.5h 服用复方左旋多巴。②不增加服用复方左旋多巴的每日总剂量，而适当增加每日服药次数。③复方左旋多巴由常释剂换用缓释片但剂量需增加 20%~30%。新型的左旋多巴/卡比多巴缓释胶囊（Rytary）可以快速到达并较长维持血药多巴浓度，减少药次数，缩短"关"期，减少症状波动。④加用长半衰期 DAs，普拉克索和罗匹尼罗的常释片及缓释片、罗替高汀贴片及阿扑吗啡间断皮下输注等。⑤加用 COMTI、恩他卡朋作为首选。⑥加用 MAO-BI：雷沙吉兰、沙芬酰胺和唑尼沙胺。⑦腺苷 A2 受体拮抗剂伊曲茶碱可能有用。⑧双侧丘脑底核 - 脑深部电刺激术（deep brain stimulation，DBS）和苍白球内侧部（globus pallidusinter nus，GPi）-DBS。

b. 开 - 关现象的处理：①选用长半衰期的非麦角类 DAs：普拉克索、罗匹尼罗、罗替高汀，缓释片较常释片的血药浓度更平稳。②对于口服药物无法改善的严重"关"期患者，可考虑采用持续皮下注射阿扑吗啡（continuous subcutaneous apomorphine infusion）或左旋多巴肠凝胶灌注（levodopa-carbidopa intestinal gel）。③手术治疗（丘脑底核 -DBS 或 GPi-DBS）。

B. 异动症的治疗：异动症包括剂峰异动症（peak-dose dyskinesia）、双相异动症（biphasic dyskinesia）和肌张力障碍（dystonia）。

a. 剂峰异动症：①减少每次复方左旋多巴的剂量，若伴有剂末现象可增加每日次数。②减少复方左旋多巴剂量，加用 DAs 或 COMTI。③加用金刚烷胺，金刚烷胺缓释片是唯一获批用于治疗左旋多巴相关的异动症口服药物。④加用非经典型抗精神病药如氯氮平。⑤复方左旋多巴缓释片换用常释剂，避免累积效应。

b. 双相异动症（包括剂初异动症和剂末异动症）：①复方左旋多巴缓释片换用常释剂，最好换用水溶剂。②加用长半衰期的 DAs 或 COMTI。

c. 肌张力障碍

清晨肌张力障碍：①睡前加用复方左旋多巴缓释片或 DAs。②起床前服用复方左旋多巴水溶剂或常释剂。

"关"期肌张力障碍：①增加复方左旋多巴的剂量或次数。②加用 DAs、COMTI 或 MAO-BI。

"开"期肌张力障碍：①与剂峰异动症的处理方法基本相同。②若调整药物治疗无效时，可在肌电图引导下行肉毒毒素注射治疗。

某些药物难治性异动症：左旋多巴/卡比多巴肠凝胶制剂、丘脑底核 -DBS、GPi-DBS、阿扑吗啡皮下注射。

（4）非运动症状的治疗

1）睡眠障碍：伴 RBD 患者的处理首先是防护，发作频繁可在睡前给予氯硝西泮或褪黑素，但氯硝西泮有增加跌倒的风险。失眠和睡眠片段化要排除影响夜间睡眠的药物。若与夜间多巴胺能药物血药浓度过低有关，则加 DAs、复方左旋多巴缓释片、COMTI。如服药后出现嗜睡，提示药物过量，适当减小剂量;如果不能改善,可以换用另一种 DAs 或将左旋多巴缓释片替代常释剂,也可尝试司来吉兰。对顽固性 EDS 患者可以使用精神兴奋剂莫达菲尼。伴有 RLS,优先推荐 DAs。

2)感觉障碍的治疗:波动性的疼痛首先优化多巴胺能药物,通常采用非阿片类和阿片类镇痛剂治疗肌肉骨骼疼痛,抗惊厥药和抗抑郁药治疗神经痛。

3)自主神经功能障碍的治疗:摄入足够的液体、水果、蔬菜、纤维素或其他温和的导泻药,如乳果糖(lactulose)、龙荟丸、大黄片等能改善便秘;可用外周抗胆碱能药如奥昔布宁(oxybutynin)、溴丙胺太林(propantheline)、托特罗定(tolterodine)和莨菪碱(hyoscyamine)等治疗尿频、尿急和急迫性尿失禁;若出现尿潴留,应采取间歇性清洁导尿,若由前列腺增生肥大引起,必要时可行手术治疗;直立性低血压患者应增加盐和水的摄入量;睡眠时抬高头位,不要平卧;穿弹力裤;不要快速地从卧位或坐位起立;首选 α- 肾上腺素能激动剂米多君(midodrine)治疗;也可使用屈昔多巴和选择性外周多巴胺受体拮抗剂多潘立酮。

4)精神及认知障碍的治疗:首先需甄别是药物诱发还是疾病本身导致。若是前者则依次逐减或停用:抗胆碱能药、金刚烷胺、MAO-BI、DAs。

A. 抑郁、焦虑和淡漠:治疗策略包括心理咨询、药物干预和重复经颅磁刺激。可加用 DAs、抗抑郁药物包括 5-羟色胺再摄取抑制剂(selective serotonin reuptake inhibitors,SSRIs)、5-羟色胺去甲肾上腺素再摄取抑制剂(serotonin and noradrenaline reuptake inhibitors,SNRIs)或三环类抗抑郁药(tricyclic antidepressants,TCAs)。普拉克索和文拉法辛证据较充分;去甲替林和地昔帕明改善抑郁症状证据其次,但需注意 TCAs 药物存在心律失常和胆碱能不良反应,不建议用于认知受损的患者;其他 SSRIs 和 SNRIs 类药物如西酞普兰、帕罗西汀、舍曲林、氟西汀和 TCAs 药物阿米替林临床疗效不一。SSRIs 在某些患者中偶尔会加重运动症状;西酞普兰日剂量 20mg 以上可能引起老年人长 QT 间歇,需谨慎使用。目前关于焦虑的研究较少,常见的治疗方式包括抗抑郁药物、心理治疗等;对于淡漠的治疗缺乏证据充分的药物,吡贝地尔、利伐斯的明可能有用。

B. 幻觉和妄想:首先要排除可诱发精神症状的药物,如抗胆碱能药、金刚烷胺和 DAs。若是疾病本身所致,则可给予对症治疗,多推荐选用氯氮平或喹硫平,前者的作用稍强于后者。但是氯氮平会有 1%~2% 的概率导致粒细胞缺乏症,故需监测血细胞计数,因此临床常用喹硫平。另外,选择性 5-羟色胺 2A 反向激动剂匹莫范色林由于不加重运动症状在国外被批准用于治疗 PD 相关的精神症状。其他抗精神病药由于可加重运动症状,不建议使用;对于易激惹状态,劳拉西泮和地西泮很有效。所有的精神类药物都不推荐用于伴随痴呆的 PD 患者。

C. 冲动强迫行为(impulse compulsive behaviors,ICBs):包括冲动控制障碍(impulse control disorders,ICDs)、多巴胺失调综合征(dopamine dysregulation syndrome,DDS)和刻板行为等。①冲动控制障碍(ICDs)包括病理性赌博、强迫性购物、性欲亢进、强迫性进食等。可减少 DAs 的用量或停用,若 DAs 必须使用,则可尝试换用缓释剂型、托吡酯、唑尼沙胺、抗精神病药物(喹硫平、氯氮平);阿片类拮抗剂(纳曲酮和纳美芬)可能有用。认知行为疗法(cognitive-behavioral therapy,CBT)也可以尝试。②多巴胺失调综合征(DDS)是一种与多巴胺能药物滥用或成瘾有关的神经精神障碍,患者出现严重的但可耐受的异动症、"关"期焦虑以及与多巴胺药物成瘾性相关的周期性情绪改变。减少或停用多巴胺能药物可改善 DDS 症状,短期小剂量氯氮平和喹硫平可能对某些病例有帮助,持续的左旋多巴灌注和丘脑底核 -DBS 可以改善某些患者的症状。严重的异动症和"关"期情绪问题可以通过皮下注射阿扑吗啡得到改善。③刻板行为是一种重复、无目的、无意义的类似于强迫症的刻板运动行为,如漫无目的地开车或走路、反复打扫卫生或清理东西等,并且这种刻板行为通常与先前所从事的职业或爱好有关。对刻板行为的治疗,减少或停用多巴胺能药物可能有效,但需要平衡刻板行为的控制和运动症状的恶化;氯氮平和喹硫平、金刚烷胺以及重复经颅磁刺激可能改善症状。以上 3 种 ICBs 治疗尚缺乏有效的循证干预手段,临床处理比较棘手,重在预防。

D. 认知障碍和痴呆:首先排除药物影响,如苯海索,排除后可用胆碱酯酶抑制剂,其中利伐斯的明（rivastigmine）证据充分；多奈哌齐（donepezil）和加兰他敏（galantamine）证据有限，目前没有充分的证据证明美金刚有效。

3. 手术治疗　PD 早期对药物治疗效果显著，但随着疾病的进展，药物疗效明显减退，或并发严重的症状波动或异动症，这时可以考虑手术治疗。手术方法主有神经核毁损术和 DBS，DBS 因其相对无创、安全和可调控性而成为目前的主要手术选择。DBS 手术治疗适应证详见《中国帕金森病脑深部电刺激疗法专家共识》。手术靶点包括 GPi 和丘脑底核，目前认为这 2 个靶点对震颤、强直、运动迟缓和异动症均有显著疗效，但丘脑底核 -DBS 在减少抗 PD 药物剂量上更具优势。手术虽然可以明显改善运动症状，但不能根治，术后仍需药物治疗，但可减少剂量，同时需进行优化程控，适时调整刺激参数。手术须严格掌握适应证，对 PD 叠加综合征，中轴症状如严重的语言吞咽障碍、步态平衡障碍疗效不显著或无效，另外对一些非运动症状如认知障碍亦无明确疗效，甚至有可能恶化。

4. 康复与运动疗法　康复与运动疗法对运动和非运动症状改善乃至于延缓病程进展可能有一定的帮助，建议针对不同的患者特点制定个体化、适应性康复和运动训练计划并应用于全病程。根据不同的行动障碍进行相应的康复或运动训练，如健走、太极拳、瑜伽、舞蹈、有氧运动、抗阻训练等。国外已证明有效的 PD 康复治疗包括物理与运动治疗、作业治疗、言语和语言治疗及吞咽治疗。治疗时安全性是第一位。

5. 心理干预　对神经 - 精神症状应予有效的心理干预治疗，与药物并重，以达到更好的治疗效果。认知训练对改善认知功能障碍可能有益；认知行为疗法（cognitive behavior therapy，CBT）对睡眠障碍特别是失眠有效，而对合并抑郁或 ICDs 治疗可能有效。

6. 照料护理　科学的护理能够有效地防止误吸或跌倒等可能意外事件的发生。应针对具体症状进行综合护理，包括药物护理、饮食护理、心理护理及康复训练。

7. 人工智能及移动技术　包括远程医疗、可穿戴设备、智能手机和虚拟现实技术已应用于 PD 管理的诸多方面。

【预后】　本病是一种慢性进展性疾病，无法治愈。在临床上常采用 Hoehn-Yahr 分级法（分 5 级）记录病情轻重。患者运动功能障碍的程度及对治疗的评判常采用统一 PD 评分量表。多数患者在疾病的前几年可继续工作，但逐渐丧失工作能力。至疾病晚期，由于全身僵硬、活动困难，终至不能起床，最后常死于肺炎等各种并发症。

第三节　帕金森叠加综合征

帕金森叠加综合征（Parkinsonian-plus syndrome，PPS）是指一类以病程进展快、既有 PD 表现又有其他神经系统病变特征、常规抗 PD 药物治疗反应不佳的神经系统变性疾病。PPS 可分为两大类疾病：α-突触核蛋白病，主要包括多系统萎缩（multiple system atrophy，MSA）和路易小体痴呆（dementia with lewy bodies，DLB）；tau 蛋白病，包括进行性核上性麻痹（progressive supranuclear palsy，PSP）和皮质基底节变性（corticobasal degeneration，CBD）。此外，正常颅压脑积水、偏侧萎缩-偏侧帕金森综合征等也属于 PPS。

一、多系统萎缩

多系统萎缩（MSA）是一种少见的、病因不明的、散发性、进展性神经系统变性疾病，累及锥体外系、锥体系、小脑、皮质以及自主神经系统等多系统。临床主要表现为帕金森综合征、小脑综合征、自主神经功能障碍。不同患者各系统受累时间先后不同，造成的临床表现也各不相同。因临床症状复杂多变，MSA 早期诊断困难，预后不佳，缺乏准确的生物学标志物。

【流行病学】　我国尚无明确的流行病学资料。欧美国家的平均发病率为（0.6~0.7）/10 万，平均发病年龄 56.2 岁。MSA 没有明确的危险因素。我国最近的数据显示中位生存期约为 6 年，常见的死因包括呼吸道感染和猝死。

【病因及发病机制】　病因与发病机制不明。有机化学试剂、塑料制品、添加剂、农药及金属的职业暴露可能增加 MSA 发病风险。近年研究提示遗传因素可能参与 MSA 的发病。

【病理】　MSA 是一种少突胶质细胞 α-突触核蛋白病,病理示多部位少突胶质细胞质内涵体形成和神经细胞死亡,包括黑质纹状体变性、橄榄脑桥小脑萎缩、脑干多核团神经元丢失、脊髓中央外侧柱、骶髓副交感节前神经元和 Onuf 核损伤等。

【临床表现】　MSA 进展迅速,根据首发运动症状和/或运动症状严重程度分为以帕金森症为主的 MSA-P 型,以小脑综合征为主为 MSA-C 型。多以运动症状起病,少数以自主神经功能障碍起病,也可同时起病。早期出现进展性的严重自主神经功能障碍是 MSA 的主要特征,并影响患者生存期。

1. 核心临床表现　①帕金森综合征:运动迟缓,伴肌强直或震颤,但 PD 的典型的"搓丸样"震颤少见,与患者黑质纹状体变性有关。②小脑综合征:临床表现为步态共济失调、肢体共济失调、小脑性构音障碍、小脑性眼动障碍(持续凝视诱发的水平型或下跳型眼震和扫视性眼动过度)和串联步态异常,与橄榄脑桥小脑萎缩有关。③泌尿系统功能障碍:包括储尿和排尿功能异常,前者表现为尿频、尿急、夜尿、尿失禁;后者包括排尿费力、尿流间断、尿线细而无力、排尿不尽感、重复排尿等。尿失禁可见于晚期 PD,尿潴留多见于 MSA 患者。④心血管自主神经功能障碍:临床主要表现为神经源性体位性低血压,常伴发夜间或仰卧位高血压。

2. 其他非运动症状　患者夜间非快速眼动睡眠期的 N1 和 N2 睡眠期不自主地深吸气叹息或喘息;由于声门裂狭窄在睡眠或清醒时发出高调的吸气声。将近 2/3 的患者会出现 RBD,另外还有白天嗜睡过度、不宁腿综合征、睡眠呼吸暂停。手足冰冷和肤色变化(紫色或蓝色),按压可发白,恢复较慢。无法勃起或勃起维持困难导致性功能障碍。突然出现不受控制和不合时宜的大哭或大笑。泌汗和体温调节功能异常等,MSA 患者的泌汗功能障碍较 PD 更严重。

3. 其他运动症状　①姿势不稳:多起病于 3 年内,后拉实验时患者退后 3 步及以上,或在没有检查者帮助的情况下有跌倒的倾向。②口面部肌张力障碍:不自主的口面部运动异常,可由左旋多巴诱发或加重,不伴有或仅伴有轻微的肢体运动障碍。③咽喉肌运动障碍:可出现构音障碍,表现为发声困难,说话缓慢含糊,通常需要重复对话。也可表现为吞咽困难,流涎,需要调整饮食进行适应。④巴宾斯基征阳性。⑤肌阵挛样姿势性或动作性震颤:当患者维持抵抗重力的姿势或自主运动时,手或手指出现不规律小幅度震颤,伴刺激敏感的肌阵挛。⑥姿势畸形:至少包括以下一项,颈部前屈或侧屈,躯干前屈,Pisa 综合征和手足挛缩。

【辅助检查】

1. 神经影像学检查　①特征性 MRI 影像学表现疾病早期敏感性不足。常规 MRI 序列上壳核、脑桥、小脑中脚和小脑萎缩,铁敏感序列上壳核的信号降低,T_2 序列上脑桥十字形高信号(十字征)。MSA-C 患者通常伴有小脑萎缩的表现。②放射示踪成像:[18]F-脱氧葡萄糖-正电子发射断层扫描显示 MSA 患者壳核(后侧)、脑桥和小脑处于低代谢。多巴胺转运体-单光子发射断层扫描可进行突触前多巴胺能成像,MSA-C 患者 DAT 下降。

2. 自主神经功能检查　①MSA 常表现为残余尿量超过 100mL、最大尿流率(Q_{max})降低,自由尿流率 $Q_{max} < 4.5mL/s$,压力尿流率 $Q_{max} < 3.5mL/s$,膀胱收缩指数 < 36.5,膀胱顺应性下降。②卧立位试验/直立倾斜试验 3min 或 10min 内收缩压下降 $\geq 20mmHg$,伴或不伴舒张压下降 $\geq 10mmHg$,舒张压变化不作为必要条件。24h 动态血压监测可用于评估患者夜间高血压。③视频多导睡眠图:下颌肌电图强直电位有助于鉴别伴有 RBD 的 MSA-P 患者与 PD 患者。④[123]I-间碘苄胍(^{123}I-MIBG)心肌显像:可区分自主神经功能障碍是交感神经节前还是节后病变,PD 患者心肌摄取 [123]I-间碘苄胍能力降低,而 MSA 患者主要是心脏交感神经节前纤维的病变,节后纤维相对完整,无此改变。⑤肛门外括约肌肌电图上若有超过 50% 的运动单元电位单个持续时间>10ms,或平均持续时间>10ms,提示患者 MSA-P,但该表现也可见于 PSP 和晚期 PD 患者。6 年以上病程的患者若表现出正常的肛门外括约肌肌电图,通常不考虑诊断 MSA。

3. 左旋多巴疗效评定 MSA-P 患者可通过判断其对左旋多巴的疗效以辅助诊断,可通过服药史获得相关信息,对于无相关病史的患者或服药效果不明确的患者,可进行急性左旋多巴冲击实验。

4. 生化检查 MSA 患者通常表现出正常的血浆去甲肾上腺素(norepinephrine,NE)水平(>100pg/mL),脑脊液中的神经纤维轻链(neurofilament light chain,NfL)>1 400pg/mL,有助于鉴别 PD 和 DLB,并提示纯自主神经功能障碍(pure autonomic failure,PAF)向 MSA 转变的可能性。对皮肤小动脉、汗腺、立毛肌等自主神经调控的组织进行活检,MSA 患者无明显 α-突触核蛋白沉积,PD 患者有显著的 α-突触核蛋白沉积。

5. 基因检测 MSA 无明确致病基因。为鉴别遗传性共济失调与 MSA-C 患者可筛查相关基因。

6. 评分量表 统一 MSA 评分量表(UMSARS)共包括病史回顾(12 项)、运动功能评分(14 项)、自主神经功能和整体失能评分 4 部分,可用于 MSA 症状严重程度和疾病进展的评估。

【诊断及鉴别诊断】

1. 诊断 可参考 2022 年中华医学会神经病学分会帕金森病及运动障碍学组、中国医师协会帕金森病及运动障碍专业委员会发表的《多系统萎缩诊断标准中国专家共识》。

2. 鉴别诊断 在疾病早期,特别是临床上只表现为单一系统症状时,MSA 各亚型需要与其临床表现相似的其他疾病进行鉴别诊断。需要鉴别的有 PD、单纯性自主神经衰竭(无中枢神经系统受累,血浆去甲肾上腺素水平降低)、进行性核上性麻痹(一般无自主神经功能障碍)、脆性 X 相关震颤/共济失调综合征(FXTAS,多有明显的智力障碍,且由 *FMR1* 基因前突变引起,基因检测有助于鉴别)、皮质基底节变性(CBD,可出现严重的认知功能障碍,并有异己手/肢综合征、失用、皮质感觉障碍、不对称性肌强直等)。

【治疗】 MSA 目前尚无特效疗法,无逆转或是延迟进展的有效治疗,对症处理为主。

1. 运动症状 针对共济失调及步态障碍目前无有效的治疗方法,而 MSA-P 中 PD 症状对左旋多巴治疗反应也不佳。可试用左旋多巴,使用时需与外周多巴脱羧酶抑制剂联用(如左旋多巴-卡比多巴)。目前多巴胺能受体激动剂的使用仍受到限制,其改善运动症状效果不佳,且常会加重直立性低血压及睡眠障碍。局部肉毒毒素注射对缓解颈部肌张力障碍与眼睑痉挛等局部肌张力障碍具有疗效。小脑性共济失调的治疗无特异。氯硝西泮可能有助于缓解肌阵挛或动作性震颤。辅助性神经康复治疗,包括康复锻炼、物理治疗以及言语治疗可能有所帮助。吞咽困难时需留置鼻胃管。

2. 非运动症状 尿急、尿失禁可采用抗胆碱药物治疗,残余尿量>100mL/d 的尿潴留患者可应用间断置管治疗。男性勃起功能障碍可使用西地那非。高纤维、低蛋白饮食可帮助预防便秘。严重直立性低血压患者需考虑氢氟可的松、米多君、吡啶斯的明、多潘立酮等药物治疗。对于伴有吸气性喘鸣及呼吸睡眠暂停的患者,目前持续正压通气或双水平正压通气治疗为一线选择。选择性 5-羟色胺再摄取抑制剂可用于焦虑抑郁。

二、进行性核上性眼肌麻痹

进行性核上性眼肌麻痹(progressive supranuclear palsy,PSP)是一种较为常见的非典型帕金森综合征,临床表现变异较大,通常开始于中年晚期,主要表现为垂直性核上性眼肌麻痹、步态障碍、姿势不稳、易向后摔倒、构音障碍、吞咽困难、肌强直以及额叶认知障碍等症状,对左旋多巴治疗不敏感。

【流行病学】 文献报道日本的患病率为(2~17)/10 万,高于欧美,而我国目前尚无确切的流行病学资料。PSP 的发病年龄一般为 50~70 岁,PSP 进展迅速,大多数患者发病后 3~4 年需要依靠他人护理,疾病从诊断至死亡的时间一般为 6~10 年,平均生存期 7 年。

【病因及发病机制】 病因不明。虽然有部分家系报道,但临床上多见散发病例。除年龄之外,目前认为与遗传及环境因素均有关系。病毒感染、头部损伤尚未确定为 PSP 的危险因素。遗传因素可能起一定作用,另一些基因(如 *STX6*、*EIF2AK3* 和 *MOBP*)可导致 PSP 风险升高。

【病理】 PSP 主要病变部位在中脑,肉眼可见广泛性脑萎缩。前额皮质及丘脑底核、苍白球、红核、黑质、上丘、顶盖前区、中脑导水管周围灰质、动眼神经核、小脑齿状核、脑桥背侧部等皮质下结构中出现神经元缺失、胶质细胞增生,星形胶质细胞、少突胶质细胞和神经元有 tau 蛋白阳性丝状包涵体。病理性 tau 蛋白在中枢神经系统中的分布和严重程度与 PSP 患者的临床表现密切相关。

【临床特点】 本病隐袭起病,进行性加重,临床表现变异性很大,一些病理确诊的 PSP 患者临床表现并不典型,从而构成多种变异型。

1. 姿势不稳和跌倒 典型 PSP 患者步态僵硬、步基增宽,易于出现步态蹒跚和踌躇,膝盖和躯干有过伸展倾向(与原发性 PD 的屈曲姿势相反),跌倒时易向后摔。当姿势不稳和跌倒是 PSP 的唯一特征时,姿势反射检查异常(后拉实验阳性)可能是查体时唯一体征。

2. 眼球运动异常 核上性眼肌瘫痪或麻痹是 PSP 的标志,约 75% 患者出现,主要表现对称性眼球垂直运动障碍。部分患者病程 10 年以上才会出现,平均出现时间为 3~4 年。首先出现垂直扫视变慢,随后出现扫视范围受限。往往先向下注视障碍,继而上视运动困难,最后出现水平运动受限。

3. 运动症状 PSP 患者躯干肌的肌强直通常较四肢肌更为明显,尤其是颈部和上部躯干。颈部肌张力障碍是本病的重要症状,表现颈部过伸、仰脸、下颏突出的特殊姿势。

4. 认知和行为异常 主要涉及额叶功能障碍,患者表现为抽象思维受损、口语流利性下降、持续重复行为以及额叶行为障碍如计划、解决问题、观念形成能力差,语言欠流利,有模仿语言,模仿动作。执行功能障碍可能是部分 PSP 患者主诉症状,也是该病后期特征性症状。认知障碍也出现在 PSP 患者中,主要表现为定向力、注意力和计算力、语言功能、执行能力较差。思维情感障碍也常见于 PSP 患者。

5. 睡眠障碍 多表现为入睡或维持睡眠困难。快速眼动睡眠行为障碍则很少与 PSP 有关。

【临床分型】

1. PSP 理查森型(PSP-Richardson's syndrome,PSP-RS) 约占 PSP 的 2/3,多在 40 岁以后起病,其特征性表现为轴性肌张力增高、假性延髓麻痹、严重的姿势不稳伴早期跌倒、对称性多巴抵抗的运动不能及认知功能障碍。其中垂直核上性眼肌麻痹是最具有诊断价值的体征。

2. PSP 帕金森综合征型(PSP-Parkinsonism,PSP-P) 约占 PSP 的近 1/3,临床早期(2 年内)很难与 PD 鉴别,可以表现为非对称性或对称性起病、动作迟缓、肌强直甚至静止性震颤等,早期短暂的左旋多巴治疗有效,随访 6 年以上临床表现与 RS 型相似。平均病程为 9~12 年。

3. PSP 纯少动伴冻结步态型(PSP-pure akinesia with gait freezing,PSP-PAGF) PSP-PAGF 早期即出现起步踌躇和冻结步态,但发病 5 年内震颤、强直、痴呆及眼动异常不明显,跌倒出现较晚。

4. PSP 皮质基底节综合征型(PSP-corticobasal syndrome,PSP-CBS) PSP-CBS 同时具有皮质和基底节受累的表现,多为不对称的肢体肌张力增高、动作迟缓、皮质感觉缺失、肌阵挛、观念运动性失用和异己肢现象。

5. PSP 非流利性变异型原发性进行性失语(PSP-non-fluent variant primary progressive aphasia,PSP-nfvPPA) 临床早期表现为自发性言语欠流利、言语音律障碍、错语、语法缺失及颊面部失用,与进行性非流利性失语患者相比,其情景记忆和行为习惯缺失更严重。后期可以出现典型 PSP 症状,病理上以前额叶萎缩比中脑萎缩更严重。

6. PSP 小脑共济失调型(PSP-cerebellar ataxia,PSP-C) 以小脑性共济失调为首发及主要症状,与 MSA-C 相比其发病年龄更晚,更多出现跌倒和凝视麻痹,同时无自主神经异常表现。

7. PSP 行为变异型额颞叶痴呆(PSP-behavioral variant frontotemporal dementia,PSP-bvFTD) 有 5%~20% 以行为异常和认知功能障碍为主要临床表现,其与 FTD 很难鉴别,平均病程为 8 年。

【辅助检查】 CT 和 MRI 提示患者大脑广泛性萎缩和脑干萎缩,以中脑最为突出,三脑室扩大,而脑桥和小脑萎缩不明显。有研究显示 MRI 正中矢状位上,中脑萎缩使中脑、脑桥和小脑看起来像蜂鸟的形状,称为"蜂鸟"征。PET 显示额叶尤其靠中线部、扣带回前部、基底节、中脑代谢减低,其中中脑、丘脑代谢减低占 71%，这与 PSP 的病理变化部位相似，中脑葡萄糖代谢降低是 PSP 的最早征象，此后，随着疾病的进展尾状核、壳核和前额叶皮质的代谢活性出现下降。PSP 患者的嗅觉相对保留有助于区分 PSP 和 PD，后者的特点是病程早期出现嗅觉减退。目前尚无可靠的体液诊断标记物。

【诊断】　可参照中华医学会神经病学分会 PD 及运动障碍学组，中国医师协会神经内科医师分会 PD 及运动障碍专业委员会 2016 年发表的《中国进行性核上性麻痹临床诊断标准》。

【治疗】　尚无特效疗法，没有可以逆转或延缓 PSP 病程的治疗手段。

1. 药物治疗　PSP 对左旋多巴治疗反应差或反应不持久，可有助鉴别 PSP 和原发性 PD。PSP 患者使用左旋多巴的常见副作用是幻视，但也有异动症、口下颌肌张力障碍和开睑失用症的报道。肉毒杆菌毒素注射剂可有效治疗不同形式的局部肌张力障碍和流涎。

金刚烷胺可为少数病例提供短暂的治疗性获益，同时也可有助于治疗流涎和异动症，但对认知功能有影响。

2. 康复治疗　构音障碍的具体治疗模式包括面部锻炼、书面交流和使用语音键盘。吞咽困难的治疗包括头部姿势摆放、膳食改变以及在较晚期病例中采用的经皮胃造瘘术。

3. 其他干预措施　对部分 PD 患者有所帮助的电休克疗法，也已用于少量 PSP 患者，但效果不一。手术治疗（包括苍白球切开术、丘脑底核或苍白球深部脑刺激术）获益不大。

第四节　肝豆状核变性

肝豆状核变性（hepatolenticular degeneration，HLD）又称威尔逊病（Wilson disease，WD），于 1912 年由 Samuel A. K. Wilson 首先描述，是一种常染色体隐性遗传疾病，铜离子转运 ATP 酶 β 肽（ATPase Cu^{2+} transporting beta polypeptide，*ATP7B*）基因突变导致 ATP 酶功能缺陷或丧失，造成铜代谢障碍。临床表现为肝肾损害、神经精神异常、骨关节病及角膜色素环（Kayser-Fleischer ring，K-F 环）等。本病患病率为 1/2 600~1/30 000，携带者频率约为 1/90。

临床上肝豆状核变性患者极易被误诊或漏诊，中华医学会神经病学分会神经遗传学组结合近年来国内外的相关研究进展，发布了《中国肝豆状核变性诊治指南 2021》。

【病因与发病机制】　该疾病是由于编码铜跨膜转运蛋白的 *ATP7B* 基因发生突变导致，*ATP7B* 基因定位于 13q14.3，编码 P 型铜转运 ATP 酶（P-type ATPase），在肝脏中高表达，执行将铜离子从细胞质转运至高尔基体，并将过量的铜从肝脏通过胆汁排泄两项功能。*ATP7B* 复杂而精密的铜转运过程与其特殊的蛋白结构密切相关。*ATP7B* 基因突变可阻碍 ATP7B 催化循环的每一步，不同突变对 ATP7B 功能有着不同的影响。突变导致 *ATP7B* 基因剪接的改变、蛋白发生错误的定位、蛋白及结构域间相互作用的改变引起催化活性丧失等途径导致细胞铜转运功能障碍。目前已发现 *ATP7B* 基因致病变异 900 余种，我国主要有 3 个高频致病变异，即 p.R778L、p.P992L 和 p.T935M，占所有致病变异的 50%~60%，而 10 种常见致病变异包括 R778L、p.P992L、p.T935M、p.A874V、p.I1148T、p.Q511X、p.N1270S、p.G943D、p.R919G 和 p.R778Q，可占所有致病变异的 67%。

【病理】　病理改变主要累及肝、脑、肾、角膜等处。①肝脏外表及切面均可见大小不等的结节或假小叶，病变明显者像坏死后性肝硬变，肝细胞常有脂肪变性，并含铜颗粒。电镜下可见肝细胞内线粒体变致密，线粒体嵴消失，粗面内质网断裂。②脑部以壳核最明显，其次为苍白球及尾状核，大脑皮质亦可受侵。壳核最早发生变性，然后病变范围逐渐扩大到上述诸结构。壳核萎缩，岛叶皮质内陷，壳核及尾状核色素沉着加深，严重者可形成空洞。镜检可见壳核内神经元和髓鞘纤维显著减少或完全消失，胶质细胞增生。其他受累部位镜下可见类似变化。③在角膜边缘后弹力层及内皮细胞质内，有棕黄色的细小铜颗粒沉积。

【临床表现】　可在任何年龄起病，但多见于 5~35 岁，有 3%~4% 患者发病晚于 40 岁。

1. 神经精神表现　多见于 10~30 岁起病者，主要表现为：①肌张力障碍：口面肌张力障碍较为常见;②震颤:多为姿势性或动作性震颤;③肢体僵硬和运动迟缓;④精神行为异常:青少年患者中可表现为学习能力下降、人格改变、情绪波动、易激惹甚至性冲动等;年长患者中,类偏执妄想、精神分裂症样表现、抑郁状态甚至自杀更为常见;无明显认知功能减退;⑤其他少见的神经症状:舞蹈样动作、手足徐动症、共济失调、癫痫等。多个神经精神症状常同时出现,各个症状的轻重可能不同。神经精神症状经常迟于肝脏症状发生,易被误诊为肝性脑病。

2. 肝脏损害 多见于婴幼儿及儿童患者,大部分在 10~13 岁起病,表现有:①急性肝炎:不明原因的黄疸、食欲差、恶心、乏力等急性肝炎症状,经护肝降酶等治疗可好转。②暴发性肝衰竭:部分患者伴有溶血性贫血,若不治疗,致死率高达 95%。即便经过排铜和护肝治疗,患者的肝功能仍可能急剧恶化。③慢性肝病或肝硬化(代偿或失代偿):常表现为黄疸、萎靡、腹胀、全身水肿等。肝硬化可为代偿性或失代偿性,门脉性肝硬化亦可缺乏明显的临床症状而仅表现为脾大或血细胞减少。

3. 其他系统损害 铜离子蓄积导致肾脏损害、骨关节病、心肌损害、肌病等;青年女性出现月经失调、不孕和反复流产等。

4. 症状前个体 一般指以下 3 种情况:常规体检发现转氨酶轻度增高但无症状且行 *ATP7B* 基因筛查确诊;意外发现角膜 K-F 环但无症状且行 *ATP7B* 基因筛查确诊;肝豆状核变性先证者的无症状同胞行 *ATP7B* 基因筛查确诊。

【辅助检查】

1. 角膜 K-F 环 为角膜边缘的黄绿色或黄灰色色素环,一般在手电筒侧光照射下或眼科裂隙灯检查可见,7 岁以下患者一般无法检出。

2. 铜代谢相关生化检查 ①血清铜蓝蛋白:铜蓝蛋白正常为 200~500mg/L,患者一般<200mg/L。肝豆状核变性患者在妊娠期和接受雌激素治疗时,铜蓝蛋白可能>200mg/L。出生后至 2 岁的婴幼儿,20% 以上的 *ATP7B* 基因杂合致病变异携带者,以及慢性肝病、重症肝炎、慢性严重消耗性疾病患者的铜蓝蛋白亦可<200mg/L,在临床上需进行鉴别。铜蓝蛋白<80mg/L 是诊断肝豆状核变性的强烈证据,若铜蓝蛋白<120mg/L 应引起高度重视,需进行 *ATP7B* 基因检测明确诊断。②24h 尿铜:正常人 24h 尿铜<100μg,肝豆状核变性患者 24h 尿铜≥100μg。不明原因肝酶增高的儿童 24h 尿铜≥40μg 应引起高度重视,需进行 *ATP7B* 基因检测明确诊断。

3. 血尿常规 肝硬化伴脾功能亢进时,血常规可出现血小板、白细胞和/或红细胞减少;尿常规可见镜下血尿、微量蛋白尿等。

4. 肝脾检查 ①肝功能:血清转氨酶、胆红素升高和/或白蛋白降低。②肝脾 B 超:常显示肝实质光点增粗、回声增强甚至结节状改变;部分患者脾大。③肝脏 MRI:常显示肝脂质沉积、不规则结节及肝叶萎缩等。

5. 颅脑 MRI 检查 患者颅脑 MRI 病灶主要表现为壳核、尾状核头部、丘脑、中脑、脑桥及小脑 T_1 低信号、T_2 高信号,少数情况下可出现 T_1 高信号或 T_1、T_2 均低信号。T_2 加权成像上的高信号和低信号可反映肝豆状核变性患者脑部的病理改变过程。MRI 病灶可随着治疗逐渐变浅、变小。

6. 基因筛查 对于临床证据不足但又高度怀疑肝豆状核变性的患者,筛查 *ATP7B* 基因致病变异对诊断具有指导意义。

【诊断与鉴别诊断】 诊断要点推荐如下:①神经和/或精神症状;②原因不明的肝脏损害;③血清铜蓝蛋白降低和/或 24h 尿铜升高;④角膜 K-F 环阳性;⑤经家系共分离及基因变异致病性分析确定患者的 2 条染色体均携带 *ATP7B* 基因致病变异。符合(1 或 2)+(3 和 4)或(1 或 2)+5 时均可确诊肝豆状核变性;符合 3+4 或 5 但无明显临床症状时则诊断为肝豆状核变性症状前个体;符合前 3 条中的任何 2 条,诊断为"可能肝豆状核变性",需进一步追踪观察,建议进行 *ATP7B* 基因检测,以明确诊断。

肝豆状核变性患者临床表现复杂多样,可累及各个系统并首诊于不同科室,临床上应与相关的其他疾病进行鉴别,如暴发性肝炎、慢性肝病和肝硬化、PD 或帕金森综合征、各种原因的肌张力障碍、舞蹈症、原发性震颤、其他原因引起的精神异常、癫痫、肾炎或肾病综合征、血小板减少性紫癜、溶血性贫血、类风湿关节炎、骨关节病等。

【治疗】

1. **治疗原则**

（1）早期治疗，个体化治疗，终身治疗，终身监测。

（2）治疗前必要时做症状评估和颅脑 MRI 检查。

（3）症状前个体治疗以及治疗有效者，维持可单用锌剂或者联合应用小剂量络合剂。

（4）药物治疗的监测 定期检查血尿常规、肝肾功能、凝血功能、24h 尿铜。肝脾 B 超可评估病情进展和监测治疗效果，颅脑 MRI 也可监测治疗效果。

2. **低铜饮食** 低铜饮食联合锌剂单药治疗肝豆状核变性症状前个体可有效控制铜蓄积对靶器官的损害。原则如下：避免进食/少食含铜量高的食物；适宜饮食含铜量较低的食物；建议高氨基酸或高蛋白饮食；勿用铜制食具及用具。

3. **排铜或阻止铜吸收的药物** 药物治疗策略的核心是促进铜的排出和减少铜的吸收。

（1）D-青霉胺（D-penicillamine）：D-青霉胺是最常用的排铜药物，是一种带有巯基的强效金属络合剂，通过络合细胞内的铜，使之进入血液循环，随尿液排出体外，从而减少铜在体内多个脏器的沉积，减轻对脏器的损害。因反应差异很大，需个体化给药。青霉素皮试阴性才可服用。应从小剂量开始，逐渐缓慢加量，一旦出现神经症状加重，立即停用。注意补充维生素 B$_6$。其不良反应较多，约半数患者加重的神经症状不可逆，尤其是严重构音障碍、肢体痉挛僵硬或变形的患者尽量不用 D-青霉胺。

（2）二巯丙磺酸钠（sodium dimercaptosulphonate，DMPS）、二巯丁二酸胶囊（dimercaptosuccinic acid，DMSA）及曲恩汀（trientine）：推荐用于神经精神症状和轻中度肝脏损害的肝豆状核变性患者，以及不能耐受 D-青霉胺或使用后症状加重的患者。

（3）阻止铜吸收的药物：常用葡萄糖酸锌（zinc gluconate）和硫酸锌（zinc sulfate）。首选用于症状前个体及治疗有效患者的维持。其缺点是起效较慢，严重病例不宜作为首选。

4. **对症治疗**

（1）肌张力障碍和肢体僵硬：轻者单用金刚烷胺或苯海索，肢体僵硬和运动迟缓者单用或合用复方多巴类制剂、多巴胺受体激动剂。扭转痉挛或痉挛性斜颈为主者可用巴氯芬或盐酸乙哌立松，必要时氯硝西泮等。另可试用局部注射 A 型肉毒毒素。

（2）震颤：静止性且幅度较小的震颤，首选苯海索，另可加复方多巴类制剂。以意向性或姿势性震颤为主者首选氯硝西泮。

（3）舞蹈样动作和手足徐动症：可用氯硝西泮，对无明显肌张力增高者可用小剂量氟哌啶醇。

（4）精神症状：兴奋躁狂者用喹硫平、奥氮平、利培酮和氯氮平等。淡漠/抑郁者用舍曲林、西酞普兰和氟西汀等，儿童患者建议选用舍曲林。锥体外系症状严重者建议选用喹硫平，也可用氯氮平，但需监测外周血白细胞。

（5）肝脏损害：必要时长期护肝治疗或及时行肝移植手术。

（6）白细胞和血小板减少：药物治疗后若仍不能纠正，应减量或停用 D-青霉胺，改用其他排铜药物；如仍无效，应行脾切除术。

（7）暴发性肝衰竭：采用血液透析或新鲜冰冻血浆进行血浆置换迅速清除体内沉积的铜，并尽快给予肝脏移植手术。

5. **肝移植治疗** 暴发性肝衰竭及对络合剂无效的严重肝病者（肝硬化失代偿期）适用。严重神经或精神症状患者不宜进行手术，术后仍应坚持低铜饮食并建议口服小剂量锌制剂。

6. **康复及心理治疗** 部分患者社会活动能力下降，应由神经、精神、康复和心理医生组成的多学科团队进行管理，帮助患者恢复或部分恢复正常社会功能。

7. **遗传咨询** 患者经过治疗症状稳定后可正常婚育，建议行产前基因诊断，怀孕及哺乳期间不推荐使用排铜药物。

【预后】 肝豆状核变性病死率为 5.0%~6.1%。经过长期规范的排铜治疗或肝移植治疗,肝豆状核变性患者的寿命可大幅延长。尤其是在疾病早期,神经症状出现之前进行干预,大部分患者可回归正常的工作和生活。

第五节　小 舞 蹈 病

小舞蹈病(chorea minor)又称 Sydenham 舞蹈病(Sydenham chorea)、风湿性舞蹈病,于 1684 年由 Thomas Sydenham 首先描述,是风湿热在神经系统的常见表现。本病多见于儿童和青少年,其临床特征为舞蹈样动作、肌张力降低、肌力减退和/或精神症状。

【病因与发病机制】 小舞蹈病与 A 组 β 溶血性链球菌感染引起的自身免疫反应有关。大约 1/4 患儿在病前已有风湿病表现,如咽喉疼痛、发热、风湿性心脏病、关节疼痛、环形红斑或皮下结节等。链球菌感染后,机体在免疫应答反应中产生抗体,这些抗体与某种未知基底节神经元抗原存在交叉反应,引起免疫炎性反应而致病。

【临床表现】 多见于 5~15 岁,男女之比约为 1∶3。无季节、种族差异。病前常有急性咽炎、扁桃体炎等 A 组 β 溶血性链球菌感染史。大多数为亚急性起病,少数可急性起病。

1. 舞蹈症 可表现为全身性或一侧较重,主要累及面部和肢体远端。表现为挤眉、弄眼、噘嘴、吐舌、扮鬼脸、上肢各关节交替伸屈、内收,下肢步态不稳,精神紧张时加重,睡眠时消失。患儿可能会用有意识地主动运动去掩盖不自主运动。舞蹈样动作可干扰随意运动,导致步态笨拙、持物跌落、动作不稳、爆发性言语。舞蹈症常在发病 2~4 周内加重,3~6 个月内自发缓解。约 20% 的患儿会在 2 年内复发。少数在初次发病 10 年后再次出现轻微的舞蹈症。

2. 肌张力低下和肌无力 当患儿举臂过头时,手掌旋前(旋前肌征)。让患儿紧握检查者的第二、三手指时能感到患儿手的紧握程度不恒定,时紧时松(挤奶妇手法或盈亏征)。有时肌无力可以是本病的突出征象,以致患儿在急性期不得不卧床。

3. 精神障碍 患儿常伴焦虑、抑郁、情绪不稳、易激惹、注意力缺陷多动障碍、偏执-强迫行为等。有时精神症状先于舞蹈症。

4. 其他 约 1/3 患儿可伴其他急性风湿热表现,如低热、关节炎、心脏炎、环形红斑、皮下结节等。

【辅助检查】

1. 血清学检查 白细胞增多、血沉加快、C 反应蛋白升高、抗链球菌溶血素 "O" 滴度增加。由于本病多发生在链球菌感染后 2~3 个月,甚至 6~8 个月,故不少患儿发生舞蹈样动作时链球菌检查常为阴性。

2. 喉拭子培养 部分可检出 A 组溶血型链球菌。

3. 脑电图及影像学检查 脑电图可为轻度弥漫性慢活动,但无特异性。头颅 CT 可显示尾状核区低密度灶及水肿,MRI 显示尾状核、壳核、苍白球增大,T_2WI 信号增强,随症状好转而消退。PET 和 SPECT 显示基底节区高代谢和高灌注。

【诊断及鉴别诊断】 诊断主要依据儿童或青少年急性或亚急性起病的舞蹈症,伴肌张力低下、肌无力和/或精神症状应考虑本病,如合并其他风湿热表现及自限性病程可进一步支持诊断。

对无风湿热或链球菌感染史、单独出现的小舞蹈病须与其他原因引起的舞蹈症鉴别,如少年型亨廷顿病、神经棘红细胞增多症、肝豆状核变性、各种原因(药物、感染、脑缺氧、核黄疸)引起的症状性舞蹈病。还需与抽动秽语综合征、扭转痉挛鉴别。

【治疗与预防】

1. 对症治疗 可选用多巴胺受体拮抗剂,如氯丙嗪、氟哌啶醇或硫必利来控制舞蹈症,需注意锥体外系副作用,一旦发生,需减少剂量。也可选用多巴胺耗竭剂,如利血平或丁苯那嗪。另外可选用增加 GABA 含量的药物,如丙戊酸钠。控制不好时,可加用苯二氮䓬类药,如地西泮、氯硝西泮或硝西泮。

2. 对因治疗 抗链球菌治疗,是祛除风湿热病因的重要措施,无论病症轻重,均需应用,目的在于最大限度地防止或减少小舞蹈病复发及避免心脏炎的发生。一般应用青霉素肌内注射,1~2 周为一疗程。此后还需应用长效青霉素进行二级预防。预防性青霉素治疗应维持 5~10 年或直至 21 岁。不能使用青霉素者,可改用其他对链球菌敏感的抗生素,如大环内酯类药物。

3. 免疫疗法 对中重度病例,免疫治疗可能有效。口服或静脉应用糖皮质激素、免疫球蛋白静脉注射、血浆置换等疗法,可缩短病程及减轻症状。

本病为自限性,即使不经治疗,3~6 个月后也可自行缓解,及时正确的治疗可缩短病程。约 1/4 患儿可复发。

第六节 亨廷顿病

亨廷顿病(Huntington's disease,HD)又称亨廷顿舞蹈病(Huntington's chorea)、慢性进行性舞蹈病、遗传性舞蹈病,于 1842 年由 Waters 首次报道,1872 年由美国医生 George Huntington 系统描述而得名,是一种常染色体显性遗传的基底节和大脑皮质变性疾病,临床上以隐匿起病、缓慢进展的舞蹈症、精神异常和痴呆为特征。本病呈完全外显,受累个体的后代患病概率为 50%,可发生于所有人种,白种人发病率最高,我国较少见。

【病因与发病机制】 本病的致病基因 *IT15*(interesting transcript 15),又称 *HTT*(Huntingtin)基因,位于第 4 号染色体 4p16.3,编码亨廷顿蛋白。在 *HTT* 基因第一外显子含有一段三核苷酸(CAG)重复序列,编码多聚谷氨酰胺,该病由 CAG 重复序列异常扩增所致。CAG 重复拷贝数越多,发病年龄越早,临床症状越重。

【病理与生化改变】 病理变化主要位于纹状体和大脑皮质,黑质、视丘、视丘下核,齿状核亦可轻度受累。大脑皮质突出的变化为皮质萎缩,特别是第 3、5 和 6 层神经节细胞丧失,合并胶质细胞增生。尾状核、壳核神经元大量变性、丢失。投射至外侧苍白球的纹状体传出神经元(含 γ-氨基丁酸与脑啡肽,参与间接通路)较早受累,是引起舞蹈症的基础。随疾病进展,投射至内侧苍白球的纹状体传出神经元(含 γ-氨基丁酸与 P 物质,参与直接通路)也受累,是导致肌强直及肌张力障碍的原因。

生化改变是纹状体传出神经元中 γ-氨基丁酸、乙酰胆碱及其合成酶明显减少,多巴胺浓度正常或略增加;与 γ-氨基丁酸共存的神经调质脑啡肽、P 物质亦减少,生长抑素和神经肽 Y 增加。

【临床表现】 本病多见于 30~50 岁,5%~10% 在儿童和青少年,10% 在老年,无性别差异。有遗传早现,父系遗传的遗传早现更明显。绝大多数有阳性家族史。隐匿起病,缓慢进展。

1. 运动障碍 以舞蹈症为特征,通常为全身性,程度轻重不一,典型表现为手指弹钢琴样动作和面部怪异表情,累及躯干可产生舞蹈样步态,可合并手足徐动及投掷症。随着病情进展,舞蹈症可逐渐减轻,而肌张力障碍、动作迟缓、肌强直及姿势不稳等帕金森综合征渐趋明显。

2. 精神障碍及痴呆 精神障碍表现为情感、性格、人格改变及精神行为异常,如抑郁、焦虑、激惹、幻觉、妄想、暴躁、冲动、反社会行为等。痴呆表现为执行功能障碍、语言障碍、记忆力下降等,呈进行性加重。

3. 其他 快速眼球运动(扫视)常受损。可伴癫痫发作、小脑性共济失调,舞蹈样不自主运动大量消耗能量可使体重明显下降。睡眠和/或性功能障碍常见。晚期出现构音障碍和吞咽困难。

【辅助检查】

1. 基因检测 *IT15* 基因的 CAG 重复序列拷贝数增加,CAG 重复次数≥40 具备完全外显率,具有诊断价值。

2. 影像学检查 CT 及 MRI 显示大脑皮质和尾状核萎缩,脑室扩大。MRI T_2WI 显示壳核信号增强。MR 波谱示大脑皮质及基底节乳酸水平增高。^{18}F-脱氧葡萄糖 PET 检测显示尾状核、壳核代谢明显降低。

【诊断及鉴别诊断】　根据发病年龄、慢性进行性舞蹈症、精神症状和痴呆,结合阳性家族史可诊断本病,基因检测可确诊,还可发现临床前期患者。

本病应与小舞蹈病、良性遗传性舞蹈病、发作性舞蹈手足徐动症、老年性舞蹈病、神经棘红细胞增多症、肝豆状核变性、迟发性运动障碍等鉴别。

【治疗与预防】　迄今为止,尚无有效措施延缓 HD 病程进展,HD 的治疗目标仍为控制症状、提高生活质量。

1. 运动障碍

舞蹈症:不伴精神症状者首选多巴胺耗竭剂如丁苯那嗪,伴精神症状首选第二代抗精神病药物如奥氮平。应从小剂量开始,逐渐增加剂量,用药过程中若出现锥体外系副作用可用苯海索对抗。

帕金森综合征:巴氯芬、氯硝西泮及抗 PD 药物,如多巴制剂、金刚烷胺均可缓解相应症状。

2. 精神障碍及认知功能障碍　抑郁、强迫首选选择性 5-羟色胺再摄取抑制剂(SSRI)类药物,如西酞普兰、舍曲林、帕罗西汀等;躁狂可用心境稳定剂,如丙戊酸钠;精神分裂样症状可用前述抗精神病药物。认知功能障碍通常借助心理治疗,如认知行为疗法进行干预。

本病病程约 10~25 年,平均 19 年。对确诊患者的家族成员应给予必要的遗传咨询和产前诊断检测,必要时进行产前诊断,预防新生病儿的出生。

第七节　肌张力障碍

肌张力障碍(dystonia)是一种运动障碍,其特征是持续性或间歇性肌肉收缩引起的异常运动和/或姿势,常重复出现。

【病因与发病机制】　肌张力障碍按病因可分为遗传性、特发性和获得性肌张力障碍。遗传性肌张力障碍为已明确致病基因。常染色体显性遗传的原发性肌张力障碍绝大部分是由 *DYT1* 基因突变所致,外显率为 30%~50%。在菲律宾 Panay 岛,有一种肌张力障碍-帕金森综合征,呈 X 连锁隐性遗传。家族性局灶型肌张力障碍,通常为常染色体显性遗传,外显率不完全。

获得性肌张力障碍有明确病因,病变部位包括纹状体、丘脑、蓝斑、脑干网状结构等处,见于感染(脑炎后)、变性病(肝豆状核变性、苍白球黑质红核色素变性、进行性核上性麻痹、家族性基底节钙化)、中毒(一氧化碳等)、代谢障碍(大脑类脂质沉积、核黄疸、甲状旁腺功能低下)、脑血管病、外伤、肿瘤、药物(吩噻嗪类及丁酰苯类神经安定剂、左旋多巴、甲氧氯普胺)等。

特发性肌张力障碍在限定时间和条件下,尚无遗传性和获得性病因证据。

【临床表现】　依据肌张力障碍的发生部位,可分为:①局灶型(focal dystonia):即单一部位肌群受累,如眼睑痉挛、书写痉挛、痉挛性构音障碍、痉挛性斜颈等;②节段型(segmental dystonia):两个或两个以上相邻部位肌群受累,如 Meige 综合征(眼、口和下颌)、一侧上肢加颈部、双侧下肢等;③多灶型(multifocal dystonia):两个以上非相邻部位肌群受累;④偏身型(hemidystonia):半侧身体受累,多为继发性肌张力障碍,常为对侧半球、尤其是基底节损害所致;⑤全身型(generalized dystonia):下肢与其他任何节段型肌张力障碍的组合,如扭转痉挛。

肌张力障碍临床表现各异,但有以下特点:肌张力障碍时不自主运动速度可快可慢,可规律可不规律,但在肌肉收缩的顶峰状态有短时持续,呈现出一种奇异动作或特殊姿势;不自主运动易累及头颈部肌肉、躯干肌、肢体的旋前肌、指腕屈肌、趾伸肌和跖屈肌等;发作的间歇时间不定,但异常运动的方向及模式几乎不变,受累的肌群较为恒定,肌力不受影响;不自主运动在随意运动、疲劳及精神紧张时加重,休息睡眠时减轻或消失。一些随意动作可纠正异常姿势或缓解肌张力障碍,这些动作通常是涉及受累部位的简单运动,而不是对抗肌张力障碍的用力动作,称为缓解技巧或感觉诡计(sensory tricks)。

1. 扭转痉挛（torsion spasm） 指全身扭转性肌张力障碍（torsion dystonia），又称变形性肌张力障碍（dystonia musculorum deformans），临床上以四肢、躯干甚至全身的剧烈而不随意的扭转运动和姿势异常为特征。

各年龄均可发病，儿童期起病者多有阳性家族史，预后不良。成年起病者多为散发，大约20%的患者最终可发展为全身性肌张力障碍，预后较好。早期表现为一侧或双侧下肢的轻度运动障碍，足呈内翻跖屈，行走时足跟不能着地，随后躯干和四肢发生不自主的扭转运动。典型症状是以躯干为轴的扭转或螺旋样运动，常引起脊柱前凸、侧凸和骨盆倾斜。

常染色体显性遗传者的家族成员中，可有多个同病成员或有多种顿挫型局灶性症状，如眼睑痉挛、斜颈、书写痉挛、脊柱侧弯等症状，且多自上肢开始，可长期局限于起病部位，即使进展成全身型，症状亦较轻微。

2. Meige 综合征 1910年由法国医生 Henry Meige 首先描述，主要表现为眼睑痉挛（blepharospasm）和口-下颌肌张力障碍（oromandibular dystonia），可分为三型：①眼睑痉挛；②眼睑痉挛合并口-下颌肌张力障碍；③口-下颌肌张力障碍，前两种类型多见。

最常见的首发症状为眼睑痉挛，初期常表现为眼睑刺激感、眼干、畏光和瞬目频繁，后发展成不自主眼睑闭合及睁眼困难，痉挛可持续数秒至数分钟。多数为双眼，少数由单眼起病，渐及双眼，影响读书、行走、甚至导致功能性"失明"。眼睑痉挛常在精神紧张、强光照射、阅读、注视时加重，在讲话、唱歌、张口、咀嚼、笑时减轻，睡眠时消失。口-下颌受累者表现为不自主张口闭口、努嘴、缩唇、伸舌扭舌、呲牙、咬牙等。严重者可使下颌脱臼，牙齿磨损甚至脱落，撕裂牙龈，咬破舌和下唇，影响发声和吞咽。痉挛常由讲话、咀嚼触发，触摸下巴、压迫颏下部等可获减轻，睡眠时消失。

3. 痉挛性斜颈（spasmodic torticollis or cervical dystonia，CD） 多见于30~50岁，也可发生于儿童或老年人，男女比例为1∶2。表现为以胸锁乳突肌、斜方肌、头颈夹肌为主的头颈部肌群阵发性不自主收缩，引起头向一侧扭转或阵发性倾斜。早期表现为间歇性头向一侧转动、侧倾、前倾或后仰，后期头常固定于某一异常姿势。受累肌肉常有疼痛或肥大。手托下颌、面部或枕部时症状减轻（感觉诡计）。可伴震颤、脊柱侧弯、焦虑及抑郁情绪，痉挛也可同时累及其他部位或发展成为节段性肌张力障碍。

4. 手足徐动症（athetosis） 又称指划运动，是肢体远端为主的相对缓慢、连续、不规则的扭动样不自主运动。最常表现为手指的过伸，腕关节屈曲并内收，继之手指屈曲，腕关节剧烈屈曲并旋后，下肢受累时，足趾常自发地背屈，造成假性巴宾斯基征。应注意与扭转痉挛和舞蹈症相鉴别。

5. 书写痉挛（writer's cramp） 是一种职业性痉挛，指在执行书写、弹钢琴、打字等职业动作时手和前臂出现的肌张力障碍和异常姿势，属于局灶型肌张力障碍。患者书写时手臂僵硬，握笔不自如、写字变形，腕和手弯曲，肘部不自主地向外弓形抬起，而做与书写无关的其他动作时则为正常。

6. 多巴反应性肌张力障碍（dopa-responsive dystonia，DRD） 又称伴有明显昼间波动的遗传性肌张力障碍（hereditary progressive dystonia with marked diurnal fluctuation，HPD）或称 Segawas 病，由 Segawas（1976）首先报道。DRD 可由 *GCHI* 基因（AD 或 AR）、*TH* 基因（AR）、*SR* 基因（AR）及 *PTPS* 基因（AR）突变所致。主要发病机制是上述基因突变引起体内多巴胺合成通路上的酶缺乏，导致多巴胺合成障碍，出现帕金森综合征和肌张力障碍的临床表现。本病儿童期发病多见，女性多于男性，男女比为1∶（2~4）。缓慢起病，多以单肢远端肌张力障碍为首发症状，累及下肢时表现为步态异常，有时可仅表现学步晚，易摔倒；累及上肢时可出现掌指关节、指间关节的过屈或过伸，并因关节挛缩而出现畸形。发病10~15年后，可逐渐累及其他肢体，甚至头颈部及躯干。成人起病罕见，多为帕金森综合征表现。症状具有昼间波动或活动后加重现象，一般在早晨或午后症状轻微，运动后或晚间加重。对小剂量左旋多巴有戏剧性和持久性效果。

7. 发作性运动障碍（paroxysmal dyskinesias） 表现为突然出现且反复发作的运动障碍（可有

肌张力障碍型或舞蹈手足徐动症型),发作间期正常。Demirkiran(1995年)根据病因、诱发因素、临床症状、发作时间将发作性运动障碍分成4类:①发作性运动诱发性运动障碍(PKD,*DYT9*):突然从静止到运动或改变运动形式诱发;②发作性过度运动诱发性运动障碍(PED):在长时间运动后发生,如跑步、游泳等;③发作性非运动诱发性运动障碍(PNKD,*DYT8*):自发发生,或可因饮用酒、茶、咖啡或饥饿、疲劳等诱发;④睡眠诱发性发作性运动障碍(PHD):在睡眠中发生。

【诊断及鉴别诊断】 应首先明确是否为肌张力障碍,其次明确肌张力障碍类型,再寻找病因。

肌张力障碍需与器质性假性肌张力障碍及功能性肌张力障碍相鉴别。眼睑痉挛应与干眼症、眼部感染和眼睑下垂相鉴别;口-下颌肌张力障碍应与牙关紧闭或颞下颌关节病变鉴别;痉挛性斜颈应与颈椎骨关节畸形、外伤、疼痛、感染或眩晕所致强迫头位、先天性斜颈鉴别;手部肌张力障碍应与掌腱挛缩、扳机指、低钙血症等鉴别。

【辅助检查】 头颅CT或MRI(排除脑部器质性损害)、颈部MRI(排除脊髓病变所致颈部肌张力障碍)、血细胞涂片(排除神经-棘红细胞增多症)、代谢筛查(排除遗传性代谢疾病)、铜代谢测定及眼部裂隙灯检查(排除肝豆状核变性)。条件许可时,对患者及家属进行基因检测。

【治疗】 除部分获得性肌张力障碍外,大多数肌张力障碍尚无特效的治疗方法,主要采取对症治疗,以减少不自主运动、纠正异常姿势、减轻疼痛、提高生活质量。

1. 药物治疗

抗胆碱能药:苯海索,主要用于全身型和节段型肌张力障碍,对儿童和青少年患者更为适合,对急性肌张力障碍及迟发性肌张力障碍效果较好。

多巴胺能药物:左旋多巴,是多巴反应性肌张力障碍的首选治疗。

抗癫痫药:卡马西平、苯妥英钠,主要用于治疗发作性运动诱发性运动障碍。

苯二氮䓬类药物、巴氯芬、抗多巴胺能药物有一定的临床疗效,尚缺乏大规模临床对照研究证据。

2. A型肉毒毒素治疗 A型肉毒毒素注射是治疗颈部肌张力障碍、眼睑痉挛的一线治疗,对内收型喉部肌张力障碍、口-下颌肌张力障碍及书写痉挛也有效。肉毒毒素注射后一般3~14d起效,疗效持续3~6个月,长期治疗安全有效。

3. 手术治疗 内侧苍白球(GPi)或丘脑底核(STN)脑深部电刺激术(DBS)已广泛应用于多种肌张力障碍的治疗。GPi-DBS可用于口服药或肉毒毒素治疗效果欠佳的特发性或遗传性全身型和节段型肌张力障碍、颈部肌张力障碍及迟发性肌张力障碍。诊断明确的*DYT1*全身型或节段型肌张力障碍优先考虑GPi-DBS手术。

口服药或肉毒毒素治疗效果欠佳的单纯型(特发性或遗传性)颈部肌张力障碍还可以考虑选择性周围神经切断术。

4. 康复与支持治疗 佩戴墨镜、眼镜支架或颈托、采用局部制动治疗、感觉训练、重复经颅磁刺激(rTMS)等可一定程度缓解症状、改善运动功能。心理疏导,避免紧张焦虑情绪也能改善部分症状。

第八节　其他运动障碍性疾病

一、原发性震颤

原发性震颤(essential tremor,ET)又称特发性震颤,是以动作性震颤为特征的常见运动障碍性疾病,30%~70%患者有阳性家族史,呈常染色体显性遗传。ET的病因和发病机制尚未完全阐明。目前已鉴定了3个基因位点,分别位于3q13(*ETM1*)、2p22-25(*ETM2*)和6p23(*ETM3*)。

本病隐匿起病,缓慢进展,各年龄段均可发病,多见于40岁以上的中老年人,青少年是另一发病高峰。以双上肢4~12Hz的动作性震颤为主要特征,可累及下肢、头部、口面部或咽喉肌。还可伴发感觉障碍、精神症状、睡眠障碍等非运动症状。当伴随串联步态障碍、肌张力障碍性姿势、轻度记忆障碍等神经系统体征时,称为 ET 叠加。部分患者饮酒后震颤可暂时减轻,情绪激动或紧张、疲劳、寒冷等时震颤加重。

ET 的临床诊断需同时满足以下 3 点:①双上肢动作性震颤,伴或不伴其他部位的震颤(如下肢、头部、口面部或声音);②不伴有其他神经系统体征,如肌张力障碍、共济失调、帕金森综合征等;③病程超过 3 年。注意需与 PD、肝豆状核变性、脊髓小脑性共济失调、功能性震颤、甲亢等鉴别。

ET 的一线药物治疗为普萘洛尔、扑米酮,无法耐受普萘洛尔者可考虑阿罗洛尔。二线药物治疗包括苯二氮䓬类药物(阿普唑仑、氯硝西泮)、加巴喷丁、托吡酯、阿替洛尔及索他洛尔。药物均需从小剂量开始,渐增剂量。头部或声音震颤患者可选择 A 型肉毒毒素局部注射治疗。药物难治性震颤患者可考虑手术治疗,包括丘脑腹侧中间核(VIM)脑深部电刺激术(DBS)及磁共振成像引导下的聚焦超声(MRI gFUS)丘脑切开术。

二、抽动秽语综合征

抽动秽语综合征(multiple tics-coprolalia syndrome)又称 Tourette 综合征(Tourette syndrome,TS),是一种儿童青少年期发病的抽动障碍,以突然、快速、反复、非节律的运动和发声抽动为特征,常伴强迫障碍、注意力缺陷多动障碍、学习困难、抑郁、焦虑等精神症状。TS 的病因及发病机制尚未完全阐明。

本病多在 2~15 岁起病,男女比例为(3~4):1。临床特征是由表情肌、颈肌或上肢肌肉迅速、反复、不规则抽动起病,表现为挤眼、噘嘴、皱眉、摇头、仰颈、提肩等;随后症状加重,可出现肢体及躯干的暴发性不自主运动,如躯干扭转、投掷运动、踢腿等。抽动发作频繁,少则一日十几次,多则可达数百次。有 30%~40% 的患儿因咽喉部肌肉抽动而发出重复性暴发性无意义的单调怪声,似如犬吠声、清喉声、咳嗽声等,半数有秽亵言语。85% 的患儿有轻至中度行为异常,表现为注意力不集中、焦躁不安、强迫行为、秽亵行为或破坏行为。约半数患儿可同时伴注意力缺陷多动障碍(attention deficit hyperactivity disorder,ADHD)。抽动在精神紧张时加重,放松后减轻,入睡后消失。患儿的智力不受影响。神经系统检查除不自主运动外一般无其他阳性体征。

脑电图检查可表现为高幅慢波、棘波、棘慢综合波等,动态脑电图异常率可达 50%,但对诊断无特异性。PET 和 SPECT 检查可显示颞、额、基底节区糖代谢及脑灌注量降低。

本病诊断依据临床表现,诊断时需排除服用兴奋剂或其他疾病(如亨廷顿病或病毒性脑炎)所致。需与小舞蹈病和习惯性痉挛相鉴别。

TS 预后良好,药物治疗联合心理及行为干预疗法是治疗本病的有效措施。主要药物有氟哌啶醇、舒必利、硫必利或利培酮,应从小剂量开始,逐渐增加至有效剂量,症状控制后,逐渐减量,并维持一段时间(3 个月或更长),可使许多患儿恢复正常。对药物疗效欠佳的重度患者可考虑神经调控治疗,包括脑深部电刺激术(DBS)、经颅磁刺激(TMS)、迷走神经刺激(VNS)、生物反馈治疗、经颅微电流刺激(CES)可能有效。

三、迟发性运动障碍

迟发性运动障碍(tardive dyskinesia,TD)又称迟发性多动症,是由于长期接触多巴胺受体拮抗剂引起的持久、刻板重复的不自主运动,常见于长期(数月以上)应用抗精神病药(多巴胺受体拮抗剂)治疗的精神病患者,减量或停服后最易发生。TD 的病因与发病机制尚不明确,可能与抗精神病药物长期阻断纹状体多巴胺能受体后,受体超敏有关,也可能与神经元变性凋亡、氧化应激、遗传易感性、基底节 γ-氨基丁酸功能受损有关。

本病多发生于中老年患者,尤其女性,临床特征是节律性刻板重复的舞蹈-手足徐动样不自主运动,可见于口、颊、舌、躯干或四肢,也可有颈或腰部肌张力障碍。老年患者口-颊-舌运动障碍常见,而年轻患者肢体受累常见。不自主运动常在用药数月至数年后出现,症状大多不呈进行性加重,但可持久不愈,治疗困难。无用药史时与亨廷顿病不易鉴别。

本病重在预防,使用抗精神病药物应有明确指征,出现 TD 时,应减量或逐渐停用相应抗精神病药物。需继续治疗精神病的患者可用非经典抗精神病药氯氮平、奥氮平、喹硫平等替代经典抗精神病药。单胺囊泡转运体 2(VMAT2)抑制剂氘丁苯那嗪、丁苯那嗪、氯硝西泮和金刚烷胺也可作为治疗 TD 的选择。

思考题

1. 患者早期表现哪些症状你会考虑帕金森综合征,如何进一步区分究竟是原发性帕金森病还是继发性帕金森综合征或帕金森叠加综合征?

2. 患者有哪些临床表现将考虑影响到锥体外系统,可能是运动障碍性疾病。

（刘 军　张为西）

第十四章

癫痫

扫码获取
数字内容

- 癫痫的诊断,首先应明确是否为癫痫发作,随后明确其发作类型,最后区分其是否为特定的癫痫综合征。
- 癫痫发作间期遵循正确的药物治疗原则能有效预防和控制癫痫发作。
- 正确识别和处理癫痫持续状态及其并发症对于降低癫痫患者死亡率和致残率至关重要。

第一节 概 述

癫痫(epilepsy)是一种古老的疾病。有关癫痫的文字记载可以追溯到 4 000 多年前的《汉谟拉比法典》。中国在公元前 1700 年开始记录有关癫痫的内容。

【癫痫、癫痫发作及癫痫综合征的定义】 国际抗癫痫联盟认为,癫痫是一种以癫痫发作为突出表现的慢性脑部疾病。癫痫发作则是由不同病因所引起,脑部神经元高度同步化异常放电所导致的脑功能失调,这种功能失调具有发作性、短暂性、刻板性及重复性的特点。

由于起源神经元所在脑区不同、异常放电传播路径不同,这种脑功能失调所表现的症状和体征可以是感觉、运动、自主神经、意识、精神、记忆、认知或行为异常或兼而有之。

由特定病因所致,具有特征性临床和脑电图表现,和不同预后的癫痫称为癫痫综合征。

【流行病学】 世界卫生组织公布的癫痫患病率为 7‰,全球约有 5 000 万患者。

第二节 癫痫的病因及发病机制

国际抗癫痫联盟癫痫认为癫痫是一种慢性脑部疾病,因而许多疾病在急性期出现的痫样发作能随原发疾病的好转而消失,因而不再将其视为癫痫的病因。只有这种疾病引起了长期、反复的癫痫发作才将其视为癫痫的病因。癫痫都是有病因的,但限于对癫痫病因认识的局限性,有些病因人类已知,有些则在探索中。

【病因】 国际抗癫痫联盟将癫痫的病因归纳为六大类:结构性异常、感染、基因异常、代谢障碍、免疫功能异常和原因不明。病因分类也可重叠,比如某些癫痫既可归因于脑结构异常,其也是基因异常所致,比如皮质发育障碍和结节性硬化症。

1. 结构性异常

(1)皮质发育障碍:435 例中国难治性癫痫患者手术后脑组织病理显示局灶皮质发育不良者占 52.9%,其中 Palmini I 型病变最常见,多位于颞叶(60.1%)。Palmini II 型病变主要发生在额叶,发病年龄较低,提示皮质发育不良是耐药性癫痫最为常见的病因。

(2)肿瘤:肿瘤是癫痫最常见的病因之一。颅内肿瘤可直接引起癫痫发作,颅外肿瘤则可通过副肿瘤综合征或颅内转移导致癫痫。流行病学调查显示,4% 的癫痫患者系肿瘤所致。脑瘤患者中癫痫发病率为 35%,其中少突胶质细胞瘤中癫痫发生率为 92%,星形胶质细胞瘤和脑膜瘤发生率为 70%。副肿瘤综合征患者原发肿瘤多位于肺,其次为腹腔。

(3)头外伤:头伤后 1 周内出现的癫痫发作称为早发性癫痫,由于这种类型的痫性发作在头伤恢复后很少再发,现已不将其归于癫痫范畴。头伤后癫痫主要指头伤1周后出现的癫痫发作。流行病学调查显示头伤后癫痫的发病率为5%~7%。435例耐药性癫痫手术患者的病因调查发现头伤占22.8%。伴有脑挫裂伤、颅内血肿、颅骨骨折、头伤后遗忘>24h的重症颅脑损伤患者中癫痫发生率可超过10%。脑部手术也可导致癫痫的发生,临床报道多种颅内手术可能引起癫痫。婴幼儿的癫痫常与产伤有关。

（4）脑血管疾病:脑血管疾病引起的癫痫指脑血管病发病2周后出现的癫痫发作,此类癫痫在脑血管病进入恢复期后出现反复发作的机会>80%,是癫痫常见病因。癫痫患者中大约10%是由脑血管病所致。32%的老年性癫痫患者由脑卒中引起。随着脑卒中后生存期延长,癫痫的患病率也逐渐增加。

2. 颅内感染　颅内感染是癫痫常见病因。结核性脑膜炎、化脓性脑膜炎、病毒性脑炎、神经梅毒、中枢神经系统寄生虫感染都是继发性癫痫常见病因。癫痫发作也是颅内感染常见的临床表现。

引起癫痫发作的寄生虫感染在长江上游主要为脑型肺吸虫,长江中下游以血吸虫为主,我国北方以猪囊虫多见。近年来国内发现脑裂头蚴引起的癫痫发作也逐渐增加,需加以关注。

3. 基因突变　目前研究发现大多数与癫痫有关的基因异常都与离子通道有关,包括电压门控钠通道、钾通道、钙通道和氯离子通道,以及配体门控γ-氨基丁酸受体等。良性家族性新生儿惊厥的致病基因第一个被成功克隆,其由 *KCNQ2* 和 *KCNQ3* 基因突变所致。伴有热性惊厥的常染色体显性遗传家族性癫痫的发生可能与 *SCN1A*、*GABRQ2*、*STX1B* 基因突变有关;大田原综合征患儿中,常染色体显性遗传者可能与 *STXBP1*、*KCNQ2*、*KCNA2*、*GNAO1*、*SCN8A* 基因突变有关,常染色体隐性遗传者与 *AARS*、*BRAT1*、*CACNA2D2* 基因突变有关;早发性肌阵挛癫痫性脑病患者中,常染色体显性遗传者与 *SETBP1* 和 *SIK1* 基因突变有关,隐性遗传者则与 *SLC25A22* 基因突变有关;常染色体显性遗传夜间额叶癫痫的突变基因包括 *CHRNA4*、*CHRNB2* 和 *CHRNA2*。

4. 代谢性疾病　各种代谢性脑病也可引起癫痫发作。缺氧缺血性脑病中约6%的患者可发生癫痫。尿毒症性脑病中有1/3患者在其急性期或慢性肾衰竭时可出现癫痫发作,甲状旁腺功能低患者出现癫痫发作的比例可达30%~50%。能引起癫痫发作的代谢性疾病部分与基因突变有关,过氧化物酶病、维生素B_6缺乏性脑病、Alpers病、Lafora病、青少年Gaucher病、线粒体脑肌病等都可引起癫痫。

5. 免疫性疾病　系统性红斑狼疮、桥本脑病、自身免疫性边缘性脑炎、抗中性粒细胞胞质抗体相关血管炎都可引起癫痫发作,其中主要表现为全面强直-阵挛性发作、局灶性发作、失神发作,部分患者出现癫痫持续状态。

6. 不明原因　部分癫痫病因尚不明确。

【发病机制】　癫痫发病机制仍未完全阐明,但一些重要发病环节已为人类所知。

1. 离子通道异常　神经元高度同步化异常放电是产生癫痫的电生理基础,而异常放电的原因系离子异常跨膜运动所致,后者的发生则与离子通道结构和功能异常有关。调控离子通道的神经递质或调质异常也是引起离子通道功能异常的重要原因。离子通道蛋白和神经递质由基因编码,因而,相关基因异常与癫痫发生密切相关。

2. 异常网络重组　癫痫异常网络学说认为各种病因引起脑损伤及神经元坏死,坏死后病灶内残存的神经元、新生神经元及增生的胶质细胞将会形成新的神经网络。当这种异常网络有利于异常电活动形成并传播时就会导致癫痫的发生,而多次癫痫发作,都有可能引起新的神经元坏死,坏死区域残存神经元、新生神经元及胶质细胞又会形成新的网络,加剧癫痫的发生,形成导致癫痫反复发作的恶性循环。

3. 脑电图上痫样放电与临床发作　单个神经元异常放电并不足以引起临床上的癫痫发作。只有当这种异常神经元放电进入到局部神经网络中,受到网络内兴奋性神经元的增益、放大,并增加到一定程度,可通过脑电图记录到时,就表现为脑电图上的痫样放电。当电流增加到足以冲破脑部的抑制功能,或脑内对其抑制作用减弱时,就会引起临床上的癫痫发作。现有研究支持脑电图上的痫样放电是以兴奋性谷氨酸（glutamate，Glu）为代表的脑内兴奋功能增强的结果，临床上的癫痫发作除兴奋功能增强外，还与 γ-氨基丁酸（gamma aminobutyric acid，GABA）为代表的脑内抑制功能绝对或相对减弱有关。

4. 不同类型癫痫发作的可能机制　痫样放电被局限在一侧脑部网络内，临床上就表现为局灶性起源发作；痫样放电在双侧脑部网络内扩布则出现全面性起源癫痫；异常放电在边缘系统扩散，可引起传统分类中的复杂部分性发作；放电传递到丘脑神经元则可被抑制，可出现失神发作。

第三节　癫痫的分类

癫痫发作类型很多，合理的分类能帮助医务人员归纳不同类型癫痫的特征。国际抗癫痫联盟最为重要的任务之一就是制订国际公认的分类方法，并不断更新。

癫痫分类非常复杂，通常情况下分别对癫痫发作类型和癫痫综合征进行分类。癫痫发作类型分类的依据是发作时的临床表现和脑电图特征，癫痫综合征的分类则是将癫痫的病因、发病机制、临床表现、疾病演变过程、治疗效果等结合在一起进行分类。目前临床上广泛应用的发作类型分类是国际抗癫痫联盟 1981 年的分类（图 14-1），最新的是 2017 年的分类（图 14-2），癫痫综合征的分类则是 1989 年的分类。

图 14-1　癫痫发作国际分类（1981 年）

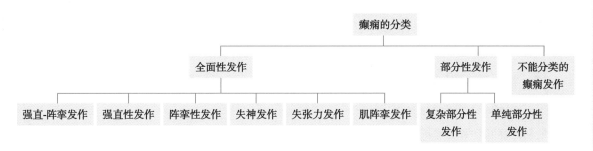

图 14-2　2017 年癫痫发作国际分类

【癫痫发作分类】 2017年国际抗癫痫联盟提出了新的癫痫发作的分类(图14-2),该分类的最大特点是按发作的起源将癫痫发作分局灶性起源、全面性起源、起源不明三大类。然后按临床表现再分成有明显运动症状的发作和无明显运动症状的发作。

【癫痫综合征分类】 各种不同的分类仅仅是人类认识和归纳疾病的不同方法,其并没有改变癫痫发作或癫痫综合征的特征,详见本章第四节。

第四节 癫痫发作的临床表现

一、癫痫发作的特征

人类癫痫有两个特征,即脑电图上的痫样放电和癫痫的临床发作。而癫痫的临床发作又有两个主要特征:①共性:是所有癫痫发作都有的共同特征,即发作性、短暂性、重复性、刻板性。发作性指癫痫突然发生,持续一段时间后迅速恢复,间歇期正常;短暂性指患者发作持续的时间都非常短,数秒、数分钟,除癫痫持续状态外,很少超过5~15min;重复性指癫痫都有反复发作的特征,仅发作一次不宜轻易地诊断为癫痫;刻板性指除了某些特殊癫痫综合征之外,对某一患者而言,多次发作的临床表现几乎一致。②个性:即不同类型癫痫发作所具有的特征,是一种类型的癫痫发作区别于另一种类型的主要依据,也是与非痫性发作鉴别的依据。如全身强直-阵挛性发作的特征是意识丧失、全身强直性收缩后有阵挛的序列活动;失神发作的特征是突然发生、迅速终止的意识丧失;自动症的特征是伴有意识障碍的,看似有目的,实际无目的的行动,发作后遗忘是自动症的重要特征。

二、癫痫发作的临床表现

(一)全面性起源的癫痫发作

最初的症状学和脑电图表现提示发作起源于双侧脑部,且在双侧脑部内扩布者称为全面性起源的癫痫发作。按发作初始是否存在明显运动症状,又将其分为运动性和非运动性两类。这种类型的发作多在发作初期就有意识丧失。除癫痫发作的共性外,不同类型发作有如下临床表现。

1. 有明显运动症状的癫痫发作(运动性) 运动性癫痫发作的运动症状主要表现为强直、阵挛、强直-阵挛、抽搐及惊厥。骨骼肌持续性收缩称为强直,骨骼肌间断性收缩称为阵挛,骨骼肌交替性收缩则称为抽搐,而全身骨骼肌强直性收缩称为惊厥。负性肌阵挛及失张力发作则是特殊的运动现象。

(1)全面强直-阵挛性发作:意识丧失、双侧肢体强直然后紧跟有阵挛的序列活动是其主要临床特征。可由局灶性起源发作演变而来,也可一发作即表现为全身强直-阵挛。

患者早期出现意识丧失,跌倒,随后的发作分为三期:①强直期:表现为全身骨骼肌持续性收缩,提上睑肌收缩出现眼睑上牵,眼肌收缩出现眼球上翻或凝视,咀嚼肌收缩出现口强张,随后猛烈闭合,可咬伤舌头;喉肌收缩使声门变小,随后的呼吸肌强直性收缩使气流强行通过狭窄的声门致患者发出尖叫;咽肌的收缩使唾液不能吞入胃中而滞留于口中,咀嚼肌的收缩将其排到口腔外,出现口吐白沫;颈部和躯干肌肉的强直性收缩使颈和躯干先屈曲,后反张;上肢由上举旋后转变为内收旋前,下肢先屈曲后猛烈伸直,持续10~20s后进入阵挛期。②阵挛期:患者从强直转成阵挛,每次阵挛后都有一短暂间歇,阵挛频率逐渐变慢,间歇期延长。在最后一次剧烈阵挛后,发作停止,进入发作后期。以上两期均伴有呼吸停止、血压升高、瞳孔扩大、唾液分泌增多。③发作后期:此期尚有轻微短暂阵挛,可引起牙关紧闭和大小便失禁。呼吸首先恢复,随后瞳孔、血压、心率渐至正常。患者肌张力降低,意识逐渐恢复。从发作到意识恢复需1~5min。醒后患者常感头痛、全身酸痛、嗜睡,部分患者有意识模糊,此时强行约束患者可能发生伤人或自伤。

(2)强直发作和阵挛发作:如果上述发作中只有强直或阵挛则分别称为强直或阵挛性发作。

(3)肌阵挛(myoclonus)发作:肌阵挛是一种突发、短暂、触电样的,由于肌肉收缩或运动抑制产生的不自主运动,前者称为正性肌阵挛,后者称为负性肌阵挛。正性肌阵挛表现为快速、短暂、触电样肌肉收缩,可遍及全身,也可限于某个肌群,常成簇发生;负性肌阵挛指持续 500ms 以下的强直性肌肉活动的中止,其前没有肌阵挛的证据。

(4)失张力发作:表现为肌张力突然丧失,可致患者跌倒。局限性肌张力丧失可仅引起患者头或肢体下垂。

2. 无明显运动表现的癫痫发作(非运动性) 称为失神发作(absence seizure),突然发生和迅速终止的意识丧失是本型发作的特征。典型表现为活动突然停止,发呆、呼之不应、手中物体落地,部分患者可机械重复原有的简单动作,每次发作持续数秒钟,每天可发作数十、上百次。发作后立即清醒,无明显不适,可继续先前的活动,醒后不能回忆。

不典型失神发作(atypical absences)的起始和终止均较典型失神缓慢,除意识丧失外,常伴肌张力降低,偶有肌阵挛。

(二)局灶性起源的癫痫发作

电生理或临床表现提示异常放电起源于局部脑组织。这种类型的发作又分为有意识障碍和意识清楚两种类型,按照发作初始是否存在明显运动症状,又分为运动性和非运动性两类。在国际抗癫痫联盟 2017 年分类中将局灶性起源扩展到全面性发作也归入此类,这是神经元异常放电从局部扩展到双侧脑部时所致。

1. 意识清楚的癫痫发作 除具有癫痫发作的共性外,发作时意识始终存在,发作后能复述发作的生动细节是这种发作类型的主要特征。

(1)有明显运动症状的癫痫发作:有多种发作类型,其中主要的类型包括强直、阵挛、肌阵挛发作、失张力发作、过度运动性发作,临床表现与全面性起源癫痫发作中相应类型相同,但通常累及一侧肢体或身体局部。过度运动性发作通常表现为多动性活动包括剧烈的摆动或蹬腿运动。局灶性运动性发作可存在以下特殊表现:①表现为身体的某一局部发生不自主运动,这种运动可表现为强直,也可表现为阵挛,少部分表现为局部的抽搐。多见于一侧眼睑、口角、手或足趾,也可涉及一侧面部或肢体。严重者发作后可留下短暂性肢体瘫痪,称为 Todd 麻痹。②异常运动从局部开始,沿皮质功能区移动,如从手指—腕部—前臂—肘—肩—口角—面部逐渐发展,称为 Jackson 发作。③旋转性发作表现为双眼突然向一侧偏斜,继之头部不自主同向转动,伴有身体的扭转,但很少超过 180°,部分患者过度的旋转可引起跌倒,出现继发性全身性发作。如一患者表现为短暂的左侧肢体僵硬,但意识清楚且对外界有反应,则诊断为局灶性意识清楚强直发作。

(2)无明显运动症状的癫痫发作:这种类型的癫痫发作主要有以下几种类型:①感觉性发作:表现为一侧面部、肢体或躯干的麻木,刺痛;眩晕性发作表现为坠落感、漂动感或水平/垂直运动感;偶尔可出现本体感觉或空间知觉障碍性发作,出现虚幻的肢体运动感。特殊感觉性发作则出现味、嗅、听、视幻觉,包括视物变形、变大、变小,声音变强或变弱等。例如一患者表现为发作性左上肢刺痛感,同时右侧颞叶局灶性尖慢波,发作时意识保留,则诊断为局灶性意识清楚感觉性发作。②自主神经性发作:表现为上腹不适、恶心、呕吐、面色苍白、出汗、竖毛、瞳孔散大等。如一患者发作时意识清楚,表现为恶心腹痛,脑电图在发作期记录到癫痫样波,则诊断为局灶性意识清楚自主神经性发作。③情绪性发作:表现为没有主观情感的情绪异常,包括恐惧、忧郁、焦虑、喜悦、愤怒、悲伤等,临床上见到的痴笑发作和哭泣发作属于此类。

2. 有意识受损的癫痫发作 包括认知发作、行为终止、自动症,与传统的复杂部分性发作相似,其主要特征是有意识障碍,发作时患者对外界环境有一定的适应性和协调性,但发作后不能或部分不能回忆发作的细节。

自动症(automatism):意识障碍和看起来有目的、但实际上没有目的的发作性行为异常是自动症的主要特征。部分患者发作前有感觉和运动先兆,随后出现一些看起来有目的,但实际上无目的的活动,如反复咂嘴、噘嘴、咀嚼、舔舌、磨牙或吞咽(口消化道自动症)或反复搓手、抚面,不断地穿衣、脱

NOTES

衣、解衣扣、摸索衣裳(手足自动症),也可表现为游走、奔跑、无目的的开关门、乘车上船;还可出现自言自语、叫喊、唱歌(语言性自动症)或机械重复原来的动作。发作后患者意识模糊,常有头昏,不能回忆发作中的情况。

3. 局灶性进展为双侧强直-阵挛性发作　先出现上述局灶性发作,随后出现全面性双侧强直-阵挛性发作。

(三) 不明起源的癫痫发作

病史、脑电图及影像学检查均无法明确癫痫起源的发作归为此类。此类癫痫发作分为运动性、非运动性以及不能归类(unclassified)的癫痫发作。如一患者仅描述发作时意识不清伴肢体抖动,未能提供进一步信息,头颅 MRI 及脑电图均无阳性发现,则归类为不明起源不能归类的发作。

三、癫痫综合征的临床表现

(一) 与部位有关的癫痫

1. 与年龄有关的特发性癫痫

(1) 具有中央-颞部棘波的自限性儿童癫痫:是最常见的自限性局灶性癫痫综合征,约占所有儿童癫痫的 6%~7%。90% 的患者在 4~10 岁期间发病,高峰在 7 岁左右,5%~15% 有热性惊厥史。主要表现为局灶性癫痫发作和/或夜间双侧强直阵挛发作,每次持续 2~3min,大多数儿童一生中癫痫发作少于 10 次。通常在 13 岁前消失,偶尔会持续到 18 岁。脑电图在中央-颞区可见一侧或双侧的局灶性棘波。通常对抗癫痫药物反应良好。

(2) 具枕区放电的自限性儿童癫痫:好发年龄 1~14 岁。发作始以视觉症状,随之出现眼肌阵挛、偏侧阵挛,也可合并全身强直-阵挛性发作及自动症。

(3) 原发性阅读性癫痫:由阅读引起,没有自发性发作的癫痫综合征。临床表现为阅读时出现下颌阵挛,常伴有手臂的痉挛,如继续阅读则会出现全身强直-阵挛性发作。

2. 症状性癫痫

(1) 颞叶癫痫(temporal lobe epilepsy,TLE):起于颞叶,可为局灶性起源或局灶性继发全身性发作。40% 以上有热性惊厥史。

(2) 额叶癫痫:与颞叶癫痫一样,也可表现为局灶性起源发作,常继发性全面性发作。丛集性出现,每次发作时间短暂,刻板性突出,强直或姿势性发作及下肢双侧复杂的运动性自动症明显,易出现癫痫持续状态。

(3) 枕叶癫痫:主要为伴有视觉症状的局灶性发作,可有或无继发性全面性发作。

(4) 顶叶癫痫:主要表现为感觉刺激症状,偶有烧灼样疼痛感。

(5) 持续性部分性癫痫:表现为持续数小时、数天,甚至数年的,仅影响身体某部分的节律性肌阵挛。

(6) 有特殊诱导模式的症状性癫痫:本体感觉引起的癫痫是指由被动或主动运动引起的癫痫发作,主要表现为由肢体主动或被动活动所引起短暂性强直或局灶性发作,通常出现在有大脑损伤或运动障碍的患者中;伴或不伴失神的眼肌阵挛性发作最常见的诱发因素是在持续光线存在条件下自觉或不自觉或反射性的闭眼,间歇性闪光刺激在睁或闭眼时也可引起癫痫发作,表现为失神和眼肌痉挛。

3. 隐源性　从癫痫发作类型、临床特征、常见部位推测其是继发性,但病因不明。

(二) 全面性癫痫和癫痫综合征

1. 与年龄有关的特发性癫痫

(1) 自限性新生儿家族性惊厥:常染色体显性遗传,出生后 2~3d 发病,表现为阵挛或呼吸暂停。

(2) 自限性新生儿惊厥:通常出现在出生后的第 2~7 天。典型表现是面部或四肢的局灶性阵挛和强直,持续几分钟。1/3 患儿发作时出现呼吸暂停和发绀存在,两次发作之间新生儿正常。

（3）自限性婴儿肌阵挛性癫痫：1~2岁发病，有癫痫家族史。表现为发作性、短暂性、全身性肌阵挛。

（4）儿童期失神癫痫：6~7岁起病，女性为多，与遗传因素关系密切。表现为频繁的典型失神，1天多次。

（5）青少年期失神癫痫：青春早期发病，男女间无明显差异。发作频率少于儿童期失神癫痫，80%以上出现全身强直-阵挛发作。

（6）青少年肌阵挛性癫痫：好发于8~18岁，表现为肢体的阵挛性抽动，多合并全身强直-阵挛发作和失神发作。

（7）觉醒时全身强直-阵挛性癫痫：好发于11~20岁。清晨醒来或傍晚休息时发病。表现为全身强直-阵挛性发作，可伴有失神或肌阵挛发作。

（8）其他全身性特发性癫痫。

（9）特殊活动诱导的癫痫。

2. 隐源性或症状性　推测其是症状性，但病史及现有的检测手段未能发现致病原因称隐源性。

（1）West综合征：又称婴儿痉挛症，出生后1年内发病，男孩多见。波及头、颈、躯干或全身的频繁痉挛发作、精神发育迟滞和脑电图上高幅失律构成本征特征性的三联征。

（2）Lennox-Gastaut综合征：好发于1~8岁，少数出现在青春期。强直性发作、失张力发作、肌阵挛发作、非典型失神发作和全身强直-阵挛性发作等多种发作类型并存、精神发育迟缓、脑电图上慢棘-慢波（1~2.5Hz）和睡眠中10Hz的快节律是本征的三大特征，易出现癫痫持续状态。

（3）具肌阵挛-失张力发作性癫痫：2~5岁发病，首次发作多为全身强直-阵挛性发作，持续数月的全身强直-阵挛性发作后，出现所谓的"小运动性发作"，它由肌阵挛发作、失神发作、每日发作数次的跌倒发作组成，持续1~3年。脑电图早期表现为4~7Hz的慢波节律，以后出现规则或不规则、双侧同步的2~3Hz棘-慢波及/或多棘-慢波。

（4）有肌阵挛失神发作的癫痫：特征性表现为失神伴双侧节律性阵挛性跳动。脑电图上可见到双侧同步对称、节律性的3Hz棘-慢波，类似失神发作。

3. 症状性或继发性癫痫　由感染、外伤或代谢异常等因素所致。

（三）不能确定为局灶性或全身性的癫痫或癫痫综合征

1. 有全身性和局灶性发作的癫痫。

2. 新生儿癫痫。

3. 婴儿重症肌阵挛性癫痫　也称为Dravet综合征。出生后1年内发病，初期表现为在没有先兆的情况下出现全身或单侧的阵挛，常伴意识障碍。癫痫发作可包含多种形式，包括局灶性运动性发作、全面性强直-阵挛发作、肌阵挛发作、不典型失神发作等。患儿有精神运动发育迟缓和其他神经功能缺损。

4. 慢波睡眠中伴有连续性棘-慢波的癫痫　本病是一种儿童期癫痫性脑病，主要表现为癫痫发作、认知退化和非快速眼动睡眠期间有近乎连续的脑电图上痫样放电，患者的平均年龄为6.9岁。

5. Landau-Kleffner综合征　也称获得性癫痫性失语。发病年龄3~8岁，男多于女，隐袭起病，进行性发展，病程中可有自发缓解和加重。最常见的表现是语言听觉性失认。

6. 其他不能确定的发作。

（四）特殊综合征

包括与位置有关的发作、热性惊厥、孤立的发作或癫痫持续状态等。

四、难治性和耐药性癫痫

难治性癫痫有不同的定义。广义的难治性癫痫指用目前所有的治疗方法"仍不能阻止其继续发作的癫痫"或"与治疗前比较发作没有明显减少的癫痫"。这种治疗包括药物、手术、迷走神经刺激术等。狭义的难治性癫痫指耐药性癫痫。

广义的耐药性癫痫指用目前的抗癫痫药不能完全控制其发作的癫痫。它是一种动态的概念,随着新的抗癫痫发作药问世,取得疗效的癫痫将不再称为耐药性癫痫。狭义的耐药性癫痫指2种及以上抗癫痫药,无论单用还是联合应用、在适当剂量下仍不能完全控制其发作的癫痫。为了反映其用药后再控制的易难程度,主张对其进行分级管理。

五、癫痫的脑电图表现

脑电图(electroencephalography)上的痫性放电是人类癫痫的另一个特征,也是诊断癫痫的重要佐证。理论上讲,任何一种癫痫发作都能用脑电图记录到发作或发作间期的痫样放电,但实际工作中由于设备、技术和操作上的局限性,常规头皮脑电图仅能记录到约半数患者的痫性放电,采用过度换气、闪光刺激等诱导方法还可进一步提高脑电图的阳性率,但仍有部分癫痫患者尽管多次进行脑电检查却始终正常,部分正常人中偶尔也可记录到痫样放电。因此,不能单纯依据脑电活动的异常或正常来确定或否定癫痫的诊断。

癫痫脑电图的典型表现是棘波、尖波、棘-慢或尖-慢复合波。不同类型的癫痫,脑电图上有不同表现,可辅助进行癫痫发作类型的确定。失神发作的脑电图典型表现为3Hz的棘-慢波;West综合征表现为无规律性的高幅慢波,混有少量的棘波;局灶性痫样放电多提示系局灶性起源的癫痫发作;广泛性痫样放电则多为全面性起源的癫痫发作。

第五节 癫痫的诊断及鉴别诊断

国际抗癫痫联盟提出癫痫的诊断需遵循以下原则:首先明确是否为癫痫发作,随后明确其发作类型,最后区分其是否为特定的癫痫综合征,同时还要考虑可能的病因和共病。

一、首先确定是否是癫痫发作

人类癫痫有两个特征,即脑电图上的痫样放电和癫痫的临床发作,而病史是诊断癫痫的主要依据,需要通过病史了解:①发作是否具有癫痫发作的共性;②发作表现是否具有不同发作类型的特征;如全身强直-阵挛性发作的特征是意识丧失、全身抽搐,如仅有全身抽搐而无意识丧失则需考虑假性发作或低钙性抽搐,不支持癫痫的诊断。脑电图上的痫样放电也是癫痫重要的诊断佐证,同时尚需除外其他非癫痫性发作性疾病。

1. 心因性发作(psychogenic seizure) 也称为假性发作,是一种非癫痫性的发作性疾病,是由心理因素而非脑电紊乱引起的脑部功能异常。癫痫患者发作时常出现的感觉、运动、情感症状在心因性发作中都能见到,需仔细鉴别。

发作时脑电图上无相应的痫性放电和抗癫痫药治疗无效是其与癫痫鉴别的关键。心因性发作无阵发性和刻板性,运动表现为非典型癫痫样抽动。但应注意,10%心因性发作的患者可同时存在真正的癫痫,10%~20%癫痫患者中伴有心因性发作。

2. 晕厥 为弥漫性脑部短暂性缺血、缺氧所致。常有意识丧失、跌倒,出现肢体的强直或阵挛时称为惊厥性晕厥,需与全身强直-阵挛性癫痫发作鉴别。晕厥患者常由焦虑、疼痛、见血、过分寒冷诱导的发作,可伴有面色苍白、大汗。除此之外还需注意:①晕厥与癫痫强直-阵挛性发作的区别主要是前者系脑供血不足所引起的短暂性、弥漫性缺血,因而其"缺失"症状多于刺激症状,肢体的无力、肌张力低下较强直、阵挛多见;②晕厥发生比癫痫慢,发作后的恢复比癫痫快,发作后的头痛、全身乏力、嗜睡比癫痫轻,意识模糊持续的时间比癫痫短,而癫痫发作常有明显的发作后状态;③原发疾病的存在也有利于晕厥的诊断,如心源性晕厥患者有心律失常等心脏疾病的体征,低血糖引起的晕厥可找到低血糖证据;④晕厥患者的脑电图多数正常或仅有慢波,而癫痫患者脑电图可见到棘波、尖波、棘-慢或尖-慢波等。

3. 高血压性脑病 不同程度的意识障碍,剧烈头痛、恶心呕吐及惊厥是高血压性脑病三个主要的全脑症状,随血压降低而症状逐渐消失是与癫痫性惊厥鉴别的重要依据。

4. 过度换气综合征 过度换气综合征是一种主要由心理因素所致,不恰当过度呼吸诱发,临床上表现为各种发作性躯体症状。流行病学调查发现女性发病率是男性的 2~3 倍,儿童和青少年发病率约为成年患者的 40%。许多患者伴有慢性焦虑症。

过度换气综合征引起的发作性精神症状、短暂的意识丧失和四肢抽动需分别与癫痫的自动症、失神发作及全面性发作鉴别。患者的症状能通过过度换气复制是鉴别的主要依据,发作间期或发作期脑电图无痫样放电,发作时血气分析显示呼吸性碱中毒也是重要的鉴别点。

5. 其他 表现为惊厥的癫痫还需与低钙性抽搐、头伤后非痫性发作、子痫等鉴别;夜间的癫痫发作需与发作性睡眠障碍,包括梦游、夜惊、睡眠中周期性腿动、快速眼动睡眠紊乱等鉴别。

二、明确癫痫发作的类型

癫痫发作类型是一种由独特病理生理机制和解剖基础所决定的发作性事件,是一个具有病因、治疗和预后含义的诊断。不同类型的癫痫发作需用不同方法进行治疗,发作类型诊断错误,可能导致药物治疗的失败。如将失神发作诊断成局灶起源的自动症选用卡马西平治疗就可能加重病情,其诊断的主要依据是前述癫痫发作的"个性"。

三、明确是否是特定癫痫综合征

癫痫综合征则是由一组体征和症状组成的特定癫痫现象,它所涉及的不仅仅是发作类型,还包含着其特殊的病因、病理、预后、转归,选药上也与其他癫痫不同,需仔细鉴别。

四、确定癫痫的病因

对于继发性癫痫,需积极明确癫痫的病因,可考虑进行头颅 CT、磁共振、同位素扫描或脑血管造影等检查。由于磁共振较 CT 更敏感,更加推荐头颅磁共振检查。

五、癫痫的共病

共病是指患者同时存在非因果关联的两种或两种以上疾病,并达到各自的诊断标准,且同时存在的概率远高于普通人群,称为共病。由于多种疾病同时存在,提示其可能享有共同的发病机制。癫痫的共病是最近几年国际抗癫痫联盟提出的观点,指出癫痫患者可能合并出现不同程度的学习、心理、运动功能、睡眠和行为等方面问题,目前尚无专家和国际共识,许多观念正在实践中。

第六节 癫痫的治疗及预后

目前癫痫的治疗主要是抗癫痫发作而不是抗癫痫形成。

一、治疗目标

抗癫痫发作治疗的目标应该是完全控制癫痫发作,没有或只有轻微的副作用,且尽可能少地影响患者的生活质量。

二、药物治疗

分成发作期和发作间期治疗两部分,前者治疗目的是控制癫痫发作,后者则是预防癫痫发作。

(一)癫痫发作间期的治疗

药物治疗目前仍是控制癫痫发作最为重要的手段,在长期的抗癫痫发作药物使用中,癫痫学界逐渐形成了一个得到广泛认同的基本原则,遵循这种原则,抗癫痫发作的药物治疗取得了较好的疗效,需要遵守以下原则。

1. **选择正确用药的时机**　癫痫患者约有 25% 的自发性缓解,所以传统认为癫痫首次发作不需用药,第 2 次发作以后才开始用药。但自从国际抗癫痫联盟提出癫痫新定义以来,考虑到癫痫不仅是一种慢性脑部疾病,而且可能是一种潜在的致死性疾病,其死亡率是普通人群的 2~3 倍,因而目前学者们主张癫痫诊断一旦明确,除一些良性的癫痫综合征以外,都应该立即开始治疗。发作次数稀少者,如半年以上发作一次者,可在告知抗癫痫发作药物可能的副作用和不治疗的可能后果情况下,根据患者及家属的意愿,酌情选择用或不用抗癫痫药。首次发作后就开始治疗或等待第二次发作后再开始治疗并不影响患者以后的治疗效果。

2. **如何选药**　临床上常将抗癫痫发作药按上市时间分为两类,丙戊酸及以前上市的药物称为传统抗癫痫发作药,以后上市的称为新型抗癫痫发作药。近年来的临床实践发现传统和新抗癫痫发作药物间总的疗效并没有明显差异,但新抗癫痫药总体安全性更好一些。

抗癫痫发作药物的选择需依据癫痫发作类型、病因、药物性质、药物副作用、药物来源、价格、患者年龄、性别等多因素来决定。其中最主要的依据是癫痫发作类型。一般情况下可参考表 14-1 选药。若选药不当,不仅治疗无效,甚至可能加重癫痫发作(表 14-2)。对于特殊癫痫综合征的选药,West 综合征治疗选用促肾上腺皮质激素(ACTH)、泼尼松,Lennox-Gastaut 综合征可选用托吡酯、丙戊酸、拉莫三嗪。由于抗癫痫药往往需要较长时间用药,因此所选择的药物需有稳定的来源。

表 14-1　根据癫痫发作类型选择抗癫痫药

发作类型	传统抗癫痫药	新抗癫痫药
局灶性起源发作和局灶性进展为双侧强直-阵挛性发作	卡马西平、丙戊酸、苯妥英钠、苯巴比妥	左乙拉西坦、拉莫三嗪、托吡酯、奥卡西平
全面强直-阵挛性发作	丙戊酸、卡马西平、苯妥英钠	托吡酯、拉莫三嗪、奥卡西平、加巴喷丁,左乙拉西坦
强直性发作	丙戊酸,苯妥英钠	托吡酯、拉莫三嗪、唑尼沙胺、左乙拉西坦
阵挛性发作	丙戊酸,卡马西平	左乙拉西坦、托吡酯、拉莫三嗪、奥卡西平
典型失神和非典型失神发作	丙戊酸、乙琥胺、氯硝西泮	拉莫三嗪
肌阵挛性发作	丙戊酸、氯硝西泮	左乙拉西坦、托吡酯

表 14-2　已报道能增加痫性发作的抗癫痫药

抗癫痫药	增加的痫性发作类型
卡马西平、苯巴比妥、苯妥英钠、氨己烯酸、加巴喷丁	失神发作
卡马西平、氨己烯酸、加巴喷丁、拉莫三嗪	肌阵挛性发作
氨己烯酸	自动症

3. **如何决定药物的剂量**　从小剂量开始,逐渐增加,以达到既能有效控制发作,又没有明显副作用为止。如不能达此目的,宁可满足部分控制,也不要出现明显副作用。在有条件的单位可进行血药浓度监测以指导用药,可减少用药过程中的盲目性。

4. **妊娠患者的选药**　早期妊娠暴露于丙戊酸后发生重大畸形的风险发生率最高,且呈剂量依赖性;苯巴比妥、苯妥英钠和托吡酯相对于其他抗癫痫药物而言,风险更高,而常规剂量下的拉莫三嗪、

NOTES

左乙拉西坦、奥卡西平、唑尼沙胺和加巴喷丁导致严重畸形的绝对风险较普通人群增加 2%~3%。根据现有的研究结果,学者们认为妊娠期患者的用药,如不存在其他禁忌,可遵循以下顺序选药:拉莫三嗪,左乙拉西坦,奥卡西平,卡马西平。致畸风险从大到小依次为:丙戊酸>托吡酯>苯妥钠>苯巴比妥>其他药物。

5. 单用或联合用药　单一药物治疗是应遵守的基本原则。在首种抗癫痫药物治疗失败后继续单用还是联合用药,学界并无定论,目前的观点认为两者间并无明显差别,若第二种单药治疗失败后则应考虑判断为耐药性癫痫,进行联合治疗。联合用药时应注意:①不能将药理作用相同的药物合用,如扑米酮进入体内后可代谢成苯巴比妥,故不能将两药合用;②尽量避开有相同副作用药物的合用,如苯妥英钠可通过坏死性脉管炎导致肝肾功能损伤,丙戊酸可引起特异性肝坏死,因而在对有肝功能损伤的患者联合用药时需警惕;③不能将多种药物随意联合作广谱抗癫痫药使用;④合并用药时要注意药物的相互作用,如一种药物的肝酶诱导作用可加速另一种药物的代谢,药物与蛋白的竞争性结合也会改变另一种药物的游离血药浓度(表 14-3)。

6. 如何服药　根据药物的性质可将日剂量分次服用。半衰期长者 1~2 次/d,如苯妥英钠、苯巴比妥、左乙拉西坦等,半衰期短则 3 次/d 服用。由于多数抗癫痫药为碱性,因而饭后服药可减轻胃肠道反应。

7. 如何观察副作用　大多数抗癫痫药都有不同程度的副作用,因而除常规体检、用药前查肝肾功能、血尿常规外,用药后的首月还需复查血尿常规和肝肾功能,以后则需按药物的不同副作用不定期、有目的地检查相应器官功能,至少持续半年。有条件的单位还可根据需要,检查与药物代谢相关的基因,如人类白细胞抗原 HLA-B*1502 等位基因等以提高临床用药的安全性。

8. 何时终止治疗　与癫痫病因、发作类型、癫痫综合征类型、治疗时间以及治疗后脑电图情况等多种因素有关。发作停止的时间仍是目前判断是否减量或停药的重要指标。一般说来,全面性强直-阵挛性发作、强直性发作、阵挛性发作完全控制 4~5 年后,失神发作停止半年后可考虑停药。但停药前应有一个缓慢减量的过程,尽管有争论,但一般情况下这个时期一般不应少于 1 年。有自动症的患者可能需要长期服药。青少年肌阵挛性癫痫停药后复发率高,Lennox-Gastaut 综合征预后欠佳,均需长期用药。良性儿童癫痫伴中央颞区棘波患儿治疗效果好,停药后不易复发。经过数年治疗后复查脑电图,若仍异常则停药后复发风险较高。

(二) 耐药性癫痫的治疗

耐药性癫痫最为突出的特征就是对一线抗癫痫药耐药,因而用传统的治疗方法往往难以奏效,对这种癫痫的治疗应更多的选用多种药物的联合应用或使用新抗癫痫药,如仍无效则要考虑外科手术治疗或神经调控治疗,部分患者也可考虑生酮饮食、中医治疗、辅助药物治疗、物理疗法等,同时需积极处理癫痫患者可能出现的并发症和药物副作用。

1. 合理的多药治疗　抗癫痫发作药物应用的基本原则是单药治疗,主张只选用一种合适的药物用于癫痫患者,但由于耐药性癫痫是对常用抗癫痫药耐药的顽固性癫痫,单一药物治疗很难奏效,因而合理的多药治疗是适宜的。实践证明,合理的多药治疗可使 50% 以上耐药性癫痫患者的发作明显减少。

多药联合治疗并不是随意地将多种药物合用,而应该遵循一定原则,可参见治疗原则中联合用药原则,具体组合方式可见表 14-4。由于新型抗癫痫药物大多数进行过严格的随机双盲对照试验,因而新型抗癫痫药物联合其他抗癫痫药物的应用可能更合理。

2. 新抗癫痫药　新抗癫痫药上市几乎都是针对耐药性癫痫的,也是治疗耐药性癫痫的主要药物。

(1)托吡酯:一种单糖磺基衍生物。研究发现托吡酯可使 60% 左右耐药性癫痫患者的发作频率减少 50% 以上。成人初始量为 25mg/d,儿童 0.5mg/(kg·d),口服,1 次/晚,连续 1 周,以后可逐渐增加剂量,全发作停止或达到目标剂量[成人 100~200mg/d,儿童 4~8mg/(kg·d)]。

表 14-3　传统抗癫痫药物的药理学特点及用法

药物特点		卡马西平	苯妥英钠	丙戊酸	苯巴比妥	乙琥胺
化学性质		三环化合物 内有亚氨基二苄基环	以酸和钠盐使用 内有乙内酰脲环	2-丙基戊酸钠 高度水溶性	巴比士酸类 低水溶性 钠盐溶于水	含环状结构的琥珀酰亚胺
药代动力学		吸收缓慢	不定	吸收良好	快速、完全	吸收良好
生物利用度		75%~85%	85%~90%	很高	良好	良好
达峰浓度时间		2~8h	4~8h	0.5~2.0h；缓释剂3~7h	1~6h	1~6h
蛋白结合率		75%~80%	75%~90%	大约为 90%	50%	低，可忽略不计
蛋白结合的相互竞争作用		无临床价值	明显，妊娠、肝病、肾病及其他低蛋白血症时结合率下降	很敏感，低蛋白血症时结合率下降	不明显	明显
半衰期		5~12h	7~42h，一般 20~24h	平均 8~9h	25~150h	成人 40~60h 儿童 30~40h
有效血浓度范围		4~12μg/mL	10~20μg/mL	50~100μg/mL	20~40μg/mL	40~100μg/mL
剂量	成人	0.3~1.2g/d	0.3~0.6g/d	0.6~2.5g/d	30~250mg/d	1~2g/d
	儿童	10~30mg/(kg·d)	4~8mg/(kg·d)	16~60mg/(kg·d)	2~5mg/(kg·d)	15~40mg/(kg·d)
用法		分 3 次服用 缓释剂日剂量分 2 次	分 3 次服用 成人可 1 次/d	分 2~3 次服用，与其他肝酶诱导剂合用时要加大剂量	分 2~3 次服用	成人从 500mg/d、儿童从 250mg/d 开始，1 次/d；可 4~7d 增加 1 次剂量，儿童>750mg/d，成人>2g/d 时需分次服用
适应证		全面性强直-阵挛性发作 局灶性起源发作	全面性强直-阵挛性发作 局灶性起源发作 癫痫持续状态	全面性起源发作 局灶性起源发作	全面性强直-阵挛性发作 局灶性起源发作 新生儿癫痫 胃肠外制剂可用于癫痫持续状态高热惊厥	失神发作
优势		治疗剂量范围内无镇静副作用 缓释剂可每日 2 次给药 致畸作用较小 价格相对便宜	治疗剂量范围内无镇静副作用 半衰期长，可每日 1 次给药 有胃肠道外给药剂型 价格相对便宜	广谱 少有过敏反应 有静脉制剂、糖浆、静脉喷雾剂等多种剂型	便宜 可每日 1 次给药 相对广谱 有胃肠外制剂	耐受性好 药物相互作用小 无已知致畸作用
不足		治疗谱狭窄 初始剂量易出现神经毒性作用 有微粒体酶诱导作用 无胃肠道外给药形式 可引起某些发作加重 有潜在的认知毒性	治疗谱狭窄 易出现神经毒性牙龈增生 偶有胃肠道反应 有致畸作用 有微粒体酶诱导作用	体重增加 慢性认知、记忆、行为改变 少数致严重肝功损害 可致胰腺炎 药物的相互作用明显 有致畸作用	镇静 偶可引起结缔组织损伤 戒断反应 肝微粒体酶诱导剂 有致畸作用	治疗谱狭窄 偶有胃肠道反应

表 14-4 常用抗癫痫药物的联合应用

发作类型	传统药联合	传统药联合新药	新药联合
局灶性起源或全面性起源发作	CBZ/PHT+VPA	CBZ/PHT+GVG	GVG+LTG
	CBZ/PHT+PB	CBZ/PHT+GBP	GVG+GBP
	CBZ/PHT+PRM	CBZ/VPA+FBM	GBP+LTG
失神发作	ESM+VPA		
青少年肌阵挛性发作	VPA+PRM		

CBZ,卡马西平;ESM,乙琥胺;FBM,非尔氨酯;GBP,加巴喷丁;GVG,氨己烯酸;LTG,拉莫三嗪;PB,苯巴比妥;PHT,苯妥英钠;PRM,扑米酮;VPA,丙戊酸。

（2）奥卡西平：多中心临床研究发现奥卡西平可使 40% 耐药性癫痫患者发作频率减少,对局灶性起源发作和全面性强直-阵挛性发作更加有效。成人奥卡西平的首次剂量一般为 0.15g,2 次/d,以后逐渐加量至 0.6~1.2g/d,分 2 次服用。

（3）拉莫三嗪：国外对 4 500 余例耐药性癫痫患者进行的拉莫三嗪添加治疗药物临床试验,发现可使 66% 的患者发作频率减少 50% 以上,并有相当部分患者的发作消失,表明拉莫三嗪对耐药性癫痫有明显的抑制作用。可用于耐药性局灶性起源发作、全面性强直-阵挛性发作,对 Lennox-Gastaut 综合征也有效,但对肌阵挛性发作通常无效,甚至可使肌阵挛性发作加剧。

（4）左乙拉西坦：研究发现左乙拉西坦可使难治性癫痫患者发作次数明显下降,可作为难治性局灶性起源发作、全面性强直-阵挛性发作和 Lennox-Gastaut 综合征的添加治疗。成人初始剂量为 500mg,2 次/d,儿童为 15mg/(kg·d),分次服用。成人药物加量速度每周 500~1 000mg/d。成人合并用药的维持量为 1 000~2 000mg/d,分 2 次服药。

（5）吡仑帕奈：吡仑帕奈是第三代新型抗癫痫发作药物。2012 年在欧洲上市,2019 年在中国上市。它是首个非竞争性 AMPA 受体拮抗剂,药理学研究发现其半衰期为 105h,可睡前一次服用。主要用于局灶性起源和局灶性继发全面性发作患者的添加治疗。成人起始剂量为 2mg/d,睡前服用,每隔 1~2 周增加 2mg/d,有效维持量为 4~8mg/d。

（6）拉考沙胺：拉考沙胺能够调节钠通道缓慢失活。2008 年在欧洲上市,2018 年在中国上市,被批准用于 16 岁以上局灶性起源癫痫发作的添加治疗。成人初始剂量从单次 50mg、2 次/d 开始,每周增加 50mg/d,单药治疗的有效剂量为 100mg、2 次/d,最大可到 300~400mg/d。

（三）发作期的治疗

1. 单次发作 癫痫发作有自限性,多数患者不需特殊药物处理。强直-阵挛性发作时可扶助患者卧倒,防止跌伤或伤人。可解开患者衣领、腰带,以利呼吸通畅。抽搐发生时,在关节部位垫上软物可防止擦伤。不可强压患者肢体,以免引起骨折和脱臼。发作停止后,可将患者头部转向一侧,让分泌物流出,防止窒息。对自动症患者,在保证安全前提下,不要强行约束患者,以防伤人和自伤。

2. 癫痫持续状态的治疗 见本章第七节。

三、癫痫的预后

未经治疗的癫痫患者,5 年自发缓解率约 25%。约 70% 患者正规服用目前的抗癫痫药能完全控制发作,规则减量后其中约 50% 患者终生不再发作,特发性全面性癫痫复发的概率较低。青少年失神发作发展成全面性强直-阵挛性发作的可能性较大,青少年肌阵挛癫痫易被丙戊酸控制,但停药后易复发。

第七节 癫痫持续状态

癫痫持续状态（status epilepticus,SE）是神经科临床常见的急危重症,正确处理癫痫持续状态及其并发症对于降低癫痫患者死亡率和致残率至关重要,直接关系到患者的健康和生存质量。

【定义】　传统定义认为癫痫持续状态指癫痫单次发作持续时间超过 30min,或短时间内癫痫频繁发作且发作间期意识不清。2001 年,国际抗癫痫联盟提出新定义,指出癫痫持续状态是超过大多数这种发作类型患者的发作持续时间后,发作仍然没有停止的临床征象,或反复的癫痫发作,在发作间期中枢神经系统的功能没有恢复到正常基线。为了更加明确地界定发作持续时间以便临床干预,2015 年国际抗癫痫联盟定义了两个时间点 t_1 和 t_2:在全面性强直-阵挛发作癫痫持续状态中,t_1 和 t_2 分别被定义为 5min 和 30min;在伴意识障碍的局灶性癫痫持续状态中,t_1 和 t_2 分别被定义为 10min 和 60min;对于失神发作癫痫持续状态,t_1 则被定义为 15min,t_2 尚不明确;其他类型的癫痫持续状态中,还没有充分的证据来定义两个时间点。t_1 和 t_2 有着各自不同的临床意义和提示:如果发作持续的时间超过时间点 t_1,则被认为是癫痫持续状态,提示临床上应该启动针对癫痫持续状态的治疗;如果发作的持续时间超过 t_2,则意味着癫痫持续状态有导致不良预后的风险,临床上应该采取更积极的治疗措施。

在我国的临床实践中,一般主张以下三种情况需按照癫痫持续状态进行处理:①癫痫单次发作持续超过 5~15min,其中全面性运动性发作超过 5min,无意识丧失的局灶性发作超过 5~10min,失神发作超过 10~15min;②全面性发作患者在两次发作间期中枢神经系统功能未恢复至正常;③短时间内频繁发作,美国抗癫痫协会提出发作超过 4 次/h,国内实践主张发作超过 4 次/4h。

【分类】　2015 年,国际抗癫痫联盟提出了癫痫持续状态的分类(图 14-3),主张将其分成有明显运动症状和没有明显运动症状的癫痫持续状态,后者也称为非惊厥性癫痫持续状态(nonconvulsive status epilepticus,NCSE)。

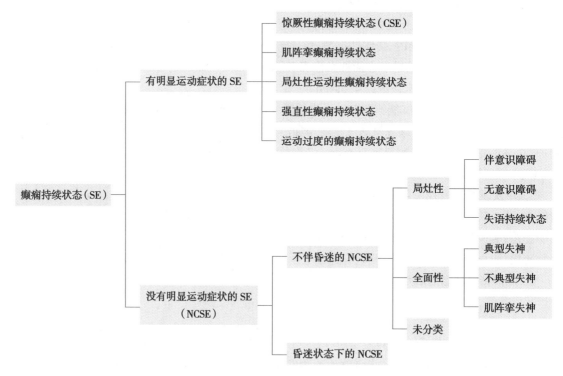

图 14-3　癫痫持续状态的国际分类

【临床表现】　癫痫持续状态可由癫痫发作演变而来。当癫痫发作超过国际抗癫痫联盟规定的时间、频率及强度后就可演变成癫痫持续状态。这类患者的诊断首先需要确定癫痫发作的存在,其临床表现可参考前述。某些癫痫持续状态在某些疾病病程中出现,如边缘性脑炎、桥本脑病、病毒性脑炎等。注意癫痫发作和脑电图上持续的痫样放电同步存在是其诊断的重要依据。

【治疗】 癫痫持续状态的治疗首先是控制癫痫发作,其次是阻止癫痫持续发作产生的各种代谢毒性产物引起的脑损伤。

1. 治疗目标 癫痫持续状态患者的临床表现和脑电图波形都不是固定的,在治疗中患者可能从惊厥性癫痫持续状态转变成非惊厥性癫痫持续状态。因此,癫痫持续状态的治疗不仅要终止患者的临床发作,而且需要同时终止脑电图上的痫样放电,所以需要尽可能地进行同步脑电图监测,以帮助判断药物治疗效果。

2. 治疗方法的选择 癫痫持续状态患者的最大特点就是癫痫发作后不应期消失,出现连续不断的发作,因而首要考虑的问题是终止癫痫发作。首先采用各种药物治疗,无效时则选用亚低温、电休克、生酮饮食等非药物疗法。

3. 终止癫痫持续状态的治疗方法 以下药物可用于癫痫持续状态治疗,苯二氮䓬类药物作为首选,当一种药物无效时可选择其他药物甚至进行联合用药。

(1)地西泮:成人可首先静脉缓慢推注10~20mg(速度不超过2mg/min),有效后以60~100mg持续静脉维持12h。如首次缓推无效,还可重复推注一次,若仍无效,需选择其他药物。儿童按0.1~0.2mg/kg静脉缓推,最大剂量不超过10mg。

地西泮推注过快或剂量过大可能导致呼吸、循环抑制,需密切监护,必要时使用呼吸兴奋剂。

(2)氯硝西泮:氯硝西泮的作用强度约为地西泮的10倍,但对呼吸循环系统副作用也更大。成人使用时可首次静脉缓推1~2mg,首剂无效可重复一次,如仍无效,需改用其他药物。若有效,可予2mg静脉缓推,2次/d维持。

(3)苯巴比妥:成人静脉负荷剂量为10mg/kg,按不超过100mg/min速度静脉推注,有效后以1~4mg/(kg·d)静脉维持,成人剂量一般为600~800mg/d。

(4)丙戊酸:该药对患者意识无明显影响,因此临床上常将其用于无明显运动症状的非惊厥性癫痫持续状态。成人首剂以800~1 600mg静脉推注,然后以800~1 200mg/d静脉维持,一般需持续3~5d。

(5)咪达唑仑:由于其起效快(1~5min出现药理学效应,5~15min出现抗癫痫作用),使用方便,近年来逐渐成为治疗难治性癫痫持续状态的标准疗法。常用剂量为成人首剂按0.1~0.2mg/kg静脉注射,速度不超过2mg/min,如无效可重复一次。有效后以0.05~0.4mg/(kg·h)静脉维持。若无效需换用其他药物。儿童可按0.1~0.4mg/(kg·h)持续静滴。在院前急救或无静脉通路时,也可给予10mg肌内注射。静脉用药期间应注意患者呼吸及血压情况。

(6)丙泊酚:又称为异丙酚,是一种非巴比妥类的短效静脉用麻醉剂,可在几秒钟内终止癫痫发作和脑电图上的痫性放电,治疗癫痫持续状态平均起效时间为2.6min。成人首剂按2mg/kg静注,首剂无效可重复静推1次,继之以1~10mg/(kg·h)持续静滴维持。丙泊酚可能诱导癫痫发作,但并不常见,且多在低于推荐剂量时出现。因对呼吸及循环的抑制作用,丙泊酚在使用前常需要对患者行气管插管和机械辅助通气,并进行血流动力学监测。

(7)氯胺酮:有报道其可用于咪达唑仑和丙泊酚治疗无效的难治性癫痫持续状态。成人癫痫持续状态患者可按1~2mg/kg体重静脉缓慢推注,随后以0.5~2mg/(kg·h)静脉泵入维持至癫痫发作终止后10~12h。需要注意偶有呼吸抑制或暂停、喉痉挛及气管痉挛,需在麻醉医师指导下使用。

(8)其他:药物治疗无效的癫痫持续状态称为超难治性癫痫持续状态,治疗方法尚处于临床探索阶段,可采用亚低温、电休克、生酮饮食等非药物疗法,必要时还可考虑手术治疗。半球切除术、软脑膜下横断术、病灶切除术、胼胝体切开术都是目前常用的方法,可根据病情酌情选用。

4. 寻找病因和处理并发症 癫痫持续状态的发生往往有明确病因或诱因,国内流行病学调查发现抗癫痫药物的突然停用或减量、中枢神经系统感染是引起癫痫持续状态常见诱因和病因。癫痫持续状态常导致明显脑水肿,需行脱水降颅压治疗。长时间的癫痫发作还可引起神经元损伤,需进行合理的脑保护治疗,亚低温、抗兴奋性氨基酸药物被临床选用。

思考题

1. 当你面对一个肢体抽搐的患者,你会考虑哪些疾病? 哪些辅助检查有助于鉴别诊断?

2. 在癫痫发作间期如何进行药物治疗?

（肖 飞）

第十五章

头　痛

- 头痛是常见的临床症状,包括原发性头痛和继发性头痛;头痛的诊断需要结合病史、体格检查和辅助检查来综合判断,尤其需要注意继发性头痛的鉴别。

- 原发性头痛包括偏头痛、紧张型头痛、丛集性头痛等,其中紧张型头痛最常见,偏头痛导致的疾病负担最重。原发性头痛的治疗分为发作期治疗和预防性治疗。除药物治疗外,非药物治疗也在原发性头痛的治疗中具有重要作用。

- 药物过度使用性头痛是常见的继发性头痛,在原发性头痛的治疗中需要警惕它的发生。低颅压性头痛也是一种继发性头痛,特征性表现是直立性头痛。

第一节　概　　述

头痛(headache)是常见的临床症状,致残率较高,疾病负担重。2017 年全球疾病负担研究发现头痛疾病在我国导致伤残调整生命年(disability adjusted life year,DALY)的病因排序,从 1990 年的第 20 位上升到 2017 年的第 16 位。另外一项同样基于 2017 年全球疾病负担的研究估计,1990 年中国约有 1.124 亿人患有头痛疾病,而在 2017 年增至 4.827 亿人。

头痛一般指头颅上半部(眉弓、耳郭上部、枕外隆突连线以上)的疼痛,由头部痛觉敏感结构内的感受器受到外界刺激,经过痛觉传导通路传导到大脑皮质而产生。头面部及颅内外组织的痛觉主要由三叉神经、面神经、舌咽神经、迷走神经以及颈 1~3 神经(枕大神经、枕小神经、耳大神经)等支配并沿相应的神经结构传导至中枢。头部只有某些结构对痛觉敏感,包括颅外的骨膜、肌肉、皮下组织、皮肤、颅外动脉、眼、耳、鼻、鼻窦等,颅内的静脉窦、颅底硬脑膜、硬脑膜之中的动脉、软脑膜-蛛网膜之中的动脉(尤其是大脑前动脉和大脑中动脉的近端,和颈内动脉的颅内段)等,以及上述传导头面部疼痛的神经。而颅骨、脑实质、大部分硬脑膜、软脑膜、蛛网膜、室管膜和脉络膜丛缺乏痛觉感受器,对痛觉不敏感。

产生头痛的主要机制:①颅内外动脉的扩张,多见于颅内感染、代谢性疾病、中毒性疾病等;②颅内痛觉敏感组织被牵拉或移位(牵引性头痛),多见于颅内肿瘤、颅内血肿、脑积水和低颅压等;③颅内外感觉敏感组织炎症(脑膜刺激性头痛);④颅外肌肉的收缩(紧张型头痛);⑤传导痛觉的脑神经和颈神经直接受损或炎症,如三叉神经痛、枕神经痛等;⑥眼、耳、鼻、牙齿病变疼痛的扩散(牵涉性头痛)等;⑦高级神经活动障碍,见于神经症和重症精神病。在发生上述头痛过程中有致痛的神经介质参与,如 P 物质、神经激肽 A、5-羟色胺(5-hydroxy tryptamine,5-HT)、组胺、降钙素基因相关肽、血管活性肠肽和前列腺素等。

【分类】 头痛分类十分复杂,各国及不同学者分类繁多,为此国际头痛学会(International headache society,IHS)对其分类标准进行多次修订。1998 年,IHS 制定了第 1 版的头痛分类和诊断标准。之后,分别在 2004 年和 2013 年推出了第 2 版和第 3 版的试用版。2018 年 IHS 正式发布国际头痛分类第 3 版(The international classification of headache disorders,3rd edition,ICHD-3),是目前有关头痛分类和诊断的最新版本。

ICHD-3 共分 3 部分,14 类,概述如下。

1. 原发性头痛

（1）偏头痛

（2）紧张型头痛

（3）三叉神经自主神经性头痛

（4）其他原发性头痛

2. 继发性头痛

（1）缘于头颈部创伤的头痛

（2）缘于头颈部血管性疾病的头痛

（3）缘于颅内非血管性疾病的头痛

（4）缘于某种物质的或物质戒断性头痛

（5）缘于感染的头痛

（6）缘于内环境紊乱的头痛

（7）缘于头颅、颈部、眼、耳、鼻、鼻窦、牙、口腔、或其他面部或颈部构造疾病的头痛或面痛

（8）缘于精神障碍的头痛

3. 痛性脑神经病变和其他面痛及其他类型头痛

（1）痛性脑神经病变和其他面痛

（2）其他类型头痛

以上是总体的头痛分类，它们下面还有进一步的详细分类，在该分类体系下，每种头痛类型及其亚型均有固定的编码。

【诊断】 详细的病史采集对头痛的诊断十分重要，需要全面了解患者的年龄、性别、既往病史、既往用药史、女性月经史、家族史等，特别应注意以下几点：包括头痛的出现时间、疼痛达到高峰的时间、部位（让患者指出具体部位）、发生频率、性质、持续时间、使之加重和缓解的因素；有无先兆及伴随症状；既往就诊的情况等。此外，还需完成全面的内科及神经系统体检（包括眼底检查），有针对性地选用影像学检查（CT、MRI 等）和其他相关辅助检查（包括血液检查、脑脊液检查等）。

头痛的诊断，首先是鉴别原发性和继发性头痛。原发性头痛的诊断首先是排除其他原因所导致的继发性头痛。应从患者的病史、症状和体征、实验室检查、影像学检查结果等方面逐步缩小鉴别诊断的范围。在鉴别诊断时，应特别注意继发性头痛的警示征象，包括特殊人群的头痛（年龄 50 岁以上、妊娠或产褥期、创伤后头痛、既往有肿瘤病史、既往有免疫功能缺陷病史）、特殊发病模式的头痛（突然发作的头痛、进展性头痛、性质较既往发生改变的头痛）、特殊诱因导致的头痛（体力活动、打喷嚏、咳嗽、体位或姿势改变等触发）、伴随特定的症状（发热、寒战、肌痛、体重减轻等全身性症状、局灶性神经系统症状、眼部症状、自主神经症状等）和伴随特定的体征（意识障碍、视神经乳头水肿、颈强等异常局灶性神经系统体征）。

【治疗原则】 头痛的治疗包括病因治疗、对症治疗和预防治疗。首先，应积极预防和治疗各种原发病，对于病因明确的病例应针对病因进行干预治疗，比如颅内感染引起的继发性头痛应积极抗感染治疗。其次，是对症治疗，在头痛急性发作期，很多时候需要止痛等对症治疗来缓解头痛症状，同时，对头痛伴随的恶心呕吐、焦虑、抑郁等症状也需要处理。最后，对于反复发作的头痛患者，可根据患者情况，采用适当的预防性治疗，以减少头痛发作次数和强度。

第二节　偏　头　痛

偏头痛（migraine）是一种常见的原发性头痛，通常表现为反复发作的一侧或双侧搏动性头痛，常伴有恶心、呕吐、畏光、畏声等症状，部分患者可在发作前出现先兆症状，其致残率较高，疾病负担重。2016 年全球疾病负担研究显示，全世界约有 10.4 亿人患有偏头痛，偏头痛在所有导致伤残调整生命

年（DALY）的神经系统疾病中名列第二,仅次于脑卒中。还有研究显示,按照失能所致生命年损失（years of life lost to disability,YLDs）计算,偏头痛是中国第8位致残性疾病,偏头痛所致YLDs占所有头痛疾病所致YLDs的82.5%。

【病因与发病机制】 偏头痛的病因尚不明确,和遗传、外在环境因素等相关。偏头痛有遗传易感性,偏头痛的家族资料研究提示其具有明显的家族聚集性,但是单基因突变只在少数偏头痛亚型中发现,比如家族性偏瘫型偏头痛。一项全基因组关联荟萃分析发现了38个偏头痛易感位点,然而,这些基因的数目及功能之多也提示了偏头痛遗传因素的复杂性。外在环境因素也参与了偏头痛的发作。偏头痛的发作常有诱因,包括天气变化、压力、抑郁、焦虑、饥饿、睡眠障碍、过劳、过度的传入性刺激（闪光、噪音、浓重气味）、饮食（比如酒、巧克力、咖啡、茶、奶酪、柑橘类水果等）和药物等。此外,本病在女性较多见,常始于青春期,发作多在经前期或经期,更年期后逐渐减轻或消失。部分生育期的女性患者在妊娠期偏头痛发作停止,分娩后可复发。

偏头痛的发病机制目前尚不十分清楚。目前认为三叉神经血管系统（trigeminovascular system）是其解剖和生理基础。伤害性传递（nociceptive transmission）首先来自一级三叉神经血管神经元的激活和敏化,这些神经元的细胞体位于三叉神经节和上颈髓背根神经节,传入纤维分布于脑膜和各个血管,接收各种刺激。然后,一级神经元将伤害性感觉信号投射至二级神经元,即脊髓三叉神经尾侧核和C_{1-2}后角内的神经元,它们在功能上构成三叉神经颈复合体（trigeminocervical complex,TCC）,TCC进而投射至脑干和丘脑。其中,投射到脑干的部分,可通过蝶腭神经节和自主神经,影响到颅内动脉,如脑膜动脉,导致动脉扩张。投射到丘脑的部分,继而投射至皮质的广泛区域,产生偏头痛的感觉和其他伴随症状。作为偏头痛的特异性止痛药物,曲坦类药物是一种5-HT受体激动剂,正是通过作用于TCC和丘脑腹后内侧核的5-HT受体来中止疼痛发作。此外,很多研究发现,三叉神经血管系统的激活会导致血管活性分子,比如降钙素基因相关肽（calcitonin gene-related peptide,CGRP）等的释放。目前临床上针对CGRP的抑制剂可有效阻止偏头痛发作,这证实了CGRP在偏头痛发作中的作用。最后,皮质扩散性抑制（cortical spreading depression,CSD）被认为是先兆偏头痛发生发展中的一个重要机制。CSD是指刺激大脑皮质后产生电活动抑制带,以2~5mm/min的速度缓慢向邻近皮质移动。CSD会导致脑血流量发生改变,表现为先是血管充血而后血流量减少,随着CSD向前移动,血流量降低的区域向前扩大,CSD到达感觉区时便出现感觉异常。CSD可部分解释偏头痛先兆症状的发生。

【临床表现】 偏头痛是一种反复发作的、以搏动性为主的头痛,多呈单侧疼痛,常伴恶心和/或呕吐。少数典型者发作前有视觉、感觉和运动等先兆,可有家族史。成年人中,男女比为1:2~1:3。在青春期之前的儿童中,患病率没有性别差异。

ICHD-3对偏头痛作了如下分类。

1. 无先兆偏头痛

2. 有先兆偏头痛

（1）有典型先兆偏头痛

1）典型先兆伴头痛

2）典型先兆不伴头痛

（2）有脑干先兆偏头痛

（3）偏瘫型偏头痛

1）家族性偏瘫型偏头痛

A. 家族性偏瘫型偏头痛1型

B. 家族性偏瘫型偏头痛2型

C. 家族性偏瘫型偏头痛3型

D. 家族性偏瘫型偏头痛其他基因位点

2）散发性偏瘫型偏头痛

（4）视网膜性偏头痛

3. 慢性偏头痛

4. 偏头痛并发症

（1）偏头痛持续状态

（2）不伴脑梗死的持续先兆

（3）偏头痛性脑梗死

（4）偏头痛先兆诱发的痫样发作

5. 很可能的偏头痛

（1）很可能的无先兆偏头痛

（2）很可能的有先兆偏头痛

6. 可能与偏头痛相关的周期综合征

（1）反复胃肠功能障碍

1）周期性呕吐综合征

2）腹型偏头痛

（2）良性阵发性眩晕

（3）良性阵发性斜颈

下面介绍偏头痛的几种主要亚型。

1. 无先兆偏头痛（migraine without aura） 以前称为普通型偏头痛、单纯偏侧颅痛，是最常见的偏头痛类型，约占 80%。典型表现为一侧搏动性头痛，伴恶心、呕吐、出汗、畏光畏声、皮肤感觉超敏等症状。儿童和青少年患者双侧头痛比成人多见，青少年晚期或成人早期常表现为单侧头痛。头痛以额颞部多见，部分患者还有面部局灶性疼痛。无先兆偏头痛发作前数小时或一两天可出现前驱症状，包括疲劳、注意力难以集中、颈部僵硬感、对声或光敏感等。头痛后期也可出现疲劳、注意力难以集中、颈部僵硬感等症状。部分（<10%）女性的偏头痛发作和月经周期相关。此外，无先兆偏头痛容易因为药物使用过量，而合并药物过度使用性头痛。

2. 有先兆偏头痛（migraine with aura） 比例较小，约占 10%，以前称为典型偏头痛。其最大特点是有先兆症状。先兆是复杂的神经系统症状，一般发生在头痛前，也可在头痛期开始后出现，症状可逆，持续不超过 60min。视觉先兆最为常见，超过 90% 患者的先兆是视觉先兆，常表现为闪光和暗点：视野中心的齿轮样图像逐渐向周围扩散，边缘散光成角凸出，随后遗留完全或不同程度的暗点。其他先兆症状还有感觉异常、言语障碍、运动先兆等。类似于无先兆偏头痛，有先兆偏头痛发作前数小时或 1~2d 也可出现前驱症状，头痛后期可出现疲劳、注意力难以集中、颈部僵硬感等症状。

在有先兆偏头痛的各个亚型中，典型先兆偏头痛（migraine with typical aura）最常见，头痛可在先兆发生时伴随出现或者在先兆发生 60min 内出现。有脑干先兆偏头痛（migraine with brainstem aura），以前称基底动脉型偏头痛，临床少见，先兆明确起源于脑干，但不伴随肢体无力。先兆症状可有构音障碍、眩晕、耳鸣、听力下降、复视、共济失调、意识障碍等。偏瘫型偏头痛（hemiplegic migraine）临床少见，包括家族性和散发性。其临床特点是先兆症状包括完全可逆的肢体无力，持续时间通常<72h，部分患者可持续数周。视网膜性偏头痛（retinal migraine），临床表现为反复发作的单眼视觉障碍，包括闪光、暗点和黑矇等，伴有符合偏头痛特征的头痛。

3. 慢性偏头痛（chronic migraine） 指的是每月至少 15d 出现头痛，持续至少 3 个月，且每月符合偏头痛特点的头痛天数至少 8d。慢性偏头痛可由发作性偏头痛（episodic migraine，每月头痛发作<15d）演变而来。慢性偏头痛常伴有精神障碍、睡眠障碍、疲劳等共存疾病，导致生活质量显著下降和明显失能。

4. 偏头痛并发症（complications of migraine） 包括 4 种类型：①偏头痛持续状态，指的是偏头痛发作持续时间超过 72h，疼痛或相关症状使其体力减弱。服用药物或睡眠后持续时间超过 12h 也归为此类;②不伴脑梗死的持续先兆,指的是先兆症状持续至少 1 周,但无脑梗死的影像学证据,这类症状通常表现为双侧;③偏头痛性脑梗死,指的是有先兆的偏头痛,且影像学证实先兆相关脑区的梗死灶,一般发生在后循环,年轻女性多见;④偏头痛先兆诱发的痫样发作,指的是在有先兆偏头痛过程中或者发作后 1h 内出现痫样发作。

5. 可能与偏头痛相关的周期综合征(episodic syndromes that may be associated with migraine) 以前称儿童周期性综合征,虽然儿童多见,但目前发现也可见于成人,所以更名。包括如下亚型:①周期性呕吐综合征,表现为反复发作性呕吐和剧烈恶心,发作形式常固定,伴有面色苍白和容易疲倦,每小时至少恶心呕吐 4 次,每次发作>1h,发作期不超过 10d,发作间隔>1 周,发作间期完全缓解;②腹型偏头痛,表现为反复发作性腹部中线附近的中至重度疼痛,性质为钝痛或者"只有酸痛",未治疗时可持续 2~72h,间歇期完全缓解,大多数腹型偏头痛儿童成年后会出现偏头痛;③良性阵发性眩晕,表现为无诱因的反复短暂发作性眩晕,持续数分钟或数小时自行缓解,常伴有眼球震颤、呕吐、面色苍白、共济失调等;④良性阵发性斜颈,多发生于 1 岁以内的婴儿,表现为反复发作性头转向一侧,可有轻微转动,数分钟至数天后自行缓解,可伴面色苍白、易激惹、精神萎靡、呕吐等。

【诊断与鉴别诊断】 偏头痛的诊断及鉴别诊断主要依据家族史、典型的临床特征以及通过辅助检查如头颅 CT、MRI、血管造影等排除其他疾病,应重视继发性头痛的各种警兆。此外,有先兆偏头痛患者更易发生缺血性卒中。因此,有先兆偏头痛患者应筛查是否存在缺血性卒中的其他危险因素,并加以防治。偏头痛患者较普通人群更容易出现卵圆孔未闭,TCD 发泡试验和超声心动图(尤其是经食道超声心动图)检查,有助于发现卵圆孔未闭。

头痛本身的特征及其伴随症状是偏头痛诊断的关键。偏头痛的 ICHD-3 诊断标准如下。

1. 无先兆偏头痛的诊断标准

(1)符合下面第 2~4 项标准的头痛至少发作 5 次。

(2)头痛发作持续 4~72h(未治疗或治疗效果不佳)。

(3)至少符合下列 4 项中的 2 项:①单侧;②搏动性;③中重度头痛;④日常体力活动加重头痛或因头痛而避免日常活动(如行走或上楼梯)。

(4)发作过程中,至少符合下列 2 项中的 1 项:①恶心和/或呕吐;②畏光和畏声。

(5)不能用 ICHD-3 中的其他诊断更好地解释。

2. 有先兆偏头痛的诊断标准

(1)至少有 2 次发作符合下面第 2~3 项。

(2)至少有 1 个可完全恢复的先兆症状:①视觉;②感觉;③言语和/或语言;④运动;⑤脑干;⑥视网膜。

(3)至少符合下列 6 项中的 3 项:①至少有 1 个先兆持续超过 5min;②2 个或更多的症状连续发生;③每个独立先兆症状持续 5~60min;④至少有一个先兆是单侧;⑤至少有一个先兆是阳性的;⑥与先兆伴发或在先兆出现 60min 内出现头痛。

(4)不能用 ICHD-3 中的其他诊断更好地解释。

3. 慢性偏头痛的诊断标准

(1)符合第 2~3 项的头痛(偏头痛样头痛或紧张型样头痛)每月发作至少 15d,至少持续 3 个月。

(2)符合无先兆偏头痛诊断第 2~4 项标准和/或有先兆偏头痛第 2~3 项标准的头痛至少发生 5 次。

(3)头痛符合以下任何 1 项,且每月发作>8d,持续时间>3 个月:①无先兆偏头痛的第 3~4 项标准;②有先兆偏头痛的第 2~3 项标准;③患者所认为的偏头痛发作可通过服用曲坦类或麦角类药物缓解。

(4)不能用 ICHD-3 中的其他诊断更好地解释。

偏头痛应与以下疾病鉴别。

1. 丛集性头痛 往往在夜间入睡后突然发作而无先兆,疼痛多位于一侧眼眶或球后、额颞部,为尖锐剧痛,程度重于偏头痛,常伴有结膜充血、流涕等自主神经症状。丛集性头痛发作的时间特点也不同于偏头痛,它的发作频率从隔日 1 次至每日发作数次,发作时间一般较短,不超过 3h。

2. 紧张型头痛　头痛部位大多数位于双颞侧、额顶、枕部及/或全头部,可扩散至颈、肩、背部。头痛性质呈压迫、束带感、麻木、胀痛和钝痛。虽有时可影响日常生活,但很少因疼痛而卧床不起。头痛可呈发作性或持续性。可伴随焦虑、失眠,很少伴恶心、呕吐、畏光和畏声等。患者在紧张、焦虑、烦躁和失眠时头痛加重。

3. 其他表现类似偏头痛的继发性头痛　包括头颈部创伤、脑血管病(巨细胞动脉炎、慢性硬膜下血肿、动静脉畸形、颈动脉夹层、未破裂动脉瘤等)、颅内肿瘤、颅内感染、邻近结构疾病(青光眼、鼻窦炎等)等。需要结合临床表现、辅助检查仔细鉴别,尤其是当患者具有某些继发性头痛的警示征象时,应注意筛查继发性头痛。

此外,有先兆偏头痛应注意与短暂性脑缺血发作、癫痫、前庭系统疾病等进行鉴别。

【治疗与预防】　治疗目的是尽快终止头痛发作与缓解伴发症状并减轻或避免不良反应、预防复发和尽快恢复正常生活功能。基本原则是:①积极开展患者教育,保持健康生活方式,鼓励患者记头痛日记;②充分利用各种非药物治疗干预手段,包括按摩、理疗、认知行为治疗和针灸等;③药物治疗包括头痛发作期治疗和头痛间歇期预防性治疗,注意药物使用应依据循证医学证据。

1. 发作期药物治疗　治疗目的是快速且持续地缓解头痛以及伴随症状,减少复发,使得患者恢复到正常生活状态,治疗过程中应尽可能避免重复使用镇痛药,减少药物不良反应的发生,尽可能实现患者自我治疗,减少就医行为。

应根据头痛严重程度、伴随症状、治疗场所、既往用药情况和患者个体情况来综合选择药物治疗方案,选择方法有阶梯法和分层法。阶梯法是指每次头痛发作时先给予非特异性镇痛药治疗,如果治疗失败再给予特异性镇痛药治疗。分层法是指基于头痛程度、功能受损程度及之前对药物的反应选药,比如严重头痛、既往使用非特异性镇痛药治疗效果欠佳的患者可直接使用特异性镇痛药物。

(1)非特异性镇痛药物:非特异性镇痛药包括对乙酰氨基酚(acetaminophen)、非甾体抗炎药(nonsteroidal anti-inflammatory drugs,NSAIDs)、复合制剂(常为咖啡因与对乙酰氨基酚或 NSAIDs 的复合制剂)等。常见的 NSAIDs 药物有布洛芬、双氯芬酸、萘普生、阿司匹林等。阿片类药物具有成瘾性,可导致药物滥用性头痛并诱发对其他药物的耐药性,故不常规推荐,仅适用于其他药物治疗无效的严重头痛,在权衡利弊后使用。此外,静脉或者肌内注射甲氧氯普胺、丙氯拉嗪等止吐药,也常用于偏头痛的急性期治疗,尤其是用于那些严重恶心或呕吐的患者。

(2)特异性镇痛药

1)曲坦类药物(triptans):曲坦类药物是 5-HT$_{1B/1D}$ 受体激动剂,能够特异性地治疗偏头痛的头痛发作。目前国内上市的曲坦类药物有舒马普坦、佐米曲普坦和利扎曲普坦等。曲坦类药物早期使用疗效更佳,但不建议在先兆期使用。曲坦类药物禁用于有缺血性心脏病、冠状动脉痉挛等疾病的患者。患者对一种曲坦类药物无效,仍可能对另一种有效。

2)麦角胺类药物:麦角胺类药物在治疗偏头痛急性发作的历史很长,具有半衰期长、头痛复发率低的特点,适用于发作持续时间长的患者。但在曲坦类药物问世之后,麦角胺类药物因为其疗效相对较差、不良反应相对较大、引起药物过度使用性头痛的风险较高等原因,在治疗偏头痛发作中的地位逐渐下降。常见的麦角胺类药物有酒石酸麦角胺、麦角胺咖啡因、双氢麦角胺等。

3)其他新型药物:近年来,也出现了一些新型偏头痛治疗药物,具有独特的作用机制和明确的治疗效果,已在国外批准上市和广泛应用,国内也在进行相关临床试验。新型偏头痛药物目前主要有 2 类:①降钙素基因相关肽抑制剂(CGRP inhibitors):这类药物包括针对 CGRP 受体或其配体的单克隆抗体注射药剂,以及可口服的小分子 CGRP 受体拮抗剂(gepant 类药物)。目前可用于偏头痛发作期急性治疗的主要是瑞美吉泮(rimegepant)、乌布吉泮(ubrogepant)等小分子 CGRP 受体拮抗剂。部分对曲坦类药物无效或者不能耐受曲坦类药物的患者可能对 CGRP 受体拮抗剂有良好的反应。②选择性 5-羟色胺 1F 受体激动剂（5-HT$_{1F}$ receptor agonist）：代表药物是拉米地坦（lasmiditan），具有中枢神经系统渗透性，选择性作用于三叉神经通路中的 5-HT$_{1F}$ 受体，而不具有血管收缩作用，可用于因心血管危险因素而不能使用曲坦类药物的患者。

2. 预防性药物治疗　预防性治疗的目的是降低发作频率、减轻发作程度、减少失能、增加急性发作期治疗的疗效、防止转变为慢性偏头痛。以下情况可考虑预防性药物治疗：①患者的生活质量、工作和学业严重受损（需要根据患者本人判断）；②每月发作频率 2 次以上；③急性期药物治疗无效或者患者无法耐受；④存在频繁、长时间或令患者极度不适的先兆、或为偏头痛性脑梗死、偏瘫性偏头痛、伴有脑干先兆偏头痛等；⑤连续 2 个月，每月使用急性期治疗 6~8 次以上；⑥偏头痛发作持续 72h 以上。应根据患者的共病情况、药物副作用、患者偏好等，个体化选择预防性药物。

对于发作性偏头痛，既往研究中证实有效、循证医学证据级别较高的药物有：①β-肾上腺能受体阻滞剂：普萘洛尔、美托洛尔、噻吗洛尔、阿替洛尔、纳多洛尔；②抗抑郁药物：阿米替林、文拉法辛；③抗癫痫药：托吡酯、丙戊酸盐；④CGRP 抑制剂：包括厄瑞努单抗（erenumab）、瑞玛奈珠单抗（fremanezumab）、伽奈珠单抗（galcanezumab）、依普奈珠单抗（eptinezumab）等单克隆抗体，以及瑞美吉泮、阿托吉泮（atogepant）等 CGRP 受体拮抗剂；⑤夫罗曲坦，用于短期预防月经相关性偏头痛。此外，虽然循证医学证据较弱，但钙通道阻滞剂（氟桂利嗪）也广泛用于发作性偏头痛的预防治疗。对于慢性偏头痛，既往研究中证实有效、循证医学证据级别较高的药物有 A 型肉毒毒素、托吡酯和 CGRP 抑制剂（厄瑞努单抗、瑞玛奈珠单抗）。慢性偏头痛的预防性药物研究不及发作性偏头痛充分，临床实践中也常参考发作性偏头痛的治疗方案。

3. 非药物治疗　非药物治疗包括中医治疗、心理和物理治疗、外科手术治疗等。

中医治疗方面，常用方法包括针灸、推拿等。目前已经有较多高质量的循证医学研究证据表明针灸治疗可有效防治偏头痛发作。

心理和物理治疗也常用于偏头痛治疗，尤其是希望获得非药物治疗或者不能耐受药物治疗的患者，方法包括放松、认知行为治疗及生物反馈等。此外，神经调控治疗，比如经颅磁刺激、经皮眶上神经刺激、无创三叉神经刺激、无创迷走神经刺激等，也受到临床关注，被用于偏头痛的治疗中。手术治疗方面，虽然有研究提示卵圆孔未闭和偏头痛相关，但是目前没有足够的证据证实卵圆孔未闭封堵术对预防偏头痛有益。

第三节　紧张型头痛

紧张型头痛（tension-type headache，TTH），以前曾称为紧张性头痛、肌收缩性头痛、心理肌源性头痛、压力性头痛等，是最常见的一种原发性头痛，通常表现为双侧压迫性或紧箍样的头痛，一般无恶心呕吐，也不影响日常活动。2010 年的全球疾病负担研究中，TTH 的患病率排第 2 位。2016 年全球疾病负担研究中针对偏头痛和 TTH 的比较分析显示，2016 年全世界估计约有 30 亿人有偏头痛和 TTH，其中 TTH 约有 18.9 亿，按照失能所致生命年损失（years of life lost to disability，YLDs）计算，TTH 导致 720 万 YLDs，低于偏头痛的 4 510 万 YLDs。TTH 根据发作频率可分为偶发性紧张型头痛（infrequent episodic tension-type headache，IETTH）、频发性紧张型头痛（frequent episodic tension-type headache，FETTH）和慢性紧张型头痛（chronic tension-type headache，CTTH）。

【病因与发病机制】　TTH 的发病机制尚未完全明确。目前认为，TTH 潜在的发病机制可能包括三个方面：遗传因素、外周机制和中枢机制。目前尚未发现 TTH 的明确致病基因，研究发现 TTH 可能和 *5-HTTLPR*、*Val158Met COMT*、*APOE-ε4* 等基因的多态性相关。外周机制主要涉及到肌筋膜改变，包括外周肌肉变硬、局部炎症、局部肌肉缺血等。肌筋膜触发点，即骨骼肌中压迫或牵伸时容易诱发疼痛的点，可能在 TTH 的发病机制中扮演重要作用。中枢机制包括中枢敏化、下行调节性疼痛通路的功能障碍等，可能在 TTH 慢性化的过程中起到重要作用。

【临床表现】　男性与女性的患病率之比约 4∶5。发病年龄高峰在 25~30 岁,患病年龄高峰在 30~39 岁,以后随年龄增长而稍有减少。头痛部位通常为双侧性,枕项部、颞部或额部多见,也常为整个头顶部。疼痛性质多为压迫感、紧束感、胀痛、钝痛、酸痛等,无搏动感,常伴有失眠、焦虑、抑郁等症状。一般无恶心呕吐(但慢性紧张型头痛可有),不会同时出现畏光和畏声。日常体力活动不会加重头痛,应激和精神紧张常加重病情。疼痛多为轻至中度,一般不影响日常活动。此外,紧张型头痛常伴有颅周压痛,可通过示指、中指在前额、颞部、咬肌、翼状肌、胸锁乳突肌、夹肌和斜方肌等部位轻微旋转和固定加压的方法,分别对每块肌肉的局部压痛进行评估。

【诊断与鉴别诊断】　根据头痛的特点和伴随症状常可初步诊断 TTH。但是,许多继发性头痛的临床表现可与 TTH 类似,因此确诊前需重视对各种继发性头痛的鉴别,必要时应进行头部影像学检查。还需询问是否有镇痛药滥用史,因为药物过度使用性头痛的治疗具有特异性。确诊 TTH 之后,需要重视共病的诊断,如焦虑或抑郁等,尤其是 CTTH 患者。

IETTH 的 ICHD-3 诊断标准如下。

1. 平均每月发作<1d(每年<12d),至少发作 10 次以上并符合诊断第 2~4 项标准。

2. 头痛持续 30min~7d。

3. 头痛至少符合下列 4 项中的 2 项:①双侧头痛;②性质为压迫性或紧箍样(非搏动性);③轻或中度头痛;④日常活动如走路或爬楼梯不加重头痛。

4. 符合下列全部 2 项:①无恶心或呕吐;②畏光、畏声中不超过 1 项。

5. 不能用 ICHD-3 中的其他诊断更好地解释。

在 ICHD-3 诊断标准中,FETTH 和 CTTH,除了第 1 项有关头痛发作频率的标准有所差别外,剩下第 2~5 项诊断标准与上述 IETTH 标准中的第 2~5 项相同。FETTH 的标准是平均每月发作 1~14d,超过 3 个月(每年≥12d 且<180d),至少发作 10 次以上;而 CTTH 的标准是头痛平均每月发作时间≥15d,持续超过 3 个月(每年≥180d)。此外,很可能的紧张型头痛是只满足 TTH 某一亚型的第 1~4 项诊断标准中的 3 项,同时又不符合 ICHD-3 中的其他头痛的诊断标准,它包括很可能的偶发性紧张型头痛、很可能的频发性紧张型头痛和很可能的慢性紧张型头痛三种亚型。

【治疗与预防】

1. **发作期药物治疗**　首选对乙酰氨基酚或非甾体抗炎药物,比如布洛芬、酮洛芬、阿司匹林、萘普生、双氯芬酸等。非甾体抗炎药物联合咖啡因治疗是二线治疗方案,虽然可提高疗效,但是副作用更常见,比如增加药物过度使用性头痛的风险。曲坦类药物目前不推荐用于 TTH 发作期治疗。阿片类药物一般不常规使用,除非其他药物治疗无效或有禁忌证。尤其需要注意的是,应避免过量使用镇痛药物,以防止发展成为药物过度使用性头痛,非甾体抗炎药每个月使用不超过 15d,复方镇痛药每个月不超过 10d。

2. **预防性药物治疗**　对于 CTTH 和 FETTH,应考虑预防性用药,这两类患者常伴有偏头痛、抑郁和焦虑,会导致明显失能。目前证据最充分的药物是三环类抗抑郁药阿米替林,但需要注意其不良反应。米氮平和文拉法辛是二线治疗方案。其他可考虑用于 TTH 预防治疗的药物,有肌肉松弛剂(盐酸乙哌立松、巴氯芬、替扎尼定等)、抗癫痫药物(托吡酯、加巴喷丁等)以及 A 型肉毒毒素注射等,但疗效尚未确定。

3. **非药物治疗**　所有 TTH 患者均可考虑非药物治疗,应教育患者识别可能触发头痛的因素,常见的因素包括压力、不规律的饮食、大量摄入咖啡或者含咖啡因的饮料、睡眠障碍、体育锻炼过少、心理问题等。药物有禁忌证或不能耐受,或患者是孕妇及哺乳者时,应首先考虑非药物治疗。常用的治疗措施包括心理行为治疗(包括肌电图生物反馈联合松弛训练、认知行为治疗、放松训练等),无创物理治疗(包括按摩、体育锻炼、经皮电刺激等),中医针灸治疗等。

第四节 丛集性头痛

丛集性头痛（cluster headache）是原发性头痛中少见的类型，通常表现为单侧眼眶周围反复密集发作的剧烈疼痛，常伴随结膜充血、流泪、流涕、鼻塞等症状。在 ICHD-3 中，丛集性头痛列在"三叉自主神经性头痛"（trigeminal autonomic cephalalgias，TACs）此大类之下。ICHD-3 根据发作期和缓解期长短将丛集性头痛分为发作性丛集性头痛（episodic cluster headache）和慢性丛集性头痛（chronic cluster headache）。

【病因与发病机制】 丛集性头痛的确切病因与发病机制仍不清楚。目前认为，丛集性头痛的发作需要三个系统的参与：下丘脑、三叉神经血管系统和副交感神经纤维（三叉神经自主神经反射）。只有这三个系统都参与进来，丛集性头痛才会发生，随后中枢神经系统参与疼痛处理的皮质区域才会被激活。遗传因素可能在丛集性头痛的发病中起一定作用。流行病学研究显示，其一级亲属的相对危险度为 5~18，二级亲属为 1~3。目前发现了一些可能参与丛集性头痛的基因，部分与昼夜节律的调节相关，但仍需要在大样本的研究中进行验证。

【临床表现】 几乎任何年龄均可发病，通常在 20~40 岁。一般来说，男性多见，大约是女性的 3 倍，但是近年来研究发现这个比例有所下降。临床特点为某段时期内频繁出现短暂发作性的单侧剧烈头痛。

头痛发作可持续 2 周~3 个月，在此期间患者头痛成串发作，因此叫做丛集性发作。发作常具有周期性，分为年周期节律和日周期节律。日周期节律多见，头痛通常在一天的同一时间发作，多在夜间，尤其是入睡后 1~2h。某些患者还可有年周期节律，于每年的某些特定季节发作。发作频率从隔天 1 次至每天 8 次不等。而在缓解期时，症状可完全缓解，一般可持续数月甚至数年。

头痛多固定于一侧三叉神经第一支的分布区，即一侧眼球深部、眼眶及眶周、额部和颞部，可放射至鼻、颊、上颌骨、上腭、牙龈和牙齿，少数可放射至耳、枕部和颈部，甚至整个半侧头部。疼痛剧烈难忍，为持续性钻痛、撕裂牵拉痛、绞痛、烧灼痛、尖锐刺痛、压迫痛等，一般无搏动感。大多数患者每次发作都在同一侧；也有少数患者发作不固定在同一侧。头痛的诱发因素包括酒精、硝酸甘油、组胺等。大多数患者头痛发作时伴有头痛同侧的自主神经症状，包括流泪、结膜充血、鼻充血、鼻塞、流涕、头面部变红或苍白、头面部流汗、瞳孔缩小、上睑下垂、头面部水肿（眼睑、眶周、颊部、牙龈、上腭等）、疼痛处皮温变低（眶上区多见）、头面部皮肤痛觉过敏等。此外，还常伴有情绪与行为反应，包括不安、坐卧不宁、攻击性增强等。

【诊断与鉴别诊断】 根据既往发作的病史及典型临床表现，并排除其他疾病（如海绵窦、垂体等部位的疾病），通常可确诊。

丛集性头痛的 ICHD-3 诊断标准如下。

1. 符合第 2~4 项的发作 5 次以上。

2. 发生于单侧眼眶、眶上和/或颞部的重度或极重度的疼痛，若不治疗疼痛持续 15~180min。

3. 头痛发作时至少符合下列 2 项中的 1 项。

（1）至少伴随以下症状或体征（和头痛同侧）中的 1 项：①结膜充血和/或流泪；②鼻塞和/或流涕；③眼睑水肿；④前额和面部出汗；⑤瞳孔缩小和/或上睑下垂。

（2）烦躁不安或躁动。

4. 发作频率为隔日 1 次至每日 8 次。

5. 不能用 ICHD-3 中的其他诊断更好地解释。

发作性丛集性头痛的诊断标准是发作符合上述丛集性头痛的诊断标准，并在一段时间内（丛集期）发作；至少 2 个丛集期持续 7d 至 1 年（未治疗），且头痛缓解期 ≥3 个月。慢性丛集性头痛的诊断标准是发作符合上述丛集性头痛的诊断标准；至少 1 年内无缓解期或缓解期<3 个月。

丛集性头痛应与以下疾病鉴别。

1. 偏头痛　偏头痛女性多见,而丛集性头痛则是男性多见;偏头痛在发作上无丛集性特征;偏头痛每次发作时间多超过 4h,时间长于丛集性头痛;偏头痛患者一般安静,避免活动,而丛集性头痛患者常坐卧不安;偏头痛的疼痛程度通常较丛集性头痛轻;丛集性头痛的畏光和畏声以及自主神经症状局限于疼痛同侧。

2. 其他三叉自主神经性头痛　包括阵发性偏侧头痛(paroxysmal hemicrania)、短暂单侧神经痛样头痛发作(short-lasting unilateral neuralgiform headache attacks)等。鉴别要点是发作持续时间和频率。

阵发性偏侧头痛:女性多见。其持续时间一般较丛集性头痛短,2~30min。发作频率多较丛集性头痛高,每天数次或数十次。治疗剂量的吲哚美辛可预防发作。

短暂单侧神经痛样头痛发作:中或重度的单侧头痛,每次发作持续数秒至数分钟,总发作时间持续至少 1d。有两个亚型:①短暂单侧神经痛样头痛发作伴结膜充血和流泪(short-lasting unilateral neuralgiform headache attacks with conjunctival injection and tearing,SUNCT),诊断要求同时有同侧眼睛发红及流泪;②短暂单侧神经痛样头痛发作伴头面部自主神经症状(short-lasting unilateral neuralgiform headache attacks with cranial autonomic,SUNA),不能同时有结膜充血和流泪两种症状,可伴有鼻塞、瞳孔缩小、眼睑下垂等其他自主神经症状。

【治疗与预防】

1. 发作期药物治疗　此病疼痛剧烈,需要镇痛治疗迅速起效。一线治疗包括曲坦类药物和氧疗。多项随机对照试验已经证实了曲坦类药物对于丛集性头痛急性发作的治疗效果,常用药物有舒马曲坦(皮下注射、鼻喷)和佐米曲普坦(鼻喷、口服)。此外,氧疗安全有效,常使用面罩高流量给予纯氧,其优点在于无副作用,并且可以根据需要重复治疗。其他可能有效的治疗包括 4%~10% 利多卡因滴鼻、奥曲肽皮下注射等。

2. 预防性药物治疗　预防性治疗对于丛集性头痛患者意义重大,其目的在于降低丛集期的头痛发作频率,减轻发作程度,提高急性期治疗的疗效。维拉帕米是一线药物,但需要注意维拉帕米对心脏的影响。锂剂也是有效的治疗方式,但治疗窗较窄,仅用于其他药物无效或者有禁忌证的情况。CGRP 抑制剂伽奈珠单抗已被随机对照试验证实可有效降低丛集性头痛的发作频率。其他可能有效的药物有褪黑素、托吡酯等。由于预防性治疗药物需要一定的时间以及药物剂量才能有效发挥治疗作用,对于高频发作患者,在预防性药物开始使用或增加剂量时可使用过渡性治疗,常用方案是短期使用糖皮质激素,包括口服泼尼松、枕大神经阻滞(皮下注射激素)等。

3. 非药物治疗　当药物治疗无效或患者对常规治疗不耐受时,可考虑使用神经调控治疗。常用的神经调控治疗方法包括蝶腭神经节射频消融术、蝶腭神经节刺激、非侵入性迷走神经刺激、侵入性枕神经刺激等。

第五节　药物过度使用性头痛

药物过度使用性头痛(medication-overuse headache,MOH)仅次于紧张型头痛和偏头痛,是临床上第三常见的头痛类型,患病率为 0.5%~7.2%,常导致头痛慢性迁延(尤其在老年人群中),并常促使原发性头痛由发作性进展为慢性,致残率和疾病负担较高。头痛的急性对症药物,如果使用不当或长期使用几乎都可能使患者发生 MOH。在 ICHD-3 中列在"缘于某种物质的或物质戒断性头痛"此大类之下。MOH 包括 8 个亚型:①麦角胺过度使用性头痛;②曲坦类过度使用性头痛;③非阿片类止痛药过度使用性头痛;④阿片类药物过度使用性头痛;⑤复方止痛药物过度使用性头痛;⑥缘于多重并非单一种类药物的药物过度使用性头痛;⑦缘于未确定的或未经证实的多重药物种类的药物过度使用性头痛;⑧缘于其他药物的药物过度使用性头痛。

【发病机制】　目前尚不清楚,有多种假说与推测。药物反复刺激痛觉传导通路可能导致中枢性敏化;细胞适应了过度的镇痛刺激,使得细胞膜转导发生障碍,导致中枢神经系统对治疗无反应;药物直接抑制了中枢神经系统的痛觉调节能力;药物使患者血液中 5-羟色胺水平下降,进而使中枢神经系统 5-羟色胺受体上调,从而导致痛觉过敏状态的出现。

【临床表现】 男女患病率之比约 1:3.5。多见于 30 岁以上的患者。患者常有持续性头痛史,并长期使用头痛急性对症药物。头痛几乎每天发生,且多持续一整天时间。在睡醒时即出现头痛,呈轻至中度钝痛,双侧或弥漫性疼痛,有时局限于额或枕部。停用镇痛药后头痛加重。因此患者每天多次服药或至少服药一次。头痛一般不伴有视觉障碍或其他自主神经症状。在药物过度使用性头痛的基础上,如同时伴有偏头痛者可出现恶心、呕吐等自主神经症状。患者在镇痛药作用耗尽时头痛加重,故再用镇痛药,一般 3~4h 服药 1 次。服药后可减轻头痛,但很少完全缓解。常伴有过度使用药物所致的其他副作用。

【诊断】 诊断完全依靠患者的病史提供,因此开放性提问和详细准确的病史收集至关重要。MOH 的 ICHD-3 诊断标准如下。

1. 原发性头痛患者每月头痛发作的天数 ≥15d。

2. 规律服用过量的头痛急性治疗或症状性治疗药物 3 个月以上。

3. 不能用 ICHD-3 中的其他诊断更好地解释。

对于不同药物,过量使用的标准有所区别:①麦角胺类药物、曲坦类药物、阿片类药物和复合止痛药等药物的过度使用性头痛,诊断标准是每月 ≥10d,持续 ≥3 个月;②对于对乙酰氨基酚、NSAIDs 等非阿片类药物的过度使用性头痛,诊断标准是每月 ≥15d,持续 ≥3 个月;③缘于多种而并非单一种类药物的 MOH,诊断标准是每月规律服用麦角胺、曲坦类、普通止痛药、非甾体抗炎药和/或阿片类药物总天数 ≥10d,持续 ≥3 个月,且以上每一种药物都没有过量服用。

【治疗】 对有预防性用药适应证的头痛患者应及时给予预防性用药,以减少 MOH 的发生。当MOH 发生后,其治疗目标是减缓头痛程度与发作频率、减少急性对症药物的用药量、提高急性对症药物和预防性药物的疗效、减轻残疾和改善生活质量。

1. **患者教育** 医护及家属要对患者鼓励与支持,正确地教育与监督患者,告知患者过度使用镇痛药的危害。

2. **撤去过度使用的药物** 是治疗的关键措施。有些药物可以立即撤去,如对乙酰氨基酚等镇痛药、麦角胺类制剂和曲坦类药物。而有些药物需要逐渐减量,如巴比妥类药物、苯二氮䓬类药物及阿片类药物等。撤药时住院治疗可能疗效更理想,尤其是过度使用巴比妥类药物、伴有抑郁或焦虑的患者。而自律性高、具有强烈撤药动机、非巴比妥类药物过度使用、过度使用单种药物、不伴精神障碍的患者可选择门诊治疗。

3. **预防性治疗** 药物治疗首选托吡酯、肉毒毒素或 CGRP 抑制剂(厄瑞努单抗),其他可能有效的药物有 β 受体阻滞剂、氟桂利嗪、阿米替林等。预防性药物治疗的时机尚不确定,是在撤去过度使用药物之前、同时还是之后尚有争议。非药物治疗包括压力管理、放松训练、认知行为治疗等。

4. **治疗戒断症状** 常见的戒断症状有反跳性头痛、恶心、呕吐、低血压、心动过速、睡眠障碍、厌食、躁动、焦虑和紧张等。此外,戒断巴比妥类药物过程中可能出现癫痫发作或幻觉等少见症状。可用于戒断症状的药物有止吐药(甲氧氯普胺和丙氯拉嗪)、糖皮质激素、萘普生等长效 NSAIDs 药物、替扎尼定、可乐定、双氢麦角胺、丙戊酸盐等。

5. **随访和预防复发** MOH 的复发率高,大多数复发发生于撤药后第 1 年,建议长程频繁规律随诊至少 1 年。建议患者记录头痛日记。能够有效预防复发的措施尚不明确,目前研究发现规律监测药物使用、心理治疗和持续使用肉毒毒素可能有助于预防复发。

第六节　低颅压性头痛

低颅压性头痛（low cerebrospinal fluid pressure headache）是以直立性头痛为特征性临床表现、脑脊液压力<60mmH$_2$O 的临床综合征。在 ICHD-3 中，列为"继发性头痛"中"缘于颅内非血管性疾病的头痛"中的"缘于脑脊液压力减低的头痛"（headache attributed to low cerebrospinal fluid pressure），其下又分为 3 个亚型：硬脊膜穿刺术后头痛（post-dural puncture headache）、缘于脑脊液瘘的头痛（cerebrospinal fluid fistula headache）和缘于自发性低颅压的头痛（headache attributed to spontaneous intracranial hypotension）。

【病因与发病机制】　任何原因所致的脑脊液容量减少均可导致颅内压降低，引起低颅压性头痛。脑脊液容量减少削弱了脑脊液对浸在其中脑组织的缓冲支撑作用，直立时重力牵拉使脑组织下移而刺激覆盖在脑组织表面的脑膜血管及其他颅内疼痛敏感结构，导致头痛。此外，脑脊液容量减少还可能直接激活腺苷受体，继而促使脑血管扩张，拉伸刺激脑部疼痛敏感结构，导致头痛。自发性低颅压的主要病因是自发性脑脊液漏，通常发生在脊膜，尤其是颈胸段交界处和胸段，可能源自硬脊膜结构薄弱。硬脊膜结构薄弱可导致单纯硬脊膜撕裂或者复杂的脊膜憩室，使脑脊液漏入硬脊膜外，最终导致脑脊膜弹性分布改变。腰椎穿刺术是常见的继发性病因。外伤、手术、用力运动、脱水、严重感染、中毒、休克、糖尿病昏迷、尿毒症、头部放疗及某些结缔组织疾病等也可引起低颅压性头痛。

【临床表现】　直立性头痛是低颅压性头痛特征性临床表现，即坐起或站立时头痛，可伴恶心呕吐，平卧后头痛呕吐等症状很快缓解。可伴有头痛之外的症状，如恶心呕吐、颈强项痛，还可伴耳闷胀感、耳鸣、听觉过敏、眩晕、失衡等症状，脑组织下坠压迫脑神经可引起复视、面瘫或面肌痉挛、视物模糊、面部麻木或疼痛等症状。极少数病例可出现帕金森症状（中脑受压）、痴呆（额叶、颞叶皮质受压）、四肢麻痹（上颈段脊髓受压）和垂体功能减退症（垂体充血）、意识水平降低甚至昏迷（间脑受压）等。

低颅压性头痛的亚型中，硬脊膜穿刺术后头痛，既往也称为腰穿后头痛，大多在腰穿后 24~48h 之内出现，很少在腰穿后立即出现。ICHD-3 中"硬脊膜穿刺术后头痛"的诊断标准为硬脊膜穿刺后 5d 之内出现头痛。常伴随颈部僵硬和/或主观的听觉症状。缘于脑脊液瘘的头痛则多见于外伤、神经管闭合不全、颅脑、鼻和脊髓手术后等，漏口封堵后头痛可缓解。缘于自发性低颅压的头痛是一组排除其他原因所致继发性低颅压的临床综合征，常伴有颈部僵硬和主观听觉异常，脑脊液压力正常后头痛缓解。

【辅助检查】　腰穿见侧卧位脑脊液压力<60mmH$_2$O，细胞数正常或轻度升高。脑脊膜血管通透性增加合并腰段蛛网膜下腔脑脊液流速缓慢，可能致脑脊液蛋白含量增高或黄变。糖和氯化物正常。

头颅 CT 平扫可见双侧硬膜下积液或出血、蛛网膜下池消失、脑室变小等征象。头部磁共振平扫及增强检查敏感性更高，其典型表现包括硬膜下积液、脑膜强化、静脉系统扩张充血、垂体充血和脑下坠。在明确脑脊液瘘口方面，常用的影像学检查技术有数字减影脊髓造影（digital subtraction myelography）、CT 脊髓造影（CT myelography）、磁共振脊髓造影（MR myelography），其中数字减影脊髓造影和使用钆对比剂增强的脊髓磁共振造影的灵敏度较高。

【诊断与鉴别诊断】　ICHD-3 的诊断标准如下。

1. 任何头痛符合第 3 项的标准。

2. 符合以下 2 项中的 1 项或 2 项：①存在低颅压（脑脊液压力<60mmH$_2$O）；②脑脊液漏的影像学证据。

3. 头痛的发生和低颅压或脑脊液漏在时间上密切相关。

4. 不能用 ICHD-3 中的其他诊断更好地解释。

直立性头痛是低颅压性头痛的特征性表现，但是不能单凭直立性头痛就诊断低颅压性头痛，也不能单凭无直立性头痛而排除低颅压性头痛的诊断。进一步结合影像学的典型表现和/或腰穿显示脑

NOTES

脊液压力低,方能做出诊断,同时要注意寻找继发性低颅压性头痛的病因。低颅压性头痛的诊断,应注意与蛛网膜下腔出血、中枢神经系统感染、脑静脉系统血栓形成、转移性脑膜癌、硬膜下积液或血肿、Chiari 畸形、肥厚性硬脑膜炎、姿势性直立性心动过速综合征等相鉴别。

【治疗】 一般治疗方法包括卧床休息(平卧或者头低脚高位)、静脉补液、绑腹带等,还可采用糖皮质激素、咖啡因和茶碱等药物治疗。硬膜外血贴疗法(epidural blood patches)常用于保守治疗失败的患者,具体操作就是在硬脊膜外注射自体血,然后保持 30° 倾斜的头低脚高位,常可迅速缓解症状,大剂量自体血(>20mL)比小剂量的效果更好。此外,对于有硬脊膜缺损、憩室或者有脑脊液-静脉瘘的患者,还可采用手术治疗。

思考题

1. 学习神经病学其他章节以及内科学等课程的过程中,还有哪些疾病可以出现头痛症状?

2. 头痛的患者常需要记录头痛日记,请根据本章内容,思考如何指导患者记录头痛的相关信息?

（王 伟）

第十六章
认知障碍性疾病

- 认知障碍性疾病是一组获得性、以认知功能损害为主要临床表现的疾病,按日常生活能力是否受影响分为轻度认知障碍和痴呆。
- 阿尔茨海默病是以进行性认知功能障碍为核心症状,伴有精神行为损害为特征的神经变性疾病,是老年人中最常见的痴呆类型,其核心病理表现为神经炎性斑块、神经原纤维缠结以及神经元和突触丢失。
- 路易体痴呆表现为波动性认知障碍、视幻觉为突出表现的精神症状和帕金森综合征,病理出现大脑皮质弥漫分布的嗜酸性路易包涵小体。
- 额颞叶变性是一组病理特点为进行性额叶和/或颞叶萎缩,临床以进行性精神行为异常、执行功能障碍和语言损害为特征的神经变性疾病。
- 血管性认知功能障碍是由血管危险因素、显性或非显性脑血管病引起的从轻度认知障碍到痴呆的一大类综合征。临床上需要鉴别的认知损害的疾病,还包括神经元核内包涵体病、正常颅压脑积水以及代谢障碍性疾病。

第一节 概 述

认知,是指机体获得或应用知识或信息加工的过程,涉及感知觉、记忆、思维、情感和语言等。认知障碍性疾病是一组获得性、以认知功能损害为主要临床表现的疾病,按日常生活能力是否受影响分为轻度认知障碍和痴呆。

痴呆(dementia)是一种以获得性认知功能障碍为核心,并导致患者日常生活能力、学习、工作能力和社会交往能力明显减退的综合征,常伴有精神、行为和人格异常。临床上需要根据病史、一般及神经系统体格检查、神经心理评估、实验室和影像学等检查结果进行综合分析。

痴呆可分为变性病性痴呆和非变性病痴呆,变性病性痴呆包括阿尔茨海默病(Alzheimer's disease,AD)、路易体痴呆(dementia with Lewy body,DLB)、额颞叶痴呆(frontotemporal lobar dementia, FTD)等,其中AD是最常见的痴呆类型,在本章第二节做重点介绍。而非变性病痴呆包括血管性痴呆(vascular dementia,VaD)、正常压力性脑积水以及其他疾病如感染、免疫、肿瘤、外伤、中毒、代谢等引起的痴呆,其中VaD较常见,将在本章第五节进行介绍,其他认知障碍性疾病在本章第六节中介绍。

变性病性痴呆是一组原因不明的慢性进行性损害中枢神经系统组织的疾病,是神经组织在衰老过程中发生于分子生物学水平的一系列复杂变化,进而表现为结构和功能等方面的障碍,其机制尚未完全认识。

变性病性痴呆有着一些共同的临床特征:①隐袭起病,缓慢进行性加重。在疾病早期,尽管神经系统已经有了分子水平甚至病理水平的损害,但仍有较长的一段临床无症状期。患者及家属不能准确说出起病的确切日期。当临床症状出现后,大多数变性病性痴呆的病程进行性恶化,没有缓解的过程。②具有一定的家族聚集倾向。变性病性痴呆可以分为家族性和散发性,其中家族性患者中一部分是由于特定的遗传突变导致的。③目前变性病性痴呆,多以对症治疗为主,但延缓疾病进程的药物研发已初见曙光。

随着神经病理研究的进展,人们发现不同的变性病性痴呆有着相同或相似的病理改变,如帕金森病痴呆、DLB 的主要病理改变均以 α-突触核蛋白为主要成分的路易小体,因此被统称为 α-突触核蛋白病(α-synucleinopathy)。行为异常型额颞叶痴呆(behavioural variant-frontotemporal dementia,bvFTD)、进行性核上性麻痹(progressive supranuclear palsy,PSP)和皮质基底节变性(corticobasal degeneration,CBD)的主要病理改变均是 tau 蛋白过度磷酸化和异常沉积,被统称为 tau 蛋白病(tauopathy)。此外还有 β-淀粉样蛋白病(β-amyloidopathy)、TDP-43 蛋白病(TDP-43 proteinopathy)等。近年来,随着分子生物学研究进展,人们发现同一种变性病性痴呆可以有不同的分子生物学改变,而不同的变性病性痴呆的发病可以基于相同的分子生物学改变。如 bvFTD 最常见的分子生物学改变是 tau 蛋白异常沉积,归属 tau 蛋白病。然而,研究还发现 bvFTD 患者的分子致病基础也可以是 TDP-43 蛋白异常,并可能出现病理异常共病和交叉现象(图 16-1)。变性病性痴呆分类系统的细化反映了对疾病发病机制和病理生理过程理解的日益深入。本章仍采用传统的基于临床症状的分类系统,以便理解和掌握。

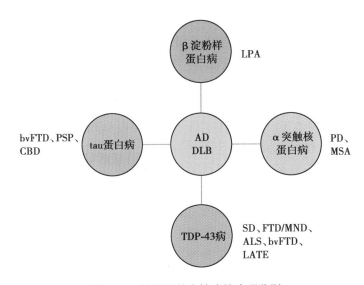

图 16-1　神经系统变性病的病理分型

LPA,Logopenic 失语;AD,阿尔茨海默病;PSP,进行性核上性麻痹;CBD,皮质基底节变性;DLB,路易体痴呆;PD,帕金森病;MSA,多系统萎缩;SD,语义性痴呆;FTD,额颞叶痴呆;MND,运动神经元病;ALS,肌萎缩侧索硬化;bvFTD,行为异常型额颞叶痴呆;LATE,具有边缘优势的年龄相关性 TDP-43 脑病。

第二节　阿尔茨海默病

阿尔茨海默病(Alzheimer's disease,AD)是以进行性认知功能障碍和行为损害为特征的中枢神经系统变性疾病。它在 1907 年由德国著名精神病理学家 Alzheimer 医生首先诊断并描述。临床上表现为记忆障碍、失语、失用、失认、视空间能力损害、抽象思维和计算力损害、人格和行为改变,继而影响患者的日常生活功能。AD 是老年期最常见的痴呆类型,约占老年期痴呆的 60%~80%。

【流行病学】　流行病学调查显示,我国 60 岁以上老年人中痴呆总体患病率约为 6%,约有 1 507 万患者,其中 AD 患病率约为 3.9%,患者约有 983 万。AD 患病率随年龄增长逐渐上升,90 岁以上人群发病率较 60~69 岁人群增加 6.6 倍。AD 发病不可干预的危险因素有老化、性别(女性)和遗传因素,可干预危险因素包括低教育水平、高血压、听力减退、吸烟、肥胖、抑郁、缺乏体育锻炼、糖尿病以及低社会接触,中年饮酒过量、创伤性脑损伤以及晚年接触污染空气等。

【病因与发病机制】 AD 可分为家族性 AD（早发型 AD）和散发性 AD（晚发型 AD）。家族性 AD 呈常染色体显性遗传，多于 65 岁前起病，最为常见的是 21 号染色体的淀粉样前体蛋白（amyloid precursor protein，APP）基因、位于 14 号染色体的早老素 1（presenilin 1，PSEN1）基因及位于 1 号染色体的早老素 2（presenilin 2，PSEN2）基因突变。然而家族性 AD 在 AD 患者中占比不到 5%。对于 90% 以上的散发性 AD 患者，越来越多证据表明其也存在遗传易感因素参与。全基因组关联研究和全外显子测序研究发现了 40 多个风险位点，功能基因组学研究表明 APOE4、CR1、BIN1、TREM2、CLU、SORL1、ADAM10、ABCA7、CD33 等可能是影响 AD 发病的主要风险基因，其中 APOE ε4 等位基因携带者是最为公认的散发性 AD 的高危人群。

AD 的发病机制有多种假说，其中 β-淀粉样蛋白（β-amyloid，Aβ）假说影响最为广泛和深远。Aβ 是淀粉样蛋白前体蛋白（amyloid precursor protein，APP）由 β 分泌酶剪切产生。Aβ 假说认为 Aβ 的生成与清除失衡是导致 AD 发生的起始事件，其机制是寡聚态 Aβ 引发了神经毒性损害，并异常沉积形成神经炎性斑块（neuritic plaques，NPs）。AD 的另一重要学说为 tau 蛋白学说，认为过度磷酸化的 tau 蛋白影响了神经元骨架微管蛋白的稳定性，同时导致神经原纤维缠结（neurofibrillary tangle，NFT）形成，进而破坏了神经元及突触的正常功能。AD 最突出的神经生化改变是大脑皮质和海马区乙酰胆碱水平的降低，这是由于胆碱能神经元及胆碱能投射通路的选择性缺失造成的。

免疫炎症学说也是 AD 发病机制的重要假说。中枢神经系统的小胶质细胞是 AD 免疫炎症病理生理发展的重要参与者，在 NPs 周围存在大量斑块相关的小胶质细胞，其参与 Aβ 的清除和代谢。近年来也有学者提出了神经血管假说，脑血管功能的失常导致神经元功能障碍，Aβ 清除能力下降，导致认知功能损害。除此之外，尚有蛋白折叠异常、线粒体功能障碍和肠道菌群假说等多种假说。

【病理】 AD 的大体病理表现为脑的体积缩小和重量减轻，脑沟加深、变宽，脑回萎缩，颞叶可见双侧海马明显萎缩，海马旁回变窄，侧脑室相应扩大是海马区萎缩的表现（图 16-2）。组织病理学上的典型改变包括 NPs、NFT（由过度磷酸化的 tau 蛋白于神经元内高度螺旋化形成）、神经元缺失和胶质增生（图 16-3）。此外，在 AD 患者脑组织内还可以观察到大脑皮质 α-突触蛋白形成的路易小体、海马锥体细胞的颗粒空泡变性和淀粉样脑血管病。

1. NPs 在 AD 患者的大脑皮质、海马、某些皮质下神经核团如杏仁核、前脑基底神经核和丘脑

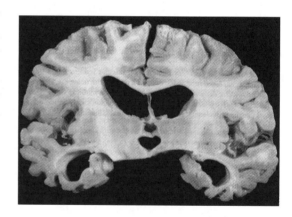

图 16-2　AD 脑组织冠状切面

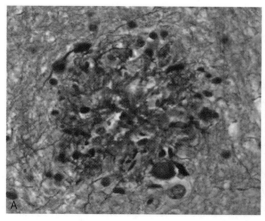
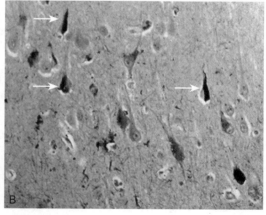

图 16-3　AD 脑内主要病理表现
A. NPs；B. NFT（如箭头所示）。

中存在大量的 NPs。NPs 又称神经炎性斑块，主要在神经元细胞外形成，以 Aβ 沉积为核心，周边是更多的 Aβ 和增大的轴突末梢和胶质细胞炎性反应。

2. NFT　大脑皮质和海马存在大量 NFT，NFT 主要在神经元胞体内产生，有些可扩展到近端树突干。含 NFT 的神经元细胞通常呈退行性改变，NFT 最早在内嗅皮质和海马区形成，后期遍布于大脑皮质，也常见于杏仁核、前脑基底神经核、下丘脑神经核、脑干的中缝核和脑桥的蓝斑。

3. 神经元和突触丢失　在内嗅皮质、海马等已受累区域，观察到神经突触的丢失，以及 tau 蛋白阳性的神经毡细丝、神经突起失营养性改变、神经元内嗜酸性包涵体、颗粒空泡变性。

【临床表现】　AD 通常隐匿起病，持续进行性发展，主要表现为认知功能减退和非认知性神经精神症状。按照最新临床分期，AD 包括两个阶段：痴呆前阶段和痴呆阶段。

1. 痴呆前阶段　分为轻度认知功能障碍发生前期（pre-mild cognitive impairment，pre-MCI）和轻度认知功能障碍期（mild cognitive impairment，MCI）。AD 的 pre-MCI 期没有任何认知障碍的临床表现或者仅有极轻微的记忆力减退主诉，客观的神经心理学检查正常。AD 的 MCI 期，即 AD 源性 MCI，主要表现为记忆力轻度受损，学习和保存新知识的能力下降，其他认知域，如注意力、执行能力、语言能力和视空间能力也可轻度受损，客观的神经心理学检查有减退，但未达到痴呆的程度，不影响日常生活能力。

2. 痴呆阶段　此阶段患者认知功能损害已影响其日常生活能力，该阶段主要临床表现包括认知功能障碍（cognitive dysfunction）、精神行为症状（behavioral and psychological symptoms）、日常生活活动能力（activity of daily living）下降，简单归纳为 CBA 症状，CBA 症状随 AD 病情的严重程度不同有所变化。

（1）轻度：主要表现是情景记忆障碍。首先出现近事记忆减退，常遗忘日常所做的事和常用的一些物品。随着病情发展，出现远期记忆减退，即对发生已久的事情和人物的遗忘。部分患者出现视空间障碍，外出后找不到回家的路，不能精确地临摹立体图。面对生疏和复杂的事物容易出现焦虑和消极情绪，还会表现出人格障碍。

（2）中度：除记忆障碍继续加重外，工作、学习新知识和社会接触能力减退，特别是原已掌握的知识和技巧出现明显的衰退。出现逻辑思维、综合分析能力减退，言语重复、计算力下降，明显的视空间障碍，如在家中找不到自己的房间，出现失语、失用、失认等，有些患者还出现癫痫、强直-少动综合征。患者常有较明显的行为和精神异常，性格内向的患者变得易激惹、兴奋欣快、言语增多，而原来性格外向的患者则变得沉默寡言，对任何事情提不起兴趣，出现人格改变，甚至做出一些丧失羞耻感的行为。

（3）重度：此期患者除上述各项症状逐渐加重外，还有情感淡漠、哭笑无常、言语能力丧失、以致不能完成日常简单的生活事项如穿衣、进食。终日无语而卧床，与外界（包括亲友）逐渐丧失接触能力。四肢出现强直或屈曲瘫痪，括约肌功能障碍。此期患者常可并发全身系统疾病的症状，如肺部及尿路感染、压疮，以及全身性衰竭症状等，最终因并发症而死亡。

AD 的痴呆前阶段和痴呆阶段是一个连续的病理生理过程。目前认为在 AD 临床症状出现前的 15~20 年脑内就开始出现 Aβ 和 tau 蛋白的异常沉积，当患者出现认知功能减退的临床症状时，脑内已有显著的神经元退行性改变和缺失（图 16-4）。

【辅助检查】

1. 一般检查　AD 患者血常规、红细胞沉降率、电解质、血糖、肝肾功能、甲状腺功能、维生素 B_{12}、叶酸、梅毒抗体、艾滋病抗体等一般检查均大致正常。

AD 患者脑脊液中 $Aβ_{1-42}$ 及 $Aβ_{42}/Aβ_{40}$ 比值降低，总 tau 蛋白、p-tau181 蛋白、p-tau217 蛋白、p-tau231 蛋白及神经丝轻链蛋白（neurofilament light chain，NfL）显著升高，相关指标也在外周血中得以应用。

2. 影像学　CT 检查见脑萎缩、脑室扩大；头颅 MRI 检查显示双侧颞叶、海马萎缩（图 16-5）。SPECT 灌注成像和氟脱氧葡萄糖 PET 成像可见顶叶、颞叶和额叶，尤其是双侧颞叶的海马区血流和代谢降低。使用各种 Aβ 标记配体示踪剂（如 PiB、AV-45 等）的 PET 成像技术可见脑内的 Aβ 沉积，

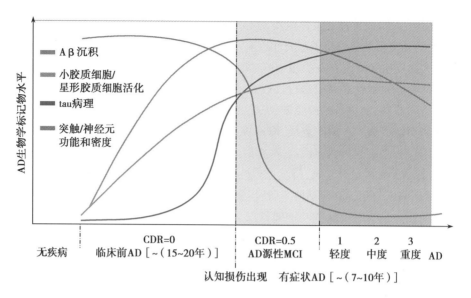

图 16-4　AD 连续疾病谱

使用 tau-蛋白示踪剂的 PET 成像技术可以显示 tau 蛋白沉积。

3. 神经心理学检查　对 AD 的认知评估领域应包括记忆功能、语言功能、定向力、运用能力、注意力、知觉（视、听、感知）和执行功能七个领域。临床上常用的分为：①总体评定量表，如简易精神状况量表（mini-mental state examination，MMSE）、蒙特利尔认知测验（Montreal cognitive assessment，MoCA）、阿尔茨海默病认知功能评价量表（Alzheimer's disease assessment scale-cognitive score，ADAS-cog）等；②分级量表，如临床痴呆评定量表（clinical dementia rating，CDR）和总体衰退量表（global deterioration scale，GDS）；③精神行为评定量表，如神经精神问卷（neuropsychiatric inventory，NPI）等；④用于鉴别的量表，如 Hachinski 缺血量表。选用何种量表，如何评价测验结果，必须结合临床表现和其他辅助检查结果综合判断。

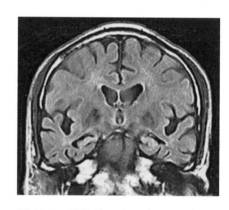

图 16-5　冠状位 MRI 显示 AD 颞叶和海马萎缩

4. 基因检查　有明确家族史的患者可进行 *APP*、*PSEN1*、*PSEN2* 基因检测。致病突变的发现有助于确诊。散发型 AD 可进行 *APOE* 基因检测。

【诊断】　应用最广泛的 AD 诊断标准是由 2011 年美国国立老化研究所和阿尔茨海默协会（National Institute of Aging and Alzheimer's Association，NIA-AA）对 1984 年 AD 的诊断标准的修订，其制定了 AD 不同阶段的诊断标准，并推荐 AD 痴呆阶段和 MCI 期的诊断标准用于临床。

在 AD 诊断前，首先要确定患者是否符合痴呆的诊断标准。符合下列条件可诊断为痴呆。

（1）至少以下 2 个认知域损害，可伴或不伴行为症状。

1）学习和记忆能力。

2）语言功能（听、说、读、写）。

3）推理和判断能力。

4）执行功能和处理复杂任务的能力。

5）视空间功能。

可伴或不伴有人格、行为改变。

（2）工作能力或日常生活能力受到影响。

（3）无法用谵妄或精神障碍解释。

在确定痴呆后,才可考虑是否符合 AD 的诊断。AD 的诊断分下面几种。

1. AD 痴呆阶段的临床诊断标准 很可能的 AD 痴呆。

(1)核心临床标准:①符合痴呆诊断标准;②起病隐袭,症状在数月至数年中逐渐出现;③明确的认知损害病史;④表现为遗忘综合征(学习和近记忆下降,伴 1 个或 1 个以上其他认知域损害),或者非遗忘综合征(语言、视空间或执行功能三者之一损害,伴 1 个或 1 个以上其他认知域损害)。

(2)排除标准:①伴有与认知障碍发生或恶化相关的卒中史,或存在多发或广泛脑梗死,或存在严重的白质病变;②有路易体痴呆的核心症状;③有额颞叶痴呆的显著特征;④有原发性进行性失语的显著性特征;⑤有其他引起记忆和认知功能损害的神经系统疾病,或非神经系统疾病,或药物过量或滥用证据。

(3)支持标准:①在以知情人提供和正规神经心理学检查得到的信息为基础的评估中,发现进行性认知下降的证据;②找到致病基因(*APP*、*PSEN1* 或 *PSEN2*)突变的证据。

2. AD 源性 MCI 的临床诊断标准

(1)符合 MCI 的临床表现:①患者主诉,或者知情者、医生发现的认知功能改变;②一个或多个认知领域受损的客观证据,尤其是记忆受损;③日常生活能力基本正常;④未达痴呆标准。

(2)符合 AD 病理生理过程:①排除血管性、创伤性、医源性引起的认知功能障碍;②有纵向随访发现认知功能持续下降的证据;③有与 AD 遗传因素相关的病史。

在临床研究中,纳入基于生物标志物的 ATN 框架[即反映 Aβ 沉积(A)、tau 蛋白沉积(T)、神经元损伤(N)的生物标志物],可提高 AD 型痴呆和 AD 源性 MCI 诊断的可靠度。

【鉴别诊断】

1. 血管性痴呆(VaD) VaD 病程常为波动性进展,认知功能损害常为斑片状,常伴随局灶性神经系统症状体征,神经心理学检查执行功能受损常见,影像学检查可见脑梗死灶或出血灶,是关键的鉴别诊断证据。

2. 额颞叶痴呆(FTD) FTD 情景记忆障碍并不像 AD 一样典型,以性格改变和行为异常为主要临床特征,早期可以表现为脱抑制、冷漠、刻板行为、饮食偏好等改变,以及同理心下降、执行功能障碍等。MRI、PET 等影像学检查可见额、颞叶不对称萎缩和葡萄糖代谢低下。

3. 路易体痴呆(DLB) DLB 患者特征性的临床表现,波动性认知障碍、帕金森综合征和反复出现的视幻觉,有助于与 AD 的鉴别诊断。DLB 患者的运动及神经精神障碍通常较 AD 患者更严重,生活自理能力更差。

【治疗】 AD 发病机制尚不明确,目前还没有确定的能有效逆转疾病进程的药物,针对 AD 患者神经递质改变及病理蛋白的药物治疗,以及其他非药物治疗和护理能够减轻病情和延缓发展。

1. 药物治疗

(1)改善认知功能

1)针对纠正神经递质失衡的促智药物:①胆碱酯酶抑制剂(ChEI):通过抑制神经元突触间隙的乙酰胆碱酯酶进而增强对胆碱能受体的刺激,代表药物有多奈哌齐、卡巴拉汀、加兰他敏、石杉碱甲等,是目前用于改善 AD 认知功能的一线药物。②N-甲基-D-门冬氨酸(NMDA)受体拮抗剂:具有调节谷氨酸活性的作用,用于中晚期 AD 患者的治疗,代表药物是美金刚,也是目前用于 AD 治疗的常用药物。

2)靶向 Aβ 蛋白的疾病修饰治疗药物:如 aducanumab 是一种靶向 β 淀粉样蛋白的单抗,可以清除患者大脑中寡聚态、纤丝状 Aβ,减少淀粉样斑块,改善患者认知功能,减缓 AD 病情进展,适用于 AD 源性 MCI 和轻度 AD 患者的治疗。

(2)改善精神行为症状:ChEI 和 NMDA 受体拮抗剂在改善认知功能的同时可缓解 AD 患者的精神行为异常。ChEI 可改善抑郁、淡漠等阴性症状,而美金刚对于激越、攻击、妄想等阳性症状效果较佳。当缺乏满意疗效时可加用抗抑郁药物和抗精神病药物,前者常用选择性 5-HT 再摄取抑制剂,如西酞普兰、舍曲林等;后者常用非典型抗精神病药,如利培酮、奥氮平、喹硫平等。此类用药原则是:低剂量起始,缓慢增量;采用最小有效剂量,短期使用;注意药物间的相互作用。

2. 非药物治疗　非药物治疗作为药物治疗的重要补充,可以改善患者的临床症状,包括认知干预、精神行为症状控制、日常生活能力训练等。认知干预包含认知训练、认知刺激、认知康复等;针对精神行为症状,可采用音乐疗法、日光疗法、回忆疗法等针对患者的方法,同时加强对照料者的培训和支持,并有针对性地改造环境;为患者制订个体化的日常生活能力训练方案,并鼓励进行慢跑、太极等运动疗法。此外,可结合经颅磁刺激、经颅直流电刺激等神经调控技术和虚拟现实等技术开展非药物治疗。

3. 护理及支持治疗　有效的护理能延长患者的生命及改善患者的生活质量,并能防止压疮、肺部感染等并发症,以及摔伤、外出迷路等意外的发生。重度患者自身生活能力严重减退,常导致营养不良、肺部感染、尿路感染、压疮等并发症,应加强支持治疗和对症治疗。

【预后】　AD 临床病程约为 5~10 年,少数患者可存活 10 年或更长的时间,多死于肺部感染、尿路感染及压疮等并发症。

第三节　路易体痴呆

路易体痴呆(dementia with Lewy bodies,DLB)临床主要表现为波动性认知障碍、帕金森综合征和以视幻觉为突出表现的精神症状。病理性上以出现弥漫分布于大脑皮质的嗜酸性路易包涵小体为特征。目前认为 DLB 仅次于 AD,在变性病性痴呆中居第二位。

【流行病学】　系统性综述结果显示,在 65 岁以上老年人中 DLB 的患病率为 0~5%,占所有痴呆的 0~30.5%。

【病因与发病机制】　DLB 的病因和发病机制尚未明确。多为散发,偶有家族遗传性发病。DLB 典型的病理改变为路易小体(Lewy bodies),其主要成分是 α-突触核蛋白(α-synuclein)和泛素等。

1. α-突触核蛋白基因突变　α-突触核蛋白基因位于第 4 号染色体上,编码含 140 个氨基酸的前突触蛋白,主要分布在新皮质、海马、嗅球、纹状体和丘脑。正常情况下 α-突触核蛋白二级结构为 α 螺旋,基因突变可导致蛋白错误的 β 折叠,形成纤丝状的 α-突触核蛋白积聚物,与其他蛋白质一起形成细胞内包涵体-路易小体。

2. *Parkin* 基因突变　细胞内受损蛋白要和泛素结合才能被蛋白水解酶识别,该过程称为泛素化。泛素化需要多种酶的参与,其中有一种酶称为底物识别蛋白(parkin 蛋白或 E3 酶),该酶由 *Parkin* 基因编码。*Parkin* 基因突变导致底物识别蛋白功能损害或丧失,则上述变异的 α-突触核蛋白不能被泛素化降解而在细胞内聚集,最终引起细胞死亡。

【病理】　1912 年德国病理学家 Lewy 首先发现路易小体。它是一种见于神经元内圆形嗜酸性的包涵体,弥漫分布于大脑皮质,深入边缘系统(海马和杏仁核等)、黑质或脑干其他核团。80 年代通过细胞免疫染色方法发现路易小体内含有泛素蛋白。皮质路易小体数目与患者症状的严重程度相关,视幻觉严重程度与颞叶后部皮质路易小体的数目相关。路易小体并非 DLB 所特有,其他 α-突触核蛋白谱系病(如帕金森病)也可出现。DLB 脑内还可有以下变化:神经炎性斑块、神经原纤维缠结、神经元缺失或突触丢失等。

【临床表现】　DLB 发病年龄为 50~85 岁,平均发病年龄是 75 岁,男女比例为 4∶1。临床表现可归结为 3 个核心症状:波动性认知障碍、反复出现的视幻觉和帕金森综合征。

1. 波动性认知障碍(fluctuating cognition)　认知功能损害常表现为执行功能和视空间功能障碍,而近事记忆功能早期受损较轻。视空间功能障碍常表现得比较突出,患者常在一个熟悉的环境中迷失方向。DLB 的认知功能损害具有波动性,患者常出现突发而短暂的认知障碍,可持续几分钟、几小时或几天。在此期间患者定向能力、语言能力、视空间能力、注意力和判断能力都有下降。DLB 患者这种认知功能的波动本质上是注意力和警觉程度的波动,还可表现为间断性白天过多睡眠或发作性言语混乱等。

2. **视幻觉(visual hallucination)** 50%~80% 的患者在疾病早期就有视幻觉。视幻觉的内容活灵活现,可以是痛苦恐怖的印象,也可以是愉快的幻觉,以至患者乐意接受。早期患者可以分辨出幻觉和实物,比较常见的描述包括在屋子内走动的侏儒和宠物等。视幻觉常在夜间出现。听幻觉、嗅幻觉也可存在,出现听幻觉时患者可能拿着未连线的电话筒畅聊,或者拿着亲友的照片窃窃私语。后期患者无法辨别幻觉,对于旁人否定会表现得激惹。

3. **帕金森综合征(parkinsonism)** 主要包括运动迟缓、肌张力增高和静止性震颤。与经典的帕金森病相比,DLB 患者帕金森综合征多表现为手足和面部运动迟缓、中轴肌肌张力增高,姿势不稳,反复跌倒,静止性震颤少见,且常为双侧对称性且症状较轻,对左旋多巴治疗反应差于帕金森病。

4. **其他症状** 有睡眠障碍、对抗精神病类药物过度敏感、自主神经功能紊乱、嗅觉减退和精神症状等。快速动眼期睡眠行为障碍(rapid eye movement sleep behavior disorder,RBD)被认为是 DLB 最早出现的症状,患者在睡眠的快速眼动期会出现肢体不自主运动等症状。DLB 患者对抗精神病类药物极度敏感,这类药物会加重运动障碍、自主神经功能障碍和认知障碍,导致全身肌张力增高,重者出现抗精神药物恶性综合征而危及生命。自主神经功能紊乱常见的有便秘、直立性低血压、尿失禁等,较 PD 更突出。自主神经紊乱可能由于脊髓侧角细胞损伤所致。精神症状常见的有系统性妄想、淡漠、焦虑或抑郁等。

【辅助检查】

1. **实验室检查** DLB 没有特异性的实验室检查方法,因此,检查的目的是鉴别诊断。需要进行的检查有血常规、甲状腺功能、维生素 B_{12} 水平、梅毒抗体、莱姆病抗体、HIV 抗体检查等。

2. **影像学检查** MRI 可发现脑广泛萎缩,结构磁共振可见 DLB 患者相对 AD 颞叶相对保留,有助于鉴别。多巴胺转运体(DAT)示踪剂标记的 PET 可见 DLB 患者尾状核摄取减低,而壳核更低,与 AD 鉴别具有较好的敏感性和特异性。FDG-PET 发现 DLB 患者枕叶皮质代谢率下降较 AD 更为显著,而扣带回中后部相对完整,称为扣带回岛征,其对 DLB 有 100% 的特异性。此外,DLB 患者心脏 ^{123}I-MIBG 闪烁显像异常(摄取下降)。

3. **神经心理学检查** DLB 顺行性遗忘并不突出,执行功能及视空间功能受损较为明显。比如画一幢立体的小屋,虽然各个部件齐全,但是空间关系错误(图 16-6)。

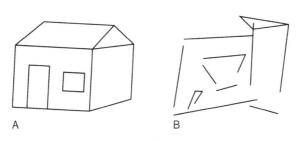

图 16-6 DLB 患者临摹的小屋
A. 正确的小屋图形;B. DLB 患者临摹的图形。

4. **其他** DLB 脑电图典型改变是显著的后头部慢波伴周期性 pre-α/θ 节律改变,即在弥漫 θ 节律背景下,后头部更为显著的 θ 或 δ 波。此外 DLB 患者皮肤活检可见 α 突触核蛋白沉积,其有望成为潜在的生物学标志物。

【诊断】 2017 年 McKeith 等对 DLB 诊断标准进行了修订,该诊断标准清楚划定了临床特征和诊断标志物的界限,并根据诊断特异性,将临床特征细分为核心临床特征和支持临床特征,诊断标志物分为提示标志物和支持标志物,并赋予 RBD 和 MIBG 更大的权重,首次将过度嗜睡和嗅觉减退列为支持临床特征。

1. 必要特征　将痴呆定义为渐进性的认知功能下降并影响到正常的社交和工作能力或日常生活能力；在疾病早期可能不出现显著或持久的认知障碍，但在疾病的进展过程中通常会出现；注意力、执行功能和视空间缺陷可能早期出现且显著存在。

2. 核心临床特征　前三个通常早期出现并贯穿整个疾病过程。

（1）波动性认知障碍伴随注意力和觉醒功能（alertness）显著的变化。

（2）反复视幻觉，常常形象且生动。

（3）RBD，可能发生在认知障碍出现以前。

（4）一个或多个自发帕金森综合征的核心症状：运动迟缓（速度或幅度的减小）、静止性震颤、肌强直。

3. 支持临床特征　对抗精神病药物高度敏感；姿势不稳；反复跌倒；晕厥或短暂发作无法解释的意识丧失；严重的自主神经功能障碍，如便秘、直立性低血压、尿失禁；过度嗜睡；嗅觉减退；其他形式的幻觉；系统性妄想；淡漠、焦虑或抑郁。

4. 提示标记物

（1）SPECT 或 PET 显示基底节区多巴胺转运体摄取减少。

（2）心脏 ^{123}I-MIBG 闪烁显像异常（摄取下降）。

（3）多导睡眠监测确诊的 RBD。

5. 支持标记物

（1）CT 或 MRI 显示颞叶内侧结构相对保留。

（2）SPECT/PET 灌注或代谢显像提示枕叶广泛摄取下降，伴或不伴 FDG-PET 显像的扣带回岛征。

（3）EEG 提示显著的后头部慢波伴周期性 pre-α/θ 节律改变。

6. 很可能的 DLB

（1）2 个或 2 个以上核心临床特征，伴或不伴提示标志物。

（2）仅有 1 个核心临床特征，伴 1 个或 1 个以上提示标志物。

不能仅凭生物标志物诊断很可能的 DLB。

7. 症状发生顺序的要求　对于 DLB，痴呆症状一般早于或与帕金森综合征同时出现。对于明确 PD 患者合并的痴呆，应诊断为帕金森病痴呆（PDD）。如需区别 PDD 和 DLB，应参照"1 年原则"，即帕金森症状出现 1 年内发生痴呆，考虑 DLB，而 1 年后出现痴呆应诊断为 PDD。

【鉴别诊断】

1. PDD　参考上述 1 年原则。

2. MSA　MSA-P 型可有帕金森综合征表现，MSA-C 型则有明显小脑共济失调，但均自主神经症状早期出现且为突出表现，认知正常或轻度损害，典型者可见 MRI T_2 序列脑桥十字征，PET-CT 可见壳核 DAT 下降和/或小脑 FDG 低代谢。

3. PSP　也可有帕金森综合征和认知损害，但常有垂直性眼球活动障碍、冻结步态，病程早期反复出现跌倒，可有非流利性变异型原发性进行性失语，典型者 MRI 可见中脑萎缩，表现为"蜂鸟征""牵牛花征""米老鼠征"等，PET-CT 可见中脑 tau 蛋白沉积。

【治疗】　目前尚无特异性治疗方法，主要是对症治疗。

对于改善认知，疗效比较肯定的是胆碱酯酶抑制剂（ChEI），可作为首选药物，其对改善视幻觉、淡漠、焦虑、幻觉和错觉有一定效果。美金刚对于临床整体情况和行为障碍有轻度缓解作用。对于患者的 REM 期睡眠障碍可在睡前给予小剂量氯硝西泮或褪黑素。

由于 DLB 患者对抗精神病类药物极度敏感，当患者出现显著的精神症状时应首先考虑 ChEI 和/或减少帕金森病药物的用量。如确需使用抗精神病药物，可谨慎选用非典型抗精神病药物如奥氮平、利培酮、喹硫平等，需从极小剂量开始使用，并密切观察不良反应。经典抗精神病药物如氟哌啶醇和硫利达嗪禁用于 DLB。选择性 5-HT 受体再摄取抑制剂对改善情绪有一定作用。

左旋多巴可能加重视幻觉,当运动障碍影响日常生活能力时,酌情从最小剂量、缓慢增量给药。多巴胺受体激动剂的治疗效果常不如左旋多巴明显。

非药物治疗包括有氧运动和认知训练,晚期患者应采取诸如胃造瘘等手段解决吞咽困难,保证营养,并对患者及照料者进行疾病知识普及教育。

【预后】 本病预后不佳。预期寿命为 5~7 年。患者最终死因常为营养不良、肺部感染等。

第四节 额颞叶变性

额颞叶变性(frontotemporal lobar degeneration,FTLD)是一组病理特点为进行性额叶和/或颞叶萎缩,临床主要特征为进行性精神行为异常、执行功能障碍和语言损害的综合征。根据临床表现分为行为变异型额颞叶痴呆(behavioral variant frontotemporal dementia,bvFTD)、原发性进行性失语(primary progressive aphasia,PPA)中的语义变异型(semantic-variant PPA,svPPA)和非流利变异型(non-fluent-variant PPA,nfvPPA)。此外,FTLD 可与进行性核上性麻痹(progressive supranuclear palsy,PSP)、皮质基底节综合征(cortical basal ganglia syndrome,CBS)、运动神经元病/肌萎缩侧索硬化(motor neuron disease/amyotrophic lateral sclerosis,MND/ALS)等神经退行性运动障碍合并存在,这些可作为 FTLD 的特殊亚型(详见第十七章)。有关其命名,目前习惯使用 FTD 一词来描述基于临床症状和体征作出的临床诊断,而采用 FTLD 描述病理诊断。

【流行病学】 FTLD 是早发性痴呆的第二位原因,我国尚无 FTLD 的详细流行病学数据。国外研究显示,FTLD 平均发病年龄约为 58 岁,以 45~64 岁发病最为常见,在 45~65 岁人群中患病率为 15/10 万~22/10 万。

【病因与发病机制】 FTLD 的病因及发病机制尚不清楚。神经生化研究显示 FTLD 患者额叶及颞叶皮质 5-羟色胺能递质减少,脑组织及脑脊液中多巴胺释放亦有下降,胆碱能系统损害主要累及受体,不影响递质。

大约 40% 的 FTLD 患者有遗传家族史,但只有 10%~30% 的家系表现出明确的常染色体显性遗传模式。目前已发现多个 FTD 相关基因突变,其中最常见的是微管相关蛋白 tau 基因(microtubule-associated protein tau gene,MAPT)、颗粒体蛋白基因(progranulin,PGRN)和 9 号染色体第 72 开放阅读框基因(C9orf 72),这 3 个基因突变与 80% 的常染色显性遗传的 FTLD 家系相关。其他罕见突变包括 TARDNA 结合蛋白 43(TAR DNA binding protein,TARDBP)、含缬酪肽蛋白(valosin containing protein,VCP)、动力蛋白激活蛋白 1(dynactin subunit 1,DCTN1)、肉瘤融合蛋白(sarcoma fusion protein,FUS)等。

17 号染色体连锁伴帕金森病的 FTLD(FTDP-17)是一种重要的家族性 FTLD 亚型,由 MAPT 基因突变所致。tau 是微管组装和稳定的关键蛋白,对神经系统的发育起重要作用。PGRN 蛋白是一种多功能生长因子,对个体发育、细胞周期、损伤修复和炎症都起重要作用,PGRN 基因突变导致其功能丧失。C9orf72 基因其内含子区域内 GGGGCC 六核苷酸重复序列超过 65 时可导致家族性 FTD 或 ALS。

【病理】 FTLD 在大体标本上的主要病理特征是脑萎缩,主要累及额叶和/或前颞叶,皮质和或基底节萎缩可能对称或不对称,多数患者左半球受累严重,杏仁核萎缩较海马明显,灰质和白质均可受累,侧脑室呈轻中度扩大。组织学可见萎缩脑叶皮质各层的神经元数目明显减少,尤以Ⅱ、Ⅲ层最为显著,残存神经元呈不同程度的变性和萎缩;皮质及皮质下白质星形胶质细胞呈弥漫性增生伴海绵状改变。

按细胞内异常沉积蛋白的不同,FTLD 分为三种主要亚型:①FTLD-Tau:占所有 FTLD 病例的 40%,成人脑 tau 蛋白有 6 种异构体,其中 3 种有 3 个微管结合域,称为 3R-Tau;另外 3 种异构体有 4 个微管结合域,称为 4R-Tau。MAPT 基因突变导致 tau 蛋白过度磷酸化,影响微管形成,促使微管崩解,在神经元内形成不溶性沉积物。3R-Tau 见于 Pick 病,因脑内出现的圆形嗜银包涵体(Pick 小体)

而得名,Pick 小体为含过度磷酸化 tau 蛋白的包涵体。FTLD 伴 *MAPT* 突变(FTDP-17)为 3R-Tau、4R-Tau 混合,4R-Tau 见于嗜银颗粒病、多系统 tau 蛋白病,均属于 tau 蛋白病范畴,tau 蛋白病还包括进行性核上性麻痹(4R-Tau)和皮质基底节变性综合征(4R-Tau);②FTLD-TDP-43:占所有 FTLD 病例的 50%,见于 FTD-MND、SD 和部分 bvFTD;③FTLD-非 Tau/TDP-43:占所有 FTLD 病例的 10%,指没有 tau 蛋白和 TDP-43 包涵体的 FTLD,包括双肽重复序列(dipeptide repeat,DPR)阳性的 FTLD-ALS/DPR 和 FUS 蛋白阳性的 FTLD-FUS 等。

FTLD 神经病理分型和特定的遗传基因突变相关:FTLD-Tau 亚型与 *MAPT* 基因突变相关,FTLD-TDP 亚型与 *TARDBP*、*PGRN*、*VCP* 等基因突变相关,FTLD-FUS 亚型与 *FUS* 基因突变相关。

【临床表现】 起病隐匿,进展缓慢。40% 的 bvFTD 患者有家族史,而 SD 患者的家族史罕见。临床以明显的人格、行为改变和语言障碍为特征,可合并帕金森综合征和运动神经元病表现。

1. **行为异常型 FTD(bvFTD)** 是最常见的 FTD 亚型。人格、情感和行为改变出现早且突出。患者常表现为固执、易激惹或者情感淡漠,之后逐渐出现行为异常、举止不当、刻板行为、对外界漠然、无同情心、冲动行为等。早期食欲亢进和饮食改变是预测 bvFTD 潜在病理亚型的有用临床特征。80% 以上 bvFTD 出现饮食行为异常,主要表现为食物偏好领域、食欲和饮食习惯改变以及突出的吞咽困难,是鉴别 bvFTD 和其他类型痴呆的标志之一。随病情进展可出现认知障碍。与 AD 不同,FTLD 患者的记忆障碍较轻,尤其是空间定向保存较好,但行为、判断和语言能力明显障碍。晚期可出现妄想以及感知觉障碍等精神症状,部分患者出现锥体系或锥体外系损害表现。

2. **原发性进行性失语(PPA)** 包括 svPPA 和 nfvPPA 两种类型。nfvPPA 其核心特征是自发语言流畅性障碍和语句中语法缺失,表现出运动性语言障碍,复述受损较小。nfvPPA 最明显的解剖学特征是 Broca 区和 Wernicke 区皮质萎缩,部分累及颞顶交界处。SD 核心特征是命名障碍及单词理解缺陷,为诊断必备条件。svPPA 患者在疾病早期保持流利的语言和正确的语法,部分患者出现视觉信息处理能力受损(面容失认、物体失认)。左侧前颞叶萎缩主要表现为单词理解和物体命名障碍,右侧前颞叶萎缩则表现出物体和面孔的非语言识别障碍,若双侧前颞叶损伤,单词、物体和人脸识别联合受损,产生语义性痴呆综合征。

【辅助检查】

1. **实验室检查** 血、尿常规、血生化检查正常。目前缺乏敏感性和特异性俱佳的识别早期 FTD 的标志物。腰穿检查应常规进行,bvFTD 脑脊液 tau 蛋白升高不伴 $A\beta_{1-42}$ 下降可能有助于诊断,脑脊液 p-Tau181、p-Tau231 在 AD 升高明显有助于两者鉴别。

2. **影像学检查** 可见 CT 或者 MRI 有特征性的额叶和/或前颞叶萎缩,脑回变窄、脑沟增宽,侧脑室额角扩大,额叶皮质和前颞极皮质变薄,而顶枕叶很少受累。上述改变可在疾病早期出现,多呈双侧不对称性。SPECT 多表现为不对称性额、颞叶血流减少;PET 多显示不对称性额、颞叶代谢减低。

3. **神经心理学检查** 常见量表如 MMSE、MoCA 对 FTLD 的诊断敏感性较差,推荐采用反映FTLD 特征的量表如 FTLD-CDR 对其认知、精神行为症状、语言功能进行全面评估。采用神经精神问卷(NPI)和额叶行为问卷(frontal behavior inventory,FBI)进行精神行为症状评估,选择 Boston 命名测验(Boston Naming Test,BNT)等量表进行语言功能评估,选择食欲和饮食习惯问卷(Appetite and Eating Habits Questionnaire,APEHQ)进行饮食行为和吞咽功能评估。

4. **基因检测** 对有明确痴呆家族史、早发的散发性病例及特殊临床表型、叠加综合征患者尽早进行候选基因检测,必要时可行全基因或全外显子测序。

【诊断】 由于 FTD 各个亚型的临床表现存在很大的异质性,国际上针对 bvFTD 和 PPA 分别制订了相应的诊断标准。此处重点介绍 Rascovsky 等 2011 年修订的 bvFTD 临床诊断标准。

1. 患者有行为和/或认知功能进行性恶化。

2. 必须存在以下行为/认知表现中的至少 3 项,且为持续性或重复发生。

(1)早期脱抑制行为。

（2）早期出现冷漠和/或迟钝。

（3）早期出现同情/移情缺失。

（4）早期出现持续性/强迫性/刻板性行为。

（5）口欲亢进和饮食改变。

（6）神经心理学检查提示执行障碍合并相对较轻的记忆及视觉功能障碍。

3. 生活或社会功能受损。

4. 至少存在下列影像学表现中的 1 个

（1）CT 或 MRI 显示额叶和/或前颞叶萎缩。

（2）PET 或 SPECT 显示额叶和/或前颞叶低灌注或低代谢。

5. bvFTD 的排除标准

（1）临床表现更有可能由其他神经系统非退行性疾病或内科疾病引起。

（2）行为异常无法用精神疾病解释。

（3）生物标志物强烈提示 AD 或其他神经退行性病变。

【鉴别诊断】

1. 精神分裂症 bvFTD 和精神分裂症临床症状互有重叠，鉴别较为困难，食欲亢进和饮食改变等多提示 bvFTD，且 bvFTD 社会认知受损更为显著，结构 MRI 所示脑萎缩和脑脊液 tau 蛋白、神经丝轻链蛋白（NfL）升高等有助于鉴别。

2. 不典型 AD（额叶型） 额叶萎缩为主的不典型 AD 症状谱上也与 FTD 存在重叠，但总体 AD 情景记忆损害更为严重，但 AD 腰穿中 $A\beta_{42}$ 下降，p-Tau181、p-Tau231 升高更为显著，有助于鉴别。

3. 少词型进行性失语（logopenic progressive aphasia，LPA） 属于 PPA 的第三种亚型，其病理特征倾向于 AD 样病理改变，特征是单词提取受损和句子复述受损，伴有言语和命名错误，对语义理解保留，运动性言语保留且没有失语法，其语速较慢主要是由于找词停顿。腰穿或 PET 提示 AD 的病理改变有助于鉴别。

【治疗】 本病目前尚无有效治疗方法，主要以对症治疗为主。非药物治疗旨在减少患者攻击性、脱抑制和运动障碍症状，可通过改善环境、运动、物理治疗等实现。美金刚可缓解部分精神行为症状。对于非药物治疗和抗痴呆药物治疗基础上难以控制的精神行为症状，采用选择性 5-HT 再摄取抑制剂和小剂量非典型抗精神病药物。晚期主要是防止呼吸道、泌尿系统感染以及压疮等。

【预后】 较差，病程 3~10 年，svPPA 患者存活期长于 nfvPPA 患者，多死于肺部感染、尿路感染及压疮等并发症。

第五节 血管性痴呆

血管性痴呆（vascular dementia，VaD）指脑血管病变引起的脑损害所致的痴呆。VaD 是继 AD 之后第二常见的痴呆类型。65 岁以上人群中痴呆的患病率大约为 5%，其中 VaD 占 20% 左右，AD 合并 VaD 占 10%~20%。目前学者提出了血管性认知功能障碍（vascular cognitive impairment，VCI）的概念。VCI 是由血管危险因素（如高血压、糖尿病和高血脂等）、显性（如脑梗死和脑出血等）或非显性脑血管病（如白质疏松和慢性脑缺血）引起的从轻度认知障碍到痴呆的一大类综合征。其中存在认知障碍但未达到痴呆诊断标准的即为 VCI-ND（VCI-non-dementia，VCI-ND），认知障碍影响日常生活达到痴呆标准则为重度 VCI，即 VaD。本节主要叙述 VaD。

【病因与发病机制】 VaD 病因主要涉及脑血管病和危险因素两方面。主要的脑血管病包括与大动脉病变、心源性脑栓塞、小血管病变及血流动力学机制有关的脑梗死、脑出血、脑静脉病变。此外，白质病变、不完全的缺血性损伤、多种因素导致的脑低灌注（如脑动脉狭窄、心搏骤停、急性心肌梗死、失血性休克、降压药物过量等）均与 VaD 有关。VaD 的危险因素包括脑血管病的危险因素（如高血压、血脂异常、心脏病、糖尿病、动脉粥样硬化及吸烟等)、高龄及受教育程度低等。

发病机制一般认为是脑血管病的病灶累及额叶、颞叶及边缘系统,或病灶损害了足够容量的脑组织,或导致皮质-皮质下神经环路的破坏,从而引起记忆、注意、执行功能和语言等高级认知功能的严重受损。

【临床表现】　包括认知功能障碍及相关脑血管病的神经功能障碍。VaD 的临床特点是痴呆可突然发生、阶梯式进展、波动性或慢性病程、有脑卒中史等。可分为多梗死性、关键部位梗死性、皮质下性、低灌注性、出血性、遗传性、AD 合并脑血管病或混合性痴呆等多种类型。本节主要介绍前三类。

1. 多发梗死性痴呆(multi-infarct dementia,MID)　为最常见的类型,主要由脑皮质和皮质-皮质下多发梗死所致。典型病程为急性或亚急性发病(数天至数周)、阶梯式加重和波动性的认知功能障碍。每次发作后遗留或多或少的神经与精神症状,最终发展为全面和严重的智力衰退。典型临床表现为突发的局灶性神经缺损症状和体征,可伴急性认知功能障碍,如失语、失用、失认、视空间结构功能障碍。早期可出现记忆障碍但较轻,多伴有一定程度的执行能力受损。

2. 关键部位梗死性痴呆(strategic infarct dementia,SID)　是由与高级皮质功能有关的特殊关键部位缺血性病变梗死所致。这些损害常为局灶性小病变,位于皮质或皮质下。皮质部位包括海马、角回和扣带回等,皮质下部位可包括丘脑、穹窿、基底节等。患者可出现记忆障碍、淡漠、缺乏主动性、意识障碍等。

3. 皮质下血管性痴呆(subcortical vascular dementia)或小血管病性痴呆　皮质下血管性痴呆包括腔隙状态和 Binswanger 病,与小血管病变有关,以腔隙性梗死、局灶和弥散的缺血性白质病变和不完全性缺血性损伤为特征。皮质下 VaD 前额叶皮质下环路常先受损,皮质下综合征包括纯运动性偏瘫、构音障碍、步态障碍、抑郁和情绪不稳、执行功能障碍等主要的临床表现。皮质下 VaD 早期阶段可能包括上运动神经元体征(肌力下降、反射活跃、病理征)、步态异常、平衡障碍和跌倒、尿频和尿失禁、构音障碍、吞咽困难以及锥体外系体征。影像学常表现多灶腔隙和/或广泛的白质损害。

皮质下血管性痴呆早期认知障碍综合征的特点是:①执行功能障碍综合征:包括制定目标、主动性、计划性、组织性、排序和执行能力、抽象思维等能力下降,同时有信息加工减慢;②记忆障碍:特点是回忆损害明显而再认和提示再认功能相对保持完好,遗忘不太严重;③行为异常及精神症状:包括抑郁、人格改变、情绪不稳、情感淡漠、反应迟钝、尿便失禁及精神运动迟滞。起病常隐袭,病程进展缓慢、逐渐加重。

【辅助检查】

1. 神经影像学检查　对于确认脑血管病以及病变的类型、部位和程度等十分必要,MRI 比 CT 更敏感。MRI 应至少包括 T_1WI、T_2WI 和 FLAIR 序列,评估内容主要包括:脑萎缩、脑白质高信号、脑梗死、脑出血及占位性病变、动静脉畸形等其他表现。磁敏感加权成像(SWI)、弥散张量成像(DTI)对小血管疾病及缺血性白质病变的发现有重要意义。

2. 神经心理学检查　可明确认知损害程度和受损的认知领域,观察疗效和转归。常用蒙特利尔认知评估量表(MoCA)、日常生活功能量表(ADL)、临床痴呆评定量表(CDR)、Hachinski 缺血量表等。除整体认知评估外,还可进行多个认知领域的评估,包括记忆力(如词语学习测验)、注意执行功能(如连线试验和数字符号测验)、视空间结构功能(画钟试验)及语言功能(波士顿命名测试)等。

【诊断】　VaD 诊断标准的共同特点包括三步骤:①先确定有无痴呆;②再确定脑血管病尤其是卒中是否存在;③最后确定痴呆是否与脑血管病相关。但以上各标准中有关痴呆的诊断主要依据 AD 的特征性症状,如以记忆力下降为主的一个或多个认知功能损害、症状明显影响日常生活能力等。而 VaD 的记忆力减退相对于 AD 较轻或不是主要症状,但可有其他严重认知功能损害。

2002 年中华医学会神经病学分会痴呆与认知障碍学组制定了血管性痴呆诊断标准草案。其中,临床很可能(probable)血管性痴呆包括以下内容。

(1)痴呆符合 DSM-Ⅳ-R 的诊断标准。

（2）脑血管疾病的诊断：临床和影像学表现支持。

（3）痴呆与脑血管病密切相关，痴呆发生于脑卒中后3个月内，并持续6个月以上；或认知功能障碍突然加重，或波动，或呈阶梯样逐渐进展。

（4）支持血管性痴呆诊断：①认知功能损害的不均匀性（斑片状损害）；②人格相对完整；③病程波动，有多次脑卒中史；④可呈现步态障碍、假性延髓麻痹等体征；⑤存在脑血管病的危险因素。

【鉴别诊断】

1. 阿尔茨海默病（AD）　与AD相比，VaD认知功能恶化有明显的阶段性，并且和脑血管事件在时间上有明确的相关性；而AD患者认知障碍的加重往往是缓慢进行，从轻度到中度往往无明显的提示事件。但小血管病变和白质缺血等原因导致的VaD也可发病隐匿、进展缓慢、神经系统体征不明显，与AD鉴别困难，根据脑血管病的病史及神经影像学改变可帮助鉴别。

2. 正常颅压脑积水　正常颅压脑积水表现为进行性认知减退、步态障碍、尿失禁三大主征。无其他脑卒中史（除蛛网膜下腔出血史），影像学缺乏脑梗死的证据，腰穿脑脊液测压在正常范围内，部分患者在进行腰穿放脑脊液后症状可得到部分缓解，特别是步态障碍得到改善。结合临床与MRI等影像表现可鉴别。

【治疗】　治疗原则包括防治脑卒中、改善认知功能及控制行为和精神症状。目前VaD除脑卒中病因和血管危险因素干预外，对症治疗主要参考AD的治疗原则，包括对认知功能的改善，对精神行为或情绪障碍的控制等。可参见AD治疗相关章节。

1. 防治卒中　治疗脑卒中和认知障碍的危险因素，如高血压、血脂异常、糖尿病及心脏病的控制、戒烟等；早期诊断和治疗脑卒中；预防脑卒中再发，如抗血小板聚集、抗凝等二级预防治疗等。

2. 改善认知功能障碍　目前尚无改善血管性认知功能障碍的标准疗法。研究证据显示胆碱酯酶抑制剂如多奈哌齐、加兰他敏等对VaD有改善作用。美金刚、尼莫地平、胞磷胆碱、银杏叶制剂、丁苯酞胶囊等也可选用。

3. 控制行为和精神症状　首先为非药物治疗，必要时可根据症状使用相应的抗精神病药物。

第六节　其他认知障碍性疾病

本章节主要介绍几种临床上需要鉴别的可引起认知损害的疾病，包括神经元核内包涵体病（neuronal intra-nuclear inclusion disease，NIID）、正常颅压脑积水，以及代谢障碍性疾病，如甲状腺功能减退性脑病等。

一、神经元核内包涵体病

神经元核内包涵体病是一类具有区域性神经元丢失，神经元、胶质细胞、皮肤以及内脏器官细胞核内嗜酸性透明状包涵体形成的神经系统变性疾病。1968年Lindenberg等首次报道了1例神经细胞和内脏细胞出现核内包涵体的患者，1980年Sung等首次将该病命名为神经元核内包涵体病。

【病因与发病机制】　病因与致病机制尚未明确。患者的中枢、周围神经系统及内脏器官细胞内存在特征性的嗜酸性核内包涵体。包涵体内有多种蛋白表达，包括泛素和p62蛋白染色阳性发现，电镜可见直径8~12nm的细丝缠绕无膜结构，周边多有空晕。可见大脑白质髓鞘脱失，皮髓交界区海绵状改变等病理现象。NIID发病与*NOTCH2NLC*基因5'区域GGC病理性重复扩增相关，重复扩增次数超过60次即认为具有致病性。扩增次数与主要临床表现呈相关性。

【临床表现】　NIID的临床表现复杂多样，具有高度异质性。通常呈亚急性或慢性起病。该病有散发型和家族型，根据发病年龄可分为婴幼儿型、青少年型和成人型。西方人群主要是低龄型NIID，东亚人群主要是成人型NIID。成人型NIID主要有3大类表现：中枢神经系统表现常包括认知障碍、意识障碍、共济失调、行为异常、亚急性脑炎或脑病样表现、脑卒中样发作、癫痫发作、震颤或肌张力障碍;周围神经受累者表现为感觉障碍、肌力下降;自主神经受累者表现为瞳孔缩小、尿失禁、呕吐、晕厥等。婴幼儿和青少年型患者常呈现多系统逐渐受累的表现。

【诊断标准】　NIID 尚无统一的诊断标准。影像学特征主要包括皮髓质交界区及胼胝体弥散序列上的高信号,大脑和小脑白质的对称性病变,部分皮质肿胀和线样增强,广泛的脑萎缩等。部分患者亦可不出现上述影像学改变。当患者具有典型临床表现,伴或不伴有上述影像学改变时,需要进一步通过皮肤、脑或神经活检病理明确有无嗜酸性核内包涵体,并行基因检测。

【鉴别诊断】

1. 脆性 X 相关震颤/共济失调综合征　该病临床症状、影像学表现以及病理学改变与 NIID 相似,X 染色体智能低下 1 型基因突变可辅助确诊。

2. 神经变性疾病　如阿尔茨海默病、额颞叶痴呆、帕金森病、成人脑白质病变、特发性震颤等,也可出现 *NOTCH2NLC* 基因突变。部分患者可重叠出现 NIID 和其他神经退行性疾病的表现。

3. 代谢中毒性脑病　部分患者出现类似皮髓质交界区弥散高信号,病史特征有助于鉴别。

【治疗和预后】　目前该病尚无根治方案。对于亚急性脑炎或发作性脑病为主要表现的 NIID 患者,短期应用大剂量激素可能有助于减轻脑水肿并改善其意识状态,但长期疗效不确定;静脉注射人免疫球蛋白可能改善患者意识状态,但无大样本研究证实其长期疗效。婴幼儿型 NIID 患者平均生存期少于 10 年,预后差。青少年型通常生存期 20 年左右。成人型患者生存期可达 40 余年。病程后期患者多因长期卧床,反复发生肺部感染等并发症而死亡。

二、正常颅压脑积水

正常颅压脑积水(normal pressure hydrocephalus,NPH)是以步态障碍、认知障碍和尿失禁三联征为主要临床表现,影像学上有脑室扩大,脑脊液压力在 70~200mmH$_2$O 的一组临床综合征。包括特发性正常颅压脑积水(idiopathic normal pressure hydrocephalus,iNPH)和由于颅脑损伤、蛛网膜下腔出血、颅内感染、卒中、颅内手术或遗传性因素等病因所致的继发性正常颅压脑积水。

【临床表现】　NPH 的典型临床以步态障碍最为常见,认知障碍和尿失禁也有出现,约有一半患者同时具有三联征。步态障碍表现为行走缓慢、摇摆不稳、步距小、双脚间距增宽、抬脚高度变小(“磁性步态”),起步和转弯障碍,但行走时摆臂功能正常。认知障碍常表现为精神运动迟缓、情感淡漠、注意力、记忆力、计算力、视空间功能及执行功能障碍等,缺乏主动性和主动交际的能力。膀胱功能障碍属于神经源性,伴有逼尿肌功能过度活跃,尿频和尿急在疾病早期即可出现,随着疾病进展可出现完全尿失禁,出现尿潴留。患者可伴头痛、头晕、眩晕、睡眠时间延长、帕金森样震颤和性功能障碍等临床表现。

【影像学表现】　头颅 CT 适用于 NPH 的筛查,特征包括脑室扩大,Evan's 指数>0.3,侧裂池增宽,部分患者脑室旁白质可见低密度影。

头颅 MRI 特征性表现包括脑室扩大,但无脑沟增宽,或与脑沟增宽不成比例,Evan's 指数>0.3;侧裂池以上及中线两侧脑沟及蛛网膜下腔变窄,而侧裂池、大脑凸面下部及腹侧脑沟脑池增宽,形成特有的蛛网膜下腔不成比例扩大的脑积水(disproportionately enlarged subarachnoid space hydrocephalus,DESH),部分患者不显示 DESH 征。其他 MR 特点包括脑室旁白质和深部白质缺血性改变,中脑导水管信号缺失,伴脑萎缩,冠状位测量胼胝体角<90°,矢状位影像胼胝体变薄伴有扣带回沟后半部较前半部狭窄等。

【诊断标准】　对于继发性 NPH,由于有明确的致病因素,不难诊断。对于 iNPH,临床表现和影像学所见是诊断的必备条件。中国特发性正常压力脑积水诊治专家共识(2016 年)中将 iNPH 分为 3 个诊断级别:临床可疑、临床诊断和临床确诊。

【治疗和预后】　脑室分流术被认为是继发性 NPH 的标准治疗方法,近年来外科手术也被证实是 iNPH 的有效治疗措施,以各种分流手术尤其是脑室腹腔分流术(VPS)最多见。早期手术可明显改善患者病情及预后。

三、甲状腺功能减退性脑病

甲状腺功能减退会导致脑皮质功能异常,表现为头痛、记忆力减退、注意力不集中、反应迟钝、思睡、淡漠,甚至妄想、幻觉及抑郁等临床表现,称为甲状腺功能减退性脑病(hypothyroidism encephalopathy)。

【病因及病理生理】　甲状腺激素缺乏导致全身代谢过程减慢,基础代谢率降低,神经系统能量代谢受到影响。尤其在遇到寒冷、感染、各种创伤或镇静剂使用不当等诱因下,少数病例出现胫前黏液性水肿,重症患者可以有明显黏液性水肿,未能得到合理治疗可致明显的脑功能受损甚至昏迷。

【症状和体征】　症状主要表现以代谢率减低和交感神经兴奋性下降为主,病情轻的早期患者可以没有特异症状。典型患者主要表现为不同程度的神经精神症状。轻者记忆减退、反应迟钝、精神抑郁、淡漠、轻度智能障碍等;重者步态不稳、共济失调、嗜睡、痴呆、精神错乱,甚至出现黏液性水肿性昏迷而死亡。

重症黏液性水肿的患者可出现低体温、畏寒,可呈嗜睡状态,异常安静,不说话,严重时呈木僵状态,数日内即可深昏迷,呼吸微弱,无自主运动,肌张力低下,腱反射消失,巴宾斯基征阳性,约 1/4 的病例昏迷前可有癫痫样发作。

【诊断与鉴别】　血清学检查血清 T_3、T_4 降低及/或 TSH 明显增高为最敏感和特异指标。原发性甲状腺功能减退 TSH 升高,垂体甲状腺功能减退或下丘脑甲状腺功能减退 TSH 不升高。根据成人甲状腺功能减退症诊治指南(2017 年)血清 TSH 和游离 T_4(FT_4)、总 T_4(TT_4)是诊断原发性甲状腺功能减退的一线指标。临床鉴别需排除其他原因引起的血清 TSH 增高,包括低 T_3 综合征,其指非甲状腺疾病原因引起的伴低 T_3 的综合征,血清 TSH 可增高至 5~20mIU/L。

【治疗】　替代治疗以及对各种临床表现的对症处理是甲状腺功能减退性脑病治疗的关键。左旋甲状腺素片是甲减治疗的首选药物;重症黏液性水肿的患者应给氧,保持呼吸道通畅,必要时使用人工呼吸机,静脉滴注左旋甲状腺素,病情稳定后改用口服制剂。

思考题

1. 结合阿尔茨海默病的主要临床表现思考如何指导患者认知康复训练。
2. 结合本章所学思考阿尔茨海默病与血管性痴呆的异同。

(陈晓春　罗本燕)

扫码获取
数字内容

第十七章
运动神经元病

- 运动神经元病是一种以上、下运动神经元损害为主要表现的慢性进行性神经系统变性疾病。
- 运动神经元病的临床表现为上、下运动神经元损害的不同组合,特征表现为肌无力、肌萎缩、延髓麻痹和锥体束征,通常感觉系统和括约肌功能不受累。

第一节 概　　述

运动神经元病(motor neuron disease,MND)是一种以上、下运动神经元损害为主要表现的慢性进行性神经系统变性疾病。临床表现为上、下运动神经元损害的不同组合,特征表现为肌无力、肌萎缩、延髓麻痹和锥体束征,通常感觉系统和括约肌功能不受累。运动神经元病包括4种临床类型:肌萎缩侧索硬化(amyotrophic lateral sclerosis,ALS)、进行性肌萎缩(progressive muscular atrophy,PMA)、进行性延髓麻痹(progressive bulbar palsy,PBP)和原发性侧索硬化(primary lateral sclerosis,PLS)。其中ALS最为常见。运动神经元病多中年发病,好发年龄为55~75岁,中位生存期为3~5年,亦有少数病程较长者。男性多于女性,患病比例为(1.2~2.5)∶1。年发病率约为1.62/10万,患病率约为2.97/10万。

MND的病因与发病机制尚未完全明确,目前有多种假说:兴奋性氨基酸毒性、氧化应激、蛋白错误折叠和异常聚集、RNA加工异常、神经免疫炎症、遗传因素及环境因素等(详见本章第二节)。

【分型】　运动神经元病根据累及上和/或下运动神经元的不同,可分为不同的临床类型。

1. 肌萎缩侧索硬化(ALS)　最常见,上、下运动神经元均受累。首发症状常为手指活动笨拙、无力,肌肉萎缩由手部逐渐延及前臂、上臂和肩胛带肌群。四肢肌肉萎缩、肌束震颤与反射亢进、病理征;真性延髓麻痹与假性延髓麻痹并存,无感觉障碍,括约肌功能常保持良好。预后不良,中位生存期3~5年。

2. 进行性肌萎缩(PMA)　仅累及脊髓前角细胞和脑干运动神经核。受累肌肉萎缩明显,肌张力降低,可见肌束颤动,腱反射减弱,病理反射阴性。一般无感觉和括约肌功能障碍。

3. 进行性延髓麻痹(PBP)　较少见,主要为延髓及脑桥运动神经核受累。表现为进行性发声不清、声音嘶哑、吞咽困难、饮水呛咳、咀嚼无力。舌肌萎缩明显,并有肌束颤动,唇肌、咽喉肌萎缩,咽反射消失。有时同时损害双侧皮质脑干束,出现强哭强笑、下颌反射亢进,从而真性和假性延髓麻痹共存。病情进展较快,可早期出现呼吸肌麻痹或肺部感染而死亡。

4. 原发性侧索硬化(PLS)　罕见。多在中年以后发病,起病隐袭。皮质脊髓束受累,首发症状为双下肢对称性僵硬、乏力,逐渐累及双上肢。四肢肌张力呈痉挛性增高,腱反射亢进,病理反射阳性。进展慢,可存活较长时间。症状出现4年或更长时间没有明显活动性的下运动神经元损害的表现。

特殊类型:如临床症状在发病后1年以上局限于上肢或下肢的类型,称为连枷臂或连枷腿综合征;除累及运动系统,还表现运动系统外的症状,如合并认知障碍和/或行为障碍,称为肌萎缩侧索硬化-额颞叶痴呆谱系疾病(ALS-frontotemporal spectrum disorder,ALS-FTSD),如合并帕金森症状群,可称为ALS叠加综合征。

【诊断】　主要根据中年以后发病,慢性进行性加重,表现为上、下运动神经元损害的不同组合,无客观感觉障碍,括约肌功能常保持良好,肌电图呈广泛神经源性损害,影像学无可解释其临床表现的病变,可临床诊断。需与颈椎病或腰椎病、颈段脊髓肿瘤、延髓和脊髓空洞症、多灶性运动神经病、脊肌萎缩症等鉴别。(详见本章第二节)

【治疗原则】　包括针对性药物治疗和对症治疗(详见本章第二节)。

第二节　肌萎缩侧索硬化

肌萎缩侧索硬化(amyotrophic lateral sclerosis,ALS)是运动神经元病中最为常见的类型。上、下运动神经元均受累,表现为肌无力、肌萎缩和锥体束征,通常感觉系统和括约肌功能不受累。

【病因与发病机制】　5%~10% 的 ALS 患者有家族史。国内家族性 ALS 患者最常见的致病基因是 21 号染色体上铜(锌)超氧化物歧化酶(superoxide dismutase 1,SOD1)基因突变,25.3% 家族性 ALS 发病与此有关。此外,1 号染色体上 TAR DNA 结合蛋白(TAR DNA binding protein,TARDBP)和 FUS 蛋白(fused in sarcoma protein,FUS)基因突变也与家族性 ALS 发病相关。近年来,国外研究报道高加索人群 40% 左右的家族性 ALS 或额颞叶变性谱系病与 9 号染色体上的 *C9orf72* 基因非编码区 GGGGCC 六核苷酸重复异常扩增有关。随着基因测序技术的发展,越来越多的 ALS 致病基因被报道,目前已知有较强致病证据的致病基因已经超过 30 个。

ALS 的病因与发病机制目前尚未完全清楚,目前有多种假说:兴奋性氨基酸毒性、氧化应激、蛋白错误折叠和异常聚集、RNA 加工异常、神经免疫炎症、遗传因素及环境因素等。目前较为集中的认识是,在遗传背景基础上的氧化应激损害和兴奋性氨基酸毒性作用共同损害了运动神经元,主要影响了线粒体和细胞骨架的结构和功能。流行病学调查显示,老年男性、外伤史、过度体力劳动(如矿工等重体力劳动者)都可能是发病的危险因素。

1. **遗传因素**　研究证实,散发性 ALS 患者一级亲属发病风险显著高于普通人群。并且在散发性 ALS 中仍有部分患者携带明确的基因突变,其中在亚洲人群中最常见的致病基因是 *SOD1* 基因。

2. **兴奋性氨基酸毒性**　研究发现,ALS 患者脑脊液中的兴奋性神经递质——谷氨酸水平明显升高,谷氨酸可能因过度刺激谷氨酸受体,进而导致细胞内钙离子超载、脂质过氧化、核酸和线粒体受损等级联反应导致神经元死亡。

3. **蛋白错误折叠和异常聚集**　ALS 主要有 3 种错误折叠蛋白聚集,*SOD1* 突变 ALS 是 SOD1 蛋白聚集,约占 2%,*FUS* 突变 ALS 是 FUS 蛋白聚集,约占 1%,其他的突变和绝大多数散发 ALS 是 TDP-43 蛋白聚集,约占 97%。错误折叠蛋白异常聚集于运动神经元,导致细胞氧化应激损伤增加、兴奋性氨基酸毒性增加,促使神经元凋亡。

4. **RNA 加工异常**　研究显示 *TARDBP*、*FUS* 基因等与 ALS 发病相关的突变基因均编码 DNA/RNA 结合蛋白,突变导致这些蛋白聚集形成胞质内的包涵体,影响其他核糖核蛋白和 RNA 的作用,进而影响整个转录和 RNA 加工过程,导致神经元变性。*C9orf72* 基因 GGGGCC 六核苷酸重复序列的增加也会导致无效 RNA 转录体增多,全长 RNA 转录体减少,这些缺陷的 RNA 转录体与核糖核酸蛋白结合,进而影响细胞的活力和功能。

5. **神经免疫炎症**　越来越多的研究显神经免疫炎症反应在 ALS 的发病中也发挥着重要作用。炎症反应中小胶质细胞受到最多关注,小胶质细胞一旦激活后会释放一系列的炎症因子,通过级联反应导致前角运动神经元死亡。免疫功能测定发现 ALS 患者脑脊液免疫球蛋白升高,血中 T 细胞数目和功能异常,免疫复合物形成,抗神经节苷脂抗体阳性等,但具体机制仍未完全阐明。

6. **环境因素**　有学者认为 ALS 发病与某些金属,如铅、汞、铝等有关。如汞和铅中毒可导致与 ALS 相似的临床表现。铅接触史和血铅浓度增高均表现出与 ALS 的相关性,但重金属元素与 ALS 发病之间的关系还需要进一步研究验证。杀虫剂、蓝藻毒素的暴露、电击也可能与 ALS 的发病相关。

【病理】　肉眼可见脊髓萎缩变细。光镜下脊髓前角细胞变性脱失,以颈髓明显,胸腰髓次之;大脑皮质运动区的锥体细胞也发生变性、脱失。散发性 ALS 患者的神经元细胞的细胞质内有一种泛素化包涵体,研究发现其主要成分为 TDP-43,是 ALS 的特征性病理改变。而在家族性 ALS 患者则可观察到一种不同的包涵体,其主要成分是神经纤维丝,而不含泛素。脑干运动神经核中以舌下神经核变性最为突出,疑核、三叉神经运动核、迷走神经背核和面神经核也有变性改变,动眼神经核则很少被累及。病变部位可见不同程度的胶质增生,吞噬活动不明显。脊神经前根变细,轴索断裂,髓鞘脱失,纤维减少。锥体束的变性自远端向近端发展,出现脱髓鞘和轴突变性。有时还可见到其他传导束的变化,如皮质的联系纤维、后纵束、红核脊髓束以及脑干和脊髓内多种其他传导束。肌肉呈现失神经支配性萎缩。在一些病例中可见肌肉内有神经纤维的出芽,可能为神经再生的证据。晚期,体内其他组织如心肌、胃肠道平滑肌亦可出现变性改变。

【临床表现】　ALS 是最常见的运动神经元病类型,也称为经典型。发病年龄多在 30~60 岁,多数 45 岁以上发病。男性多于女性。呈典型的上、下运动神经元同时损害的临床特征。常见首发症状为一侧手指活动笨拙、无力,随后出现手部小肌肉萎缩,以大鱼际肌、骨间肌、蚓状肌为明显,手可呈鹰爪形,逐渐延及前臂、上臂和肩胛带肌群,并累及对侧上肢。随着病程的延长,肌无力和萎缩扩展至躯干和颈部,最后累及面肌和咽喉肌。少数病例肌萎缩和无力从下肢开始,常表现为足背屈力弱。受累部位常有明显肌束颤动、肌肉萎缩,同时伴有腱反射活跃或亢进,霍夫曼征阳性、巴宾斯基征阳性。患者一般无感觉障碍。延髓麻痹一般发生在本病的晚期,在少数病例可为首发症状。舌肌常先受累,表现为舌肌萎缩、束颤和伸舌无力。随后出现腭、咽、喉、咀嚼肌萎缩无力,导致患者构音不清,吞咽困难,咀嚼无力。由于同时存在双侧皮质延髓束受损,可有强哭强笑等假性延髓麻痹症状。面肌中口轮匝肌受累最明显。眼外肌一般不受影响,括约肌功能常保持良好。ALS 患者的疾病进展常有一定的模式,通常从首先受累的上肢(下肢),发展到对侧的上肢(下肢)、同侧下肢(上肢),再到对侧的下肢(上肢),最后是球部受累。ALS 预后不良,患者多在发病 3~5 年内死于呼吸衰竭或肺部感染。

【辅助检查】

1. 肌电图　有很高诊断价值。ALS 患者运动神经传导测定可能出现复合肌肉动作电位波幅减低,运动神经传导速度可轻度减慢,感觉神经传导多无异常。ALS 患者同芯针肌电图往往在延髓、颈、胸与腰骶多个区域的肌肉出现进行性失神经支配和慢性神经再生支配的电生理表现。主要表现为静息状态下可见纤颤电位、正锐波、束颤电位,小力收缩时运动单位时限增宽、波幅增大、多相波增加,大力收缩时募集减少,呈单纯相。同时进行胸锁乳突肌和胸段椎旁肌肌电图的检查有助于和颈椎病、腰椎病等鉴别,对诊断有重要意义。

2. 体液检查　血清肌酸磷酸激酶水平正常或轻度增高。需行肿瘤标志物、自身免疫抗体等检测除外其他原因引起的 ALS 综合征。脑脊液压力正常或偏低,脑脊液检查正常或蛋白有轻度增高,免疫球蛋白可能增高。必要时可查血清和/或脑脊液神经节苷脂抗体与多灶性运动神经病进行鉴别。

3. MRI 检查　头颅和颈椎 MRI 主要用于鉴别诊断,排除其他结构性病变导致的锥体束或下运动神经元损害。

4. 肌肉活检　可见神经源性肌萎缩的病理改变,并非诊断 MND 的常规检查项目,仅在临床表现不典型或诊断困难,需要与其他疾病鉴别时选择。

5. 生物学标志物　近年来,随着微量蛋白检测技术的发展,一些生物学标志物被陆续报道可用于 ALS 的鉴别诊断。例如研究发现血清神经丝蛋白轻链(neurofilament light chain,NfL)用于鉴别 ALS 与正常人的灵敏度和特异度均超过 90%,且与 ALS 疾病进展程度正相关。脑脊液 NfL 用于鉴别 ALS 与类 ALS 疾病的灵敏度为 77%,特异度为 85%。

【诊断】《中国肌萎缩侧索硬化诊断和治疗指南》2012 版诊断标准如下。

1. ALS 诊断的基本条件　①病情进行性发展:通过病史、体检或电生理检查,证实临床症状或体征在一个区域内进行性发展,或从一个区域发展到其他区域。②临床、神经电生理或病理检查证实有下运动神经元受累的证据。③临床体检证实有上运动神经元受累的证据。④排除其他疾病。

2. ALS 的诊断分级　①临床确诊 ALS：通过临床或神经电生理检查，证实在 4 个区域中至少有 3 个区域存在上、下运动神经元同时受累的证据。②临床拟诊 ALS：通过临床或神经电生理检查，证实在 4 个区域中至少有 2 个区域存在上、下运动神经元同时受累的证据。③临床可能 ALS：通过临床或神经电生理检查，证实仅有 1 个区域存在上、下运动神经元同时受累的证据，或者在 2 个或以上区域仅有上运动神经元受累的证据。已经行影像学和实验室检查排除了其他疾病。注：将 ALS 神经元变性的部位分为 4 个：脑干、颈段、胸段、腰骶段。

【鉴别诊断】

1. 颈椎病或腰椎病　颈椎病可有手部肌肉萎缩，压迫脊髓时还可致下肢腱反射亢进、双侧病理反射阳性等上、下运动神经元病变的症状和体征。但颈椎病的肌萎缩常局限于上肢，多见手肌萎缩，不像 ALS 那样广泛，其上肢通常为下运动神经元损害表现，而下肢为上运动神经元损害表现，与 ALS 的同一肢体同时存在上下运动神经元受累的体征不同；颈椎病常伴上肢或肩部疼痛，客观检查常有根性分布的感觉障碍，颈椎病可有括约肌障碍，无延髓麻痹表现；腰椎病也常局限于单下肢，伴有腰或腿部疼痛。胸锁乳突肌及胸椎椎旁肌针极肌电图检查无异常。颈椎 X 线片、CT 或 MRI 显示颈椎骨质增生、椎间孔变窄、椎间盘变性或脱出，甚至脊膜囊受压，有助于鉴别。对于老年人，颈椎病同时合并腰椎病时，临床与肌电图更易与 ALS 混淆，此时后者胸锁乳突肌和胸段椎旁肌针极肌电图异常有助于鉴别。

2. 多灶性运动神经病（multifocal motor neuropathy，MMN）　呈慢性进展的局灶性下运动神经元损害。MMN 临床表现多为非对称性肢体无力、萎缩、肌束颤动，感觉多不受累。腱反射可以保留。MMN 神经受累模式多为斑片状，即某些神经严重受累而另外一些神经完全正常。MMN 一般不累及延髓，无上运动神经元损害表现，节段性运动神经传导测定可显示有多灶性运动神经部分传导阻滞，30%~80% 的患者有血清抗 GM1 抗体滴度升高，静脉注射免疫球蛋白有效，可与 ALS 鉴别。

3. 脊髓延髓性肌萎缩（spinal and bulbar muscular atrophy，SBMA）　又称肯尼迪病，是由于 X 染色体上的雄激素受体（androgen receptor，AR）基因 CAG 三核苷酸重复扩增导致的 X 染色体连锁的隐性遗传性运动神经元疾病。常于 20~60 岁起病，表现为缓慢进行性肌无力和萎缩，主要累及面部、球部和肢体肌肉。患者常无上运动神经元受累的表现，有明显的面部肌肉及舌肌萎缩，合并雄激素不足的表现，包括男性乳房女性化、精子生成缺陷和阳痿等，这些临床特征具有提示性。常伴有肌酸磷酸激酶增高，神经传导测定可见感觉神经传导异常，针极肌电图以慢性神经源性损害为主，确诊需基因检测。

4. 其他　还需要鉴别的疾病包括：平山病，青少年男性多见，主要症状表现为手及前臂无力，随后出现手部肌肉萎缩，以右侧小肌肉（大小鱼际肌、骨间肌）显著，症状进展缓慢，预后良好；遗传性痉挛性截瘫，有家族史，以双下肢进行性肌张力增高、肌无力和剪刀步态为特征，无球部和呼吸受累的症状和体征；延髓和脊髓空洞症，临床上也常有双手小肌肉萎缩，肌束颤动等表现，也可出现锥体束征，但临床进展缓慢，常合并其他畸形，且有节段性分离性感觉障碍，MRI 可显示延髓或脊髓空洞。

【治疗】　ALS 的治疗包括针对性药物治疗和对症治疗。必须指出，ALS 是一组异质性很强的疾病，致病因素多样且相互影响，故其治疗必须是多种方法的联合应用。

针对性药物治疗常用药物有利鲁唑和依达拉奉。利鲁唑（riluzole）具有抑制谷氨酸释放等作用，50mg/次，2 次/d，服用半年以上，可延缓病情进展、延长患者的生存期。近年来，有循证证据支持病程 2 年内、且未出现呼吸功能障碍的 ALS 患者静脉滴注依达拉奉（edaravone）治疗可延缓疾病进展。基因治疗是 ALS 疾病修饰治疗的重要发展方向。例如针对 *SOD1*、*C9orf72*、*FUS* 等基因突变的反义寡核苷酸（antisense oligonucleotides，ASO）药物或其他基因编辑疗法已进入临床试验阶段。

多学科综合对症治疗对改善 ALS 患者的生活质量具有重要作用，包括针对吞咽、呼吸、构音、痉挛、疼痛、营养障碍等并发症和伴随症状的治疗以及心理支持治疗。可予巴氯芬、加巴喷丁等改善肌肉痉挛、疼痛。吞咽困难、饮水呛咳或营养障碍者应鼻饲饮食或经皮内镜下胃造瘘保证营养、避免误吸引起的吸入性肺炎。有呼吸肌受累者应尽早采用无创呼吸机辅助呼吸,随着疾病的进展选择是否行气管切开机械通气辅助呼吸。

第三节　其他运动神经元病

运动神经元病根据累及上和/或下运动神经元的不同,可以分为不同的临床类型,除了本章第二节讲述的肌萎缩侧索硬化外,还有进行性肌萎缩、进行性延髓麻痹、原发性侧索硬化以及特殊类型(连枷臂综合征、连枷腿综合征、ALS 叠加综合征等)。

【病因与发病机制】　详见本章第二节。

【病理】　详见本章第二节。

【临床表现】

1. 进行性肌萎缩(progressive muscular atrophy,PMA)　发病年龄 20~50 岁,多在 30 岁左右,略早于 ALS,男性较多。运动神经元变性仅限于脊髓前角细胞和脑干运动神经核,表现为下运动神经元损害的症状和体征。首发症状常为单手或双手小肌肉萎缩、无力,逐渐累及前臂、上臂及肩胛带肌群。肌无力、萎缩也可从下肢开始。受累肌肉萎缩明显,肌张力降低,可见肌束颤动,腱反射减弱,病理反射阴性。一般无感觉和括约肌功能障碍。多数患者后期会出现上运动神经元损害的体征。尸检结果显示,即使没有上运动神经元损害表现的 PMA 患者,也常有运动皮质神经元或皮质脊髓束的损害。部分患者进展较慢,病程可达 5 年以上或更长。晚期发展至全身肌肉萎缩、无力,生活不能自理,最后常因肺部感染而死亡。

2. 进行性延髓麻痹(progressive bulbar palsy,PBP)　少见。发病年龄较晚,多在 40~50 岁以后起病。主要表现为进行性发音不清、声音嘶哑、吞咽困难、饮水呛咳。舌肌明显萎缩,并有肌束颤动,唇肌、咽喉肌萎缩,咽反射消失。有时同时损害双侧皮质脑干束,出现强哭强笑、下颌反射亢进,从而真性和假性延髓麻痹共存。后期常出现其他节段上下运动神经元受累的表现。部分患者病情进展较快,可在 1~2 年内因呼吸衰竭或肺部感染而死亡。

3. 原发性侧索硬化(primary lateral sclerosis,PLS)　临床上罕见。多在中年以后发病,起病隐袭。常见首发症状为双下肢对称性僵硬、乏力,行走呈剪刀步态。缓慢进展,逐渐累及双上肢。四肢肌张力呈痉挛性增高,腱反射亢进,病理反射阳性,一般无肌萎缩和肌束颤动,感觉无障碍,括约肌功能不受累。如双侧皮质脑干束受损,可出现假性延髓麻痹表现。进展较 ALS 慢,可存活较长时间。病程进展相对缓慢,症状发作起 4 年或更长时间没有明显活动性的 LMN 退行性病变。

特殊类型:连枷臂综合征(flail arm syndrome,FAS)或连枷腿综合征(flail leg syndrome,FLS)表现为单纯上肢(或单纯下肢)下运动神经元损害,主要表现为近端无力和萎缩,症状进行性发展;病程中可以出现上肢(或下肢)的病理性反射阳性(如霍夫曼征、巴宾斯基征等);症状局限在上肢(或下肢)持续 12 个月以上。

既往认为运动神经元病是一种纯运动系统的疾病,没有认知、感觉系统、锥体外系及自主神经系统损害的临床表现。但是,临床观察确实发现部分运动神经元病患者出现了运动系统以外的表现,如认知功能障碍。基于临床表现、病理生理改变(TDP-43 为 ALS/FTLD 共同病理改变)以及基因诊断(*C9ORF72* 基因中的非编码 GGGGCC 六核苷酸重复序列扩增与 FTLD/ALS 相关)等方面的证据证实 FTLD-MND 是一个连续的疾病过程。因此,目前 FTLD、MND 及 FTLD-MND 被称为 FTLD-MND 疾病谱。此外,少数患者存在锥体外系症状、感觉异常、膀胱直肠功能障碍和眼外肌运动障碍等,通常将伴有这些表现的 ALS 称为 ALS 叠加综合征。

【辅助检查】　详见本章第二节。

【诊断】　根据中年以后隐袭起病,慢性进行性加重的病程,临床主要表现为上、下运动神经元损害所致的肌无力、肌萎缩、延髓麻痹及锥体束征的不同组合,无感觉障碍,肌电图呈神经源性损害,脑脊液正常,影像学无异常,可做出临床诊断。

【鉴别诊断】　详见本章第二节。

【治疗】　详见本章第二节。

思考题

1. 如何应用神经科解剖定位对运动神经元病进行分型?
2. 哪些疑诊 ALS 的患者需要进行基因检测?

（陈晓春）

第十八章
神经系统遗传性疾病

- 脊髓小脑性共济失调多呈常染色体显性遗传,主要表现为小脑性共济失调、锥体束征、肌萎缩等,各亚型有特征性的表现,我国以 SCA$_3$ 亚型最常见。

- 遗传性痉挛性截瘫主要表现为双下肢进行性肌张力增高和无力、剪刀步态,根据有无视网膜色素变性、肌肉萎缩、痴呆、皮肤病变等脊髓外表现可分为单纯型和复杂型。

- 进行性神经性腓骨肌萎缩症主要表现为足内侧肌和腓骨肌进行性无力和萎缩、伴有轻到中度感觉减退、腱反射减弱和弓形足,根据神经传导速度有无异常可将其分为 1 型(脱髓鞘型)和 2 型(轴索型)。

- 根据临床表现和基因定位,可将神经纤维瘤病分为神经纤维瘤病Ⅰ型(NFⅠ)和Ⅱ型(NFⅡ)。NFⅠ型主要特征为皮肤牛奶咖啡斑和周围神经多发性神经纤维瘤。NFⅡ又称中枢神经纤维瘤或双侧听神经瘤病。

- 结节性硬化症为常染色体显性遗传,临床特征是面部皮肤血管瘤、癫痫发作和智能减退。

- 脑面血管瘤病以一侧面部三叉神经分布区内有不规则血管斑痣、对侧偏瘫、偏身萎缩、青光眼、癫痫发作和智能减退为特征。

第一节　概　　述

神经系统遗传性疾病是指由遗传物质(染色体、基因和线粒体)的结构和功能改变所致的、主要累及神经系统的遗传病。遗传物质结构和功能改变可以发生在生殖细胞和受精卵,引起单基因、多基因、线粒体遗传病和染色体病;也可发生在体细胞,引起体细胞遗传病。本章主要介绍神经系统常见的单基因遗传病。

神经系统单基因遗传病是由于生殖细胞或受精卵里的突变基因按一定方式在上下代之间垂直传递,使发育的个体出现神经系统缺陷为主要临床表现的疾病。神经遗传病不同于胎儿在母体内受某些因素影响所引起的非遗传性的先天性疾病,如胎儿宫内感染风疹病毒所引起的先天性心脏病、孕妇服用沙利度胺("反应停")引起胎儿先天畸形等;也不同于由某种相同的环境因子所引起的非遗传性的家族性疾病,如缺碘引起的家族性甲状腺功能减退症、维生素 A 缺乏引起的家族性夜盲症。

【发病概况】　神经系统遗传性疾病是人类遗传性疾病的重要组成部分,在已发现的 2 万余种单基因遗传病中,半数以上累及神经系统。国内神经系统单基因遗传病的患病率为 109.3/10 万,其中以遗传性共济失调和进行性肌营养不良症最常见。

神经系统遗传病可在任何年龄发病,出生后即表现异常的如 21-三体综合征和半乳糖血症,婴儿期发病的如婴儿型脊肌萎缩症和婴儿型黑矇性痴呆,儿童期发病的如假肥大型肌营养不良和结节性硬化症,少年期发病的如肝豆状核变性、少年型脊肌萎缩症,青年期发病的如进行性神经性腓骨肌萎缩症,中年期发病的如强直性肌营养不良症、脊髓延髓肌萎缩症、眼咽型肌营养不良症、遗传性共济失调和亨廷顿病,老年期发病的如橄榄脑桥小脑萎缩症。不过,大多数神经系统遗传病均在 30 岁以前出现症状。

神经系统遗传病病种繁多,具有家族性和终生性的特点。其致残、致畸及致愚率很高,危害极大,且不少疾病的病因和发病机制尚未阐明,治疗困难。而近 20 年来分子遗传学的迅速发展,尤其是人类基因组计划的完成,使得神经遗传病基因克隆和鉴定不断取得新的进展,增加了人们对疾病遗传异质性和临床异质性的理解。对于基因组结构和功能的进一步探索,必将推动神经遗传学的发展。

【分类及遗传方式】 依据遗传物质改变的不同,可将神经遗传病分为四大类。

1. 单基因遗传病 发生主要受一对等位基因的控制,是指单个基因发生碱基替代、插入、缺失、重复或动态突变所引起的疾病。其传递方式遵循孟德尔遗传规律,分为常染色体显性遗传、常染色体隐性遗传、X 连锁隐性遗传、X 连锁显性遗传、Y 连锁遗传和动态突变性遗传等。

(1)常染色体显性遗传病:累及神经系统的遗传病约一半以上是以这种方式遗传,如结节性硬化症、遗传性痉挛性截瘫、家族性肌萎缩侧索硬化症、神经纤维瘤病、进行性神经性腓骨肌萎缩症和面肩肱型肌营养不良症等。

(2)常染色体隐性遗传病:绝大多数遗传代谢病以这种方式遗传,如苯丙酮尿症、肝豆状核变性等。

(3)X 连锁隐性遗传病:纯合子患者很少见,临床上基本上只有作为半合子的男性患者,如假肥大型肌营养不良症、肾上腺白质营养不良症等。

(4)X 连锁显性遗传病:男性患者的病情一般比女性严重,如 X 连锁显性遗传的进行性神经性腓骨肌萎缩症。

(5)Y 连锁遗传病:呈全男性遗传。

(6)动态突变性遗传病:致病基因重复顺序的异常扩增(如编码谷氨酰胺的密码 CAGCAGCAG 异常扩增)导致患者出现遗传早现的临床特征,即发病时间一代比一代早,症状一代比一代重。如脆性 X 染色体综合征、亨廷顿病、脊髓小脑性共济失调、Friedreich 共济失调、强直性肌营养不良症等。

2. 多基因遗传病 由多个基因突变的累加效应与环境因素相互作用所致。其共同特点是有家族聚集现象,但无单基因遗传病那样明确的家系传递规律,不符合孟德尔遗传。如癫痫、偏头痛、帕金森病、老年痴呆等。

3. 线粒体遗传病 由线粒体 DNA 上的基因突变所致,随同线粒体传递,为母系遗传。如莱伯遗传性视神经病变、线粒体肌病、线粒体脑肌病等。

4. 染色体病 由染色体数目或结构异常所致。如 21-三体综合征患者的体细胞中多了一个 21 号染色体。

【症状和体征】 神经系统遗传病的临床症状具有多样性,包括共同性症状、特异性症状和非特异性症状。

1. 共同性症状 即神经遗传病均具有不同组合的临床表现。如智能发育不全、痴呆、行为异常、语言障碍、抽搐、眼球震颤、不自主运动、共济失调、笨拙、瘫痪、感觉异常、肌张力改变和肌肉萎缩等,还可有面部五官畸形、脊柱裂、弓形足、指趾畸形、皮肤毛发异常和肝脾大等。

2. 特异性症状 即某些神经遗传病的特殊表现,具有诊断价值或重要提示。如肝豆状核变性的 K-F 环、黑矇性痴呆的眼底樱桃红斑、神经纤维瘤病的皮肤牛奶咖啡斑、结节性硬化症的面部血管纤维瘤等。

3. 非特异性症状 即其他非神经遗传病也常有的症状,如肌无力、头痛、头晕等。

【诊断】 神经系统遗传病的诊断既依赖于病史、症状、体征及常规辅助检查,也有赖于特殊的遗传学诊断手段,如系谱分析、染色体检查、DNA 和基因产物分析等,且后者往往是确诊的关键。临床诊断步骤为以下几步。

1. 临床资料的搜集 要遵循准确、详细的原则,除了要注意身体发育、智力增进、性器官和第二性征发育是否异常外,尤其要注意发病年龄、性别、独特的症状和体征。

2. 系谱分析 可判断是否为遗传病,并区分是单基因遗传病、多基因遗传病或线粒体遗传病;根据有无遗传早现现象,推测是否为动态突变病。

3. 常规辅助检查　基因突变引起的单基因遗传病往往是酶或蛋白质的质或量变异的结果,故生化检查有时可确诊神经遗传病。同样,影像学、电生理和病理检查有时也是确诊的关键。

4. 遗传物质及基因产物的检测　包括染色体数量和结构变化、DNA 分析(即基因诊断)、基因产物的检测等。常用的检测方法有以下几种。

(1)染色体检查:检查染色体数目异常和结构畸变。适用于有明显的智力发育迟缓、体态异常的患者;疑为 21-三体综合征的小孩和双亲;多次流产的妇女及其丈夫;出现过染色体异常或先天畸形病例的家庭成员等。

(2)基因诊断:应用分子生物学方法在 DNA 水平或 RNA 水平对某一基因进行分析。适用于有症状患者、症状前患者、基因携带者和高危胎儿(产前诊断)。

(3)基因产物检测:主要应用免疫技术对已知基因产物的遗传病进行分析,如对假肥大型肌营养不良症患者的肌肉进行免疫染色,测定肌细胞膜上抗肌萎缩蛋白(dystrophin)含量等。

【预防】　目前神经系统遗传病尚缺乏有效的治疗方法,疗效大都不满意,故预防工作显得特别重要。应建立遗传性疾病三级预防体系,综合孕前、孕产期和婴幼儿期的危险因素识别、风险评估、检测预警以及早期干预等关键性技术,以减少遗传性疾病危害。

1. 一级预防

(1)携带者筛查:在人群或高危家庭中及时检出携带者,并在检出后积极进行婚育指导,对预防和减少遗传病患儿的出生有现实意义。常用的检测方法有系谱分析、生化检测(如假肥大型肌营养不良症携带者的血清肌酸激酶升高)、药物或食物负荷试验(如口服青霉胺测定尿铜以检测肝豆状核变性携带者)、电生理检查(如脑电图检查遗传性肌阵挛性癫痫携带者,神经传导速度测定检测 X 连锁隐性遗传腓骨肌萎缩症携带者)、基因分析检测等。

(2)避免近亲结婚:常染色体隐性遗传病是在具有相同致病基因的携带者婚配后的子女中出现的,近亲之间有较多的相同基因,如表兄妹之间的基因就有 1/8 是相同的。因此,表兄妹婚配所生的子女患遗传病的可能性就比随机婚配者显著增高。

(3)适龄结婚与生育:据统计,35 岁以上的初产妇生出 21-三体综合征患儿的概率比适龄产妇高 5 倍,这是由于高龄初产妇的卵细胞在母体内的时间较长,受各种因素的影响机会多,在其减数分裂中较易发生染色体不分离,而导致染色体异常。

(4)遗传咨询:就咨询对象提出的遗传病相关问题予以解答,并对提出的婚育问题给出医学建议,具体内容包括帮助患者及家庭成员梳理家族史和病史,选择合理的遗传学检测方案,解读遗传检测结果,获取详细的临床表型,分析遗传机制、告知患者可能的预后和治疗方法,评估下一代再发风险并制定生育计划。

2. 二级预防

(1)产前诊断:根据特定的遗传性疾病或先天性缺陷,可用不同的产前诊断方法进行诊断。例如通过观察胎儿表型的形态特征(超声、胎儿镜检查)、染色体检查(细胞遗传学技术)及基因分析或其表达产物测定(酶和生化测定)来诊断。所采集的样本可由羊膜腔穿刺术、绒毛膜绒毛吸取术、脐带穿刺术和从母血中分离胎儿细胞等方法来完成。

(2)选择性人工流产:对确诊有重大出生缺陷的胎儿进行人工流产,这将大大减少出生缺陷的发生率。

(3)新生儿筛查:在新生儿期进行遗传性疾病的群体筛查,以做出早期诊断,结合有效治疗方法,避免患儿重要脏器出现不可逆的损害。

3. 三级预防　采取对症治疗和康复治疗等措施防止伤残,延缓疾病进展。

【治疗】　虽然神经系统遗传病治疗困难,缺乏有效的治疗方法,但如能早期诊断、及时治疗,可使症状明显缓解,乃至延缓疾病的发生。一般来讲,神经遗传病的治疗包括以下几个方面。

1. 药物治疗　原则是"补其所缺、去其所余、对症处理",实施过程可分为产前、症状前和现症患者的治疗。

2. **饮食治疗**　原则是"禁其所忌"，就是治疗那些因反应底物或前驱物在体内的堆积而发病者。一方面，限制底物或前驱物的摄入。如苯丙酮尿症患儿应采取低苯丙氨酸饮食，即特殊配制的低或无苯丙氨酸奶粉。另一方面，还应减少患者所忌物的吸收，如给苯丙酮尿症患者服用苯丙氨酸水解酶胶囊，在肠道内将苯丙氨酸转化成苯丙烯酸。

3. **手术治疗**　在疾病发展后期，外科手术可有效地改善某些遗传病的症状，减轻病痛。

4. **基因治疗（gene therapy）**　是指应用基因工程技术来修复、更换或增补患者细胞中的缺陷基因，使细胞恢复正常功能而达到治疗遗传病的目的。

第二节　遗传性共济失调

遗传性共济失调（hereditary ataxia，HA）是指由遗传因素所致的以共济失调为主要临床表现的一大类中枢神经系统变性疾病，约占神经遗传病的10%~15%。其特征包括家族史及脊髓、小脑、脑干损害为主的临床表现。发病年龄多在20~40岁，但也有婴幼儿及老年发病者。其临床症状复杂，包括小脑性共济失调、辨距不良、构音障碍、眼球震颤、眼肌麻痹、锥体束征、锥体外系征等，还可伴有非神经系统表现，如骨骼畸形、突眼、内分泌失调、心肌肥厚及传导阻滞等。

大部分遗传性共济失调的病因和发病机制尚未阐明，酶缺乏、生化缺陷、三核苷酸动态突变、线粒体功能缺陷、DNA修复功能缺陷等可能与发病有关。近来的研究证实多聚谷氨酰胺的毒性作用是引起这类遗传性神经变性病的共同机制。

按遗传方式可将其分为：①常染色体显性遗传性共济失调：最常见，如脊髓小脑性共济失调，齿状核-红核-苍白球-丘脑底核萎缩（dentatorubral-pallidoluysian atrophy，DRPLA）、发作性共济失调等；②常染色体隐性遗传性共济失调：如Friedreich共济失调、共济失调-毛细血管扩张症等；③X连锁遗传性共济失调；④伴有线粒体疾病的共济失调。

一、Friedreich 共济失调

Friedreich共济失调（Friedreich ataxia，FRDA）也称少年脊髓型共济失调，是常染色体隐性遗传性共济失调最常见的类型，由Friedreich（1863）首先报道。在西方国家发病率高，但亚洲并不多见。人群患病率为（2~4）/10万，近亲结婚发病率高。病理改变主要在脊髓后索、侧索及心肌。主要临床特征为少年期起病，进行性姿势和步态共济失调、构音障碍、腱反射消失、深感觉丧失、巴宾斯基征阳性等神经系统症状和体征，常伴有心脏损害、糖尿病、骨骼畸形等非神经系统表现。多数患者病后15年左右需用轮椅，通常死于心衰或糖尿病晚期并发症。

【病因与发病机制】　Friedreich共济失调是由于9号染色体长臂的*FRDA*基因的GAA序列异常扩增所致。正常人GAA重复42次以下，95%以上的患者重复66~1 700次，扩增的GAA形成的异常螺旋结构可抑制基因转录，导致蛋白产物表达减少，进一步影响脊髓、小脑和心脏等部位的细胞分化、增殖而发病。

【病理】　肉眼可见脊髓变细，胸段为著。镜下可见脊髓后索、脊髓小脑束和皮质脊髓束变性，有髓纤维脱失，胶质增生。脑干神经核和传导束、后根神经节也变性萎缩。周围神经脱髓鞘，胶质增生。小脑皮质和齿状核受累较轻。心脏因心肌肥厚而扩大。

【临床表现】

1. 通常8~15岁隐袭起病，偶见婴儿和50岁以后起病者。

2. 首发症状为双下肢共济失调，行走不稳、步态蹒跚、左右摇晃、易于跌倒；继而发展到双上肢共济失调，动作笨拙、辨距不良、取物不准和意向性震颤；常有言语不清或爆发性语言、心慌气短、心绞痛、心力衰竭、视听力减退、反应迟钝。

3. 查体可见水平眼震,垂直性和旋转性眼震较少,双下肢肌无力,肌张力低,跟膝胫试验和闭目难立征阳性,下肢音叉振动觉和关节位置觉减退;后期可有巴宾斯基征、肌萎缩,偶有括约肌功能障碍。约 85% 的患者有心律失常、心脏杂音、下肢水肿,75% 的患者有上胸段脊柱畸形,50% 的患者有弓形足、马蹄内翻足,25% 的患者有视神经萎缩,10%~20% 的患者伴有糖尿病。

4. 通常起病 15 年后不能行走,多于 40~50 岁死于感染或心脏病。

【辅助检查】

1. 影像学检查　X 线片可见骨骼畸形;CT 或 MRI 示脊髓变细、萎缩,小脑和脑干受累较少;超声心动图示心室肥大、梗阻。

2. 电生理检查　心电图常有 T 波倒置、心律失常及传导阻滞;肌电图示感觉传导速度减慢,视觉诱发电位波幅下降。

3. 生化检查　血糖升高或糖耐量异常,血丙酮酸升高,血丙酮酸脱氢酶活性降低,脑脊液蛋白正常或轻度升高。

4. 病理检查　神经活检示神经纤维脱髓鞘及轴索断裂。

5. 基因检查　DNA 测序分析 *FRDA* 基因 18 号内含子,GAA 重复>66 次。

【诊断】

1. 诊断要点　儿童或少年期起病,逐渐从下肢向上肢发展,出现进行性共济失调,行走不稳,动作笨拙,构音障碍,眼震,下肢振动觉、位置觉消失,膝踝反射消失和巴宾斯基征。常伴有心脏损害、脊柱侧凸、弓形足、糖尿病等非神经系统表现。MRI 显示脊髓萎缩,临床诊断不难。如有 *FRDA* 基因 GAA 异常扩增可确诊。

2. 诊断流程　见图 18-1。

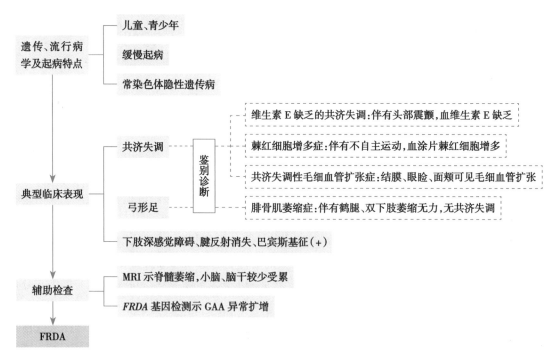

图 18-1　Friedreich 共济失调的诊断流程图

【鉴别诊断】

1. 维生素 E 缺乏的共济失调(ataxia with isolated vitamin E deficiency,AVED)　因有典型的共济失调症状(也有称为 Friedreich 综合征)需与 Friedreich 共济失调鉴别。但该病为 2~25 岁起病,除有共济失调的症状外,头部震颤较明显,血清维生素 E 缺乏,用维生素 E 治疗效果较好。

2. **棘红细胞增多症（acanthocytosis）** 又称无β-脂蛋白血症,因常染色体隐性遗传、共济失调的表现需与 Friedreich 共济失调鉴别。但该病以儿童或青年期起病的共济失调、舞蹈样不自主运动为特征,伴周围神经、视网膜及肠道症状,周围血中红细胞形态异常,棘状细胞比例增多,β-脂蛋白缺失。

3. **共济失调性毛细血管扩张症（ataxia telangiectasia,AT）** 又称 Louis-Bar 综合征,因共济失调、构音障碍、膝反射减弱、病理征阳性需与 Friedreich 共济失调鉴别。但 AT 多在婴幼儿中起病,4~6岁时结合膜、眼睑、面颊相继出现毛细血管扩张。

4. **进行性神经性腓骨肌萎缩症** 可在少年期发病,缓慢发生的双下肢无力、肌肉萎缩,有弓形足需与不典型的 Friedreich 共济失调鉴别。但该病无明显的共济失调可与之鉴别。

【治疗】 目前尚无特效治疗,综合治疗可改善患者的症状,提高生活质量。临床上常用的方法有以下几种。

1. **药物治疗** 胞磷胆碱可增强脑内乙酰胆碱能神经元;辅酶 Q_{10}、艾地苯醌（idebenone）等抗氧化剂可改善心肌和骨骼肌的生物能量代谢;维生素 B_1、维生素 B_{12} 可促进神经传导。

2. **对症治疗** 糖尿病血糖升高者给予降糖治疗;心律失常给予抗心律失常治疗;心功能不全者给予强心、利尿治疗。

3. **支持治疗** 合理搭配优质蛋白质、高纤维素等食物以保证营养均衡。在疾病晚期,因咽喉肌无力或严重共济运动障碍而出现吞咽困难、饮水呛咳时,应使用鼻胃管或进行胃造口进食。

4. **物理治疗** 在疾病的早期阶段的物理康复治疗,对延长行走能力、保持平衡、维持上肢的共济运动、改善患者的说话和吞咽功能等有重要作用。具体形式包括运动、平衡训练,水疗,矫正器具治疗,保暖治疗等。

5. **心理治疗** 患者常有自暴自弃的心理,情绪极不稳定。应进行心理辅导,以缓解患者的焦虑、抑郁症状。

6. **手术治疗** 对不能通过物理方法纠正的关节挛缩、脊柱畸形、马蹄内翻足、弓形足等,可进行外科矫形手术。

【预后】 预后不良。死亡年龄在 21~69 岁,死亡原因 90% 为心脏病,10% 为糖尿病并发症。

二、脊髓小脑性共济失调

脊髓小脑性共济失调（spinocerebellar ataxia,SCA）是遗传性共济失调的主要类型,大多数呈常染色体显性遗传。患病率为（8~12）/10 万,可分为 SCA_1~SCA_{48},以 SCA_3/MJD 最常见,约占 50%。SCA 的病理改变以小脑、脊髓和脑干变性为主。多于青少年期和中年期发病,临床表现除小脑性共济失调外,可伴有眼球运动障碍、慢眼运动、视神经萎缩、视网膜色素变性、锥体束征、锥体外系征、肌萎缩、周围神经病和痴呆等。遗传早现现象是 SCA 的典型特征。

Harding 根据有无眼肌麻痹、锥体外系症状及视网膜色素变性将 SCA 归纳为三组,即 ADCA I 型、II 型和 III 型。SCA 的发病与种族有关,SCA_1、SCA_2 在意大利、英国多见,SCA_3 在中国、德国和葡萄牙多见。

【病因与发病机制】 SCA 绝大多数是由于编码谷氨酰胺的 CAG 重复顺序扩增产生多聚谷氨酰胺,进一步选择性损害小脑、脊髓和脑干的神经细胞和神经胶质细胞所致。每一 SCA 亚型的基因位于不同的染色体,有不同的基因结构和突变部位,SCA 各亚型的基因突变情况见表 18-1。

SCA 有共同的突变机制是造成 SCA 各亚型的临床表现雷同的原因。然而,SCA 各亚型的临床表现仍有差异,如有的伴有眼肌麻痹,有的伴有视网膜色素变性,病理损害的部位和程度也有所不同,这提示除了多聚谷氨酰胺毒性作用之外,可能还有其他因素参与发病。

【病理】 肉眼可见小脑半球和蚓部萎缩,小脑重量减轻;脑干萎缩变小,以脑桥及下橄榄核明显;脊髓的颈段和上胸段明显萎缩。镜下主要为小脑、脑桥、下橄榄核细胞脱失伴胶质增生,小脑浦肯野细胞脱失,颗粒细胞数量明显减少,小脑上脚和齿状核细胞变性。基底核及脑运动神经核（III、IV、VI、VII、XII）细胞变性脱失;脊髓 Clarke 柱、脊髓前角细胞和后柱细胞均可受累;小脑白质及三对小脑脚纤

表 18-1　遗传性脊髓小脑性共济失调基因分型

分型	基因定位	编码基因/蛋白	三核苷酸重复	起病年龄/岁	临床特征
SCA₁	6p22	ataxin-1	CAG（N<39，P≥40）	30（6~60）	眼肌麻痹，上视不能
SCA₂	12q24.12	ataxin-2	CAG（N=14~32，P≥35）	30（婴儿~67）	腱反射减弱，眼慢扫视运动
SCA₃	14q32.1	ataxin-3	CAG（N<42，P≥61）	30（6~70）	肌萎缩、肌阵挛、舌肌纤颤、凸眼（图 18-2）
SCA₄	16q22.1	PLEKHG4		40 或 50	音叉振动觉、关节位置觉消失、痛觉减退、跟腱反射消失
SCA₅	11q13.2	Beta-3 spectrin		30（10~68）	单纯小脑共济失调，症状较轻，进展缓慢
SCA₆	19p13.2	α1ACa²⁺通道	CAG（N<18，P=19~33	48（24~75）	大腿肌肉痉挛、下视眼球震颤、复视和位置性眩晕
SCA₇	3p14.1	ataxin-7	CAG（N<36，P≥37）	30（婴儿~60）	视力减退，视网膜色素变性，心脏损害
SCA₈	13q21	IOSCA	CTG（N=16~37，P>80）		婴儿期起病，发声困难，行走不能，癫痫发作
SCA₁₀	22q13	ataxin-10	ATTCT（N=10~29，P>400~4 500）	19~56	纯小脑共济失调和癫痫发作
SCA₁₁	15q14	TTBK			纯小脑共济失调，腱反射亢进，病程缓和
SCA₁₂	5q31-q33	PPP2R2B	CAG（N=7~32，P>51）	8~55	早期有手臂震颤，晚期有痴呆
SCA₁₃	19q13.3	KCNC3			儿童期发病，精神发育迟缓
SCA₁₄	19q13.4	PRKCG		40（21~59）	早期出现肌阵挛
SCA₁₅	3p26.1	ITPR1		22~66	纯小脑性共济失调，伴意向性震颤和凝视麻痹，进展十分缓慢
SCA₁₆	3p26				有明显的头部震颤和共济失调
SCA₁₇	6q27	TBP	CAG 或 CAA（N=25~44，P>45）	23（3~48）	共济失调，运动迟缓，精神症状，认知功能障碍，舞蹈样动作和癫痫发作
SCA₁₈	7q22-q32			20~30	共济失调，感觉障碍，肌无力和肌萎缩
SCA₁₉	1p21-q21	KCND3		24~51	共济失调、震颤、认知功能障碍、肌阵挛、腱反射减弱
SCA₂₀	11q12			46.5（19~64）	共济失调、构音障碍、上腭震颤、运动迟缓、齿状核钙沉着
SCA₂₁	7p21.3			16.5（1~30）	儿童期有轻度小脑性共济失调，青少年期有轻度的锥体外系症状和认知功能障碍
SCA₂₂	1p21-q23	KCND3		13~46	共济失调、延髓麻痹、慢眼运动、腱反射消失
SCA₂₃	20p13	PDYN		43~56	单纯性肢体共济失调，周围神经病和构音障碍

续表

分型	基因定位	编码基因/蛋白	三核苷酸重复	起病年龄/岁	临床特征
SCA$_{25}$	2p21-p13			17~39	共济失调,感觉神经病、腱反射减弱、视力减退、面部抽搐、尿急和消化道症状
SCA$_{26}$	19p13	EEF2		42(26~60)	纯小脑症状
SCA$_{27}$	13q33	FGF14		4~20	双手震颤,紧张和活动后加重
SCA$_{28}$	18p11	AFG3L2		30.7(6~60)	眼慢扫视运动和眼外肌麻痹
SCA$_{29}$	3p26.1	ITPR1		婴儿期	婴儿期运动发育迟缓和轻度认知功能障碍
SCA$_{30}$	4q34.3-q35.1	ODZ3		52(45~76)	共济失调,蹒跚步态,构音障碍。病情进展慢
SCA$_{31}$	16q21	BEAN		55.9(45~72)	纯小脑共济失调,肌张力降低,水平眼震
SCA$_{32}$	7q32-q33				共济失调,精神障碍,精子缺乏
SCA$_{34}$	6q14	ELOVL4		儿童期	儿童期红细胞增多症和皮肤角化病,40多岁出现小脑共济失调症状
SCA$_{35}$	20p13	TGM6		43.9(40~48)	小脑共济失调,上肢不自主运动和斜颈
SCA$_{36}$	20p13	NOP56	GGCCTG(N=3~14,P=650~2 500)	52.8	步态共济失调,眼球运动异常,舌肌纤颤,伴有上运动神经元症状
SCA$_{37}$	1p32			48(38~64)	早期眼球垂直运动异常,随后眼球水平运动异常
SCA$_{38}$	6p12	ELOVL5		成年起病	成年期缓慢逐渐加重的步态共济失调,伴有眼球震颤
SCA$_{40}$	14q32.11	CCDC88C		42	共济失调,伴有宽基底步态、辨距不良、意向性震颤、轮替运动障碍,腱反射亢进
SCA$_{41}$	4q27	TRPC3		成年起病	单纯型共济失调
SCA$_{42}$	17q21.33	CACNA1G			共济失调、轻度锥体束征,眼快速扫视运动
SCA$_{43}$	3q25.2	MME			共济失调、运动感觉性轴索型神经病
SCA$_{44}$	6q24.3	GRM1			共济失调伴锥体束征
SCA$_{45}$	5q33.1	FAT2		成年起病	小脑性共济失调
SCA$_{46}$	19q13.2	PLD3		成人起病	共济失调、感觉神经病、轻度小脑萎缩
SCA$_{47}$	1p35.2	PUM1			共济失调、儿童发育延迟、智力损害、癫痫
SCA$_{48}$	16p13.3	STUB1			先于共济失调发生的进行性认知障碍

N,正常范围;P,疾病状态。

维脱髓鞘,橄榄小脑束、桥小脑束、橄榄脊髓束、皮质脊髓束及脊髓小脑束纤维脱髓鞘或轴索变性。SCA 除有以上共同病变外,各亚型有不同的特点,如 SCA_1 主要是小脑、脑干的神经元丢失,脊髓小脑束和后索受损,很少累及黑质、基底节及脊髓前角细胞;SCA_2 以下橄榄核、脑桥、小脑损害为重;SCA_3 主要损害脑桥和脊髓小脑束;SCA_7 的特征是视网膜神经细胞变性。

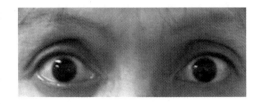

图 18-2　SCA_3 患者的凸眼

【临床表现】　SCA 是高度遗传异质性疾病,各亚型的症状相似,交替重叠,其共同临床表现有以下几条。

1. 一般在 30~40 岁隐匿起病,缓慢进展,但也有儿童期及 70 岁起病者。

2. 首发症状多为下肢共济失调,走路摇晃、突然跌倒、发声困难;继而出现双手笨拙、意向性震颤、眼震、眼慢扫视运动、痴呆和远端肌萎缩;检查可见肌张力障碍、腱反射亢进、病理反射阳性、痉挛步态和震颤觉,本体感觉丧失。

3. 可有遗传早现现象,一般起病后 10~20 年患者不能行走。

4. 除了上述共同的症状和体征外,各亚型也具各自的特点,详见表 18-1。

【实验室检查】

1. **影像学检查**　CT 或 MRI 示小脑和脑干萎缩,尤其是脑桥和小脑中脚萎缩。

2. **电生理检查**　脑干诱发电位可异常,肌电图示周围神经损害。

3. **脑脊液检查**　正常。

4. **基因检查**　确诊及区分亚型可用外周血白细胞进行 PCR 分析,检测相应基因 CAG 扩增的情况。

【诊断】

1. **诊断要点**　根据典型的共性症状,结合 MRI 检查发现小脑、脑干萎缩,排除其他累及小脑和脑干的变性病即可确诊。虽然各亚型具有特征性症状,但临床上仅根据症状体征确诊为某一亚型仍不准确(SCA_7 除外),均应进行基因诊断,用 PCR 方法可准确判断其亚型及 CAG 扩增次数。

2. **诊断流程**　见图 18-3。

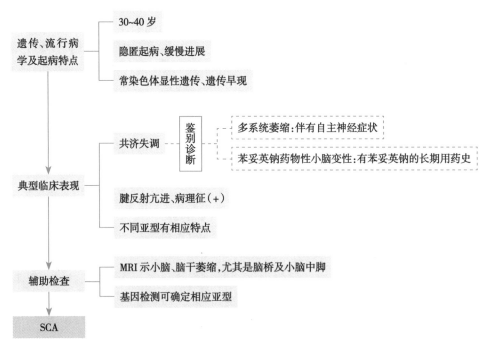

图 18-3　脊髓小脑性共济失调的诊断流程图

【鉴别诊断】　鉴别诊断需要排除继发因素所引起的共济失调综合征。

1. 以共济失调为表现的神经系统疾病　如多系统萎缩、CJD、多发性硬化等。

2. 中毒性共济失调　如苯妥英钠药物性小脑病变、酒精中毒、重金属中毒等。

3. 副肿瘤综合征　病程较短时需排除本病。

【治疗】　迄今尚无特效治疗,对症治疗可缓解症状。

1. 药物治疗　左旋多巴可缓解强直及其他帕金森症状,氯苯胺丁酸(baclofen)可减轻痉挛,金刚烷胺可改善共济失调,毒扁豆碱或胞磷胆碱可促进乙酰胆碱合成,共济失调伴肌阵挛首选氯硝西泮,此外也可试用神经营养药如 ATP、辅酶 A、肌苷和 B 族维生素等。

2. 理疗、康复及功能锻炼　可有裨益,可参考 Friedreich 共济失调章节。

【预后】　因无有效的治疗方法,对症治疗不能改变病程的进展,故预后不良。

第三节　遗传性痉挛性截瘫

遗传性痉挛性截瘫(hereditary spastic paraplegia,HSP)是一组以双下肢进行性肌张力增高和无力、剪刀步态为特征的具有明显遗传异质性的综合征,于 1876 年由 Seeligmüller 首先报道。有常染色体显性、隐性和 X 连锁隐性三种遗传方式。患病率为 3/10 万。

【病因与发病机制】　病因为各亚型特异基因的突变,以点突变为多,缺失、插入突变和动态突变少见。本病具有高度遗传异质性,目前已发现 30 个基因位点,按发现时间顺序依次命名为SPG1~SPG30,部分基因已被克隆。发病机制未明,可能为皮质脊髓束和脊髓小脑束轴索的轴浆氧化代谢障碍所致。

【病理】　主要病理改变是脊髓中的双侧皮质脊髓束的轴索变性和脱髓鞘,以胸髓为重,皮质脊髓前束、脊髓小脑束、薄束也有不同程度病变,脊髓前角、基底节、小脑、脑干、视神经也可受累。SPG7 患者的肌肉活检可发现有破碎红纤维(ragged-red fibers,RRF)。

【临床表现】　本病多在儿童期或青春期发病,男性比女性略多,主要特征是缓慢进行性双下肢痉挛性截瘫,剪刀步态。可分为单纯型和复杂型。

1. 单纯型　较多见,主要为痉挛性截瘫。病初先感到双下肢僵硬,走路易跌,上楼困难,体检可见下肢肌张力增高,剪刀步态,腱反射亢进,有病理反射。多数患者有弓形足或空凹足。随着病情进展双上肢也可出现锥体束征,疾病晚期有些患者会出现感觉障碍和括约肌功能障碍。

2. 复杂型　除上述痉挛性截瘫外,还有各种脊髓外损害的表现,如眼震、眼肌麻痹、中心性视网膜炎、肌萎缩、智力低下、癫痫等构成各种综合征。

(1)HSP 伴脊髓小脑和眼部症状(Ferguson-Critchley 综合征):常染色体显性遗传,中年起病,除痉挛性截瘫外还伴有锥体外系症状,表现为四肢僵硬,不自主运动,面部表情少,或有前冲步态。此外还有双下肢远端深感觉减退,水平性眼球震颤,侧向及垂直注视受限。

(2)HSP 伴有黄斑变性(Kjellin 综合征):常染色体隐性遗传,25 岁左右发病,除痉挛性截瘫外还伴有智能减退,双手和腿部小肌肉进行性萎缩,中心性视网膜变性。

(3)HSP 伴有远端肌肉萎缩(Troyer 综合征):常染色体隐性遗传,多在儿童早期发病,表现为痉挛性截瘫伴远端肌肉萎缩,身材短小,部分病例有不自主哭笑,构音障碍,到 20~30 岁还不能走路。

(4)Mast 综合征:常染色体隐性遗传,11~20 岁发病,表现为痉挛性截瘫伴早老性痴呆,爆发性语言,面具脸,手足徐动,共济失调。

(5)Charlevoix-Sageunay 综合征:常染色体隐性遗传,多在幼儿发病,痉挛性截瘫,共济失调,智力低下,二尖瓣脱垂,双手肌肉萎缩,尿失禁。

【辅助检查】

1. 脑脊液检查　脑脊液蛋白轻度增高。

2. 诱发电位检查　大部分患者下肢的运动诱发电位消失,波幅降低;约 2/3 患者的体感诱发电位波幅和中枢传导速度显著下降;约 1/2 患者有脑干诱发电位异常。

【诊断】

1. 诊断要点　①儿童、青少年期发病,缓慢进行性加重的双下肢痉挛性截瘫;②伴有视神经萎缩、视网膜色素变性、锥体外系症状、共济失调、肌肉萎缩,痴呆、皮肤病变等;③脑和脊髓的 CT 或 MRI 多正常或有脊髓变细,诱发电位检查异常;④有阳性家族史;⑤基因检测可明确亚型的诊断。

2. 诊断流程　见图 18-4。

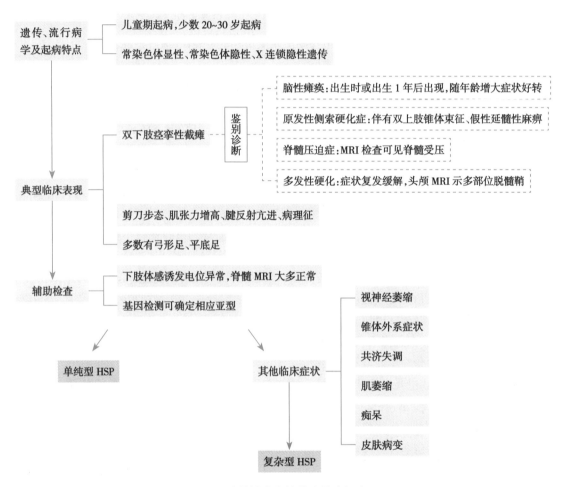

图 18-4　遗传性痉挛性截瘫的诊断流程图

【鉴别诊断】

1. 脑性瘫痪　因遗传性痉挛性截瘫和脑性瘫痪均有双下肢痉挛性瘫痪而需鉴别,但脑性瘫痪常有早产、宫内窘迫、难产、窒息的病史,在出生时就有症状,随年龄增大症状逐渐稳定或略有好转,多无家族史可与遗传性痉挛性截瘫相鉴别。

2. 原发性侧索硬化症　因有双下肢肌张力增高、腱反射亢进和病理反射阳性而需与遗传性痉挛性截瘫鉴别,但原发性侧索硬化症多在中年发病,不伴有运动协调障碍,无弓形足等可与之鉴别。

3. 脊髓压迫症　特别缓慢生长的脊髓或枕骨大孔区的肿瘤需与遗传性痉挛性截瘫鉴别,CT 和 MRI 检查易与之区别。

4. 其他　多发性硬化、颈椎病、Arnold-chiari 畸形等也需与遗传性痉挛性截瘫相鉴别。

【治疗】　目前尚无特殊的治疗方法,主要是对症处理。左旋多巴、巴氯芬(baclofen,又称氯苯氨丁酸)、盐酸乙哌立松片可减轻肌张力高的症状,理疗、按摩和适当运动也有所帮助,可参考 Friedreich

共济失调章节。

【预后】　预后不良。

第四节　进行性神经性腓骨肌萎缩症

进行性神经性腓骨肌萎缩症（Charcot-Marie-Tooth disease，CMT），又称遗传性运动感觉周围神经病，是遗传性周围神经病中最常见的类型，由 Charcot、Marie 和 Tooth 于 1886 年首先报道。发病率约 1/2 500，遗传方式多为常染色体显性遗传，少部分是常染色体隐性遗传、X 连锁显性遗传和 X 连锁隐性遗传。临床特征为儿童或青少年起病，足内侧肌和腓骨肌进行性无力和萎缩、伴有轻至中度感觉减退、腱反射减弱和弓形足。根据神经传导速度不同将 CMT 分为 1 型（脱髓鞘型）和 2 型（轴索型）：正中神经运动传导速度<38m/s 为 1 型，正常或接近正常为 2 型。

【病因与发病机制】　病因为各亚型特异基因的点突变或重复突变，不同的亚型有不同的基因位点和发病机制。CMT1 型可分为 CMT1A、CMT1B、CMT1C、CMT1D 四种不同的亚型，基因突变造成施万细胞的增殖失调及髓鞘形成障碍。

CMT2 型占 CMT 的 20%~40%，主要为常染色体显性遗传，基因定在不同的染色体，如染色体 1p35-36（*CMT2A*）、3q13-22（*CMT2B*）、7p14（*CMT2D*）、8p21（*CMT2E*）和 7q11-21（*CMT2F*）。CMT2E 为神经丝轻链（neurofilament light chain，NF-L）基因突变所致，可引起神经丝轻链蛋白减少而导致轴突的结构和功能障碍。

CMTX 型，占 CMT 的 10%~20%，主要为 X 连锁显性遗传，基因位于 Xq13.1，该基因（*Cx32*）编码髓鞘间隙连接蛋白 Cx32，分布在周围神经髓鞘和脑。*Cx32* 基因突变可使 Cx32 蛋白减少，髓鞘的结构和功能障碍而引起周围神经损害。

【病理】　周围神经轴突和髓鞘均受累，远端重于近端。CMT1 型神经纤维呈对称性节段性脱髓鞘，部分髓鞘再生，施万细胞增生与修复组成同心圆层而形成"洋葱头"样结构，造成运动和感觉神经传导速度减慢。CMT2 型主要为轴突变性，髓鞘相对保留，运动感觉传导速度改变不明显；前角细胞数量轻度减少，当累及感觉后根纤维时，薄束变性比楔束更严重。CMTX 型与 CMT1 型的病理改变类似。

【临床表现】

1. CMT1 型（脱髓鞘型）

（1）儿童晚期或青春期发病，周围神经对称性、进行性变性导致远端肌萎缩。开始是足和下肢，数月至数年可波及手肌和前臂肌。肌肉萎缩累及小腿全部肌群和大腿下 1/3 时，整个下肢呈"倒立的香槟酒瓶"状，称"鹤腿"（图 18-5）。手肌萎缩，并波及前臂肌肉，变成爪形手。萎缩很少波及肘以上部分或大腿的中上 1/3 部分。腓骨肌、趾长伸肌和足固有肌等伸肌早期受累，屈肌基本正常，故产生马蹄内翻足和爪形趾、锤状趾畸形。患者常伴有弓形足和脊柱侧弯，腓肠肌神经变性行走时垂足，呈跨阈步态。

足背屈力弱甚至呈零级肌力，受累肢体腱反射消失。深浅感觉减退可从远端开始，呈手套、袜套样分布；伴有自主神经功能障碍和营养代谢障碍，但严重的感觉缺失伴穿透性溃疡罕见。部分患者伴有视神经萎缩、视网膜变性、眼震、眼肌麻痹、突眼、瞳孔不对称、神经性耳聋、共济失调和肢体震颤等。

（2）病程进展缓慢，在很长时期内都很稳定，脑神经通常不受累。部分患者虽然存在基因突变，但无肌无力和肌萎缩，仅有弓形足或神经传导速度减慢，有的甚至完全无临床症状。

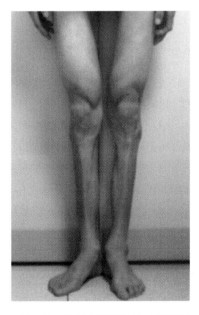

图 18-5　进行性神经性腓骨肌萎缩症的"鹤腿"

（3）脑脊液正常,少数病例蛋白含量增高。

2. CMT2 型(轴索型)　发病晚,成年开始出现肌萎缩,部位和症状与 1 型相似,但程度较轻;脑脊液蛋白含量正常。

【辅助检查】

1. 肌电图和神经传导速度检测　肌电图示两型均有运动单位电位波幅下降,有纤颤或束颤电位,远端潜伏期延长,呈神经源性损害。多数患者的感觉电位消失。检查神经传导速度(NCV)对分型至关重要。CMT1 型正中神经运动 NCV 从正常的 45~50m/s 以上减慢到 38m/s 以下,通常为 15~20m/s,在临床症状出现以前可检测到运动 NCV 减慢。CMT2 型 NCV 接近正常。

2. 诱发电位检测　X 连锁显性遗传患者脑干听觉诱发电位和视觉诱发电位异常,躯体感觉诱发电位的中枢和周围传导速度减慢,说明患者中枢和周围神经传导通路受损。

3. 肌肉及神经活检　肌活检显示为神经源性肌萎缩。神经活检 CMT1 型的周围神经改变主要是脱髓鞘和施万细胞增生形成 "洋葱头";CMT2 型主要是轴突变性。神经活检还可排除其他遗传性神经病,如 Refsum 病(可见代谢产物沉积在周围神经),自身免疫性神经病(可见淋巴细胞浸润和血管炎)。

4. 基因分析　临床上不易对 CMT1 型和 2 型进一步分出各亚型,需用基因分析的方法来确定各亚型。如 CMT1A 可用脉冲电场凝胶电泳法检测 *PMP22* 基因的重复突变,用 DNA 测序法检测其点突变;CMT1B 可用单链构象多态性(SSCP)法或 DNA 测序法检测 *PMP0* 基因的点突变;CMTX 可用 DNA 测序法检测 *Cx32* 基因的点突变。

5. 生化检查　血清肌酶正常或轻度升高。脑脊液通常正常,少数病例蛋白含量增高。

【诊断】

1. 诊断要点　①儿童期或青春期出现缓慢进展的对称性双下肢无力;②"鹤腿",垂足、弓形足,可有脊柱侧弯;③腱反射减弱或消失,常伴有感觉障碍;④常有家族史;⑤周围神经运动传导速度减慢,神经活检显示 "洋葱头" 样改变(1 型)或轴索变性(2 型)及神经源性肌萎缩;⑥基因检测 *CMT1A* 基因重复及相应基因的点突变等。

2. CMT1 型与 CMT2 型的鉴别　①发病年龄:1 型 12 岁左右,2 型 25 岁左右;②神经传导速度:1 型明显减慢,2 型正常或接近正常;③基因诊断:1 型中的 CMT1A 为 17 号染色体短臂(17p11.2)1.5Mb 长片段(其中包含 *PMP22* 基因)的重复或 *PMP22* 基因的点突变;2 型中的 CMT2E 为 *NF-L* 基因的点突变。

3. 诊断流程　见图 18-6。

【鉴别诊断】

1. 远端型肌营养不良症　四肢远端肌无力、肌萎缩、渐向上发展,需与 CMT 鉴别;但该病成年起病,肌电图显示肌源性损害,运动传导速度正常可资鉴别。

2. 慢性炎症性脱髓鞘性多发性神经病　进展相对较快,脑脊液蛋白含量增多,泼尼松治疗效果较好,无足畸形易与 CMT 鉴别。

3. 慢性进行性远端型脊肌萎缩症　该病的肌萎缩分布和病程类似 CMT 病,但伴有肌肉跳动、EMG 显示为前角损害,无感觉传导障碍可与 CMT 鉴别。

4. 遗传性共济失调伴肌萎缩(hereditary ataxia with muscular atrophy)　又称 Roussy-Lévy 综合征。儿童期缓慢起病,有腓骨肌萎缩、弓形足、脊柱侧凸,四肢腱反射减弱或消失,肌电图运动传导速度减慢需与 CMT 鉴别;但该病尚有站立不稳、步态蹒跚,手震颤等共济失调表现与 CMT 不同,也有认为该病是 CMT 的变异型。

【治疗】　目前尚无特殊治疗,主要是对症治疗和支持疗法。药物治疗可用维生素类促进病变神经纤维再生,神经肌肉营养药有一定帮助;针灸理疗及肌肉和跟腱锻炼、按摩可增强其伸缩功能;纠正垂足可穿高跟鞋、长筒靴或矫正鞋,踝关节挛缩严重者可手术松解或肌腱移植。勿过度劳累,注意保

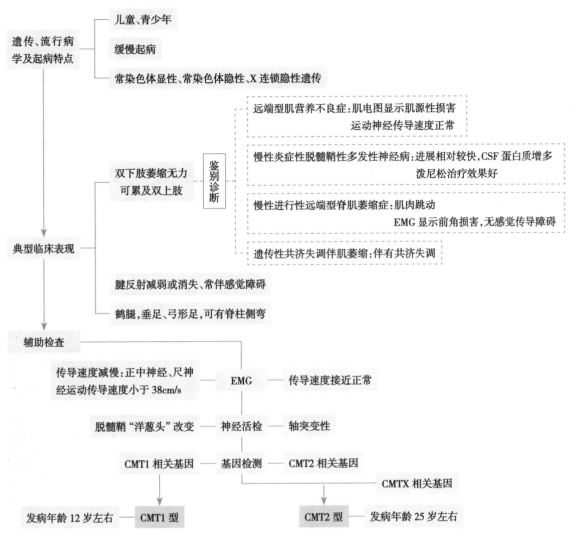

图 18-6　进行性神经性腓骨肌萎缩症的诊断流程图

暖,可参考 Friedreich 共济失调章节。

预防:应首先进行基因诊断,确定先证者的基因型,然后利用胎儿绒毛、羊水或脐带血,分析胎儿的基因型以建立产前诊断,终止妊娠,中断遗传链。

【预后】　因病程进展缓慢,预后尚好。大多数患者发病仍可存活数十年,对症处理可提高患者的生活质量。

第五节　神经皮肤综合征

神经皮肤综合征(neurocutaneous syndrome)是指源于外胚层组织的器官发育异常而引起的疾病。病变不仅累及神经系统、皮肤和眼,还可累及中胚层、内胚层的器官如心、肺、骨、肾和胃肠等。临床特点为多系统、多器官受损。目前已报道的有 40 余种,多为常染色体显性遗传病,常见的有神经纤维瘤病、脑面血管瘤病和结节性硬化症。

一、神经纤维瘤病

神经纤维瘤病(neurofibromatosis,NF)是由于基因缺陷导致神经嵴细胞发育异常而引起多系统损害的常染色体显性遗传病,患病率为(30~40)/10 万。根据临床表现和基因定位,可将 NF 分为神经纤维瘤病Ⅰ型(NFⅠ)和Ⅱ型(NFⅡ)。NFⅠ型是由 von Recklinghausen 于 1882 年首次描述,主要特征为皮肤牛奶咖啡斑(café au lait macule)和周围神经多发性神经纤维瘤,外显率高,基因位于染色体17q11.2。NFⅡ又称中枢神经纤维瘤或双侧听神经瘤病,基因位于染色体22q。

【病因与发病机制】　病因为 NF 基因重排、缺失或点突变。NFⅠ基因是一肿瘤抑制基因,当该基因发生易位、缺失、重排或点突变时,其肿瘤抑制功能丧失而致病。NFⅠ的基因产物为神经纤维素蛋白(neurofibromin),分布在神经元,具有控制神经细胞分化的功能。NFⅡ基因的产物为 Merlin,参与多种细胞活动,具有调节细胞生长的功能。因此,NFⅡ基因突变会使得细胞分化、生长失控而引起施万细胞瘤和脑膜瘤。

【病理】　主要特点为外胚层结构的神经组织发育不良、过度增生和肿瘤形成。NFⅠ神经纤维瘤好发于周围神经远端、脊神经根,尤其是马尾。脑神经多见于听、视和三叉神经。脊髓内肿瘤有室管膜瘤和星形胶质细胞瘤,最常见的颅内肿瘤是半球胶质细胞瘤。肿瘤大小不等,呈梭状细胞排列,细胞核似栅栏状。皮肤或皮下神经纤维瘤多位于真皮或皮下组织,无细胞膜。皮肤色素斑由表皮基底细胞内黑色素沉积所致。NFⅡ以双侧听神经瘤和多发性脑膜瘤多见,瘤细胞排列松散,常有巨核细胞。

【临床表现】

1. 皮肤症状

(1)皮肤牛奶咖啡斑:最具有诊断性的临床表现,几乎所有病例出生时就可见到。形状、大小不一,边缘不整,不凸出皮肤,好发于躯干不暴露部位(图 18-7);青春期前有 6 个以上>5mm 的皮肤牛奶咖啡斑(青春期后>15mm)者具有高度的诊断价值。

(2)雀斑和色素沉着:腋窝、腹股沟雀斑也是特征之一,大而黑的色素沉着常提示簇状神经纤维瘤,如果位于中线提示有脊髓肿瘤。

(3)皮肤纤维瘤和纤维软瘤:在儿童期发病,多呈粉红色,主要分布于躯干和面部,也可见于四肢皮肤;数目不定,可达数千;大小不等,多为柑橘到芝麻、绿豆般大小,质软;软瘤固定或有蒂,触之柔软而有弹性。浅表皮神经上的神经纤维瘤似可移动的珠样结节,可引起疼痛、压痛、放射痛或感觉异常;丛状神经纤维瘤是神经干及其分支的弥漫性神经纤维瘤,常伴有皮肤和皮下组织的大量增生而引起该区域或肢体弥漫性肥大,称神经纤维瘤性象皮病。

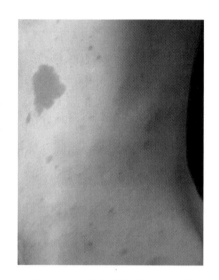

图 18-7　神经纤维瘤病的牛奶咖啡斑

2. 神经症状
约 50% 患者有神经系统症状,主要由中枢或周围神经肿瘤压迫引起;其次为胶质细胞增生、血管增生、骨骼畸形所致。

(1)颅内肿瘤:一侧或两侧听神经瘤最常见,视神经、三叉神经及后组脑神经均可发生;尚可合并多发性脑膜瘤、神经胶质瘤、脑室管膜瘤、脑膜膨出及脑积水等,少数病例可有智能减退、记忆障碍及癫痫发作。

(2)椎管内肿瘤:脊髓任何平面均可发生单个或多个神经纤维瘤、脊膜瘤等,尚可合并脊柱畸形、脊髓膨出和脊髓空洞症等。

(3)周围神经肿瘤:全身的周围神经均可受累,以马尾好发,肿瘤沿神经干分布,呈串珠状,一般无明显症状,如突然长大或剧烈疼痛可能为恶变。

3. 眼部症状
上睑可见纤维软瘤或丛状神经纤维瘤,眼眶可扪及肿块和突眼搏动,裂隙灯可见虹膜有粟粒状橙黄色圆形小结节,为错构瘤,也称 Lisch 结节,可随年龄增大而增多,为 NFⅠ所特有。眼底可见灰白色肿瘤,视神经乳头前凸;视神经胶质瘤可致突眼和视力丧失。

4. 其他症状
常见的先天性骨发育异常为脊柱侧凸、前凸、后凸,颅骨不对称、缺损及凹陷等。

肿瘤直接压迫也可造成骨骼改变,如听神经瘤引起内听道扩大,脊神经瘤引起椎间孔扩大、骨质破坏,长骨、面骨和胸骨过度生长、肢体长骨骨质增生、骨干弯曲和假关节形成也较常见;肾上腺、心、肺、消化道及纵隔等均可发生肿瘤。

NFⅡ的主要特征是双侧听神经瘤,并常合并脑膜脊膜瘤、星形细胞瘤及脊索后根神经鞘瘤。

【辅助检查】

1. 影像学检查　X线片可发现各种骨骼畸形,椎管造影、CT及MRI有助于发现中枢神经系统肿瘤。

2. 电生理检查　脑干诱发电位对听神经瘤有较大诊断价值。

3. 病理检查　皮肤、皮下结节或神经干包块的活检可确诊。

4. 基因检查　基因分析可确定NFⅠ和NFⅡ的突变类型。

【诊断】

1. 诊断标准　美国NIH(1987)制定的NFⅠ诊断标准为:①6个或6个以上牛奶咖啡斑,在青春期前最大直径>5mm,青春期后>15mm;②腋窝和腹股沟区雀斑;③2个或2个以上神经纤维瘤或丛状神经纤维瘤;④视神经胶质瘤;⑤一级亲属中有NFⅠ患者;⑥2个或2个以上Lisch结节;⑦骨损害。

NFⅡ诊断标准为:影像学确诊为双侧听神经瘤;一级亲属患NFⅡ伴一侧听神经瘤,或伴发下列肿瘤中的两种——神经纤维瘤、脑脊膜瘤、胶质瘤、施万细胞瘤;青少年后囊下晶状体浑浊。

2. 诊断流程　见图18-8。

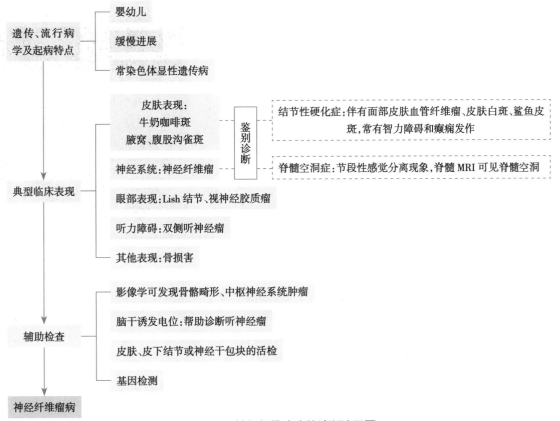

图18-8　神经纤维瘤病的诊断流程图

【鉴别诊断】　应注意与结节性硬化、脊髓空洞症、骨纤维结构不良综合征和局部软组织蔓状血管瘤进行鉴别。

【治疗】　目前无特异性治疗。对于视神经瘤、听神经瘤等颅内及椎管内肿瘤宜手术治疗,解除压迫。有癫痫发作可用抗痫药治疗。部分患者可用放疗。

【预后】　一般预后良好。

二、结节性硬化症

结节性硬化症（tuberous sclerosis，TS）又称 Bourneville 病，临床特征是面部皮肤血管瘤、癫痫发作和智能减退。发病率为 1/10 万，患病率为 5/10 万，男女之比约为 2∶1。

【病因与发病机制】　病因为基因点突变。根据疾病基因定位可分四型：TSC1、TSC2、TSC3、TSC4。*TSC1* 和 *TSC2* 的基因产物分别为错构瘤蛋白（hanartin）和结节蛋白（tuberin），有调节细胞的分化和增殖的作用，而 *TSC1* 和 *TSC2* 基因突变将破坏 hanartin 和 tuberin 蛋白对 mTOR 通路的抑制功能，导致 mTOR 通路激活，引起外胚层、中胚层和内胚层细胞异常分化和增殖而形成错构瘤。

【病理】　病理改变为神经胶质增生性硬化结节，广泛发生于大脑皮质、白质、基底节和室管膜下。常伴有钙质沉积，可有异位症及血管增生等特征。若硬化结节突入脑室内，可形成影像上特有的"烛泪"征，若脑室管膜下巨细胞星形细胞瘤阻塞室间孔、第三脑室等可引起脑积水和颅内压增高。皮脂腺血管瘤是由皮肤神经末梢、增生的结缔组织和血管组成。视网膜上可见胶质瘤、神经节细胞瘤，为未分化的成胶质细胞过度增生。骨质硬化和囊性变，还可有脊柱裂、多趾（指）畸形等。心、肾、肺、肝等内脏也可有肿瘤发生。

【临床表现】　典型表现为面部皮肤血管瘤、癫痫发作和智能减退。多在儿童期发病。男多于女。常染色体显性遗传，散发病例也较多见。

1. **皮肤损害**　特征性症状是口鼻三角区血管纤维瘤（图18-9），呈淡红色或红褐色，为针尖至蚕豆大小的坚硬蜡样丘疹。90% 在 4 岁前出现，随年龄增长丘疹逐渐增大，青春期后融合成片。皮肤血管瘤可发生在前额，很少累及上唇。85% 患者出生后就有 3 个以上 1mm 长树叶形色素脱失斑，沿躯干四肢分布。约20% 患者 10 岁以后可见腰骶区的鲨鱼皮斑，呈灰褐色、粗糙，略高于皮肤，为结缔组织增生所致；还可见牛奶咖啡斑、甲床下纤维瘤和神经纤维瘤等。

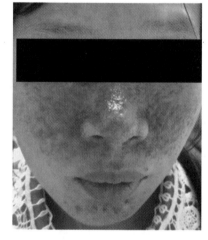

图 18-9　结节性硬化症的面部血管纤维瘤

2. **神经系统损害**

（1）癫痫：70%~90% 患者有癫痫发作，可自婴儿痉挛症开始；以后转化为全面性、简单部分性和复杂部分性发作。频繁发作者多有违拗、固执和呆滞等性格改变。

（2）智能减退：多呈进行性加重，常伴有情绪不稳、行为幼稚、易冲动和思维紊乱等精神症状。

（3）其他：少数患者有脑室管膜下巨细胞星形细胞瘤引起颅压增高，一些患者有神经系统阳性体征，如单瘫、偏瘫或锥体外系症状等。

3. **眼部症状**　50% 患者有视网膜和视神经胶质瘤。眼底检查在视神经盘或附近可见多个虫卵样钙化结节，或在视网膜周边有黄白色环状损害，易误诊为视神经乳头水肿或假性视神经乳头炎。

4. **骨骼病变**　骨质硬化及囊性变，多指（趾）畸形。

5. **内脏损害**　肾脏血管肌脂瘤和囊肿最常见，其次为肺淋巴管平滑肌脂瘤、心脏横纹肌瘤和甲状腺癌等。

【辅助检查】

1. **影像学检查**　X 线片可见脑内结节性钙化和因巨脑回而导致的巨脑回压迹。头颅 CT 可发现侧脑室结节和钙化，皮质和小脑的结节，具有确诊意义。

2. **电生理检查**　脑电图可见高幅失律及各种癫痫波。

3. **脑脊液检查**　正常。

4. 尿液　肾损害时可有蛋白尿和镜下血尿。

5. 基因检查　基因分析可确定突变类型。

【诊断】

1. 诊断标准　包括 11 项主要特征及 6 项次要特征,若有 2 条及以上主要特征,或 1 条主要特征及 2 条及以上次要特征时可确诊。主要特征包括:①色素脱失斑(≥3 个,直径至少 5mm);②面部血管瘤(≥3 个)或头部纤维斑块;③指(趾)甲纤维瘤(≥2 个);④鲨革样斑;⑤多个视网膜错构瘤;⑥皮质发育不良(包括结节和脑白质放射状迁移线);⑦室管膜下结节;⑧室管膜下巨细胞星形胶质细胞瘤;⑨心脏横纹肌瘤;⑩淋巴管平滑肌瘤病(一种成年结节性硬化症患者的肺部病变);⑪血管平滑肌脂肪瘤(≥2 个);若只有 10 和 11 项则不符合确诊标准。次要标准包括:①"斑驳样"(confetti)皮肤病变(1~2mm 色素脱失斑);②牙釉质凹陷(≥3 处);③口内纤维瘤(≥2 个);④视网膜无色性斑块;⑤多发肾囊肿;⑥非肾性错构瘤。

当疑似本病而临床表现不足时,国际指南推荐进行基因检查。只要在非病变组织内查出致病性 *TSC1* 或 *TSC2* 突变基因,则不论临床表现如何,即确诊结节性硬化症。

2. 诊断流程　见图 18-10。

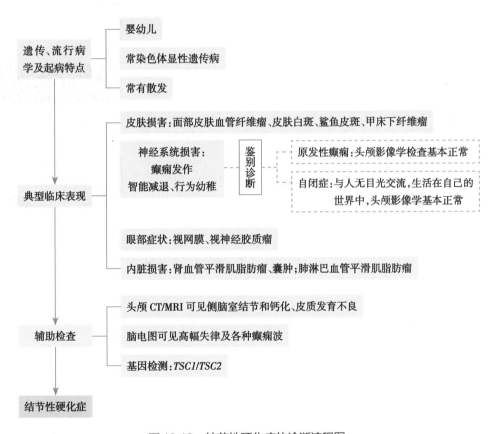

图 18-10　结节性硬化症的诊断流程图

【鉴别诊断】　应与其他累及皮肤、神经系统和视网膜的疾病鉴别,如神经纤维瘤病等。注意与原发或继发性癫痫相鉴别。

【治疗】　西罗莫司(sirolimus)可抑制 mTOR 通路过度活化而控制细胞增殖,对脑室管膜下巨细胞星形细胞瘤、肾血管平滑肌脂肪瘤、肺淋巴管平滑肌脂瘤有较好的疗效。对症治疗包括控制癫痫发作、降颅压等,婴儿痉挛可用促肾上腺皮质激素(ACTH),脑脊液循环受阻可手术治疗,面部皮脂腺瘤可美容治疗。

【预后】　一般良好。

三、脑面血管瘤病

脑面血管瘤病（encephalo-facial angiomatosis）又称 Sturge-Weber 综合征或脑三叉神经血管瘤病，以一侧面部三叉神经分布区内有不规则血管斑痣、对侧偏瘫、偏身萎缩、青光眼、癫痫发作和智能减退为特征。发病率为 2/10 万。

【病因与发病机制】 病因和发病机制尚不清楚。脑面血管瘤病多为散发病例，部分为常染色体显性和隐性遗传。其发病机制可能为先天性外、中胚层发育障碍，导致血管的结构和功能的调控异常、血管的神经支配异常和血管活性因子的表达异常。

【病理】 主要病变是脑软膜血管瘤和毛细血管畸形，并填充于蛛网膜下腔；静脉内皮细胞增生，脑膜增厚，最常见于面部血管痣同侧的枕叶，也可见于颞叶、顶叶或整个大脑半球。血管瘤下的脑皮质萎缩和钙化是该病的特征，可有局限性脑室扩大。镜下可见神经元脱失、胶质细胞增生和钙质沉着。皮肤组织病理改变为毛细血管扩张，而非真正的血管瘤。

【临床表现】

1. 皮肤改变 出生即有的红葡萄酒色扁平血管痣沿三叉神经第Ⅰ支范围分布，也可波及第Ⅱ、Ⅲ支，严重者可蔓延至对侧面部、颈部和躯干，少数可见于口腔黏膜。血管痣边缘清楚，略高出皮肤，压之不退色（图 18-11）。只有当血管痣累及前额和上睑时才会伴发青光眼和神经系统并发症，若只累及三叉神经第Ⅱ或第Ⅲ支，则神经症状少。

2. 神经系统症状 在 1 岁左右出现癫痫发作，发作后可有 Todd 瘫痪，且抗癫痫药难于控制，随年龄增大常有智能减退，注意力、记忆力下降，言语障碍和行为改变。脑面血管瘤对侧可有偏瘫和偏身萎缩。

3. 眼部症状 30% 患者有青光眼和突眼，突眼是由于产前眼内压过高所致；枕叶受损出现同侧偏盲，还可有虹膜缺损、晶状体混浊、视力减退、视神经萎缩等先天异常。

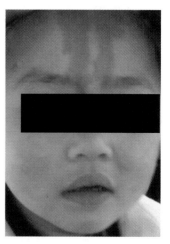

图 18-11 脑面血管瘤病的面部血管瘤

【辅助检查】

1. 2 岁后头颅 X 线片可显示特征性的与脑回外形一致的双轨状钙化。

2. CT 可见钙化和单侧脑萎缩。

3. MRI、PET 和 SPECT 可见软脑膜血管瘤。

4. DSA 可发现毛细血管和静脉异常，受累半球表面的毛细血管增生，静脉显著减少，上矢状窦发育不良。

5. EEG 示受累半球脑电波波幅低，α 波减少，这与颅内钙化的程度一致；可见痫性波。

6. 视野检查可发现同侧偏盲。

【诊断】

1. 诊断要点 有典型的面部红葡萄酒色扁平血管瘤，加上一个以上的其他症状，如癫痫、青光眼、突眼、对侧偏瘫、偏身萎缩，即可诊断。头颅 X 线片特征性的与脑回一致的双轨状钙化及 CT 和 MRI 显示的脑萎缩和脑膜血管瘤，均有助于诊断。

2. 诊断流程 见图 18-12。

【治疗】 面部血管瘤可行整容手术或激光治疗；癫痫可用药物控制，部分患者可做脑叶或脑半球切除术；偏瘫患者可进行康复治疗，青光眼和突眼可手术治疗。

【预后】 一般良好。

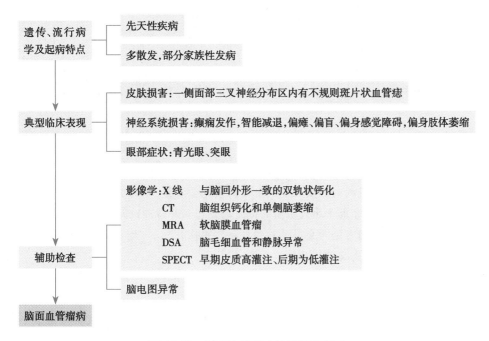

图 18-12　脑面血管瘤病的诊断流程图

思考题

1. 在临床中患者出现哪些症状、体征,你会考虑进行性神经性腓骨肌萎缩症?

2. 通过本章内容的学习,我们发现目前神经系统遗传性疾病尚缺乏有效的治疗方法,那么该如何进行预防呢?

（贾龙飞）

第十九章

神经系统发育异常性疾病

- 神经系统发育异常性疾病的病因及发病机制尚未完全清楚,多为遗传和环境共同导致,可能是由于母体内、外环境中各种有害因素导致基因的突变或染色体异常,对胎儿生长发育产生不良影响。
- 先天性脑积水根据病因可分为交通性脑积水和阻塞性脑积水,大多数为阻塞性脑积水,主要表现为头颅形态改变、颅内压增高及神经功能障碍等。
- 脑性瘫痪缺乏特异性实验室指标,主要依靠临床表现,具有三个特点:早期性、非进行性、障碍多重性。
- 单独使用智商分数并不能准确和完全地反映患者智力发育障碍的程度,应当基于个人的社会适应能力来评定智力发育障碍的等级。
- 颅颈区畸形常见的为颅底凹陷症、扁平颅底、小脑扁桃体下疝畸形。颅底凹陷症主要表现为枕骨大孔区综合征,而小脑扁桃体下疝畸形主要表现为延髓、上颈髓受压症状,脑神经、颈神经症状,小脑症状,高颅压症状等。

第一节 概 述

神经系统发育异常性疾病(developmental diseases of the nervous system)是指胎儿在子宫内发育的整个过程中,特别是妊娠最初的 3 个月,神经系统在发育旺盛期受到母体内、外环境各种因素的侵袭,导致不同程度的发育障碍、迟滞或缺陷,表现为出生后神经组织及其覆盖的被膜和颅骨的各种畸形和功能异常。神经系统特别是脑的发育具有特殊性,发育不良的中枢神经元在出生后几乎很难再生,因此,先天发育异常性疾病往往导致终身的畸形或残障。

神经系统发育异常性疾病的病因及发病机制尚未完全清楚,多为遗传和环境共同导致。可能是由于母体内、外环境中各种有害因素导致基因的突变或染色体异常,对胎儿生长发育产生不良影响。本组疾病可以在出生时即表现症状,也可以在出生后神经系统的发育过程中逐渐表现出来。

常见的因素有:①感染:母体受到细菌、病毒(风疹病毒常见)、原虫、螺旋体等病原体感染后,可能通过胎盘引起胎儿先天性感染而致畸,如脑发育异常、脑积水、先天性心脏病、白内障及耳聋等。②药物:肾上腺皮质激素、雄性激素、抗肿瘤、抗癫痫和抗甲状腺药物等对胎儿均有致畸可能。③辐射:妊娠前 4 个月的孕妇骨盆及下腹部做放射性治疗或强烈 γ 线辐射可导致胎儿畸形,以小头畸形最常见。④躯体疾病:孕妇重度贫血、营养不良、异位胎盘等均可导致胎儿营养障碍;妊娠期间频繁惊厥发作、羊水过多致宫内压力过高,使胎儿缺氧、窘迫;糖尿病、代谢障碍等都能直接影响胚胎发育,导致畸形发生。⑤心理社会因素:孕妇紧张、焦虑、恐惧、抑郁、不安全感等消极情绪及某些不良生活习惯,如吸烟、酗酒等均对胎儿的发育有害。

神经系统发育异常性疾病可分为以下几类。

1. 颅骨和脊柱畸形 ①神经管闭合缺陷:颅骨裂、脊柱裂及相关畸形,可分为隐性和显性两类;②颅骨、脊柱畸形:如狭颅症、枕骨大孔区畸形(扁平颅底、颅底凹陷症等)、寰枢椎脱位、寰椎枕化、颈椎融合、小脑扁桃体下疝、小头畸形及先天性颅骨缺损;③脑室系统发育畸形:先天性脑积水,常合并脑发育障碍。

2. 神经组织发育缺陷　①脑皮质发育不良：如脑回增厚、脑回狭小、脑叶萎缩性硬化、神经元异位；②先天性脑穿通畸形：局部脑皮质发育缺陷，脑室呈漏斗状向外开放，且双侧对称发生；③胼胝体发育不良：部分或全部缺如，常伴有其他畸形，如先天性脑积水、小头畸形、颅内先天性脂肪瘤等；④全脑畸形：如脑发育不良（无脑畸形）、先天性脑缺失性脑积水症、巨脑畸形、左右半球分裂不全或仅有一个脑室等；⑤脑神经疾病等。

3. 神经-外胚层发育不全　临床上称神经-皮肤综合征，如结节性硬化症、多发性神经纤维瘤、面-脑血管瘤病、共济失调-毛细血管扩张症、视网膜小脑血管瘤病等。

4. 先天性肌病。

5. 代谢功能障碍。

6. 言语功能发育不全　①先天性听觉性失语；②先天性视觉性失语。

7. 各种病因产生的智力发育障碍。

8. 脑性瘫痪。

9. 核黄疸。

第二节　先天性脑积水

先天性脑积水（congenital hydrocephalus）也称为婴儿脑积水，是指由于脑脊液分泌过多，循环受阻或吸收障碍，在脑室系统及蛛网膜下腔内积聚并不断增长，继发脑室扩张、颅内压增高和脑实质萎缩等。婴儿因颅缝尚未闭合，头颅常迅速增大。

【病因与分型】　先天性脑积水多因宫内感染、肿瘤等引起，是一种多基因遗传病。可分为综合征型脑积水和非综合征型脑积水，综合征型脑积水约占所有先天性脑积水的10%，指伴发至少一处颅外严重先天性畸形，多与基因突变有关，目前所知的综合征型脑积水相关的致病基因达100多个。非综合征型的孤立性脑积水则较为罕见，共涉及十余种基因。其中较为明确的 *L1CAM* 和 *AP1S2* 基因突变可引起 X 连锁隐性遗传，而 *CCDC88C* 和 *MPDZ* 基因突变则引起常染色体隐性遗传疾病。

先天性脑积水可分为交通性和阻塞性两类。

1. **交通性脑积水（communicating hydrocephalus）**　脑脊液循环通路畅通，但因脑脊液分泌过多或蛛网膜吸收障碍所致的脑积水。

2. **阻塞性脑积水（obstructive hydrocephalus）**　脑脊液循环通路上的某一部位受阻所致的脑积水，多伴有脑室扩张。大多数先天性脑积水是阻塞性脑积水。常见病因为先天性导水管狭窄畸形（中脑导水管狭窄、分叉、中隔形成或导水管周围胶质增生）、第四脑室侧孔闭锁综合征（Dandy-Walker 综合征）、小脑扁桃体下疝（Arnold-Chiari 畸形）、Galen 大静脉畸形等。其他如脑膜脑膨出、脑穿通畸形、无脑回畸形、颅内出血、新生儿细菌性脑膜炎等均可并发脑积水。

【病理】　脑积水的突出特点是脑室腔扩大，可以是第三脑室以上或侧脑室的扩大，也可以是全脑室系统的扩大。脑实质长期受压变薄，白质萎缩明显，脑回平坦、脑沟消失，胼胝体、基底节及四叠体最易受到损害。

【临床表现】　先天性脑积水多表现为高压力性、梗阻性、慢性脑积水。临床表现有以下特点。

1. **头颅形态改变**　头围异常增大是本病最重要的体征，常在出生时或出生不久即出现且呈进行性加剧，在一定时间内连续测量头围，有明显改变。头颅与躯干生长比例失调，头颅过大而重，以致垂落胸前。患儿呈头颅大，颜面小，前额突出，下颌尖细的容貌（图 19-1）。

2. **颅内压增高**　婴儿期的颅缝具有缓冲颅内压的作用，但有限度。随着脑积水的进行性发展，颅内压增高及静脉回流受阻征象显现，患儿前囟扩大、张力高，颅缝裂开，有时后囟、侧囟也开大，头皮静脉明显怒张；颅骨变薄，头发稀少，呈特殊头型，叩诊时可出现破壶音征（Macewen 征）。因婴儿不会说话，常表现抓头、摇头、尖声哭叫，病情加重时呕吐、嗜睡或昏睡。

3. **神经功能障碍**　患儿早期生长发育正常，后因第三脑室后部的松果体侧隐窝扩张，压迫中脑顶盖部可出现眼肌麻痹，类似 Parinaud 综合征，表现为双眼球下旋，上部巩膜暴露，眼球下半部被下眼睑遮盖，称为"落日征"，是先天性脑积水的特有体征。展神经麻痹常见，可有斜视、眼球震颤。晚期出现表情呆滞、生长停顿、智力下降、嗅觉、视力减退，严重者痉挛性瘫痪、共济失调、去脑强直。

4. **病程发展缓慢**　此病呈缓慢进展，早期发育均正常，以后逐渐出现生长停顿，智力下降。至晚期患儿脑积水显著，CT 显示脑灰白质均明显变薄，但其神经精神尚能保持一定的功能，说明脑本身的代偿能力很强。还有一部分患儿脑积水发展到一定时期自行停止进展，称为"静止性脑积水"。

【辅助检查】

1. **测量头围**　正常新生儿头周径（额、枕）为 33~35cm，出生后 6 个月头围每月增加 1.2~1.3cm，本病患儿头围显著增加，可为正常同龄儿头围的数倍。头围一般测三个径：①周径：为最大头围，自眉间至枕外粗隆间；②前后径：自眉间沿矢状线至枕外粗隆；③横径：为两耳孔经前囟连线。

2. **头颅平片**　颅腔扩大、颅骨变薄、颅缝分离、前后囟扩大、蝶鞍加深，颅面比例明显增大。

3. **头部 CT 扫描**　阻塞性脑积水可见脑室系统扩大，脑实质显著变薄。交通性脑积水时，额顶区蛛网膜下腔增宽，基底池主要是鞍上池增大，额顶区脑沟加深增宽。脑室不大或轻度扩大。

4. **MRI 扫描**　可清晰地从冠状面、矢状面、横断面显示颅脑影像，为明确脑积水病变部位与性质提供了直接的影像根据。其影像表现为：①脑室扩大程度与蛛网膜下腔大小不成比例；②脑室旁和额角膨出或呈圆形（冠面显示）；③第三脑室呈气球状，压迫丘脑，使下丘脑下移；④脑脊液重吸收征：表现为脑室周围弥漫性长 T_2 高信号带（图 19-2）。

5. **脑室（前囟穿刺）及腰椎双重穿刺做脑脊液酚红试验**　还有助于鉴别脑室系统内有无梗阻。

【诊断】

1. 婴儿出生后渐进性头颅明显增大及其特殊形态改变，前囟扩大或膨出，或较大儿童有头痛、颅内压增高症状。

2. 查体头部诊有破壶音，有"落日征"。

3. 头颅 X 线平片有颅内压增高的影像表现。

4. 头颅 CT、MRI 可进一步确诊并明确病因。

【鉴别诊断】　本病应注意与以下疾病鉴别。

1. **巨脑症**　表现为头围、身长均增大，头颅增大速度与先天性脑积水类似，但无"落日征"及神经系统受损症状与体征。头颅 X 线检查无颅内压增高征象，CT 或 MRI 显示脑实质增大，脑室正常。

2. **佝偻病**　头颅增大以额顶结节突出明显，呈不规则形或呈方形，前囟扩大但颅内压不高；有佝

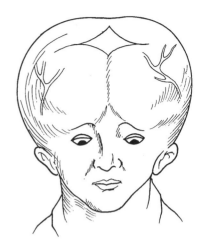

图 19-1　先天性脑积水头型

患儿头颅大、颜面小、前额突出、前囟扩大、头皮静脉怒张、双眼球下旋、上部巩膜暴露，呈"落日征"。

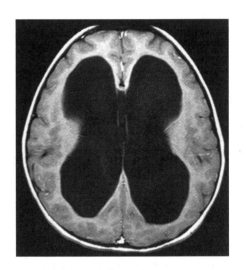

图 19-2　先天性脑积水头颅 MRI 表现

双侧侧脑室明显扩大，额角和枕角膨出圆钝，脑实质变薄，脑沟变浅。

可鉴别阻塞性脑积水或交通性脑积水，

偻病的其他表现。

3. 婴儿硬膜下血肿　常有产伤史。病变位于单侧或双侧硬膜下,有高颅压表现,但无"落日征"。前囟穿刺可抽出黄色或血性液体,CT或MRI影像有助鉴别诊断。

【治疗】　本病应以手术治疗为主,尤其是对有进展的脑积水;药物治疗仅对症状轻且稳定者使用,也可作为手术治疗的辅助治疗。做好产前诊断和选择性终止妊娠,可以降低本病的发病率。

1. 手术治疗

(1)病因治疗:解除梗阻,是最理想的治疗方法。导水管狭窄者可行导水管扩张术或置管术;第四脑室正中孔粘连可行粘连松解、切开成形术,枕大孔区畸形合并脑积水者行枕下减压及上颈椎减压术等。

(2)脑脊液分流术:是利用各种分流装置与通路将脑脊液分流到颅内、颅外其他部位,包括:①颅内分流术:适用于脑室系统内梗阻性脑积水,最常用侧脑室-枕大池分流术;②颅外分流术:适用于梗阻性或交通性脑积水,常用侧脑室腹腔分流术、脑室颈内静脉分流术、脑室心房分流术等。

2. 药物治疗　只是暂时采用的方法,不宜长期应用。

(1)减少脑脊液分泌:首选乙酰唑胺,其可抑制脑脊液分泌。用量宜大,25~50mg/(kg·d)。此药可引起代谢性酸中毒,使用中要注意。

(2)增加体内水分的排出:间接减少脑脊液量,降低颅内压。可选用高渗脱水药物与利尿药物,如甘露醇、氢氯噻嗪、氨苯蝶啶、呋塞米等。

(3)对有蛛网膜粘连者,可给予激素口服或静脉滴注。

第三节　脑性瘫痪

脑性瘫痪(cerebral palsy)又名Little病,是指先天或围生期由多种不同原因造成的中枢神经系统损害,以非进行性损害及缺陷所致的运动障碍及姿势异常为主的一组疾病。

脑性瘫痪是儿童中最常见的先天性或围生期所发生的脑功能障碍综合征。本病发病率较高,国际上脑性瘫痪的发病率为1‰~5‰,我国脑性瘫痪患儿的发病率为1.8‰~4‰。

【病因】　病因繁多,可分为出生前、出生时、出生后和遗传性因素。流行病学研究表明,大多数脑性瘫痪的病因都来自分娩之前。其风险增加与早产、先天性畸形、宫内感染、胎儿生长受限、多胎妊娠和胎盘异常有关。

1. 出生前因素　胚胎期脑发育异常;孕妇妊娠期间受外伤或患重症感染、妊娠毒血症、糖尿病及放射线照射影响胎儿脑发育而致永久性脑损害;妊娠早期患风疹、带状疱疹、弓形体病、巨细胞病毒感染等使中枢神经系统遭受损害。

2. 出生时因素　早产及低出生体重、分娩时间长、脐带绕颈、胎盘早剥、前置胎盘致胎儿脑缺氧;产伤、急产、难产、出血性疾病所致的颅内出血;新生儿高胆红素血症所致的核黄疸等。

3. 出生后因素　中枢神经系统感染、中毒、呼吸障碍、心搏停止、头部外伤、持续惊厥、脑血管损害及原因不明的急性脑病等。

4. 遗传性因素　一些脑瘫患儿可有家族遗传病史,在同辈或上辈的母系及父系家族中有脑瘫、智力障碍或先天畸形等,近亲结婚出生的婴儿中脑瘫的发生率增高。

其中,早产、低出生体重是目前公认的最主要的脑瘫致病因素,且孕龄越小、出生体重越低,脑瘫患病率越高。

【病理】　病理改变以弥散的、不同程度的大脑皮质发育不良或萎缩性脑叶硬化为最多见。皮质和基底节有分散的状如大理石样的病灶瘢痕;其次为脑局部白质硬化和脑积水、脑穿通畸形。脑点状出血或局部出血,锥体束也有变性。出生前损害以脑发育不良为主,出生时及出生后损害以瘢痕、硬化、软化和部分脑萎缩、脑实质缺陷为主。1/3的病例有肉眼可见的畸形,如脑回狭窄、脑沟增宽等;

2/3 的病例有显微镜下的结构异常,如皮质各层次的神经细胞退行性变,神经细胞数目减少,白质萎缩,部分中枢结构胶质细胞增生等。

【临床表现】 脑性瘫痪的临床表现主要为运动障碍,主要为锥体系损伤,并发锥体外系、小脑、脑干、脊髓等损伤,常伴智能发育障碍和癫痫发作。具体分为以下几种类型。

1. 痉挛型 占脑瘫患儿的 60%~70%,是脑瘫中最常见和最典型的一类,损害部位主要位于大脑皮质运动区和锥体束。伸张反射亢进是本型特征,患儿无法准确地完成来自大脑的运动指令,出现运动障碍和姿势异常,常表现为肢体异常痉挛,随成长而发生关节挛缩变形,起立行走时两腿呈交叉体位;可见尖足、内、外翻、膝关节屈曲挛缩,髋关节屈曲、内收、内旋等;上肢可呈手关节攀屈、拇指内收、指关节屈曲、前臂旋前、肘屈曲等异常体位,以致挛缩变形。临床检查可见锥体束征。

2. 强直型 强直型是针对痉挛型中有四肢呈僵硬状态的患者而言。其伸张反射呈特殊亢进状态,做被动运动时,其四肢无论屈伸都有抵抗,给人以弯铅管、搬齿轮样的感觉。腱反射正常或减弱。常伴有智能、情绪、语言等障碍,以及癫痫、斜视、流涎等。

3. 不随意运动型 患儿多表现非对称性的不自然姿势,动作欠灵活、不完整,表现与意图相反的不随意运动扩展至全身。四肢不随意运动、尤以上肢为重。发声、构音器官也多受累,常伴有语言障碍。其病变以大脑深部基底核、锥体外系部分为主,约占脑性瘫痪的 20%。婴儿期全身肌肉无紧张者也被称为非紧张性手足徐动型。随年龄增长这些患儿多转变为肌张力紧张型。本型患儿智商较高,但由于上肢运动及语言障碍,独立生活较困难。

4. 共济失调型 由于小脑、脑干损伤而导致的以平衡功能障碍为主的一类脑性瘫痪。患儿肌张力低下,肌收缩调节也不精确,不能完成正确的动作。手及头部可看到轻度震颤,上肢功能障碍明显。轻中症患儿常伴有智力发育障碍,语言缺少抑扬声调,以徐缓为特征。眼球震颤极为常见,可伴有先天性白内障,以及触觉、知觉异常,肌张力低下。

5. 肌张力低下型 表现为全身松软,随意运动和不随意运动都缺乏,通常指较重患儿。多见于婴幼儿。有的患儿在婴儿期呈现此型,幼儿期以后成为手足徐动型脑性瘫痪或变成为肌张力障碍型。可以将其看作是伴有智力低下、癫痫的重症脑性瘫痪的缺乏反应期的一种姿态。

6. 混合型 脑性瘫痪各型的典型症状混同存在者,称为混合型。实际上是以痉挛型和不随意运动症状混合,或者 3 种不同的特征症状混同导致的脑性瘫痪。其中以痉挛型和手足徐动型混合常见。

【诊断及鉴别诊断】 脑性瘫痪缺乏特异性实验室指标,主要依靠临床表现,具有三个特点:①早期性:即从出生前到出生后 1 个月内所致的脑损伤;②非进行性:即脑瘫是非进行性的中枢性运动障碍;③障碍多重性:主要障碍为运动功能障碍及姿势异常,同时伴有肌肉强直或痉挛、异常感知、抽搐及视听言语等其他障碍。

必要的辅助检查能够协助诊断,其中头颅 CT 能帮助了解颅内的结构有无异常,对探讨脑性瘫痪的病因及预后有帮助;脑电图对于脑瘫是否合并癫痫及合并癫痫的风险具有特殊意义;神经诱发电位从感觉方面发现患儿异常,从而为脑瘫的确定提供佐证,同时能更深层次地诊断病情,更好地指导治疗;MRI 扫描能较好地显示脑室周围白质软化(periventricular leukomalacia,PVL)的病变特点及合并存在的其他脑组织异常,为患儿的早期诊断、治疗及预后提供影像学依据。这些应在发现脑瘫的早期症状后尽快进行,做到早诊断、早干预。

鉴别诊断:①遗传性痉挛性截瘫:本病多有家族史,病程呈缓慢进展,无智力发育障碍可以鉴别;②先天性肌张力不全:与弛缓型双侧脑瘫相似,都有肌张力低下,但先天性肌张力不全患者肌腱反射消失,无智力发育障碍,也无不自主运动和其他锥体束损害征;③小脑退行性病变:其共济运动障碍的表现随年龄增长而加剧。

【治疗】 本病目前主要采取医疗康复与教育康复相结合的方法,通过各种手段改善患儿的功能,充分发挥其潜能。

1. 医疗康复

（1）一般治疗：加强患儿的护理，注意营养状况，对言语障碍及智能不全者加强语言训练、音乐文体训练，提高智能；进行理疗、体疗、按摩改善和提高患肢的运动功能；利用表面肌电图（sEMG）指导脑瘫患儿康复训练，对患儿现有能力进行鉴定，制定康复治疗方案，并加以训练，使其达最佳水平。脑性瘫痪在早期使用高压氧治疗可以提高血氧分压，增加血氧弥散量及有效距离，氧的弥散半径扩大，改善组织缺氧，改善脑微循环，从而有利于机体功能的改善，是小儿脑发育不良及脑损伤的主要治疗措施之一。

（2）药物治疗：主要有促进脑代谢的脑神经细胞营养药，以利于患儿神经功能的恢复；用于对症治疗的药物，如癫痫发作患者可根据不同类型服用恰当的抗癫痫药物；巴氯芬等肌肉松弛药物可降低肌张力等。对于挛缩的肌肉还可以注射 A 型肉毒毒素。

（3）手术治疗：①经保守治疗无效者可行选择性脊神经后根切断术（selective posterior rhizotomy，SPR）治疗肢体痉挛；②蛛网膜下腔持续注入巴氯芬（continous intrathecal badlofen infusion，CIBI）：治疗痉挛性脑瘫；③对于由于关节囊挛缩而出现关节不易改变的畸形及肢体痉挛：经长期治疗运动能力进展不大者可行肌腱切开、移植或延长等矫形手术；④周围神经选择性部分切断术（selective peripheral neurotomy，SPN）：治疗痉挛状态。

2. 教育康复　教育康复是脑瘫患儿生活自理的基础。

（1）教育康复的原则：①早期干预；②娱乐性；③个体化；④集体性。

（2）教育康复的内容：主要有 3 个方面：①日常生活能力（activities of daily living，ADL）；②基本动作模式；③日常生活管理。

（3）教育康复的方式方法：主要有下列 6 种：①家庭教育：家庭康复的方法包括正确的卧姿、抱姿、运动训练、头部稳定性、翻身、坐位爬行、跪立、站立、行走、语言等训练。②特殊教育：在特殊学校、福利院、康复机构中，对不能适应正常学校教学环境的脑瘫儿童进行的教育康复形式，将医疗、康复、教育、抚养等融于一体。包括德育教学直观教育、实际训练等。③引导式教育：一种集体的、游戏式的综合康复方法，利用认识、感觉交流的方式，对患儿日常生活给予各种刺激，逐渐形成功能性动作与运动。④感觉统合训练：是指人体器官各部分将感觉信息组合起来，经大脑的统合作用，对身体内外知觉做出反应。⑤音乐治疗：提高患儿四肢的协调能力、语言表达能力、运动的技巧、学习的兴趣与积极性。⑥心理护理：对患儿的点滴进步应及时给予表扬鼓励，使患儿积极配合治疗，提高疗效。对患儿的心理护理，提供针对性、有步骤的心理咨询。包括对家长心理的指导（特别是母亲），使其建立对疾病的认识，消除心理障碍。

【预后】　脑性瘫痪的预后取决于智力障碍的程度。智力正常患儿预后较好。频繁的癫痫发作造成的脑缺氧可使智力障碍加重，预后较差。

第四节　智力发育障碍

智力发育障碍（disorders of intellectual development）的定义为在发育阶段出现的行为和认知障碍，患者在获得和执行特定智能、运动或社会能力方面存在显著困难。既往曾被称为精神发育迟滞（mental retardation，MR），为避免歧视性含义，《国际疾病分类第十一次修订本》（International Classification of Diseases，eleventh edition，ICD-11）将《国际疾病分类第十次修订本》中的精神发育迟滞更改为智力发育障碍。而美国精神病协会在《精神病诊断与统计手册》第 5 版中将精神发育迟滞改为智能障碍（intellectual disability，ID）。智力发育障碍的患病率及发病率在不同的国家或地区存在较大差异，男性多于女性，农村或不发达地区多于城市。

【病因】　病因复杂，涉及范围广泛，尽管近年来有了重大的研究进展，但迄今为止仍有诸多病因未明。

1. 遗传因素

（1）染色体畸变:染色体数目的异常和结构的异常均可导致智力发育障碍的产生。染色体畸变是中度及以上严重程度智力发育障碍的主要原因,21-三体综合征和脆性 X 综合征是最常见的病因。

（2）单基因遗传病:导致先天性代谢缺陷,是一对等位基因所控制的遗传病。根据致病基因的性质和所在的染色体,单基因遗传病又可分为常染色体显性遗传和隐性遗传、X 连锁显性遗传和隐性遗传。单基因遗传病包括苯丙酮尿症、糖原贮积病、黏多糖病、肝豆状核变性等。

（3）其他遗传因素:邻接性基因缺失也会导致智力发育障碍,如 ANGELMAN 综合征等。少数智力发育障碍是多基因累积效应加环境因素导致,如结节性硬化、神经纤维瘤病、先天性甲状腺功能低下等。

2. 孕、产期因素　妊娠前三个月是胎儿神经系统结构初步形成阶段,易遭受致病因素的损害,而导致明显的畸形。在胎儿期母体的感染、腹部外伤或放射线照射、依赖性物质滥用、甲状腺机能低下等内分泌疾病、妊娠毒血症、营养不良以及怀孕期间孕妇饮酒过量等严重疾病均系导致智力发育障碍的病因。

3. 出生时因素　因胎位异常、产程过长、产伤、脐带绕颈等原因,均可导致新生儿出现窒息、缺氧缺血性脑病或颅内出血,使中枢神经系统受损。

4. 出生后因素　出生后前 2 年,脑发育最快,致病因素在此期内造成的脑损害也严重。学龄前期最为关键,其次为学龄初期。出生后,因中枢神经系统感染、核黄疸、颅脑损伤、痉挛性截瘫、癫痫、严重的躯体疾病、营养不良、中毒等均可使儿童的大脑功能受到损害。

5. 社会心理因素　因各种原因导致儿童不能接受文化教育,也是引起智力发育障碍的原因之一。此类儿童智力受损的程度一般不严重,适应能力一般不受影响或影响程度小,且少有其他方面的损害,一旦有接受文化教育的机会,患者的智力水平可有提高,但此往往取决于患者的年龄及受损程度等。

【病理】　导致智力发育障碍的病理生理机制目前仍不明确,动物模型研究发现与神经元突触的可塑性及突触数目有一定的关系,但在人体内研究存在相当的难度,一是动物(如小鼠等模型)与人的智力相差甚远,二是可获得的人体脑发育研究标本有限。

【分类】　智力发育障碍儿童通过智力测验和社会适应能力评定分为轻度、中度、重度、极重度四个等级。但单独使用智商分数并不能准确和完全地反映患者智力发育障碍的程度,应当基于个人的社会适应能力来评定智力发育障碍的等级。

【临床表现】　智力发育障碍总的临床表现是智力低下、社会适应能力不良或伴有一些精神症状,严重程度不同其临床表现可有较大的差异。

1. 轻度智力发育障碍　轻度智力发育障碍的患者通常在学龄期被发现。患者在语言学习上出现延迟,但大多数患者的语言表达尚可应对一般日常生活(如交谈),并可配合临床检查。虽然大多数患者的发育速度要慢于常人,因可自理生活,故在学龄前期一般不引人注意。在入学后,患者学习成绩不佳,理解、分析、判断、推理能力较差,思维较为贫乏,缺乏灵活性和判断性,作文困难,计算能力差。患者缺乏主见,依赖性强,不能较好地适应环境的变化。通过专门或特殊的教育,患者的缺陷可获得一定的改善,智力可达小学六年级的水平。轻度智力发育障碍患者躯体方面一般不存在异常,平均寿命接近正常人群。

2. 中度智力发育障碍　中度智力发育障碍的患者通常在 3~5 岁时被发现。患者早年各方面的发育均较普通儿童迟缓,尤其是语言理解及使用能力迟缓,也缺乏抽象的概念,对周围环境的辨别能力、认识事物趋于表面和片段。虽然部分患者能掌握读、写或计算的基本技能,但在学业上的成绩有限,低于小学二年级水平。规范的特殊教育与训练虽可使患者有机会发展有限的能力,但通常只能完成简单的实际操作。患者的躯体发育较差,多数可发现器质性病因,但一般可活至成年。

3. 重度智力发育障碍　重度智力发育障碍的患者通常在 2 岁前被发现。患者常有躯体或中枢神经系统的器质性病变,或伴有畸形,并出现癫痫、脑瘫等神经系统症状。多数患者在出生后不久即被发现有明显的精神和运动发育落后,语言发育水平低。患者动作笨拙,不灵活,经过长期的反复训练,可学会自己进食或简单的生活习惯,但仍需人照管。

4. 极重度智力发育障碍 极重度智力发育障碍的患者存在明显的神经系统发育障碍和躯体畸形,智力水平极低,没有言语功能,仅以尖叫、哭闹等来表示需求,感知觉明显减退,不能辨别亲疏,毫无防御和自卫能力,不知躲避危险,日常生活全部需他人料理。经特殊训练,患者仅可获得极其有限的自理能力。大多数患者因病或生存能力差而早年夭折。

【辅助检查】

1. 心理测评 用标准化的智力测评量表(如 WISC、DDST 等)测评智力状况,用标准化的适应性量表测评社会适应能力。

2. 实验室检查 如果考虑到遗传代谢病,可进行血氨基酸分析、尿有机酸分析、酶学检查等。如果考虑到染色体病,可进行染色体核型分析或脆性 X 染色体检查等。

3. 特殊检查 根据可能的病因进行选择,如脑电图(EEG),视觉、听觉及体感诱发电位,颅脑 CT、MRI、单光子发射计算机断层扫描(SPECT)及正电子发射扫描(PET)等,以了解脑部是否有功能性或器质性病变。

4. 产前检查 对于染色体病、遗传代谢病、神经管畸形等特定的高危家族和人群,应进行产前检查,作出产前诊断,以便于进行选择性人工流产。

【诊断】 在诊断智力发育障碍时,认真地询问病史和精神检查是主要的诊断手段,智力和社会适应能力的测评是必不可少的。既往的生长发育和学习等情况是诊断时重要的参考依据。

【鉴别诊断】

1. 儿童孤独症 大多数儿童孤独症患者(约 75%)存在智力低下,但其突出的临床表现是社会交往障碍,言语和非言语交往障碍,兴趣范围缩窄和僵硬、刻板的行为方式,对非生命物体的过分依恋。而智力发育障碍患者无刻板的行为方式,对人有情感反应,甚至主动与他人交往,依恋父母。

2. 精神分裂症 儿童精神分裂症患者在发病前一般不存在躯体或精神发育的异常,有明确的发病过程,发病较迟,一般在 10 岁以后发病。主要临床表现为特征的思维、情感与行为的不协调,反应迟钝,怪异的行为,情感淡漠,环境适应不良,而不存在真正的智力缺损。智力发育障碍的病程为非进行性过程,临床表现为智力缺损和社会适应能力低下,常伴有躯体方面的发育异常。

3. 注意缺陷多动障碍 注意缺陷多动障碍的主要临床表现是注意力维持困难,异常的躯体性不安(多动)和具有冲动性。因注意力不能集中,以致影响患者的学习和社会适应能力,但一般不存在躯体和精神发育迟缓的现象,智力水平一般。服用提高注意力的药物后,可明显减轻或消除症状,智力明显提高。

【治疗】

1. 生物学措施

(1)病因治疗:对一些病因较为清楚的疾病,如先天性代谢缺陷症、先天性甲状腺功能减退症,应在早期发现、早期诊断的基础上,尽早采用饮食疗法或补充必需的元素或甲状腺素。对性染色体遗传性疾病导致某些性激素分泌不足者,可在适当的时候补充有关的性激素以改善患者的性器官及性征的发育。

(2)对症治疗:对智力发育障碍伴有精神疾病或其他需要药物治疗的疾病时可予以对症治疗。

(3)益智药物的使用:常用的有吡拉西坦、盐酸吡硫醇等。但益智药物的疗效如何,难以评估。

2. 教育训练 精神活动的发育与后天的环境、教育等密切相关。鉴于目前对智力发育障碍仍无特殊的药物治疗手段,因此教育训练极为重要,尤其在幼年时期更是如此。不同严重程度的患者应采用不同的方法,对轻度或中度的患者应尽早进行包括语言、生活技能和工作技能方面的教育。对重度或极重度的患者,应终身照顾,重点指导,以训练基本生活技能为主。不论何种程度的患者,在教育训练时均应注意个性化。

考虑到对智力发育障碍患者的教育、训练是长期的甚至是终身的,因此,对患者的照料者或者监护人进行教育、培训也是极为重要的。

3. 其他治疗　如针刺治疗、多感官刺激疗法等,但目前缺乏严谨的随机对照试验证明其疗效。

【预防】　预防是一项降低智力发育障碍患病率的非常重要而且有效的措施。主要包括:做好婚前检查、围产期保健和计划生育工作;运用现阶段成熟的有关儿童发展心理学的知识与技术对儿童进行定期的检查及追踪,对可疑病例应进行随访和早期干预;减少残疾的发生,对患者进行特殊的教育训练,加强生活、行为及社会适应等方面的训练。

【预后】　因病因和疾病严重程度而异。轻、中度者随年龄的增长,智力可逐渐有所改善,但仍低于同龄正常人。预后与脑障碍、抵抗力低、生活适应能力低下等因素有关,重者一般早逝。

第五节　颅颈区畸形

颅颈区畸形指发生于颅底、枕大孔区及上颈椎的畸形,伴或不伴有神经系统损害症状。在胚胎发育、神经管闭合过程中,此处闭合最晚,故最易发生先天性畸形。包括颅底凹陷症、扁平颅底、小脑扁桃体下疝畸形和颈椎异常(颈椎融合、寰椎枕化、寰枢椎脱位)等。临床上常见的是前三种,既可单独发生,也可合并存在。

一、颅底凹陷症

颅底凹陷症(basilar invagination)又称颅底压迹(basilar impression),系颅底骨组织(以枕大孔区为主)向颅腔内陷,枢椎的齿状突上移,进入枕大孔,使枕大孔狭窄,颅后窝变小,引起脑桥、延髓、小脑和颈髓受压及脑神经过伸以及椎动脉供血障碍而发生一系列神经系统症状,是枕大孔区最常见的畸形。

【病因与病理】　本病可分为原发性和继发性。原发性者多见,因先天发育异常所致,多合并小脑扁桃体下疝、扁平颅底、寰枕融合等畸形。继发性者与佝偻病、骨软化症、畸形性骨炎(Paget病)、类风湿性关节炎及甲状腺功能亢进等疾病有关。

本病枕骨大孔狭窄,颅后窝缩小,导致小脑、延髓、后组脑神经、高位颈髓和颈神经根受压迫或刺激,并影响椎动脉供血,从而出现各种神经症状和体征。晚期常出现脑脊液循环障碍,出现梗阻性脑积水和颅内压增高。

【临床表现】　常于10岁以后或青壮年期起病,呈缓慢进展加重,头部突然用力晃动可诱发,或使原有症状骤然加重。常伴有特殊外貌如短颈、蹼颈、后发际低、头颈部活动受限、强迫头位及身材短小等。

该病主要表现为枕骨大孔区综合征,可有以下几种临床症状和体征:①后组脑神经症状:表现为吞咽困难、声音嘶哑、语言不清、舌肌萎缩等。偶可见第Ⅴ、Ⅶ、Ⅷ对脑神经受累症状。②颈神经根症状:颈枕部疼痛、颈部活动受限或强直。单侧或双侧上肢麻木、疼痛无力、肌肉萎缩、腱反射减低或消失等。③上颈段及延髓症状:四肢不同程度的感觉障碍、无力或瘫痪,锥体束征阳性,括约肌功能障碍及呼吸困难等,伴有延髓、脊髓空洞症而表现为分离性感觉障碍。④小脑症状:眼震、小脑性共济失调等。⑤后循环缺血症状:反复发作性眩晕、呕吐、心悸、出汗等。⑥颅内压增高:晚期因脑脊液循环障碍而出现头痛、呕吐、视神经乳头水肿等症状,甚至可有脑疝形成。

【辅助检查】

1. 头颅正侧位X线片　测量枢椎齿状突上移是重要的诊断依据。测量方法有:①硬腭-枕大孔线(chamberlain line):最常用,为自硬腭后缘至枕大孔后缘的连线(图19-3)。正常人齿状突在此线3mm以下,齿状突高出此线3mm以上即为颅底凹陷症,若高0~3mm为可疑。②硬腭-枕骨线(基底线,

Mc Gregor line）：为自硬腭后缘至枕骨最低点间的连线。齿状突高出此线 7mm 为可疑，超过 9mm 为颅底凹陷。

2. 头颅 CT、MRI 检查　可发现小脑扁桃体下疝、延髓、脊髓空洞症等畸形。

【诊断】

1. 有短颈、后发迹低、外观异常、颈部活动受限。

2. 儿童或青年时出现症状，缓慢进展加重。

3. 有枕骨大孔区综合征的症状和体征。

4. 典型的影像学改变，同时注意是否合并扁平颅底、寰枢椎脱位等其他畸形。

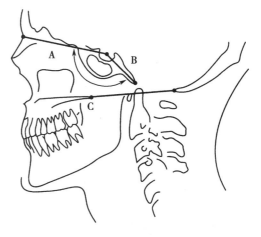

图 19-3　颅底角和腭枕线测量示意图
A. 鼻根至蝶鞍中心连线；B. 蝶鞍中心向枕骨大孔前缘连线，两线所形成的夹角为颅底角；C. 自硬腭后缘至枕骨大孔后缘的连线，即腭枕线。

【鉴别诊断】

1. **延髓、脊髓空洞症**　临床表现有特征性的节段分离性感觉障碍。X 线检查可见脊柱侧弯畸形，可有神经源性关节病变。脊髓造影 CT 扫描、脊髓 MRI 可显示空洞。

2. **颅后窝或枕骨大孔区占位性病变**　此病变病情进展快，早期即可出现颅内压增高表现。头颅 CT、MRI 检查可明确诊断。

【治疗】

1. X 线上显示畸形，无临床症状或症状轻微者，保守治疗观察。

2. 对有延髓、上颈髓受压，颈神经受累伴脊髓空洞，小脑和脑神经症状进行性加重，脑脊液循环通路受阻，颅内压增高者，X 线片显示合并寰枢椎脱位者应手术治疗。

二、扁平颅底

扁平颅底（platybasia）是指颅前、中、后窝的颅底部，特别是鞍背至枕大孔前缘处，向颅腔内上凸，使颅底扁平，蝶骨体长轴与枕骨斜坡构成的颅底角度变大，超过 145°。常与颅底凹陷症合并存在。本病多为原发性先天发育缺陷，少数有遗传因素存在。

扁平颅底本身可无临床症状，或有短颈、蹼状颈等外观。可根据头颅 X 线侧位片测量或 Boogard 角增大作出诊断。颅底角指颅骨侧位片上以鞍结节为中心，分别与鼻根部和枕骨大孔前缘做连线所构成的角度，正常为 125°~143°，超过 145° 则为扁平颅底。Boogard 角为枕骨大孔的平角与斜坡之间的角度，正常为 119°~131°，超过 131° 即为扁平颅底。

三、小脑扁桃体下疝畸形

小脑扁桃体下疝畸形又称 Arnold-Chiari 畸形，为枕骨大孔区发育异常使颅后窝容积变小，小脑扁桃体异常延长，或结合延髓下部疝入枕大孔而达颈椎椎管内，造成枕大池变小或闭塞，蛛网膜粘连、肥厚等改变的先天性发育异常。多数学者认为小脑扁桃体下疝是在胚胎期颅后窝发育不良所致。1 号和 22 号染色体的突变已被确定为遗传性颅后窝发育不全的可能原因。

【病因与病理】　病因不清，可能与胚胎第 3 个月时神经组织过度生长或脑组织发育不良，以及脑室系统-蛛网膜下腔之间脑脊液动力学紊乱有关。虽然 Arnold-Chiari 畸形存在于许多与不同基因相关的遗传综合征中，其遗传基础得到了强有力的支持，但其病因仍未明确。遗传因素可能是多基因的，包括影响颅底和颅颈形态、小脑大小、脑脊液产生和吸收的基因。小脑扁桃体延长与延髓下段和第四脑室下部成楔形进入枕骨大孔或颈椎管内，舌咽、迷走、副及舌下等后组脑神经和上部颈神经牵拉下移，枕骨大孔和颈上段椎管被填满，脑脊液循环受阻导致梗阻性脑积水。此畸形常合并颅底、枕骨大孔区畸形、枕部脑膜脑膨出、脊椎裂、脊髓脊膜膨出、脊髓空洞症等多种畸形。

根据畸形的形成及轻重程度分为四型。

Ⅰ型，小脑扁桃体及下蚓部疝到椎管内，有时可达第3颈椎，延髓与第四脑室位置正常或轻度下移，可合并脊髓积水空洞症，一般无脊髓脊膜膨出。

Ⅱ型，最常见，小脑、延髓、第四脑室均下移疝入椎管内，延髓与上颈髓重叠，脑桥延长变薄，第四脑室正中孔与导水管粘连狭窄致梗阻性脑积水，多伴脊髓脊膜膨出。

Ⅲ型，最严重，除Ⅱ型特点外，常合并高颈、枕部脑膜脑膨出。

Ⅳ型，表现小脑发育不全，不向下方移位。

【临床表现】　临床表现依小脑-延髓下疝的情况而有所不同。

1. 多先出现头部或颈枕部疼痛，疼痛呈发作性，并向肩部放射。有颈枕部压痛及强迫头位。

2. 随病情进展，在颈枕部疼痛的同时，可表现以下几组症状：①延髓、上颈髓受压症状：如偏瘫或四肢瘫，偏身或四肢感觉障碍，病理征阳性。合并脊髓空洞症可出现节段性痛温觉障碍及呼吸困难、括约肌障碍等。②脑神经、颈神经症状：手部麻木无力，手肌萎缩、耳鸣、吞咽困难及声音嘶哑等。③小脑症状。④高颅压症状等。

3. 有头晕症状者其小脑扁桃体下疝程度较无头晕症状者严重，说明下疝越严重越有可能造成前庭小脑联络纤维受损，从而产生头晕症状。

【辅助检查】

1. 头颅颈椎X线　可显示枕骨大孔区、头颅、颈椎骨畸形异常。侧位片可见颈椎管扩大，伴发颅底凹陷、寰枕融合、颈椎分节不全等颅颈部畸形的表现，对诊断有较大帮助。

2. CT扫描　Chiari畸形需行非离子型碘水椎管和脑池造影后CT扫描或延迟扫描，结合矢状面重建图像，可见以下改变。

Ⅰ型：颈髓后方有对称呈新月形或长方形低密度影，此为下疝的小脑扁桃体。

Ⅱ型：除Ⅰ型表现外，可有以下变化：①6个月内婴儿在额、顶、枕骨板出现多个颅骨陷窝。半数以上患者岩骨后界变平或呈扁形，内耳道变短，年龄越大改变越显著。大脑镰线状强化变细为发育不良，线状强化中断为穿孔。天幕低位使后颅窝狭小，幕孔增宽和幕切迹延长。②四叠体丘突间沟消失。丘突融合，鸟嘴样变形的中脑向后下延伸到小脑半球之间。包绕脑干的小脑外侧部位，脑桥小脑角池与脑桥腹侧形成"三峰状"影像。③第四脑室小或不显影，第三脑室、侧脑室扩大，冠状面见前角外缘形成切迹，与第三脑室内凹的外形构成"3"字形。枕大池消失。

3. MRI平扫　比CT图像更准确、清晰、直观，可直接明确诊断。其影像表现如下（图19-4）。

Ⅰ型：①小脑扁桃体变形移位，呈舌状由枕骨大孔向下疝超过5mm，进入颈椎管上部；②枕大池变小，可合并颅颈交界区畸形；③可合并脑积水和脊髓空洞症各占20%~25%。

Ⅱ型：①小脑狭长的舌状突出物可经寰椎移至颈2~颈4水平或以下，小脑发育不良向尾端延长，经枕大孔疝至颈1椎弓上缘，枕大孔明显扩大；②脑干明显延长，延髓疝入颈椎管内；③颈髓下移，上颈部神经根相对上升至出口水平，小脑与第四脑室疝入椎管；④天幕发育不良，也可天幕低位，使直窦、横窦、窦汇的位置下移；⑤可合并多种多样复杂畸形，如脊髓脊膜膨出、脑积水，以及脊髓空洞症、大脑畸形、颅底陷入和脊髓纵裂畸形等。

Ⅲ型：除Ⅱ型表现外，均有明显的颅底陷入，颈椎畸形，枕大孔扩大，低枕部或高颈部的脑膜脑膨出。

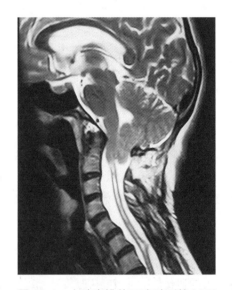

图19-4　小脑扁桃体下疝畸形的MRI表现

T₂WI矢状位显示小脑扁桃体延长与延髓下段成楔形疝入枕骨大孔和颈椎管内，合并脊髓空洞症。

Ⅳ型:严重的小脑发育不全,无移位,第四脑室扩大,颅后窝脑池、脑沟增宽。

【诊断及鉴别诊断】　根据发病年龄、临床表现,特别是 MRI 的影像特征可明确诊断。本病易误诊为运动神经元疾病、多发性硬化、脊髓空洞症、颈椎病、小脑性共济失调等,MRI 检查使鉴别诊断变得简单、迅速、准确。

【治疗】

1. 对病情轻或仅有颈枕部疼痛、病情稳定者可保守对症治疗观察,口服泼尼松 10mg,3 次/d,吲哚美辛 25mg,3 次/d。

2. 手术治疗为本病的主要治疗方法,其目的是解除压迫与粘连,缓解症状。手术指征有:①有阻塞性脑积水或颅内压增高者;②症状进行性加重,有明显神经系统受损体征者。手术方法:多采用枕下开颅、上颈椎椎板切除减压术;有梗阻性脑积水要行脑脊液分流术;小脑扁桃体下疝畸形合并脊髓空洞症患者应行枕大孔区减压、空洞引流术,解除第四脑室出口处梗阻和脊髓的积水。

思考题

1. 很多智力发育障碍患者成年后来就诊,根据本章节内容,思考针对这部分患者如何进行病情评估?

2. 学习神经病学其他章节以及内科学等课程的过程中,还有哪些疾病可以出现小脑性共济失调?

（徐广润）

第二十章

神经-肌肉接头和肌肉疾病

- 肌肉疾病包括神经-肌肉接头疾病和狭义的肌肉疾病，临床症状包括肌无力、肌肉萎缩、肌肉疼痛、肌肉强直、肌肉不自主运动、肌肉肥大与假性肌肉肥大。

- 重症肌无力是一种由神经-肌肉接头传递障碍引起的获得性自身免疫性疾病。临床表现为骨骼肌极易疲劳，活动后症状加重，休息和应用胆碱酯酶抑制剂治疗后症状明显减轻。治疗包括药物治疗（胆碱酯酶抑制剂、糖皮质激素及免疫抑制剂）、胸腺治疗、血浆置换和静脉注射人免疫球蛋白。

- 周期性瘫痪是以反复发作的骨骼肌弛缓性瘫痪为特征的一组肌病。分为低钾型、高钾型、正常钾型及 Andersen-Tawil 综合征，以低钾型多见。低钾性周期性瘫痪发作期给予补钾治疗，严重心律失常者应积极救治，发作间期可给予长期口服钾盐或碳酸酐酶抑制剂类药物，应避免各种诱因。

- 炎性肌病是一组获得性累及骨骼肌、皮肤，有时也累及结缔组织的免疫介导性肌病。根据亚急性起病的四肢近端无力、血清肌酸激酶升高、肌电图呈肌源性损害可以考虑炎性肌病的诊断，肌肉活检可以帮助确诊。治疗包括糖皮质激素、静脉注射免疫球蛋白、免疫抑制剂和血浆置换。

- 肌营养不良是一组遗传性进行性骨骼肌变性疾病，基因分析有助于区别不同的类型；肌强直性肌病是一类伴有肌强直的肌肉疾病，包括强直性肌营养不良和先天性肌强直；代谢性肌病是一类以肌纤维线粒体功能异常、糖原或脂质代谢紊乱导致能量产生障碍而引起的骨骼肌无力和萎缩的疾病，可伴全身多个脏器系统的受累。

第一节 概 述

从广义来讲，肌肉疾病包括神经-肌肉接头疾病和狭义的肌肉疾病，本章主要介绍临床上常见的类型，即重症肌无力、肌营养不良、周期性瘫痪、炎性肌病、肌强直性肌病、线粒体脑肌病/肌病、脂质沉积性肌病和糖原贮积病。

【发病机制】

1. 神经肌肉接头疾病

（1）突触前膜的乙酰胆碱（ACh）合成和释放减少：如肉毒杆菌毒素和血镁增高可阻碍钙离子进入神经末梢，氨基糖苷类药物和癌性毒素等均可使突触前膜内的 ACh 合成和释放减少。

（2）突触间隙中的乙酰胆碱酯酶活性降低：如有机磷可降低乙酰胆碱酯酶的活性，使突触间隙的 ACh 浓度增加，导致突触后膜过度去极化。

（3）突触后膜的乙酰胆碱受体（AChR）数量减少或结构破坏：如在重症肌无力患者，体内产生 AChR 抗体直接破坏 AChR，使之数量减少和结构功能破坏，导致 ACh 与 AChR 不能正常结合，以致突触后膜不能产生兴奋或兴奋功能低下。

2. 肌肉疾病

（1）肌纤维膜电位异常：如终板电位下降或升高而引起去极化阻断，包括周期性瘫痪，强直性肌营养不良和先天性肌强直。

（2）能量代谢障碍：如线粒体肌病、脂质沉积性肌病和糖原贮积病，因其缺乏某些酶或载体而不能进行正常的氧化代谢，不能产生足够的 ATP。

（3）肌纤维膜内病变：如肌营养不良、先天性肌病、代谢性肌病、内分泌性肌病和炎性肌病等出现结构和功能的异常，使得肌纤维不能发挥正常的收缩作用。

【临床症状】

1. 肌无力　是神经肌肉接头疾病和肌肉疾病最早出现，也是最常见的临床表现；其特点多为近端重于远端，对称性，且其受损肌肉分布不能用某一神经损害来解释。重症肌无力和代谢性肌病多表现为运动后肌无力或不耐受疲劳现象；肌营养不良表现为缓慢进展的四肢肌无力伴肌萎缩；周期性瘫痪则呈发作性肌无力。

2. 肌肉萎缩　指肌纤维体积变小或数目减少达到一定程度而表现为局部肌肉组织变小。多在肌无力出现之后，甚至更长时间后再出现。从临床定位角度，肌萎缩的原因分为三种类型：①神经源性肌萎缩：系指脑干运动神经元或脊髓前角、脊神经前根、神经干、神经末梢病变导致相应的骨骼肌萎缩；②肌源性肌萎缩：系指肌纤维本身病变引起的骨骼肌萎缩；③失用性肌肉萎缩：系指局部肌肉较长时间的活动受限引起的肌肉体积变小而表现为肌萎缩现象，一旦解除受限因素后，通过正常的锻炼，萎缩的肌肉可以恢复至原体积。

3. 肌肉疼痛　主要是由于肌肉组织内的神经末梢受到刺激所致。肌肉自发性疼痛可以是肌肉本身病变也可以是脊髓前角至周围神经病变引起；肌肉按压疼痛主要是由于肌肉本身病变所致；活动后肌肉疼痛可与骨关节病变有关。肌肉疼痛预示着肌肉组织的急性或亚急性病变，一般慢性肌病较少有肌肉疼痛。肌肉疼痛多见于炎性肌病、糖原贮积病、脂质沉积性肌病、横纹肌溶解症等。

4. 肌肉强直　是指肌肉收缩后不易即刻放松，但反复多次活动或温暖以后症状减轻。见于神经性肌强直、先天性肌强直和强直性肌营养不良。

5. 肌肉不自主运动　系指在非运动状态下（静止情况下）出现肉眼可见到的某块或某条肌肉不自主地收缩或抽动。

（1）肌束颤动（fasciculation）：常简称束颤，是指一束肌纤维的不自主收缩，其不引起关节的活动。主要见于肌萎缩侧索硬化，也可见于正常人。

（2）肌纤维颤动（fibrillation）：常简称纤颤，是专指舌肌出现的一条或数条肌纤维的抽动；而其他部分出现的纤颤，因皮肤的遮挡，用肉眼观察不到。见于肌萎缩侧索硬化。

（3）肌肉颤搐（myokymia）：是指一组肌肉呈蠕动样运动，患者常有局部异常不适或酸痛感。见于神经性肌强直、特发性肌肉颤搐及过度疲劳之后。

6. 假性肌肉肥大　指局部肌肉组织中的脂肪组织与结缔组织增生所致，主要见于假肥大型肌营养不良的小腿假性肥大、肢端肥大症等。

【诊断】　肌肉疾病的诊断首先判断病变是在肌肉本身还是在神经肌肉接头。一般说来，四肢近端对称性肌无力和肌萎缩，无感觉障碍，腱反射减弱或消失，提示为肌肉损害；若伴有肌肉压痛、假性肥大等，则可考虑为肌肉病。根据肌无力和肌萎缩起病年龄、进展速度、是否为发作性、萎缩肌肉的分布、遗传方式、病程和预后，结合实验室生化检测、肌电图、肌肉病理以及基因分析，可对各种肌肉疾病进行诊断和鉴别诊断。

【治疗】

1. 病因治疗　免疫介导的肌病都可以通过抑制免疫达到治疗效果，有的甚至完全治愈，如重症肌无力查出胸腺瘤或胸腺增生者，可进行手术切除，或应用糖皮质激素及免疫抑制剂。

2. 替代治疗　由于肌纤维内缺乏某种酶或载体而导致的肌无力肌萎缩者，可通过补充该酶或载体，获得很好疗效，如Ⅱ型糖原贮积病，给予 α 糖苷酶治疗疗效好；多长链脂酰-CoA 脱氢酶缺乏引起的脂质沉积性肌病，口服核黄素疗效好。

3. 对症治疗　可改善患者的症状。如溴吡斯的明通过抑制胆碱酯酶对突触间隙乙酰胆碱的水解，从而减轻重症肌无力的症状；低钾型周期性瘫痪可给予口服氯化钾片。

第二节　重症肌无力

重症肌无力（myasthenia gravis，MG）是一种神经-肌肉接头传递障碍引起的获得性自身免疫性疾病。病变部位在神经-肌肉接头的突触后膜，主要由该膜上的乙酰胆碱受体（AChR）受到损害导致。临床表现为骨骼肌极易疲劳，活动后症状加重，休息和应用胆碱酯酶抑制剂治疗后症状明显减轻。其发病率为（0.8~1）/10 万，患病率约（15~25）/10 万。

【病因与发病机制】　该病早在 1672 年就被 Willis 描述，但直到 20 世纪 60 年代才发现其与自身免疫功能障碍有关，即神经-肌肉接头的突触后膜 AChR 被自身抗体攻击而引起的自身免疫性疾病。其依据有：①将电鳗鱼放电器官纯化的 AChR 注入家兔，可引起 MG 样表现，且其血清中可检测到 AChR 抗体，其突触后膜的 AChR 数目大量减少。②90% 的 MG 患者血清中可以检测到 AChR 抗体，血浆置换（plasma exchange，PE）可改善肌无力症状。③将患者的血清输入小鼠可产生类 MG 的症状和电生理改变。患本病的母亲分娩的新生儿也可患 MG。④胸腺是免疫器官，80% 的 MG 患者有胸腺肥大，淋巴滤泡增生，20% 的患者有胸腺瘤。胸腺的切除可改善 70% 患者的临床症状，甚至可痊愈。⑤患者常合并其他自身免疫性疾病，如 Graves 病、系统性红斑狼疮和类风湿性关节炎等。

本病主要由体液免疫介导，其发病机制为：AChR 抗体直接竞争性抑制或间接干扰 ACh 与 AChR 结合；与 AChR 结合的 AChR 抗体通过激活补体而使 AChR 降解和结构改变，使突触后膜上的 AChR 绝对数目减少、突触后膜褶皱破坏。突触后膜不能产生足够的终板电位使肌纤维去极化产生传导性兴奋，出现突触后膜传递障碍性肌无力。眼外肌和其他脑神经支配的肌肉持续活跃，每个运动单位具有最少的 AChR，易早期受累。肌肉特异性激酶（muscle-specific kinase，MuSK）和低密度脂蛋白受体相关蛋白 4（Low-density lipoprotein receptor-related protein 4，LRP4）为突触后膜参与 AChR 聚集的蛋白，MuSK 抗体或 LRP4 抗体的出现可以通过阻止突触后膜 AChR 的聚集影响神经-肌肉接头的传递，导致 MG。

【病理】

1. 肌肉组织　少数患者肌肉组织的肌内衣小血管周围可见淋巴细胞浸润，称为"淋巴漏"。电镜可观察到肌膜与神经纤维连接处突触间隙增宽，肌膜的突触后膜皱褶稀少和变浅。

2. 胸腺　80% 以上的患者胸腺不正常。65% 胸腺增生，10%~20% 患者为胸腺瘤。

【临床表现】　任何年龄均可发病，女性 20~30 岁为发病高峰期，男性 50~60 岁为发病高峰期。MG 合并胸腺瘤者发病高峰在 50~60 岁，男性多见。部分患者有感染、精神创伤、过度疲劳、妊娠和分娩史等诱因。大多隐袭起病，呈进展性或缓解与复发交替性发展。偶有亚急性起病，进展较快。

1. 临床特征

（1）受累骨骼肌病态疲劳：肌肉连续收缩后出现无力，休息后缓解。常在下午或傍晚肌无力加重，晨起或休息后减轻，此种波动现象称为"晨轻暮重"。

（2）受累肌的分布和临床表现：首发症状常为一侧或双侧眼外肌麻痹，出现上睑下垂、复视。重者眼球运动明显受限，甚至眼球固定。若累及面部肌肉和口咽肌则出现表情淡漠、苦笑面容、说话鼻音，连续进食出现咀嚼无力、饮水呛咳、吞咽困难；若胸锁乳突肌和斜方肌受累则颈软、抬头困难、转颈、耸肩无力。四肢肌肉受累以近端为重，表现为抬臂、梳头、上楼梯困难，腱反射通常不受影响，感觉正常。

（3）重症肌无力危象：指呼吸肌受累时出现咳嗽无力甚至呼吸困难，需要呼吸机辅助通气，是致死的主要原因。大约 10% 的 MG 患者出现此危象。

1）肌无力危象（myasthenic crisis）：为疾病发展严重导致的呼吸肌麻痹性呼吸困难，注射新斯的明后有显著好转为本危象特点。

2）胆碱能危象：系因应用抗胆碱酯酶药物过量引起的呼吸困难，常伴有瞳孔缩小、汗多、唾液分泌增多等药物副作用现象。注射新斯的明后无效,症状反而加重。

（4）抗 MuSK 抗体阳性 MG:发病年龄平均 36~38 岁,儿童或 60 岁后发病少见,女性患者占比超过 70%。首发症状多为眼外肌无力或/和延髓肌无力。单纯眼肌起病者 2~3 周进展为全身型,延髓起病者进展迅速,常常导致危象。肌无力危象的发生率是 AChR 抗体阳性 MG 的 2~3 倍。

（5）抗 LRP4 抗体阳性 MG:发病年龄多变,育龄女性多见,症状较轻。

2. **临床分型**　根据美国神经病学学会（AAN）2000 年在美国 MG 基金会（Myasthenia Gravis Foundation of America,MGFA）的建议提出 MGFA 分型（表 20-1）,旨在评估疾病严重程度、指导治疗和评估预后。

表 20-1　MGFA 临床分型

分型	临床表现
Ⅰ型	眼肌无力,可伴闭眼无力,其他肌群肌力正常
Ⅱ型	除眼肌外的其他肌群轻度无力,可伴眼肌无力
Ⅱa 型	主要累及四肢肌或/和躯干肌,可有较轻的咽喉肌受累
Ⅱb 型	主要累及咽喉肌或/和呼吸肌,可有轻度或相同的四肢肌或/和躯干肌受累
Ⅲ型	除眼肌外的其他肌群中度无力,可伴有任何程度的眼肌无力
Ⅲa 型	主要累及四肢肌或/和躯干肌,可有较轻的咽喉肌受累
Ⅲb 型	主要累及咽喉肌或/和呼吸肌,可有轻度或相同的四肢肌或/和躯干肌受累
Ⅳ型	除眼肌外的其他肌群重度无力,可伴有任何程度的眼肌无力
Ⅳa 型	主要累及四肢肌或/和躯干肌受累,可有较轻的咽喉肌受累
Ⅳb 型	主要累及咽喉肌或/和呼吸肌,可有轻度或相同的四肢肌或/和躯干肌受累
Ⅴ型	气管插管,伴或不伴机械通气(除外术后常规使用);仅鼻饲而不行气管插管的病例为Ⅳb 型

【辅助检查】

1. **疲劳试验**　嘱患者持续上视出现眼睑下垂或两臂持续平举出现上臂下垂,休息后恢复为阳性。操作细节参照重症肌无力定量评分表（quantitative myasthenia gravis score,QMG）。

2. **抗胆碱酯酶药物试验**　新斯的明试验最常用。一次性肌内注射甲基硫酸新斯的明 1~1.5mg（成人）,10~20min 后症状明显减轻者为阳性,为防止新斯的明副作用,一般同时注射阿托品 0.5mg。抗 AChR 抗体阳性 MG 患者新斯的明试验阳性率高于抗 MuSK 抗体阳性 MG 患者。

3. **神经肌肉电生理检查**

（1）重复神经电刺激（repeating nerve electric stimulation,RNES）:低频（2~5Hz）和高频（>10Hz）重复刺激尺神经、面神经和副神经等运动神经时,出现动作电位波幅的递减,且低频刺激递减程度在 10%~15% 以上,高频刺激递减程度在 30% 以上则为阳性,支持本病的诊断。全身型 MG 阳性率在 80% 以上,且与病情明显相关。应该注意的是,在做此项检查时,患者应停用抗胆碱酯酶药物 12~18h,否则可出现假阴性。抗 AChR 抗体阳性 MG 患者 RNES 阳性率高于抗 MuSK 抗体阳性 MG 患者。

（2）常规肌电图和神经传导速度:一般正常,且可除外其他疾病。

（3）单纤维肌电图（single fibre electromyography,SFEMG）:是用特殊的单纤维针电极测量同一神经支配的肌纤维电位间的间隔时间是否延长来反映神经肌肉接头处的功能,重症肌无力者表现为颤抖（jitter）增宽和/或阻滞（block）。

4. **抗体检测**　AChR 抗体滴度测定对 MG 的诊断具有重要参考价值,在超过 85% 的全身型和 60% 的眼肌型 MG 患者中存在 AChR 抗体,但抗体滴度与临床症状的严重程度不成比例。约 40% 的 AChR 抗体阴性的 MG 患者中可检出 MuSK 抗体。部分 AChR 抗体和 MuSK 抗体均阴性的患者可检出 LRP4 抗体。

5. 胸腺 CT 或 MRI 扫描检查　了解是否有胸腺增生、肥大或肿瘤。

【诊断】　根据骨骼肌无力呈波动性和晨轻暮重特点,疲劳试验阳性,应考虑本病的可能。若新斯的明试验呈阳性,RNES 低频刺激波幅递减,SFEMG 提示颤抖增宽和/或阻滞,AChR 抗体或 MuSK 抗体滴度增高者,可明确本病的诊断。

【鉴别诊断】

1. Lambert-Eaton 肌无力综合征　是一组自身免疫性疾病,主要由恶性肿瘤所引起,其自身抗体的靶器官为周围神经末梢突触前膜的钙离子通道和 ACh 囊泡释放区。主要表现为男性患者居多;约 2/3 患者伴发癌肿,尤其是燕麦细胞型支气管肺癌,也可伴发其他自身免疫性疾病;以下肢近端肌无力为主,活动后易疲劳,但短暂用力收缩后肌力反而增强,而持续收缩后又呈疲劳状态;脑神经支配的肌肉很少受累;约半数患者伴有自主神经症状,出现口干、少汗、便秘、阳痿;新斯的明试验可呈阳性,但不如 MG 典型;RNES 表现为低频刺激时,波幅递减;而高频刺激时,波幅递增,且递增的程度在100% 以上;血清 AChR 抗体阴性;用盐酸胍治疗可使 ACh 释放增加而使症状改善。

2. 肉毒杆菌中毒　肉毒杆菌的毒素作用于突触前膜,导致神经-肌肉接头的传递功能障碍,出现骨骼肌无力。临床特征性的表现为首先累及脑神经的下行性瘫痪和缺乏感觉受累的症状体征。明显的眼外肌和面部无力,50% 的患者存在瞳孔异常。有食物中毒或注射肉毒毒素的流行病学史。

3. 进行性延髓麻痹　本病是运动神经元病的一个亚型,主要表现为延髓支配肌肉进行性无力及萎缩,类似 MG 症状。但本病症状无波动,舌肌明显萎缩伴纤颤,肌电图提示为典型的神经源性损害,抗胆碱酯酶药物治疗无效。

4. 慢性进行性眼外肌麻痹　遗传性线粒体肌病的一个亚型。多在青少年期发病,表现为隐匿起病缓慢进展的对称性眼睑下垂和眼球活动障碍,可伴有肢体近端无力。肌电图提示肌源性损害,血乳酸轻度升高。抗胆碱酯酶药物治疗无效。肌活检和基因检测有利于明确诊断。

【治疗】

1. 药物治疗

(1)胆碱酯酶抑制剂:主要是改善症状。溴吡斯的明为最常用的药物。成人起始剂量 30~60mg,3~4 次/d。服药后 15~30min 起效,可以持续 3~4h,每日最大剂量不超过 480mg。

(2)糖皮质激素:适用于各种类型的 MG。

递增法:10~20mg/d,每周增加 5mg/d,直到有显著的临床改善或到达 50~60mg/d。

递减法:起始剂量 50~60mg/d,用药第 1 周可能出现肌无力加重,适用于住院患者。达到目标治疗量后 2~4 周起效,随后酌情逐渐减量,最后维持一个小剂量帮助患者控制病情,减少复发。

特别值得注意的是:①部分患者在开始激素治疗的短期内可能出现病情加重,甚至出现肌无力危象。因此,病情严重或球部症状明显的患者,治疗早期应慎用糖皮质激素,先使用静脉注射免疫球蛋白或血浆置换使病情稳定后再开始糖皮质激素治疗,同时做好开放气道的准备。②口服泼尼松须在早晨顿服。③大剂量和长期应用激素可诱发糖尿病、股骨头坏死、胃溃疡出血、严重的继发感染、库欣综合征等。④上述情况应该告知患者及其家属,以征得理解并同意后方能进行激素治疗。

(3)免疫抑制剂:适用于对糖皮质激素治疗禁忌、疗效不佳或减量困难者。用药期间注意监测血常规、肝功能、肾功能,若出现白细胞或血小板减少、严重胃肠道反应、出血性膀胱炎等则应停药。常用药物:硫唑嘌呤、环孢素 A、吗替麦考酚酯、他克莫司、环磷酰胺、甲氨蝶呤、利妥昔单抗。

(4)禁用和慎用的药物:已知许多药物可干扰神经肌肉接头传递导致肌无力或 MG 加重或复发。如氨基糖苷类、喹诺酮类、大环内酯类抗生素;使用青霉胺的部分患者可出现重症肌无力样临床、电生理表现,以及抗 AChR 抗体阳性;硫酸镁因为其神经肌肉阻滞作用,不推荐用于 MG 治疗子痫。对于所有 MG 和神经肌肉接头传递障碍性疾病患者添加任何新的治疗药物时,均需观察有无肌无力加重的情况。

2. 胸腺治疗

（1）伴胸腺瘤 MG：尽管大部分胸腺瘤是良性肿瘤，手术切除仍是必需的。

（2）不伴胸腺瘤 MG：①8~50 岁 AChR 抗体阳性的全身型 MG 患者，建议发病早期进行胸腺切除，可改善预后、减少免疫抑制剂的需要量、缩短住院时间。②AChR 抗体阳性的全身型 MG，如免疫治疗效果不佳或不能耐受，强烈建议进行胸腺切除。③AChR 抗体阴性的全身型 MG，如免疫治疗效果不佳或不能耐受可以考虑胸腺切除。④AChR 抗体阳性的眼肌型 MG，胆碱酯酶抑制剂效果不佳，如不接受免疫抑制治疗或有治疗禁忌证或免疫治疗抵抗，可以进行胸腺切除。

注意：胸腺切除对于 MG 是择期手术，需在病情稳定，确定安全的情况下进行。不支持 MuSK 抗体阳性和 LRP4 抗体阳性 MG 进行胸腺切除。

3. 血浆置换（PE）和静脉注射免疫球蛋白（intravenous immunoglobulin，IVIg）　PE 和 IVIg 均能帮助患者获得症状的快速改善，用于肌无力严重阶段，如危象前期、危象期或手术前。

（1）PE：10~14d 内进行 5 次血浆置换，AChR 抗体短期内减少，首次或第 2 次置换后症状改善，疗效可维持 1~2 个月，伴有感染的患者慎用。

（2）IVIg：以免疫替代的形式干扰 AChR 抗体与受体的结合，达到治疗效果。常用 0.4g/（kg·d），5 日为 1 疗程。用药 1 周内起效，疗效维持 3~6 周。IgA 缺乏患者禁用。

4. 危象处理　一旦发生呼吸肌瘫痪，应立即进行气管插管或切开，应用人工呼吸器辅助呼吸，并依不同类型的危象采用不同处理办法，如肌无力危象者应加大抗胆碱酯酶药物用量；胆碱能危象者暂停抗胆碱酯酶药物的应用，观察一段时间后再恢复应用抗胆碱酯酶药物，同时进行对症治疗。危象是重症肌无力最危急状态，病死率为 15.4%~50%。不管何种危象，除了上述特殊处理外，仍须进行以下基本处理：①保持呼吸道通畅，加强排痰，防止发生窒息；②积极控制感染，选用有效、足量和对神经肌肉接头无阻滞作用的抗生素以控制肺部感染；③积极的 PE 或 IVIg 治疗可加快恢复。

第三节　周期性瘫痪

周期性瘫痪是以反复发作的骨骼肌弛缓性瘫痪为特征的一组肌病。发作时肌无力可持续数小时或数天，发作间歇期肌力完全正常。该病可分为低钾型、高钾型及正常钾型，以低钾型多见。部分周期性瘫痪为继发性，多因甲状腺功能亢进、肾小管酸中毒、肾衰竭或代谢性疾病引起。因此，发病后必须首先进行上述疾病的排查。本节重点介绍低钾型周期性瘫痪。

低钾型周期性瘫痪为周期性瘫痪中最常见的类型，以发作性肌无力、伴血清钾降低、补钾后肌无力能迅速缓解为特征。该病包括原发性与继发性；前者系常染色体显性遗传，故又称为家族性周期性瘫痪，男女比例约为（3~4）：1，我国多数为散发；后者多继发于前文所述的相关疾病。

【病因与发病机制】　原发性低钾型周期性瘫痪 1 型的致病基因位于 1 号染色体长臂（1q31），为编码骨骼肌细胞钙离子通道 α-1 亚单位的基因 *CACNA1S* 突变而致病。*CACNA1S* 的蛋白产物位于横管系统，是二氢吡啶复合受体的一部分，具有调节钙通道和肌肉兴奋-收缩耦联的作用。原发性低钾型周期性瘫痪 2 型由编码钠离子通道 Nav1.4 蛋白 α 亚基的 *SCN4A* 基因突变所导致，该型约占低钾性周期瘫痪的 10%，有时可合并先天性副肌强直。肌无力在饱餐后休息中或剧烈活动后休息中最易发作，注射胰岛素、肾上腺素或大量葡萄糖也能诱发，这可能是因为葡萄糖进入肝和肌肉细胞合成糖原，其代谢需要钾离子内流进入细胞内，使血中钾含量降低。

【病理】　大多数患者的肌肉组织形态学正常，但部分患者通过 HE、改良 Gomori（MGT）染色或电镜可发现肌纤维内有管聚集现象或空泡样改变。长期反复发作或持续的病情严重者可有肌纤维萎缩呈不规则形态。

【临床表现】

1. 任何年龄均可发病，以 20~40 岁男性多见，随年龄增长而发作次数减少。疲劳、饱餐、寒冷、酗酒和精神刺激等是常见的发作诱因。发病前可有肢体疼痛、感觉异常、口渴、多汗、少尿、潮红、嗜睡、恶心等。

2. 常于夜间睡眠或清晨起床时,出现对称性肢体无力或完全瘫痪,且下肢重于上肢、近端重于远端;少数可从下肢逐渐累及上肢,数小时至 1~2d 内达高峰。少数可伴有肢体酸胀、针刺感。

3. 在发病期,主要体征为肢体不同程度的瘫痪,肌张力低下,腱反射减弱或消失,但无病理反射。一般没有意识、呼吸、眼球、吞咽、咀嚼和发音障碍,也无大小便障碍。个别出现呼吸肌麻痹、心动过速或过缓、室性心律失常,甚至室颤致死,这是血钾过低所致。

4. 发作一般经数小时至数日逐渐恢复,最先受累的肌肉最先恢复。发作频率不等,频繁者每天均有发作,少者数年甚至终生仅发作一次,一般一年发作数次。发作间期一切正常。屡次发作也可出现持续性肌无力。

【辅助检查】

1. 发作期血清钾常低于 3.5mmol/L,间歇期正常。

2. 心电图呈典型的低钾性改变,u 波出现,T 波低平或倒置,P-R 间期和 Q-T 间期延长,ST 段下降,QRS 波增宽。

3. 肌电图可出现运动电位时限短、波幅低;如完全瘫痪时,则运动单位电位消失,电刺激无反应。运动诱发试验可辅助周期性瘫痪发作间期诊断,即在运动前及运动后不同时间点记录某肌肉(常检测小指展肌)复合肌肉动作电位(CMAP)。低钾型周期性瘫痪常于活动后 15~30min 出现 CMAP 波幅逐渐缓慢下降,降幅可达 50% 左右,数小时后恢复至基线水平。

4. 肌活检可帮助不典型病例的鉴别诊断。

5. 基因检查　通过二代测序等基因检测手段及家系验证明确是否存在致病性基因突变。

【诊断】　根据周期发作性肢体近端弛缓性瘫痪,血钾低于 3.5mmol/L,心电图呈低钾性改变,补钾后瘫痪明显好转等即可诊断。

【鉴别诊断】

1. 周期性瘫痪不同类型之间的鉴别　①根据血清钾水平进行鉴别。②根据临床特点进行鉴别,如高钾型周期性瘫痪一般在 10 岁以前发病,尤以白天运动后发作频率较高。肌无力症状持续时间短并有肌强直,补钙后肌力恢复;而正常血钾型周期性瘫痪常在夜间发病,肌无力持续的时间更长,补钾后症状加重,服钠后症状减轻。Andersen-Tawil 综合征常伴有特殊的骨骼发育畸形。③基因检测有助于进一步确定周期性瘫痪的类型。

2. MG　本病症状也呈波动性。疲劳试验及新斯的明试验阳性,血清钾正常,肌电图重复神经电刺激检查异常可资鉴别。

3. 吉兰-巴雷综合征　本病呈四肢弛缓性瘫痪,可伴有轻度的周围性感觉障碍和脑神经损害,脑脊液呈蛋白细胞分离现象,肌电图呈神经源性损害,可助鉴别。

4. 需注意与甲亢、原发性醛固酮增多症、肾小管酸中毒、失钾性肾炎、腹泻、药源性(噻嗪类利尿剂、皮质类固醇等)等继发性低钾性疾病鉴别。还要注意与癔症和横纹肌溶解症进行鉴别。

【治疗】

1. 发病期间,可给予 10% 氯化钾或 10% 枸橼酸钾 40~50mL 顿服,24h 内再分次口服,一日总量为 10g。症状较重时,直接静脉滴注氯化钾溶液以纠正低血钾状态。如出现呼吸肌麻痹者,应予辅助呼吸,严重心律失常者应积极救治。

2. 发作频繁的患者在发作间期可给予长期口服钾盐。如预防无效,可口服乙酰唑胺、双氯非那胺或螺内酯。低钠高钾饮食也有助于减少发作。

3. 需注意碳酸酐酶抑制剂可使部分患者症状加重。平素少食多餐,忌大量高碳水化合物饮食,并限制钠盐。避免受冻及精神刺激。

【预后】　预后良好,随年龄增长发作次数趋于减少。

第四节 炎性肌病

炎性肌病是一组获得性累及骨骼肌、皮肤,有时也累及结缔组织的免疫介导性肌病。分为皮肌炎(dermatomyositis,DM)、多发性肌炎(polymyositis,PM)、包涵体肌炎(inclusion body myositis,IBM)、重叠性肌炎(overlap myositis,OM)等。此节主要介绍 DM 和 PM。

【病因与发病机制】 炎性肌病是一组自身免疫性疾病。存在多种自身抗体、病理上可见到 T 细胞介导的肌细胞损害或补体介导的微血管病变,并与特异性主要组织相容性复合体基因相关。

免疫病理研究证实了自身免疫机制,PM 以细胞毒性 T 细胞反应为主,大量以 CD8⁺ 为主的 T 细胞伴巨噬细胞包围并侵入非坏死肌纤维是 PM 的特点。而 DM 主要是针对肌内血管的体液免疫反应,在小静脉和小动脉壁上可见 IgG、IgM、补体和膜攻击复合物沉积。

【病理】 DM 为束周、肌束膜和血管周围炎性细胞浸润,特征性表现为束周萎缩。

PM 表现为炎性细胞在肌肉组织散在分布,在肌细胞膜和肌内膜最为突出(图 20-1),CD8⁺ T 细胞侵入非坏死 MHC-1 阳性肌纤维是 PM 的特点。

【临床表现】

1. 多发性肌炎(PM)、皮肌炎(DM) 多亚急性起病,DM 累及成人或儿童,PM 累及 18 岁以上成人,女性多见。

临床表现:通常为对称性四肢近端无力,常从盆带肌开始逐渐累及肩带肌,表现为上楼、蹲起困难、梳头困难等;颈肌无力致抬头困难(垂头征);咽喉肌无力致构音障碍和吞咽困难;在局灶性病变,仅有颈肌和椎旁肌受累出现躯干前屈征。在病程晚期或少部分进展迅速的患者会累及呼吸肌。一些依赖于远端肌肉的精细动作,如系纽扣、开锁等,多在 PM 和 DM 晚期出现。

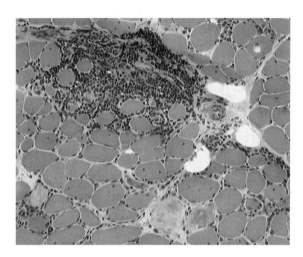

图 20-1 多发性肌炎患者肌肉组织 HE 染色

肌纤维大小不等,萎缩肌纤维以小圆形为主,有些肌纤维出现坏变。大量淋巴细胞浸润堆积于肌纤维间隙。

一般不累及眼外肌。严重的肌无力可伴有腱反射减弱或消失。DM 多在肌无力之前出现皮疹,表现为眶周紫红色斑疹伴水肿与关节伸面的紫红色丘疹(Gottron 丘疹)。

其他系统受损:全身症状,如发热、不适、体重下降、关节疼痛、雷诺现象;心脏受累,出现房室传导阻滞、心动过速、扩张性心肌病、低射血分数、充血性心力衰竭等;约 10% 的 DM 和 PM 患者在发病之前或病程早期出现间质性肺炎。

2. 重叠性肌炎(OM) 炎性肌病伴结缔组织病称为重叠综合征。肌炎合并肺间质病变、对称性多关节炎、发热、技工手、雷诺现象,抗合成酶抗体阳性时称为抗合成酶抗体综合征,其中最常见抗体是抗 Jo-1 抗体。

3. 合并恶性肿瘤 所有的炎性肌病都有可能合并恶性肿瘤,尤其是老年患者。肺癌、结肠癌、乳腺癌和卵巢癌多见。在大约一半的病例中,肌炎早于恶性肿瘤出现。

【辅助检查】 急性期周围血白细胞增高,血沉增快;血清肌酸激酶(CK)明显升高,可达正常人的 10 倍以上。1/3 患者类风湿因子和抗核抗体阳性,免疫球蛋白及抗肌球蛋白抗体增高。24h 尿肌酸增高。如合并横纹肌溶解者,可出现肌红蛋白尿。肌电图可见肌源性损害的表现。52%~75% 的患者有心电图异常、QT 延长、ST 段下降。胸部 X 线或 CT 可发现肺部片状阴影。肌活检是诊断与排除其他肌病的重要手段。

【诊断】　亚急性起病的四肢近端无力、血清 CK 升高、肌电图呈肌源性损害需考虑炎性肌病的诊断,肌肉活检可帮助确诊。

【鉴别诊断】

1. 脂质沉积性肌病　部分脂质沉积性肌病的表现非常类似于炎性肌病,肌肉活检可帮助鉴别诊断。

2. 肢带型肌营养不良　因具有四肢近端和骨盆、肩胛带肌无力和萎缩、CK 增高的特点而需与起病较慢的 PM 相鉴别。但肢带型肌营养不良症常有家族史、起病年龄较年轻、病情进展更慢、肌活检缺少炎性肌病特征性改变。

3. 药物性肌病　指在药物使用过程中出现肌痛、肌无力等临床症状。服用 D-青霉胺、降脂药、糖皮质激素、胺碘酮、酒精期间出现以上症状可提示诊断,肌活检帮助明确诊断。

【治疗】　糖皮质激素:为首选药物,可抑制自身免疫反应。通常泼尼松 1mg/(kg·d),4~6 周后酌情逐渐减量至最小的维持剂量。在急性和特别严重的病例可早期使用大剂量甲基泼尼松龙(1g/d 静脉点滴 3~5d)治疗,随后口服用药。

IVIg:在对糖皮质激素和其他免疫抑制剂反应差或早期病情严重的患者,IVIg 是有益的,0.4g/(kg·d),连续 3~5d,每月可重复一次,连续 3~5 个月。

免疫抑制剂:在激素治疗不满意或激素依赖时加用。如甲氨蝶呤、硫唑嘌呤、环磷酰胺、环孢素等,用药期间注意定期查血常规和肝肾功能。

PE:泼尼松和免疫抑制剂治疗无效并伴有明显吞咽困难、构音障碍者可用 PE 治疗。

给予高蛋白和高维生素饮食,进行适当体育锻炼和理疗。重症者应预防关节挛缩及失用性肌萎缩。

【预后】　大多数患者对治疗反应较好,但少数呈慢性过程,甚至长达十余年未愈。个别患者对治疗反应不佳,尤其合并心、肺、肾及消化道受损者可致死。伴发恶性肿瘤者的预后取决于肿瘤的治疗效果。

第五节　肌营养不良

肌营养不良是一组遗传性进行性骨骼肌变性疾病。临床特征为缓慢进行性对称性肌肉无力和萎缩,血清肌酸激酶(CK)升高;肌电图提示为肌源性损害;病理显示广泛肌纤维萎缩呈小圆形,伴肌纤维变性、坏死和再生,严重者伴大量脂肪化及结缔组织增生;目前无有效治疗方法。

根据遗传方式、起病年龄、萎缩肌肉的分布、病程进展速度和预后,可分为假肥大型肌营养不良,包括 Duchenne 型肌营养不良(Duchenne muscular dystrophy,DMD)和 Becker 型肌营养不良(Becker muscular dystrophy,BMD);面肩肱型肌营养不良(facioscapulohumeral muscular dystrophy,FSHD);肢带型肌营养不良(limb-girdle muscular dystrophy,LGMD);Emery-Dreifuss 肌营养不良(Emery-Dreifuss muscular dystrophy,EDMD);先天性肌营养不良(congenital muscular dystrophy,CMD);眼咽型肌营养不良(oculopharyngeal muscular dystrophy);眼型肌营养不良(ocular muscular dystrophy);远端型肌营养不良(distal muscular dystrophy)等。

【病因与发病机制】　肌营养不良各种类型的基因位置、突变类型和遗传方式均不相同,其致病机制也不一样。DMD 和 BMD 最常见,其致病基因 *Dystrophin* 位于染色体 Xp21,属 X 连锁隐性遗传。该基因组跨度 2 300kb,是迄今为止发现的人类最大基因,cDNA 长 14kb,含 79 个外显子,编码 3 685 个氨基酸,组成 427kD 的细胞骨架蛋白—抗肌萎缩蛋白(dystrophin)。该蛋白位于骨骼肌和心肌细胞膜的质膜面,具有细胞支架、抗牵拉、防止肌细胞膜在收缩活动时撕裂的功能。作为细胞骨架的主要成分,抗肌萎缩蛋白与肌纤维膜糖蛋白结合为抗肌萎缩蛋白-糖蛋白复合物(dystrophin- glycoprotein complex),这些蛋白与肌细胞的黏附蛋白(laminin)联结,以维持肌纤维的稳定性。DMD 患者因基因缺陷而使肌细胞内缺乏抗肌萎缩蛋白,造成肌细胞膜不稳定并导致肌细胞坏死和功能缺失而发病。DMD 患者大脑皮质神经元突触区抗肌萎缩蛋白的缺乏可能是智力发育迟滞的原因。

【病理】 各种类型的肌营养不良患者的肌肉病理特点为肌纤维大小不等,萎缩肌纤维呈小圆形,可出现不同数量的肌纤维变性和坏死,可伴较多的核内移纤维和不同程度的肌纤维肥大、增生及分裂,甚至出现涡旋样纤维。肌内、外衣明显增宽;严重者的肌纤维数量明显减少,代之为大量结缔组织及脂肪组织。发病较急且进展较快者,可出现明显的肌纤维坏死和吞噬现象,甚至部分坏变肌纤维周围有炎性细胞浸润(图 20-2)。各种类型的特异性蛋白缺陷需用相应的抗体进行检测,如 DMD 和 BMD 患者的肌肉标本可用抗肌萎缩蛋白抗体进行免疫组化染色,可显示抗肌萎缩蛋白缺失(图 20-3)。

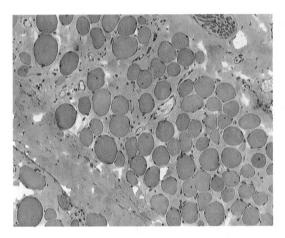

图 20-2　DMD 患者肌肉组织 HE 染色

肌纤维大小不等,肌纤维萎缩呈小圆形,间有较多肌纤维玻璃样变性,肌纤维间隙及肌束衣明显增宽,伴有大量结缔组织增生(× 100)。

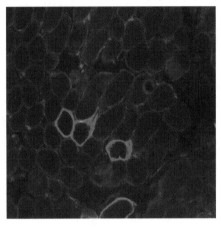

图 20-3　DMD 患者肌肉组织抗肌萎缩蛋白免疫荧光染色

仅显示 4 个肌纤维有荧光带,大部分肌纤维膜荧光带缺失,提示肌纤维膜的抗肌萎缩蛋白明显缺陷(× 200)。

【临床表现】

1. 假肥大型肌营养不良

(1) Duchenne 型肌营养不良(DMD)

1)DMD 是我国最常见的 X 连锁隐性遗传肌病,发病率约 30/10 万活产男婴。女性为致病基因携带者,所生男婴 50% 发病,无明显地理或种族差异。

2)通常 3~5 岁隐匿起病,首先累及髂腰肌、股四头肌和臀肌,随后累及胫前肌。临床表现为走路慢、上楼及蹲位站起困难、脚尖着地、易跌跤。腹肌和椎旁肌无力导致站立时腰椎过度前凸和腹部突出,臀中肌无力导致行走时骨盆向两侧上下摆动,呈典型的"鸭步"。患者自仰卧位起立时必须先翻身转为俯卧位;其次屈膝关节和髋关节,并用手支撑躯干成俯跪位;然后以两手及双腿共同支撑躯干;再用手按压膝部以辅助股四头肌的肌力,身体呈深鞠躬位;最后双手攀附下肢缓慢地站立。上述动作称为 Gower 征,为肌病的特征性表现。随症状加重,可出现跟腱挛缩、平地步行困难。

3)肩胛带肌、上臂肌往往同时受累,但程度较轻。由于肩胛带松弛形成游离肩;因前锯肌和斜方肌萎缩无力,举臂时肩胛骨内侧远离胸壁,两肩胛骨呈翼状竖起于背部,称为"翼状肩胛",在两臂前推时最明显。

4)90% 的患儿有肌肉假性肥大,触之坚韧,为首发症状之一。以腓肠肌最明显,三角肌、臀肌、股四头肌、冈下肌和肱三头肌等也可发生。因萎缩肌纤维周围被脂肪和结缔组织替代,故体积增大而肌力减弱。

5）大多患者伴心肌损害,如心律不齐,右胸前导联出现高 R 波和左胸前导联出现深 Q 波;心脏扩大,心瓣膜关闭不全。约 30% 患儿有不同程度的智能障碍。平滑肌损害可有胃肠功能障碍,如呕吐、腹痛、腹泻、吸收不良、巨结肠等。面肌、眼肌、吞咽肌、胸锁乳突肌和括约肌不受累。

6）患儿病情发展至 12 岁时,不能行走,需坐轮椅。晚期患者的下肢、躯干、上肢、髋和肩部肌肉均明显萎缩,腱反射消失;因肌肉挛缩致使膝、肘、髋关节屈曲不能伸直。最后因呼吸肌萎缩而出现呼吸变浅,咳嗽无力,多数患者在 20~30 岁因呼吸道感染、心力衰竭而死亡。

（2）Becker 型肌营养不良（BMD）:呈 X 连锁隐性遗传,与 DMD 是等位基因病,发病率为 DMD 患者的 1/10。多在 5~15 岁起病,临床表现与 DMD 类似:首先累及盆带肌和下肢近端肌肉,有腓肠肌假性肥大,逐渐波及肩胛带肌;但进展缓慢,病情较轻,12 岁尚能行走,心脏很少受累,智力多正常,存活期长,接近正常生命年限。

2. 面肩肱型肌营养不良（FSHD）　常染色体显性遗传,性别无差异。多在青少年期起病,但也可见儿童及中年发病者。面部和肩胛带肌肉常先受累。患者面部表情少,眼睑闭合无力,吹口哨、鼓腮困难,逐渐出现翼状肩胛。可见口轮匝肌假性肥大,嘴唇增厚而微翘;以及三角肌假性肥大。病情缓慢进展,逐渐累及躯干和骨盆带肌肉,可有腓肠肌假性肥大,视网膜病变和听力障碍。大约 20% 需坐轮椅,生命年限接近正常。肌电图为肌源性损害,血清 CK 正常或轻度升高。印迹杂交 DNA 分析可检测 4 号染色体长臂末端 D4Z4 区域重复单位的重复次数来确诊。

3. 肢带型肌营养不良（LGMD）　常染色体隐性或显性遗传,散发病例也较多。10~30 岁起病,首发症状多为骨盆带肌萎缩、腰椎前凸、鸭步、下肢近端无力出现上楼困难,可有腓肠肌假性肥大。逐渐发生肩胛带肌萎缩、抬臂和梳头困难、翼状肩胛,面肌一般不受累。血清 CK 升高、肌电图呈肌源性损害、心电图正常。病情缓慢发展,平均起病后 20 年左右丧失劳动能力。

【辅助检查】

1. 血清肌酶检测　不同类型肌营养不良患者的血清 CK 和乳酸脱氢酶（LDH）水平不同,如 DMD、BMD 和 LGMD2B 患者的血清 CK 显著升高,达正常值的 20~100 倍,而 FSHD、EDMD、眼咽型肌营养不良、眼型肌营养不良患者的血清 CK 和 LDH 水平可正常,其他类型则可中至轻度升高。但晚期肌营养不良者因肌肉严重萎缩则血清 CK 值明显下降,甚至正常。

2. 肌电图　呈典型的肌源性受损表现。

3. 肌肉活组织检查　主要用于排除其他类型的肌病和通过特殊免疫组化方法确定本病的类型。通过免疫组织化可检测到肌细胞中的特定蛋白,以鉴别各种类型的肌营养不良,如用 Dystrophin 抗体检测 DMD 和 BMD,用 dysferlin 抗体检测 LGMD2B,γ-肌聚糖蛋白（γ-sarcoglycan）抗体检测 LGMD2C,用 α-肌聚糖蛋白抗体检测 LGMD2D,用 β-肌聚糖抗体检测 LGMD2E 等。

4. 基因检查　采用 PCR、印迹杂交、DNA 测序、MLPA 等方法,可以发现基因突变而明确类型诊断。如用 MLPA 可检测 DMD 基因大片段缺失/重复;印迹杂交法可进行 FSHD 基因诊断;DNA 测序可明确 LGMD 致病基因。

5. 其他检查　X 线、心电图、超声心动图可早期发现肌营养不良患者的心脏受累的程度。MRI 可见病变肌肉呈斑片状高信号。

【诊断】　根据临床表现、遗传方式、起病年龄、家族史,血清 CK 测定、肌电图、肌肉酶组织化学及免疫组织化学检查,可明确诊断;基因分析有助于区别不同的类型,但并非全都为阳性。

【鉴别诊断】

1. 运动神经元病　如少年型近端脊肌萎缩症,因青少年起病,有对称分布的四肢近端肌萎缩需与肢带型肌营养不良鉴别。但本病常染色体隐性遗传、有肌束震颤、肌电图为神经源性损害,可资鉴别。

2. 慢性多发性肌炎　因对称性肢体近端无力需与 LGMD 鉴别。但本病无遗传史,病情进展较快,常有肌痛、血清 CK 增高、肌肉病理符合肌炎改变,用肾上腺皮质激素治疗有效,不难鉴别。

3. MG　主要与眼咽型和眼肌型肌营养不良进行鉴别。MG 有易疲劳性和波动性的特点、新斯的明试验阳性、肌电图 RNES 波幅递减可帮助鉴别。

【治疗】　肌营养不良迄今无特异性治疗，只能对症治疗及支持治疗，如增加营养，适当运动。有研究表明糖皮质激素［泼尼松 0.75mg/（kg·d）；或地夫可特 0.9mg/（kg·d）］能延缓 DMD 患儿肌力和运动功能减退。但激素的用法、用量和开始治疗时间应根据患者的功能状态、年龄，并评估激素不良反应的风险，对患者进行个体化治疗。药物可选用辅酶 Q_{10}、ATP、维生素 E 等。近年来，假肥大型肌营养不良的基因治疗发展迅速，包括基因替代或基因修饰。物理疗法和矫形治疗可预防及改善脊柱畸形和关节挛缩，对维持活动功能很重要。因为肌肉本身病变，尤其是进展较快者，不鼓励作较剧烈运动。

【产前预防】　由于目前尚无有效的治疗方法，因此检出携带者、产前诊断及遗传咨询很重要。

【预后】　肌营养不良由于没有特效的治疗方法，病情逐渐进展，多预后差。DMD 患者至 12 岁时不能行走，20 多岁时多死于呼吸衰竭或心力衰竭；LGMD 2C、LGMD 2D、LGMD 2E、LGMD 2F 和先天性肌营养不良患者也预后不良。FSHD、BMD、眼肌型、眼咽型和远端型肌营养不良患者的预后较好，部分患者寿命可接近正常生命年限。

第六节　肌强直性肌病

肌强直性肌病是一类伴有肌强直的肌肉疾病，其特征为骨骼肌在随意收缩或物理刺激收缩后不易立即放松；但重复骨骼肌收缩或重复电刺激后骨骼肌松弛；寒冷环境中肌强直加重；肌电图上在放松状态下受累肌肉出现连续高频强直电位并逐渐衰减。

一、强直性肌营养不良

强直性肌营养不良（myotonic muscular dystrophy；dystrophia myotonia，DM）是一组以肌无力、肌强直和肌萎缩为特点的多系统受累的常染色体显性遗传病。除骨骼肌受累外，还常伴有白内障、心律失常、糖尿病、秃发、多汗和性功能障碍等表现。不同的患者病情严重程度相差很大，如在同一家系中可见从无症状的成人杂合子到病情严重的婴幼儿。该病分为两型，强直性肌营养不良 1 型（DM1）和强直性肌营养不良 2 型（DM2）。

【病因与发病机制】　DM1 是由位于染色体 19q13.3 区的基因缺陷造成的，在其强直性肌营养不良蛋白酶基因（*DMPK*）非翻译区域含有不稳定的 CTG 三核苷酸重复序列扩增。DM2 是由位于染色体 3q21.3 区的细胞核酸结合蛋白基因（*CNBP*）基因第一内含子中的 CCTG 四核苷酸扩增引起的。关于核苷酸串联重复序列扩增引起 DM 的机制可能在于核苷酸重复序列扩增影响它所在的基因或邻近基因的正常表达，导致转录的 mRNA 在细胞核内持续积聚，扰乱了细胞的生物化学功能，从而引起广泛症状。

【病理】　肌活检病理可见肌纤维大小不一，萎缩肌纤维呈角形、圆形和不规则形；有大量核内移肌纤维；伴较多的肌纤维肥大、增殖和分裂；但无明显的肌纤维坏死。萎缩肌纤维出现明显的肌质块为本病特点。

【临床表现】

1. 发病年龄及起病形式　多在 30 岁以后起病，但也有儿童期起病者。起病隐袭，进展缓慢，肌强直通常在肌萎缩之前数年或同时发生。病情严重程度差异较大，部分患者可无自觉症状，仅在查体时才被发现。可有阳性家族病史。

2. 肌强直　肌肉用力收缩后不能即刻正常地松开，且遇冷加重。主要影响手部动作、行走和进食，如用力握拳后不能立即将手伸直，需重复数次才能放松；或用力闭眼后不能睁开；或开始咀嚼时不能张口。用叩诊锤叩击四肢肌肉、躯干甚至舌肌时，可见局部肌丘形成，为叩击性肌强直。

3. 肌无力和肌萎缩　肌肉萎缩往往先累及手部和前臂肌肉,继而累及头面部肌肉,如上睑、颞肌、咬肌、面部诸肌、胸锁乳突肌等。尤其颞肌和咬肌萎缩最明显,患者面容瘦长,颧骨隆起,呈"斧状脸",颈消瘦而稍前屈,而成"鹅颈"。部分患者有构音障碍、足下垂及跨阈步态。

4. 其他　大多在成年患者较明显,病变程度与年龄密切相关。

(1)白内障:成年患者常见,且常伴有视网膜色素变性。

(2)内分泌症状:男性睾丸小,生育能力低;女性月经不规律,卵巢功能低下,过早停经,甚至不孕;糖耐量异常占 35%,常伴糖尿病。

(3)心脏:心脏传导阻滞、房性和/或室性心动过速、不明原因的心肌病伴心衰和猝死。部分患者需植入心脏起搏器。

(4)胃肠道:可出现胃排空慢、胃肠蠕动差、假性肠梗阻、便秘。有时因肛门括约肌无力可大便失禁。

(5)早期秃顶是此病的特征性表现之一。部分患者有智力低下、听力障碍、多汗、肺活量减少、颅骨内板增生、脑室扩大等。

【辅助检查】　肌电图典型的肌强直放电对诊断具有重要意义。定期检查心电图,及时发现房室传导阻滞、心律不齐等。必要时行心脏超声和心肌酶谱检查以判断是否存在心肌病的可能。肌活检可用于与其他肌肉病的鉴别。

DM1 患者染色体 19q13.3 区域的 *DMPK* 基因的 3'-端非翻译区的 CTG 重复序列异常扩增超过 50次即可确诊。DM2 患者染色体 3q21.3 区域的 *CNBP* 基因第一内含子中 CCTG 重复序列异常扩增超过 75 次即可确诊。

【诊断】　根据肌强直和肌萎缩的特点,肌电图提示强直电位,可以考虑本病;如有白内障、秃发、睾丸萎缩、月经失调等表现更支持该病的诊断;肌肉病理可显示特征性改变、阳性家族史或基因检测阳性者可明确诊断。

【鉴别诊断】　本病主要与其他类型的肌强直鉴别。

先天性肌强直:出生时或 20 岁前起病,特征性表现为肌强直、肌肥大、一过性肌无力。无肌萎缩和内分泌改变。

先天性副肌强直:常染色体显性遗传性疾病。突出的特点是出生时或 10 岁前起病,持续存在的面部、上肢远端肌肉遇冷后肌强直或活动后出现肌强直(反常肌强直)和无力。

高血钾型周期性瘫痪:10 岁前起病的弛缓性瘫痪伴肌强直,发作时血钾水平升高、心电图 T 波增高、染色体 17q13 的 α-亚单位基因的点突变检测可明确诊断。

神经性肌强直:又称 Isaacs 综合征,主要见于青年,隐袭起病,缓慢进展,临床特征为以小腿腓肠肌为主的持续性肌肉颤搐,活动后加重,伴局部僵硬及疼痛。约 1/3 的患者会出现肌肉随意收缩后放松缓慢,尤其是握力时,酷似肌强直。肌电图显示神经性肌强直电位帮助鉴别。免疫异常为其主要发病机制。

【治疗】　目前无特殊治疗办法。为减轻肌强直症状,可口服美西律 0.15~0.2g,3 次/d。经验性用药包括口服苯妥英钠、卡马西平或普鲁卡因胺;但有心脏传导阻滞者禁用普鲁卡因胺。注意心脏病的监测和处理。心脏、胃肠道、内分泌、视力等异常均需请相应科室协助对患者进行综合管理。

【预后】　预后取决于发病的年龄,幼年发病者的预后较差,多在未成年就死亡。成人发病者的预后较好,可不影响寿命。

二、先天性肌强直

先天性肌强直(myotonia congenita)首先由 Charles Bell(1832 年)和 Leyden(1874 年)报道,1876年丹麦医师 Thomsen 详细描述了其本人及家族四代的患病情况。该疾病多呈显性遗传,亦见隐性遗传或散发病例,主要临床特征为婴幼儿发病,肌肉肥大和用力收缩后放松困难。根据遗传特征及临床表现分为 2 型,常染色体显性遗传(Thomsen 病)和常染色体隐性遗传(Becker 病)。患病率为(0.3~0.6)/10 万。

【病因与发病机制】 该病是由位于染色体 7q35 的氯离子通道(chloride channel 1,CLCN1)基因突变所致。该基因编码的骨骼肌电压门控性氯离子通道蛋白(chloride channel protein),是一跨膜蛋白,对骨骼肌细胞膜内外的氯离子的转运起重要作用。当 CLCN1 基因点突变引起氯离子通道蛋白主要疏水区的氨基酸替换,使氯离子的通透性降低从而诱发肌强直。

【病理】 与强直性肌营养不良的病理改变类似。

【临床表现】

1. 起病年龄 多数患者自婴儿期或儿童期起病,也有在青春期起病者。肌强直及肌肥大逐渐进行性加重,在成人期趋于稳定。

2. 肌强直 全身骨骼肌普遍性肌强直。患者肢体僵硬,动作笨拙,静态起动较慢,如久坐后不能立即站立,站久后不能马上起步,握手后不能放松,但多次重复运动后症状减轻。在寒冷的环境中上述症状加重。叩击肌肉可见肌丘或局部肌肉收缩出现持久性凹陷,称为叩击性肌强直。如呼吸肌及尿道括约肌受累可出现呼吸及排尿困难,眼外肌强直可出现斜视或复视。家族中不同患者肌强直的程度差异很大。

3. 肌肥大 全身骨骼肌普遍性肌肥大,酷似"运动员"。有一过性肌无力,无肌肉萎缩,感觉正常,腱反射存在。

4. 其他 部分患者可出现精神心理症状,如易激动、情绪低落、孤僻、抑郁及强迫观念等。心脏不受累,患者一般能保持工作能力。

【辅助检查】 肌电图提示有强直电位。肌肉活组织可观察到特殊改变(见强直性肌营养不良病理所述)。

【诊断】 根据婴幼儿或儿童起病的全身普遍性肌强直及肌肥大,结合肌电图可考虑本病;特殊的病理改变、阳性家族史和基因检测可协助确诊。

【鉴别诊断】

1. 强直性肌营养不良 多在 30 岁以后起病,肌无力、肌萎缩明显,无普遍性肌肥大,有白内障、前额秃发、睾丸萎缩、月经失调等,易与之鉴别。

2. 其他 还应与先天性副肌强直、神经性肌强直、高钾型周期性瘫痪等强直性肌病鉴别。

【治疗】 目前无特效治疗。可用美西律、苯妥英钠、卡马西平等减轻肌强直症状。

【预后】 预后良好,寿命不受影响。

第七节 代谢性肌病

代谢性肌病是一类以肌纤维线粒体功能异常、糖原或脂质代谢紊乱导致能量产生障碍而引起的骨骼肌无力和萎缩的疾病,可伴全身多个脏器系统的受累。依据代谢环节受累的不同,可分为线粒体肌病及脑肌病、脂质沉积性肌病和糖原贮积病。这些类型疾病还各自分为许多不同的亚型。

一、线粒体肌病及脑肌病

线粒体肌病(mitochondrial myopathy)和线粒体脑肌病(mitochondrial encephalomyopathy)是一组由线粒体 DNA(mitochondrial DNA,mtDNA)或核 DNA(nucleus DNA,nDNA)缺陷引起的线粒体呼吸链氧化磷酸化功能障碍为特点的遗传性肌肉和/或脑部疾病。主要表现为活动后肌疲劳,休息后好转,肌肉酶组织化学染色显示破碎红纤维(ragged red fibers,RRF)。如病变同时累及中枢神经系统,则称为线粒体脑肌病。

【病因与发病机制】 mtDNA 或 nDNA 突变均可导致线粒体氧化磷酸化过程中所必需的酶或载

体发生缺失或功能障碍,不能产生足够的 ATP 维持代谢需要,同时产生氧化应激,诱导细胞凋亡而导致线粒体病。

在线粒体脑肌病中,最常见的是线粒体脑肌病伴高乳酸血症和脑卒中样发作(mitochondrial encephalomyopathy with lactic acidosis and stroke-like episodes,MELAS),其80%是由 mtDNA 3243 位点发生 A 到 G 的点突变(A3243G)所致。在 MELAS 患者中,由于代谢应激,循环中一氧化氮水平下降,出现血管收缩、低氧血症,是脑卒中样发作的发病机制之一。而 L-精氨酸在内皮型一氧化氮合酶介导下可以转变为一氧化氮,理论上补充精氨酸可以减轻 MELAS 患者类脑卒中发作的程度和减少发作次数。大约 80% 的肌阵挛性癫痫伴破碎红纤维(myoclonus epilepsy with ragged-red fibers,MERRF)是由于 mtDNA 8344 位点 A 到 G 的点突变(A8344G),使 tRNA 赖氨酸基因结构发生改变,蛋白合成受阻。30%~50% 的慢性进行性眼外肌麻痹(chronic progressive external ophthalmoplegia,CPEO)和 Kearns-Sayre 综合征(Kearns-Sayre syndrome,KSS)有 mtDNA 的缺失,最常见的是 mtDNA 的 8468 和 13446 位之间的 4 979bp 的缺失。

线粒体基因为母系遗传,子代是否发病,取决于子代个体正常 mtDNA 和突变 mtDNA 的比例。当突变 mtDNA 达到某一阈值时,患者才会出现症状,这与孟德尔遗传方式是不同的。同一种 mtDNA 突变对于不同患者可引起不同的临床表现,这与突变 mtDNA 的数目有关,突变 mtDNA 数目越多临床症状越重,这也是线粒体肌病临床表现复杂多样的原因。如当 MELAS 患者肌纤维内的 A3243G 突变 mtDNA 超过 90% 时,临床上出现卒中样发作、痴呆、癫痫和共济失调等;若 A3243G 突变 mtDNA<50%,则只出现慢性进行性眼外肌麻痹、肌肉损害和耳聋。

【病理】

肌肉:MGT 染色可见大量 RRF 是线粒体肌病的病理学特征(图 20-4)。部分患者伴有不同程度的肌纤维脂质沉积现象。电镜下可见肌膜下或肌原纤维间有大量异常线粒体堆集,且部分线粒体内存在结晶体样包涵体,类似斑马线样结构。

脑:脑的病理改变为非特异性,主要为海绵样改变、神经元变性水肿、灶性坏死或广泛坏死,伴星形细胞增生、脱髓鞘或矿物质沉积。MELAS 患者还可见颞顶枕叶皮质多灶性损害,脑皮质萎缩和基底节钙化,颅内多灶性坏死伴小血管增生和星形细胞增多,灶状或层状海绵样改变。MERRF 患者可见齿状核、红核和苍白球等核团变性。

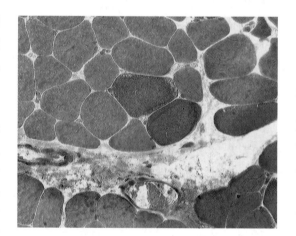

图 20-4　线粒体肌病患者肌肉组织 MGT 染色可见两个典型的 RRF,即肌纤维膜下周边出现红染,且结构不完整(×200)。

【临床表现】

1. 线粒体肌病　多在 20 岁左右起病,也可在儿童及中年起病,男女均可受累。临床上以骨骼肌不耐受疲劳为主要特征,轻度活动后即感疲乏,休息后好转,可伴有肌肉酸痛。后期可出现持续性肌无力,甚至肌萎缩。如果以眼睑下垂为首发症状,且缓慢进展为全眼外肌瘫痪,眼球完全固定,部分患者可有咽部肌肉和四肢无力者,称为慢性进行性眼外肌麻痹。

2. 线粒体脑肌病

(1)MELAS:为线粒体脑肌病最常见的类型。青少年发病,也可至中老年发病。多为突然发病,少数缓慢起病。临床表现为突发的卒中样表现,如精神障碍、智力低下、肢体瘫痪、皮质盲、癫痫和呕吐等,可有偏头痛病史,一般身材矮小和神经性耳聋。追问病史,可发现不耐疲劳现象。可有阳性家族史。在发作期进行脑 MRI 检查时,T_2 和 DWI 像显示沿脑回分布的皮质及皮质下高信号,T_1 像低信号,这种改变常称为"层状坏死",系本病特征性影像学改变;且这种影像学的病变与脑血管支配分布不一致。这种改变经过数月后可完全消失,少部分留有局部脑萎缩;再复发时,这种特征的改变又可出现在另一部位的皮质。部分患者可有基底节钙化。发病时血和脑脊液乳酸增高。血乳酸及丙酮酸试验可呈阳性。

（2）KSS:本病的诊断标准为:①20 岁前起病;②CPEO;③视网膜色素变性,在具备这三种条件下,加上以下一种即高度提示,如心脏传导阻滞、小脑性共济失调或脑脊液蛋白>100mg/dL。肌肉活检帮助明确诊断。

（3）MERRF:多在儿童发病,少数在成人发病;可有阳性家族史。主要特征为:①肌阵挛;②癫痫;③共济失调;④肌肉组织 MGT 染色提示有 RRF。部分患者还可有身材矮小、智力低下、视神经萎缩、听力障碍、运动不耐受及周围神经病等;也偶有心肌病、视网膜色素变、眼外肌麻痹、锥体束征和多发性脂肪瘤。

【辅助检查】

1. 血生化检查

（1）80% 患者的乳酸、丙酮酸最小运动量实验呈阳性,即运动后 10min 血乳酸和丙酮酸仍不能恢复正常。线粒体脑肌病患者脑脊液乳酸含量也增高。

（2）线粒体呼吸链复合酶活性降低。

（3）少数患者血清 CK 和 LDH 水平轻度升高,多数为正常。

2. 肌肉活检　典型的线粒体病的病理改变帮助明确诊断。

3. 影像学检查　头颅 CT 或 MRI 可见基底节钙化、脑萎缩;急性期 MRI 出现层状坏死提示线粒体脑病可能。

4. 肌电图　多数为肌源性损害,少数正常。

5. 基因检测　mtDNA 和相关的 nDNA 检测和分析可协助本病诊断。

【诊断】

1. 线粒体肌病　不耐受疲劳,血乳酸或丙酮酸实验呈阳性,肌活检可见大量 RRF,可诊断本病;电镜可见肌纤维内异常线粒体大量堆积,基因检测证实 mtDNA 基因突变或大片段缺失可进一步明确诊断。

2. 线粒体脑肌病　发现核心症状,偏头痛样发作、反复卒中样发作和早期癫痫发作提示 MELAS;共济失调、癫痫发作和肌阵挛的组合提示 MERRF;进行性眼外肌麻痹、视网膜色素变性、多神经病变或耳聋提示 KSS。结合影像学及肌活检出现大量 RRF,可考虑线粒体脑肌病的可能,进一步基因检测支持诊断。

【鉴别诊断】　线粒体肌病主要与重症肌无力、炎性肌病、眼咽型肌营养不良、肢带型肌营养不良、其他代谢性肌病鉴别;线粒体脑肌病则应与脑梗死、脑炎、其他类型的肌阵挛癫痫等鉴别。

【治疗】　在 MELAS 患者中,卒中样发作期静脉用精氨酸可控制病情,恢复期口服低剂量精氨酸可预防卒中样发作。其他类型线粒体病目前尚无特效治疗办法。长期应用维生素 E、ATP、辅酶 Q_{10} 和 B 族维生素治疗或许可减轻症状。KSS 患者有重度心脏传导阻滞者可用心脏起搏器。

二、脂质沉积性肌病

脂质沉积性肌病（lipid storage myopathy,LSM）是指脂肪代谢障碍导致肌纤维形态结构破坏和功能异常的骨骼肌疾病。其临床表现为进行性肌无力、低糖低酮发作时肌无力或在持续运动或禁食时发生反复的横纹肌溶解。包括原发性肉碱缺乏症、脂酰-CoA 脱氢酶缺乏病、肉碱棕榈酰转移酶缺乏病、肉碱酰基肉碱转位酶缺乏病、中性脂肪沉积症,我国最常见的是多脂酰-CoA 脱氢酶缺乏（multiple acyl-CoA dehydrogenase deficiency,MADD）。

【病因与发病机制】　在休息、长时间运动或亚极限运动中,脂类是肌肉组织重要的能量来源。肉碱是由赖氨酸和甲硫氨酸衍生而来,在脂肪酸的代谢中起着核心作用。它有两个主要功能:①将长链脂酰 CoAs 从肌细胞的细胞质内运输到线粒体内进行 β-氧化;②阻止线粒体内酰基 CoAs 积聚,从而保护肌细胞免受这些物质的膜不稳定效应的影响。为了进行 β 氧化,长链脂肪酸要经历一系列的生化过程。首先,它被位于线粒体外膜的脂酰 CoA 合成酶激活为脂酰 CoA,在线粒体外膜肉碱棕榈酰转移酶 I(CPT I)的作用下以脂酰肉碱的形式转移到线粒体内。随后,线粒体内膜的肉碱棕榈酰转移酶 II(CPT II)将酰基肉碱转化为脂酰 CoA,在线粒体基质中进行 β-氧化。在此过程中的肉碱缺乏或各种酶的缺失均导致脂质代谢异常从而引起脂质沉积性肌病。

【病理】 HE 染色显示肌纤维内脂滴堆积呈筛孔样变性,严重者肌纤维内脂滴可融合成片状而呈空泡样变性,甚至肌纤维破碎。油红 O 染色可显示肌纤维呈阳性或强阳性。电镜观察到肌纤维内的肌原纤维之间存在大量脂滴,有的融合成片状,挤压和破坏肌原纤维。

【临床表现】 MADD 也称戊二酸尿症 II 型,因其对核黄素治疗有极好的疗效,故又称为核黄素反应性脂质沉积性肌病。成人型以 30~40 岁发病,亚急性起病。表现为近端肌无力,可伴有运动后肌痛、肌疲劳。严重者可累及呼吸肌伴有发作性昏睡、呕吐、低血糖和代谢性酸中毒。新生儿型在 2 岁内发病,表现为严重的肌张力低下、低酮低血糖、心肌病、肝大,可有严重肌无力,死亡率极高。有时类似于 Reye 综合征表现,可因严重的酸中毒和低血糖而致死。

【辅助检查】 血清 CK、血糖、血氨、血尿酮体检测和血气分析;可疑患者要进行心肌酶检测、心电图和心脏超声检查。肌电图及肌肉活检。必要时进行血尿有机酸和血清肉碱检测、成纤维细胞酶学分析和基因检测。

【诊断】 患者运动不耐受,长时间活动后出现肌无力、肌张力低下、血 CK 水平升高;反复的横纹肌溶解,肌红蛋白尿;反复出现低糖低酮血症应注意本病的可能。肌肉活检提示肌纤维内有大量脂肪滴沉积者可以确诊。血尿有机酸和血清肉碱检测、成纤维细胞酶学分析和基因检测可明确 LSM 的类型。

【鉴别诊断】 本病需与其他各种肌肉疾病相鉴别,如炎性肌病、线粒体肌病、糖原沉积性肌病,需依靠肌活检、成纤维细胞酶学分析和基因检测明确诊断。

【治疗】 高碳水化合物低脂饮食。避免长时间的有氧运动、进食不规律等;在运动前和运动中补充碳水化合物可以减少发作次数;对于昏睡、反应迟钝或呕吐影响进食的患者,及时输入葡萄糖进行支持治疗;MADD 患者,服用核黄素(维生素 B_2)100~300mg/d 或更低的剂量,可获得较好疗效。

三、糖原贮积病

糖原贮积病(glycogen storage disease,GSD)是一组基因缺陷导致某种酶缺乏或活性降低引起的糖原代谢障碍,糖原在组织中过多沉积而引起的疾病;在肌肉组织中沉积为糖原沉积性肌病。目前本病分为 9 个亚型。

【病因与发病机制】 肌肉工作中的能量代谢途径的选择由运动类型、强度和持续时间决定。在剧烈运动的初期,肌肉在肌磷酸化酶的作用下启动糖原代谢,动员肌糖原储备,提供肌肉运动所需碳水化合物,此时血乳酸水平升高。随着有氧运动时间的延长,运动肌群血循环的增加,来自全身循环的葡萄糖和脂肪酸向运动肌群供应增加,血乳酸水平开始下降。伴糖酵解/糖原分解障碍性疾病时,在剧烈运动的最初阶段最易出现肌肉痉挛、肌痛、肌无力等肌肉运动功能障碍。随后伴随运动肌群血循环的增加,脂肪酸代谢和肝糖原分解代谢的增加,症状得到改善。随着病情进展,能量产生障碍及糖原颗粒堆积挤压和破坏肌纤维结构,肌无力逐渐加重,表现为持续性肌无力和肌萎缩。

【病理】 HE 染色显示肌纤维内出现大量空泡样变性或坏死,部分空泡内有嗜碱性颗粒;PAS 染色可见病变肌纤维呈阳性或强阳性,但多数病变肌纤维在标本染色处理过程中,糖原颗粒被冲洗而脱失,故未显示出阳性,甚至是淡染。电镜观察到肌膜下及肌原纤维间隙有大量糖原颗粒堆积,肌丝结构断裂、破碎,可伴有许多髓样体或小管空泡体。采用特殊缺陷酶染色可确定不同类型的糖原沉积性肌病。

【临床表现】 糖原贮积病Ⅱ型,也称庞贝病(Pompe 病)或酸性 α-葡萄糖苷酶缺乏症(acid-α-glucosidase deficiency),常染色体隐性遗传,*GAA* 基因突变。本病分为婴儿型、儿童型和成人型。

婴儿型,最严重,通常在出生后 2~6 个月起病,四肢松软无力、呼吸困难和发绀、心脏增大、肝大、巨舌,1 岁内死于心力衰竭和呼吸衰竭。

儿童型,>1 岁起病,行走延迟,肩带肌、盆带肌、躯干肌力量逐渐减弱。脚趾行走,鸭步,小腿肌肉增大,腰椎前凸类似于 DMD。在 3~24 岁之间死亡,通常是由于呼吸衰竭和反复的肺部感染。

成人型,较良性,缓慢进展的躯干和肢体近段无力,多因呼吸肌无力死亡,有时患者仅表现为膈肌无力。无肝脏和心脏肿大。CK 值可以正常或略有增加。肌电图显示了短小的运动单位电位、纤颤电位、正锐波、复合重复放电和肌强直放电。干血滤纸片法是检测 α-葡萄糖苷酶活性的简单易行的方法,必要时可进行肌肉活检和基因检测。

【辅助检查】 肌肉酶组织化学及酶特异性染色可明确本病及其不同类型。以肝脏受累为主者,可行肝脏活检。

【诊断】 任何年龄出现不耐疲劳现象、肌无力、肌痛,尤其运动后出现肌肉痉挛,并伴有反复低血糖、高脂血症、肌红蛋白尿者,应考虑本病的可能。肌肉活检有助于明确本病,但类型的区分须通过特殊酶组织化学检查和基因检测。

【鉴别诊断】 糖原贮积病首先应与其他代谢性肌病鉴别,其次与其他肌肉疾病鉴别。但各种肌肉病的临床表现没有特异性。

【治疗】 糖原贮积病Ⅱ型:关注患者的呼吸功能,定期检测肺活量和血气分析,及时给予呼吸支持(经鼻正压通气、辅助咳嗽装置等);低碳水化合物、高蛋白饮食可能有效;α 糖苷酶替代治疗有效。

思考题

1. 对肌无力和肌萎缩患者,除了询问肌无力的特点外还应该注意哪些临床表现? 定位诊断是什么? 需要与哪些疾病进行鉴别?

2. 怀疑重症肌无力的患者,问诊、查体要点包括哪些? 主要与哪类疾病进行鉴别? 其治疗原则包括哪些?

(郭军红)

第二十一章
自主神经系统疾病

- 雷诺病是因肢端小血管痉挛或功能性闭塞引起的局部缺血表现。
- 红斑肢痛症特征表现为阵发性肢端皮肤温度升高,皮肤潮红、肿胀,剧烈灼热痛。
- 面偏侧萎缩症是一种病因未明的、进行性进展的、偏侧组织营养障碍性疾病;全身自主神经功能不全表现为急性多处自主神经受累症状;自发性多汗症表现为异常出汗过多;脂肪营养不良综合征可为先天性或获得性皮下脂肪萎缩或缺失。

第一节 概 述

自主神经系统(automatic nervous system)分为交感神经系统和副交感神经系统,两者在大脑皮质及下丘脑支配调节下,相互拮抗、相互协调,支配内脏器官、平滑肌、心肌、腺体等不随意运动。

自主神经系统分为中枢和周围两部分。

1. 中枢部分

(1)大脑皮质诸区均有自主神经关联区域,位置在相应躯体运动功能区附近或与之重叠,如刺激枕叶可见瞳孔缩小,旁中央小叶调节膀胱、肛门括约肌,岛叶、边缘叶参与内脏活动。

(2)下丘脑是自主神经皮质下主要调节中枢,控制着躯体糖、水、盐、脂肪等代谢活动,与体温、血压、睡眠、呼吸等有密切关系。其前区为副交感神经中枢,后区为交感神经中枢。

(3)脑干、脊髓是自主神经系统调节中枢。延髓中有呕吐、咳嗽、吞咽、心跳、呼吸等中枢。中脑、延髓和骶髓(S_{2-4})是副交感神经发源地,而脊髓胸、腰($C_8 \sim L_2$)侧角是交感神经发源地。

2. 周围部分 一级神经元胞体发出轴突为节前纤维,并与二级神经元发生突触联系;二级神经元胞体发出节后纤维,分布至各内脏器官。根据神经元胞体的位置,可分为交感神经和副交感神经两组。

自主神经有来自血管及内脏感觉的传入纤维。感觉冲动由不同水平的后根传入脑干和丘脑,而后达中央后回。

自主神经系统疾病根据病因可以分为原发性和继发性,原发性自主神经疾病包括帕金森病、多系统萎缩、路易体痴呆、单纯自主神经功能障碍等;继发性自主神经疾病原因很多,包括代谢功能障碍、感染、毒素暴露、药物作用、风湿病、副肿瘤疾病和遗传性疾病等。根据受累部位、病因、发病机制,将自主神经功能障碍分类汇总如下。

1. 脑相关的自主神经功能障碍

(1)与多系统变性相关

1)多系统变性:自主神经功能障碍临床表现突出。

① 多系统萎缩。

② 伴自主神经功能障碍的帕金森病。

③ 伴自主神经功能障碍的路易体痴呆。

2)多系统变性:自主神经功能障碍临床表现通常不突出。

① 不伴自主神经功能障碍的帕金森病。

② 其他锥体外系疾病［遗传性脊髓小脑萎缩，进行性核上性麻痹、皮质基底节变性、Machado-Joseph 病、脆性 X 综合征（FXTAS）］。

（2）与多系统变性无关（局灶性中枢神经系统疾病）

1）主要由大脑皮质受累引起的疾病

① 额叶皮质病变引起尿/大便失禁。

② 局灶性癫痫发作（颞叶或前扣带回）。

③ 岛叶脑梗死。

2）边缘和旁边缘系统病变

① Shapiro 综合征（胼胝体发育不全、多汗、低体温）。

② 自主神经性癫痫发作。

③ 边缘叶脑炎。

3）下丘脑功能障碍

① 硫胺素缺乏症（Wernicke-Korsakoff 综合征）。

② 间脑综合征。

③ 神经安定剂恶性综合征。

④ 5-羟色胺综合征。

⑤ 致死性家族性失眠症。

⑥ 抗利尿激素综合征（尿崩症、异常抗利尿激素分泌）。

⑦ 体温调节紊乱（高温、低温）。

⑧ 性功能障碍。

⑨ 食欲障碍。

⑩ 血压/心率和胃功能紊乱。

⑪ 霍纳征。

4）脑干和小脑功能障碍

① 颅后窝肿瘤。

② 延髓空洞症和 Arnold-Chiari 畸形。

③ 血压调节紊乱（高血压、低血压）。

④ 心律失常。

⑤ 中枢型睡眠呼吸暂停综合征。

⑥ 压力反射失调。

⑦ 霍纳征。

⑧ 椎基底动脉和延髓背外侧综合征。

⑨ 脑干脑炎。

2. 脊髓相关的自主神经功能障碍

（1）外伤性四肢瘫痪。

（2）脊髓空洞症。

（3）亚急性联合变性。

（4）多发性硬化和视神经脊髓炎。

（5）肌萎缩侧索硬化。

（6）破伤风。

（7）僵人综合征。

（8）脊髓肿瘤。

3. 自主神经疾病

（1）急性、亚急性自主神经病变

1）亚急性自身免疫性自主神经节病（AAG）。

2）亚急性副肿瘤性自主神经病变。

3）吉兰-巴雷综合征。

4）肉毒杆菌中毒。

5）卟啉症。

6）药物引起的自主神经病变-神经兴奋药、停药、血管收缩剂、血管扩张剂、β-受体拮抗剂、β-受体激动剂。

7）中毒性自主神经系统病变。

8）亚急性胆碱能神经病变。

（2）慢性周围自主神经病变

1）远端小纤维神经病变。

2）交感神经和副交感神经的混合性病变。

① 淀粉样蛋白。

② 糖尿病自主神经病变。

③ 自身免疫性自主神经节病（副肿瘤性和特发性）。

④ 感觉神经元病伴自主神经功能衰竭。

⑤ 家族性自主神经功能障碍（Riley-Day 综合征）。

⑥ 糖尿病、尿毒症或营养缺乏。

⑦ 老年自主神经功能障碍（年龄>80 岁）。

3）直立不耐受障碍：反射性晕厥、体位性心动过速综合征、长期卧床、太空飞行、慢性疲劳相关。

下面介绍几种累及自主神经系统的综合征。

1. Shy-Drager 综合征（Shy-Drager syndrome）　是一种神经系统变性病。主要表现为发作性晕厥、直立性低血压、性功能障碍、无汗等自主神经症状。

2. 急性泛自主神经病（acute panantonomic neuropathy, APN）　是吉兰-巴雷综合征的特殊亚型。急性起病，快速进展，广泛的交感神经和副交感神经功能障碍，伴或不伴有轻微肢体无力和感觉异常。

3. 卟啉症（Porphyria）　累及自主神经系统时可出现心动过速、出汗、尿潴留、腹痛、恶心、呕吐、失眠、血压异常等。

4. 自身免疫性自主神经节病（autoimmune autonomic ganglionopathy, AAG）　多见于青中年，急性或亚急性起病，多有呼吸道或消化道感染等前驱症状，主要表现为交感神经功能损害和副交感神经功能紊乱，表现为直立性低血压、晕厥、无汗、口干、眼干、瞳孔对光反射迟钝、膀胱功能障碍、便秘、胃轻瘫、假性肠梗阻等。

5. 体位性心动过速综合征（postural orthostatic tachycardia syndrome, POTS）　女性多发，好发于 15~50 岁。表现为直立性心慌，但血压仅有轻度下降，心率超过 120 次/min，或在站立位时心率增加 30 次/min，但坐位和仰卧位时心率可下降。

6. 淀粉样变性周围神经病（amyloid peripheral neuropathy）　在散发性和家族性淀粉样变性中可存在自主神经病变。自主神经功能障碍可以先于多神经病变发生或单独发生。血液和尿蛋白电泳、组织活检可明确诊断。

7. 急性交感神经过度兴奋综合征（acute sympathetic overactivity syndromes）　是一种严重的头颅外伤和缺氧、缺血性脑损伤引起的交感神经急性持续兴奋状态。临床表现包括发热、心动过速、高血压、呼吸急促、多汗、瞳孔散大、脸红等。

自主神经系统疾病病因、机制多不明确,本章主要介绍以自主神经功能障碍为突出临床表现的独立疾病和综合征。

第二节 雷 诺 病

雷诺病(Raynaud disease)又称为原发性雷诺现象(primary Raynaud phenomenon),是因肢端小血管痉挛或功能性闭塞引起的局部缺血表现。常见于青年女性。多因局部受寒或情绪激动所诱发,以阵发性四肢末端(手指为主)对称性间歇发白与发绀、感觉异常为临床特征,可伴有指(趾)疼痛。

【病因与发病机制】 雷诺病病因不清。可能与以下原因有关。

1. 血管痉挛学说 由于血管交感神经的支配功能障碍,引起指(趾)血管痉挛或功能性闭塞。

2. 血管敏感性因素 由于肢端动脉本身对寒冷的敏感性增加所致。

3. 血管壁结构改变 肢端动脉壁结构改变可引起血管收缩或对血中肾上腺素出现异常反应。

4. 遗传因素 某些患者的家系成员中有肢端血管痉挛现象。

【病理】 疾病早期或病情轻者,指(趾)动脉无明显病理变化。后期和病情重者可有动脉内膜增生,中层纤维化,肢端末梢动脉分支管腔缩小,少数有管腔闭塞和血栓形成,可伴有局部组织营养性改变。毛细血管迂曲、扭转,动脉痉挛性狭窄,静脉扩张充血。

【临床表现】 多发生于20~30岁女性,寒冷、情绪变化可诱发,温暖环境可缓解。患者病变多局限于手指,近1/2的患者可同时累及足趾,仅累及足趾的病例极少。某些病例可累及鼻尖、外耳、面颊、胸部、舌、口唇及乳头。临床表现为由间歇性肢端血管痉挛引起颜色改变、疼痛及感觉异常。典型发作可分为3期。

1. 缺血期 当环境温度降低或情绪激动时,两侧手指或足趾、鼻尖、外耳突然变白、僵冷。在肢端温度降低同时,皮肤出冷汗,常伴有蚁走、麻木或疼痛感,常持续数分钟至数小时,可见手指变白(图 21-1)。

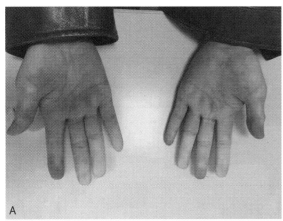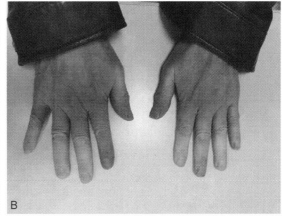

图 21-1 **雷诺病**

2. 缺氧期 在局部缺血期的基础上,出现肢端青紫或呈蜡状,伴有疼痛,延续数小时至数日后消退或转入充血期。

3. 充血期 肢端动脉充血,温度上升,皮肤潮红,然后恢复正常。也可见发作即出现青紫或苍白后即转为潮红。部分患者在苍白或青紫后恢复正常色泽。经过多次发作至晚期,指尖偶有溃疡或坏疽,肌肉及骨质可有轻度萎缩。

体格检查除指(趾)发凉、颜色改变,可见手部多汗。桡、尺、足背及胫后动脉搏动均存在。

【辅助检查】

1. 激发试验　①冷水试验:指(趾)浸入 4℃冷水中 60s,可诱发颜色变化;②握拳试验:两手握拳 90s 后,于弯曲状态松开手指,部分患者可出现发作时的颜色改变;③将全身暴露于寒冷环境,同时将手浸于 10~15℃水中,发作的阳性率更高。试验时应注意保护患者,避免受伤。

2. Allen 试验　受检者握紧拳头 30s,检查者同时紧压其腕部的桡、尺动脉,受检者松开拳头,其手掌部由于血供被阻断变得苍白,然后继续压迫桡动脉,松开尺动脉后如手掌迅速恢复红润,说明受检者的桡动脉、尺动脉间有完善的侧支循环,为 Allen 试验阴性,反之为阳性。

3. 血管无创性检查　激光多普勒血流测定、应变计体积描记法等测定寒冷刺激时手指收缩压。

4. 指动脉造影　分别在冷刺激前后进行,如发现血管痉挛,可于动脉内注射盐酸妥拉唑林后再次造影,了解血管痉挛是否缓解。造影可以显示动脉管腔变小,严重者可见动脉内膜粗糙,管腔狭窄,偶见动脉闭塞。

5. 微循环检查　雷诺病患者甲皱毛细血管镜检查可正常,继发性雷诺现象者可见毛细血管数量减少,管径及形态均异常,皮肤乳头层下静脉丛较正常人更明显。

6. 其他　血沉、血常规及抗核抗体等免疫相关抗体检测等应作为常规检查,如异常则支持继发。

【诊断】

1. 雷诺现象的诊断标准　①手指对冷敏感;②发作时有双相颜色变化(苍白和青紫);③以下 7 条符合 3 条及以上:A. 寒冷以外的诱发因素(如情绪激动);B. 发作时累及双手(即使是不同时间及不对称发生的);C. 发作时伴有麻木和/或感觉异常;D. 颜色变化界限分明;E. 患者提供的照片强烈支持雷诺现象;F. 发作可出现在其他部位;G. 相颜色变化(苍白、青紫、潮红)。

2. 雷诺病的诊断标准　在雷诺现象诊断基础上,符合:①毛细血管镜检查结果正常;②体格检查无阳性体征;③无结缔组织疾病史;④抗核抗体阴性或低滴度。

【鉴别诊断】　本病需与继发性雷诺现象、肢端发绀症、红斑肢痛症、网状青斑、冻疮、冻伤等相鉴别,根据疾病特征和临床表现可进行鉴别。继发性雷诺现象(secondary Raynaud phenomenon)是指继发于其他疾病的肢端动脉痉挛现象,常见于结缔组织疾病、职业暴露、药物源性、副肿瘤性等病因。两者的鉴别要点见表 21-1。

表 21-1　雷诺病与继发性雷诺现象的鉴别

鉴别点	雷诺病	继发性雷诺现象
起病	多<30 岁	多>30 岁
性别	多数为女性	男性比例较多
疼痛严重程度	轻中度	中重度
组织坏死	少见	常见
分布	对称	非对称
甲皱毛细血管	可正常	管腔不规则,血管襻增大
病因	不明	结缔组织疾病、高凝状态、职业暴露、药物源性损伤、副肿瘤性等

【治疗】

1. 一般治疗　避免指(趾)损伤,保持患部及全身温暖。戒烟,避免精神紧张、操作振动机器和高海拔等诱因。

2. 药物治疗　如血管痉挛发作影响患者日常生活或工作,以及出现了指(趾)营养性病变时可给予药物治疗。

(1)钙通道阻滞剂:为目前最常用的首选药物,能使血管扩张,血流增加。①硝苯地平:为治疗的首选药物,10~20mg,2~3 次/d,口服。若出现不良反应,如面部发红、发热、头痛、踝部水肿、心动过速等症状,可使用缓释剂如氨氯地平或伊拉地平;②维拉帕米:45~90mg,4 次/d,口服;③地尔硫草:60mg、3 次/d,口服,连用 2 周。不良反应轻,但疗效不显著。

(2)血管扩张类药物:此类药物疗效尚好,但对病情严重的患者疗效较不甚理想。包括草酸萘呋胺、烟酸肌醇酯和盐酸妥拉唑林等。

(3)前列腺素:具有较强的血管扩张和抗血小板聚集作用,适用于难治病例。①PGE₁ 类药物:前列地尔 0.1~0.4μg/(kg·min)滴注 6~24h,1 次/d,2~5d 为 1 个疗程;②PGI₂ 类药物:伊洛前列素 1~2ng/(kg·min)静脉滴注 5~12h,1 次/d,3~5d 为 1 个疗程,大多数患者疗效可持续 6 周到半年。

(4)其他:严重坏疽继发感染者,应配合抗生素治疗。巴比妥类镇静药及甲状腺素能减轻动脉痉挛。调整自主神经常用药物有 B 族维生素药物、谷维素等。也可以使用中药治疗,所用方剂有温经回阳通瘀作用。

3. 手术治疗　对病情严重、难治性下肢病变者行腰交感神经切除术。

4. 其他治疗　如肢体负压治疗能够克服血管平滑肌收缩,使血管扩张。

【预后】　预后相对良好,约 15% 患者自然缓解,30% 逐渐加重。长期持续动脉痉挛可致动脉器质性狭窄而不可逆,但极少需要截指(趾)。

第三节　红斑肢痛症

红斑肢痛症(erythromelalgia)是一种少见的阵发性血管扩张性疾病,其特征为阵发性肢端皮肤温度升高,皮肤潮红、肿胀,剧烈灼热痛,尤以足趾、足底为著,环境温度升高或运动时加剧。本病由 Mitchell 在 1878 年命名。

【病因与发病机制】　本病为病因不明的原发血管性疾病,与编码电压门控钠离子通道 1.7(Nav1.7)α 亚单位的 *SCN9A* 基因突变有关,遗传方式为常染色体显性遗传。基因突变改变了钠离子通道的特性,与阵发性疼痛有关,目前成人起病的红斑肢痛症中暂无钠通道基因突变的相关报道。可能是由于中枢神经、自主神经紊乱,使末梢血管运动功能失调,肢端小动脉扩张,造成局部微循环障碍,局部充血,伴皮温升高。当血管内张力增加,压迫或刺激邻近的神经末梢时出现临床症状。患者常有神经纤维病变,提示其发病与神经功能障碍有关。

【临床表现】　中青年多见,主要症状见于肢端,常对称性累及足或手,尤以双足最常见。表现为足底部、足趾的红、肿、热、痛,疼痛为阵发性,剧烈烧灼痛、针刺痛,以夜间发作次数较多,发作间歇仍有持续性钝痛。温热、活动、肢端下垂或长时间站立均可引起或加剧发作。冷水浸足、休息或将患肢抬高,疼痛可减轻。体格检查可见肢端皮肤发红充血,按压红色可暂时消失,皮温升高、轻度肿胀、患处多汗。极少数患者晚期可因营养障碍而出现溃疡或坏疽,一般无感觉及运动障碍。

【诊断与鉴别诊断】

1. 诊断要点　肢端阵发性灼痛、红斑及受累皮肤温度升高,受热后疼痛加剧,冷敷后疼痛减轻,无局部感染炎症,并排除血栓闭塞性脉管炎、雷诺病及继发原因引起的红斑肢痛症等。可行检测 *SCN9A* 基因,有助于确诊。

2. 鉴别诊断

(1)继发性红斑肢痛症:继发性则多见于骨髓增生性疾病(如红细胞增多症、血小板增多症等)和自身免疫性疾病,也可见于糖尿病、艾滋病、感染、药物和蕈中毒等。

(2)雷诺病:是由于交感神经功能紊乱而引起肢端局部缺血,遇冷为主要诱因,通常有苍白或发绀,受累指(趾)局部温度低、麻木或感觉减退。

(3)血栓闭塞性脉管炎:主要由血流不足引起,可表现为间歇性跛行、皮肤苍白发绀、足背动脉搏动减弱或消失及足部干性坏疽等。

(4)其他:脊髓痨、亚急性脊髓联合变性、脊髓空洞症等可有肢端感觉异常、轻度苍白,无灼痛、红斑及受累皮肤温度升高等表现。

【治疗】

1. 一般治疗　急性期卧位休息，避免久站，抬高患肢并局部冷敷或将肢体置于冷水中，以减轻疼痛；患者应注意避免引起局部血管扩张的诱因。

2. 药物治疗　①β受体阻滞剂：普萘洛尔每次20~40mg，3次/d，口服；②阿司匹林：通过不可逆地抑制血小板环氧合酶活性，抑制前列腺素的合成而起作用，0.3g/次，1~2次/d，口服，可使疼痛显著缓解；③5-羟色胺再摄取抑制剂：部分患者对此类药物敏感，文拉法辛18.75~75mg，2次/d，或舍曲林25~200mg，1次/d；④前列腺素：可松弛毛细血管前括约肌，改善血液循环，缓解症状，米索前列醇400μg口服，2次/d或PGE₁、PGI₂从小剂量开始静脉点滴；⑤其他：三环类抗抑郁药物（阿米替林、丙米嗪）、钙通道阻滞剂（尼莫地平、地尔硫䓬）、加巴喷丁、氯硝西泮、血管收缩剂、激素、自主神经调节剂、维生素类剂、利血平与氯丙嗪联合应用等；⑥中药治疗：如加味龙胆泻肝汤等，局部可以应用中草药外敷。

3. 封闭疗法　可用1%利多卡因和0.25%布比卡因混合液10mL，另加生理盐水10mL稀释后踝上部做环状封闭，严重者于骶部硬膜外局部封闭及腰交感神经节阻滞亦有一定效果。

4. 物理疗法　包括超声波或超短波治疗及短波紫外线照射。

5. 外科治疗　少数治疗无效患者，采取交感神经切除术或局部神经切除术可缓解症状。

6. 对于继发性红斑肢痛症患者，同时治疗原发疾病。

第四节　面偏侧萎缩症

面偏侧萎缩症（facial hemiatrophy）是一种病因未明、进行性进展的偏侧组织营养障碍性疾病，其临床表现为病变侧面部慢性进行性萎缩，较对侧小，皮肤变薄、皮下脂肪减少、骨骼变小，又称帕里-龙贝格综合征（Parry-Romberg syndrome）。

【病因与发病机制】　本病的病因未明。中枢神经系统脂肪代谢调节紊乱可能引起局部神经营养障碍，影响面部脂肪的形成和代谢是主要原因之一。也可能由免疫调节和中枢神经紊乱引起颈交感神经极度活跃导致。还可能与自身免疫、感染、外伤等因素相关。

【病理】　本病首先累及结缔组织，尤其是皮下脂肪组织，随着病情发展逐渐扩大累及皮肤、皮脂腺和毛发，病变可为单侧或双侧。局部组织活检镜下可见皮肤各层萎缩，结缔组织减少，肌纤维变细，横纹减少，但肌纤维数量不变。

【临床表现】

1. 起病隐袭，多在10~20岁起病。女性多发，病情发展速度不定。

2. 萎缩可以在面部任何部位开始，以眶上部、颧部多见。起始点常呈条状，略与中线平行，与对侧分界清晰，可能与三叉神经分布有关（图21-2）。后期病变可累及舌肌、喉肌、软腭等；严重者可发生大脑半球萎缩，甚至骨骼和偏身萎缩。

3. 患侧皮肤萎缩，菲薄和光滑，常伴脱发、色素沉着、白斑、毛细血管扩张及皮下结缔组织消失。

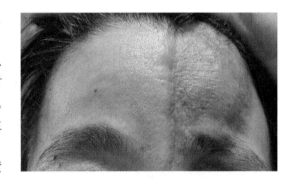

图21-2　面偏侧萎缩症

4. 神经系统损伤表现包括癫痫发作、偏头痛、霍纳征、面部感觉异常、三叉神经痛等，其中癫痫发作最常见。神经系统病变与影像学改变并不一致，局部病变的程度与神经病变也无相关性。

5. 部分表现为虹膜色素减少、眼球炎症及继发性青光眼。

【辅助检查】　X 线片可发现病变侧骨质变薄、缩短或缩小。CT 和 MRI 可提示病变侧的皮下结缔组织、骨骼、脑及其他脏器等组织萎缩。超声检查显示病变脏器缩小。

【诊断及鉴别诊断】　本病诊断的主要依据是典型的单侧面部萎缩,而面部肌力不受影响。需与局限性硬皮病、两侧正常性不对称、面肩肱型肌营养不良和面偏侧肥大症等鉴别。

【治疗】　目前以对症治疗为主,有畸形者可行矫形治疗。有癫痫发作、偏头痛、三叉神经痛、眼部炎症等症状者应给予相应处置。

【预后】　多数患者可在数年至十余年后趋于缓解,但伴发癫痫发作患者可能继续进展。

第五节　全身自主神经功能不全

全身自主神经功能不全(pandysautonomia)是急性起病的周围交感和副交感神经节前、节后自主神经功能障碍,出现多处自主神经受累症状,包括直立性低血压、瞳孔固定、腺体分泌减少、无汗、便秘、膀胱充盈、阳痿、心律异常等表现。

【病因和病理】　病因尚未清楚。一般认为本病为自身免疫性自主神经病,是一种对自主神经节或节后神经纤维的异常免疫反应。也有人认为与嗜神经病毒感染有关。现已发现本病发生于感染性单核细胞增多症及痢疾之后,部分病例 Epstein-Barr 病毒抗体滴度增高。病变可累及周围或中枢自主神经系统,腓肠神经活检可见细小的无髓鞘神经纤维增加伴再生。

【临床表现】　急性起病,多发病于儿童与成年人,表现为广泛自主神经完全或不全麻痹的症状。包括:①眼部症状:如视物模糊、瞳孔散大固定,多为双侧,光反应明显减弱或消失;②胃肠道症状:如胃肠功能低下,伴恶心、呕吐、便秘或腹泻,严重时则可有麻痹性肠梗阻;③心血管症状:如直立性低血压、晕厥,但无明显心率改变;④伴有体温调节异常和全身性出汗减少,失张力性膀胱;⑤泪腺和唾液腺症状:如鼻、眼、口腔干燥伴有鼻塞等;⑥阳痿等性功能障碍;⑦少数患者四肢远端感觉障碍,腱反射减弱,极少数患者可伴肌肉萎缩、肌力下降。

【诊断与鉴别诊断】　本病诊断主要依据临床表现,包括直立性低血压,瞳孔固定及视物模糊,汗液、泪液、唾液等腺体减少或缺失,胃、直肠、膀胱症状及性功能障碍,不伴有或伴有轻度周围性感觉或运动障碍。需与家族性全身自主神经功能不全、多系统萎缩、干燥综合征、吉兰-巴雷综合征及其他疾病继发的全身自主神经功能不全等疾病相鉴别。

【治疗】　对症治疗为主,包括监护心血管功能、胃肠减压、促进胃肠蠕动,导尿、保证营养,补充血容量及人工泪液等。直立性低血压者应用适量泼尼松,加强体育锻炼。此外可给予 B 族维生素及针刺疗法。

第六节　自发性多汗症

自发性多汗症(spontaneous hyperhidrosis)是一种病因不明、除生理代谢以外出现的以异常出汗过多为主要表现的一类疾病。可见于神经系统某些器质性疾病、神经症、大脑皮质兴奋与抑制失衡所致的多汗症、先天性多汗症及全身系统性疾病所致全身汗液分泌过多等状态。

【病因与发病机制】　汗腺主要受交感神经节后纤维支配。丘脑、内囊、纹状体、脑干等部位损害可见偏身多汗;小脑、延髓、脊髓、神经节损伤可引起全身或局限性多汗;间脑性癫痫患者出现阵发性多汗;炎症、肿瘤或颈动脉瘤刺激一侧颈交感神经节,可引起头部一侧多汗;神经症患者全身或一侧多汗,是大脑皮质兴奋抑制的失衡,或自主神经不稳定所致;先天性多汗者的多汗部位常局限于腋部、手掌、足跖等处,且此处皮肤湿冷,主要与遗传因素有关,见于 Spanlang-Tappeiner 综合征等。

【临床表现】

1. 全身性多汗　表现为周身容易出汗,在内、外界因素刺激时加剧。患者常因皮肤汗液增多,容易发生擦破,并伴发汗疹及毛囊炎等。可见于甲亢、脑炎后遗症、下丘脑损害等疾病。

2. 局限性多汗　好发于头、颈、腋及肢体远端,掌、跖部最易发生,常两侧对称,也有仅发生于一侧或身体某一小片部位。手足表现为冷汗,可伴皮肤湿冷,或皮肤呈苍白、青紫色,偶见水疱及湿疹样皮炎,情绪紧张时症状加重。局限于足部的多汗可伴有臭味、足部起疱或脱屑及角化层增厚。腋部、阴部多汗时也可伴臭汗症。截瘫患者在病变水平以上常有出汗过多。颈交感神经刺激可产生头面部多汗。

3. 偏身性多汗　身体一侧出汗明显增多,自主神经系统检查示多汗侧皮温低,皮肤划痕试验阳性。常见于脑卒中后遗症。

4. 耳颞综合征　表现为一侧颞部发红,伴局限性多汗,且常发生于进食酸、辛食物后,反射性出汗增多,也可伴流泪。多汗局限于颈交感神经丛、耳大神经和舌神经支配范围。颈交感性味觉性出汗常见于胸出口部位病变术后。上肢交感神经切除术后数周或数年,约 1/3 可出现味觉刺激后出汗。

【治疗】

1. 药物治疗　①抗胆碱能药物:阿托品 0.3mg,3 次/d,口服,主要用于全身性多汗者,但要注意有口干、青光眼、尿潴留及精神症状等副作用;②镇静剂:情绪紧张的患者可酌用氯丙嗪、地西泮等镇静剂。

2. 局部用药　四肢远端多汗者可用 5%~10% 甲醛、3%~25% 氯化铝、5%~10% 枯矾等收敛剂局部擦拭或敷用,可有暂时疗效;手足多汗者可搓热手掌后,将乌洛托品粉放入手掌搓匀涂于多汗部位。

3. 放射治疗　手足掌多汗者可试用深部 X 线治疗,每次 1Gy,2 次/周,总量 8~10Gy。

4. 物理治疗　自来水离子透入法,2~3 次/周,以后每月 1~2 次维持。

5. 手术治疗　经上述治疗无效的顽固性局部多汗,或因多汗而影响生活者,可应用交感神经节切除术;术前均应做普鲁卡因交感神经节封闭,以测试疗效。

第七节　脂肪营养不良综合征

脂肪营养不良综合征(lipodystrophy syndrome)可为先天性或获得性,主要表现为不同分布的皮下脂肪萎缩或缺失,常伴有胰岛素抵抗、糖尿病、高甘油三酯血症和非酒精性脂肪肝等疾病。

【病因与发病机制】　脂肪营养不良综合征的病因与发病机制尚未完全阐明。先天性全身脂肪营养不良可由 *AGPAT2*、*BSCL2* 等基因突变所致。目前发现 *LMNA* 基因突变是家族性部分脂肪营养不良Ⅱ型的病因。有研究报道获得性全身性脂肪营养不良患者与自身免疫性疾病相关,如脂膜炎、青少年型皮肌炎和幼年型类风湿关节炎。治疗 HIV 过程中使用核苷酸逆转录酶抑制剂和蛋白酶抑制剂可致 HIV 相关脂肪营养不良,可能与自主神经对体脂分布的调节和药物诱导线粒体毒性作用有关。

【临床表现】　脂肪营养不良综合征是一种病因、发病形式、分布和严重程度不同的疾病。依病因学可分为先天性或获得性,可再分为全身型、部分型和局部型。

1. 先天性脂肪营养不良

（1）先天性全身脂肪营养不良

1）先天性全身脂肪营养不良 1 型

2）先天性全身脂肪营养不良 2 型

3）其他

（2）家族性部分脂肪营养不良

1）家族性部分脂肪营养不良 1 型

2）家族性部分脂肪营养不良 2 型

3）其他

2. 获得性脂肪营养不良

（1）获得性全身脂肪营养不良

（2）获得性部分脂肪营养不良

（3）HIV 相关脂肪营养不良

（4）局部脂肪营养不良

（5）其他获得性脂肪营养不良

3. 早衰和自身炎症相关综合征

本节介绍脂肪营养不良综合征的几种主要亚型。

1. 先天性全身脂肪营养不良（congenital generalized lipodystrophy, CGL） 又称 Berardinelli-Seip 综合征，是一种罕见的常染色体隐性遗传病。最典型的临床特征是患者身体几乎没有脂肪组织，肌肉外观突出，在出生时就很容易识别。儿童早期出现生长增快、骨龄延长和食欲旺盛，儿童后期出现分布在颈部、腋窝、腹股沟和躯干的黑棘皮病。患者通常出现肝脾大，脐部突出或明显的脐疝。

2. 家族性部分脂肪营养不良（familial partial lipodystrophy, FPLD） FPLD1 型又称 Kobberling 综合征，至今只有极少病例报道。FPLD2 型又称 Dunnigan 综合征，儿童时期身体脂肪分布正常，青春期后手臂和腿部的皮下脂肪逐渐消失，显露出肌肉，进而腹部和胸部皮下脂肪逐渐消失。部分患者出现面部、颈部以及腹内脂肪增加，呈库欣样外观，女性多见。

3. 获得性全身脂肪营养不良（acquired generalized lipodystrophy, AGL） 又称 Lawrence 综合征。患者常在儿童及青少年时期发病，累及身体大部分，尤其是面部和四肢，手足的皮下脂肪也可累及，眶后和骨髓脂肪不受影响。患儿可能出现食欲旺盛，大多出现黑棘皮病和脂肪肝，常伴有血清瘦素和脂联素水平降低。

4. 获得性部分脂肪营养不良（acquired partial lipodystrophy, APL） 又称 Barraquer-Simons 综合征。患者常在儿童及青少年时期起病，男女患病比例约 1∶4。脂肪减少自上而下累及面部、颈部、手臂、胸部和上腹部，多余脂肪堆积在臀部和腿部。几乎所有 APL 患者出现血清 C3 水平降低，同时可检测到 C3 肾炎因子，约 20% 患者 8 年后出现系膜毛细血管性肾小球肾炎。也可伴发系统性红斑狼疮和幼年型皮肌炎等其他自身免疫性疾病。

5. HIV 相关脂肪营养不良（HIV-associated lipodystrophy） 常见于 HIV 患者在接受核苷酸逆转录酶抑制剂和蛋白酶抑制剂治疗后，出现面部、手臂和下肢的脂肪减少，多余脂肪可积聚在颈部、背部及躯干。可伴有脂肪肝、胰岛素抵抗、高甘油三酯血症和低高密度脂蛋白血症，其他自身免疫相关等合并症较少。

6. 局部脂肪营养不良（regional lipodystrophy） 局部脂肪营养不良由皮下注射药物、机械压迫、手术瘢痕等因素引起，无脂肪营养不良相关的代谢异常。

【辅助检查】 先天性脂肪营养不良综合征可以通过对致病基因的突变分析来确诊，但目前致病基因尚未完全明了，阴性结果不能完全排除诊断。体格测量或 MRI 有助于确定存在脂肪营养不良。

【诊断与鉴别诊断】 尚未建立明确的诊断标准。诊断时需排除其他可致消瘦和体重减轻的疾病，并判断是否有早衰和自身炎症相关疾病的可能。根据发病时间、脂肪分布、辅助检查和家族史等进行诊断。

本病应注意与以下疾病鉴别。

1. 面偏侧萎缩症 一侧面部进行性萎缩，皮肤、皮下组织及骨质受累。

2. 局限型肌营养不良症 如面-肩-肱型表现为面肌消瘦并伴肌力减弱，皮下脂肪保留，肌电图提示肌源性损伤。

3. 过度消瘦 多由于恶性肿瘤、慢性感染及长期胃肠功能不良等各种原因引起。

【治疗】 尚无特效的治疗方法，大多数患者应遵循常量营养均衡的饮食。如无禁忌，应鼓励患者进行锻炼。瘦素在部分国家被批准用于改善摄食及代谢。应同时治疗高血脂、高血压和糖尿病等疾病。针对萎缩的脂肪组织,必要时可行整形手术。

思考题

1. 为何脑卒中后遗症患者可出现偏侧肢体多汗?
2. 如何判断为雷诺病导致间歇性肢端血管痉挛后肢端改变?
3. 雷诺现象常见于哪些疾病? 雷诺病与继发性雷诺现象如何鉴别?

(李国忠)

第二十二章

神经系统副肿瘤综合征

- 神经系统副肿瘤综合征（paraneoplastic neurological syndromes，PNSs）诊断标准的更新是基于 PNSs 诊断评分系统，该评分系统包括患者临床表型、抗体类型、恶性肿瘤相关性并赋予相关分值，根据所得分数对诊断进行分层，该诊断标准中恶性肿瘤的存在是 PNSs 确诊的必要条件。

- Lambert-Eaton 肌无力综合征（Lambert-Eaton myasthenic syndrome，LEMS）临床三主征为近端肌无力、自主神经功能障碍、腱反射减弱或消失。肌电图特征为低频重复神经电刺激（RNS）后复合肌肉动作电位（CMAP）衰减，高频刺激或运动后 CMAP 增加（>100%），结合 VGCC 抗体阳性和小细胞肺癌，可明确诊断。

第一节 概 述

神经系统副肿瘤综合征（paraneoplastic neurological syndromes，PNSs）是由恶性肿瘤继发的免疫介导的神经系统损害的一组临床症状。2021 年以 Graus 教授为首的国际专家更新了 PNSs 的诊断标准：①可影响神经系统的任何部位，常表现为刻板的临床表现；②与恶性肿瘤相关；③具有免疫介导的发病机制的神经系统疾病。

【流行病学】 据报道，每 300 名癌症患者中有 1 例发生 PNSs，发病率为（1.6~8.9）/100 万，临床上存在明显的漏诊和认识不足的现象。PNSs 最常见的恶性肿瘤为小细胞肺癌、血液系统恶性肿瘤和淋巴瘤。

【发病机制】 肿瘤细胞表达与神经组织相同或相似的抗原，产生特异性抗体，主要包括抗神经元胞内靶抗原的抗体和抗神经元细胞表面或突触蛋白抗原的抗体。抗体对诊断 PNSs 具有重要意义，根据其与恶性肿瘤发生的频率进行分级，分为：高风险抗体（表 22-1）、中风险抗体（表 22-2）和低风险抗体（表 22-3）。

【临床表现】 多为亚急性起病，症状数日至数周发展至高峰，累及中枢和周围神经系统。与恶性肿瘤相关密切的，为高危表型，如脑脊髓膜炎、边缘叶脑炎（limbic encephalitis，LE）、快速进行性小脑综合征、眼肌阵挛-肌阵挛（opsoclonus-myoclonus syndrome，OMS）、感觉神经病、胃肠道假性梗阻（肠神经病变）以及 Lambert-Eaton 肌无力综合征（Lambert-Eaton myasthenic syndrome，LEMS）。当临床表现迅速进展（<3 个月）或脑脊液或磁共振中脑/脊髓有炎性表现，应考虑中危表型，需要检测神经元特异性抗体，尤其是在排除其他病因后。

【辅助检查】

1. 血清和脑脊液抗体检测 检测血清和脑脊液中的肿瘤神经抗体。

2. 脑脊液检查 可见细胞数增多，蛋白总含量以及 IgG 水平轻中度升高。

3. 神经影像学检查 大部分 PNSs 患者结果正常或轻度异常，无特异性。仅部分边缘叶脑炎、副肿瘤小脑变性患者影像学可有相应改变。

4. 彩色多普勒超声和 PET-CT 等影像学检查进行肿瘤的筛查。

表 22-1　高风险抗体（>70% 与恶性肿瘤相关）

抗体名称	神经表型	恶性肿瘤的频率/%	常见肿瘤
Hu（ANNA-1）	SNN、慢性胃肠道假性梗阻、EM 和 LE	85	小细胞肺癌>>非小细胞肺癌、其他神经内分泌肿瘤和神经母细胞瘤
CV2/CRMP5	EM 和 SNN	>80	小细胞肺癌与胸腺瘤
SOX1	伴或不伴快速进展性小脑综合征的 LEMS	>90	小细胞肺癌
PCA2（MAP1B）	感觉运动神经病、快速进展性小脑综合征和 EM	80	小细胞肺癌、非小细胞肺癌和乳腺癌
Amphiphysin	多神经根神经病，SNN，EM，SPS	80	小细胞肺癌与乳腺癌
Ri（ANNA-2）	脑干/小脑综合征，OMS	>70	乳腺癌>肺癌（小细胞肺癌和非小细胞肺癌）
Yo（PCA-1）	快速进展性小脑综合征	>90	卵巢及乳腺恶性肿瘤
Ma2 和/或 Ma	脑炎、间脑炎和脑干脑炎	>75	睾丸癌及非小细胞肺癌
Tr（DNER）	快速进展性小脑综合征	90	霍奇金淋巴瘤
KLHL11	脑干/小脑综合征	80	睾丸癌

ANNA，抗神经核抗体；CRMP5，塌陷反应介体蛋白 5；DNER，delta/notch 样表皮生长因子相关受体；EM，脑脊髓炎；KLHL11，Kelch 样蛋白 11；LE，边缘脑炎；LEMS，Lambert-Eaton 肌无力综合征；MAP1B，微管相关蛋白 1B；MG，重症肌无力；NMDAR，NMDA 受体；NSCLC，非小细胞肺癌；OMS，眼阵挛肌阵挛综合征；PCA，浦肯野细胞抗体；SNN，感觉神经病变；SPS，僵人综合征。

表 22-2　中风险抗体（30%~70% 与恶性肿瘤相关）

抗体名称	神经表型	恶性肿瘤的频率/%	常见肿瘤
AMPAR	边缘叶脑炎	>50	小细胞肺癌与恶性胸腺瘤
GABA_BR	边缘性脑炎	>50	小细胞肺癌
mGluR5	脑炎	~50	霍奇金淋巴瘤
P/Q VGCC	LEMS，快速进展性小脑综合征	50 例	小细胞肺癌
NMDAR	抗 NMDAR 脑炎	38	卵巢或卵巢外畸胎瘤
CASPR2	Morvan 综合征	50	恶性胸腺瘤

AMPAR，α-氨基-3-羟基-5-甲基-4-异噁唑丙酸受体；GABA_BR，γ-氨基丁酸 b 受体；KCTD16，含钾通道四聚化结构域；LEMS，Lambert-Eaton 肌无力综合征；mGluR5，代谢型谷氨酸受体 5 型；NMDAR，NMDA 受体；SCLC，小细胞肺癌；VGCC，电压门控钙通道。

表 22-3　低风险抗体（<30% 与恶性肿瘤相关）

抗体名称	神经表型	恶性肿瘤的频率/%	常见肿瘤
mGluR1	小脑共济失调	30	主要为血液系统肿瘤
GABA_AR	脑炎	<30	恶性胸腺瘤
CASPR2	LE，获得性神经肌强直（Isaac 综合征）和 Morvan 综合征	<30	恶性胸腺瘤
GFAP	脑膜脑炎	≈20	卵巢畸胎瘤和腺癌
GAD65	LE、SPS 和小脑共济失调	<15	小细胞肺癌、其他神经内分泌肿瘤和恶性胸腺瘤
LGI1	LE	<10	恶性胸腺瘤与神经内分泌肿瘤

续表

抗体名称	神经表型	恶性肿瘤的频率/%	常见肿瘤
DPPX	脑炎伴中枢神经系统高兴奋性和PERM	<10	B 细胞肿瘤
GlyR	LE 和 PERM	<10	恶性胸腺瘤和霍奇金淋巴瘤
AQP4	视神经脊髓炎谱系疾病	<5	腺癌
MOG	MOG 抗体相关疾病	5 例个案	主要为卵巢畸胎瘤

　　AQP4,水通道蛋白 4;CASPR2,接触蛋白相关蛋白样 2;DPPX,二肽基肽酶样蛋白;GABAAR,γ-氨基丁酸-A 受体;GAD,谷氨酸脱羧酶;GFAP,胶质纤维酸性蛋白;GlyR,甘氨酸受体;LE,边缘脑炎;LGI1,富亮氨酸的胶质瘤失活蛋白 1;mGluR1,代谢型谷氨酸受体 1 型;MOG,髓鞘少突胶质细胞糖蛋白;NMDAR,NMDA 受体;PERM:进行性脑脊髓炎伴强直和肌阵挛;SCLC,小细胞肺癌;SPS,僵人综合征。

　　【诊断】　2021 年国际专家组发布的《神经系统副肿瘤综合征新诊断标准》根据临床表型、抗体类型、恶性肿瘤相关性赋予相关分值并建立了 PNSs 诊断评分系统(表 22-4),根据所得分数进行诊断分层:确诊的(≥8 分)、很可能的(6~7 分)、可能的(4~5 分)和非 PNSs(≤3 分)。在此诊断标准中,恶性肿瘤的存在是 PNSs 确诊的必要条件。

表 22-4　PNSs 诊断评分系统

评分项	得分/分
临床表型	
高危临床表型	3
中危临床表型	2
流行病学定义与恶性肿瘤无关的临床表型	0
抗体类型	
高风险抗体	3
中风险抗体	2
低风险抗体或抗体阴性	0
恶性肿瘤	
发现,且与临床表型及抗体相关(如果存在)或虽然不相关但肿瘤组织有抗原表达	4
未发现(或不相关)但随访<2 年	1
未发现且随访时间>2 年	0
诊断层级	
确诊的	≥8
很可能的	6~7
可能的	4~5
非 PNSs	≤3

　　【治疗】　PNSs 的治疗主要包括三个方面:①明确肿瘤后,尽快对原发肿瘤进行治疗;②针对PNSs 的免疫治疗,包括类固醇激素、血浆置换、免疫球蛋白、免疫抑制剂等;③对症治疗如抗癫痫、神经保护等药物治疗。

第二节　中枢神经系统副肿瘤综合征

一、副肿瘤性小脑变性

副肿瘤性小脑变性（paraneoplastic cerebellar degeneration,PCD）是第二常见的 PNSs 表现,也是第二常见的免疫介导型小脑性共济失调,临床特征为快速进展的小脑综合征。

【病因与发病机制】 PCD 最多见于小细胞肺癌、妇科及乳腺癌和霍奇金淋巴瘤,大约 80% 的 PCD 患者可检测到相应抗体阳性,如抗 Yo 抗体(乳腺癌、卵巢癌等)、抗 Hu 抗体(小细胞肺癌)、抗 TR 抗体(霍奇金淋巴瘤)、抗 CV2/CRMP5(小细胞肺癌、胸腺瘤)抗体和抗 Ma2 抗体(年轻男性睾丸癌、老年患者肺癌)等。PCD 主要是通过 CD8$^+$T 细胞对自身抗原的免疫反应介导的,其次是抗体介导的免疫反应。

【病理】 主要是小脑半球及蚓部广泛而严重的浦肯野细胞脱失和变性;其次为胶质细胞增生、神经纤维脱髓鞘,以及深部血管周围的淋巴细胞浸润。

【临床表现】 多见于 60~70 岁女性,急性或亚急性起病。表现为快速进展的小脑综合征,前驱期可出现发热、头痛、恶心和呕吐,然后出现四肢对称性、躯干性共济失调、构音障碍和眼球震颤(多为垂直性眼震),大约 40% 的共济失调最初可能是不对称的。步态共济失调可能是最突出或唯一的初始症状,病程 3 个月内逐渐进展,患者不能独立行走,日常生活严重受损。另外,患者可伴随恶性肿瘤的其他症状。

【辅助检查】 血清、脑脊液中抗肿瘤神经抗体可呈阳性。脑脊液可见轻度的淋巴细胞增多,蛋白含量增高。早期 CT 及 MRI 检查正常,晚期 MRI 可见小脑白质 T$_2$WI 高信号,小脑和脑干萎缩。

【诊断】 快速进展的小脑综合征,血或脑脊液高或中风险抗体阳性,临床表型和抗体一致的肿瘤时,可明确 PCD 的诊断。

【治疗】 早期肿瘤治疗可以通过减少抗原呈递来降低自身免疫驱动力来治疗副肿瘤综合征。另外,急性期一线的免疫治疗为皮质类固醇激素冲击治疗,对于临床症状严重或临床迅速恶化的患者,应考虑同时加入免疫球蛋白或血浆置换;对皮质类固醇激素单药治疗效果不好的患者,应启动免疫球蛋白或血浆置换。维持期的免疫治疗包括糖皮质激素、硫唑嘌呤、霉酚酸酯和环磷酰胺,以及抗 CD20 抗体利妥昔单抗。

【预后】 PCD 的总体预后不佳。

二、副肿瘤性脑脊髓炎

副肿瘤性脑脊髓炎（paraneoplastic encephalomyelitis,PEM）可累及边缘叶、脑干、小脑及脊髓,甚至后根神经节。本病常与副肿瘤性感觉性神经病（paraneoplastic sensory neuropathy,PSN）同时存在,有些学者认为 PSN 是 PEM 的一部分。PEM 患者的脑和脊髓广泛受损,灰质受损重于白质,某些特定部位如颞叶及其邻近结构(边缘叶)、脑干(尤其延髓)、小脑及脊髓灰质等易累及。临床可出现以下的单一或同时出现多种症状和体征。主要包括:①皮质脑炎:可表现为部分性癫痫持续状态;②边缘叶脑炎;③脑干脑炎:导致眼球运动异常(眼震、斜视性眼肌阵挛、核上性或核性眼肌麻痹)、脑神经损伤(构音障碍、吞咽困难等)等;④小脑性步态及肢体共济失调;⑤脊髓炎:可致上下运动神经元症状、肌阵挛、强直痉挛等;⑥自主神经功能障碍:心律失常、直立性低血压或中枢性通气障碍是常见的脑脊髓炎患者的致死因素。本部分主要介绍边缘叶脑炎,副肿瘤相关自身免疫性脑炎见第十二章自身免疫性脑炎。

边缘叶脑炎（limbic encephalitis,LE）是一组可累及海马、杏仁核、岛叶及扣带回皮质等边缘结构的综合征,急性或亚急性起病,临床表现以近记忆缺损、精神行为异常和癫痫发作为特点的自身免疫性疾病。

【病因与发病机制】 LE 的发病机制目前尚不完全清楚。多数学者认为中枢神经系统的抗原可能与肿瘤抗原类似,位于神经系统外的神经肿瘤抗原触发了机体的免疫保护应答。当抗体和细胞毒性 T 细胞穿过血脑屏障与表达相同神经肿瘤抗原的神经元反应时,这种免疫应答就会对中枢神经系统产生毒副反应。

【病理】 主要病理特征是边缘叶深部灰质结构广泛的神经元缺失伴小胶质细胞反应性增生以及血管周围淋巴细胞袖套状浸润。

【临床表现】 LE 临床表现可分为单纯型和复合型。

1. 单纯型临床特征 ①认知功能障碍:系边缘叶损害所致,主要以近记忆力、定向力障碍为主,伴有顺行性遗忘和虚构;②精神症状:表现为明显的情感障碍、认知下降及突出的精神分裂样症状;③常伴癫痫发作,起于一侧或双侧颞叶,以精神运动性发作较多,全面性发作较少见。

2. 复合型临床特征 可以合并脑干、小脑、脊髓、后根神经节等多部位损害。如小细胞肺癌患者 Hu 抗体阳性时,LE 通常合并弥漫性和多灶性脑脊髓炎;CV2/CRMP5 抗体阳性的 LE 通常合并感觉运动神经病、小脑性共济失调等。

【辅助检查】

1. 脑电图(EEG) LE 几乎均有 EEG 异常,而典型 EEG 异常为颞叶痫性放电或慢波活动。

2. 影像学检查 70%~80% 患者在急性期 T_2WI 或 FLAIR 成像显示有颞叶部位异常信号,常为双侧非对称性,或单侧性,很少具有强化效应。多数患者急性期后可出现颞叶萎缩。

3. 脑脊液检查 典型脑脊液检查为轻-中度淋巴细胞增多、蛋白含量增加、糖含量正常,等电聚焦电泳出现寡克隆带。部分患者,特别是抗 VGKC 抗体阳性患者,脑脊液可正常,或仅有寡克隆带,而总蛋白量正常。

4. 肿瘤筛查 肿瘤筛查方法包括 X 线或 CT 扫描,超声检查,血清肿瘤指标筛查,PET-CT 检查以及 LE 相关抗体检测。

【诊断】 目前对 LE 的诊断主要根据临床表现和检查确定有边缘系统受累以及其功能障碍而定。2004 年欧洲修改的 LE 诊断标准为:①亚急性(数天或最长达 12 周)起病的癫痫发作、短时记忆丧失、意识错乱和精神症状;②边缘系统受累的神经病理学或影像学证据,如 MRI、SPECT、PET-CT;③出现神经系统症状 5 年内证实肿瘤的诊断或出现边缘系统功能障碍的典型症状伴有特异性抗体,如抗 Hu、Ma2、CV2/CRMP5、Ri 等;④排除其他病因所致的边缘系统功能障碍。80%LE 患者有脑脊液炎症证据,可支持诊断。

【鉴别诊断】

1. 单纯疱疹病毒性脑炎 多急性起病,以发热、头痛、癫痫、意识障碍为主要表现,头颅 MRI 可见颞叶内侧受累,也可见更广泛的病变或出血坏死改变。脑脊液检测可见蛋白和白细胞增高,亦可发现大量红细胞。脑脊液病原学检测可明确诊断。

2. 桥本脑病 该病是一种对激素治疗反应敏感的脑病,临床表现为嗜睡、意识模糊、震颤等弥漫性皮质功能受损表现。血清和脑脊液中存在高滴度的甲状腺抗体。

【治疗】 目前没有特效治疗方法。LE 患者的治疗主要包括原发性肿瘤的治疗,免疫调节或免疫抑制治疗及对症治疗。

【预后】 与导致本病的全身肿瘤预后相关,也与边缘系统损害范围相关。总的疗效及预后差,目前本病无自发缓解的报道。

三、副肿瘤性脑干脑炎

副肿瘤性脑干脑炎(paraneoplastic brainstem encephalitis,PBE)是指影响到脑干的 PNSs,可以是孤立的临床综合征或更广泛的脑炎的一部分。

【病因及发病机制】 抗 KLHL11 抗体阳性多见于青年男性睾丸癌,抗 Ri 抗体阳性多见于女性乳腺癌或男性肺癌,抗 Ma2 抗体阳性多见于男性睾丸癌或肺癌,抗 GABA-B 抗体阳性亦可见于食管癌,抗 Hu 抗体阳性见于胰腺神经内分泌肿瘤。儿童眼阵挛肌阵挛综合征(opsoclonus-myoclonus syndrome,OMS)几乎完全与神经母细胞瘤相关。在成人中,OMS 主要与小细胞肺癌或妇科肿瘤有关。

【病理】 尸检病理发现,脑神经核弥漫性神经元缺失,整个脑干弥漫性反应性胶质增生。最显著的特征是存在由 B 细胞和 T 细胞共同维持的炎症反应。绝大多数 B 淋巴细胞聚集在血管、小动脉、小静脉和毛细血管周围,T 细胞以 CD3$^+$CD8$^+$细胞为主,CD3$^+$CD4$^+$细胞较少。

【临床表现】 PBE 发病率低,男性多见,约占 88%,发病年龄中位数为 45 岁。约 58% 的患者初始表现为耳蜗前庭病变,如急性眩晕,约 27% 的患者仅以听力损害为首发症状。大多数患者伴发常见的中枢神经系统症状,包括共济失调、复视和构音障碍。

不同抗体阳性的患者有特征性的临床表现:大多数抗 Hu 抗体阳性的脑干脑炎患者主要累及延髓,表现为构音障碍、吞咽困难和中枢性通气不足。抗 Ma2 抗体阳性的患者通常为上脑干症状,表现为垂直注视麻痹,伴有脑干、间脑和边缘系统症状。抗 Ri 抗体阳性副肿瘤综合征脑干脑炎型通常表现为眼阵挛肌阵挛综合征和躯干共济失调,也可表现为单纯脑干综合征,伴有眼动障碍、吞咽困难、上睑下垂等,一些患者可出现喉痉挛和/或下颌肌张力障碍。

【辅助检查】

1. **抗体检测** 血清和脑脊液抗体检测阳性是确诊的重要依据。

2. **脑脊液检查** 大多数患者的脑脊液为炎症性,总蛋白浓度升高,寡克隆区带阳性。

3. **头颅 MR** 在急性期,脑干可单独受累,随着疾病的进展,出现脑干和小脑萎缩。另外,可见脑桥和中脑的 MRI T$_2$ 加权高信号,肥大性橄榄核变性也是副肿瘤性脑干脑炎的影像学表现。少部分患者亦可出现软脑膜强化,仍然有约 1/3 的患者在出现症状时头颅 MRI 正常。

【诊断】 中青年患者,急性起病,临床表现为脑干受累,血清和脑脊液检查见特异性抗体阳性,头颅 MRI 检查见脑干病变,结合睾丸癌、肺癌等病史基本可以确诊。

【鉴别诊断】 主要与 Miller-Fisher 综合征、单纯疱疹病毒性脑炎等相鉴别。

【治疗】 目前治疗包括原发肿瘤的手术治疗、化疗和放疗,可改善患者的临床症状和预后。免疫治疗仍然是临床常规的诊疗方案,包括静脉滴注甲强龙冲击、口服甲泼尼龙、静脉滴注免疫球蛋白和血浆置换治疗。大多数患者需要长期使用免疫抑制剂,如环磷酰胺(750mg/m^2 静脉滴注,每 4 周 1 次)、利妥昔单抗(375mg/m^2,1 次/周,连续 4 周)和吗替麦考酚酯。不同抗体阳性的患者对免疫治疗的反应不同,抗 Hu 抗体阳性的 PBE 患者通常对免疫治疗无效。抗 Ma2 抗体阳性的脑干脑炎通常在免疫治疗和/或肿瘤治疗后改善,而只有少数抗 Ri 阳性患者对免疫抑制剂或肿瘤治疗有反应。

【预后】 早期诊断和治疗可改善患者的临床预后。但大多数预后不佳,约 75% 的患者听力损害进一步加重,约 60% 的患者神经功能缺损进一步加重,导致卧床、生活不能自理,约 20% 的患者生存期不足 5 年。

四、亚急性坏死性脊髓病

亚急性坏死性脊髓病(subacute necrotizing myelopathy,SNM)是 PNSs 中罕见的一种,约占神经系统副肿瘤综合征的 6%。由于 SNM 多数发生在原发肿瘤被发现之前,加之原发肿瘤的隐匿性,使得早期诊断十分困难。

【病因与发病机制】 SNM 的发病机制目前尚未明确,同其他神经系统副肿瘤综合征一样,普遍公认的是免疫相关机制。

【临床表现】 与 SNM 相关的肿瘤,最常见的为肺癌,其次为乳腺癌、淋巴瘤。SNM 与原发肿瘤在时间上没有特异的相关性,可发生于肿瘤被发现之前、之后或同时,但以肿瘤被发现之前出现脊髓症状为多见,约占 2/3。

SNM 平均发病年龄为 56 岁,男女比例为 5:6。SNM 多为亚急性起病,少数患者可表现为复发-缓解的病程。临床表现多为横贯性脊髓损害症状,病变常迅速上升,累及颈髓时可出现四肢瘫痪,有传导束型感觉障碍和括约肌功能障碍。该病以胸段脊髓受累常见,其次为颈、腰段,常累及几个节段,但有时也可累及整个脊髓。

【辅助检查】

1. 抗体检测 血清和脑脊液抗神经元抗体检测阳性是诊断 SNM 的重要依据,最常见的抗神经元抗体为抗 amphiphysin 抗体和抗 CRMP5 抗体。

2. 脑脊液检查 常有轻-中度蛋白和白细胞增多。约 30% 的患者可出现寡克隆区带阳性。

3. 脊髓 MRI 典型表现 纵向、广泛、对称的长 T_2 信号,通常超过 3 个脊髓节段,可有强化,常累及侧索,但后索及中央灰质受累也有报道。胸段脊髓受累最为常见,其次为腰、颈段。但有约 1/3~1/2 的患者在出现症状时脊髓 MRI 正常。

4. PET-CT 可对原发肿瘤筛查提供帮助。

【诊断】 目前 SNM 的诊断标准尚不统一,多参照 Graus 等提出的诊断标准:临床症状和体征仅局限于脊髓病,排除其他原因导致的脊髓病,同时合并有肿瘤、神经肿瘤抗体检测阳性,诊断为确定的 SNM。另外,伴有与恶性肿瘤密切相关的特征性神经肿瘤抗体阳性,但未发现肿瘤,或伴有肿瘤但不伴神经肿瘤抗体阳性,诊断为可能的 SNM。

【鉴别诊断】 需与代谢性及营养障碍性脊髓病、亚急性坏死性脊髓炎等相鉴别。

【治疗】 SNM 的治疗主要包括寻找并治疗原发肿瘤、免疫治疗、并发症的治疗三个方面。急性期治疗通常首选大剂量静脉滴注甲泼尼龙,其次可考虑静脉滴注免疫球蛋白、血浆置换;急性期过后,口服激素 6~12 周,亦可考虑免疫抑制剂如麦考酚酯、硫唑嘌呤、环磷酰胺等。

【预后】 由于 SNM 的患者神经系统受累往往比较严重,一旦出现,较难逆转。有报道,SNM 患者出现症状后的存活时间为 5~150d,平均 43.17d。

第三节 周围神经系统副肿瘤综合征

周围神经系统副肿瘤综合征在肿瘤性疾病的任何阶段均可发生。发生在恶性肿瘤晚期的神经病变,常引起轻至中度的感觉运动障碍,但往往被肿瘤治疗伴随的神经毒性所掩盖。相反,癌症早期阶段发生的神经病变通常快速进展,有时也呈复发和缓解病程,活检发现有炎性细胞浸润和轴索脱失或脱髓鞘。

一、副肿瘤性感觉神经元病

副肿瘤性感觉神经元病(paraneoplastic sensory neuronopathy,PSN)在副肿瘤周围神经病中最常见,是 PNSs 的典型表现之一。

【病因与发病机制】 PSN 最常与小细胞肺癌相关。发病机制与自身免疫诱导的背根神经节感觉神经元损伤有关,最常涉及抗 Hu 抗体。

【病理】 主要病理改变在脊髓后根神经节内,表现为神经细胞脱失、变性,淋巴及单核细胞浸润,后根、脊髓后角细胞、后索继发性退行性病变。

【临床表现】 多见于中老年女性,亚急性起病、快速进展,往往症状先于肿瘤发生。首发症状通常始于振动觉和关节位置觉丧失,继而出现一侧或双侧不对称的肢体远端疼痛、麻木、感觉异常和反射减退或消失,数日或数周后累及双侧肢体近端、躯干及面部,以深感觉障碍明显,下肢重于上肢,腱反射消失,肌力相对正常。特殊的感觉,如味觉和听觉也可累及。自主神经功能障碍较常见,如便秘、体位性低血压等。最终可出现严重的感觉性共济失调、行走困难和假性手足徐动症。抗 Hu 抗体相关性 PSN 常与副肿瘤性脑脊髓炎合并存在,称为 PEM/PSN。

【辅助检查】 脑脊液检查可见蛋白升高,淋巴细胞增多,有时可见寡克隆带阳性。肌电图的典型改变为明显的感觉纤维损害,并至少有一根感觉神经动作电位缺失、运动神经和 F 波正常。MRI 检查可见颈椎 T_2WI 高信号。

【诊断】 临床上对不明原因的四肢末端疼痛,感觉性共济失调,而运动功能相对完好,B 族维生素治疗无效及感觉传导速度减慢者应考虑本病。若合并边缘叶、脑干或脊髓受累者,应注意有 PEM/PSN 可能。高滴度抗 Hu 抗体提示本病合并小细胞肺癌可能。

【鉴别诊断】 需与其他原因介导的周围神经病鉴别,如吉兰-巴雷综合征、慢性炎症性脱髓鞘性多发性神经根神经病、干燥综合征相关周围神经病、化疗药物相关周围神经损害等。

【治疗】 治疗主要在于原发肿瘤的治疗。糖皮质激素治疗有时可见症状的稳定或改善。早期应用血浆置换或静脉滴注免疫球蛋白可使症状短期缓解,但疗效尚不明确。

【预后】 早期切除原发肿瘤可延缓本病病程,但预后不良。

二、亚急性运动神经元病

亚急性运动神经元病(subacute motor neuronopathy,SMN)是一种罕见的 PNSs,发病率<2%,多伴发于淋巴瘤和骨髓瘤等恶性肿瘤,且通常在肿瘤缓解期或症状相对稳定时出现。

【病因与发病机制】 SMN 发病机制尚不明确。目前认为神经元同肿瘤细胞可能具有共同的抗原决定簇。与 SMN 相关的抗体主要为抗 Hu 抗体。

【病理】 外周神经元主要表现为轴突变性和有髓纤维少量缺失。脊髓前角表现为运动神经元中央尼氏小体溶解,无神经元的缺失。

【临床表现】 主要表现为亚急性上、下运动神经元受损,以下运动神经元损害多见,可见肌力减弱、肌萎缩、腱反射减弱及肌束震颤等,症状呈不对称性进展,下肢症状较严重。病情严重程度与肿瘤无关,一些病例在未进行特异性治疗时病情稳定或好转。部分患者病情进行性加重,症状类似肌萎缩侧索硬化,出现上下肢神经元损害同时存在,严重者因呼吸衰竭危及生命。

【诊断】 脑脊液蛋白含量通常轻度增高,细胞数正常。神经传导速度正常,肌电图显示失神经支配。神经元抗体谱的检测,如抗 Hu 抗体、抗 CV2/CRMP5 抗体阳性对诊断有意义。

【治疗】 目前尚未发现有效治疗手段。

三、副肿瘤性感觉运动性神经病

副肿瘤性感觉运动性神经病(paraneoplastic sensory-motor neuropathy,PSMN)可在肿瘤的任何病程中发生,常伴有抗 Hu 抗体阳性,偶见抗 CV2/CRMP5 抗体阳性。

【病因与发病机制】 目前尚不完全明确,可能由恶性肿瘤触发的细胞免疫,广泛损害机体的感觉运动神经所致。部分研究也认为与肿瘤的直接侵犯或是肿瘤治疗相关。

【病理】 主要病理改变为轴索损伤、节段性脱髓鞘改变以及脊髓运动神经受损。

【临床表现】 PSMN 的临床表现复杂,症状和体征具有异质性。一般表现为四肢远端力弱、感觉障碍、腱反射减低,一般下肢较上肢重。抗 CV2/CRMP5 阳性的患者则可表现为轴索损害和脱髓鞘改变混合的感觉运动神经病。当抗 Hu 抗体及抗 CV2/CRMP5 抗体同时存在时,可表现为亚急性感觉神经病及脱髓鞘性感觉运动神经病重叠存在。

【诊断】 所有恶性肿瘤患者出现上述临床表现或综合征均需考虑,结合肿瘤的病史、抗 Hu 及抗 CV2/CRMP-5 抗体阳性、肌电图提示感觉、运动神经的损害,可诊断该病。

【治疗】 原发肿瘤的有效治疗是基础,成功的抗肿瘤治疗与患者的良好预后明显相关。另外,可应用血浆置换、静脉滴注免疫球蛋白及免疫抑制剂治疗。

NOTES

四、副肿瘤性自主神经病

副肿瘤性自主神经病（paraneoplastic autonomic neuropathy，PAN）常为其他神经系统副肿瘤综合征的一部分，极少表现为单纯的自主神经病。

【病因与发病机制】　机体各系统的恶性肿瘤或潜在的恶性肿瘤细胞可产生或诱导产生一些细胞产物，导致机体发生异常免疫反应或其他不明的机制，继而引起神经系统功能发生病变，出现相应的临床表现。

【临床表现】　常为亚急性、慢性起病。可出现严重的威胁生命的症状，如胃肠麻痹伴假性肠梗阻、心律失常等。其他临床表现包括直立性低血压、瞳孔异常、出汗障碍、大小便潴留、性功能障碍、月经不调、雷诺现象等，以及疲劳感、睡眠障碍、烦躁、焦虑、忧郁等精神情绪症状。

【辅助检查】

1. 自主神经功能检查　包括卧立试验，皮肤血管舒缩反应等。

2. 脑脊液检查　白细胞计数往往增多，以淋巴细胞为主。蛋白含量也呈轻至中度升高，IgG 水平增高，可出现寡克隆区带。有些患者血清和脑脊液中可检测出特异性抗体。

【诊断】　见本章第一节 2021 年更新的《神经系统副肿瘤综合征新诊断标准》。

【治疗】　原发肿瘤的有效治疗是基础；血浆置换、静脉滴注丙种球蛋白等针对免疫因素的治疗也被广泛应用。

第四节　神经-肌肉接头副肿瘤综合征

神经-肌肉接头副肿瘤综合征是神经系统副肿瘤综合征中由免疫介导引起的神经-肌肉接头功能障碍性疾病，如 Lambert-Eaton 肌无力综合征。

Lambert-Eaton 肌无力综合征（Lambert-Eaton myasthenic syndrome，LEMS）是一种由免疫介导的，罕见的神经肌肉传导障碍性疾病。病变主要累及突触前膜，导致神经末梢乙酰胆碱（ACh）的释放减少。

【病因与发病机制】　LEMS 约 66.6% 伴发肿瘤，其中，80% 以上为小细胞肺癌。病变位于突触前膜，其自身抗体作用于周围神经末梢突触前膜的 ACh 释放部位及电压门控性钙通道，阻止钙离子传递、ACh 释放减少，引起神经肌肉接头传递障碍。

【病理】　肌活检显示靶纤维轻度增加，非特异性Ⅱ型肌纤维萎缩。电镜显示，突触后膜皱褶和二级突触间隙面积增加，ACh 囊泡及受体数目正常，神经末梢无变性。

【临床表现】　多见于中年患者，男女比例约为 5∶1。亚急性起病，临床三主征为近端肌无力、自主神经障碍、腱反射减弱或消失。肌无力以双下肢近端无力为典型特点，常为首发症状，也是受累最严重的肌肉群，表现为起立、上楼梯和步行困难。肌无力从肢体近端向远端发展，伴有病态疲劳，可表现为患者活动后即出现疲劳，但短暂用力后肌力反而增强，而持续收缩后又呈现疲劳状态。一般不累及脑神经支配的肌肉。半数以上患者有自主神经功能障碍，口干、便秘、阳痿是常见症状。

【辅助检查】

1. 肌电图　复合运动动作电位（CMAP）降低，重复神经电刺激高频刺激试验可见 CMAP 波幅增加 100% 以上，低频重复神经电刺激 CMAP 波幅显著递减和运动后易化。

2. 血清抗体检测　血清 AChR 抗体阴性。约 85%~90% 的 LEMS 患者血清中可测到 P/Q-型抗电压门控的钙通道（P/Q-型 VGCCs）抗体，此抗体可确诊 LEMS。小细胞肺癌引起的 LEMS，100% 患者血清 P/Q-型 VGCCs 抗体阳性，67% 患者可表现 SOX1 抗体阳性，且抗 SOX1 抗体对诊断具有高度特异性。

3. 原发肿瘤筛查　胸部 CT 和 PET-CT 检查，血清肿瘤标志物和抗体检测。第一次检查阴性，需

3~6个月复查一次,至少持续2年。

【诊断】　LEMS的诊断有3个支持条件(表22-5):病史和体格检查、肌电图(显示神经肌肉接头的突触前缺陷)和血清P/Q-型VGCCs抗体阳性。

表22-5　LEMS诊断评估

特征	特征
危险因素 　小细胞肺癌 　吸烟史 　自身免疫性疾病 　自身免疫性疾病家族史 **临床特征** 　进行性近端肌无力(必需条件) 　腱反射消失 　自主神经症状 　眼部/延髓症状	易疲劳 神经肌肉阻滞剂术后肌无力 **肌电图** 　重频刺激检测(必需条件) 　静态下,复合肌肉动作电位(CMAP)降低(0.1~6mV) 　低频(2~5Hz)重复神经电刺激CAMP降低>10% 　最大自主收缩后或高频(20~50Hz)CAMP增加>60% **血清学自身抗体** 　抗P/Q-型VGCC抗体阳性

【鉴别诊断】　本病需与重症肌无力(myasthenia gravis,MG)鉴别,鉴别诊断见表22-6。

表22-6　LEMS和重症肌无力的鉴别诊断

鉴别点	LEMS	MG
病变部位	突触前膜	突触后膜
临床特点	下肢近端无力为首发症状;由下而上发展,自主神经功能受损,肌腱反射减弱	多始于眼外肌;由上而下发展
肌电图	静态下,复合肌肉动作电位(CMAP)降低;低频重复神经电刺激(RNS)CMAP衰减,高频刺激或运动后CMAP增加(>100%)	静态下,正常CMAP;低频重复神经电刺激(RNS)CMAP衰减,高频刺激或运动后CMAP衰减或正常
血清抗体检测	抗P/Q-型VGCC抗体、抗SOX1抗体	乙酰胆碱受体(AChR)抗体
相关肿瘤	小细胞肺癌	胸腺瘤

【治疗】　LEMS确诊后应完善肿瘤相关检查。血浆置换、免疫抑制剂和免疫调节剂治疗(强的松加硫唑嘌呤或静脉注射免疫球蛋白)有效。无论是否伴发肿瘤,目前认为,首选3,4-二氨基吡啶(3,4-DAP),10~20mg,4次/d。胆碱酯酶抑制剂吡啶斯的明,可增加突触间隙乙酰胆碱的量,单独使用或联合3,4-DAP对LEMS有帮助。原发肿瘤的治疗也可改善LEMS的临床症状。

【预后】　控制原发肿瘤可改善神经系统症状。LEMS是临床重要的早期预警指标,提示存在小细胞肺癌和其他恶性肿瘤的可能。

思考题

1. 在临床中患者出现哪些症状、体征和实验室检查,你会考虑副肿瘤综合征?

2. 神经系统副肿瘤综合征常见于哪些肿瘤?怎样理解肿瘤神经抗体在诊断中的价值?

(徐　运)

第二十三章

神经系统疾病相关的精神障碍

- 神经系统疾病的过程中可出现各种精神障碍、反应性情绪障碍和躯体化障碍等,且易与抑郁、焦虑伴随或共病。
- 器质性精神障碍的病因各不相同,但其临床表现有共同特征。器质性精神障碍的临床表现主要有急性器质性精神综合征、慢性器质性精神综合征、局灶性器质性精神综合征、类分裂综合征和类情感综合征等。器质性精神障碍的诊断应判明精神障碍是否为器质性,然后进一步查明其病因。治疗包括病因治疗和对症处理两方面。
- 神经系统疾病伴发的抑郁,通常为抑郁状态,是常见的精神障碍表现。临床表现包括核心症状、心理症状和躯体症状。治疗应结合心理治疗、药物治疗。
- 焦虑状态是一组症状综合征,常与神经系统疾病伴发。临床表现常为心理症状、躯体症状、行为表现等,治疗应在原发疾病的治疗基础上,针对焦虑症状进行治疗。
- 躯体形式障碍为神经科门诊最为常见的精神障碍。主要表现为躯体化障碍、疑病障碍、躯体形式的自主神经紊乱、持续的躯体形式的疼痛障碍等。治疗主要包括心理治疗、药物治疗以及其他方面的辅助治疗。

第一节　概　　述

神经系统疾病相关的精神障碍广义上包括脑器质性精神障碍,即由于脑部感染、血管病变、外伤、肿瘤、变性等引起的精神障碍,以及疾病过程中出现的各种反应性情绪障碍和躯体化障碍等。

《中国精神障碍分类与诊断标准》第 3 版(CCMD-3)中器质性精神障碍症状标准:①有神经系统及实验室检查证据;②有脑病、脑损伤、或可引起脑功能障碍的躯体疾病,并至少有下列一项:a. 智能损害征;b. 遗忘综合征;c. 人格改变;d. 意识障碍;e. 精神病性症状(如幻觉、妄想、紧张综合征等);f. 情感障碍综合征(如躁狂综合征、抑郁综合征等);g. 解离(转换)综合征;h. 神经症样综合征(如焦虑综合征、情感脆弱综合征)。

神经系统疾病易与抑郁、焦虑伴随或共病。本章所用"抑郁"和"焦虑"术语主要是指抑郁状态和焦虑状态,即严重程度达中等或以上,超出患者所能承受的程度或自我调整能力,对其生活和社会功能造成影响,但这种焦虑、抑郁并不一定达到或符合精神障碍的具体诊断标准。达到抑郁症及焦虑症诊断标准的患者应求治于精神科。

第二节　器质性精神障碍

器质性精神障碍(organic mental disorder)指的是具有明确生物学病因的一组精神障碍。包括中枢神经系统疾病(如脑损伤、脑血管病、脑炎、脑寄生虫病、脑肿瘤、脑变性等),以及脑以外各种躯体疾病(如全身性感染,中毒,心、肺、肝、肾功能不全,内分泌障碍,营养、代谢障碍,结缔组织病等)引起的精神障碍。

【病因与分类】

1. 脑器质性疾病相关的精神障碍　脑弥漫性损伤如阿尔茨海默病等疾病,其神经损伤及丧失可导致精神障碍发生。而局灶性脑损伤,包括脑血管疾病、脑肿瘤等,这些原发疾病可导致局部脑区器质性及功能性改变,引起一系列精神障碍为表现的临床症状。

2. 躯体疾病相关的精神障碍　全身性疾病,包括感染、电解质紊乱、营养代谢障碍、内分泌功能紊乱,以及心、肺、肝、肾疾病都可导致脑功能失调。主要的发病机制为原发疾病导致脑细胞代谢障碍。

3. 外源性物质中毒、成瘾或成瘾之后戒断有关的精神障碍　常见的药物如激素、阿托品、米氮平的不适当应用等,重金属如汞、铅等污染,有机磷等农药中毒都能导致精神障碍。此外,一些成瘾物质的滥用及戒断都可导致精神障碍。

【临床表现】　尽管器质性精神障碍的病因各不相同,但其临床表现有共同特征。器质性精神障碍的临床表现主要决定于起病缓急、病变部位及范围、脑功能损害的广泛程度。

1. 急性器质性精神综合征　其基本特征为迅速发生的意识障碍,多由感染、中毒、代谢紊乱等急性脑功能失调引起。由于意识障碍程度和伴随症状的不同,又可区分为下列几种表现形式:①谵妄状态:最典型的临床表现。起病急骤,意识模糊,常有定向障碍。常伴有丰富、生动的错觉和幻觉体验;同时伴有情绪紧张、激动、焦虑、恐惧;可有片断的妄想和明显的攻击性行为。一般仅持续几小时或数天,恢复后对病中经历多不能记忆。②亚急性谵妄:为不典型谵妄状态,较谵妄更为常见。患者意识障碍较轻,定向障碍不明显。其突出表现为迷惘,构思困难,思维不连贯,言语重复而缺乏内容,动作缺乏目的和意义,可有幻觉和妄想。病程可达数周或数月之久。③朦胧状态:主要特征为意识范围狭窄,患者可进行一系列目的性活动,但外界很难与之接触,似沉湎于梦境体验之中。有时突然情绪暴发,以致伤人毁物。病程一般仅数小时或 1~2d,清醒后对经历多不能回忆。④混浊状态:意识清晰程度显著降低,感知阈值升高,精神活动全面减弱。患者情感迟钝,言语减少、行动缓慢,联想困难,常有定向障碍;吐词含糊,或有持续言语。如果进一步发展,可进入昏睡或昏迷状态。

2. 慢性器质性精神综合征　逐渐发展的全面认知功能减退、情感障碍和人格改变。多源于颅内弥散性病变,如颅内感染、严重或反复的颅脑损伤、颅内占位病变、脑退行性病变、脑血管病、缺氧性脑病、代谢障碍和维生素缺乏症等。常见临床类型有:①痴呆状态:典型的慢性器质性精神障碍临床表现。其主要特征为智能全面减退而无意识障碍。一般起病隐匿,病程缓慢,少数病例可在环境突然改变或一次躯体病后症状迅速加剧。病程初期以近事遗忘颇为常见,随着记忆缺损加重,可有错构或虚构记忆。在记忆改变的基础上,人格发生改变。随着疾病进程,多项认知功能受累。晚期患者思维贫乏,兴趣减少,反应迟钝,言语零乱,有持续言语或失语。最终生活完全不能自理。②衰弱综合征:为慢性器质性精神综合征中较轻的表现形式。可单独存在,也可以是痴呆状态的早期表现。其临床症状包括头昏、头痛、注意力不集中、记忆减退、睡眠障碍、疲乏无力、焦虑、抑郁、疑病或易激惹等情绪障碍,及慢性疲劳的表现。③器质性人格改变:可以单独存在,或为痴呆状态症状的一部分。临床表现颇不一致。有的表现欢欣、诙谐,言语动作较多;有的患者淡漠少动,对外界活动缺乏兴趣;还有一些患者情绪很易激惹,可突然激动或暴发冲动行为。以上表现都有明显社会适应障碍。

3. 局灶性器质性精神综合征　表现为部分认知功能受损,并有可证实有局灶性脑损害,常见的临床类型有:①遗忘综合征:主要特征为突出的近记忆障碍,而其他认知功能无明显改变。为了填补失去的记忆,患者往往存在虚构。同时伴有时间定向障碍。多由下丘脑后部或靠近中线的脑区结构病变所致,偶可由双侧海马病变引起。②额叶综合征:主要特征为人格改变。患者表现兴奋话多,好开玩笑,自控力缺乏,其一般智能无明显损害,但主动和被动注意均减弱,抽象推理能力不佳。③顶叶症状:顶叶病变较少导致精神障碍,主要表现为视空间感觉障碍,易误认为癔症。④颞叶症状:优势侧颞叶病变可导致智能障碍,并伴有类似额叶病变的人格改变。颞叶病变所致癫痫,常表现为短暂的意识障碍或梦样体验,伴有咀嚼等不自主动作,也可引起类分裂性精神病表现。双侧颞叶内侧面病变则可引起遗忘综合征。⑤枕叶症状：枕叶病变可引起幻视或复杂的视认知障碍。⑥胼胝体症状：胼胝体病变可引起严重而迅速发展的智能衰退。⑦间脑和脑干症状：中线结构病变可引起嗜睡、无动性缄默、贪食、遗忘综合征、进行性痴呆、情绪不稳和欣快，或有情绪暴发。

4. 类分裂综合征和类情感综合征　不论是脑内器质性病变或脑外躯体疾病均可引起类似精神分裂症或类似躁狂、抑郁等情绪障碍。类似精神分裂症者，可有精神分裂症阳性症状及阴性症状。类似躁狂症者，除情绪兴奋、言语动作增多外，可同时有联想紊乱。类似抑郁症者严重时可产生自杀行为。少数器质性精神障碍的患者以幻觉或妄想最为突出，而无意识障碍或智能障碍，这称为器质性幻觉症或器质性妄想综合征。

【诊断】　器质性精神障碍的诊断包括两个主要步骤：首先应判明精神障碍是否为器质性，然后进一步查明其病因。凡精神障碍首次发生在 45 岁以后，有明显意识障碍、记忆缺损或进行性智能减退者均应首先考虑器质性病变存在。应仔细追问病史，作系统而细致的体格检查，包括神经系统检查，凡发现有脑器质性症状和体征，或有躯体疾病足以引起脑功能障碍者，均提示有器质性精神障碍的可能。进一步检查包括常规实验室检查，也有些特殊实验室检查，如自身免疫性脑炎抗体、梅毒抗体等，以及与可疑病因有关的特殊检查，如脑电图、颅骨 X 线、头部 CT、头部 MRI 等。智力测验和神经心理测验对确定痴呆程度、揭示神经心理损害的性质和程度均有帮助。

【治疗】　包括病因治疗和对症处理两方面。已明确病因者，应尽早采取措施，去除病因。如抗感染、清除进入体内的毒物、颅内占位病变的去除、补充缺乏的维生素和营养物质等。病因已不存在或无法去除者，则宜采取有效措施，维持正常生理功能。

急性器质性精神障碍伴有运动性兴奋，可选用氟哌啶醇、氯丙嗪及非典型抗精神病药物控制其兴奋躁动。对慢性器质性精神综合征患者，主要是对症治疗及生活照顾。伴有兴奋症状或幻觉、妄想者，可选用吩噻嗪类药物，以控制其兴奋。焦虑症状明显者，可选用抗焦虑药物或苯二氮䓬类药物以减轻焦虑。抑郁症状突出者，可采用抗抑郁药物。局限性器质性精神综合征，多采用对症处理，如颞叶癫痫应采用抗癫痫药物以控制癫痫。类分裂或类躁狂综合征则主要采用抗精神病药、抗躁狂或苯二氮䓬类药物分别予以对症治疗。不论哪一类器质性精神障碍，都应特别加强护理，预防意外事故的发生。

【预后】　急性意识障碍一般病程短，如果及时、正确处理，预后良好。慢性痴呆状态病程持续较久，预后往往不佳。

第三节　抑　郁　状　态

抑郁（depression）是一种以情绪低落为主要表现的负性情绪，持续时间短，为正常心理反应，多数无需处理。抑郁状态是一组以显著抑郁心境为主要特征的综合征，丧失兴趣或愉快感，表现有情绪、行为和躯体症状，一般为病理性，持续时间略长，需要医学处理。神经系统疾病伴发的抑郁，泛指患者在各种神经系统疾病中或疾病后所表现出来的情绪低落及兴趣丧失，通常为抑郁状态。

【发病机制】　神经系统疾病伴发的抑郁发病机制复杂，现在尚不清楚，目前认为是心理-生物-环境综合作用的结果，可能与遗传、中枢神经系统神经递质改变、内分泌异常、躯体与心理应激等诸多因素有关。抑郁和原发疾病之间的关系有两个方面，一是疾病本身症状，有神经解剖和生化等生物学基础；二是反应性症状，是对患病事件（如因患病而导致的躯体功能丧失、社会功能损害、社会地位的改变及人际关系的变化等）的一种心理应激反应。

【临床表现】　神经系统并发抑郁与抑郁症的临床表现基本相同。其区别在于是否存在神经系统原发疾病相应的临床表现。抑郁症的临床表现包括三部分，即核心症状、心理症状和躯体症状。

1. 核心症状　主要包括情绪低落、兴趣缺乏和精力减退。

（1）情绪低落：常表现为心情不好、悲观、自我评价降低。有无用感、无助感或绝望感，对疾病的治疗和康复失去信心,认为生活毫无价值,甚至厌世,产生自杀观念和行为。

（2）兴趣缺乏:对以往的兴趣或各种文体活动(如下棋、打牌、读书、看电视、听音乐等)均缺乏兴趣。

（3）精力减退:精力不足表现为过度疲乏,打不起精神、行动费力、语调低沉、行动迟缓等。

以上三个核心症状是相互联系、互为因果的。可以同时出现三个核心症状,也可只表现其中一种或者两种以上核心症状。

2. 心理症状　主要包括焦虑、自罪自责、精神病性症状(妄想或幻觉)、认知症状、自杀观念或行为等。

（1）焦虑:焦虑往往与抑郁同时存在。焦虑时常可伴发躯体症状,如心悸、胸闷、汗多、尿频等。

（2）自罪自责:无端内疚,认为自己的疾病给家人带来了负担,对不起家人。甚至对过去的一些错误或过失痛悔不已,妄加自责,严重者达到妄想的程度。

（3）精神病性症状:主要包括妄想和幻觉。妄想又可分为两种,一种是与心境相和谐的妄想,即妄想的内容与其抑郁心境相称,如脑血管病无法恢复妄想、罪恶妄想、灾难妄想、无价值妄想等,或常听到一些谴责自己、嘲弄自己的听幻觉等。另一种为心境不和谐的妄想,即妄想的内容与抑郁状态不相称,如被害妄想、被折磨妄想等。

（4）认知症状:主要是注意力和记忆力的下降。

（5）自杀观念或行为。

3. 躯体症状　主要表现为睡眠障碍、食欲紊乱、性功能减退及非特异性躯体症状。

（1）睡眠障碍:合并抑郁的睡眠障碍表现为入睡困难,夜间梦多、早醒、睡眠感丧失等,早醒症状对抑郁最具特征性。

（2）食欲紊乱:食欲下降,重者可出现体重减轻。部分可表现为食欲亢进和体重增加。

（3）性功能减退:性欲的减退乃至完全丧失。有性行为者也无法从中体验到乐趣。

（4）非特异性躯体症状:精力下降、头痛头昏、全身疼痛、周身不适、胃肠道功能紊乱、心慌气短、尿频多汗等。

【辅助检查】　抑郁症相关的评估量表测评可以帮助判断是否有抑郁情绪,以及抑郁情绪的严重程度。抑郁自评量表(SDS)需患者自我进行评判。不仅可用于判断是否有抑郁,还可判定抑郁程度的轻重,可被用来作为辅助诊断的工具,也可以用来观察抑郁的病情变化或评判治疗干预的疗效。汉密尔顿抑郁量表(HAMD)是临床上应用的最为普遍的评定抑郁量表,但评定者需是精神科专业人员。此量表具有良好的信度,总分高低能较好地反映疾病抑郁症状的严重程度。但抑郁症与焦虑症本量表分值均高,用于鉴别抑郁和焦虑困难。

【诊断】　目前尚无神经系统疾病伴发的抑郁障碍的诊断标准,主要是参考抑郁症的诊断标准。在神经系统原发病基础上出现情绪低落、兴趣缺乏或精力减退等抑郁核心症状,合并一些心理症状或躯体症状是抑郁诊断的主要依据,抑郁量表的评定分达到标准有助于抑郁诊断。

【鉴别诊断】　抑郁可以表现为慢性疲劳状态或其他内科疾病的躯体症状,这些情况称为隐匿性抑郁或抑郁等位症,应与躯体器质性疾病相鉴别。鉴别中需要注意的是,患者抑郁症状突出表现为动力不足、运动迟滞和躯体症状主诉,而这些表现与患者躯体疾病症状的严重程度不相符,难以用躯体疾病本身特点来解释。早期痴呆可以表现为抑郁,反之,隐匿性抑郁常引起思维和记忆困难,称为假性痴呆,应与阿尔茨海默病等以痴呆为主要表现的疾病相鉴别。仔细深入的精神检查可发现,痴呆者表现出记忆、注意、计算和判断等认知能力的损害,而抑郁者则表现为心境的低落和注意力不集中。

【治疗】　在对原发疾病的有效治疗基础上针对抑郁症状进行治疗,心理治疗和药物治疗同样重要。

1. 心理治疗　主要是通过解释、鼓励、支持、安慰、提高认知功能等方法,涉及内容包括认知行为、精神分析、人际关系和婚姻家庭等方面,这些需要患者家属及亲友共同配合来进行。

2. 药物治疗 在治疗过程中,尽量做到单一用药、足量、足疗程用药,单一药物控制不佳时可考虑更换药物;小剂量起始、剂量递增,尽量以最小剂量达最好效果,且没有明显副作用;应强调个体化特点,不同患者的用药选择需综合考虑患者的疾病特点、个人因素、药物副作用等因素。

一般推荐选择性 5-羟色胺再摄取抑制剂(SSRIs)、5-羟色胺和去甲肾上腺素再摄取抑制剂(SNRIs)及去甲肾上腺素和特异性 5-羟色胺受体拮抗剂(NaSSAs)作为一线药物选用。目前应用于临床的 SSRIs 有氟西汀、帕罗西汀、舍曲林、氟伏沙明、西酞普兰和艾司西酞普兰。其起效慢,但不良反应明显少于三环类抗抑郁药、耐受性好、使用相对安全方便。SNRIs 主要包括文拉法辛和盐酸度洛西汀。所有 SSRI 和 SNRI 均有诱发躁狂的可能,且均不能与单胺氧化酶抑制剂合用。NaSSAs 主要有米氮平,主要适用于伴有焦虑、严重失眠、食欲减退或体重下降及性功能障碍的抑郁障碍患者。

第四节 焦虑状态

焦虑(anxiety)通常是一种处于应激状态时的正常情绪反应,表现为内心紧张不安、预感到似乎要发生某种不利情况,属于人体防御性的心理反应,多数不需要处理。焦虑状态是一组症状综合征,表现为个体有与处境不相符的情绪体验,可伴睡眠困难。属病理性,一般需要医学处理。与神经系统疾病伴发的通常为焦虑状态。

【病因与发病机制】 焦虑与 5-羟色胺、去甲肾上腺素、多巴胺和 γ-氨基丁酸等神经递质有关,其中 5-羟色胺增高与焦虑的关系最为密切。许多神经系统疾病可引起焦虑,而焦虑也可导致神经系统疾病症状,两者相互影响。焦虑存在着身心两方面的病理过程,是生物、心理、社会因素等综合作用的结果。

【临床表现】

1. 心理症状 过度担心的心理体验和感受是焦虑的核心症状。出现与实际情况或环境不相符合的痛苦性情绪体验,感到危险即将发生,自觉无能力面对威胁,内心处于高度警觉状态,感到烦躁不安、害怕恐惧、不祥预感等。

2. 躯体症状 是反应性的交感神经兴奋引起的躯体症状。其躯体症状表现多种多样,但缺少证明疾病的阳性体征和证据。呼吸系统、心血管系统、神经系统、泌尿生殖系统以及皮肤血管反应性症状较常见。如自述胸闷、憋气、窒息感、过度换气;心前区不适、胸痛、局部压痛感、心慌、心悸、血压轻微升高;头昏头胀、头晕耳鸣、视力模糊、记忆障碍、失眠多梦(梦境有威胁性或有灾难性主题);尿频尿急、排尿困难、阳痿早泄、性冷淡、月经紊乱;食欲减退、腹泻、腹胀;瞳孔扩大、面红、皮肤出汗、寒战、手足发冷或出汗等。

3. 行为表现 为情绪表达和躯体运动症状等外在行为学表现。如表情紧张、双眉紧锁、脸面痉挛、笨手笨脚、坐立不安、来回走动、小动作多(抓耳挠腮、搓手、弹指、踢腿)、姿势僵硬、肌肉紧张僵硬、全身或局部不自主震颤或发抖、奔跑呼叫、哭泣等;说话唐突、语无伦次、言语结巴;注意力不集中、思绪不清,或警觉性增高、情绪易激动等,极度焦虑患者还可出现回避行为。

【辅助检查】 焦虑的评价量表通过对焦虑的心理感受的表述和外观行为变化的观察评定焦虑水平。焦虑自评量表(SAS)主要是用于患者自我评定焦虑的主观感受。汉密尔顿焦虑量表(HAMA)是经典的焦虑评定量表,主要用于评定患者的焦虑程度,但需精神专科人员评定。另外,还有焦虑状态-特质问卷(STAI)、贝克焦虑量表(BAI)、综合性医院焦虑抑郁量表(HAD)。

【诊断】 神经系统疾病伴发焦虑的诊断主要依据临床表现和严重程度,结合量表评分。原发病基础上出现焦虑症的心理体验、自主神经系统兴奋的躯体化症状及运动行为表现是诊断核心,焦虑量表评分达到焦虑标准有助于诊断。

【鉴别诊断】 焦虑的躯体症状表现多样,涉及各个系统,但详细的客观检查可排除器质性疾病,或难以用现有的器质性疾病来解释其躯体症状。另外,许多药物的长期和过量应用可出现典型的焦虑障碍,如拟交感药物、阿片类药物、激素、镇静催眠药和抗精神病药物等,可根据其服药史和对药物反应的特点来进行判断。

【治疗】 对于神经系统疾病相关的焦虑的治疗原则为:在原发疾病的治疗基础上,针对焦虑症状进行治疗。

以心理治疗为主。常用的心理治疗包括认知治疗、行为治疗或认知-行为治疗等。对症状较严重者,要考虑使用药物。目前抗抑郁药物是临床治疗焦虑的主要选择,其中 SSRI 类药物因其临床应用的安全性和有效性,已成为治疗躯体疾病伴发焦虑性障碍的首选药物。

第五节　躯体形式障碍

躯体形式障碍(somatoform disorder)是一种以持久地担心或相信各种躯体不适或症状的优势观念为特征的精神障碍。躯体形式障碍为神经科门诊最为常见的精神障碍,男女共患,病程多为慢性波动性。

【病因与发病机制】 躯体形式障碍的确切病因及发病机制不明,目前认为是针对社会-心理应激的一种心理反应,其机制包括以下内容。

1. **遗传** 一些研究认为躯体形式障碍与遗传易患素质有关,但尚不清楚遗传的具体贡献。

2. **神经生理** 研究表明躯体形式障碍的患者存在脑干网状结构滤过功能障碍。正常情况下,网状结构维持机体正常的意识状态,过滤了不必要的信息。一旦这种滤过功能失调,各种生理变化信息不断被感受,久而久之这些生理变化就可能被患者体验为躯体症状。

3. **心理因素** 这类患者多具有敏感多疑、固执、对健康过度关心的人格特征,注意力过多集中于自身的躯体不适及其相关事件上,导致感觉阈值降低,增加了对躯体感觉的敏感性,易于产生各种躯体不适和疼痛。

4. **社会因素** 幼年与慢性疾病患者生活在一起可能是发生躯体形式障碍的易患因素。童年期受到父母过度的照顾或缺乏照顾都可促使成年后躯体形式障碍的形成。

【临床表现】 临床表现可涉及躯体的任何部位、任何功能和任何器官系统,可模仿任何躯体疾病的表现。躯体形式障碍作为一种精神疾病,主要表现为下列类型。

1. **躯体化障碍(somatization disorder)** 主要特征为多种多样、反复出现、时常变化的精神障碍。症状可涉及身体的任何系统和器官,各种医学检查不能证实有足以解释其躯体症状的任何器质性病变。常存在明显的焦虑或抑郁情绪,伴有社会、人际和家庭方面的社会功能损害。最常见症状为异常感觉、胃肠道症状、性功能障碍、呼吸循环系统症状和假性神经症状。

2. **疑病障碍(hypochondriasis)** 又称疑病症,主要特征为担心或坚信自己患某种严重的躯体疾病,患者对自身的健康状况或身体的某一部分过分关注,其关注程度与实际健康状况很不相称。患者表现多样,有的确实存在神经系统或躯体疾病,但其不能解释患者所述症状的性质、程度或患者的痛苦。其疑病观念未达到荒谬、妄想的程度,有自知力,多数伴有焦虑与抑郁情绪。

3. **躯体形式的自主神经紊乱(somatoform autonomic dysfunction)** 主要特征为症状集中在主要受自主神经支配的器官或系统的躯体障碍,如心血管系统、消化系统、呼吸系统及泌尿生殖系统。患者在自主神经兴奋症状的基础上,又附加了主观性的症状,如部位不定的疼痛、烧灼感、沉重感等,并坚持将症状归咎于某一特定的器官或系统,但检查不能证明这些器官或系统有相应的器质性躯体疾病。

4. **持续的躯体形式的疼痛障碍(somatoform pain disorder)** 主要特征为持续、严重的疼痛,不能用生理过程或躯体障碍予以合理的解释,患者常感到痛苦,社会功能受损。情绪冲突或心理社会问题与疼痛的发生相关,医学检查不能发现疼痛的部位有相应的器质性躯体疾病。常见的疼痛为头痛、非典型面部痛、腰背痛和慢性盆腔痛,疼痛可位于体表、深部组织或内脏器官,性质可为钝痛、胀痛、酸痛或锐痛。疼痛常迁徙持续,患者反复就医,并伴有焦虑、抑郁和失眠、社会功能受损,甚至导致镇静止痛药物依赖。

【辅助检查】　躯体形式障碍的诊断为排他性诊断,没有特异性的检查措施。相关实验室和辅助检查没有器质性损伤的证据,或者神经系统体检发现与患者的临床表现不符时,就要考虑合并有躯体形式障碍。此外,如90项症状自评量表(SCL-90)、抑郁自评量表(SDS)和焦虑自评量表的躯体化情况及对抑郁焦虑的情绪进行评分,对诊断具有辅助作用。

【诊断与鉴别诊断】　出现很多躯体不适症状的主诉,但其症状的严重程度或持续时间与神经系统基础疾病很不相称,医学检查不能发现与躯体不适症状相应的器质性病变的证据,这些临床特征持续存在者可诊断为躯体形式障碍。不同的临床类型各有相应的突出症状。

对于躯体化表现的鉴别诊断主要是与器质性疾病相鉴别,诊断功能性疾病时首先排除器质性疾病。临床常见下列问题需与躯体形式障碍相鉴别。

1. **疼痛**　是躯体形式障碍最为常见的症状,在神经系统器质性疾病中疼痛也比较常见,其最典型的是头痛。诊断上首先要排除器质性疾病,行相关检查。如疼痛无法找到客观的医学依据,或者其症状的严重程度或持续的时间很不相称,用任何器质性疾病都难以解释的疼痛,病程至少达3个月以上,可考虑躯体形式障碍。但临床上对于躯体形式障碍的诊断一定要谨慎,不要根据患者有心理诱因、初步检查未发现阳性体征、有一定的暗示性等就轻易作出躯体形式障碍的诊断,而要仔细观察,以免误诊、误治。

2. **抑郁症**　抑郁症常伴有躯体不适症状,而躯体形式障碍也常伴有抑郁情绪。鉴别时一方面要考虑症状发生的先后,另一方面要分析症状的特征。

3. **精神分裂症**　早期可有疑病症状,但其内容多离奇、不固定,有思维障碍和常见的幻觉和妄想,患者并不积极求治,可以与之鉴别。

【治疗】　主要包括心理治疗、药物治疗以及其他方面的辅助治疗。

1. **心理治疗**　良好医患关系的建立是帮助患者的前提,医师首先要做到接纳患者的感受和体验,避免因医师的排斥态度而导致进一步强化患者躯体化症状。适当的医学评估和检查是必要的,但避免过多的不必要检查,以免强化患者的疾病行为。让患者逐渐认识自己的不良疾病行为,分析引发疾病的有关因素,共同寻找解决问题的方法,建立对生活事件及躯体病痛的正确态度。心理治疗包括认知行为治疗、团体治疗与干预、精神动力治疗、环境及家庭治疗、催眠暗示治疗和存在-人本主义治疗等。

2. **药物治疗**　躯体形式障碍患者常伴有焦虑、抑郁、失眠等症状,在心理治疗的基础上,尽早使用抗焦虑、抗抑郁药能起到一定的疗效。常用的药物包括抗焦虑药、抗抑郁剂以及镇痛药、镇静药等对症处理药物。对躯体形式疼痛障碍SNRI类药物有效,部分症状明显者可合并使用丙戊酸钠等情绪稳定剂,对伴偏执人格缺陷者,可合并小剂量非经典抗精神病药物。药物治疗应注意通常此类患者对药物的副作用表现得比较敏感,从小剂量开始,并向患者说明可能的副作用及起效的时间以增加患者对治疗的依从性。

3. **其他**　针灸、理疗等是治疗慢性疼痛有效的传统方法,对部分躯体形式障碍的患者有效,可以试用。

思考题

1. 你在学习神经病学其他章节的过程中,发现还有哪些疾病可以出现痴呆症状?
2. 神经系统疾病常出现精神障碍,请根据本章内容,思考对于患者该做出哪些治疗?

（杨　薇）

第二十四章

睡 眠 障 碍

- 睡眠可分为非快速眼动和快速眼动睡眠,非快速眼动可分为1期(入睡期)、2期(浅睡期)、3期(中度睡眠期)和4期(深度睡眠期),多导睡眠图可用以客观评估。

- 失眠症是最常见的睡眠障碍,是多种原因导致的睡眠质量和时间下降,使得精神及体力恢复欠佳,影响其正常的日间社会功能的一种主观体验。

- 发作性睡病的典型表现为日间嗜睡、猝倒发作、睡眠瘫痪以及睡眠幻觉四联症,对症治疗为主,药物现首选替洛利生。

- 不宁腿综合征主要表现为静息或夜间睡眠时出现双下肢难以名状的感觉异常和不适感,以及活动的愿望,常表现为重复刻板的髋-膝-踝的三联屈曲以及踇趾背伸症状,治疗首选多巴胺激动剂。

- 快速眼球运动期睡眠行为障碍是指以丧失快速眼动睡眠期肌肉弛缓并出现与梦境相关的复杂运动为特征的发作性疾病,是一种发生于成年期的异态睡眠障碍,诊断需要多导睡眠图检查,治疗上常用氯硝西泮。

第一节 概 述

睡眠和觉醒是人和高等动物普遍存在的生理节律现象。睡眠占到人生1/3的时间,是维护机体健康以及中枢神经系统正常功能必不可少的生理过程。

根据睡眠时脑电图的表现、眼球运动和睡眠深度等情况,人类正常睡眠可分为非快速眼动睡眠和快速眼动睡眠。多导睡眠图(polysomnography,PSG)是睡眠评估中最主要的客观诊断工具,可同时检测脑电图、眼动电图、肌电图、心电图、呼吸气流、胸腹式呼吸用力、血氧饱和度以及肢体活动等多项生理指标技术,并可对受试者白天、夜间行为进行同步的视频记录。能够根据脑电波等区分NREM和REM,正常的睡眠首先是NREM(75%~80%),根据睡眠深度和脑电图慢波程度将NREM分为入睡期、浅睡期、中度睡眠期和深度睡眠期,具体特点如下。

1. 非快速眼动睡眠(non rapid eye movement sleep,NREM sleep) 即慢波睡眠(slow wave sleep,SWS),此期表现为全身代谢减慢(较安静状态下降10%~25%),脑血流量减少,循环、呼吸及交感神经系统活动降低,表现为呼吸平稳、心率减慢、血压和体温下降、肌张力稍下降(可保持一定姿势),无明显眼球运动。

1期(入睡期):初始睡眠,眼睛从一侧向另一侧缓慢运动,瞳孔缩小,睡眠产生早期肌肉松弛,脑电节律减慢、α指数减少、低电压活动增多,眼球有较慢的浮动,受刺激后易醒。

2期(浅睡期):脑电出现典型睡眠纺锤波,双侧颞叶可见0.5~2s、12~14Hz突发高波幅、尖慢复合波,逐渐出现慢波;此时眼球浮动基本消失,下颌肌电图波幅明显减低。

3期(中度睡眠期)和4期(深度睡眠期):统归为深睡期(慢波睡眠)。3期时,脑电慢波增多,为75~200μV、0.5~3Hz δ波占20%~50%,眼球浮动消失,瞳孔缩小,光反射存在,下颌肌电图波幅继续降低。4期基本上同3期,但δ波占50%以上。

2. 快速眼动睡眠(rapid eye movement sleep,REM sleep) 即快波睡眠(fast wave sleep,FWS),是一种特殊的睡眠状态,此期机体代谢、脑血流量增加,各项生理指标及脑电图表现与清醒状态类似,但肢体肌肉肌张力极低,并出现特征性的双眼球往返的快速眼动。此时自主神经功能不稳定,呼吸浅快不规则,心率增快,血压波动,瞳孔时大时小,体温调节功能丧失。梦境多于此期出现。

在生理睡眠中,NREM 循环由浅入深再由深入浅,然后进入 REM 睡眠;二者交替出现,一般一夜经历 4~6 个 NREM/REM 周期,每周期 90~120min,NREM 越来越短,REM 越来越长。觉醒可以发生在 NREM 和 REM,REM 觉醒时梦境记忆可能更为清楚。首次 REM 的潜伏期一般为 60~100min,其潜伏期的改变对发作性睡病和抑郁诊断有价值。

与睡眠相关的脑区结构较复杂,包括脑干网状结构、丘脑、下丘脑-视交叉区、前脑基底部、额叶底部和眶部等。很多神经递质参与了睡眠过程,如 5-羟色胺(5-HT)对促进睡眠起重要作用,去甲肾上腺素(NA)可增加觉醒次数和减少 REM 睡眠,乙酰胆碱则与 REM 的发生相关,褪黑素可以调节机体的昼夜节律等。

睡眠障碍(sleep disorders)是指睡眠的数量、质量、时间和节律紊乱,主要包括失眠、睡眠过多、睡眠异相及睡眠-觉醒节律紊乱四种症状;引起睡眠障碍的原因很多,包括生理、心理、环境等因素的改变,以及药物、神经精神和躯体疾患。按照国际睡眠疾病分类第三版(ICSD-3),睡眠障碍分为 7 类:①失眠;②呼吸相关睡眠障碍;③中枢性多眠;④睡眠节律紊乱;⑤异态睡眠;⑥睡眠运动障碍;⑦其他睡眠障碍。

睡眠障碍是很多躯体疾病、神经精神疾病的表现之一,睡眠障碍及其相关性疾病不及时处理和调整,又可诱发更为严重的躯体和心理疾病,其在神经科临床中越来越受到重视。神经系统疾病伴发睡眠障碍的机制复杂,可能的机制包括以下几种。

1. 神经系统疾病累及睡眠相关的神经结构和神经递质平衡引起　如双侧脑桥被盖部的病变常常有 REM 睡眠障碍;双侧旁正中丘脑梗死常有睡眠增多;家族性致死性失眠患者有双侧丘脑前核、背内侧核的神经细胞严重缺失;痴呆患者体内褪黑素的分泌量降低,24h 分泌曲线低平,昼夜节律异常等。

2. 神经系统疾病导致躯体症状和伴发的精神症状引起　如帕金森病患者肢体活动和翻身动作减少所致的不适感,也会使觉醒次数增加。疾病所导致的焦虑和抑郁等也会诱发和加重睡眠障碍。

3. 神经系统疾病治疗药物引起　抗癫痫药物和帕金森治疗药物对睡眠均有显著的影响。

睡眠障碍的诊断常分为客观和主观两类,主观诊断方法主要为睡眠相关的评估量表,客观诊断方法主要是多导睡眠图。睡眠障碍诊断中,常请患者完成睡眠问卷的填写,以收集完整、可靠的病史,并对睡眠障碍的严重程度及治疗效果进行评估。常用的问卷有睡眠信念和态度量表、睡眠卫生知识量表、匹兹堡睡眠质量指数(Pittsburgh sleep quality index,PSQI)和爱泼沃斯睡眠量表(Epworth sleepiness scale,ESS)。PSG 检测是最主要的客观诊断工具,能够对受试者的夜间总睡眠时间、睡眠潜伏期、睡眠效率、睡眠中觉醒次数与清醒的时间、睡眠结构、异常的脑电、呼吸功能、心血管功能及异常行为等结合临床进行综合分析,可辅助临床对睡眠相关疾病进行诊断。如多导睡眠监测,多重睡眠潜伏期试验(MLST),前者是诊断睡眠相关的呼吸障碍的“金标准”,后者的小睡试验常用于发作性睡病的诊断。此外,应常规进行内科检查和神经系统查体;同时进行耳鼻咽喉科、口腔科检查以明确上气道阻塞情况;建议进行神经心理学检查,如记忆、注意、焦虑、抑郁等认知情感量表检测以了解患者精神心理状态。

第二节　失　　眠

失眠症(insomnia)是最常见的睡眠障碍,是由于入睡或睡眠维持困难所导致的睡眠质量和时间下降,精神及体力恢复不满意,影响其正常的日间社会功能的一种主观体验。随着社会竞争加剧,失眠患病者越来越多。目前认为,人群中失眠发病率为 20%~40%,随年龄的增加,失眠的发病率增加。

【病因与发病机制】 失眠的病因有多种,多因精神心理及躯体疾病所致。大致可分为 4 类:①躯体因素:如躯体疼痛、频繁咳嗽、尿频、不宁腿综合征、睡眠呼吸暂停综合征等。②环境因素与睡眠习惯欠佳:如卧室内强光、噪音及温度不适宜睡眠,旅行时差变换等环境因素;睡眠时间不规律、午睡/卧床时间过多、午后饮用咖啡及睡前剧烈运动等不良睡眠习惯。③精神心理因素:如焦虑、抑郁、急性应激事件、内心冲突等。④药物因素:如中枢兴奋剂滥用、巴比妥及其他镇静药物戒断等;长期使用安眠药可使 NREM 3、4 期睡眠时间增加,REM 睡眠减少,停药后使得 NREM 3、4 期反跳性减少,REM 睡眠反跳性代偿,使睡眠变浅,噩梦频发。

心理生理性失眠在发病机制中起主导作用。难以产生睡意的环境与睡眠相关行为的联想缺乏是导致失眠的外在因素。因患者过分关注睡眠问题所致的躯体紧张和习得性阻睡联想是常见内在因素。

【临床表现】 男女均可发病,女性更多。表现为入睡困难、多梦、易醒、早醒和醒后再入睡困难等。日间困倦,体力下降,工作学习效率下降等。根据病因不同,常伴有不同症状。大部分合并有紧张不安、情绪低落等,严重者出现心率加快、体温升高、周围血管收缩等自主神经紊乱症状。多数患者会过度关注自身的睡眠问题产生焦虑,而焦虑又可加重失眠,导致症状的恶性循环。

【辅助检查】 临床上可以用症状问卷评价失眠。匹兹堡睡眠质量指数问卷(PSQI)是常用的睡眠评定量表,用于评定最近 1 个月的睡眠质量。PSQI 由 19 个自评和 5 个他评条目组成,参与记分的 18 个条目划为睡眠质量、入睡时间、睡眠时间、睡眠效率、睡眠障碍、药物以及日间功能 7 个因子,每因子 0~3 分,总分 0~21 分,得分越高,睡眠障碍越明显。

多导睡眠图(polysomnogram,PSG):主要表现为睡眠效率低,睡眠潜伏期和 NREM 睡眠 1 期延长,觉醒次数增多,NREM 睡眠期 3、4 期缩短,肌紧张和睡眠总时间减少等。

【诊断与鉴别诊断】 有多种不同的失眠诊断标准,符合以下条件者可诊断为失眠:①失眠主诉,包括入睡困难(30min 不能入睡),易醒(超过 2 次),多梦,早醒或醒后入睡困难(30min 不能再入睡);②社会功能受损,白天头昏乏力、疲劳思睡、注意涣散、工作能力下降;③上述症状每周出现 3 次以上,持续至少 1 个月;④多导睡眠图提示:睡眠潜伏期>30min,夜间觉醒时间超过 30min,睡眠总时间少于每夜 6h。

依据失眠症持续的时间可分为:①急性失眠:失眠时间为 1 月之内。可有突发性的应激(如突发的脑血管事件)或服用中枢性兴奋药(苯丙胺、哌甲酯等)引起;②慢性失眠:时间>6 个月,可见于帕金森综合征、痴呆、神经变性疾病等慢性神经系统疾病。

失眠须与因客观原因所致的没有时间睡眠的睡眠剥夺鉴别,后者存在客观原因如值夜班等,在充分睡眠后即可好转,在恢复过程中脑电图显示 REM 睡眠和 NREM 4 期睡眠首先得到补偿,时间相对延长。失眠常合并存在焦虑和情感障碍,它们之间症状的主次需要鉴别诊断。失眠中一种严重疾病——家族性致死性失眠症(fatal familial insomnia,FFI)需要注意鉴别。FFI 为常染色体显性遗传病,是由编码朊蛋白等位基因第 178 位点基因的突变所致,多为致死性。

【治疗与预防】 明确失眠的潜在病因及病程长短有助于采取针对性治疗措施,对于病因明确的需采取病因治疗。建立良好的睡眠卫生习惯,学会控制与纠正各种影响睡眠的行为与认知因素是治疗失眠的基本方法;次之是要重建正常睡眠模式,恢复正常睡眠结构。主要包括非药物治疗和药物治疗。

1. 非药物治疗 主要包括睡眠卫生教育和心理行为治疗。睡眠卫生知识教育,可以帮助养成良好的睡眠习惯,消除对失眠症状的关注和恐惧,是失眠治疗的基础。心理行为治疗利用认知心理理论和行为学理论,改变患者对睡眠和失眠的认知信念偏差,帮助其建立良好的睡眠卫生习惯,阻断失眠与卧床间的异常条件反射。一些患者的失眠可能是源于或伴发焦虑和抑郁,相应的心理辅导和心理治疗十分重要。

2. 药物治疗 作为失眠患者的短程辅助性疗法,主要用以消除对失眠的恐惧和焦虑,减少生理性觉醒。宜与心理行为疗法、体育锻炼等同时进行。应用促进睡眠药物要注意药物依赖和停药症状反弹,遵从个体化和按需用药的原则,以低剂量、间断、短期给药为主,长期用药者应注意逐渐停药。治疗失眠的药物主要有非苯二氮䓬类药物(如吡唑嘧啶类、吡咯环酮类、GABA 受体激动药及其再摄取抑制药等)以及其他有助于睡眠的药物(包括抗抑郁药物)等。临床应该针对不同的失眠类型选择合适的药物:对入睡困难的患者,可以选用短半衰期镇静催眠药,如唑吡坦、三唑仑及水合氯醛;对维持睡眠困难的患者,应该选用延长 NREM 睡眠的深睡期和 REM 睡眠期的药物,上半夜易醒者可选用咪达唑仑、三唑仑、阿普唑仑等,下半夜易醒者可选用艾司唑仑、氯硝西泮和氟西泮等,对晨间易醒者可以选用长或中半衰期的镇定催眠药,如地西泮、艾司唑仑、氯硝西泮和氟西泮等。合并抑郁者可以选用增加睡眠的抗抑郁药物,如米氮平等。

第三节　发作性睡病

　　发作性睡病(narcolepsy)是一种原因不明的慢性睡眠障碍,多表现为白天长期的警醒程度减低和不能抗拒的发作性过度嗜睡,夜间睡眠不安和病理性的快动眼睡眠;约 10% 的患者可出现典型的发作性睡病四联征,即日间嗜睡、猝倒发作、睡眠瘫痪以及睡眠幻觉。

　　【病因】　目前病因仍不清楚,但发现与遗传、环境因素及某些中枢神经疾病有关。本病有遗传倾向,患者一级亲属患病率是正常人群的 10~40 倍。研究表明本病可能与 6 号染色体的 HLA 等位基因 HLA-DQB1*0602、HLA-DQB1*1501 和 HLA-DQB1*0102 相关。

　　【发病机制】　本病是 REM 相关的异常睡眠。睡眠时没有经过 NREM 过程,REM 的突然插入所导致的日间嗜睡和猝倒发作;可能与脑干网状结构上行激活系统功能降低或桥脑尾侧网状核功能亢进有关。脑干附近蓝斑的 NA 神经元和中缝背核的 5-HT 神经元调节 REM 的"开"和"关",两者的平衡失调导致了 REM 的突然插入。临床上下丘脑、中脑灰质被盖网状结构受累者可表现为睡眠发作和猝倒发作。近年来,下丘脑外侧区食欲素(orexin,hypocretin)能神经元特异性丧失伴脑脊液食欲素浓度降低被认为是发作性睡病猝倒发作的病理机制。

　　【临床表现】　发作性睡病四联征即日间嗜睡、猝倒发作、睡眠瘫痪和睡眠幻觉。通常好发于 10~30 岁,男女患病率差别不大。

　　1. 日间嗜睡　是指白天不可抗拒的睡意发作,多在非睡眠环境和时间突发,如散步、进餐、看电视、驾驶、工作中突发睡意和睡眠发作。每次发作持续数秒至数小时不等,一般十几分钟,短暂的睡眠后可恢复精神。

　　2. 猝倒发作　约 70% 合并存在。在强烈感情刺激下,躯体两侧肌张力突然丧失猝倒,但当时意识清楚,记忆保存,呼吸正常。可很快进入 REM 睡眠,醒后恢复完全。

　　3. 睡眠瘫痪　见于约 30% 的患者。是睡眠中发生在才入睡或才觉醒时的一过性的全身性无力,患者意识保存但不能活动、不能说话,常常伴有恐惧害怕,甚至濒死感等内心体验,持续数秒至数分钟,症状发作往往自行终止或被轻轻触动所终止。

　　4. 睡眠幻觉　见于约 30% 的患者。是指睡眠-觉醒转化时出现的生动的、多为不愉快的感觉性体验,可以为视、触、听和运动性幻觉;可分为入睡前幻觉和醒后幻觉。

　　部分患者还可有自动症、遗忘症、耳鸣、抑郁和焦虑等症状。

　　【辅助检查】　多导睡眠图(PSG):患者睡眠结构紊乱,睡眠潜伏期显著缩短(<10min),出现睡眠始发的 REM 睡眠;夜间睡眠常出现肢体运动、短暂清醒及 NREM 3 期和 4 期减少。多次小睡潜伏期实验(MSLT)发现睡眠潜伏期和 REM 潜伏期显著缩短,甚至 REM 直接侵入睡眠即入睡期 REM 睡眠对本病有诊断意义,其中睡眠始发 REM 现象(sleep onset REM period,SOREMP)是其特征性表现。

　　【诊断与鉴别诊断】　主要依据发作性睡病临床四联征诊断,根据 2014 年最新颁布的 ICSD-3 诊断标准,发作性睡病可以分成两型,包括发作性睡病 1 型和 2 型。1 型为发作性睡病伴猝倒发作型,又称食欲素缺陷综合征(hypocretin deficiency syndrome);2 型为发作性睡病不伴猝倒发作型。具体诊断依据如下。

1. 发作性睡病 1 型,须同时满足 A、B 两项条件。

A. 患者存在白天难以遏制的困倦和睡眠发作,症状持续至少 3 个月以上。

B. 满足以下 1 项或 2 项条件。

(1)猝倒发作,MSLT 检查平均睡眠潜伏期≤8min,且出现≥2 次 REM 起始睡眠。

(2)脑脊液中促食欲素浓度≤110pg/mL 或<正常参考值的 1/3。

2. 发作性睡病 2 型,须同时满足以下 A~E 项条件。

A. 患者存在白天难以遏制的困倦和睡眠发作,症状持续至少 3 个月以上。

B. MSLT 检查,平均睡眠潜伏期≤8min,且出现≥2 次 REM 起始睡眠。

C. 没有猝倒发作。

D. 脑脊液中促食欲素浓度未行检测,或免疫反应法测量值>110pg/mL 或>正常参考值的 1/3。

E. 嗜睡症状和/或 MSLT 结果无法用其他睡眠障碍,如睡眠不足、OSAS、睡眠时相延迟综合征或药物、物质撤药。

发作性睡病可伴有自动症和遗忘,需与癫痫鉴别,后者没有猝倒发作以及睡眠发作,多导睡眠图可以鉴别。也需与低血糖和脑干器质性病变等引起的发作性嗜睡鉴别。伴贪食、肥胖者需与症状性发作性睡病 Kleine-Levin 综合征相鉴别。

【治疗与预防】　发作性睡病目前主要是对症治疗,通常采用以药物治疗为主,辅以精神心理治疗的综合疗法。

药物治疗主要是中枢兴奋药的应用。传统的中枢兴奋药包括苯丙胺(安非他明)、哌甲酯(利他林)、匹莫林等,其机制是促进突触前单胺递质释放、抑制再摄取,长期应用注意其成瘾和依赖。目前推荐替洛利生作为首选药物,是新型组胺 H3 受体拮抗剂/反向激动剂,通过增加中枢神经系统内源性组胺和乙酰胆碱、多巴胺、去甲肾上腺素兴奋性神经递质释放,达到改善日间嗜睡和猝倒的作用,常用剂量为 18~36mg/d。莫达非尼和 γ-羟丁酸钠也是目前治疗日间嗜睡和猝倒的一线药物。

其他药物:三环类抗抑郁剂如普罗替林、丙米嗪、氯丙米嗪等以及 5-羟色胺再摄取抑制剂如氟西汀、SNRI 如文拉法辛可以用于治疗猝倒发作、睡眠麻痹、入睡前幻觉。

第四节　其他常见类型的睡眠障碍

一、不宁腿综合征

不宁腿综合征(restless legs syndrome,RLS)是一种主要累及腿部的常见的感觉运动障碍性疾病,主要表现为静息或夜间睡眠时出现双下肢难以名状的感觉异常和不适感,以及强烈的活动双下肢的愿望,睡眠中下肢频繁活动或躯干辗转反侧,症状于活动后缓解,停止后又再次出现。根据有无原发疾病分为原发性和继发性 RLS 两种类型。原发性 RLS 可能与遗传有关,继发性 RLS 的原因多样,发病年龄通常较晚,包括脊髓小脑共济失调、进行性神经性腓骨肌萎缩症、帕金森病、缺铁性贫血、尿毒症、妊娠等。

【病因和发病机制】　目前还不清楚,有以下假说:①遗传因素:25%~50% 原发性 RLS 患者有阳性家族史,呈常染色体显性遗传;②铁缺乏:研究表明 RLS 患者体内缺乏铁,补充铁剂对部分患者有效;③中枢假说:多数认为中枢神经系统的兴奋性氨基酸的兴奋作用可能是 RLS 的重要原因。

【临床表现】　任何年龄均可发病,中老年多见。通常为慢性和进展性病程,多为良性经过。主要症状包括下肢远端难以名状的不适感,例如虫蠕动感、刺痛感、肿胀感、麻木感等,以及强烈的活动双腿的愿望。下肢活动后不适感得以部分或完全缓解。80% 表现有周期性肢动(PLM,重复刻板的髋-

膝-踝的三联屈曲以及蹋趾背伸)。症状在觉醒和睡眠的移行过程中最为严重,绝大多数患者有入睡困难、觉醒次数增多等。

【诊断】 诊断依据包括基本诊断标准、支持性临床特点和相关的临床特点。

基本诊断标准:①强烈的活动双下肢的愿望以及显著的下肢不适感;②安静休息时出现;③活动后部分或完全缓解;④症状在夜间睡眠时加重。

支持性临床特点:①家族史,约50%的患者有阳性家族史;②多巴胺能药物治疗有效;③睡眠周期性腿动。

相关的临床特点:①病程多样,轻症患者呈波动性,中重度患者为慢性进展性;②睡眠障碍,白天疲倦乏力;③铁代谢异常。

病情可分为:①轻度:偶尔发生,对睡眠启动稍有影响,对患者生活影响不大;②中度:症状频率每周2次以内,入睡困难,睡眠中可能惊醒,白天也可出现症状;③重度:症状频率每周3次以上,明显影响睡眠,白天也有明显症状。

RLS需与周期性肢体活动障碍以及药物引起的静坐不能相鉴别。

【治疗】

1. RLS可能原因的治疗 补充铁剂,改善下肢血液循环等,疼痛患者可以镇痛治疗。

2. 多巴胺以及多巴胺受体激动剂 多巴胺激动剂为首选药物,如普拉克索,常作为中、重度RLS的首选药物。睡前低剂量多巴胺制剂可以改善症状,减少周期性肢动,提高睡眠质量,但长期应用存在症状恶化等副反应。此外,α2δ钙通道配体,如加巴喷丁-恩那卡比、加巴喷丁、普瑞巴林可作为多巴胺能药物的替代药品用于RLS的治疗。

二、快速眼球运动期睡眠行为障碍

快速眼球运动期睡眠行为障碍(REM sleep behavior disorder,RBD)是指以丧失REM睡眠期肌肉弛缓并出现与梦境相关的复杂运动为特征的发作性疾病,是一种发生于成年期的异态睡眠障碍,由Schenck等于1986年在人类中报道。

【病因】 本病可分为特发性RBD和症状性RBD。前者多病因不明,症状性RBD多见于其他神经系统疾病,尤其是多系统萎缩与帕金森病,偶可见于阿尔茨海默病、肌萎缩侧索硬化、蛛网膜下腔出血、缺血性脑血管疾病、脑炎、多发性硬化和脑干肿瘤等其他疾病。本病也可见于某些药物使用期间或者撤药时,多呈急性发作,如中枢性抗胆碱能药物比哌立登、三环类抗抑郁药、SSRIs等药物中毒,镇定安眠药物巴比妥、硝基西泮等撤药后。

【发病机制】 动物学研究提示蓝斑核损伤与RBD发生有关,原发性或者症状性RBD患者的研究亦提示蓝斑核的病变。弥漫性大脑半球损伤、双侧丘脑异常或原发性脑干损伤可能与RBD发病有关。另外,RBD的发生可能与基底节和脑干对运动功能调节作用有关。

【临床表现】 RBD可起始于任何年龄者,多出现在60~70岁老年人。男性患病率远高于女性。RBD可以突然起病,也可有长时间的前驱症状,主要表现为与睡眠相关的运动和言语(肢体抽动、梦呓、喊叫等)。典型形式出现在入睡90min后,发作频率有很大变异,可以从数周1次到每晚数次不等。RBD患者主要表现是REM睡眠中突发的面部和肢体的各种复杂异常动作,伴梦语。动作比较粗暴猛烈,如拳打、踢腿、说话、翻滚、跳跃、呼喊、反复坠床以及对同床者造成伤害等。通常需要极大声音或触动才能将患者唤醒,唤醒后患者多能回忆起梦境内容,通常是十分生动的,且充满剧烈的活动,常存在愤怒或恐惧的体验,患者的行为异常与所报告的梦境内容密切相关。本病导致的主要意外事件是对患者自己或同床者的伤害如撕裂伤、皮下血肿、骨折等以及对周围环境的破坏。

【辅助检查】 多导睡眠监测:是诊断RBD最重要的辅助检查,主要表现为肌张力增高,无间歇性失张力,颏肌出现大量动作电位,肢体活动显著增多。REM睡眠密度和数量增加,NREM睡眠第3、4期比例可增加,但EEG无痫性活动。

【诊断】

本病诊断应至少满足下面的第 2、3 项。

1. 主诉睡眠期间出现的暴力或伤害性行为。

2. 肢体或躯干的异常运动与梦境相关。

3. 至少出现以下几项。

（1）存在伤害性或潜在危险性的睡眠行为。

（2）梦境被演示出来。

（3）睡眠过程中的异常行为破坏了睡眠的连续性。

4. 多导睡眠图监测 REM 睡眠期至少出现以下情况之一。

（1）颏肌肌电图显示肌肉紧张性过度增加。

（2）肢体肌电图出现大量动作电位。

（3）不存在癫痫样电活动。

5. 无精神障碍，或症状与精神障碍无关，但可与其他神经系统疾病有关。

6. 可存在其他类型的睡眠障碍，但不是引起本病的原因。

本病应同睡眠相关性癫痫发作、睡惊症、睡行症、创伤后应激障碍以及梦魇等其他疾病鉴别。

【治疗】

1. 药物治疗　氯硝西泮能显著改善患者噩梦和行为异常症状，90% 患者有效，且很少引起药物耐受。常用剂量为睡前一次服用 1~2mg，最高可用到 4mg。对于有入睡困难、入睡不久即出现肢体弹跳或者晨起后仍存在过度镇静的患者可提前 2h 服用。三环类抗抑郁药对部分患者有效，但效果不如氯硝西泮。其他作用于脑神经网络的药物包括多巴胺、5-HT、盐酸可乐定、卡马西平、加巴喷丁以及单胺氧化酶抑制剂均报道有效。近些年多巴胺受体激动剂普拉克索（pramipexole）、褪黑素以及褪黑素受体激动剂逐渐得到关注。

2. 预防继发性损伤　主要是采取环境保护措施。如移走房间有潜在危险性的物品、床边增加栏杆等，有助于减少本病发作时可能出现的潜在危险。尤其是针对于那些不能药物治疗或者药物治疗无效的患者效果明显。

思考题

1. 日间睡眠时长明显增多，需要考虑哪些疾病？

2. 行走过程中，突然无力/摔倒，要考虑哪些疾病，怎样鉴别？

（汪　凯）

第二十五章
神经系统危重症监测与治疗

- 昏迷是一类严重的意识障碍,需要与晕厥、闭锁综合征、植物状态/无反应觉醒综合征、微意识状态及认知运动分离相鉴别。昏迷的病因治疗非常重要,还须采取一系列促醒、神经保护及神经康复治疗相关措施。

- 高颅压是指颅内压持续>15mmHg。高颅压最常见的临床症状是头痛、恶心和呕吐,最常见的生命体征包括血压升高、心率减慢和呼吸不规则。高颅压治疗第一是针对病因治疗,第二是针对颅内压进行治疗。脑疝是颅内压增高最严重的后果,常见的脑疝为小脑幕裂孔疝和枕骨大孔疝。

- 惊厥性癫痫持续状态定义为每次惊厥发作持续5min以上,或2次以上发作且发作间期意识未完全恢复。惊厥性癫痫持续状态时应密切监测生命体征,治疗以迅速终止惊厥发作和脑电图痫性放电为首要治疗目标,首选地西泮或咪达唑仑静脉注射。痫性发作终止后,即刻予以同种或同类药物肌内注射、口服抗发作药物进行过渡治疗。同时注意重要脏器功能保护。

- 呼吸泵衰竭是以自主呼吸驱动力不足和呼吸调节障碍为临床特征的II型呼吸衰竭。病因包括中枢神经系统、周围神经系统、神经肌肉接头及呼吸肌的病变及功能障碍。治疗时,首要解决的是通气问题,同时须积极治疗原发疾病。

- 多器官功能障碍综合征(MODS)是由多种病因所致急性损伤24h后,序贯或同时出现2个或2个以上系统或器官功能障碍或衰竭的临床综合征。对于神经危重症患者,MODS可能导致继发性脑损伤和临床预后不良,需早期识别,全方位救治。

- 神经系统危重症具有临床表现多样、病情复杂、对辅助检查依赖性高和预后不良的特点。需要临床医生快速而准确地采集病史,迅速而精准地查体获得重要的阳性体征,及时全面地监测生命体征,综合准确判断病情,积极救治。

第一节 概 述

罹患神经系统危重症疾病的患者常表现为不同程度的意识障碍、高颅压、癫痫持续状态、呼吸泵衰竭,甚至多器官功能障碍。这些患者病情危重、疾病进展风险高,需要严密监测;部分患者存在高颅压,易形成脑疝而危及生命;除神经系统受损外,机体多脏器功能可能有不同程度的受损。因此,需要密切的监护、准确的诊断和积极的精准治疗。

神经危重症疾病具有很高的专业性和很强的时效性,一旦误诊误治,可能错过救治最佳时机,导致遗留严重后遗症,甚至死亡。因此,需要神经重症医生必须具备扎实的理论基础、较强的临床实践能力和高度的责任心。这需要一个长期的全面而系统的培训过程,在临床实践中需要根据患者的具体情况施以个体化救治。随着神经重症专科的发展,国内越来越多的医院建立了神经重症监护病房(neurointensive care unit,NICU),配备了先进的神经系统监护设备和训练有素的专业医生、护士和技术人员,以最大限度提升患者存活率和神经功能预后。本章将对几种常见的神经系统危重症的诊断、监测与治疗进行介绍。

第二节 昏 迷

一、昏迷的评判与治疗

【概念】 昏迷(coma)是一种任何刺激都无法唤醒的无意识状态,没有睡眠觉醒周期,无自发睁闭眼,无意识内容。

【深度分级】

浅昏迷:意识丧失,对强烈的痛刺激可出现痛苦表情及躲避反应,瞳孔对光反射、角膜反射等脑干反射存在,生命体征稳定。

中昏迷:较浅昏迷重,对疼痛刺激无反应,角膜反射、瞳孔对光反射、咳嗽反射及吞咽反射等减弱,腱反射亢进,病理反射阳性,生命体征出现轻度变化。

深昏迷:眼球固定,瞳孔散大,角膜反射、瞳孔对光反射、咳嗽反射及吞咽反射等消失,腱反射消失,病理反射消失,生命体征不稳定,处于濒死状态。

临床上可应用简便的临床评分技术,如格拉斯哥昏迷评分(Glasgow coma scale,GCS),通过睁眼、语言和运动三个方面评估意识障碍的程度,总分3~15分,得分越低,意识障碍程度越严重(表25-1)。

表 25-1 Glasgow 昏迷量表

项目	内容	评分/分
睁眼反应	自发睁眼	4
	能通过语言吩咐睁眼	3
	疼痛刺激能睁眼	2
	不能睁眼	1
语言能力	正常交谈	5
	胡言乱语	4
	只能说出单词(不适当的)	3
	只能发音	2
	不能发音	1
运动反应	按吩咐运动	6
	对疼痛刺激产生定位反应	5
	对疼痛刺激产生屈曲反应	4
	异常屈曲(去皮质强直状态)	3
	异常伸展(去脑强直状态)	2
	无反应	1
总分		

【病因】 昏迷可见于中枢神经系统的局灶性病变、弥漫性病变以及系统性疾病。局灶性病变包括脑出血、脑梗死、脑肿瘤、脑寄生虫病、脑外伤等。弥漫性病变包括颅内感染性疾病、蛛网膜下腔出血等。系统性疾病包括急性感染性疾病、肝性脑病、肺性脑病、肾性脑病、水电解质平衡紊乱、缺氧、缺血、低血糖、外源性中毒、中暑等。可通过病史询问、体格检查和必要的辅助检查明确病因诊断。

【鉴别诊断】 昏迷应与以下疾病鉴别。

1. 晕厥 一过性全脑血液低灌注导致的短暂意识丧失,特点为发生迅速、一过性、自限性;一旦脑灌注恢复,则患者完全恢复。

2. 闭锁综合征　又称去传出状态,系脑桥基底部病变所致。双侧皮质脑干束、皮质脊髓束及外展神经核以下运动传出功能丧失,而动眼、滑车神经功能保留。患者意识清楚或只有轻微损害,但除了能够睁闭眼和眼球运动(通常只能上下运动)之外,其他运动功能均丧失(不能言语、不能吞咽、面瘫和四肢瘫痪)。

3. 植物状态/无反应觉醒综合征　严重脑损伤后有觉醒但无觉知的状态。患者保留脑干基本反射及睡眠-觉醒周期,有自发睁眼或刺激睁眼,但无意识内容。

4. 微意识状态　严重脑损伤后有觉醒并仅有微弱觉知的状态。其行为表现显示对自身和周围环境具有很小但明确的感知能力。当患者可执行简单指令,可用姿势或言语表达是或否(不管正确与否),具有可理解的语言或有目的的行为(包括活动或情感反应),具备一项以上即可诊断。

5. 认知运动分离　临床行为学评估无反应且无法进行有意义交流的意识状态,但基于任务态的静息态功能磁共振(fMRI)或脑电图能够检测到患者存在遵循指令的脑活动。

【监测】　昏迷的评估目的在于判断脑损伤严重程度和早期预测脑损伤预后,从而指导治疗并进行医疗决策。对昏迷的监测除了神经系统体格检查外,还有神经电生理、神经生化、神经影像、颅内压、脑血流和脑组织氧代谢监测等。亦不能忽视血常规,肝、肾功能,电解质,血糖,血气分析等实验室检查。

1. 体格检查和生命体征

(1)生命体征:心律、心率、呼吸、血压、脉搏、体温。

(2)体格检查:意识水平、呼吸状态、口唇黏膜颜色、眼底、脑干反射(瞳孔对光反射、角膜反射、头眼反射、前庭眼反射、咳嗽反射和咽反射等)、痛刺激反应、四肢肌张力和腱反射、肢体的主动及被动运动、病理征、脑膜刺激征等。

2. 神经电生理检查

(1)脑电图(electroencephalogram,EEG):通过 EEG 模式分析或 EEG 量化分析可对昏迷程度进行评估。与昏迷相关的 EEG 模式有全面抑制、爆发抑制、癫痫样活动、三相波、α/θ 昏迷、周期性放电等;此外,睡眠纺锤波、脑电反应性、慢波活动和脑节律的变化也与患者的意识水平相关。Synek 分级标准与 Young 分级标准对患者脑功能水平的划分和预后判断有一定帮助。EEG 还能发现惊厥性或非惊厥性癫痫持续状态。但应该注意 EEG 易受镇静催眠和麻醉药物影响。

(2)诱发电位(evoked potential,EP):临床常用的诱发电位包括视觉诱发电位、听觉诱发电位和躯体感觉诱发电位。不同的诱发电位的产生与特定的脑组织解剖结构相关。EP 不易受麻醉药物及代谢因素影响。急性脑损伤时,体感诱发电位 N20,脑干听觉诱发电位 I、Ⅲ、V波,事件相关电位 N100、失匹配负波(mismatch negative,MMN)、P300 可发生变化。

3. 神经生化标志物　神经元特异性烯醇化酶(neuron-specific enolase,NSE)是糖酵解途径的一种烯醇化酶,主要存在于脑神经元和神经内分泌细胞中。S100 蛋白是一种酸性钙结合蛋白,存在于脑内星形胶质细胞中。急性脑损伤后,血清及脑脊液中 NSE、S100 升高水平可反映脑细胞损伤程度,且很少受低温治疗的影响。心肺复苏后 72h 内,NSE 可作为预测预后的辅助指标。

4. 神经影像学　MRI 及 CT 可准确地显示脑损伤的结构改变,判断脑损伤严重程度。MR 弥散张量成像(diffusion tensor imaging,DTI)检测关键区域的各向异性分数(fractional anisotropy,FA)是预测意识障碍预后的参考指标。静息态功能磁共振成像(functional MRI,fMRI)的默认模式网络(default mode network,DMN)连接强度与意识水平显著相关。被动刺激和主动命令范式 fMRI 对意识障碍水平的评估具有非常重要的意义。正电子发射计算机断层扫描(positron emission computed tomography,PET)可通过测量关键脑区的葡萄糖摄取与代谢水平,有效评估脑区活动水平及相应的残余意识。

5. 经颅多普勒超声(transcranial doppler,TCD)　TCD 是一项非侵入性的可实时监测脑血流动态变化的技术,其优势在于床旁操作简便快捷,无创,不受镇静药物的影响,可重复使用。对严重颅脑损伤患者脑血流的监测及脑死亡的判定,具有重要的临床应用价值。

6. 颅内压监测　颅内压(intracranial pressure,ICP)监测在对颅脑损伤和脑肿胀严重程度的判断、指导治疗和评估预后等方面都有重要的指导意义。可分为有创和无创两种监测方法,脑室内或脑实质内监测为有创 ICP 监测,其中以脑室内 ICP 监测最为精确实用。

7. 多模态脑功能监测　多模态脑功能监测指应用包括脑温、ICP、脑氧($PbtO_2$)、脑微透析(糖、乳酸、丙酮酸等)和局部脑血流等多种监测技术实时监测大脑病理生理变化和评估大脑功能的方法总称。通过监测将获得数据进行优化整合,为临床干预提供参考,从而减少继发性脑损伤,改善患者临床预后。

【治疗】　针对昏迷的病因治疗非常重要,如低血糖昏迷,需补充血糖;酒精中毒者需要补充维生素 B_1;高血压脑病需要立即降压治疗,高颅压者需要立即降低颅内压,防止脑疝形成;癫痫持续状态需要尽快终止癫痫发作。除了积极的原发疾病治疗外,还须采取一系列脑保护或神经保护措施。

1. 生命支持　生命支持是脑保护的基础,呼吸、循环功能和内环境稳定与否关系到脑氧、脑血流和脑代谢的稳定。因此,脑保护必须从生命支持开始,并贯穿始终(详见本章第六节)。

2. 温度管理　降低体温的目的是使脑细胞代谢率和脑耗氧量下降,从而减轻脑损伤。昏迷患者急性期应积极监测体温并预防发热。

3. 降颅压　控制高颅压,将颅内压降至正常或接近正常,可减轻继发性脑损伤(详见本章第三节)。

4. 神经保护药物　神经保护药物的单药治疗在多个临床前研究中得到证实,但临床研究结果发现获益不确切。

5. 高压氧治疗　通过增加血氧含量、降低颅内压、提高血氧弥散率和有效弥散距离等,促进脑代谢,降低血脑屏障通透性、促进侧支循环建立,有利于神经修复,改善认知。建议在疾病早期开始实施,持续 30 次以上;对于严重中枢神经系统损害者,可试用>40 次的间断长疗程高压氧治疗。

6. 中医中药　选用醒脑、开窍、活血化瘀作用的中药,如麝香、红花和赤芍等,还有注射制剂如醒脑静注射液、复方麝香注射液等;采用穴位针灸达到通经、活络、醒脑、开窍的治疗作用。

7. 并发症治疗

(1)脑室扩大与脑积水:一旦确诊脑积水,应及早实施手术(如脑室腹腔分流术)解除积水。

(2)阵发性交感神经过度兴奋综合征:是常发生于中重度脑损伤患者的一种突发的以交感神经兴奋性增加为特征的临床综合征。常用药物有:苯二氮䓬类药物,如咪达唑仑、氯硝西泮;非选择性 β 受体阻滞剂,如普萘洛尔;也可以给予溴隐亭、巴氯芬等。

(3)癫痫:选择单一药物治疗或多药联合治疗。

(4)疼痛与精神异常:需要进行必要的疼痛评估与干预;精神异常可试验性治疗给予非典型抗精神病药物,如抗抑郁药物。

(5)深静脉血栓形成:早期给予弹力袜、肢体气压、运动等措施预防,一旦诊断深静脉血栓形成,患肢需制动并行抗凝治疗。

(6)其他并发症:患者长期气管切开,应在呼吸康复的基础上加强气道保护;拔管前应充分评估呼吸和吞咽功能,以及呼吸道有无梗阻。导尿管有条件时应尽早拔除;短期无法拔除者,不推荐抗生素膀胱冲洗或灌注。肌少症在神经重症患者中非常常见,应加强营养支持中的蛋白供给,尽早启动运动治疗。压疮亦是常见并发症,需通过体位变换、营养支持及局部按摩等加以预防。

【预后】　昏迷的原因、程度和持续时间是影响临床预后的重要原因。昏迷患者可沿一定模式转归(图 25-1)。对于这类患者,应进行全面的脑功能评估,避免误诊误判和不恰当的临床决策。

二、脑死亡

【定义】　脑死亡(brain death,BD)是指包括脑干在内的全脑功能不可逆转的丧失。

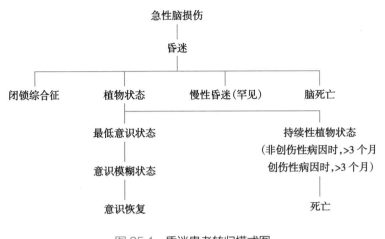

图 25-1　昏迷患者转归模式图

【判定标准】　对脑死亡的判断参照《中国成人脑死亡判定标准与操作规范》及《中国儿童脑死亡判定标准与操作规范》。

1. 判定先决条件

（1）昏迷原因明确。

（2）排除了各种原因的可逆性昏迷。

2. 临床判定标准

（1）深昏迷。

（2）脑干反射消失。

（3）无自主呼吸：依赖呼吸机维持通气，自主呼吸激发试验证实无自主呼吸。

以上三项临床判定标准必须全部符合。

3. 确认试验标准

（1）脑电图：EEG 显示电静息。

（2）短潜伏期体感诱发电位（short-latency somatosensory evoked potential，SLSEP）：正中神经 SLSEP 显示双侧 N9 和/或 N13 存在，P14、N18 和 N20 消失。

（3）经颅多普勒超声（TCD）：TCD 显示颅内前循环和后循环血流呈振荡波、尖小收缩波或血流信号消失。

以上三项确认试验至少两项符合。

4. 判定时间　在满足脑死亡判定先决条件的前提下，3 项临床判定和 2 项确认试验结果均符合脑死亡判定标准可首次判定为脑死亡；对于儿童（29d~18 岁），如果脑干反射缺项，需增加确认试验项目（共 3 项）。29d~1 岁以内婴儿，需在首次判定 24h 后复判，结果仍符合脑死亡判定标准，方可最终确认为脑死亡。1~18 岁儿童，需在首次判定 12h 后复判，结果仍符合脑死亡判定标准，方可最终确认为脑死亡。严重颅脑损伤或心跳呼吸骤停复苏后，应至少等待 24h 再行脑死亡判定。对于成人，如果临床判定缺项或有疑问，再增加一项确认试验项目（共 3 项），并在首次判定 6h 后再次判定（至少完成一次自主呼吸激发试验并证实无自主呼吸），复判结果符合脑死亡判定标准，即可确认为脑死亡。

【判定人员】　脑死亡判定医师应为从事临床工作 5 年以上的执业医师（仅限神经内科医师、神经外科医师、重症医学科医师、急诊科医师，麻醉科医师和儿科医师），并经过规范化脑死亡判定培训获得资质者。脑死亡判定时，至少两名临床医师同时在场（成人脑死亡判定要求其中至少一名为神经科医师），分别判定，意见一致才能得出结论。

中国以呼吸、心搏停止为判定死亡标准，尚未为脑死亡立法，在宣布脑死亡之后，是否继续系统支持，需要征得患者家人/监护人意见。

第三节　高　颅　压

高颅压（intracranial hypertension，ICH）是严重脑损伤后由于颅内容积变化引起颅内压力调节失代偿所致的临床综合征。颅内压（intracranial pressure，ICP）指颅腔内容物对颅腔壁产生的压力。健康成人的 ICP 处于 5~15mmHg 之间。颅腔内容物容量的上升会导致 ICP 的增高，当 ICP 超过一定生理水平上限时，会造成脑组织缺血；严重时，颅腔内压力不平衡会导致脑组织移位，引起局部脑组织机械性压迫和嵌顿，造成脑疝，严重危及患者生命。因此，需快速、准确地诊断 ICH，并给予患者严密的 ICP 监测和及时有效的治疗。

一、高颅压的监测与治疗

【定义】　当 ICP 持续超过 15mmHg 时，称为 ICH。当 ICP>20mmHg 时，被称为难治性 ICH。

【临床表现】　ICH 最常见的症状是头痛、恶心、呕吐和意识障碍，有时还会出现癫痫、复视、强迫头位等症状；查体可发现瞳孔改变、视神经乳头水肿、展神经麻痹、颈抵抗等体征；严重的 ICH 还可引起血压增高、心率减慢和呼吸不规则（库欣三联征），提示患者有较高的脑疝风险，需立即给予医疗干预。

【常见病因】　常见的导致 ICH 的神经系统疾病有：颅内静脉窦血栓形成、阻塞性脑积水、交通性脑积水、脑的原发或转移性肿瘤、缺血性脑卒中、颅内出血（脑内、硬膜下、硬膜外）、炎症（脓肿、局灶性脑炎）等。

引起 ICH 的全身性疾病有高血压、低血糖、通气不足、缺氧、高碳酸血症、低钠血症、中毒、癫痫发作等。

【监测】

1. 一般重症监护

（1）生命体征：呼吸、血压、心率、脉搏、体温、瞳孔大小等生命体征，是反映 ICH 严重程度的重要指标。

（2）ICH 相关症状和体征：意识状态、头痛和呕吐的情况等，还需注意眼底视神经乳头水肿、脑干反射（双侧瞳孔对光反射、角膜反射等）的变化。

（3）一般生化监测：血常规，肝、肾功能，电解质，血气分析，渗透压等。

2. 无创 ICP 监测

（1）头颅 CT：能快速提供颅内病灶信息，包括是否有颅内占位（包括脑出血、脑肿瘤、脑脓肿等）、脑水肿、脑积水等。此外 CT 还可以提供 ICP 增高的参数变化，如基底池受压程度、中线结构变化、脑疝形成等。由于 CT 检查所需时间短，可作为监测 ICP 的首选影像学检查。

（2）头颅 MRI：与头颅 CT 相比，MRI 的参数更多、更准确、更可靠，能提供更多患者原发病灶信息。但检查时间相对较长，重症患者和体内存在金属残留物的患者检查受限。

（3）数字减影血管造影（digital subtraction angiography，DSA）：怀疑蛛网膜下腔出血、动脉瘤或脑血管畸形的患者在无手术禁忌证的情况下应该尽早行 DSA 检查，以明确诊断。

（4）TCD：ICP 与脑血流量密切相关，临床上可以通过 TCD 的参数和血流频谱变化推测 ICP。TCD 常用的监测参数是血流速度（flow velocity，FV）和搏动指数（pulsatility index，PI），ICH 会引起 FV 的降低和 PI 的增高。TCD 可床旁进行，较早发现 ICP 的增高。需要注意的是，通过 TCD 参数估算所得 ICP 可能略高于实际 ICP。

（5）视神经鞘直径（optic nerve sheath diameter，ONSD）：通过超声方法测量 ONSD。ONSD>5mm，为 4 岁以上儿童及成人诊断 ICH 的临界值。对于<4 岁的儿童，ONSD 诊断 ICH 临界值的标准为：≤1 岁，4mm；1~4 岁，4.5mm。

（6）连续脑电图（Continuous electroencephalography，cEEG）监测：EEG 对脑血流及脑代谢改变所导致的脑功能变化较为敏感，故 cEEG 可用于 ICH 患者的连续监测。与 ICP 升高相关的 EEG 模式包括：弥漫性慢波增多、爆发抑制和全面抑制模式。EEG 功率谱计算的压力指数与有创 ICP 负相关，EEG 功率谱总能量持续性下降与预后不良有相关性。

除此之外，眼内压、诱发电位、近红外光谱等检查也被用于监测 ICP。无创 ICP 监测可提供具有临床价值的辅助信息，但是结果不够敏感、精确，尚无法取代有创 ICP 监测。

3. 有创 ICP 监测　有创 ICP 测量需要通过有创操作将测压传感器置于脑室内、脑实质、硬膜下或硬膜外，并将传感器与监护仪连接实现实时 ICP 监测。目前，脑室内 ICP 监测是最可靠的有创 ICP 监测方法。但是容易引起颅内感染，且脑室变形受压时置管困难。脑实质内测压可作为脑室内测压的替代，但创伤较大，且只能反映局部脑组织压力。硬膜下测压置管简单，但是结果可信度较差，且同样容易引起颅内感染。硬膜外测压置管简单，不易引起颅内感染，但是测量结果容易受硬脑膜影响，不够敏感和准确。腰椎穿刺脑脊液压力测定可用于了解患者 ICP 水平，但是有诱发脑疝的风险，且不能实时监控，故不作为常规神经重症 ICP 监测项目。

【治疗】　ICH 治疗分为两个部分：①针对病因治疗；②针对 ICP 进行治疗，在维持脑灌注压（cerebral perfusion pressure，CPP）的同时，降低 ICP 或阻止 ICP 进一步增高。

1. 病因治疗　重症脑损伤后 ICH 应积极针对病因进行治疗，如闭塞血管（动脉或静脉）的再通、颅内占位病变或颅内血肿的清除或颅内感染的控制等。

2. 一般降颅压措施　对于前颅窝病变致 ICH 的患者，应将床头抬高 30°；控制 ICH 患者的胸压及腹压，避免由于胸压、腹压增高所致的 ICH。

3. 控制血压　血压、ICP 和 CPP 密切相关，控制血压的目的是在颅内压增高的情况下合理维持脑灌注压。CPP 目标为 60~70mmHg。50~69 岁的患者应维持收缩压（systolic blood pressure，SBP）≥100mmHg；15~49 岁或>70 岁的患者应维持 SBP≥110mmHg。降压药应首选短效制剂，如乌拉地尔、拉贝洛尔和尼卡地平等。

4. 镇静　镇静治疗可缓解患者由于躁动、对抗机械通气等引起的胸腔内压和颈静脉压增高，从而避免 ICP 进一步增高；还可解除患者因焦虑和恐惧引起的交感神经功能亢进（心动过速、血压增高、脑代谢率增高和脑血流增加），从而降低 ICP。常用药物为咪达唑仑和丙泊酚，用药前须做好呼吸支持和循环支持准备（气管插管、机械通气、深静脉置管等），用药后须对镇静效果进行评估。

5. 过度通气　过度换气时 $PaCO_2$ 降低可引起脑小动脉血管收缩和脑血流量减少，降低 ICP；但同时导致脑组织 CPP 下降，引起继发性脑损伤。因此，仅在必要时采用短暂（<60min）过度通气治疗，$PaCO_2$ 目标值为 30mmHg。

6. 渗透性利尿剂　主要作用为提高血浆渗透压，使脑组织和脑脊液水分向血管内转移；提高肾小管内渗透压，使水分自肾脏排出；减轻脑水肿、缩小脑组织容积、降低 ICP。最常用的渗透性利尿剂是 20% 甘露醇，初始剂量 1.0g/kg，静脉快速输注，以后每次 0.25~0.5g/kg，每 4~6h 1 次。脑疝时酌情加量。高渗盐水（3%~10% NaCl 溶液）降低颅内压幅度和持续时间比甘露醇更具优势，给药需通过深静脉途径，弹丸式注射给药。需要注意的是，大量输注渗透性利尿剂可能引发药物不良反应，如肾前性肾功能障碍、充血性心功能障碍、高钠血症等。因此，用药时应加强监测，将血浆渗透压维持在 300~320mmol/L。甘油存在短时明显反弹现象，不作为降低 ICP 的首选治疗。

7. 非渗透性利尿剂　通过抑制肾小管对氯离子和钠离子的再吸收，引起利尿、脱水和降颅压作用。该类药物利尿作用强，易引起水、电解质紊乱。常用药物有：①呋塞米（速尿）：静脉输注 10~40mg、2~4 次/d；②布美他尼：静脉输注 0.5~1mg 起始，必要时每隔 2~3h 重复 1 次，最大剂量 10mg/d。

8. 体温控制治疗　体温控制治疗可用于 ICH 的创伤性脑损伤、半球大面积梗死及大容积脑出血患者。治疗应持续 24~72h，采取快速降温、缓慢复温的策略，以防 ICP 反跳。

9. 外科手术降颅压治疗　手术降颅压措施包括部分颅骨切除减压术、部分脑组织切除减压术、脑室穿刺引流术等。该类治疗措施更适合于急性 ICP 增高、中线结构移位明显、内科治疗无效的重度 ICH 患者。此外,已清除占位病变且基底池尚存的颅脑创伤和蛛网膜下腔出血患者可使用腰大池脑脊液外引流术降低颅内压,但需警惕堵管、感染等并发症。

二、脑疝

【形成原因】　脑疝是指部分脑组织因颅内压力差而移位,并超过了一定解剖界限。密闭的颅腔被大脑镰和小脑幕分隔为幕上左侧、幕上右侧、幕下共 3 个可交通的室腔。幕上与幕下经小脑幕裂孔交通,幕下与椎管经枕骨大孔交通,两侧大脑半球经大脑镰下裂隙交通。当 ICP 增高时,病变所在部位和脑室内压力首先增高,并向周围压力较低的部位和室腔传递。由于大脑镰和小脑幕的阻隔,压力得到缓冲,但同时迫使部分脑组织向孔道或裂隙移位。当移位的脑组织影响到生命中枢时,可能直接危及生命。因此,脑疝是 ICH 最严重的后果。

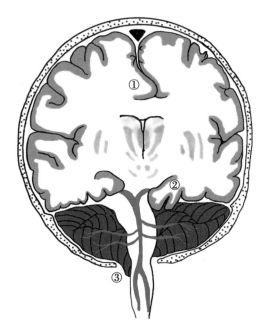

图 25-2　临床常见的脑疝
①大脑镰下疝;②海马钩回疝;③枕骨大孔疝。

　　临床上常见的有小脑幕裂孔疝(包括海马钩回疝和中心疝)和枕骨大孔疝(图 25-2)。海马钩回疝指幕上病变造成颞叶内侧海马回和钩回等结构疝入小脑幕裂孔,压迫同侧大脑脚和动眼神经;如果继续发展则影响后循环供血,波及脑干、丘脑和枕叶。中心疝多由于中线结构或大脑深部占位性病变引起,导致丘脑、第三脑室、基底节等中线结构受压向下移位,并波及下方脑干。枕骨大孔疝主要因为颅后窝高压造成小脑扁桃体下移,经过枕骨大孔疝入颈椎管上端,压迫延髓和脑神经。颅后窝病变是引起枕骨大孔疝的直接原因,但幕上病变引起的小脑幕裂孔疝随着病情进展亦可伴随不同程度的枕骨大孔疝。

【临床表现】

1. 海马钩回疝

(1)头痛:早期轻度头痛,后期头痛加剧伴呕吐。

(2)意识障碍:早期嗜睡,后期昏睡或昏迷(脑干、丘脑网状上行激活系统受损)。

(3)动眼神经麻痹:早期一过性眼内肌麻痹,瞳孔缩小(支配眼内肌的副交感纤维受到牵拉刺激);随后瞳孔扩大,对光反应迟钝或消失;后期眼外肌麻痹,眼睑下垂、眼球运动(向上、向下、向内)受限或不能。

(4)锥体束征:早期病灶对侧锥体束征阳性或肢体瘫痪(大脑脚受压)。少数情况下,脑干被推向对侧,使对侧大脑脚受到小脑幕挤压而出现同侧锥体束征或同侧肢体瘫痪;后期出现双侧锥体束征或双侧肢体瘫痪。

(5)去脑强直:早期对侧肢体上肢伸直、内旋。后期自发性、间歇性或持续性四肢伸直强直。

(6)生命体征变化:早期体温增高、血压增高、心率改变和呼吸深慢。晚期生命中枢衰竭,体温下降、血压下降、不规则呼吸、心率增快,最终呼吸、心搏停止。

2. 枕骨大孔疝

(1)颈项强直或强迫头位:早期枕、颈部疼痛,后期颈项强直或强迫头位(颈神经根受刺激)。

(2)后组脑神经麻痹:早期构音不清、声音嘶哑、饮水呛咳和吞咽困难,后期失音、吞咽不能(后组脑神经牵拉受损)。

（3）生命体征变化：急性枕骨大孔疝时生命体征变化最为明显，表现为迅速出现的呼吸、循环衰竭，并以突发呼吸骤停最具特征。慢性枕骨大孔疝则表现为呼吸浅慢，随后节律不齐，最终呼吸停止。有时机械通气条件下循环功能仍能短期维持，表现为呼吸循环分离（位于延髓下段的呼吸中枢比心血管中枢更易受损，或心脏具有自主节律性起搏）。枕骨大孔疝生命体征出现变化的时间较早，而瞳孔和意识水平的改变较晚。

【诊断】　海马钩回疝和枕骨大孔疝既可各自独立发生，亦可同时或相继出现。其共同特征是脑干受压和移位。海马钩回疝的诊断依据是病变位于幕上，具有不同程度的意识障碍和脑疝侧瞳孔改变。枕骨大孔疝的主要诊断依据是病变位于幕下，呼吸、循环迅速衰竭，呼吸突然停止最具特征。

【治疗】　脑疝早期降颅压治疗尤为重要。脑室扩大或脑积水时行脑室穿刺引流；脑实质容积增加时行部分颅骨切除减压；肿瘤、脓肿、血肿等占位病变时的紧急手术清除；呼吸减慢或骤停时的气管插管、机械通气等。

第四节　惊厥性癫痫持续状态

【定义】　癫痫持续状态（status epilepticus，SE）是指癫痫发作持续或反复多次的癫痫发作且发作间期意识未完全恢复。根据临床症状不同，SE 可分为惊厥性和非惊厥性。惊厥性癫痫持续状态（convulsive status epilepticus，CSE）表现为持续的肢体强直、阵挛或强直-阵挛，并伴有意识障碍。传统定义将 CSE 发作持续时间限定为 30min。考虑到 CSE 作为一种临床急症需要早期启动抗癫痫治疗，因此临床上普遍应用的 CSE 实用性定义为：每次惊厥发作持续 5min 以上，或 2 次以上发作且发作间期意识未完全恢复。

难治性癫痫持续状态（refractory status epilepticus，RSE）：当足够剂量的一线抗 SE 药物，如苯二氮䓬类药物，后续另一种抗癫痫药物治疗仍无法终止惊厥发作和 EEG 痫样放电时，称为 RSE。

【病因】　癫痫的病因包括结构性、遗传性、感染性、代谢性、免疫性以及未知病因。各种病因导致的具有全面强直阵挛发作类型的癫痫均有可能出现 CSE。已诊断癫痫患者突然撤药、发热、感染等可促发癫痫持续状态。新发难治性 CSE 病因不明确时，应考虑到感染性或自身免疫性病因的可能。

【监测】　由于 CSE 持续发作时间长，常出现多种严重并发症，如高热、脑水肿、肺水肿、低氧血症、高碳酸血症、心律失常、低血糖、代谢性酸中毒和横纹肌溶解等。抗癫痫发作药物（anti-seizure medications，ASMs）或麻醉药物的应用也可引起多种药物不良反应，如呼吸抑制、循环抑制、肝功能损伤和骨髓功能抑制等。因此，须对 CSE 患者加强重要脏器功能监测，并以此指导生命支持与脏器保护。

1. 初始 ASMs 治疗期间，加强基本生命体征监测。

2. 初始 ASMs 应用后予以 cEEG 监测，以便发现脑电发作或非惊厥性癫痫持续状态。

3. 初始治疗失败后，尽早收入 NICU 加强监护与治疗。

4. 加强呼吸功能监测，如呼吸运动（频率、幅度和节律）、呼气末二氧化碳分压（partial pressure of end-tidal carbon dioxide，$PetCO_2$）、脉搏氧饱和度和动脉血气等。

5. 加强循环功能监测，特别是心率、心律和血压监测。

6. 加强系统功能监测，监测肝、肾功能，维持水、电解质及酸碱平衡。

【治疗】

治疗包括终止 SE 和重要脏器功能保护。

1. 终止 CSE　以迅速终止惊厥发作和脑电图痫性放电为首要治疗目标。

第一阶段：初始治疗首选静注 10mg 地西泮（2~5mg/min），10~20min 内可酌情重复一次，或肌内注射 10mg 咪达唑仑。院前急救和无静脉通路时，优先选择肌内注射咪达唑仑。

第二阶段：初始苯二氮䓬类药物治疗失败后，可选择丙戊酸 15~45mg/kg［<6mg/（kg·min）］静脉

推注后续 1~2mg/（kg·h）静脉泵注，或苯巴比妥 15~20mg/kg（50~100mg/min）静脉注射，或左乙拉西坦 1 000~3 000mg 静脉注射。

第三阶段：咪达唑仑［0.2mg/kg 负荷量静注，后续持续静脉泵注 0.05~0.40mg/（kg·h）］，或者丙泊酚［2mg/kg 负荷量静注，追加 1~2mg/kg 直至发作控制，后续持续静脉泵注 1~10mg/（kg·h）］。

超级难治性癫痫持续状态（super-RSE，SRSE）：可选择氯胺酮麻醉、吸入性麻醉剂、电休克、免疫调节、低温、外科手术、经颅磁刺激和生酮饮食等。终止标准为临床发作停止、脑电图痫样放电消失和患者意识恢复。

痫性发作终止后，即刻予以同种或同类药物肌内注射或口服进行过渡治疗，如苯巴比妥、丙戊酸、左乙拉西坦、氯硝西泮等。需要注意的是口服药物的替换需达到稳态血药浓度（5~7 个半衰期），在此期间，静脉药物至少持续 24h，并根据替换药物的血药浓度监测结果逐渐减少静脉用量。

终止流程总结如图 25-3 所示。

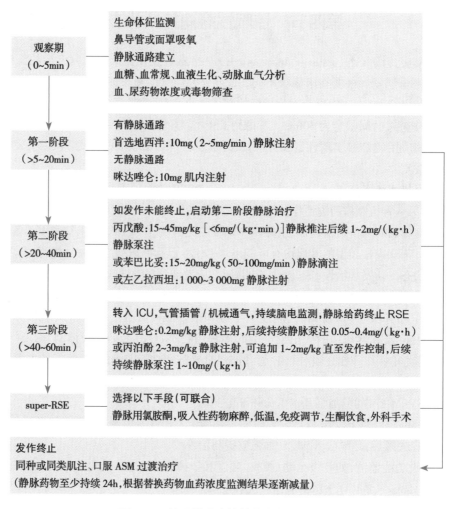

图 25-3 惊厥性癫痫持续状态终止流程图

2. 重要脏器功能保护

（1）加强脑保护，合理应用减轻脑水肿药物。

（2）加强呼吸功能保护，必要时气管插管或切开及机械通气支持。

（3）加强循环功能保护，必要时予以血管活性药物。

（4）加强肝功能保护，必要时予以降血氨或降转氨酶药物。

第五节 呼吸泵衰竭

呼吸泵是指呼吸驱动结构,包括产生自主呼吸的延髓呼吸中枢、完成呼吸动作的脊髓、周围神经、神经肌肉接头和呼吸肌,调节呼吸呼吸频率、节律和幅度的脑桥、中脑和大脑。呼吸泵任何结构受损,均可因自主呼吸驱动力不足或自主呼吸调节障碍而引起肺通气不足,临床表现为低氧血症和高碳酸血症,即Ⅱ型呼吸衰竭,是导致神经危重症患者预后不良甚至死亡的急危重症。常见引起呼吸泵衰竭的神经系统疾病包括脑外伤、脑卒中、脑肿瘤、脑炎、脊髓炎、运动神经元病、急性炎性多发性神经根神经病、重症肌无力、肌营养不良及药物中毒等。

【定义】 呼吸泵衰竭是以自主呼吸驱动力不足和呼吸调节障碍为临床特征,表现为Ⅱ型呼吸衰竭,又被称为通气衰竭。动脉血气分析显示 $PaCO_2>50mmHg$ 和 $PaO_2<60mmHg$。根据病变部位不同又分为中枢性呼吸泵衰竭和周围性呼吸泵衰竭。

一、中枢性呼吸泵衰竭

【病因】 中枢性呼吸泵衰竭的原因可分为器质性和非器质性。器质性原因包括颅脑外伤、脑出血、脑梗死和脑肿瘤等。非器质性原因包括药物(如麻醉剂、镇静剂)、毒物(如有机磷农药)的中毒等。

【临床表现】 中枢神经系统损伤部位不同可出现不同类型的呼吸频率、节律、幅度的紊乱。表现为特殊的呼吸类型。大脑半球或间脑病变时,中脑或间脑呼吸调节中枢失去控制,出现呼吸幅度由小到大,又由大变小的呼吸波动,甚至呼吸逐渐消失(暂停)后再逐渐出现的潮式呼吸。中脑被盖部病变时,脑桥网状结构呼吸中枢失去控制,出现中枢神经系统源性过度呼吸。中脑下部或脑桥上端的被盖部病变时,延髓呼吸中枢失去控制,呼吸将变深变慢,出现吸气时间延长与呼吸暂停交替的长吸式呼吸。脑桥下部损害时,延髓呼吸中枢失去控制,出现4~5次呼吸后呼吸暂停的丛集式呼吸。延髓病变时,出现共济失调式呼吸,表现为不规则的呼吸暂停甚至呼吸停止。

【诊断】 中枢性呼吸泵衰竭的诊断依据为:中枢神经系统疾病诊断明确;呼吸驱动力下降和呼吸节律失控并存,表现为与脑解剖结构损伤相关的呼吸频率、节律和幅度变化;$PaO_2<60mmHg$ 且 $PaCO_2>50mmHg$。

二、周围性呼吸泵衰竭

【病因】

1. 脊髓病变 缺血、炎症和外伤等脊髓损伤均可因脊髓前角受损而使呼吸肌收缩力减弱。当急性脊髓损伤发生在颈4平面以上时,表现为包括膈肌在内的呼吸肌麻痹,呼吸衰竭迅速而严重;颈4平面以下损伤时,尽管膈肌运动保留,但也可发生呼吸衰竭。

2. 周围神经病变 急性炎性多发性神经根神经病是最具代表性的运动神经受损导致呼吸肌收缩力减弱的疾病,随着疾病的进展,还可发生神经性肌营养不良,使呼吸肌收缩力减弱加重。

3. 神经-肌肉接头病变 重症肌无力、肉毒中毒、药物中毒(如肌松剂)等均可引起神经-肌肉接头的神经冲动传导障碍而使呼吸肌收缩力减弱。

4. 肌肉病变 进行性肌营养不良、多发性肌炎或皮肌炎可因运动终板受损而使呼吸肌收缩力减弱,慢性病程患者常伴随呼吸肌萎缩,使呼吸肌收缩力减弱加重。

5. 运动神经元病 运动神经元病中的进行性脊肌萎缩症、肌萎缩侧索硬化症进展到晚期均可因呼吸肌无力出现呼吸衰竭。

【临床表现】 周围性呼吸泵衰竭表现为呼吸浅快、无力。膈肌麻痹患者平卧时呼吸困难、气促、发绀、胸腹反常运动,头位抬高或端坐后缓解。急性周围神经系统疾病的膈肌麻痹进展迅速,需要呼吸机辅助呼吸。慢性周围神经系统疾病的膈肌麻痹进展缓慢,但晚期仍需依赖机械通气维持呼吸。

【诊断】　周围性呼吸泵衰竭的诊断依据为:周围神经系统疾病诊断明确;呼吸肌收缩力减弱突出,即高呼吸频率和低潮气量(呼吸浅快);$PaO_2<60mmHg$ 且 $PaCO_2>50mmHg$;肺活量<55% 预测值和/或<1 500mL;常伴误吸/窒息、细菌性肺炎和肺不张等并发症。

三、呼吸泵衰竭的监测与治疗

【监测】

1. 呼吸肌力评估　呼吸肌力评估包括呼吸节律、频率及呼吸动度。呼吸泵衰竭代偿期可仅表现为呼吸频率增快;失代偿期常见呼吸频率及心率增快,胸腹反常运动(吸气时腹部内陷、呼气时腹部膨出,与正常相反),患者呼吸费力、端坐呼吸、咳嗽无力、言语不连贯。临床上,可应用肺功能仪测定呼吸量(潮气量、最大吸气压力、最大呼气压力、咳嗽峰值流速等)。

2. 动脉血气分析　连续监测动脉血气分析对于及时发现呼吸衰竭、酸解失衡的严重程度及指导治疗具有重要意义。急性呼吸衰竭时,$PaO_2<60mmHg$、$PaCO_2>50mmHg$、HCO_3^- 正常和 pH<7.35;慢性呼吸衰竭时,因机体代偿作用而 $HCO_3^->27mmol/L$ 和 pH 大致正常。

3. 其他监护指标　脉搏血氧饱和度(saturation of pulse oximetry,SpO_2)监测、持续 $PetCO_2$、持续经皮二氧化碳分压监测。胸部 X 线、CT 等影像学检查可为呼吸衰竭的并发症(如肺不张、肺炎等)提供诊断依据。

【治疗】

1. 紧急处理　首要是解决通气障碍的问题。当发现患者呼吸减弱时,应迅速予以高浓度面罩吸氧;如发现有呼吸停止的倾向,应立即经口或经鼻气管插管和简易呼吸器通气;随后选择无创或有创机械通气。对于有误吸或窒息高风险的患者,应随时做好气管插管和气管切开的准备,包括和家属谈话和交代病情的工作。

2. 病因治疗　在改善呼吸功能的同时须积极治疗神经系统疾病,如颅内压增高或脑疝的降颅压治疗,急性炎性多发性神经根神经病的免疫治疗,重症肌无力的胆碱酯酶抑制剂治疗和免疫治疗等。

3. 气道管理

(1)气道清理:在进行氧疗和人工通气前,必须采取各种措施使气道保持通畅,这些措施包括清除呼吸道、口咽部分泌物及异物,头后仰,放置口咽通气管等。鼓励患者主动咳嗽排痰的同时,加强被动排痰护理。痰量过多或过黏时,加强祛痰药物治疗,如盐酸氨溴索 15~30mg 静脉输注,2~3 次/d。痰栓或异物堵塞气道(并发肺不张)时,应用纤维支气管镜清除。

(2)气道湿化:在保证患者足够液体入量的基础上,进行气道湿化或雾化。气道湿化(湿化器与呼吸机供气道连接)适用于机械通气患者。气道雾化(雾化吸入器与空气压缩泵连接)适用于非机械通气患者。气道湿化或雾化效果的最重要标志是痰液是否容易咳出或吸出。

(3)气道解痉:常用的支气管痉挛的解痉药物:①β_2 受体激动剂类:沙丁胺醇 5mg 加入 5~20mL 生理盐水中雾化吸入,或特布他林 1.25~2.5mg、3 次/d 口服;②茶碱类:氨茶碱 0.25~0.5g 静脉输注,1 次/d;或多索茶碱 300mg,加入 5% 葡萄糖注射液或生理盐水注射液 100mL 中,缓慢静脉滴注,1 次/d;③肾上腺皮质激素类:地塞米松 5~10mg 静脉输注,1 次/d;甲泼尼龙 40~80mg 静脉输注,1 次/d,必要时重复。

(4)气管插管/切开:上述方法无效或需要人工通气时,应行气管插管或切开以建立人工气道。患者出现严重低氧血症和/或高碳酸血症($PaO_2<60mmHg$,尤其是充分氧疗后仍<60mmHg;$PaCO_2$ 进行性升高,pH 动态下降)以及气道保护能力明显下降时,应予气管插管。急性脑损伤(脑外伤、脑卒中、脑炎、脑病、癫痫持续状态等)符合气管切开适应证患者需尽早(≤10d)气管切开,以降低远期病死率、缩短机械通气时间和 ICU 滞留时间。

4. 机械通气

(1)无创机械通气治疗:重症肌无力、运动神经元病、肌营养不良患者,若存在症状性高碳酸血症,应给予无创正压通气。治疗期间应监测 $PaCO_2$ 及气道分泌物。注意:意识障碍、呼吸微弱或无力、咳痰无力的患者禁止使用无创机械通气治疗。

（2）有创机械通气治疗:当患者出现呼吸频率、节律、幅度严重异常,如呼吸频率>35~40 次/min或<6~8 次/min;突然自主呼吸减弱或消失;血气分析提示严重通气和氧合障碍;意识障碍无法维持气道通畅,需积极给予有创机械通气治疗。

（3）撤机:常用撤机方法包括自主呼吸试验撤机法（自主呼吸试验,SBP）、压力支持通气撤机法和同步间歇指令通气撤机法。撤机过程宜早宜慢,约占整个机械通气时间的 40%。撤机成功的标准是撤机 30~120min 后出现:①呼吸频率<35 次/min 或较基础变化<50%;②FiO_2<0.4,SpO_2≥90%,PaO_2≥60mmHg,$PaCO_2$ 较基础增加<10mmHg,pH>7.32;③心率<120~140 次/min 或较基础变化<20%,收缩压>90mmHg 和<180mmHg 或较基础变化<20%,不需应用血管活性药物或不需加大用量;④无躁动、多汗以及辅助呼吸肌参与呼吸。

5. **氧疗**　非机械通气患者首选低浓度（<30%）、低流量（2L/min）氧气吸入。如果需要中浓度（50%~60%）氧气吸入,应间歇予以。机械通气患者初始可短时给予高浓度（70%~100%）供氧,避免缺氧导致的脑损伤。随后根据血气分析结果逐渐下调吸氧浓度,并维持 PaO_2 在 80~100mmHg。

6. **呼吸中枢兴奋药**　必要时可给予呼吸中枢兴奋剂,如尼可刹米 0.375g 静脉注射,1~2h 后重复,最大剂量 1.25g/次;洛贝林 3mg 静脉注射,每次最大剂量 6mg,20mg/d。注意用药时须保持气道通畅,否则会诱发呼吸肌疲劳,加重 CO_2 潴留。避免使用抑制呼吸中枢的药物,如阿片类（吗啡、哌替啶等）、苯二氮䓬类（地西泮、氯硝西泮等）和氨基糖苷类（链霉素、丁胺卡那、依替米星等）药物。

7. **抗感染治疗**　呼吸泵衰竭患者常合并呼吸道或肺部感染,应及时予以抗感染治疗,包括经验治疗和目标治疗。在未获得病原学报告之前,采用抗感染经验治疗,即根据所在区域病原菌流行情况和患者感染情况选择抗生素。获得病原体培养和药物敏感报告后,应调整抗感染方案,进行目标治疗。避免滥用或长时间使用广谱抗生素,以防耐药或二重感染发生。

第六节　多器官功能障碍综合征

【定义】　多器官功能障碍综合征（multiple organ dysfunction syndrome,MODS）是严重创伤、感染、外科大手术及缺血/再灌注等急性损伤 24h 后,序贯或同时出现 2 个或 2 个以上系统或器官功能障碍或衰竭的临床综合征。MODS 病死率高,可能严重威胁患者生命。

【临床特征】　由于神经危重症疾病的异质性及临床研究中疾病定义的差异,使得神经危重症疾病诱发的 MODS 缺乏流行病学数据。有观察研究发现,近 40% 的中重度创伤性脑损伤（traumatic brain injury,TBI）患者在住院 10d 内出现 MODS,以心肺功能障碍最为常见。神经危重症后 MODS 的后果包括脑血流减少、脑缺氧、代谢改变、酸中毒和凝血功能障碍,这些都可能导致继发性脑损伤和临床预后不良。

MODS 的临床特征包括:①存在感染或非感染性急性致病因素;②存在全身炎症反应（systemic inflammatory response syndrome,SIRS）或/和代偿性抗炎反应综合征（compensatory anti-inflammatory response syndrome,CARS）征象;③存在除原发器官损伤外的两个或两个以上器官功能障碍（发病前器官功能良好）;④临床过程从致病因素刺激到器官障碍历时数日至数周,临床指征从某一器官实验室指标异常到多器官临床和实验室指征全面恶化;⑤器官功能障碍的数目越多、时间越长,预后越差;⑥机体既是致病因素的直接受害者,又是损害过程的主动参与者,全程历经原发损伤、应激反应、SIRS、CARS、MODS 以及死亡或康复。

【诊断】　MODS 诊断标准见表 25-2。

表 25-2 MODS 诊断标准

受累系统	诊断标准
循环系统	SBP<90mmHg,并持续 1h 以上,或需要药物支持才能使循环稳定
呼吸系统	急性起病,PaO$_2$/FiO$_2$≤200mmHg(无论是否有 PEEP),胸部 X 线正位片见双侧肺浸润,PAWP<18mmHg 或无左房压力升高的证据
肾脏	SCr>177μmol/L,伴有少尿或多尿,或需要 CRRT 治疗
肝脏	Tbil>34.1μmol/L,并伴有转氨酶>正常值 2 倍以上,或已出现肝性脑病
胃肠	上消化道出血,24h 出血量>400mL,或胃肠蠕动消失不能耐受食物,或出现消化道坏死或穿孔
血液	PLT<50×10^9/L 或降低 25%,或出现 DIC
代谢	不能为机体提供所需的能量;糖耐量降低,需要用胰岛素;或出现骨骼肌萎缩无力等表现
中枢神经系统	格拉斯哥昏迷评分<7 分

SBP,收缩压;PaO$_2$/FiO$_2$,动脉血氧分压/吸入氧浓度;PAWP,肺动脉楔压;SCr,血肌酐;CRRT,持续肾脏替代治疗;Tbil,总胆红素;PLT,血小板;DIC,弥散性血管内凝血。

【监测】

1. 循环系统

(1)一般监测指标:心率、心律、血压(无创或有创)。

(2)实验室检查:血常规、动脉血气分析、电解质、心肌酶谱。

(3)12 导联心电图、超声心动图。

(4)影像学:胸部 X 线、CT。

(5)血流动力学指标:主动脉压、肺动脉压、肺毛细血管楔压、心排出量和中心静脉压等。

2. 呼吸系统

(1)一般监测指标:呼吸频率、节律和幅度,SpO$_2$,PetCO$_2$,动脉血气分析等。

(2)影像学:胸部 X 线、CT。

3. 肝功能 血清胆红素、转氨酶、总蛋白、白蛋白。

4. 肾功能

(1)血清化学检查:尿素氮、肌酐、电解质。

(2)尿化学检查:尿量、尿比重、尿酸碱度、24h 尿蛋白、24h 尿钠。

5. 胃肠功能

(1)胃液或胃内容物指标:胃残留量、胃液 pH 和潜血试验等。

(2)粪便指标:量、颜色、性状、潜血试验、细菌涂片或培养等。

(3)其他指标:影像学(腹部 X 线、CT)、胃肠超声检查。

6. 凝血功能

(1)凝血试验:凝血酶原时间、活化部分凝血酶时间、国际标准化比值、凝血酶时间。

(2)血小板试验:血小板计数、血栓弹力图、vWF 因子。

(3)纤溶试验:D-二聚体、纤维蛋白原、纤维蛋白原降解产物、硫酸鱼精蛋白试验。

7. 营养代谢功能

(1)一般监测指标:实测体重、身体质量指数(BMI)、血糖、白蛋白、前白蛋白、转铁蛋白、电解质、血脂、尿肌酐、氮测定和血红蛋白等。

(2)其他监测指标:间接能量测定(营养代谢车)、生物电阻抗(人体组分测量)和肌肉磁共振(肌肉脂肪比例)等。

【治疗】 在神经系统原发疾病治疗的同时,重视多器官功能障碍治疗,以阻止病情进展,避免继发性脑损伤,从而降低病死率。

1. **感染的早期识别和抗生素治疗**　神经危重症患者感染风险高,应积极进行感染筛查,早期识别;对于有感染征象的患者,建议 1h 内启动抗生素治疗。感染源的控制尤为重要。

2. **循环系统支持**　尽快建立静脉通路(首选中心静脉)。当存在血容量和有效循环血量不足时,积极进行输血与液体治疗。液体复苏目标是维持正常循环以实现足够的器官灌注。隐匿性终末器官低灌注表现为血清乳酸含量升高,应定期监测并积极纠正。

收缩压应(SBP)≥90mmHg;若存在颅内缺血或高颅压风险,为维持脑灌注压,SBP 应≥100mmHg 或平均动脉压(MAP)≥80mmHg。脑灌注压(CPP)目标为 60~70mmHg,不应诱导高血压使 CPP>70mmHg;对于血压增高患者,应确保患者充分镇静,在排除因 ICP 增高继发的血压增高后,方可给予降压治疗。

3. **呼吸支持**　应维持 PaO_2>60mmHg;为预防脑组织缺氧,建议 PaO_2>90mmHg。常规 $PaCO_2$ 应在 35~40mmHg;脑疝综合征时可短期诱导 $PaCO_2$ 在 30mmHg。

若患者无法保证气道通畅或有效通气,应给予气管插管、机械通气。建议对存在急性呼吸窘迫综合征(acute respiratory distress syndrome,ARDS)的患者给予肺保护性通气策略,即小潮气量策略,6~8mL/kg(理想体重)。

4. **肝功能支持**　对于急性肝衰竭患者,应采取标准容量血浆置换,清除代谢毒素、减轻"细胞因子风暴"并降低血氨;对于高氨血症者,可采取持续肾脏替代治疗治疗降低血氨。避免肝毒性药物的应用。

5. **肾功能支持**　神经危重症相关急性肾损伤的治疗措施包括保证血容量,恢复尿量,避免或减少应用肾毒性药物,必要时予以肾替代治疗。

6. **胃肠功能支持**　对于急性胃肠损伤患者,若存在血流动力学不稳定、尚未控制的低氧血症和酸中毒、胃液高分泌状态(>500mL/6h)、活动性消化道出血、肠梗阻时,应延迟或暂停肠内营养;若排除以上情况且胃肠道尚存功能,应早期启动肠内喂养。

7. **凝血功能支持**　应早进行血常规、凝血功能检验及血栓弹力图来监测凝血功能障碍。根据监测结果,评估补充输注红细胞、血浆、纤维蛋白原、血小板、冷沉淀等。大出血患者,注意早期输注血浆。

8. **内环境稳态及营养代谢支持**　维持液体出入量平衡、电解质平衡、酸碱平衡、糖代谢平衡。纠正酸中毒时,须少量多次(每次 30~50mL)、缓慢静脉滴注碳酸氢钠溶液,以免细胞内酸中毒进一步加重。监测并控制血糖在 8.3~11.1mmol/L,必要时静脉泵注胰岛素,避免低血糖发生。

急性期营养治疗措施包括:避免过度热卡供给,以减轻代谢负担;适当高蛋白供给,促进机体蛋白合成;降低糖脂比,减少呼吸商;合理选择营养途径,避免喂养不耐受。

思考题

1. 当在临床上遇到疑似呼吸泵衰竭的患者时,如何初步判断呼吸泵衰竭的类型及其可能的病变部位?

2. 当颅内压增高的患者出现何种症状时,应警惕脑疝的出现?如何区分可能出现的脑疝类型?

(邓艳春)

第二十六章
内科疾病神经系统并发症

- 神经系统整合调节着其他各系统、各器官的功能,机体其他各系统对于神经系统也有密切的影响。各种代谢紊乱、中毒、心血管病变、营养障碍、肿瘤等对神经系统均有一定的影响。
- 首先应根据出现的神经系统临床特点进行定位及定性分析,再结合相关的内科疾病作进一步的检查进行诊断和鉴别。治疗必须病因、对症治疗相结合,原发疾病的治疗与神经系统并发症的治疗两者兼顾。

第一节 概 述

神经系统整合调节着其他各系统、各器官的功能,从而保持机体内在环境的相对稳定,统一整体活动。机体其他各系统对于神经系统也有密切的影响。各种代谢紊乱、中毒、心血管病变、营养障碍、肿瘤等对神经系统均有一定的影响,如糖尿病周围神经病变、心瓣膜病并发脑栓塞、肺部病变引起的肺性脑病、肝脏病变引起的肝性脑病等。各系统性疾病引起的神经系统并发症的共同临床特点,主要有脑部和脊髓症状、周围神经(包括脑神经)损害、自主神经功能紊乱、肌肉及运动系统障碍,常见的症状包括头痛、头晕、意识障碍、肢体瘫痪等。

诊断首先应根据出现的神经系统临床特点进行定位及定性分析,再结合相关的内科疾病作进一步的检查,可进行腰椎穿刺、磁共振、脑电图、肌电图等检查进行诊断和鉴别。并发症在不同的系统性疾病中所出现的时间不同,多数在系统性疾病出现的同时或在它们的病程晚期出现。若已有系统性疾病的典型临床表现,则对于神经系统并发症的诊断可能并不困难。

治疗必须病因与对症治疗相结合,原发疾病的治疗与神经系统并发症的治疗两者兼顾。

第二节 呼吸系统疾病神经系统并发症

神经系统是体内代谢较为旺盛的器官,对氧的需求量高。呼吸系统疾病引起缺血及血液中氧分压降低时易产生神经系统并发症。常见的神经系统并发症包括各种慢性肺胸疾病导致的肺性脑病,上呼吸道感染、肺部感染引起的神经系统感染,阻塞性睡眠呼吸暂停低通气综合征引起的神经系统损害,肺癌导致的直接、远隔及继发性神经系统损害等。

一、肺性脑病

肺性脑病(pulmonary encephalopathy),是由于各种慢性肺胸疾病(包括慢性支气管炎、慢性阻塞性肺疾病、肺源性心脏病、严重的睡眠呼吸暂停综合征等)伴发呼吸功能不全,导致低氧血症、高碳酸血症及动脉血 pH 下降而出现神经精神症状的一组综合征。

【发病机制与病理生理】 肺性脑病发生的机制较为复杂:①低氧血症、二氧化碳潴留,组织内酸性代谢产物增加引起血管扩张、毛细血管通透性增加,从而产生脑水肿引起神经精神症状;②由于脑水肿、乳酸/丙酮酸比例升高、脑磷酸肌酸水平低及氨基酸代谢增加引起脑组织酸中毒;③由于通气不足、氧分压下降导致的脑缺氧可引起神经症状;④由于伴发氮质血症、心力衰竭、肾衰竭等而加重神经精神症状。

【临床表现】

1. **前驱症状** 精神萎靡;性格改变;定向力障碍;球结膜充血水肿。

2. **临床类型** ①兴奋型:多由烦躁不安开始,幻听幻视、言语杂乱,甚至瞳孔改变和视神经乳头水肿,严重时可出现痫样抽搐、偏瘫及病理反射,然后进入深昏迷;②抑制型:先为表情淡漠、精神萎靡等,逐渐进入嗜睡、浅昏迷、呼吸不规则,当瞳孔改变时,随之进入深昏迷;③不定型:兴奋和抑制症状交替出现,最后进入深昏迷。

【辅助检查】

1. **血气分析** 常提示呼吸衰竭。

2. **脑电图** 呈不同程度弥漫性慢波异常。

【诊断】 诊断标准为以下几条。

1. 慢性肺胸疾病伴有呼吸衰竭,出现缺氧及二氧化碳潴留。

2. 具有意识障碍、精神神经症状或体征,且排除其他原因所引起。

3. 血气分析 $PaO_2 < 8kPa$(60mmHg)、$PaCO_2 > 6.67kPa$(50mmHg),并可伴有 pH 异常和/或电解质紊乱等。

【治疗】

1. **去除诱因** 见呼吸系统疾病章节。

2. **处理呼吸衰竭**

(1)纠正缺氧:轻中型患者宜用低流量鼻导管持续吸氧。重型患者建议行无创机械通气,必要时可进行气管插管或气管切开。

(2)使用呼吸中枢兴奋剂:在保持呼吸道通畅的前提下,可用洛贝林持续静滴。

3. 纠正电解质紊乱与酸碱平衡失调。

4. **防治脑水肿** 使用脱水剂如甘露醇,利尿剂或人血白蛋白;肾上腺皮质激素;脑保护治疗。

5. **镇静剂的应用问题** 尽可能不用呼吸中枢抑制剂(如吗啡、哌替啶等)。

二、阻塞性睡眠呼吸暂停低通气综合征引起的神经系统损伤

阻塞性睡眠呼吸暂停低通气综合征(obstructive sleep apnea hypopnea syndrome,OSAHS)是由于睡眠中上呼吸道完全或部分梗阻导致呼吸暂停,从而发生长期慢性低氧,二氧化碳潴留和睡眠结构异常。OSAHS 可导致中枢神经系统损伤,主要表现为日间过度思睡、认知功能障碍等,脑卒中风险增加。

【发病机制与病理生理】 目前机制尚不完全明确,目前认为可能机制有:①间歇性缺氧:OSAHS 患者的睡眠时动脉血氧饱和度降低,二氧化碳分压高,可发现脑缺血病灶及脑组织缺氧,交感神经系统活跃,长期缺氧导致神经细胞损害;②睡眠结构异常:睡眠片段化是 OSAHS 患者最突出的睡眠结构异常,是导致认知功能障碍的因素之一。

【临床表现】 注意力不集中、日间过度思睡、认知功能障碍、疲劳等。

【辅助检查】

1. **多导睡眠图(PSG)监测** PSG 监测是 OSAHS 诊断的"金标准"。

2. **影像学** 头颅 CT 及 MR 可发现脑卒中及脑萎缩等。

【诊断】

1. 存在阻塞性睡眠呼吸暂停低通气综合征。

2. 日间过度思睡可根据 Epworth 嗜睡量表或多次小睡潜伏期实验诊断,认知功能障碍根据认知功能量表评估,脑卒中根据临床及影像学诊断。

【治疗】 ①危险因素的治疗和干预:减肥、戒酒以及侧卧位睡眠、避免过饱饮食、不服用镇静安眠药等;②经鼻持续正压气道通气(nCAP):是治疗中重度 OSAS 的主要措施;③手术治疗:鼻咽部或口

腔手术消除气道机械性狭窄。

三、肺癌导致的中枢神经系统症状

肺癌（lung cancer）引起的中枢神经症状较多，其可因直接损害、远隔效应和继发性损害所致。

【发病机制及临床表现】

1. 转移　可转移到脑、脊髓、脊髓硬膜外、脑膜、末梢神经。可引起头痛、颅内压增高、偏瘫、截瘫、四肢瘫等。

2. 压迫　肺尖肿瘤可压迫臂丛而引起单侧上肢疼痛、瘫痪。

3. 肿瘤的远隔效应　癌肿在无转移的情况下影响远隔器官的功能为远隔效应，也称为副肿瘤综合征。小细胞肺癌引起的副肿瘤综合征最为多见，常见的抗体包括抗 Hu 抗体、抗 SOX1 抗体、抗 Zic4 抗体等。在临床上可产生：①弥漫性灰质脑病：以痴呆为主要表现。②副肿瘤性边缘系统脑炎：以认知功能障碍为特点，也可出现癫痫发作、精神行为异常等。③副肿瘤性小脑变性：步态及肢体的共济失调。④副肿瘤性斜视性眼阵挛：眼球不自主、无节律、无固定方向的高波幅集合性扫视运动为主。⑤副肿瘤性脊髓病：双下肢不对称性无力，也可影响呼吸肌。⑥神经-肌肉接头副肿瘤综合征：最常见 Lambert-Eaton 肌无力综合征等。

【诊断】　患者有肺癌病史及体征，有癌组织直接损害神经系统的症状体征、肿瘤的远隔效应表现，肺癌合并神经系统损害可以断定。

【治疗】　原发病治疗，神经系统对症治疗。

四、呼吸系统感染引起的中枢神经系统感染

呼吸系统感染包括上呼吸道感染及肺炎，可引起中枢神经系统损害。常见的表现包括头痛、抽搐、脑膜刺激征、锥体束征以及神经功能障碍等。

呼吸系统感染按病因可分为病毒性、细菌性、真菌性、支原体、原虫性等。如急性上呼吸道病毒感染由流感病毒引起的鼻腔、咽或咽喉部急性炎症，经由血行感染、直接感染或逆行感染进入中枢神经系统，引起病毒性脑炎、病毒性脑膜炎、亚急性硬化性全脑炎和进行性多灶性白质脑病等；引起大叶性肺炎的肺炎球菌和流感嗜血杆菌 B 型等细菌可以引起中枢神经系统细菌性感染，具体见第十章"中枢神经系统感染性疾病"。

第三节　消化系统疾病神经系统并发症

一、肝性脑病

肝性脑病（hepatic encephalopathy，HE）是由严重的急性或慢性肝功能障碍或各种门静脉-体循环分流异常引起的中枢神经系统功能紊乱，以代谢紊乱为基础、意识行为改变或昏迷为其主要临床表现的一种综合征。

【病因与发病机制】　急性 HE 常见病因有感染、药物与化学物品中毒、缺血缺氧和代谢缺陷，大多无明显诱因。慢性 HE 主要见于严重慢性肝病患者，如肝硬化、原发性肝癌及门-体分流术后等。

HE 的发病机制较为复杂，目前多数学者认为本病的发生是由多种综合因素所致，最核心的学说为氨中毒学说、假性神经递质学说、氨基酸代谢失衡学说、神经信息物质及受体改变学说。

【临床表现】　HE 的临床表现多种多样，发病形式与原发肝病有关。

1. 临床类型　依据基础肝病的类型，HE 分为 A、B、C 3 型。

（1）A 型：由急性肝衰竭导致，多无明显诱因及前驱症状，发病急骤，患者经短期兴奋、躁动等谵妄状态后很快进入昏迷，甚至死亡。伴有急性肝衰竭的表现，如黄疸，出血、凝血酶原活动度降低等，

与脑水肿和颅高压风险增加有关。

（2）B型：常见于门静脉型肝硬化合并广泛的侧支循环或门-体静脉分流术后。

（3）C型：由慢性肝硬化导致。B型和C型临床表现相似，常表现为间歇性的波动性意识与运动障碍，病程可长达数月至数年，多表现为反复发作的定向力障碍，性格行为改变，进而发生昏迷。

2. 临床分期　见表26-1。

表 26-1　慢性 HE 的分期

分期		症状	体征	脑电图
一期	前驱期	轻度性格改变、行为异常	可有扑翼样震颤	无明显异常
二期	昏迷前期	精神错乱，行为失常。定向力、理解力减退，不能完成简单的计算，言语不清，书写困难	常出现扑翼样震颤，腱反射亢进，肌张力增高，锥体束征（−）	常出现异常的慢波（θ波）
三期	昏睡期	木僵状态，尚能唤醒	可引出扑翼样震颤	出现明显异常的θ波和三相慢波
四期	昏迷期	意识丧失，不能唤醒	不能引出扑翼样震颤，反射消失	出现δ波

【诊断与鉴别诊断】

诊断条件：①存在原发性肝病；②有HE的诱因；③有明显肝功能损害表现；④神经精神改变、昏睡或昏迷；⑤扑翼样震颤和肝臭；⑥血氨增高；⑦Ⅱ期及以上HE患者的脑电图可见明显异常。

上述①~④是主要的诊断条件，⑤~⑥则有重要的参考价值。

HE主要应与中枢神经系统疾病（感染、脑血管意外、代谢性脑病、中毒性脑病、肝性脊髓病等）进行鉴别。精神或行为异常突出者应注意与精神病相鉴别。

【治疗】　HE是严重的内科急症，病死率极高，治疗上仍存在不少困难。基于对上述HE发病机制的认识，治疗原则应为积极治疗原发病，维持机体的功能，消除各种可能诱发HE的因素，纠正各种代谢障碍和防治各种并发症。

1. 一般治疗　加强保肝治疗、注意水、电解质及酸碱平衡。

2. 减少体内氨的产生　停止摄入蛋白质食物、清洁灌肠、应用肠道非吸收抗生素、改变肠内环境减少氨吸收。

3. 去氨药物治疗　常用的去氨药物有谷氨酸、精氨酸、乙酰谷氨酰胺和门冬氨酸钾镁等。

4. 改善和恢复脑细胞功能。

5. 其他措施　使用镇静剂应慎重，换血疗法、透析或灌注疗法、肝脏移植。

6. 并发症的治疗　包括低血糖症、脑水肿、出血、电解质紊乱、继发感染、Wernicke脑病的处理。

二、肝性脊髓病

【病因与发病机制】　通常肝性脊髓病半数是由门脉性肝硬化引起，1/3系病毒性肝炎所致，多见于有多次肝性脑病发作、施行门脉分流术及部分胃切除术患者。一般认为肝性脊髓病是一种不可逆的病理过程，可能与肝解毒功能障碍、血氨增高造成脊髓组织代谢障碍等有关。

【临床表现】　本病多发生于肝硬化失代偿期，分为3期。

1. 肝症状期　主要是慢性肝损害的表现，如食欲减退、腹胀、乏力、肝脾大、腹腔积液、蜘蛛痣，腹壁静脉曲张及上消化道出血等。

2. HE期　可反复出现一过性脑病症状，主要表现为欣快、睡眠差、兴奋或迟钝等情绪异常；无意识多动、乱跑等行为异常；记忆力与定向力减退等智力异常；言语错乱、躁狂、意识模糊等精神异常。

3. 脊髓病期　脊髓病变期常发生于脑病期之后，但也可发生于脑病期之前，甚至无脑病期发生。以双下肢先后出现沉重感，走路自感费力，双下肢肌肉发抖，活动不灵活。逐渐发展成两侧对称痉挛性截瘫。

【诊断与鉴别诊断】　肝性脊髓病的诊断需有以下依据:①有肝脏疾病病史;②逐渐加重的行走困难;③双下肢痉挛性瘫痪;④脑脊液可正常,血氨增高。本病需与肝豆状核变性、肌萎缩侧索硬化、遗传性痉挛性截瘫、亚急性脊髓联合变性鉴别。

【治疗】　治疗原则基本同 HE,可另加用支链氨基酸治疗。

三、肝性神经病

【病因与发病机制】　肝性神经病大多与病毒性肝炎有关,不同肝炎伴发周围神经损害的发病机制不同。乙型肝炎伴发周围神经损害的机制显示可能与自身免疫有关。丙型肝炎病毒感染伴发损害的可能机制为冷球蛋白血症所致的周围神经、血管炎和抗病毒治疗诱发的神经损害损害等。

【临床表现】　各种"肝病",尤其是病毒性肝炎可引起多发性周围神经病。其中乙型肝炎患者主要表现为以脱髓鞘病变为主的周围神经损害,而丙型肝炎患者大多伴发轴索性周围神经损害。

【诊断与鉴别诊断】　肝性神经病发病较少,诊断需有以下依据:①有肝脏疾病的病史。②起病隐袭,首先症状为四肢远端麻木乏力,进行性加重。③重者可发生呼吸肌瘫痪。④早期进行电生理检查或神经活检则可及时诊断。主要需与其他疾病引起的周围神经损害鉴别,故一般需明确原发病。

【治疗】　早期应用皮质激素则预后良好。

四、脑桥中央髓鞘溶解症

【病因与发病机制】　脑桥中央髓鞘溶解是一种脑桥基底部原发性脱髓鞘病。目前认为与过快或过度地纠正低钠血症有关。过快地补充高渗盐水,引起脑组织脱水和血脑屏障破坏,有害物质透过血脑屏障可导致髓鞘脱失。

【临床表现】　主要表现为意识障碍、吞咽及构音障碍、癫痫发作、四肢麻痹及瘫痪、精神及神经症状。

【诊断与鉴别诊断】　脑桥中央髓鞘溶解症诊断需有以下依据:①半数患者有慢性酒精中毒或肝硬化晚期病史,亦可在快速纠正低钠血症时发生,病情发展迅速。②主要为锥体束损害症状:如球麻痹、四肢瘫痪、瞳孔异常、腱反射亢进、病理征阳性。③MRI 可发现脑桥基底部特征性蝙蝠翅膀样病灶,呈对称分布 T_1 低信号、T_2 高信号,无增强效应。本病应与脑桥基底部梗死、肿瘤和多发性硬化等鉴别。

【治疗】　由于脑桥中央髓鞘溶解症和低钠血症关系密切,正确处理低钠血症可避免该病的发生。治疗不应以血钠的绝对值为依据,无论血钠值是多少,均不应过快的输注高渗钠溶液。对髓鞘溶解的治疗可应用丙种免疫球蛋白、皮质醇激素,早期适量脱水,并辅以改善循环、神经营养等综合支持治疗。

五、胰性脑病

【病因与发病机制】　病变的胰腺组织释放出毒性物质和胰酶对脑的直接作用,以及休克所致的脑缺血、蛋白血症等造成脑部损害。其发病机制有胰酶激活、细胞因子作用、感染、水电解质紊乱、维生素缺乏等。

【临床表现】　有明确的急性或反复发作的慢性胰腺炎症状,神经精神症状多在胰腺炎发生后 2 周内并发,其主要表现为:①精神症状:表现不安、烦躁等兴奋状态,继而出现幻觉、定向障碍,谵妄或昏迷。精神症状随胰腺炎的好转而恢复。②神经症状:表现为痉挛、震颤、失语等,并可出现脑神经麻痹、肌张力增强、腱反射亢进、病理反射及共济失调等。

【诊断与鉴别诊断】　胰性脑病临床表现特异性不强,无明确的诊断标准。诊断依据包括:①有胰腺炎的症状。②精神症状:早期有烦躁不安、兴奋、幻觉、失定向、有迫害妄想、抑郁。③神经症状:有意识障碍、构音障碍、抽搐、视神经乳头水肿、眼球活动异常、肌强直、震颤、锥体束征、小脑征、偏瘫等。④脑电图：有慢波化、发作性波等异常变化。⑤脑脊液：可有压力增高，但常规、生化常无异常。需和其他颅内感染性疾病如结核性脑膜炎、病毒性脑炎等相鉴别。

【治疗及预后】　治疗重点在于积极有效地治疗原发病，大部分患者随着胰腺炎病情的缓解而好转，因此对于急性胰腺炎，应尽快完善相关化验检查、明确病因，常规禁食、胃肠减压，密切观察生命体征，监测肝肾功能、血糖、血钙、血气、电解质等，给予积极的液体复苏和营养支持，纠正水、电解质紊乱。

第四节　泌尿系统疾病神经系统并发症

泌尿系统疾病神经系统并发症主要指肾性脑病。肾性脑病（renal encephalopathy，RE）也称尿毒症性脑病（uremic encephalopathy，UE），为肾衰竭的严重并发症，是指肾衰竭引起的急性或亚急性可逆性神经、精神障碍的一组疾病。

【发病机制】　急性肾衰竭的少尿期、无尿期或多尿期均可出现神经精神症状。慢性肾衰竭的患者约有 65% 出现神经系统损害。肾性脑病的发病机制至今未完全明确，可能与多种因素有关。代谢毒物及药物的积聚、代谢紊乱、氧化应激和炎症反应、兴奋性和抑制性神经递质失衡。

【临床表现】　精神症状，欣快、抑郁和焦虑可交替出现，并有定向力障碍或出现谵妄等；意识障碍，患者可发展至各种意识障碍，此外，继发于肾衰竭的水、电解质紊乱和代谢性酸中毒可加重意识障碍。脑电图的异常与意识障碍和脑损害的程度相一致；肌阵挛、抽搐和癫痫发作；不自主运动，可伴发扑翼样震颤；头痛及脑膜刺激征；脑神经及脑干症状；自主神经功能障碍；痴呆；其他神经症状，还可出现其他一些神经症状，如单瘫、偏瘫、中枢性面舌瘫以及感觉异常、失语、失用和共济失调、肌萎缩、肌无力等。

【辅助检查】

1. 生化、电解质及血气　血清尿素氮、肌酐、血钾升高及代谢性酸中毒。

2. 脑电图　低频成分（低于 5~7Hz）明显增加，并可呈弥漫性慢波，三向波，阵发性棘波或尖波。

3. 影像学检查　CT 或 MRI 无特异性，但具有鉴别诊断意义。

【诊断】　肾功能不全的患者，在肾功能不全期间出现神经精神症状，且过去无神经精神病史，应考虑肾性脑病的可能。除外下述需要鉴别诊断的疾病后，对具备以下几项标准者，肾性脑病诊断基本可以成立：①血肌酐>707μmol/L，内生肌酐清除率<15mL/（min·1.73m²）；②临床表现有神经精神系统症状；③除外药物中毒及精神病病史；④实验室检查肝功能正常，血糖波动在 5.4~13.2mmol/L；⑤头部CT 检查为阴性。

【鉴别诊断】　高血压性脑病、HE 或门-体脑病、颅脑损伤时的肾衰竭脑外伤、癫痫和颅内肿瘤、脑血管意外所致的昏迷、糖尿病酮症酸中毒或高渗性昏迷、肺性脑病、Wernicke 脑病。

【治疗】

1. 透析疗法　多数患者的神经精神症状可通过透析疗法渐趋稳定或逐步改善，轻者可以完全恢复。

2. 肾移植　经充分透析治疗仍难以恢复的肾性脑病患者，此时进行肾移植常能收到良好效果。

3. 神经症状的对症治疗。

4. 一般治疗　注意纠正内环境紊乱、低血压、低血容量，控制感染，改善中毒症状等，避免肾毒性药物。

5. 颅高压的管理预防　如颅内压增高，可使用甘露醇，副作用是可增加容量负荷，仍需透析去除过量负荷。不建议使用激素及过度换气等方式。

第五节　内分泌系统疾病神经系统并发症

糖尿病神经病变是内分泌系统最常见的神经系统并发症,可以累及人体神经系统的各个部分,如中枢神经系统的脑和脊髓、脑神经、周围神经和自主神经等。随年龄增长患病率不断上升,与病程关系不明显,与糖尿病病情严重程度无明确关系。高血糖状态控制不良者患病率明显增高。

一、糖尿病合并急性神经系统并发症

（一）糖尿病性脑血管病

在糖尿病众多的急性并发症中,糖尿病性脑血管病变的致残、致死率居首位。糖尿病性脑血管病变以糖尿病性脑梗死为主,占85%以上。糖尿病性脑梗死的主要病理变化为动脉粥样硬化。此外,由于糖尿病患者的血液呈高凝状态,血小板凝聚功能增强,血液有不同程度的凝固倾向。具体内容见第八章"脑血管病"。

（二）急性糖尿病酮症酸中毒

急性糖尿病酮症酸中毒(diabetic ketoacidosis,DKA)临床上以高血糖、高血酮和代谢性酸中毒为主要临床表现。伴有呼吸急促、深大、有酮味,皮肤弹性差呈失水状态等时应考虑急性糖尿病酮症酸中毒可能,血酮、尿糖、尿酮体明显升高可确诊。治疗上应尽快补液,使用胰岛素,纠正酸中毒及电解质紊乱,恢复正常的血容量及血糖水平,去除诱因和预防并发症。

（三）高血糖性高渗性非酮症性综合征

高血糖性高渗性非酮症性综合征是糖尿病严重急性并发症之一,临床上以严重高血糖而无明显酮症酸中毒、血浆渗透压显著升高、脱水和意识障碍为特征。应及时检查电解质、血糖、血气分析,如表现为血钠、血糖高、血浆渗透压超过320mmol/L,应考虑此病可能。治疗上应积极补液,纠正水电解质及酸碱失衡,小剂量胰岛素静脉输注控制血糖,去除诱因,预防心、脑、肾脏系统并发症等。

（四）急性低血糖症

低血糖症的诊断标准为血糖<2.8mmol/L,而接受药物治疗的糖尿病患者只要血糖水平<3.9mmol/L就属于低血糖范畴。患者可出现饥饿感、恶心、呕吐、心悸、出冷汗、手足震颤等,严重者可出现头痛、头晕、反应迟钝、精神异常、抽搐、大小便失禁、昏迷。注意及时检测血糖、调整饮食及降糖药物及胰岛素剂量、保持规律生活。

二、糖尿病合并慢性神经系统并发症

（一）糖尿病性多发性周围神经病

【临床表现】　是最常见的糖尿病神经系统并发症,多见于中、老年,长期患病,未经适当治疗的患者。病变主要累及双侧周围神经,以感觉神经和自主神经症状为主,而运动神经症状较轻。任何周围神经均可被累及,但症状多见于下肢和足部,常呈对称性疼痛和/或感觉异常。运动神经受累时,肌力常有不同程度的减退,晚期可出现营养不良性肌肉萎缩。

【诊断与鉴别诊断】　诊断主要依靠以感觉和自主神经症状为主的多发性周围神经病的症状和体征,以及血糖增高、糖化血红蛋白增高或有糖耐量异常。肌电图显示神经传导速度减慢为主,也可以出现轴索改变,并排除导致周围神经病变的其他原因。应注意与易引起周围神经损伤的药物、重金属和一些有机化合物中毒引起的多发性周围神经病、癌性周围神经病、亚急性联合变性、慢性炎症性脱髓鞘性多发性周围神经病及遗传性周围神经病鉴别。有些年轻的糖尿病周围神经病患者应与晚发的遗传性周围神经病鉴别。

【治疗】　以控制血糖、改善微循环、加强神经营养治疗为主,给予维生素 B_1、维生素 B_6、维生素 B_{12}、ATP 等药物。自发性疼痛可给予卡马西平、苯妥英钠,情绪不稳可用抗焦虑和抗抑郁药物,自主

神经症状可对症治疗。

（二）糖尿病性单神经病

是在糖尿病基础上单个脑神经或周围神经受损，主要累及脑神经，以第Ⅲ、Ⅵ对脑神经多见；也可累及股神经、腓神经、尺神经、正中神经。往往急性或亚急性发病居多，感觉、运动神经均受侵犯。肌电图检查感觉、运动神经均有改变，以传导速度减慢为主。治疗与多发性周围神经病相同。单一神经病变常急性起病，呈自限性，多于两个月内痊愈。

（三）糖尿病性自主神经病

可广泛累及心血管、胃肠、泌尿和生殖等多个系统，多起病隐匿，病情逐渐进展，临床表现复杂，个体表现差异较大。交感神经和副交感神经、有髓纤维和无髓纤维均可累及。病变早期往往仅累及迷走神经，但随着病情发展，交感神经亦可相继受累，导致心血管、胃肠、泌尿系等功能紊乱。较常见的自主神经病有：糖尿病性胃肠自主神经病；糖尿病性膀胱功能障碍，出现低张力性大容量膀胱；糖尿病性性功能障碍，此外还可出现性冷淡和会阴部瘙痒等；糖尿病心脏自主神经病变，可出现心动过速、直立性低血压等不适症状；无汗；瞳孔调节异常，有时可见阿-罗瞳孔。

（四）糖尿病性脊髓病

糖尿病性脊髓病是糖尿病少见的并发症，主要包括脊前动脉综合征、糖尿病性肌萎缩和糖尿病性假性脊髓痨。以上治疗均以治疗糖尿病为主，辅以 B 族维生素等治疗。

三、低血糖性脑病

低血糖性脑病（hypoglycemic encephalopathy）是指各种原因引起的血糖低于 2.8mmol/L 出现的一系列交感神经兴奋和中枢神经系统功能紊乱的一组临床综合征，其临床表现多样，可出现昏迷、偏瘫、精神异常等，有时酷似急性脑血管病；血糖降至 0.56mmol/L 时可引起患者深昏迷。低血糖性脑病是临床突发意识障碍的重要原因之一，必须迅速诊断、紧急处理，否则将造成脑的不可逆损伤。

【病因】

1. 器质性低血糖　①胰岛素分泌功能亢进；②胰外肿瘤；③严重肝脏疾病；④内分泌疾病；⑤先天性糖代谢障碍；⑥自身免疫相关性低血糖症；⑦其他：包括严重感染，如肺炎、脓毒血症等情况所伴有的低血糖症、肾性糖尿以及严重营养不良等。

2. 功能性低血糖　患者无直接引起本症的器质性疾病，多为进食后胰岛 B 细胞受刺激分泌胰岛素过多而引起的低血糖症。

3. 外源性低血糖　如口服降糖药与胰岛素使用过量等原因，引起的低血糖。

【病理】　较长时间的重度低血糖可严重损害脑组织。神经系统的各个部位对低血糖的敏感性不同，首先大脑皮质出现抑制，其次是皮质下中枢包括基底节区、下丘脑、自主神经中枢相继受影响，接下来受影响的是间脑、中脑、脑干网状结构、延髓等，补充葡萄糖后按上述顺序逆转而恢复。低血糖对大脑的损害与脑部缺血性损害相似，但又不完全相同。

【临床表现】　临床症状取决于低血糖的速度、个体差异、年龄、性别（女性耐受力较强）及原发病。交感神经兴奋症状，大汗、视力模糊，以及面色苍白、心悸、恶心呕吐和四肢发冷等；脑部缺氧、缺糖症状，患者可出现癫痫症状、意识朦胧、嗜睡、昏迷，甚至可出现深昏迷、去大脑性强直、各种反射消失、呼吸浅弱、血压下降、瞳孔缩小。

【辅助检查】

1. 血糖　由于低血糖症可能为发作性的，应多次检查血糖。

2. 血胰岛素　正常人的血胰岛素/血糖比值不应低于 0.3。

3. 不典型病例　可测饥饿 16h 血糖 3 次作为筛查试验，如≥3.9mmol/L 可排除空腹低血糖；如<2.22mmol/L 肯定诊断；2.22~3.9mmol/L 为可疑低血糖。

4. 脑电图　呈弥漫性慢波，癫痫发作者出现棘-慢波或尖-慢波。

5. 影像学 神经影像学多无特殊异常,MRI 对严重低血糖患者的诊治有重要意义,尤其 DWI 序列可见高信号。

6. 其他 包括血电解质测定、血气分析、肝功能、肾功能以及垂体、肾上腺皮质、甲状腺及甲状旁腺功能检查等,这对了解病情的严重程度和引起本症的病因很有帮助。

【诊断】 根据脑损害的临床表现、血糖降低和补充葡萄糖疗效显著等特点,常可作出诊断。同时应根据既往病史、临床表现和查体以及有关的实验室检查作出病因诊断。

【鉴别诊断】 注意与眩晕、晕厥、急性脑血管病及癫痫和癔症等进行鉴别。

【治疗】

1. 急症处理 升糖药,如葡萄糖、胰高血糖素、糖皮质激素;脑水肿的处理;电解质及酸碱平衡的稳定;注意补钾;癫痫可予以对症处理。

2. 病因治疗 及时确定病因或诱因,对有效解除低血糖状态并防止病情反复极为重要。

3. 饮食调理 低血糖症患者应少食多餐,多进低糖、高蛋白和高脂饮食,有时为了避免清晨低血糖昏迷,患者夜间需加餐。

四、桥本脑病

【发病机制】 桥本脑病(Hashimoto encephalopathy,HE)的机制尚不清楚,可能与以下几种有关:①自身免疫机制介导的血管炎。②抗神经元抗体与中枢神经元发生抗原抗体反应而致病。③促甲状腺激素释放激素的毒性效应致病。

【病理】 病理可见:脑实质内动静脉、毛细血管周围、脑膜血管周围尤其是静脉为中心的淋巴细胞浸润。

【临床表现】 临床大致分为两个类型:①伴有局灶症状的脑卒中样发作型;②进行性痴呆及精神症状型。可出现意识障碍、认知功能障碍、锥体外系症状、癫痫发作、锥体束损害,少数患者还可有睡眠障碍、听觉过敏、神经痛性肌萎缩症以及脱髓鞘性周围神经病。

【辅助检查】

1. 脑电图 大部分 HE 脑电图可见非特异性慢波,少数可见三相波、癫痫波等。

2. 影像学 CT 及 MRI 可见皮质和/或皮质下改变,但为非特异性。SPECT 可出现脑灌流低下及低代谢改变。

3. 脑脊液 可有蛋白轻度增高,淋巴细胞轻度增多。

4. 甲状腺功能 甲状腺功能检查多为低下或正常,少数亢进。

5. 抗甲状腺抗体 外周血抗甲状腺过氧化物酶抗体和/或抗甲状腺球蛋白抗体增高为 HE 必备特征。但抗体与疾病严重程度之间的关系仍不明确。

【诊断】 本病目前尚无统一的诊断标准,临床上均采用排除性诊断标准。外周血抗甲状腺抗体阳性是诊断 HE 的关键,但缺乏特异性。既往将糖皮质激素治疗有效纳入诊断依据中,但临床上部分患者对糖皮质激素治疗缺乏敏感性,因此即使患者经糖皮质激素治疗病情无明显改善,仍不能排除本病。

【鉴别诊断】 出现缓解复发的病程要与多发性硬化鉴别;当脑电图上出现三相波时要与肝、肾疾病鉴别;MRI 出现两侧海马、颞叶内侧改变时,要与非疱疹性边缘叶脑炎鉴别。重点与克-雅病鉴别,两者临床症状(痴呆、肌阵挛、精神症状、小脑性共济失调)极为相似。要与线粒体脑肌病特别是呈卒中样发病的 MELAS 进行鉴别。

【治疗】 首选糖皮质激素治疗,目前尚无统一的糖皮质激素治疗用量及持续时间方案。常用的治疗方案为:急性或亚急性发作时,可静脉应用甲泼尼龙 1g/d,连用 3~7d,后改为口服泼尼松 1~2mg/(kg·d)治疗。根据临床症状维持治疗 6 个月至 2 年,以预防复发。对于反复复发、单用激素无效及为避免副作用需减少激素用量的患者,可联合应用免疫抑制剂如环磷酰胺、硫唑嘌呤等、周期性静脉输注免疫球蛋白或血浆置换疗法。其他治疗包括治疗甲状腺功能异常、控制癫痫发作,伴有精神症状时合用抗精神药物治疗。

第六节 可逆性后部白质脑病综合征

可逆性后部白质脑病综合征(eeversible posterior leukoencephalopathy syndrome,RPLS)最初是由Hinchey等于1996年提出的一种以其病变部位和可逆性的特点命名的临床影像学综合征。随着头颅MRI技术的不断发展,发现其除了白质,也可累及灰质,因此,2000年Casey等提出了新的命名,即可逆性后部脑病综合征(posterior reversible encephalopathy syndrome,PRES)。该疾病是一组由多种原因引起以神经系统异常为主要表现的综合征,临床表现包括迅速进展的颅高压症状、癫痫发作、意识障碍、精神障碍和视觉障碍等,影像学通常表现为双侧大脑后部白质为主的水肿区。经过数周治疗后,临床症状和影像学改变可完全恢复、不遗留神经系统后遗症。

【病因与发病机制】 病因较为复杂,最常见的是高血压脑病,尤其易发生在高血压性肾衰竭的患者,此外,子痫或先兆子痫、应用细胞毒性药物或免疫抑制药物和细胞毒性药物(如环孢菌素A、他克莫司、顺铂、甲氨蝶呤等)、肾脏疾病、自身免疫疾病(包括系统性红斑狼疮、结节性多动脉炎、类风湿性关节炎、血栓性血小板减少性紫癜等)、感染/败血症/休克、药物中毒等与该病有关。

关于PRES的发病机制,目前仍存在争议,主要有以下几种学说。

1. 高灌注学说 PRES的病理生理机制主要为急剧升高的血压超过了脑血流自身调节上限,引起大脑高灌注,血脑屏障破坏,从而导致血管源性水肿。由于椎基底动脉缺乏交感张力,后循环供血动脉(椎动脉、基底动脉、大脑后动脉)较前循环动脉(颈内动脉、大脑中动脉、颈内动脉)更易受累。患者的基础血压、血压升高幅度和升高速度是重要影响因素。

2. 内皮功能障碍学说 多达30%的PRES患者没有明显血压升高,另一个理论认为各种内源性或外源性毒物导致的内皮功能障碍是其主要病因,这个理论可以解释在使用免疫抑制剂或细胞毒性药物的患者出现PRES。

【病理】 由于PRES是一类预后相对较好的疾病,目前还缺乏细致的病理学研究,只有少数研究描述了部分高血压脑病和妊娠子痫患者尸检的病理检查结果,显示脑内病变部位出现裂隙状水肿、微出血灶、动脉管壁的纤维蛋白样坏死,没有发现明确的梗死病理证据。Catherine等报道的肝移植后应用他克莫司治疗的RPLS患者,其尸检的病理检查结果示脑组织受累区域局灶性血管内皮细胞肿胀,核仁明显,纤维蛋白渗出。

【临床表现】 PRES常急性或亚急性起病(数小时或数天),临床表现取决于受累脑区,主要临床表现有头痛、癫痫发作、意识障碍、精神障碍、视觉障碍或视幻觉等。

1. 基础疾病 恶性高血压、子痫、恶心肿瘤、器官移植等。

2. 颅高压症状 头痛、恶心呕吐、视神经乳头水肿等。

3. 癫痫发作 可以是神经系统首发症状,亦可在其他神经系统症状出现之后发生,并可能是神经系统唯一的表现。始发可以是部分发作,但通常发展为全面强直-阵挛发作,大多数患者有反复发作。

4. 意识障碍 意识水平下降或意识内容改变,嗜睡、昏睡往往是首发表现,可以伴有短时间谵妄等。

5. 精神障碍 包括记忆障碍、注意力下降、定向力障碍等,及精神活动减慢、思维混乱、主动性降低、言语减少等。

6. 视觉障碍 视物模糊、视觉忽视、视幻觉、偏盲以及明显的皮质盲。

7. 局灶性神经定位体征 临床症状和神经系统体征通常为可逆的,可在数小时数天发生明显缓解。

【辅助检查】

1. 血液学检查   在神经系统及神经影像学异常出现之前,可出现乳酸脱氢酶水平升高和红细胞形态异常。

2. 脑电图   PRES 的患者脑电图检查没有特异性表现;有些病例可以见到顶枕叶区域明显的慢波活动增加。癫痫发作患者的典型的 EEG 表现为双侧枕部尖波,因此,对于考虑 PRES 伴不明原因的意识不清,建议行 EEG 检查。

3. 影像学表现   PRES 的典型影像学表现是双侧对称性枕叶和后额叶皮质和皮质下白质 FLAIR 序列高信号。PRES 急性期的典型影像在 CT 上主要表现为顶枕叶白质低信号;在 MRI T_1WI 上为等信号或低信号,T_2WI 上为高信号,DWI 上通常表现为等信号或低信号,在 ADC 表现为高信号,提示 PRES 的本质是血管源性脑水肿。少数患者 DWI 呈现部分高信号,提示可能同时存在细胞毒性脑水肿。PRES 的神经症状和影像学异常通常在治疗后数天至数周内消退,特别是对于及时诊断和治疗的患者(图 26-1)。

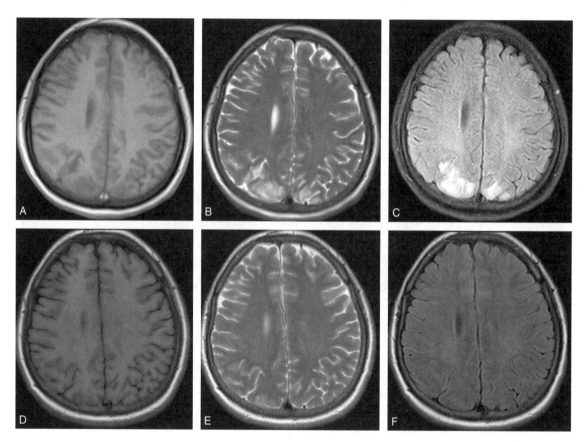

图 26-1   可逆性后部白质脑病综合征的 MRI 表现

A. 发病时 T_1WI,示双侧顶叶呈低信号;B. 发病时 T_2WI,示双侧顶叶呈高信号;C. 发病时 Flair 像,示双侧顶叶呈高信号;D~F. 复查后 T_1WI、T_2WI、Flair 像,均未见异常信号。

另外,15%~30% 患者在 MRI 上可见弥散受限,弥散受限部位通常是位于大片血管源性水肿部位的较小病灶。弥散受限病灶的出现通常与不可逆的损伤和临床不完全恢复相关。

【诊断与鉴别诊断】   对于急性和亚急性起病出现神经系统症状,同时伴有特定的临床状况(如血压急剧升高,血压剧烈波动,免疫抑制,自身免疫性疾病,肾衰竭,子痫前期或子痫)的患者需考虑 PRES。目前,尚无 PRES 的诊断标准,其诊断主要依据特征性的临床表现和神经影像学改变,同时经过积极有效治疗后 1~2 周内症状、体征消失或恢复至病前水平,复查神经影像学恢复正常或至病前表现可以明确诊断。

该病临床易误诊,需与基底动脉尖综合征、可逆性脑血管收缩综合征(RCVS)、静脉血栓形成、脱髓鞘疾病、中枢神经系统感染性疾病,进行性多灶性白质脑病、血管炎等疾病鉴别。

1. 基底动脉尖综合征　是缺血性脑出血的一种特殊类型,是双侧小脑上动脉和大脑后动脉闭塞导致相应供血区的血液循环障碍,临床上以视力障碍、眼球运动障碍、瞳孔改变、幻觉和行为异常为特征,头颅 MRI 示丘脑、下丘脑、中脑、脑桥、小脑和颞叶内侧、枕叶多发长 T_1、长 T_2、FLAIR 高信号,DWI 高信号,ADC 为低信号,留有后遗症。

2. 可逆性脑血管收缩综合征(RCVS)　是由脑血管张力改变导致脑血管收缩引起,临床特点为严重头痛(突发,剧烈,雷击样),伴/不伴神经功能缺损,癫痫发作,可伴有脑梗死、脑出血、蛛网膜下腔出血或 PRES。MRA/CTA/DSA 可发现颅内主干或分支血管多灶性狭窄,呈"串珠"样改变,DSA 为"金标准"。RCVS 与 PRES 存在共同点,亦有分别,是否是同一机制尚不清楚。可给予钙离子通道阻滞剂(尼莫地平)治疗,预后良好。

3. 静脉窦血栓形成　静脉窦血栓形成常见症状为头痛、癫痫发作、局灶性神经功能缺损、意识障碍和视神经乳头水肿。容易与 PRES 混淆,且 PRES 和静脉窦血栓形成具有一些共同危险因素,如妊娠、感染、自身免疫性疾病、服用激素等。头颅 MRI 可发现相应静脉窦留空信号消失,MRV 或 DSA 可发现相应静脉窦狭窄、充盈缺损、闭塞。

【治疗】　由于 PRES 的可逆性特点,应早期诊断、早期治疗,针对不同病因采取不同的治疗方法:血压升高时降低血压;高颅压时积极脱水降颅压治疗;癫痫发作时应尽快控制癫痫发作,但抗癫痫药物在神经影像学检查恢复至病前水平后可在短期内较快地减量至停药,不需要长期服用抗癫痫药物;免疫抑制药物治疗引起的应停药或减量应用;注意水电解质平衡及营养支持治疗,同时积极控制或治疗原发基础疾病。

【预后】　PRES 预后通常比较好,多数患者经及时有效治疗后病情可以迅速改善,一般不遗留神经系统后遗症。多数患者可在 1 周内恢复,少数患者需要数周达到完全缓解。

但是,并不是所有 PRES 患者都可以完全恢复的。部分研究显示最严重的类型可导致死亡,1~3 个月内随访死亡率为 3%~6%。严重的神经功能缺损和死亡主要是由于颅内出血,颅后窝水肿伴脑干压迫或脑疝,或者弥漫性大脑水肿和颅内压增高。10%~20% 患者可遗留神经功能后遗症,包括永久性偏瘫、癫痫发作、视力下降等。

第七节　系统性红斑狼疮神经系统并发症

系统性红斑狼疮(systemic lupus erythematosus,SLE)是一种自身免疫性疾病,当病变累及神经系统时称为神经精神狼疮(neuropsychiatric systemic lupus erythematosus,NPSLE)。

【发病机制】　该病发病机制尚不完全清楚,目前认为主要有两种机制:血管性损伤和自身免疫介导的神经炎症反应。

1. 血管性损伤　大血管及小血管均可累及。主要包括:①多种自身抗体(抗核抗体、抗脑细胞抗体等)与相应的抗原结合,引起小血管炎、血管闭塞,导致病变部位缺血坏死。②抗磷脂抗体直接作用于血管内皮细胞和血小板的磷脂成分,造成微小梗死灶、出血、水肿和脑组织软化。

2. 自身免疫介导的神经炎症反应　在自身抗体、促炎细胞因子等因素作用下,血脑屏障或血脑脊液屏障发生破坏,随之产生的神经炎症反应,引起中枢神经系统功能异常。

【病理】　弥漫性血管炎或局灶性血栓形成、血管闭塞、斑片状出血灶、坏死灶、血管壁增厚、玻璃样变、大单核细胞或多核细胞浸润、淀粉样变、脑内有颗粒状物质沉积,脑白质也可以出现脱髓鞘改变。

【临床表现】　神经精神狼疮临床表现多样,美国风湿病学会将其分为三大类,19 种。分别为中枢神经系统症状如无菌性脑膜炎、脑血管病、癫痫等;精神症状如认知障碍、心境障碍等;周围神经症状如吉兰-巴雷综合征、重症肌无力等。神经系统损害以头痛症状最常见,其次是癫痫、脑血管病、精神症状及认知障碍等。

1. 头痛　是 SLE 神经系最常见的症状,主要表现为偏头痛,其次是紧张性头痛。

2. 癫痫　癫痫可在早期发生,甚至出现在皮肤症状前,晚期更多见。可表现为全身性发作或部分性发作,可出现癫痫持续状态,甚至导致死亡。

3. 脑卒中　主要表现为偏瘫、失语、偏身感觉减退、偏盲等。

4. 精神症状及认知功能损害　可在本病其他症状出现前多年发生,但多在本病恶化期及晚期出现。表现为情绪不稳、易激动、焦虑、抑郁、欣快等情绪变化,听、视幻觉及妄想、精神运动性兴奋等精神症状,定向力障碍、注意力不集中、思维迟钝、记忆力减退等,少数患者发生严重痴呆。

5. 脑干损害　表现为耳鸣、眩晕、复视、眼球震颤,或延髓背外侧综合征、前庭-小脑综合征、内耳性眩晕等,也可出现视神经炎、视神经萎缩等表现。

6. 无菌性脑膜炎　出现头痛、呕吐、视神经乳头水肿等高颅压表现。

7. 周围神经病变　侵犯臂丛神经、尺神经、桡神经、坐骨神经、腓神经等引起单神经炎或多发性神经炎,出现肢体远端的感觉及运动障碍。

8. 舞蹈症　表现为舞蹈样动作,青少年多见。可合并精神障碍。

9. 脊髓炎　较少见。常发生于本病的活动期。脊髓损害常位于胸段,表现为双下肢无力、受损平面以下感觉减退或消失、大小便功能障碍。

【辅助检查】

1. 实验室检查

(1)脑脊液检查:部分患者脑脊液压力及白细胞数轻度升高,以淋巴细胞增高为主,多数患者蛋白轻度增高,一般很少超过 1g/L,糖及氯化物多正常。约半数患者寡克隆带阳性。

(2)脑脊液抗体测定:抗双链 DNA 抗体、抗磷脂抗体、IgG 及免疫复合物水平升高,抗淋巴细胞抗体、抗神经元抗体与器质性脑病直接相关。抗磷脂抗体出现提示狼疮活动的可能。

(3)血清抗体测定:测定抗核糖体 P 蛋白抗体的 IgA、IgM 可作为狼疮脑病精神异常诊断及随访的一个有用的辅助方法。抗磷脂抗体与血栓形成、血管闭塞有关。

(4)脑电图:合并癫痫发作或局灶性病变时,患者会出现异常放电的脑电波,如局灶性棘波、尖波和慢波;合并脑膜炎时,可表现弥漫性慢波。

2. 影像学

(1)头颅 CT:适合于鉴别脑出血、脑室扩张、大面积梗死、肿瘤或脓肿。

(2)头颅 MRI:无特征性改变,主要表现为脑梗死、脑出血等。

(3)脑血管造影:主要适合于血管病变如中枢神经系统血管炎。

3. 肌电图　累及周围神经患者可出现神经传导速度减慢等改变。

【诊断】　目前尚无统一的神经精神狼疮的诊断标准,主要以排他性临床诊断为主。系统性红斑狼疮确诊后,当患者出现其他病因难以解释的神经系统症状、体征应考虑并发神经系统狼疮。

【治疗】

1. 免疫抑制疗法

(1)糖皮质激素:目前激素是治疗本病的主要药物。急性神经系统狼疮一般采用泼尼松每日 1mg/kg 进行治疗。当临床症状和实验室指标得到良好控制后应考虑减量。大多数患者经 6~12 个月可减至 15mg/d 以下,然后以小剂量 5~7.5mg/d 维持。对一般口服剂量治疗无效者可应用甲泼尼龙静脉冲击治疗,1 000mg/d,静脉滴注,连续 3d 为一疗程。

(2)免疫抑制剂:免疫抑制剂对症状的控制不如激素快,且副作用较大,一般不做首选。环磷酰胺是常用的免疫抑制剂。

（3）联合冲击疗法：对于重度神经精神狼疮患者，大剂量甲泼尼龙冲击治疗联合静脉注射环磷酰胺可改善其精神症状，疗效优于单用甲泼尼龙冲击治疗。

（4）鞘内注射疗法：该疗法主要适用于全身激素治疗效果不佳，合并有全身结核或真菌感染而不宜使用大剂量激素冲击的狼疮脑病患者。

2. 对症治疗

（1）癫痫：尽早行脑电图检查，并使用抗癫痫药物治疗。

（2）精神症状：根据不同精神症状类型可加用抗精神症状药物。

（3）脑卒中：因其主要为自身免疫性脑血管炎所致，除按一般性脑卒中治疗外，要合并使用激素。

（4）舞蹈症：可应用氟哌啶醇，1~2mg，2 次/d，控制舞蹈症状。

第八节　免疫治疗所致神经系统并发症

免疫治疗（immunotherapy）是指通过诱导、增强或抑制免疫反应的疾病治疗方法。本节重点介绍干扰素、分子靶向药物、静脉用免疫球蛋白、免疫检查点抑制剂、嵌合抗原受体 T 细胞治疗及细胞毒性药物相关的神经系统并发症。

一、干扰素

干扰素（interferon，IFN）按照其分子结构、抗原性和来源的不同，可分为 α、β、γ 三种。IFN 导致神经系统不良反应的具体致病机制仍不明确，可能通过改变中枢肾上腺素、5-羟色胺、阿片样物质和神经内分泌因子分泌，诱导患者发生或加重神经系统的不良反应。IFN 治疗所致的神经系统不良反应多见于精神或情绪异常，如抑郁、焦虑等，严重者可出现幻觉、自杀倾向。IFN-α 神经毒性往往呈剂量相关性。神经精神不良反应的发生率与精神疾病家族史及既往史、IFN 剂量和治疗时间相关。因此在 IFN 治疗前应仔细询问患者的精神疾病史及家族史，同时评估患者的精神心理状况，及时请心理专科医师进行评估和干预。

二、分子靶向药物

目前临床应用的分子靶向药物主要包括酪氨酸激酶抑制剂、配体抑制剂、重组人源化单克隆抗体和其他蛋白酶抑制剂。各类重组人源化单克隆抗体相关的神经系统并发症的发病机制不明。作用于血管内表皮细胞生长因子（vascular endothelial growth factor，VEGF）的单克隆抗体贝伐珠单抗可作用于中枢神经系统血管内皮细胞，引起毛细血管渗漏、血脑屏障破坏和轴突肿胀，诱发血管源性水肿或破裂出血。其他药物如利妥昔单抗可能通过影响 B 细胞免疫功能，导致颅内脱髓鞘病变。

临床可表现为可逆性后部白质脑病（RPLS），多与 VEGF 靶向药物使用有关，如贝伐珠单抗、索拉菲尼；进行性多灶性白质脑病（progressive multifocal leukoencephalopathy，PML）：多见于作用于免疫细胞的单克隆抗体，如利妥昔单抗、那他珠单抗。MRI 多表现为双侧顶枕叶对称性病变。腰椎穿刺脑脊液检查用于明确药源性 PML 的诊断，疑诊患者可行脑脊液 JC 病毒 DNA PCR 检测。诊断主要依据有分子靶向药物治疗史、临床表现及辅助检查进行等诊断。PML 明确诊断需经组织病理学证实。VEGF 靶向药物相关的 RPLS 症状出现时间不一，可能为治疗起始后的 16h 到 1 年内。诊断为 RPLS 后应停用相关药物，同时积极控制高血压，及时诊治者症状大多可逆。

三、静脉用免疫球蛋白

症状多在静脉用免疫球蛋白（intravenous immunoglobulin，IVIg）治疗后出现。目前 IVIg 相关的神经系统并发症发病机制不明。推测可能与高剂量的 IgG 透过血脑屏障与脑脊液成分发生炎症反应、导致细胞因子释放有关。IVIg 治疗相关的神经系统不良反应包括头痛、无菌性脑膜炎和可逆性后部白质脑病（RPLS），少见癫痫及展神经麻痹。MRI 平扫上 RPLS 经典表现为枕叶弥散加权异常信号。腰椎穿刺主要用于 IVIg 相关的无菌性脑膜炎的诊断和鉴别诊断。迟发性症状需与血栓性事件，如颅内静脉窦血栓进行鉴别。根据具体病情减少 IVIg 的剂量，同时减慢输注速度以减少不良反应。IVIg 相关头痛的患者可给予非甾体抗炎药（Non-steroidal anti-inflammatory drugs，NSAIDs）类药物。

四、免疫检查点抑制剂

免疫检查点抑制剂（immune checkpoint inhibitors，ICIs）主要包括抗程序性细胞死亡-1（programmed cell death-1，PD-1）/程序性细胞死亡受体-配体 1（programmed cell death-ligand 1，PD-L1）和抗细胞毒性 T 淋巴细胞抗原-4（cytotoxic T-lymphocyte antigen 4，CTLA-4）单克隆抗体。由 ICIs 所致的神经系统免疫相关的不良事件（immune-related adverse effects，irAEs）罕见但十分重。ICIs 靶向针对肿瘤细胞异常表达抗原的同时，对神经元或肌肉细胞生理性表达的抗原发生交叉免疫反应，介导继发免疫损伤。ICIs 使得自身免疫反应加强，诱导神经系统副肿瘤综合征症状加重，发生 irAEs。ICIs 治疗相关的神经系统不良反应包括免疫介导脑炎、无菌性脑膜炎、垂体炎、脊髓炎、脱髓鞘疾病等中枢神经系统病变，也可引起肌病、吉兰-巴雷综合征、重症肌无力等周围神经系统病变。ICIs 相关的免疫介导脑炎表现为 MRI 边缘叶症状患者边缘系统弥散受限，伴或不伴有强化。垂体炎患者可见垂体增大，部分可出现强化。瘤样脱髓鞘患者多见"开环样"强化。腰椎穿刺符合 ICI 相关无菌性脑膜炎脑脊液细胞学变化。需与感染性疾病、代谢性疾病、脑转移、脑血管病如脑出血、脑梗死及肿瘤软脑膜转移鉴别。累及周围神经系统患者需与代谢、中毒（化疗、维生素缺乏）鉴别，如有脑神经受累，需除外脑膜转移。

ICIs 相关的神经系统 irAEs 治疗需根据疾病严重程度分级进行评估，严重程度分级可分为 G1~G4 级。

对于 ICIs 相关的脑炎患者，G1 级患者建议维持 ICI 治疗，如无好转或症状恶化永久停用 ICI。G2 级可暂维持 ICI 治疗，密切监测症状及体征，除外病毒或细菌感染（除外感染前可经验性应用抗病毒药物或抗生素）。G3~G4 级患者应永久停用 ICI，除外感染后大剂量糖皮质激素［0.5~1mg/（kg·d）］。

对于 ICIs 相关的无菌性脑膜炎患者，轻症患者（G1~G2 级）建议给予口服泼尼松/泼尼松龙 0.5~1mg/kg、1 次/d。对于重症患者（G3~G4 级），建议静脉给予甲泼尼龙 1~2mg/kg、1 次/d。在明确诊断前，可考虑经验性抗病毒（阿昔洛韦）或抗生素治疗。

对于 ICIs 相关的脊髓炎患者可予大剂量糖皮质激素治疗，如激素治疗无效，可考虑 IVIg 或血浆置换。ICIs 相关的重症肌无力及吉兰-巴雷综合征首选大剂量糖皮质激素治疗，若无改善，可采用 IVIg 或血浆置换。

五、嵌合抗原受体 T 细胞治疗

嵌合抗原受体 T 细胞（chimeric antigen receptor T cell，CAR-T）治疗是一种过继免疫治疗，即采集患者血液 T 细胞并进行工程化修饰，使其表达肿瘤抗原特异性嵌合抗原受体，进行体外扩增后再回输患者体内，从而激发 T 细胞效应器功能杀死肿瘤细胞，主要用于复发性或难治性 B 细胞血液系统恶性肿瘤。免疫效应细胞相关神经毒性综合征（immune effector cell associated neurotoxicity syndrome，ICANS）是 CAR-T 细胞治疗中最常见的严重不良反应之一。ICANS 的病理生理学机制尚不清楚，目前认为是其发生对激活或接合 T 细胞和/或其他免疫效应细胞的免疫调节疗法的增强或超生理免疫反应。其他免疫活性细胞的募集和激活，包括骨髓细胞、单核细胞和巨噬细胞等也可能参与了病理生理过程。ICANS 症状包括意识状态和行为改变、幻觉、言语障碍、癫痫、精细运动障碍、画图障碍、头痛、疲乏等。首发神经系统症状多为注意力下降和语言障碍，可迅速进展。轻症患者有定向障碍，伴有轻度语言功能障碍。严重患者可能会出现语言功能障碍或缄默、癫痫发作。

ICANS 患者根据免疫效应细胞相关脑病（immune effector cell-associated encephalopathy，ICE）

NOTES

的受累程度对五个部分进行评分,评分为 0~9 分(表 26-2)。根据 ICE 得分、意识水平、癫痫、运动功能症状、颅内压/脑水肿情况中最严重的症状对 ICANS 患者病情进行分级,包括 1~4 级,具体见表 26-2。

表 26-2 免疫效应细胞相关脑病(ICE)定义及评分

维度	描述	得分
定向力	能对年份、月份、城市、医院定向	4 分
命名	能命名 3 种物品,如闹钟、笔、纽扣	3 分
遵嘱运动	能遵嘱进行简单动作,如"伸出你的 2 个手指"或"闭上你的眼睛并伸出你的舌头"	1 分
书写	能书写一句标准的句子	1 分
注意力	能从 100 倒序数到 10	1 分

【分级管理与治疗】 ICANS 的分级管理根据美国移植和细胞治疗学会(American Society for Transplantation and Cellular Therapy,ASTCT)2018 年 6 月在华盛顿发布的 ASTCT 共识评分系统进行,并基于 ICANS 的分级指导其预防和治疗(表 26-3)。

表 26-3 ASTCT ICANS 患者的分级及管理

分级	临床参数	管理
1 级	ICE 得分 7~9 分和/或意识水平低下但可自发转醒;无癫痫发作、运动无力、颅内压升高及脑水肿	吸氧补液;左乙拉西坦预防癫痫;脑电图;神经影像学;如果同时存在 CRS 可使用 IL-6 受体抗体
2 级	ICE 得分 3~6 分和/或意识水平低下需声音唤醒;无癫痫发作、运动无力、颅内压升高及脑水肿	按照 1 级支持治疗;考虑使用地塞米松或甲泼尼龙
3 级	ICE 得分 0~2 分和/或意识水平低下需触觉刺激唤醒;通过干预可解决的局灶性或广泛性癫痫发作或脑电图显示的非惊厥性发作;无运动无力;神经影像学示局部脑水肿	按照 1 级支持治疗;每隔 6h 静脉注射 1 次地塞米松 10~20mg 或同等剂量的甲泼尼龙;选用苯二氮䓬类药物(短期控制癫痫发作)和/或其他抗癫痫药物(左乙拉西坦、苯巴比妥、拉科酰胺);对于脑水肿给予大剂量甲泼尼龙 1 000mg/d
4 级	ICE 评分为 0 分且患者需反复强烈触觉刺激唤醒或处于昏迷状态;癫痫发作持续 5min 以上或癫痫反复发作但在两次发作之间中枢神经系统功能未恢复至正常基线;运动无力如偏瘫或截瘫;神经影像学示弥漫性脑水肿;去脑或去皮质状态;或第Ⅵ对脑神经麻痹;或视神经乳头水肿;或库欣三联征	按照 1 级支持治疗;大剂量甲泼尼龙 1 000mg/d;苯二氮䓬类药物(短期控制癫痫发作)和/或其他抗癫痫药物(左乙拉西坦、苯巴比妥、拉科酰胺);脊柱影像检查发现局灶性运动无力;通过过度换气、高渗性甘露醇/高渗性盐水治疗和/或考虑脑室腹膜分流术来降低脑水肿患者的颅内压

脑电图(EEG)有助于支持脑病的诊断和程度,并提供鉴别诊断。长程脑电监测有助于抗癫痫药物的管理和调整。CT 与 MRI 用于意识状态迅速恶化或急性局灶性神经功能缺损的患者,以排除脑水肿,评估 ICANS 患者脑水肿和脑白质病变情况。腰椎穿刺主要用于排除及鉴别中枢神经系统感染或肿瘤进展。

ICANS 在一定程度上是可逆的,通常在发病后 7~10d 通过积极的处理得到缓解。严重患者最终死于脑水肿。

六、细胞毒性药物

细胞毒性药物主要通过影响肿瘤细胞的核酸和蛋白质结构与功能,直接抑制肿瘤细胞增殖或/和诱导肿瘤细胞凋亡。由于血脑屏障的存在,细胞毒性药物相关的神经系统并发症主要累及周围神经系统。

（一）甲氨蝶呤

甲氨蝶呤（MTX）是二氢叶酸还原酶抑制剂，临床可引起无菌性脑膜炎、横贯性脊髓病、急性和亚急性中毒脑病和白质脑病。MTX神经毒性的表现主要取决于其剂量和给药途径。CT多表现为弥漫的白质低密度非增强病变。MRI T_2/FLAIR序列可见皮质下广泛白质病变。部分患者在停用MTX后影像学可逆。亚叶酸的使用及其他抗肿瘤药物的共同给药可减轻MTX神经毒性。短期应用皮质类固醇可缓解MTX相关无菌性脑膜炎的症状。通过将MTX与鞘内给药氢化可的松或口服皮质类固醇共同给药，可以在一定程度上预防无菌性脑膜炎。

（二）铂类

铂类细胞毒性药物的神经系统并发症可能与其的直接神经毒性相关，或由药物继发的代谢紊乱、脑血管病变导致。铂类药物是化疗相关周围神经病发生最多的化疗药物，铂化合物中顺铂和奥沙利铂与神经系统不良反应发生最为密切。①顺铂：对称性周围神经病变是治疗的常见并发症；②奥沙利铂：大多数接受治疗的患者在每次给药24~72h后出现急性神经感觉综合征，表现为手、脚和口周区域的感觉异常和感觉迟钝，肌肉痉挛。每次给药后症状通常都会复发。其他罕见的神经毒性表现包括尿潴留和莱尔米特征、可逆性后部白质脑病。目前针对此类周围神经病变尚无有效治疗手段，以对症治疗为主。可通过使用抗抑郁药如度洛西汀来改善慢性疼痛症状。

（三）紫杉醇

紫杉醇和多西他赛是用于治疗多种肿瘤的抗微管药物，神经毒性发生率为60%。紫杉醇诱导的周围神经病变的机制似乎与有丝分裂纺锤体的微管破坏有关，这会干扰轴突运输、背根神经节和周围神经中的巨噬细胞活化，以及脊髓内的小胶质细胞活化。接受紫杉醇治疗的患者可能会出现急性疼痛综合征和反射消失。另有口周麻木、自主神经障碍等。对于接受神经毒性药物（包括紫杉醇类药物）治疗的癌症患者，尚无可推荐用于预防化疗引起的周围神经病变（CIPN）的特效药物。疼痛治疗同顺铂。

（四）长春新碱

长春新碱是植物来源的细胞毒剂，其作用机制涉及抗微管活性。长春新碱与β-微蛋白结合，干扰纺锤体的动态组装和解组装，从而抑制细胞分裂，发挥抗肿瘤作用。β-微蛋白也表达于神经元轴突，长春新碱与轴索微管蛋白结合，引起轴索微管蛋白的结构变化，导致外周神经轴索运输系统的损伤。多为可逆性周围神经损伤。约50%的患者出现自主神经功能障碍，如腹痛和便秘，少部分患者可能会出现阳痿、直立性低血压或无张力膀胱。尚无推荐用于预防长春新碱引起的周围神经病变的特效药物。疼痛治疗同顺铂。

第九节　理化因素中毒所致神经系统损害

一、酒精中毒

【发病机制】 酒精是脂溶性物质，可迅速通过血脑屏障和神经细胞膜，作用于膜上某些酶类和受体，影响神经细胞功能。酒精影响维生素 B_1 代谢，引起维生素 B_1 缺乏，造成糖代谢的障碍和能量供应的异常；影响磷脂类的合成，造成神经组织脱髓鞘和轴索变性。

【临床表现】 长期和大量饮酒会引起慢性酒精中毒（chronic alcoholic intoxication），对神经系统和肌肉造成损害：震颤、谵妄、Wernicke脑病、科萨科夫精神病（Korsakoff psychosis）、酒精中毒性小脑变性（alcoholic cerebellar degeneration）、渗透性脱髓鞘综合征（osmotic demyelination syndrome, ODS）、酒精性痴呆（alcoholic dementia）、酒精中毒性视神经病变（alcoholic amblyopia）、酒精性周围神经病（alcoholic peripheral neuropathy）、酒精性肌病（alcoholic myopathy）。另外，长期和大量饮酒还会引起酒精依赖、酒毒性幻觉症、酒毒性妄想症等。

【诊断与鉴别诊断】 主要依据饮酒史,临床表现,血、尿酒精浓度,维生素 B_1 测定等诊断。慢性酒精中毒的智能障碍和人格改变应与其他类型的痴呆和精神疾病鉴别;戒断引起的精神症状和癫痫发作应与精神疾病、癫痫、低血糖等鉴别。

【治疗】 慢性酒精中毒造成神经系统和肌肉损害的患者,需要积极避免酒精的继续损害,适量镇静、有计划地戒酒及改善营养,大量补充 B 族维生素,注意水电解质平衡、支持对症处理、并给予神经、肌肉营养药物。

二、重金属中毒

化学上把金属的比重>5,密度>4.5g/cm^3 的金属称为重金属。常见的造成中毒的重金属主要有铅、汞、铜、砷等。

(一)铅中毒

【发病机制】 铅及其化合物以粉尘、烟雾或蒸气的形式经呼吸道、消化道和皮肤进入人体,在体内蓄积,对各器官组织均有毒性作用,对神经系统造成损害尤为突出。

【临床表现】 对神经系统造成损害分为急性损害和慢性损害,本节主要关注后者:神经系统慢性损害有神经衰弱症状、周围神经炎、脑神经损害、进行性肌萎缩,儿童多发。

【诊断】 患者有接触铅及铅中毒史,以及有铅中毒的其他系统症状,实验室检查可见周围血液红细胞增多、血铅增多、尿铅增多,排除因其他疾病导致的神经系统损害后可确诊。

【治疗】

1. 神经系统急性损害 同内科学处理。

2. 神经系统慢性损害 给予驱铅治疗,常用的驱铅药物有依地酸二钠钙(CaNa$_2$-EDTA)、二硫基琥珀酸钠(Na-Dms)、二乙烯三胺五乙酸三钠钙(Na$_3$Ca-DTPA)。

(二)汞中毒

【发病机制】 金属汞主要以蒸气形式由呼吸道侵入人体,吸入的汞蒸气可由肺泡吸收约 50% 左右,先分布于红细胞及血浆中,随后到达全身各器官,汞可通过血脑屏障进入脑组织,并在脑中长期蓄积,以小脑及脑干中最多。

【临床表现】 长期吸入金属汞蒸气,先出现轻度头痛、头昏、健忘、多梦,及心悸、多汗等自主神经系统紊乱表现,病情发展到一定程度时出现易兴奋症、意向性震颤(与口腔炎称为汞中毒三大典型表现)。汞中毒还会引起肾脏损害、生殖功能异常等。

【诊断】 主要诊断依据是长期汞接触史、上述临床表现与尿汞增加。实际中常以明确的神经衰弱症状及尿汞含量而确定诊断。

【治疗】 汞中毒治疗首先应脱离汞接触。针对引起的神经系统损害需要驱汞治疗,小剂量、间歇、长期用药为治疗三要点,具体措施视病情而定。

(三)铜中毒

【发病机制】 铜自肠道吸收,在血清中与白蛋白疏松结合进入肝脏,大部分铜再与 α2-球蛋白结合形成铜蓝蛋白,当摄入体内的铜超过肝脏的处理能力,铜直接释放入血,进而在中枢神经系统等器官组织蓄积造成伤害。

【临床表现】 长期大量摄入铜会引起神经系统损害:易激动、注意力不集中、记忆力减退、多发性神经炎、神经衰弱症状等,脑电图可出现弥漫性慢波节律。

【诊断】 慢性神经系统损害主要根据接触史及神经系统症状体征,急性中毒主要根据接触史、呼吸道和消化道症状,呕吐物及排泄物呈蓝色或绿色,血铜、尿铜和铜蓝蛋白增多以及毒物鉴定诊断。

【治疗】 急性中毒同内科学处理。慢性神经系统损害治疗主要是脱离高铜环境,减少铜的摄入,促铜排泄药物如 D 青霉胺、二巯丙磺钠等应用。

（四）砷中毒

【发病机制】 砷离子与体内酶蛋白分子结构中的硫基和羟基结合，使酶失去活性，干扰细胞代谢，使之破坏，导致细胞死亡，引起神经衰弱症状群和周围神经炎。亦可引起脑和其他脏器发生水肿、充血及小血管周围出血。

【临床表现】 慢性砷中毒神经系统损害包括周围神经病、自主神经功能障碍、皮肤过度角化、脱皮、脱发以及色素沉着、出血性脑病，脊髓损害、严重砷中毒患者出现头痛、发热、谵妄、全身抽搐以致昏迷，可因循环、呼吸中枢衰竭死亡。

【诊断】 根据急性砷中毒病史诊断并不困难。合并多发性神经炎、自主神经功能障碍所致的皮肤、黏膜损害有助于慢性砷中毒的诊断。尿砷>0.2mg/L，发砷>0.1mg/100g 应视为异常，可协助诊断。

【治疗】

1. 急性误服砷中毒 同内科学处理。

2. 解毒药物 可应用二巯丙醇、二巯丙磺钠或二巯丁二钠长期治疗，直至尿砷含量正常为止。

3. 对症治疗 肢体瘫痪者可给予大量 B 族维生素治疗，同时行康复治疗。脑出血者除以上治疗外按脑出血给予相应治疗。部分患者存在溶血现象，激素治疗可抑制溶血反应，当血红蛋白过低时，应予输血。

三、一氧化碳中毒

空气中一氧化碳（carbon monoxide，CO）浓度超过 30mg/m³ 时即能引起中毒，CO 进入人体之后会和血液中的血红蛋白（hemoglobin，Hb）结合，产生碳氧血红蛋白，进而使血红蛋白不能与氧气结合，从而引起机体组织出现缺氧，导致人体窒息死亡。

（一）急性 CO 中毒

详见内科学章节。

（二）CO 中毒迟发型脑病

急性 CO 中毒迟发型脑病又称急性 CO 中毒后续症、后发症、续发症等，多发生在 CO 急性中毒后的 1 个月内。表现为急性 CO 中毒患者神志恢复、症状改善后，经过一段假愈期，突然发生以痴呆、精神症状和锥体外系为主的神经系统疾病。该病更易发生在老年人和 CO 暴露超过 12~48h 患者中。

【发病机制】 本病的发病机制尚不清楚，大致有以下几种学说：血管因素（微栓）学说、自身免疫学说、自由基学说。

【病理】 急性 CO 中毒迟发性脑病的主要病理变化为大脑白质的广泛髓鞘脱失，以额叶或顶叶最显著。国内病理报告较常见的是两侧苍白球对称性软化灶，其次是大脑皮质第 2、3 层及表层白质发生灶性或板层状变性坏死。病程长时可见脑萎缩。

【临床表现】

1. 假愈期 本病从急性期中毒症状改善到脑病发作（症状出现）之间有一段类似痊愈的时间，称假愈期。

2. 主要症状及体征 多数起病较急，症状以人格改变和定向力减退多见，如不认家门、乱走、语无伦次、行为怪异等，智能障碍、锥体外系功能障碍、精神症状、去皮质状态、局灶性神经功能缺损等。

【辅助检查】

1. 实验室检查 血 COHb 阴性，血、尿、便常规检查正常，血气分析正常。血清酶视假愈期长短，如假愈期较短，急性中毒时增高的血清酶活性尚未恢复，可表现为异常增高。

2. 颅脑 CT 检查 与急性 CO 中毒的脑 CT 相似。

3. 颅脑 MRI 检查 CO 迟发脑病的病理变化主要是大脑白质脱髓鞘改变，脑水肿已消退。脑MRI T₂WI 呈高信号或稍高信号，T₁WI 一般无异常信号或稍低信号，Flair 可表现稍高信号，DWI 可呈稍高或高信号。晚期可呈现脑萎缩（图 26-2）。

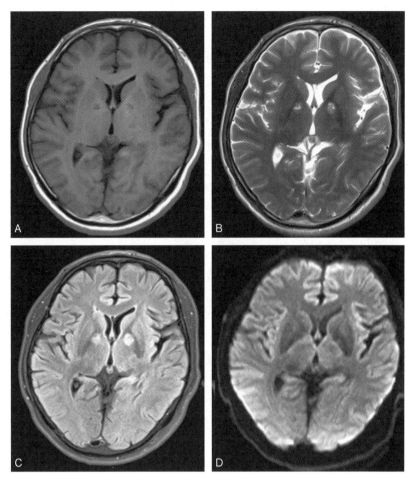

图 26-2　CO 中毒迟发脑病的 MRI 表现

A. T_1WI；B. T_2WI；C. Flair 像；D. DWI 像；可见双侧苍白球对称性长 T_1、长 T_2 信号改变，Flair 像示病灶中央软化，周围胶质增生，DWI 未见弥散受限。

4. 脑电图检查　在假愈期中脑电图可以表现 α 波减少，慢波增多或正常脑电图。脑病发作后有部分患者脑电图正常。部分患者表现慢波增多。

【诊断与鉴别诊断】

1. 诊断　有明确急性 CO 中毒病史；有明确的假愈期；以痴呆、精神症状、肌张力增高等帕金森病相关症状为主的典型临床表现；影像学改变；病程长，治疗比较困难。病程一般 3~6 个月，少数患者病程达 1 年，遗留不同程度后遗症。

2. 鉴别诊断　CO 中毒迟发型脑病需与下列疾病相鉴别：急性一氧化碳中毒性脑病、血管性痴呆、皮质下动脉硬化性脑病、帕金森综合征、继发性白质脑病。

【治疗】

1. 常规治疗

（1）增加脑血流量，改善脑血液循环。

（2）改善认知药物及脑细胞代谢促进剂：如多奈哌齐、胞磷胆碱、吡拉西坦、三磷酸腺苷、细胞色素 C 等。

（3）抗帕金森病药物：如金刚烷胺、多巴胺受体激动剂、左旋多巴类药物等。

（4）激素：关于肾上腺皮质激素的疗效目前尚未获得一致意见，目前尚缺乏循证医学证据。

（5）对于长期昏迷的患者，要注意营养，给予鼻饲。注意翻身及肢体被动锻炼，防止压疮和肢体挛缩畸形等。

2. 高压氧治疗　高压氧治疗有效,需要时间较长。大多数患者可恢复到生活自理或更好的水平,年龄稍轻者尚可恢复工作能力。

经治疗大多数患者可以生活自理,部分患者留有不同程度痴呆或肢体功能障碍,死亡率较低,如有压疮、肺炎等继发感染可导致死亡。

四、放射性损伤

放射性损伤(radiation damage)是指电离辐射作用于人体产生的损伤,根据损伤出现时间和损伤程度,分为急性放射性损伤和慢性放射性损伤。影响神经系统者称为神经系统放射病,中枢神经受到大剂量照射后功能和结构受到严重损伤,引起脑型放射病。

【发病机制】　放射线对神经组织的直接作用所致。电离辐射的能量能够使组织细胞内核酸、酶等有机化合物分子发生电离,激发和导致化学键断裂,引起分子变性、结构破坏。

【临床表现】

1. 急性放射性损伤　见于短时间内(数秒至数日)遭受大剂量放射后,可出现大脑、胃肠道与造血系统三方面的症状。

2. 慢性放射损伤　在较长时间内反复受到治疗或诊断量的体外照射,或由于放射性物质因意外污染进入人体发生体内照射后出现。放射性脑病,根据出现时间分为急性型、早迟发反应型、晚迟发反应型;放射性脊髓病,临床分为短暂型放射性脊髓病、慢性进行性放射性脊髓病、静止性放射性脊髓病、肌萎缩型;放射性周围神经病,对乳腺癌放射治疗后可引起臂丛神经损害。

【诊断及鉴别诊断】　该病的诊断要点包括神经组织在照射野内;主要的神经病变位于被照射的脑或脊髓节段内;临床症状与遭受最大放射量的脊髓或脑部定位相符合。

应注意和转移瘤相鉴别。

【治疗】　应注意预防放射性神经损伤为宜。在放射治疗中出现放射性神经损伤时应立即停止放射治疗。急性脑型放射病进展迅速,常在1~2d内死亡,主要为对症支持治疗。放射性脑病和脊髓病应用激素治疗为传统治疗方案,可使症状改善。随机双盲安慰剂对照研究显示,使用贝伐珠单抗的患者脑损伤病灶均有不同程度缩小,神经功能明显改善。

放射性脑损伤患者出现病情急速进展,且影像学证实放射性脑损伤病灶存在急性占位效应时可短期脱水降颅压。脑保护治疗、应用自由基清除剂、高压氧治疗对部分患者有效。

此外,痉挛性截瘫患者可给予理疗和针灸治疗,继发癫痫患者给予抗癫痫治疗,伴发焦虑、抑郁等症状者,必要时可给予相应的药物治疗。臂丛损害的治疗可考虑手术治疗,积极内科保守治疗无效、囊性变或者脑水肿等占位效应明显、高颅压症状或者相应神经功能障碍进行性加重的患者,可考虑手术治疗。

五、苯中毒

苯中毒是接触苯蒸气或液体所致的急性和慢性疾病,急性中毒以中枢神经系统的抑制为主要表现,慢性中毒则以造血系统损害为主要表现。

【发病机制】　苯中毒的作用机制尚未完全阐明。苯经呼吸道进入人体后,经过肝脏和骨髓的代谢,产生氢醌和半醌类自由基,自由基可以引起生物膜的脂质过氧化,脂质过氧化可引起致癌、致畸、致突变等多种损害。

【临床表现】　短期内吸入大量苯蒸气会对神经系统损害,出现头晕、头痛、恶心、呕吐、黏膜刺激症状,轻者有轻度意识障碍,重者可出现中、重度意识障碍,呼吸循环衰竭或猝死等。较长时间密切接触苯的职业史,可出现头晕、头痛、乏力、失眠、记忆力减退等症状,但主要表现为造血功能、心血管功能、生殖功能损害和易感染。

【辅助检查】

1. 血常规、周围血细胞形态学检查　苯中毒患者发生苯白血病或在转变为白血病前,表现为周围血白细胞计数增高,还可有白细胞核象改变和形态异常,包括出现原始细胞、幼稚细胞、粒细胞核大小不一、空泡变性等。

2. 骨髓象检查　在慢性苯中毒患者,骨髓象检查可发现某系血细胞异常、全血细胞减少症、再生障碍性贫血、骨髓增生异常综合征或白血病。

【诊断】　根据短期密切接触苯的病史,以意识障碍为主的临床表现,并排除其他疾病引起的中枢神经损害;长时期密切接触苯的病史,以造血系统损害为主的临床表现,结合现场职业卫生学调查,参考实验室检测指标,进行综合分析,方可诊断。

【治疗】　短期密切接触苯的患者,应迅速将其移至空气新鲜处,立即脱去被苯污染的衣服,用肥皂水清洗被污染的皮肤,注意保暖。急救原则与内科相同。

急性中毒经及时正确救治后,除少数危重病例外,一般预后良好。苯所致骨髓增生异常综合征和白血病,如不积极治疗,预后较原发性者差。

第十节　脑膜癌病

脑膜癌病(meningeal carcinomatosis,MC)也可称脑膜癌瘤病,是指恶性肿瘤细胞弥漫性或多灶性播散或浸润软脑(脊)膜、蛛网膜下腔的一类疾病,为中枢神经系统转移瘤的一种少见类型,起病隐袭,表现为脑、脑神经、脊髓和脊神经根受损的症状。MC 在实体肿瘤患者中发生率约为 8%,而尸检提示 MC 发生率达 19%,其原发肿瘤以乳腺癌、肺癌、胃肠道恶性肿瘤最常见,病理类型多为腺癌。

【发病机制】　MC 常发生于原发肿瘤确诊后数月、数年,也可发生于原发灶确诊之前。MC 原发肿瘤多经血液或淋巴转移至软脑(脊)膜、蛛网膜下腔或脑室系统、脑神经及脊神经根,继而通过脑脊液循环造成软脑(脊)膜弥漫性或多灶性浸润,这些浸润可在脑脊液循环的通路上形成结节导致脑脊液循环障碍,引起脑积水、颅压升高等相应症状。MC 主要侵犯颅底等血供丰富的部位,血供较差的部位主要为淋巴转移。大多数 MC 患者不会发生脑转移。肿瘤细胞主要向脑膜或蛛网膜下腔扩散浸润。

【病理】　尸体解剖可见 MC 患者脑组织肿胀,软脑(脊)膜弥漫性增厚、混浊,蛛网膜下腔可见黄色渗出物,以大脑外侧裂、脑底池、脑桥小脑脚、脊髓和脊神经根的背侧以及马尾处为著。镜检可见软脑(脊)膜被大量的肿瘤细胞浸润并沿着脑膜血管向脑实质伸展,脑神经和脊神经根也可有不同程度的浸润。

【临床表现】　MC 临床表现多样,50% 患者以颅内压升高导致的脑病为首发症状。中老年多发,无明显性别差异,多呈急性或亚急性起病,主要表现可概括为非特异性表现和局灶性表现。

1. 非特异性表现　主要表现为颅内压增高,如头痛、呕吐、精神症状、癫痫发作、淡漠、意识障碍等,查体可见视神经乳头水肿、脑膜刺激征等。

2. 局灶受压　表现为特定受累部位的症状。12 对脑神经均可受损,以第Ⅱ~Ⅷ对脑神经受损为多,其中又以展神经最常受累;其次是动眼和滑车神经,表现为复视、视力下降、眼肌麻痹、听力和前庭功能障碍等。脊神经也可有广泛受损,脑脊液中的肿瘤细胞常因重力作用而更易于侵犯下段脊神经根,因此下肢症状常重于上肢,表现为腰背疼痛、肢体麻木无力、节段性感觉障碍、腱反射减弱或消失、大小便失禁等。

【辅助检查】

1. 脑脊液检查　脑脊液常规检查可见压力升高、白细胞数增多(以单核细胞、激活型单核细胞为主)、蛋白轻、中度升高和葡萄糖正常或降低。脑脊液细胞学检查发现肿瘤细胞是确诊 MC 的可靠依据(图 26-3),第一次腰椎穿刺时肿瘤细胞的阳性率较低,反复多次检查可提高阳性率。脑脊液免疫细胞化学检测可以通过不同的抗体标记细胞,以鉴别细胞的组织起源。

2. 影像学检查   多数 MC 患者无脑实质转移,因此脑 CT 及 MRI 平扫多正常或仅表现为脑积水。增强 MRI 检查对发现脑膜异常极为敏感,在检查中可见脑膜、蛛网膜下腔或室管膜线样或结节样强化,对 MC 的诊断具有非常重要的作用。因此对于怀疑 MC 的患者,必须行脑 MRI 增强扫描。PET-CT 中 MC 的异常表现可能早于 MR 增强。对于部分增强 MR 阴性的患者,PET-CT 可发现异常。

3. 脑电图   呈广泛弥漫性慢波改变,而无特异性局灶性改变。

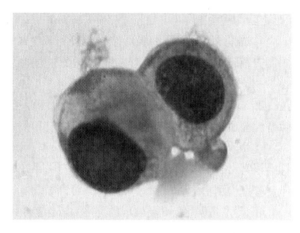

图 26-3   脑脊液细胞学检查分裂的肿瘤细胞(瑞-吉染色,光镜,×1 000)

【诊断】   凡中年以上,有恶性肿瘤病史,出现脑症状、脑神经和/或脊神经损害症状,而影像学又未见颅内占位性病变时,应首先考虑 MC 可能。脑脊液细胞学检查是 MC 诊断的"金标准",特异度达95%,特别是对于原发病灶未明者可能是唯一的确诊方法。

【鉴别诊断】   有恶性肿瘤病史患者 MC 诊断相对容易,而对于原发灶不明而以脑病为首发症状的患者时,临床上易误诊为感染性脑膜炎(结核性、真菌性等)、非感染性脑膜炎(如结节病、Wegner 肉芽肿等)、颅内占位性病变、脑猪囊尾蚴病等。因此需根据临床特点、脑脊液改变、脑 MRI 平扫及增强改变等方面进行鉴别。

【治疗】   目前 MC 的治疗方法主要有鞘内化疗、放射治疗及对症支持治疗。化疗的途径包括腰椎穿刺和脑室导管注射,常用药物有甲氨蝶呤、阿糖胞苷及噻替哌,宜小剂量、多次给药。放射治疗对生存时间无影响,但可使神经功能障碍暂时稳定。对于伴脑积水的 MC 患者可行脑室腹腔分流,但应注意存在肿瘤细胞腹膜种植性转移的风险。也可尝试脱水治疗,但疗效极为有限。

【预后】   MC 属于恶性肿瘤晚期,预后差,如不进行治疗,死亡率高,其中位存活时间为 4~6 周。对治疗的反应率约 20%,适当的治疗,可减少或稳定神经系统症状和体征,延长生存期,治疗后中位存活时间为 3~6 个月。

 思考题

　　1. 脑桥中央髓鞘溶解症的病因,可能的机制及防治措施是什么?
　　2. 可引起脑部白质脑病的疾病还有哪些?

(刘春风)

第二十七章
神经系统疾病的康复

- 神经可塑性是神经康复的基础,运动技能的再获得是从认知到自动化的过程,其中有反馈和前馈机制、闭环和开环控制系统参与。
- 康复评定贯穿于康复治疗全程,是制订康复目标和判定疗效的依据。
- 康复治疗时应遵循五原则:尽早开始、主动参与、全面康复、循序渐进和持之以恒,针对不同疾病的不同时期应采取相应的康复治疗策略。
- 偏瘫肩痛、痉挛状态和深静脉血栓的康复重点在于预防和早识别。

第一节　概　　述

神经康复学是研究神经系统疾病所致功能障碍的康复预防、康复评定和康复治疗的医学学科,是康复医学发展到一定程度,与神经病学相互渗透并高度结合的新兴专科。神经康复的目标是减轻神经系统病损导致的功能障碍,最大限度地恢复生理、心理、职业和社会功能,使患者回归家庭和社会。本章介绍神经康复的理论基础、康复评定、常见疾病及功能障碍的康复治疗。

一、神经康复的理论基础

【神经可塑性】　越来越多的临床和基础科学研究证明,大脑具有"可塑性",神经系统在整个生命过程中均处于可调节、可修饰和可塑造的状态。脑的可塑性通常分为结构可塑性和功能可塑性。结构可塑是指大脑内部的突触与神经元之间的连接可以由于学习和经验的影响建立新的神经环路,从而影响个体的行为。功能可塑主要表现为功能重组、潜伏神经通路的启用及神经联系效率的增强。神经系统从整体、系统、细胞和分子水平上均可体现结构和功能的可塑性,这些改变并非独立存在,而是相互交织或互为因果,主要机制如下。

1. **远隔功能抑制**　远隔功能抑制又称神经功能联系不能。在中枢神经系统中某个部位遭破坏时,与此有联系的远隔部分功能暂时停止,经过一段时间后功能又可重新恢复。

2. **神经发芽**　损伤后重新生长的神经突起称为发芽。神经元轴索通过发芽生长向损伤区域延伸,以代替退变的轴索。

3. **替代学说**　中枢神经系统中存在着多种环路以执行相应功能,当某一环路受损时可能启用备用环路以形成功能重建。某一受损区丧失的功能被相应未受损皮质区替代,主要包括病灶周围组织替代和对侧半球替代两种形式。

4. **突触调控**　通过对生理上非主要作用的突触进行调控,有助于功能恢复。其机制可能是通过突触变化过程中基因转录调节与蛋白质合成等,从而使潜在的突触活化(重现)或增加环路内突触强度。

5. **神经干细胞增殖**　在成年中枢神经系统中存在神经干细胞增殖,这些神经前体细胞终生具有发育成神经元或神经胶质细胞的潜能,以适应机体的某些生理过程和病理变化的需要。

6. **丰富环境刺激**　丰富环境包括生存环境和社会交往等方面,丰富环境通过提供感觉运动、认知和社交刺激,可引起神经形态学及功能行为学的改变。

此外,功能神经影像和脑测绘方法的快速发展,为神经可塑性研究提供了多种工具。如功能磁共振成像(fMRI)、正电子发射断层扫描(PET)、单光子发射计算机断层扫描(SPECT)、脑电图(EEG)、脑磁图(MEG)、经颅磁刺激(TMS)和近红外光谱(NIRS)等。

【运动技能学习相关理论】

运动功能的康复是运动技能学习和再获取的过程。

1. 运动技能学习的三阶段理论

(1)认知阶段:为运动技能学习初期的定向阶段。此阶段动作速度慢,常发生错误。整个练习过程主要借助视觉、本体感觉的控制和调节。主要任务是使患者建立动作的正确表象和概念,纠正错误和去除多余动作,需要在重复练习过程中粗略地掌握动作。

(2)联系阶段:又称为模仿阶段。通过练习把已掌握的局部的、个别的动作联系起来,形成比较连贯的初级动作系统。在此阶段,动作速度加快,开始能自己发现和纠正错误。注重改进动作技能的各个成分,并开始把动作连贯成完整的动作系统。肌肉运动感觉变得比较明晰精确,视觉与动作逐步建立协调关系。随着熟练程度增加,视觉控制及关注程度逐步减少。

(3)自动化阶段:是运动技能掌握的熟练阶段。正确的动作技能得到了巩固,动作变得快速、准确、运用自如,意识控制减少到最低限度,近乎自动化。肌肉运动表象更加清晰稳定,动觉控制代替了视觉控制,形成动作的连锁,有高度适应性,自我感觉良好。

2. 反馈和前馈理论　反馈对于运动技能学习来说是必需的。在发起运动前,根据感觉信息进行运动编码;在运动执行过程中,神经系统可根据不断反馈至中枢的感觉信息及时纠正偏差,使运动达到既定目标。这一过程被称为反馈控制,适用于缓慢的运动或维持姿势。前馈控制是神经系统预先根据各种已知感觉信息尽可能精确地计算出下行的运动指令,同时又通过另一快捷途径向受控部分发出前馈信号,以便使运动更加准确。

3. 闭环和开环控制系统　闭环控制系统是完全依赖内部肌肉反馈作为指导的运动控制。开环控制系统是指适应于各种环境变化的运动控制。偏瘫患者在治疗师指导下,进行患腿原地向前迈步属于封闭动作技能,主要依靠内部的、由本体感受器输入的反馈信息来调节,不需要外部环境因素作为参照,动作模式固定。而患者行走训练则属于开放动作技能,面对外界环境不可预测的变化,必须参照外部环境刺激来调节动作。

二、神经康复的临床意义

【全程神经康复的必要性】　神经系统疾病治疗的全程都应重视康复。急性期内患者应在病情允许时尽早开始康复评估及治疗,预防相关并发症。亚急性期应采用综合康复措施,进行功能训练和代偿训练以促进生理功能恢复,尽量避免并发症或继发障碍。慢性期应制定家庭及社区康复方案,必要时进行相关居家改造,以提高患者的适应能力,帮助其回归家庭和社会。

【神经康复重要性】　神经系统疾病是多种功能障碍和残疾的主要原因。循证医学证实,康复是改善功能和降低致残率最有效的方法之一,是神经系统疾病整体治疗不可或缺的关键环节。康复训练在促进中枢神经系统可塑性方面有非常重要的作用,建议尽早实施全面、科学、系统的持续康复。

第二节　神经系统功能障碍的康复评定

康复评定是在临床检查的基础上,对病伤残者的功能状态及其水平进行客观、定性和/或定量的描述,并对结果做出合理解释的过程,又称功能评定。康复评定贯穿于治疗的全过程,为制定康复目标以及治疗方案提供依据。主要包括运动、感觉、语言言语、吞咽、认知、精神、大小便、日常生活等功能的评定。

一、运动、感觉障碍的评定

【运动功能评定】　运动功能评定主要包括:肌力、肌张力、关节活动度、步态分析、平衡功能、感觉功能、协调和共济运动评定等,其中协调、共济运动评定同神经系统体格检查。

1. 肌力评定(muscle test,MT)　肌力评定中最常用的方法是徒手肌力评定(manual muscle test, MMT)。MMT 是一种不借助任何器械,仅靠检查者徒手对受试者主动运动时肌肉或肌群收缩力量进行评定的方法。常采用 Lovett 法分为 0~5 级,更细的评级如改良的医学研究委员会分级法,等速仪器可定量测评部分肌群的肌力。

肌肉耐力可通过等速肌力评定设备进行评估,或在规定时间内对完成任务的能力进行评估,如采用 6min 步行试验测试患者步行时下肢肌肉耐力。

2. 肌张力(muscular tension)评定　肌张力是指肌肉组织在松弛状态下的紧张度,这种紧张度来自肌肉组织静息状态下的非随意、持续、微小收缩,维持身体各种姿势和正常活动的基础。肌张力异常主要表现为肌张力的增高或减低。痉挛状态是一种以速度依赖的紧张性牵张反射增强伴腱反射亢进为特征的运动障碍。可以采用改良 Ashworth 分级量表(modified Ashworth scale,MAS)或改良 Tardieu 量表(modified Tardieu scale,MTS)进行评定。MTS 考虑了不同牵伸速度的肌肉反应强度(X)以及发生肌肉反应时的相应关节角度差(Y),MTS 强调了牵张反射速度依赖性,可区分痉挛状态中的神经成分和非神经成分。三倍痉挛状态量表是新设计的合成型量表,从不同牵伸速度下得到的牵张阻力、动态肌肉长度、阵挛三个维度对痉挛状态进行评估。

3. 关节活动度评定　关节活动度(range of motion,ROM)是指关节运动时所通过的运动弧。分为主动关节活动度(active range of motion,AROM)和被动关节活动度(passive range of motion,PROM)。AROM 是人体自身的主动随意运动而产生的运动弧,评定肌肉收缩力量对关节活动度的影响。PROM 是指外力帮助下而产生的运动弧。因主动收缩肌肉力量不足、拮抗肌肉肌张力增高等原因,AROM 常小于 PROM。

ROM 评定旨在确定活动受限的关节部位和程度,指导选择治疗方法及评价疗效。评定方法包括目测法、量角器、二维或三维运动分析系统等。以量角器进行肩关节前屈测量为例,正常关节活动度为 0°~170°,患者取坐位或仰卧位(肱骨处于中立位)。量角器的轴心对准肱骨侧面肩峰,固定臂与躯干(腋中线)平行,移动臂与肱骨纵轴平行,上肢沿冠状轴在矢状面向前上方运动,轴心会同样进行移动,可在患者主动活动末端再次进行测量,记录主动关节活动度,加压被动活动记录被动关节活动度,避免躯干伸展和肩关节外展等代偿动作(图 27-1)。

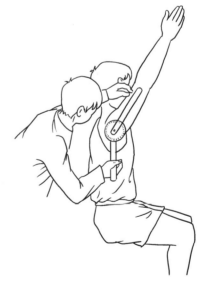

图 27-1　肩关节前屈

【感觉障碍评定】　感觉障碍的评价除了临床查体外,目前尚无统一和公认的临床评定方法。主要原因是感觉障碍检查受主观因素影响较大,难以进行细致的量化评定。临床上需分别检查浅感觉(痛、温、触压觉)、深感觉(音叉振动觉、位置觉和运动觉)和皮质复合觉(图形觉、重量觉、两点辨别觉等)。深感觉障碍评定目前已从四肢到躯干、定性到定量、被动到主动的测量方式过渡。

【平衡功能评定】　平衡(balance)是指身体保持某种姿势以及在运动或受到外力作用下自动调整并维持姿势的能力。包括静态平衡(一级平衡)、自动动态平衡(二级平衡)和他动动态平衡(三级平衡)。定量平衡评定方法包括量表法和仪器评定法。

1. 量表法　半定量评估,包括 Berg 平衡量表、起立-行走计时测试、活动平衡信心量表和国际跌倒风险量表等。

2. 仪器评定法　是利用高精度传感器和电子计算机技术定量评定平衡能力的方法。可通过系统控制和分离各种感觉信息的输入,来评定躯体感觉、视觉、前庭系统等因素对于平衡及姿势控制的作用与影响,进行跌倒风险评估。

【步态分析】　步态分析是对步行时运动功能的系统分析。通过对步行的每个环节及步行周期的每个阶段进行详细的观察和评定,了解患者的步行能力,判断步态异常的性质及程度,分析异常原因,观察疗效等。

1. 步行周期　人在行走时,从一侧足跟着地到该侧足跟再次着地称为一个步行周期。每个步行周期分为支撑相和摆动相两个阶段。支撑相,为足与地面接触的阶段;摆动相,指足离开地面向前摆动的阶段。在进行步态分析时可进一步将支撑相分解为 5 个分期,摆动相分解为 3 个分期。

（1）初始着地（initial contact）:支撑相的起始点,指足落地瞬间,占步态周期 0~2%。

（2）承重反应期（loading response）:指足跟着地后至足底与地面全面接触的时间,占步态周期 2%~12%。

（3）支撑相中期（mid-stance）:该阶段是单下肢支撑的前半部分,占步态周期 12%~31%。

（4）支撑相末期（terminal stance）:开始于足跟上抬,并且会一直持续到对侧足着地,占步态周期 31%~50%。

（5）摆动前期（pre-swing）:支撑相的最后阶段,开始于对侧下肢的初始着地,结束于同侧下肢足趾离地,占步态周期 50%~62%。

（6）摆动相早期（initial swing）:摆动相的第一阶段,开始于足抬离地面,结束于摆动足位于支撑足的正对面,占步态周期 62%~75%。

（7）摆动相中期（mid-swing）:始于摆动足位于支撑下肢的正对面,结束于摆动下肢位于支撑下肢前方,胫骨处于直立位时,占步态周期 75%~87%。

（8）摆动相末期（terminal swing）:为摆动相的最后阶段,开始于胫骨直立位,结束于足着地,占步态周期 87%~100%（图 27-2）。

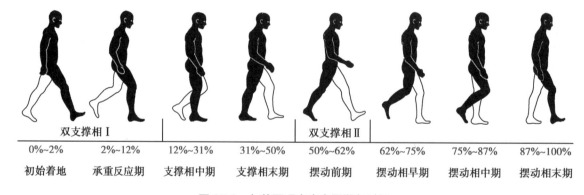

双支撑相Ⅰ				双支撑相Ⅱ			
0%~2%	2%~12%	12%~31%	31%~50%	50%~62%	62%~75%	75%~87%	87%~100%
初始着地	承重反应期	支撑相中期	支撑相末期	摆动前期	摆动相早期	摆动相中期	摆动相末期

图 27-2　矢状面观察步态周期各时相

2. 步态分析方法

（1）定性分析:临床中常用的步态检查方法。通常采用目测法从前面、侧面和后面观察步态,识别异常步态的特征,明确诱发步态异常的因素。

（2）定量分析:借助于专用设备对步态进行生物力学和运动学分析。①时空参数分析:时空参数指与时间和距离相关的参数,如步频、步速、步长、跨步长、步宽等。②运动学分析:研究人体节段和关节在运动中的位置、角度、速度和加速度。③动力学分析:在步态分析中进行有关力的分析,如地反力、关节力矩、人体重心、肌肉活动等分析。

二、语言、言语障碍的评定

语言（language）障碍是指口语或非口语中词语的理解和/或应用出现障碍，以失语症（aphasia）最常见。言语（speech）障碍是由言语相关的肌肉麻痹、收缩力减弱或运动不协调所致，以构音障碍（dysarthria）最常见。

【失语症的评定】

1. 失语症定义　指在已经习得语言的情况下，由于大脑语言功能区及其联系纤维的损伤，出现口语、听理解、复述、命名、阅读和书写受损的一类语言障碍。

2. 评定内容　主要包括辨别语言症状、判断失语性质、确定失语症类型、测定语言功能水平、评估严重程度及预后等方面。主要针对听、说、读、写 4 个方面做出评价，包括口语表达、听理解、复述、命名、阅读及书写 6 项内容。

失语症诊断简易流程见图 27-3，通过自发语、听理解和复述三个步骤的检查，可进行失语症分型。

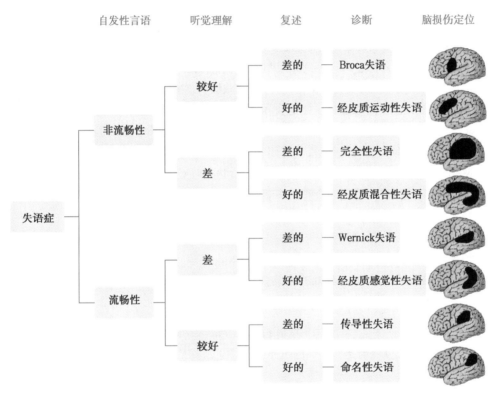

图 27-3　失语症诊断简易流程

3. 常用检查量表

（1）波士顿诊断性失语症检查：英语国家普遍应用的标准失语症检查法。此检查由 27 个分测验组成，分为 5 大项目。此检查的优点是能详细、全面测出语言各种模式的能力，并可确定患者失语症严重程度，缺点是费时较长，约 2h。

（2）西方失语症成套测验：包括了自发言语、复述、命名、理解、阅读、书写、结构与视空间、运动和计算九大项目，并规定了评分标准。具有较高的内部一致性、重测信度和效度。

（3）汉语标准失语症检查：由中国康复研究中心语言治疗科编制，检查内容包括两部分，第一部分是了解语言的一般情况；第二部分测验听理解、复述、说、出声读、阅读理解、抄写、描写、听写和计算能力。

（4）卒中和失语症生活质量量表：是基于访谈的评估失语症患者生活质量的自我报告量表。

【构音障碍的评定】

1. 构音障碍的定义及分类　指神经源性的言语运动损害引起发声器官肌肉无力、肌张力异常及运动不协调等,产生发声、共鸣、韵律等言语控制障碍。构音障碍可分为痉挛型、迟缓型、失调型、运动过多型、运动过少型和混合型。

2. 构音障碍的评定　包含构音器官功能的评估和构音语音能力检查两部分。

(1) 构音器官的评估:通过构音器官的形态和粗大运动检查来确定构音器官是否存在器官异常和运动障碍。具体检查内容包括肺(呼吸情况)、喉、面部及口部肌肉、硬腭、腭咽功能、下颌反射等。

(2) 构音语音能力的评估:以普通话语音为标准音,由 50 个单音节词组成,包含了 21 个声母、13 个常用韵母和 4 个声调。考察患者的音位习得情况、音位对比情况和构音清晰度。

三、吞咽障碍的评定

吞咽障碍(dysphagia)是指摄食-吞咽过程中一个或多个阶段受损而导致吞咽困难的一组临床综合征。

【吞咽障碍的分类】

1. 认知期障碍　对食物的认知、摄食程序及进食动作等发生障碍。

2. 准备期障碍　从食物进入口腔到完成咀嚼形成食团这一过程发生障碍,可表现为张口接纳食物困难,食物转换成食团困难,食物从口角流出,颊部藏饭,食物提前跨过舌根进入咽部等。

3. 口腔期障碍　舌根向咽部挤压推送食团困难,导致食团在口腔内滞留。腭肌无力时,咽腭弓和腭肌不能开放使食团通过舌根部通道,腭肌不能封闭鼻咽腔导致食物从鼻腔呛溢。

4. 咽期障碍　吞咽反射动作失调,气管闭锁不全可导致食团通过咽部时,喉入口不能及时关闭而引起误吸;或因吞咽力量减弱,部分残留于咽部的食物于呼吸时进入气管引起误吸。咽部括约肌收缩无力时,不能将食团或液体推送入食管。环咽肌肌张力高,不能松弛开放时,食物无法进入食管。

5. 食管期障碍　由于食管括约肌肌力减弱,不能形成正常的蠕动波,食物滞留在食管内,造成机械性梗阻或食管、胃内容物反流。

【吞咽障碍的评定】

1. 筛查　可在饮水试验前饮用 3mL 水筛查,降低误吸风险。饮水试验:嘱患者饮温水约 30mL,根据有无呛咳及分饮次数进行筛查(表 27-1)。

表 27-1　饮水试验评价方法及结果判断

评价方法	结果判断
Ⅰ级:一次饮完,无停顿呛咳	正常:Ⅰ级,时间<5s
Ⅱ级:分两次或以上饮完,无停顿呛咳	
Ⅲ级:能一次饮完,但有呛咳	可疑:Ⅰ级,时间>5s;Ⅱ级
Ⅳ级:分两次或以上饮完,有呛咳	
Ⅴ级:多次呛咳,难以饮完	异常:Ⅲ级;Ⅳ级;Ⅴ级

2. 临床评估　多伦多床边吞咽筛查试验包括 4 部分,检测时间仅 10min。

3. 仪器评估　视频吞咽造影检查是目前国际上公认的吞咽功能评价的"金标准",在透视下观察吞咽不同体积和黏稠度食团时,吞咽相关结构的运动情况以及吞咽后食物残留及误吸的相关情况。纤维内镜吞咽功能检查可以对食物从口腔进入咽喉的吞咽功能进行评估。

四、认知、心理及精神障碍的评定

【认知障碍的评定】　认知障碍评估包括临床、脑影像和实验室评估,分为筛查、单项评估及综合评估三部分。其中简明精神状态检查（mini-mental state examination，MMSE）和蒙特利尔认知评估（Montreal cognitive assessment，MoCA）量表等是目前常用的认知障碍筛查量表。近年来智能化认知评估方法，提高了评估的敏感性和特异性，并且方便远程评估。

【心理障碍的评定】　心理评定是运用心理学理论和方法，对伤残或慢性病患者心理状况进行评估的过程。主要有以下 4 种方法。

1. 观察法　指在自然条件下，通过观察患者的仪表、交流态度、言语和动作、对困难情境的应对方式等内容，了解其心理状况、情绪和行为等方面的问题。

2. 访谈法　指运用词语或非词语语言与患者进行有目的的沟通和交流。

3. 主观标尺法　指评定者将某一心理状态和行为的两个极端情况确定为两个数值，要求患者根据自己的主观情绪体验将情绪或心理状况从最不好（0 分）到最好（10 分或 100 分）之间进行分级，确定自己的情绪分数。

4. 心理测验法　是运用标准化量表来测量患者某些心理品质的方法。常用情绪量表有汉密尔顿焦虑评定量表、汉密尔顿抑郁评定量表等。

【精神障碍的评定】　精神障碍的评定是指检查者通过与患者的交谈和直接观察，以了解患者精神活动各方面的状态。评定内容主要包括知、情、意 3 方面。

1. 认知活动障碍　包括感知障碍、思维障碍、注意力障碍、记忆力障碍、智能障碍和自知力障碍等。

2. 情感活动障碍　包括情感高涨、低落、焦虑、爆发和易激惹等。

3. 意志行为障碍　意志障碍常表现为意志缺乏、减退和矛盾等。行为障碍表现为兴奋、木僵、违拗、被动性服从、刻板动作、模仿动作及强迫动作等。

五、神经源性膀胱、肠道障碍的评定

神经源性膀胱、肠道功能障碍是指控制膀胱、尿道和肠道的中枢或周围神经发生病变导致排尿、排便功能障碍。

【神经源性膀胱功能障碍的评定】

1. 症状评估

（1）排尿日记：排尿日记通过让患者记录包括白天和晚上至少 24h 的排尿情况，了解排尿功能障碍的类型和严重程度。

（2）症状评分：常用量表包括国际尿失禁咨询委员会尿失禁问卷等。

2. 尿动力学检查　尿流动力学检查能对下尿路的功能状态进行客观定量评估，是评估神经源性膀胱功能障碍及其病理生理改变的"金标准"。

3. 神经电生理检查　包括尿道括约肌或肛门括约肌肌电图、阴部神经传导速度、球海绵体反射、阴部神经体感诱发电位等。

【神经源性肠道功能障碍的评定】

1. 分类　上运动神经元病变导致的肠道功能障碍和下运动神经元病变导致的肠道功能障碍。

2. 评估　应从病史、体格检查、辅助检查等方面进行全面系统的评估，评估内容主要包括排便次数、排便量、粪便性状、每次大便消耗时间、括约肌功能等。

六、日常生活活动能力和生存质量评定

日常生活活动（activities of daily living，ADL）指人们为了满足日常生活需要每天所进行的必要活动，分为基础性日常生活活动（basic activity of daily living，BADL）与工具性日常生活活动（instrumental activities of daily，IADL）。ADL 评定的目的是确定日常生活活动的独立程度，确定需要帮助的 ADL 类型及帮助量，制订合适的康复目标和治疗计划，为制订环境改造方案提供依据，评价治疗效果。临床

NOTES

常用的 BADL 评定量表主要有 Barthel 指数（Barthel index, BI）和功能独立性评定。

1. **BI**　是临床应用最广、研究最多的一种 BADL 评定方法，包括进食、穿衣、转移、修饰、洗澡、大小便控制、上厕所、行走、上下楼梯 10 项内容。每一项得分根据患者的功能状况分为 4 个等级，共100 分。改良 Barthel 指数评定（modified Barthel index, MBI）是在 BI 内容的基础上将每一项得分分为5 个等级。MBI 不仅具有良好的信度和效度，且具有更高的敏感度，能反映等级间的变化和需要帮助的程度。

2. **Frenchay 活动量表**　主要用于评估患者的 IADL 能力，内容涵盖家务劳动、工作休闲和户外活动三大方面，共 15 项。具有评定内容较全面、评定简便、快捷等特点。

生存质量是指个体生存的水平和体验，反映了患者在不同程度的伤残情况下，维持自身躯体、精神以及社会活动处于一种良好状态的能力和素质。常用的评定量表有世界卫生组织生存质量评定量表和健康状况 SF36 调查问卷。

七、功能、残疾和健康的国际分类

世界卫生组织于 2001 年正式颁布了《国际功能、残疾与健康分类》（international classification of functioning, disability and health, ICF）。ICF 可以对不同国家、不同卫生保健学科领域、不同服务及不同时间的数据进行比较；为卫生信息系统提供一种系统的编码程序。

ICF 的内容包括功能和残疾、背景性因素两大部分。

1. **功能和残疾**

（1）身体功能和结构：身体功能是身体各系统的生理功能。身体结构是身体的解剖部位，如器官、肢体及其他组成成分。

（2）活动和参与：活动是指由个体执行一项任务或行动，参与是指投入到一种生活情景中。包括学习和应用知识、一般任务与要求、交流、活动、自理、家庭生活、人际交往和联系、主要生活领域以及社区、社会和公民生活 9 个领域。

2. **背景性因素**

（1）环境因素：是指对功能和残疾的外在影响，是个体生活的自然、社会和态度环境。

（2）个人因素：是指对功能和残疾的内在影响，主要是个人特质的影响。

第三节　神经系统疾病所致功能障碍的康复治疗

神经系统疾病的康复治疗应遵循以下原则。

1. **尽早开始**　临床症状稳定后尽早进行康复评定，并根据情况给予部分较低强度的离床康复干预。早期康复可有效预防并发症及继发性损害。

2. **主动参与**　通过宣传教育，提高患者对康复重要性的认识，充分发挥患者的主观能动性。

3. **全面康复**　联合物理治疗、作业治疗、假肢矫形器及传统中医康复等综合治疗措施进行科学系统的康复；同时强调认知、心理、职业与社会等方面的康复。

4. **循序渐进**　康复训练量应由小到大，康复训练的内容由运动、感觉等单项功能训练为主，逐渐过渡到以日常生活活动能力的提高为主。

5. **持之以恒**　康复治疗是一个需要持续进行的过程，从急性期（发病 7d 内）到亚急性期（发病 6个月内），再到慢性期（6 个月以后），通过不断训练，功能才能改善和巩固。患者出院后应坚持在社区或家庭继续进行康复锻炼，巩固已取得的康复效果。

一、脑损伤后肢体瘫痪的康复治疗

【偏瘫康复治疗技术】　脑损伤最主要的偏瘫康复治疗技术是物理疗法（physical therapy, PT）和作业疗法(occupational therapy,OT)。

1. 物理疗法 主要包括运动疗法和物理因子治疗。运动疗法是依据生物力学、人体运动学、神经生理与神经发育学的基本原理,通过利用力学的因素,对运动功能障碍的患者进行针对性治疗,以达到功能改善或防止继发丧失功能的治疗方法。运动疗法根据临床应用可分为三类。

(1)常规运动疗法:包括维持关节活动范围、增强肌力和耐力、增强平衡功能、协调功能、恢复步行能力以及增强心肺功能的运动疗法。

(2)神经发育疗法:又称神经生理学方法,亦称易化技术。它是依据神经正常生理及发育过程,运用诱导或抑制的方法,使患者逐步学会用正常的运动方式来完成日常生活动作。包括Bobath疗法、Brunnstrom疗法、本体感觉神经肌肉促进疗法等。

(3)新运动疗法技术:主要包括运动再学习方法、强制诱导运动疗法、减重步行训练、运动想象疗法、任务导向训练、虚拟现实技术、肌电控制的机器人和脑机接口等。

物理因子治疗采用声、光、电、磁、热等物理因子,如超声、体外冲击波、经颅直流电刺激(transcranial direct current stimulation,tDCS)、TMS等达到预防和治疗疾病的目的。

2. 作业疗法 是将作业作为一种治疗方式,从日常生活、劳动生产、休闲游戏及社会交往等活动中选择和设计针对性的作业活动。作业疗法训练有以下几种。

(1)日常生活活动训练:如吃饭、个人卫生、穿衣、移动、洗澡、如厕等。必要时可应用生活辅助器具,如粗柄勺子、辅具筷、穿袜器、四脚手杖和助行器等;也可改变日常活动的方式,如利手交换、调整活动的完成顺序等。

(2)家务活动训练:训练患者学会安排并进行家务活动,如烹调、洗衣、家用电器使用、抚育幼儿、照顾老人、购物、理财等作业的训练。

(3)创造性技能训练:如木工作业、纺织作业、缝纫作业、手工作业、园艺及办公室作业等。

(4)文体活动:如舞蹈、唱歌、棋艺、音乐欣赏、力所能及的球类活动等。

(5)作业性训练:主要用于治疗肢体功能障碍或残疾,改善肢体活动能力,尤其是上肢的活动能力。

(6)心理作业训练:通过进行一些轻松有趣的消遣性活动,改善患者的情绪和精神状态。

(7)环境评估及改造:清除洗澡间入口的门槛、在厕所及浴室安装扶手、增加室内外照明及调整家具位置等。

(8)矫形器辅具应用:矫形器的目的主要是以维持患侧腕及手指或足部角度为主。如手部固定矫形器、抗痉挛矫形器或足踝矫形器等。

在临床康复的实际过程中,以上各种康复治疗方法并不能截然分开,它们之间是相互渗透的,需根据个体差异进行有针对性、优化组合的康复训练。

【不同时期偏瘫康复】 脑损伤后常导致中枢性偏瘫。Brunnstrom将脑卒中偏瘫恢复过程分为6期:1期肢体无随意运动;2期开始出现随意运动,并能引出联合反应、共同运动;3期患者的肌张力明显增高,可随意引出共同运动;4期患者的异常肌张力开始下降,共同运动模式被打破,开始出现分离运动;5期肌张力逐渐恢复,开始出现精细运动;6期为运动功能接近正常水平,但运动速度和准确性比健侧差。

1. 急性期的康复治疗 患者病情稳定,应尽早康复治疗。此期主要是预防并发症和继发性损害,为恢复期的功能恢复打好基础。

(1)良肢位摆放和体位变换:常用患侧卧位、健侧卧位和仰卧位。患侧卧位可增加患侧感觉输入、减少痉挛,健侧可自由活动。仰卧位为过渡性体位,时间不宜过长。

(2)关节运动:主要是为了预防关节活动受限或挛缩,促进肢体血液循环和增加感觉输入。原则上先健侧后患侧,从肢体近端到远端的顺序进行,动作要轻柔缓慢。对患者偏瘫肢体各关节进行不超过正常活动度的重复被动运动,依据患者病情可逐渐增加主动参与成分,变被动运动为助力运动训练,对于轻症患者可根据病情早期开展特定动作任务导向性训练等。

（3）上肢自我主动辅助训练：肩部及肩关节的活动在很大程度上影响上肢运动功能的恢复,因此必须早期采取措施,既能对容易受损的肩关节起到保护作用,又能较好地维持其活动性。

2. 亚急性期的康复治疗 此期的目的在于通过物理疗法和作业疗法相结合的方式进一步恢复神经功能。

（1）床上训练：包括翻身,床上移动,躯干肌和呼吸肌训练,伸髋训练,洗漱、进餐、使用便器等ADL 训练。

（2）坐位平衡训练：多采用端坐位平衡训练,并不断强化动态平衡。

（3）站起训练：双足着地,健侧上肢辅助患侧,双上肢向前充分伸展,身体前倾;当双肩向前超过双膝位置时,立即抬臀,伸展膝关节,站起。

（4）站立平衡训练：先静态后动态平衡训练。可进行立位下的髋关节、膝关节屈曲训练、膝关节伸展训练、身体重心转移训练、患侧下肢负重支撑训练。

（5）步行训练：支撑相训练包括站立伸髋,站立膝关节小范围地屈伸、踏步,骨盆水平前移作训练。摆动相训练包括膝关节的屈曲控制、迈步和行走训练。步行训练时按扶持下步行或平衡杠内行走和独立行走的顺序进行训练。上下台阶训练时,应采用健腿先上、患腿先下的方法。

（6）上肢及手功能训练：训练上肢肌肉收缩并伸向物体的运动控制;肌肉牵拉训练,以维持肌肉长度,防止肌挛缩;诱发手功能运动控制训练,如伸腕、抓握物体、拇外展、拇对指活动训练等。训练时要注意限制健肢的代偿活动。患手达到一定功能的患者可试用强制性运动疗法。

在此阶段,部分患者可出现明显运动并发症,包括肩痛、痉挛状态、关节挛缩等,需针对性给予相应的康复管理和治疗策略,本部分内容详见本章第四节。

3. 慢性期的康复治疗 此期继续训练和利用残余功能,防止功能退化,借助合适的辅助器具以补偿患肢功能;对患肢功能不可恢复或恢复极差者,充分发挥健侧肢体的代偿功能;对家庭、社会环境做必要的和可能的改造以适应残障状态;争取最大限度的日常生活自理。对有工作潜力未退休的患者,酌情进行职业康复训练,使患者尽可能回归社会。

在疾病的不同阶段,配合传统中医方法包括针灸、推拿等治疗手段提高肌力或降低肌张力、缓解疼痛等症状。在患者运动功能允许的条件下,配合太极拳锻炼可改善平衡功能及步行速度。

二、语言、言语障碍的康复治疗

语言、言语障碍包括失语症和构音障碍,下面分别叙述它们的康复治疗。

【失语症的康复治疗】

1. 基于障碍的治疗模式

（1）Schuell 刺激法：是指对损害的语言符号系统应用强的、控制下的听觉刺激为基础,最大限度地促进失语症患者的语言再建和恢复,是应用最广泛的方法之一。

（2）语义特征分析法：引导患者遵循类别、动作、使用、属性、方位和联想 6 类语义特征对目标词进行语义特征分析,从而改善命名障碍和提高词汇提取能力。

2. 基于交流功能的治疗模式

（1）交流效果促进法：训练中利用接近实际交流的对话结构,信息在语言治疗师与患者之间双向交互传递。

（2）实用交流能力训练：最大限度地利用其残存的交流能力,尽可能与他人发生或建立有效联系,尤其是日常生活中必要的交流能力。

（3）非语言交流方式的代偿：重度失语症患者的口语及书面语障碍,严重影响了语言交流活动,因此辅助沟通系统成为最主要的代偿手段。

3. 基于社会参与的治疗模式 治疗师以患者及其家属为中心,以促进患者功能康复与重返社区生活为目标,重视患者所处社会环境因素对其康复结果的影响。

【构音障碍的康复治疗】

1. 口部运动训练　包括:①下颌运动功能训练;②口唇运动功能训练;③舌运动功能训练;④软腭运动功能训练。

2. 构音运动训练　进一步强化下颌、唇、舌的各种构音运动模式,促进口部运动与构音运动的统一。干预原则遵循先易后难、先简后繁,按照单音节—双音节—三音节词的训练顺序进行。

3. 构音语音训练　韵母、声母音位构音异常的矫治,包括音位诱导、音位习得、音位对比和音位强化。

此外,还有音乐治疗、心理治疗、针灸、气功、电刺激和虚拟现实(VR)治疗等方法。

三、吞咽障碍的康复治疗

吞咽障碍治疗以团队合作模式完成,医生、护士、治疗师各司其职。

【营养状态管理】　营养是吞咽障碍患者需首先解决的问题,推荐使用肠内营养,对于肠内营养不能满足需求或有禁忌证者,可选择部分或全肠道外营养。

【吞咽功能训练】　除口腔感觉训练、口腔运动训练、气道保护方法外,低频电刺激可作为吞咽障碍治疗的辅助方法;表面肌电生物反馈训练配合用力吞咽和肌电触发电刺激效果更好;球囊扩张术可用来治疗环咽肌失弛缓,加强吞咽动作的协调性;通气吞咽说话瓣膜可恢复患者的语言交流、改善咳嗽反射、提高嗅觉、味觉功能及呼吸功能。tDCS 和 TMS 等技术通过诱导脑的可塑性变化有助于吞咽功能的恢复。

【进食代偿方法】　旨在用一定的方式代偿口咽功能,改善食团摄入,包括食物性状、一口量、吞咽姿势、进食工具的调整和环境改造。

【吞咽康复护理】　包括口腔护理、食物调配、进食途径管理、对误吸的预防、对吞咽困难合并气管切开的管理和服药管理。另外,护理人员需要负责培养患者的自我管理能力和培训家属或照护者的照顾能力。

四、认知、情绪障碍的康复治疗

【认知功能障碍的康复治疗】

1. 认知活动刺激　通过让患者参加日常活动以提高认知功能。治疗多以小组活动的形式进行,例如玩纸牌、下棋、打麻将等活动。

2. 基本认知训练　利用并强化患者现有的基本认知能力,增强认知功能的运用技巧。通过认知康复训练软件辅助完成此类训练。

3. 补偿技巧训练　帮助患者使用或改良内在技巧或使用外在辅助装置从而适应日常生活活动。

4. 环境改良　目的是经过环境改良,从而配合患者现有能力及技巧。

5. 虚拟现实(VR)和远程康复训练　VR 技术可提供场景丰富的虚拟环境包含视、听、触觉的多感官刺激,互联网及多媒体信息技术,为患者提供远程康复服务。

6. 传统疗法　可联合中药、针灸等治疗改善患者认知功能。

【情绪障碍的康复治疗】　神经系统疾病后,患者心理过程一般要经历休克期、否认期、抑郁或焦虑反应期、反对独立期和适应期五个不同的心理过程。常用的心理治疗方法有支持性心理治疗、认知治疗、行为治疗、催眠治疗和渐进性放松训练。

五、脊髓损伤的康复治疗

脊髓损伤可导致截瘫、感觉障碍和神经源性膀胱、肠道功能障碍。其康复治疗包括物理疗法、作业疗法、矫形器及辅具和心理治疗等综合康复措施。

【急性期的康复治疗】　急性期主要采取床边训练的方法,康复目的是预防二次损伤和防止并发症,对残存肌力或受损平面以上的肢体进行肌力和耐力训练。

1. **体位摆放和被动关节活动**　患者卧床时应保持肢体功能位,尽可能在各轴向生理活动范围内进行,防止肌腱及关节挛缩。

2. **呼吸及排痰训练**　四肢瘫和上胸段损伤患者,由于呼吸肌和部分腹肌麻痹,易发生呼吸道感染。可训练患者腹式呼吸、咳痰能力,辅助震动、叩击和体位排痰训练。

3. **坐起和站立训练**　一旦X线检查确定骨折已趋稳定或骨折充分内固定,患者应尽早开始训练,训练时应保持脊柱的稳定性,可佩戴腰围或胸腰椎矫形器。

4. **大小便障碍处理**　包括间歇导尿、定时排便、盆底肌训练、行为训练、电刺激、药物或手术治疗等。

【恢复期的康复治疗】　该阶段康复目的是进一步改善患者肢体残存功能,使患者获得独立生活活动及工作的能力。

1. **肌力训练**　可根据患者残存肌力情况采用助力运动、主动运动或抗阻运动。完全性脊髓损伤患者肌力训练包括肩及肩胛带的肌肉、背阔肌、上肢肌肉和腹肌等。不完全性脊髓损伤患者依据肌力采用不同的训练方式,肌力0~1级时采用电刺激、被动运动、生物反馈等;肌力2级时采用助力运动和主动运动;肌力3级及以上时采用主动运动。

2. **垫上和坐位训练**　包括翻身训练、牵伸训练、垫上支撑训练、垫上移动训练、卧坐转移以及坐位静态和动态平衡训练。

3. **转移和轮椅训练**　包括床与轮椅之间、轮椅与坐便器之间、轮椅与汽车之间的转移训练。轮椅训练包括基础训练和进阶训练。

4. **步行训练**　尽早开始站立和步行训练。训练目标分为治疗性步行、家庭功能性步行和社区步行。

5. **ADL训练**　包括基本日常生活活动和工具性日常生活活动训练。

此外,其他康复治疗手段包括物理因子治疗、心理治疗、高压氧治疗、水中运动、干细胞治疗及硬膜外脊髓电刺激等。利用脑机接口联合外骨骼机器人技术,帮助截瘫患者在输出设备辅助下行走已成为现实。

六、帕金森病的康复治疗

帕金森病的康复目标是改善功能障碍,延缓疾病进展,促进自我管理与参与,减少并发症,从而改善患者生活质量。PD的核心功能障碍包括体能、转移、手活动、平衡和步态,此外还涉及认知、语言言语、吞咽、精神心理和睡眠等非运动障碍。PD的康复策略是在ICF框架下进行的综合性评定和治疗(图27-4)。

PD康复评定进展迅速。各种小巧、方便的可穿戴设备可同时评估运动功能、言语功能和日常生活能力等。应用Kinect等深度摄像和三维步态分析技术可实现对PD躯干姿势和步态异常的精准、定量评定。远程监测及辅助系统的完善,使PD患者进行远程、实时评估成为可能。

PD康复治疗主要包括物理治疗、作业治疗和传统医学治疗等。其中物理治疗主要包括三个方面:运动功能锻炼(exercise)、运动技巧习得(practice)和运动策略训练(movement strategy training)。作业治疗主要包括激励自我管理和完成任务的技能培训,适当的辅助和环境改造,培训照料者支持和监督患者日常活动的技能。传统医学针灸、推拿和按摩对PD多种非运动症状均有较好疗效。正念瑜伽有助于改善焦虑和抑郁情绪;太极运动可改善平衡和步态障碍,同时改善认知;八段锦可改善睡眠并缓解疼痛。

【不同时期PD康复治疗】

1. **早中期的康复治疗**　促进积极主动的生活方式,规律进行适度的有氧训练、抗阻训练、双重任

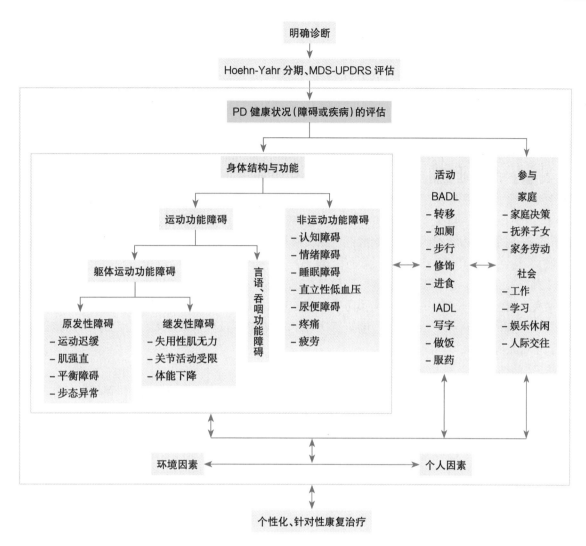

图 27-4　基于 ICF 分类的 PD 康复流程图

务训练以及核心肌群训练等,维持或提高活动能力和预防跌倒为主,改善体能,延缓疾病进展。

2. 晚期的康复治疗　以维持心肺等重要器官功能为主,避免压疮、关节挛缩等并发症,及时进行床上或轮椅上的体位变换,以及辅助下的主动运动训练。

疾病中晚期,PD 多出现不同程度吞咽功能障碍、语言言语、认知、情绪等障碍,应给予综合性的康复评估和治疗。

此外,近年来 TMS、tDCS、VR 技术也逐渐在 PD 康复中发挥一定作用。

第四节　常见继发性障碍的康复治疗

在神经系统疾病的临床诊疗中,可引起多种继发性障碍,如偏瘫肩痛、痉挛状态和深静脉血栓形成等,不仅加重了残疾,还影响康复效果。

一、偏瘫肩痛

偏瘫肩痛最常见的原因是复合型区域性疼痛综合征 I 型和肩袖损伤。

(一) 复合型区域性疼痛综合征 I 型

又称反射性交感神经性营养障碍或肩手综合征。疾病特征为交感持续性疼痛并伴有其他的感觉、血流及运动系统异常。

【临床表现】

分为3期。

1. 急性期   烧灼感,弥漫性肿胀,痛觉过敏,手/手指血管舒缩运动异常(温度过高或过低,出汗),持续3~6个月。

2. 营养不良期   疼痛加重并向周围蔓延,皮肤颜色斑驳,皮温降低,皮肤、肌肉萎缩,肌肉硬性水肿,脆甲/指甲萎缩,关节活动受限,持续3~6个月。

3. 萎缩期   此期手部水肿和疼痛减轻,皮肤苍白发绀,肌肉无力萎缩,手掌指关节活动度明显受限,关节挛缩,呈屈曲畸形。

【诊断和评估】   肩关节、肘部和前臂活动时疼痛;腕背屈疼痛伴背侧水肿;掌指关节、近端指间关节疼痛、屈曲及梭形水肿。局部麻醉药阻断交感神经星状神经节而疼痛减轻,是诊断该型的"金标准"。

【预防和治疗】   尽量避免可引起肿胀的因素,保持良肢位。尽可能不用患手输液,预防患手外伤等;避免患侧腕关节长时间过度背伸;预防手指过度伸展造成的关节损伤;防止肩关节半脱位。

治疗应以多学科综合治疗为主,包括药物治疗、物理治疗及注射治疗等。治疗的目标为缓解疼痛,消除肿胀,恢复肢体功能。

(二) 肩袖损伤

肩袖是由冈上肌、冈下肌、小圆肌和肩胛下肌组成的肌群,肩袖损伤是指肩袖肌腱和肩部滑囊(包括肩峰下滑囊、三角肌下滑囊、肩胛下肌腱下滑囊)的创伤性炎症和撕裂伤,冈上肌和肩胛下肌最易损伤。

【临床表现】   主要表现为肩关节疼痛、活动受限、肩关节无力和肌肉萎缩。肩关节前侧、前外侧、肩峰疼痛及压痛,并向三角肌外侧扩散,肱骨大结节近侧和肩峰下间隙可有局限性压痛。肩上举和外展活动受限。肩部肌肉出现不同程度的萎缩,以三角肌、冈上肌和冈下肌最常见。

【诊断和评估】   根据患者既往损伤史,肩关节出现疼痛、活动障碍、无力和肌肉萎缩,结合特殊体征及辅助检查可明确诊断。

肩袖损伤的特殊体征如下。

(1)落臂试验:患臂被动上举至90°~120°,去除支持,患臂不能自主支撑,出现臂坠落和疼痛,即为阳性。

(2)肩撞击试验:向下压患侧肩峰部,被动上举患臂,在上举60°~120°出现肩峰下间隙疼痛或上举受限即为阳性。

(3)疼痛弧征:患臂外展上举60°~120°出现疼痛为阳性。

肩袖损伤可以通过X线、B超、MRI、肌电图来协助评估。

【预防和治疗】   对于轻微的肩袖损伤,首先应采用非手术治疗,如物理因子疗法联合非甾体抗炎药可以有效地改善症状;力量训练可以增加肩关节的稳定性。非手术治疗无效或有较严重的肩袖撕裂者可进行手术治疗。

二、痉挛状态

痉挛状态是上运动神经元综合征的常见症状。痉挛状态通常是由于控制自主运动的脑或脊髓部分受损所致。其中以脑卒中后痉挛状态(post-stroke spasticity,PSS)最常见。

【临床表现】   脑卒中后痉挛状态主要表现为肌张力增高,腱反射亢进,严重时出现关节挛缩和畸形等并发症。上肢常表现为肩内收内旋、屈肘屈腕、前臂旋前、握拳和拇指陷入手掌等异常模式。下肢常表现为马蹄内翻足、足外翻、膝关节僵直、大腿内收、屈髋、屈膝和纹状体趾等异常模式。

【诊断和评估】   上运动神经元受损后偏瘫肢体出现牵张反射亢进、协同运动、联合反应、屈肌反射增强和痉挛性肌张力障碍等异常肌肉活动,即可诊断为 PSS。临床检查,痉挛状态评定量表(MAS、MTS)详见康复评定章节;实验室测量包括电生理评定、表面肌电图及步态分析等;功能评定主要为 Rekand 残疾和痉挛状态评分以及功能残疾评定量表等。

【预防和治疗】　避免有害刺激,强调合适的体位、每日检查皮肤、充分地排尿、排便等。

痉挛状态的康复治疗方案包括牵伸/增加关节活动范围、夹板和系列石膏、全身用药、局部干预(肉毒毒素/苯酚/乙醇)等。

三、深静脉血栓形成

深静脉血栓形成(deep vein thrombosis,DVT)是血液在深静脉内不正常凝结引起的静脉回流障碍性疾病。由于患侧下肢主动运动差或长期卧床等,肢体肌肉静脉泵的作用降低,使得下肢血流速度减慢、血液高凝状态、静脉壁损伤,从而形成血栓。

【临床表现】　DVT 可发生于任何部位,最常发生于下肢。急性下肢 DVT 主要表现为患肢突然肿胀、疼痛,体检患肢呈凹陷性水肿、软组织张力增高、皮肤温度增高,在小腿后侧和/或大腿内侧有压痛。

【诊断和评估】　患者近期有长期卧床、肢体制动等病史,出现下肢肿胀、疼痛、小腿后方和/或大腿内侧有压痛,提示下肢 DVT 的可能性大,结合辅助检查可明确诊断。辅助检查包括血浆 D-二聚体测定、彩色多普勒超声、CT 静脉成像和静脉造影等。其中静脉造影是临床诊断 DVT 的"金标准"。

【预防和治疗】　早期预防可避免 DVT,可采用下肢主动、被动活动,抬高下肢(卧床时),穿梯度压力袜以及间歇使用充气压力泵等。

DVT 的早期治疗包括抗凝治疗、溶栓治疗、手术取栓、经皮机械性血栓清除术及下肢静脉滤器。DVT 的慢性期治疗以抗凝治疗为主。

思考题

1. 脑卒中偏瘫患者急性期肢体运动康复治疗方法应如何选择?
2. 帕金森病步态异常的评定方法及康复治疗策略如何选择?

(靳令经)

推 荐 阅 读

［1］LEE G, ANDREW S. Goldman-Cecil Medicine, 2-Volume Set, Section 26-Neurology［M］. 26th ed. Amsterdam: Elsevier, 2019.

［2］BENNINGER F, STEINER I. CSF in acute and chronic infectious diseases［J］. Handb Clin Neurol, 2017, 146: 187-206.

［3］STÅLBERG E, van DIJK H, FALCK B, et al. Standards for quantification of EMG and neurography［J］. Clin Neurophysiol, 2019, 130（9）: 1688-1729.

［4］LOVE S, LOUIS D, ELLISON D. Greenfield's Neuropathology［M］. 8th ed. New York: Oxford University Press, 2008.

［5］LEZAK M D, HOWIESON D B, BIGLER E D, et al. Neuropsychological Assessment［M］. 5th ed. New York: Oxford University Press, 2012.

［6］中华医学会神经病学分会, 中华医学会神经病学分会周围神经病协作组, 中华医学会神经病学分会肌电图与临床神经电生理学组, 等. 中国吉兰-巴雷综合征诊治指南 2019［J］. 中华神经科杂志, 2019, 52（11）: 877-882.

［7］中国卒中学会, 中国卒中学会神经介入分会, 中华预防医学会卒中预防与控制专业委员会介入学组. 急性缺血性卒中血管内治疗中国指南 2018［J］. 中国卒中杂志, 2018, 13（7）: 706-729.

［8］中国医师协会神经介入专业委员会, 中国颅内动脉瘤计划研究组. 中国颅内未破裂动脉瘤诊疗指南 2021［J］. 中国脑血管病杂志, 2021, 18（9）: 634-664.

［9］邱伟, 徐雁. 多发性硬化诊断和治疗中国专家共识（2018 版）［J］. 中国神经免疫学和神经病学杂志, 2018, 25（6）: 6-13.

［10］中国免疫学会神经免疫分会, 黄德晖, 吴卫平, 等. 中国视神经脊髓炎谱系疾病诊断与治疗指南（2021 版）［J］. 中国神经免疫学和神经病学杂志, 2021, 28（6）: 423-436.

［11］DALMAU J, GRAUS F. Antibody-Mediated Encephalitis［J］. N Engl J Med, 2018, 378（9）: 840-851.

［12］中华医学会神经病学分会帕金森病及运动障碍学组, 中国医师协会神经内科医师分会帕金森病及运动障碍学组. 中国帕金森病治疗指南（第四版）［J］. 中华神经科杂志, 2020, 53（12）: 973-986.

［13］中华医学会神经病学分会帕金森病及运动障碍学组, 中国医师协会神经内科医师分会帕金森病及运动障碍学组. 中国帕金森病的诊断标准（2016 版）［J］. 中华神经科杂志, 2016, 49（4）: 268-271.

［14］FISHER R S, CROSS J H, FRENCH J A, et al. Operational classification of seizure types by the International League Against Epilepsy: Position Paper of the ILAE Commission for Classification and Terminology［J］. Epilepsia, 2017, 58（4）: 522-530.

［15］王学峰, 王康, 肖波. 成人全面性惊厥性癫痫持续状态治疗中国专家共识［J］. 国际神经病学神经外科学杂志, 2018, 45（1）: 5-8.

［16］Headache Classification Committee of the International Headache Society（IHS）. The International Classification of Headache Disorders［J］. 3rd ed. Cephalalgia, 2018, 38（1）: 1-211.

［17］中华医学会疼痛学分会头面痛学组, 中国医师协会神经内科医师分会疼痛和感觉障碍专委会. 中国偏

头痛防治指南［J］. 中国疼痛医学杂志,2016,22（10）:721-727.

［18］中华医学会神经病学分会肌电图与临床神经电生理学组,中华医学会神经病学分会神经肌肉病学组. 中国肌萎缩侧索硬化诊断和治疗指南［J］. 中华神经科杂志,2012,45（7）:531-533.

［19］PURUGGANAN O. Intellectual Disabilities［J］. Pediatr Rev,2018,39（6）:299-309.

［20］ROPPER A H,SAMUELS M A,KLEIN J,et al. Adams and Victor's Principles of Neurology［M］. 11th ed. New York:McGraw-Hill Education,2019.

［21］HAUSER S L,JOSEPHSON S A. Harrison's neurology in clinical medicine［M］. 4th ed. 北京:北京联合出版公司,2018.

［22］MANN N,KING T,MURPHY R. Review of primary and secondary erythromelalgia［J］. Clin Exp Dermatol,2019,44（5）:447-482.

［23］PAVLOVA M K,LATREILLE V. Sleep Disorders［J］. Am J Med,2019,132（3）:292-299.

［24］MAHONEY C E,COGSWELL A,KORALNIK I J,et al. The neurobiological basis of narcolepsy［J］. Nat Rev Neurosci,2019,20（2）:83-93.

［25］中华医学会肝病学分会. 肝硬化肝性脑病诊疗指南［J］. 中华肝脏病杂志,2018,26（10）:721-736.

［26］WEISSENBORN K. Hepatic Encephalopathy:Definition,Clinical Grading and Diagnostic Principles［J］. Drugs,2019,79（Suppl 1）:5-9.

［27］FUGATE J E,RABINSTEIN A A. Posterior reversible encephalopathy syndrome:clinical and radiological manifestations,pathophysiology,and outstanding questions［J］. Lancet Neurol,2015,14（9）:914-925.

［28］DEIJNS S J,BROEN J C A,KRUYT N D,et al. The immunologic etiology of psychiatric manifestations in systemic lupus erythematosus:A narrative review on the role of the blood brain barrier,antibodies,cytokines and chemokines［J］. Autoimmun Rev,2020,19（8）:102592.

［29］中国放射性脑损伤多学科协作组,中国医师协会神经内科分会脑与脊髓损害专业委员会. 放射性脑损伤诊治中国专家共识［J］. 中华神经医学杂志,2019,18（6）:541-549.

［30］LI F,WU Y,XIONG L. Reliability of a new scale for measurement of spasticity in stroke patients［J］. J Rehabil Med,2014,46（8）:746-753.

中英文名词对照索引